U0232489

第 3 版

骨肌运动功能学

康复学基础

Kinesiology of the Musculoskeletal System
Foundations for Rehabilitation

原 著 者	Donald A. Neumann
绘 图	Elisabeth Roen Kelly
绘图助理	Craig Kiefer　Kimberly Martens　Claudia M. Grosz
主 译	刘宝戈　敖英芳　马信龙
副主译	田 文　申 勇　宋纯理　崔 维　蒋艳芳　杨 召
主译秘书	韩伟峰　邢 欣

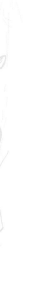

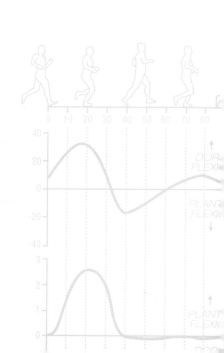

北京大学医学出版社

图书在版编目（CIP）数据

骨肌运动功能学——康复学基础: 第3版 /（美）唐纳德·纽曼（Donald A. Neumann）原著; 刘宝戈, 敖英芳, 马信龙主译. —北京: 北京大学医学出版社, 2022.10

书名原文: Kinesiology of the Musculoskeletal System: Foundations for Rehabilitation, 3rd Edition

ISBN 978-7-5659-2357-9

Ⅰ.①骨…　Ⅱ.①唐…②刘…③敖…④马…　Ⅲ.①肌肉骨骼系统—运动功能—研究　Ⅳ.①R322.7

中国版本图书馆 CIP 数据核字（2021）第 021703 号

北京市版权局著作权合同登记号：图字 01-2021-6905

内容提要

本书以图文并茂的形式简要概述了人体骨骼肌肉运动学相关理论和知识，并结合临床实践经验，按上肢、中轴骨、下肢顺序对人体骨骼肌肉解剖结构及运动功能做了详尽的阐述。作者不仅将复杂难懂的运动学、力学理论知识化繁为简，而且还将静态的解剖学概念转化成为动态、三维且相对可预测的运动，以帮助读者更好地理解、应用相关知识，在临床中对骨骼肌肉损伤病情做出正确评估，制订合理的临床诊疗及康复方案。全书体系完善、结构严谨、内容翔实，既可作为医学院校、体育院校运动康复学科教学用书，也可作为相关专业临床医师、康复技师和手法治疗师的临床指导用书。

骨肌运动功能学——康复学基础（第 3 版）

主　　译：刘宝戈　敖英芳　马信龙
出版发行：北京大学医学出版社
地　　址：（100191）北京市海淀区学院路 38 号　北京大学医学部院内
电　　话：发行部 010-82802230；图书邮购 010-82802495
网　　址：http://www.pumpress.com.cn
E-mail：booksale@bjmu.edu.cn
印　　刷：北京金康利印刷有限公司
经　　销：新华书店
责任编辑：袁朝阳　　责任校对：靳新强　　责任印制：李　啸
开　　本：889 mm×1194 mm　1/16　印张：43　字数：1127 千字
版　　次：2022 年 10 月第 1 版　2022 年 10 月第 1 次印刷
书　　号：ISBN 978-7-5659-2357-9
定　　价：398.00 元

Elsevier (Singapore) Pte Ltd.

3 Killiney Road

#08-01 Winsland House I Singapore 239519

Tel: (65) 6349-0200

Fax: (65) 6733-1817

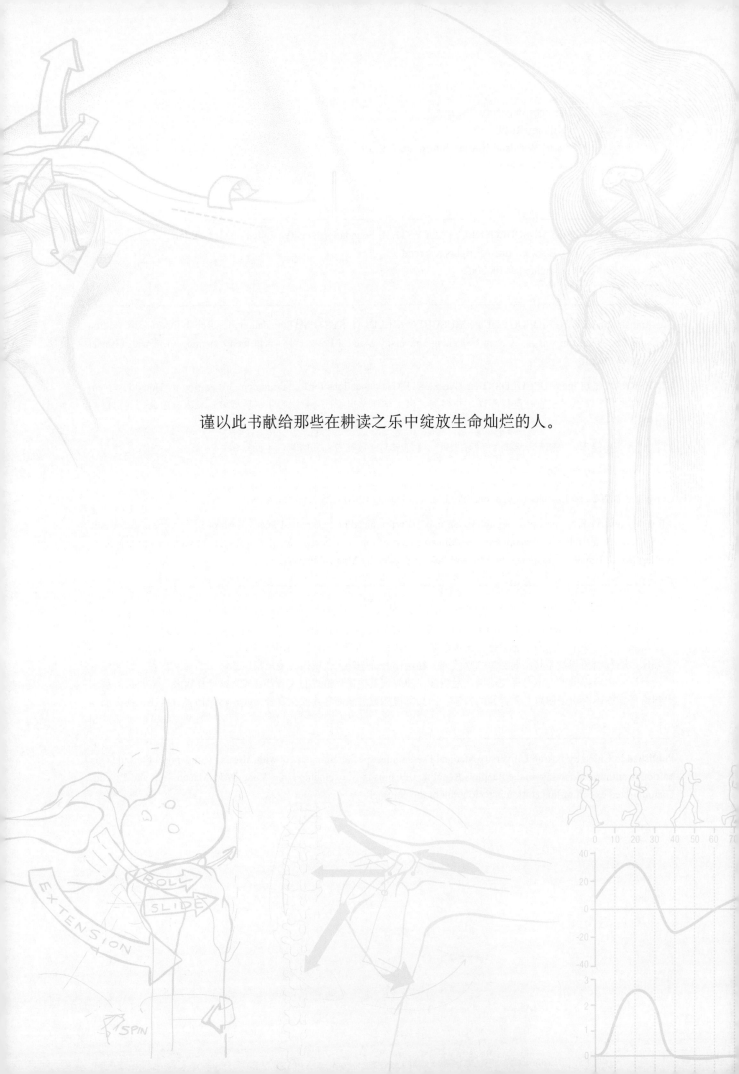

谨以此书献给那些在耕读之乐中绽放生命灿烂的人。

译校者名单

主　　译　刘宝戈　敖英芳　马信龙

副 主 译　田　文　申　勇　宋纯理　崔　维　蒋艳芳　杨　召

主译秘书　韩伟峰　邢　欣

译　　者（按姓名汉语拼音排序）

常　晗　中国人民解放军总医院

崔　维　首都医科大学附属北京天坛医院骨科

邓　尧　天津市天津医院

董寒梅　北京大学第三医院运动医学研究所

董江涛　河北医科大学第三医院

段　硕　首都医科大学附属北京天坛医院骨科

费　凯　首都医科大学附属北京天坛医院骨科

高冠英　北京大学第三医院运动医学研究所

韩伟峰　首都医科大学附属北京天坛医院骨科

韩　哲　天津市天津医院

黄行健　北京积水潭医院手外科

贾浩波　天津市天津医院

姜　轩　天津市天津医院

蒋艳芳　北京大学第三医院运动医学研究所

金贝贝　首都医科大学附属北京天坛医院呼吸科

李　斌　北京积水潭医院手外科

刘振龙　北京大学第三医院运动医学研究所

吕建伟　天津市天津医院

曲　峰　首都医科大学附属北京同仁医院足踝外科中心

任　爽　北京大学第三医院骨科

桑大成　首都医科大学附属北京天坛医院骨科

邵振兴　北京大学第三医院运动医学研究所

时会娟　北京大学第三医院骨科

史尉利　北京大学第三医院运动医学研究所

苏盈盈　首都医科大学附属北京天坛医院口腔科

孙丽颖　北京积水潭医院手外科

王　辰　天津市天津医院

王　典　首都医科大学附属北京天坛医院骨科

王佳宁　北京大学第三医院运动医学研究所

王　杰　天津市天津医院

王　智　首都医科大学附属北京同仁医院足踝外科中心

魏芳远　首都医科大学附属北京同仁医院足踝外科中心

吴炳轩　首都医科大学附属北京天坛医院骨科

吴瑞卿　首都医科大学附属北京天坛医院口腔科
吴睿麒　北京大学第三医院运动医学研究所
肖博威　首都医科大学附属北京天坛医院骨科
肖　健　北京大学第三医院运动医学研究所
邢　飞　天津市天津医院
邢　欣　河北医科大学第三医院
徐桂军　天津市天津医院
徐立岩　天津市天津医院
杨　勇　北京积水潭医院手外科
杨　召　天津市天津医院
曾　峥　首都医科大学附属北京天坛医院骨科
张　舵　首都医科大学附属北京天坛医院骨科
张　华　重庆医科大学第一附属医院
张　树　首都医科大学附属北京同仁医院足踝外科中心
张　思　北京大学第三医院骨科
张奕杰　首都医科大学附属北京天坛医院呼吸科
赵　杰　天津市天津医院
郑佳鹏　中国人民解放军联勤保障部队第九〇九医院全军骨科中心
朱继超　首都医科大学附属北京天坛医院骨科

审 校 者（按姓名汉语拼音排序）

敖英芳　北京大学第三医院运动医学研究所
常　晗　中国人民解放军总医院
陈拿云　北京大学第三医院运动医学研究所
崔　维　首都医科大学附属北京天坛医院骨科
黄红拾　北京大学第三医院骨科
蒋艳芳　北京大学第三医院运动医学研究所
李春宝　中国人民解放军总医院
李风波　天津市天津医院
刘宝戈　首都医科大学附属北京天坛医院骨科
马信龙　天津市天津医院
马　勇　北京大学第三医院运动医学研究所
申　勇　河北医科大学第三医院骨科
宋纯理　北京大学第三医院骨科
田　文　北京积水潭医院手外科
王海军　北京大学第三医院运动医学研究所
王　昊　首都医科大学附属北京天坛医院口腔科
徐　雁　北京大学第三医院运动医学研究所
闫　辉　北京大学第三医院运动医学研究所
杨渝平　北京大学第三医院运动医学研究所
杨　召　天津市天津医院
张建中　首都医科大学附属北京同仁医院足踝外科中心
张　杰　首都医科大学附属北京天坛医院呼吸科
张明珠　首都医科大学附属北京同仁医院足踝外科中心

中文版序

人体运动损伤不单指运动员的肌肉、骨骼、关节损伤，而是泛指人体在运动中发生的所有肌肉、骨骼、关节、关节囊及韧带损伤。随着我国人民生活水平的不断提高，人们的健康意识不断增强，运动锻炼已成为普通家庭最为普遍的保健方式。近年来，由于运动导致的各种损伤的发生率也明显增加。运动损伤若未得到及时、精准、正确、有效的诊断和治疗，常导致长期疼痛、残留畸形，甚至功能障碍。人体运动损伤的相关研究也越来越得到广泛的关注和重视。

《骨肌运动功能学——康复学基础》是一部人体运动学领域的优秀教科书，涵盖脊柱运动医学、关节运动医学、创伤运动医学各个领域。第2版曾翻译成7种语言，影响范围广。第3版以循证医学为基础，注重科学性和临床相关性，配以大量精美插图和网络教学资料，使读者更好地理解物理学、生理学的抽象概念。精心设计"特别关注""临床拓展""学习中的问题"等环节，将枯燥的理论与临床实践紧密结合。全书体系完善、结构严谨、内容详实，为相关各专业提供了重要指导。

我国的运动医学起步相对较晚，但发展迅猛。尤其是近年来，临床诊疗和科学研究水平不断提高，已接近国际先进水平，为中国广大运动损伤患者提供了优质的保障和服务。本书由刘宝戈、敖英芳、马信龙教授组织国内多位运动医学资深专家进行翻译、审校，集合各领域专业知识扎实、英文水平较高的中青年翻译团队。在保留原著简洁风格，准确传递原著精髓的基础上，力求更符合中国读者阅读习惯。本书的出版必将对我国运动医学的发展起到重要推动作用。

翻译团队成员都是临床和科研一线的医学精英，日常工作繁重，我衷心钦佩和感谢他们的辛勤付出！祝贺第3版《骨肌运动功能学——康复学基础》正式出版！

张英泽

中国工程院院士
河北医科大学第三医院主任医师、教授

译者前言

《骨肌运动功能学——康复学基础》作者 Donald A. Neumann 选择物理治疗作为自己的终生事业，目前以美国马奎特大学物理治疗系全职教授及兼职物理治疗师的身份活跃于教学及临床一线，在美国、匈牙利、立陶宛及日本等国家教授运动学课程，并获得众多荣誉。本书的第 2 版已翻译成 7 种语言出版，在全球广泛应用；根据世界各地师生及读者的反馈加以完善后形成本次译著的第 3 版。

内 容

人体运动学是对人体活动的研究，广泛应用于体育、艺术、医学等众多领域，相关著作很多，侧重点各有不同，本书主要阐述物理康复治疗的运动学基础，人体肌肉和关节之间的机械和生理相互作用，包括正常活动及因疾病、创伤或其他因素出现异常活动的相互作用，旨在改善患者伤病后的身体活动功能。

本书共 16 章，分为 4 个主要部分。

第一部分：运动功能学的基础知识，包括专业术语和基本概念的介绍、肌肉骨骼系统的基本结构和功能的回顾、运动功能学的生物力学和定量分析的介绍，为后续部分奠定基础。

第二部分：集中介绍上肢运动功能学，从肩部到手部的骨骼、肌肉、关节及其相互机械作用的全面描述。

第三部分：介绍中轴骨的运动功能学，包括头部、躯干和脊柱。第 11 章专门介绍了咀嚼和通气运动功能学。

第四部分：从髋关节到足踝的下肢运动功能学。该部分的最后两章——"步行运动功能学"和"跑步运动功能学"在功能上整合并强化介绍下肢相关的大部分运动功能学知识。

特 色

本书以教学为导向，内容编排循序渐进，深入浅出，辅以多种特色模块及方式帮助读者深刻理解并掌握相关知识。

大量全彩插图：生动形象地阐述相关知识，帮助理解、记忆。

特别关注：着重描述热点及重点问题，便于读者掌握。

临床拓展：理论联系实际，带领读者运用本书相关知识解决临床实际问题。

学习中的问题：使读者在思考解答的同时，完成对章节内容的复习、总结，加深理解。

基于循证方法的 2500 条参考文献：保证本书内容的广泛性及准确性。

翻译过程中，译者秉持的基本态度是希望能呈现作者原汁原味的写作思路。当然，在充分尊重原作内容和表达方式的基础上，译者也尽量照顾到中文读者的阅读习惯，扫清不必要的阅读障碍。由于能力有限，还望读者对翻译的不妥之处反馈宝贵意见。

关于著者

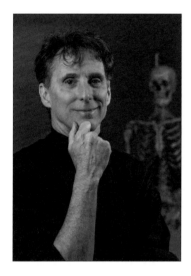

Donald A. Neumann

Donald 生于纽约市，是五个兄弟姐妹中的老大。他的父亲 Charles J. Neumann 是一位气象学家、享誉世界的飓风预报员。20 世纪 50 年代，Donald 的父亲在加勒比海担任"飓风猎人"时感染脊髓灰质炎，该疾病已困扰其 65 年之久。Donald 在佛罗里达州的迈阿密长大，那里是美国气象局的所在地。他的母亲（Betty）和父亲至今仍在那里生活。

高中毕业后不久，Donald 遭遇了一场严重的摩托车事故。在接受了大量的物理治疗后，Donald 选择物理治疗作为自己的终生事业。1972 年，他从迈阿密戴德社区学院（Miami Dade Community College）获得两年制物理治疗师助理学位，开始物理治疗方面的研究和实践。1976 年，Donald 毕业于佛罗里达大学（the University of Florida）物理治疗专业，获得理学学士学位。此后，他在弗吉尼亚州的伍德罗 - 威尔逊康复中心（Woodrow Wilson Rehabilitation Center in Virginia）担任物理治疗师，专门负责脊髓损伤患者的康复工作。1980 年，Donald 就读爱荷华大学（the University of Iowa），并获得科学教育硕士学位和运动科学博士学位。

1986 年，Donald 开始了他的学术生涯，在马奎特大学（Marquette University）的物理治疗系担任教师、作家和研究员。他的教学工作主要集中在与物理治疗相关的人体运动学，并在此后的 20 年时间里一直以兼职物理治疗师的身份活跃在临床上，主要从事脊髓损伤后康复、骨科和老年门诊治疗。如今，他作为马奎特大学（Marquette University）健康科学学院物理治疗系的全职教授继续他的学术生涯（for more information on Don's educational path, see http://go.mu.edu/neumann）。

Neumann 博士曾获美国物理治疗协会（American Physical Therapy Association, APTA）颁发的多项教学、科研、写作和医疗服务奖，还在 1994 年获得马奎特大学（Marquette University）年度教师奖，并在 2006 年被卡内基基金会（the Carnegie Foundation）评为威斯康星州年度大学教授（Wisconsin's College Professor of the Year）（请参考 www.marquette.edu/health-sciences 查看完整的获奖名单）。多年来，Neumann 博士的研究和教学项目得到了美国国家关节炎基金会（the National Arthritis Foundation）和美国瘫痪退伍军人协会（the Paralyzed Veterans of America）的资助。他发表了大量关于保护关节炎和髋关节疼痛患者免受破坏性力量的论文。Donald 具有丰富的髋关节解剖经验，负责编写英文版《格式解剖学》（Gray's Anatomy）（第 41 版）"髋关节"一章。

Don 曾多次获得富布莱特奖学金（Fulbright Scholarships），分别在立陶宛（2002 年）、匈牙利（2005 年和 2006 年）和日本（2009 年和 2010 年）教授运动学。2007 年，Don 获得位于立陶宛考纳斯的立陶宛体育学院的荣誉博士学位。2015 年，Don 获得新加坡世界物理治疗联合会（the World Confederation of Physical Therapy, WCPT）颁发的国际教育服务奖。2002–2015 年，Don 担任 Journal of Orthopaedic & Sports Physical Therapy 的副主编。

Don 与妻子 Brenda 以及两条爱犬住在威斯康星州。他的儿子小 Donald（"Donnie"）和家人以及继女 Megann 也在威斯康星州生活。在工作之余，Don 喜欢弹吉他、运动、登山，并且对天气有格外的兴趣。

关于编者

Peter R. Blanpied, PT, PhD, OCS, FAAOMPT

罗得岛州金斯顿市，罗得岛大学物理治疗系教授
http://www.uri.edu/

　　Blanpied 医生在伊萨卡学院（Ithaca College）接受了基础培训，1979 年获得物理治疗学学士学位，从事急性损伤、成人康复和运动康复工作。此后在北卡罗来纳大学（the University of North Carolina）继续深造，1982 年获得物理治疗学高级理学硕士学位，专攻肌肉骨骼治疗学。1989 年，获得爱荷华大学（the University of Iowa）博士学位。此后，他一直在罗得岛大学（the University of Rhode Island）任教，教授生物力学和肌肉骨骼治疗学课程。除了教学和临床工作，他还积极从事科学研究，发表了许多论文，多次参加国内和国际学术报告。他是美国骨科手法治疗师学会（the American Academy of Orthopaedic Manual Physical Therapists）的会员。他与妻子 Carol（也是一名物理治疗师）住在罗得岛的西金斯顿，喜欢旅游、徒步旅行、雪鞋健走和钓鱼。

Bryan C. Heiderscheit, PT, PhD

威斯康星州麦迪逊市，威斯康星大学骨科和康复系教授
http://www.wisc.edu

　　Heiderscheit 博士从威斯康星大学拉克罗斯分校（the University of Wisconsin-La Crosse）获得物理治疗学学士学位，并从马萨诸塞大学阿默斯特分校（the University of Massachusetts in Amherst）获得生物力学博士学位。自 2003 年以来，他一直在威斯康星大学任教，在物理治疗博士课程中教授组织和关节力学以及步行和跑步的运动学。作为威斯康星大学运动医学跑步者诊所的主任，Heiderscheit 博士的临床工作主要集中在与跑步相关的损伤上。他是华盛顿大学神经肌肉生物力学实验室联合主任、Badger 运动表现研究室主任。Heiderscheit 博士的研究旨在了解和提高骨科疾病的临床诊疗，特别是与跑步相关的损伤。他的研究得到了 NIH 和 NFL 医疗慈善机构的支持。他是 *Journal of Orthopaedic & Sports Physical Therapy* 的编辑，也是美国物理治疗协会的资深会员，担任运动物理治疗分会执行委员会委员和跑步特别兴趣小组的创始主席。Heiderscheit 博士与他的妻子 Abi 还有两个儿子住在威斯康星州的麦迪逊市，他喜欢跑步、旅游、陪伴家人。

Sandra K. Hunter, PhD, FACSM

威斯康星州密尔沃基，马奎特大学运动科学系教授
http://www.marquette.edu/

　　Hunter 博士在澳大利亚悉尼大学（the University of Sydney）获得体育与健康教育学士学位，在澳大利亚伍伦贡大学（Wollongong University）获得人类运动科学硕士学位，并在悉尼大学获得运动与运动科学（运动生理学）博士学位，博士课题是衰老和力量训练相关的神经肌肉功能。Hunter 博士于 1999 年移居科罗拉多州博尔德市，在 Roger Enoka 博士领导的运动神经生理学实验室担任博士后研究助理。博士后研究方向是不同任务条件下的神经肌肉疲劳机制。自 2003 年以来，她一直是马奎特大学（Marquette University）物理治疗系运动科学课程的教师，主要教学领域是应用生理学、康复生理学和运动生理学及研究方法。Hunter 博士目前的主要研究方向是了解患者在不同任务条件下神经肌肉疲劳和肌肉功能损伤的机制。她参编了多部著作，发表了很多论文，多次参加国内和国际学术报告。Hunter 博士曾获 NIH 国家衰老研究所和国家职业安全与健康研究所（the National Institute of Aging and National Institute of Occupational Safety and Health）的多项研究资助，以及其他许多科研课题。她是美国运动医学学院（the American College of Sports Medicine，FACSM）的研究员。Hunter 博士担任多个期刊的编辑，包括 *Exercise and Sports Science Reviews, Medicine and Science in Sports and Exercise and the Journal of Applied Physiology*。在空闲时间，Sandra 喜欢旅游、露营、徒步旅行、骑自行车，并偶尔参加铁人三项比赛。她与丈夫 Jeff、女儿 Kennedy 一起在威斯康星州生活。

Lauren K. Sara, PT, DPT, OCS

伊利诺伊州芝加哥，拉什中西部骨科诊疗中心物理治疗师

　　Sara 博士于 2010 年毕业于马奎特大学（Marquette University），获得生物力学工程专业的理学学士学位。2012 年，获得马奎特大学物理治疗学博士学位，博士期间获得物理治疗系的多项奖励，以表彰她在学术上的杰出成就、学术研究成果，并表彰她在物理治疗研究方面的奉献和努力。在临床工作 2 年后，Lauren 又回到学校继续深造，在芝加哥大学完成骨科物理治疗博士后研究。完成住院医师培训后，Lauren 一直担任骨科门诊的全职医师。

她喜欢跑步、骑自行车、烹饪、陪伴家人和旅游。Lauren 和她的丈夫 Brian 住在芝加哥。

Jonathon W. Senefeld, BS

威斯康星州密尔沃基，马奎特大学物理治疗系运动科学专业康复健康科学临床与转化研究博士研究生

Senefeld 先生获马奎特大学运动生理学学士学位，并将于 2018 年 5 月获马奎特大学康复健康科学临床与转化研究博士学位。2011 年，Jonathon 在 Sandra Hunter 博士担任主任的人体运动神经肌肉生理学实验室担任研究助理。参与多项基金资助和非基金资助的研究课题，发表多篇论文，多次参加国家级学术报告，并担任多个学术期刊的审稿人。Jonathon 的研究重点是探讨 2 型糖尿病患者神经肌肉疲劳的机制。在空闲时间，Jonathon 喜欢露营、徒步旅行和举重训练。他和妻子 Carly 住在威斯康星州。

Guy G. Simoneau, PT, PhD, FAPTA

威斯康星州密尔沃基，马奎特大学物理治疗系教授
http://www.marquette.edu/

Simoneau 博士在加拿大蒙特利尔大学（the Université de Montréal）获得物理治疗学学士学位，在伊利诺伊大学厄巴纳 - 香槟分校（the University of Illinois at Urbana-Champaign）获得体育教育（运动医学）理学硕士学位，并在宾夕法尼亚州州立大学州立学院（the Pennsylvania State University, State College）获得运动和体育科学（运动研究）博士学位，博士期间的主要工作都集中在步态、跑步和姿势的研究上。自 1992 年以来，Simoneau 博士一直在马奎特大学物理治疗系任教。他的主要教学领域是骨科和运动物理治疗。他还发表了多篇关于骨科 / 运动物理治疗和生物力学的论文和著作。Simoneau 博士曾获得美国国立卫生研究院（the National Institutes of Health, NIH）、国家职业安全与健康研究所（the National Institute of Occupational Safety and Health, NIOSH）、关节炎基金会和物理治疗基金会等机构的课题资助。研究和教学工作获美国物理治疗协会颁发的多个国家级奖项。2007 年，Simoneau 博士获得位于立陶宛考纳斯的立陶宛体育教育学院颁发的荣誉博士学位。2002–2015 年，Simoneau 博士担任 *Journal of Orthopaedic & Sports Physical Therapy* 的主编。在空闲时间，他喜欢旅游和徒步旅行。

致敬逝去的编者

感谢以下三位编者对该教材第一部分的贡献。他们的智慧和创造力对教材产生了不可磨灭的影响。谢谢！

David A. Brown, PT, PhD（第 3 章）

阿拉巴马州伯明翰，阿拉巴马大学物理治疗和作业治疗系教授。

Deborah A. Nawoczenski, PT, PhD（第 4 章）

纽约州罗彻斯特市，伊萨卡学院健康科学与体育学院物理治疗系教授。

A. Joseph Threlkeld, PT, PhD（第 2 章）

内布拉斯加州奥马哈市，克里顿大学物理治疗系教授。

原著者名单

Paul D. Andrew, PT, PhD
Ibaraki-ken, Japan

Teri Bielefeld, PT, CHT
Zablocki VA Medical Center
Milwaukee, Wisconsin

Michael J. Borst, OTD, OTR, CHT
Occupational Therapy Department
Concordia University Wisconsin
Mequon, Wisconsin

Paul-Neil Czujko, PT, DPT, OCS
Stony Brook University
Physical Therapy Program
Stony Brook, New York

Mike Danduran, MS, ACSM-RCEP
Department of Physical Therapy and Program in Exercise
Science and Athletic Training
Marquette University
Milwaukee, Wisconsin

Andrew Dentino, DDS
Dental Surgical Sciences/Periodontics
School of Dentistry
Marquette University
Milwaukee, Wisconsin

Luke Garceau, PT, DPT, MA, CSCS
Rehabilitation Services
Wheaton Franciscan Healthcare
Racine, Wisconsin

Ginny Gibson, OTD, OTR/L, CHT
Department of Occupational Therapy
Samuel Merritt University
Oakland, California

John T. Heinrich, MD
Milwaukee Orthopaedic Group, Ltd.
Milwaukee, Wisconsin

Jeremy Karman, PT
Physical Therapy Department
Aurora Sports Medicine Institute
Milwaukee, Wisconsin

Rolandas Kesminas, MS, PT
Lithuanian Sports University
Applied Biology and Rehabilitation Department
Kaunas, Lithuania

Philip Malloy, MS, PT, SCS
Clinical and Translational Rehabilitation Health Sciences PhD
Candidate
Department of Physical Therapy, Program in Exercise Science
Marquette University
Milwaukee, Wisconsin

Jon D. Marion, OTR, CHT
Marshfield Clinic
Marshfield, Wisconsin

Brenda L. Neumann, OTR, BCB-PMD
Outpatient Therapy Department
ProHealthCare, Inc.
Mukwonago, Wisconsin

Michael O'Brien, MD
Wisconsin Radiology Specialists
Milwaukee, Wisconsin

Ann K. Porretto-Loehrke, DPT, CHT, COMT, CMPT
Hand to Shoulder Center of Wisconsin
Appleton, Wisconsin

Lauren K. Sara, PT, DPT, OCS
Physical Therapist, Midwest Orthopaedics at Rush
Chicago, Illinois

Christopher J. Simenz, PhD, CSCS
Department of Physical Therapy and Program in Exercise
Science and Athletic Training
Marquette University
Milwaukee, Wisconsin

Guy Simoneau, PT, PhD, FAPTA
Department of Physical Therapy and Program in Exercise
Science
Marquette University
Milwaukee, Wisconsin

Andrew Starsky, PT, PhD
Department of Physical Therapy and Program in Exercise
Science
Marquette University
Milwaukee, Wisconsin

David Williams, MPT, ATC, PhD
Physical Therapy Program
University of Iowa
Iowa City, Iowa

原著前言

很高兴向大家介绍《骨肌运动功能学——康复学基础》第 3 版。我很自豪地宣布，第 2 版已经翻译成 7 种语言出版，并在全球广泛使用。第 3 版根据全世界各地教师和学生的反馈并基于更丰富的研究文献进行完善。第 3 版引用了大约 2500 条参考文献。每一条都经过精心挑选，以支持教材内容背后的科学性和临床相关性。同时，我和其他编者努力纳入物理康复领域最新的基础理论。

在前两版中，插图广受读者欢迎。这也鼓励我们在第 3 版中创作了更多的插图。与第 1 版和第 2 版一样，该教材以循证依据为基础，紧扣临床问题，并配上描述性的插图，图文并茂，更好地提高本书的教育效果。

第 2 版中使用的教学模块（学习中的问题、特别关注和临床拓展）在第 3 版中得到了扩展。第 3 版提供了更多的视频、图片和其他辅助教学材料，可通过网络获取。这些附加材料已经成功应用于人体运动功能学的教学超过 30 年。第 5~16 章末尾有附加视频教学材料目录列表，希望老师和学生能够从中获益。下面是第 5 章"肩关节复合体"的视频

教学材料示例。通过高度视觉化的方法扩展了人体运动功能学的教学内容，包括关节运动的透视视频、尸体解剖、编者讲解视频、特殊教学模型、运动学异常人群示例、脊髓损伤患者在不同程度瘫痪情况下学习某些动作的方法、运动中肌肉激活的 EMG 视觉显示等等。此外，有几章的正文中也直接插入了一些电子视频和图像。例如，第 15 章和第 16 章除了详细描述动力学和运动学的插图，还加入了行走和奔跑状态下的骨骼动态视频。第 3 版中所有视频和其他电子教学材料都可以在电脑或移动设备上查看，点击ⓔ标识或扫描二维码即可。

笔者在马奎特大学给学生讲授人体运动功能学课程时，使用了前几版的教材。通过与学生、教材的密切互动，笔者萌发了很多切实可行的方法改进写作风格、组织和规划教材目录、提高插图清晰度。第 3 版中许多文字内容和插图的调整完善都是受我的学生以及美国与其他各地的教师和学生的启发。随着第 3 版进入大学和高等专科学院的课堂，笔者期待继续不断收到关于改进这本教材的反馈和建议。

ⓔ 附加视频教学材料目录

- 上肢选择性关节运动的透视观察
- 正常肩关节与 3 例肩峰下撞击综合征关节运动学的透视比较
- 右侧斜方肌麻痹：物理治疗师通过经典的肌肉检测对三部分斜方肌进行检查
- 右侧斜方肌麻痹：减少由于中斜方肌麻痹引起的肩胛骨后缩

应用在四肢瘫痪患者中的临床运动功能学

- 对于 C^6 四肢瘫痪患者起于坐位（从卧位）的分析
- 对于 C^6 四肢瘫痪患者由轮椅到站立的分析
- 对于 C^6 四肢瘫痪患者滚动（由卧位）的分析
- 对于 C^7 四肢瘫痪患者前锯肌功能的考虑
- C^6 四肢瘫痪患者翼状肩胛骨的机制
- C^7 四肢瘫痪患者坐姿俯卧撑的表现

扫描右侧二维码
可获得相关视频

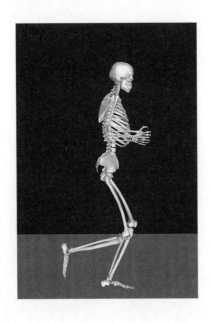

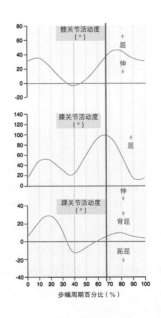

编写背景

人体骨骼肌肉运动功能学是对人体活动的研究，通常在体育、艺术、医学和卫生健康的背景下进行。《骨肌运动功能学——康复学基础》不同程度地涉及了人体运动功能学的四个主要内容。不过，这本教材的主要目的是为物理康复治疗提供运动功能学基础，旨在改善患者伤病后或其他原因行动不便后的身体活动功能。尽管人体运动功能学在全世界范围内都有研究，但阐述的角度各有不同。我和编者团队主要关注于人体肌肉和关节之间的机械和生理相互作用，包括正常活动，以及因疾病、创伤或其他肌肉骨骼组织改变出现异常活动的相互作用。希望本教材能为广大卫生和医学相关专业的学生和临床医生提供宝贵的教育资源。

编写方法

本教材主要强调肌肉骨骼系统的解剖细节。通过描述详细的解剖背景和相关的物理学和生理学原理，读者能够在脑海中将一个静态的解剖图像转化为一个动态的、立体的、相对可预测的运动。《骨肌运动功能学——康复学基础》的插图就是为了启发这种心理转换而设计的。这种教学方式减少了对死记硬背的要求，更鼓励基于力学分析进行推理，从而帮助学生和临床医生进行与肌肉骨骼系统功能障碍相关的正确评估、诊断和治疗。

本教材凝集了笔者作为物理治疗师近 40 年的

经验。这些经验包括人体运动功能学领域的丰富的临床实践、科学研究和教学活动。虽然当时笔者并未意识到这一点，但这本教材的编写工作从 1986 年笔者作为一个新入职的大学教授在马奎特大学准备第一堂运动功能学讲座时就开始了。从那时起，笔者有幸接触到了很多聪明而充满激情的学生。他们的求知欲不断激发着笔者对教学的追求和热爱。为了鼓励笔者的学生积极听课，而不仅仅是抄写讲义，我开发了一套丰富生动的运动功能学讲义。年复一年，笔者的教案不断改进，形成了第 1 版教材的蓝本。15 年后的今天，笔者和其他编者一起为大家呈献这本教材的第 3 版。

编写大纲

本教材的编写大纲反映了笔者在马奎特大学两个学期的运动功能学课程以及我们其他课程的总体学习计划。本教材共 16 章，分为 4 个主要部分。第一部分提供了运动功能学的基础知识，包括术语和基本概念的介绍、肌肉骨骼系统的基本结构和功能的回顾，以及运动功能学的生物力学和定量分析的介绍。第二部分至第四部分介绍了人体三大区域的解剖细节和运动功能学。第二部分集中介绍上肢，从肩部到手部。第三部分介绍中轴骨的运动功能学，包括头部、躯干和脊柱。在这一部分中，有一章专门介绍了咀嚼和通气的运动功能学。第四部分介绍了从髋关节到足踝的下肢运动功能学。该部分的最后两章——"步行运动功能学"和"跑步运动功能学"

在功能上整合并强化介绍了下肢相关的大部分运动功能学知识。

本教材是专门为教学目的而设计的。为此，本书从第一部分开始介绍运动功能学的基本概念，层层递进，为第二部分至第四部分的章节奠定理论基础。内容编排循序渐进，由浅入深，透彻易懂。大部分章节从骨骼学开始（研究骨骼的形态和功能），然后介绍关节学（研究关节的解剖和功能，包括关节周围的结缔组织）。本教材从关节运动学和骨骼运动学的角度对人体局部运动功能学进行全面描述。

第二部分至第四部分很大篇幅强调了肌肉和关节的相互作用。首先阐述人体局部肌肉结构，包括肌肉和关节的神经支配。介绍了肌肉的形状和走行之后，就会讨论肌肉和关节之间的机械相互作用。内容包括：肌肉力量和活动范围；肌肉施加在关节上的力；肌肉间和关节间的协同作用；肌肉在运动、姿势和稳定性中的重要功能作用以及肌肉和附着关节之间的功能关系。每章都提供了多个临床病例，阐述疾病、创伤和衰老如何导致肌肉骨骼系统的功能降低或适应性改变。这些信息为肌肉骨骼系统和神经肌肉系统患者的评估和治疗奠定了理论基础。

本书特色

第 3 版的主要特点包括：

- 全彩插图。
- 特别关注框。
- 章节总览框。
- 临床拓展。
- 学习中的问题。
- 基于循证方法学，参考近 2500 条参考文献。
- 附录材料包括肌肉的附着、神经支配和横截面积等详细内容。
- 通过手机或平板电脑扫描二维码可链接到网络平台浏览附加视频教学材料。
- 图片和表格等电子材料直接引自正文。
- 第 15 章和第 16 章提供了高度专业化的视频，呈现骨骼人物步行和跑步的视频，同时还有详细的插图介绍相关动力学和运动学。

辅助教学材料

为配合本教材，专门建立了一个 Evolve 网站，可通过以下链接访问：http://evolve.elsevier.com/Neumann。网站提供了丰富的资源，以提高教学的效果，具体如下。

教师用

- 图片集锦：教材中的所有图片资料均可以网上下载到 PowerPoint 或其他演示文稿中。
- 实用教学技巧：为生物力学原理的部分概念教学提供了实用建议。

教师和学生用

- 附加视频教学材料。编者制作了几十段辅助教学的视频，旨在强化或强调书中提到的运动功能学概念。这些视频包括关节运动的视频透视检查、尸体解剖、作者设计的教学模型、简短讲座或演示、部分瘫痪病人的功能分析以及其他与临床运动功能学相关的概念。
- 人体运动功能学教学实验室，包括作者根据 30 多年的教学经验编写的教学材料。教学"实验室"与大多数章节（第 5~14 章）的内容吻合。
- 学习中的问题参考答案。本教材提供了学习中的问题的详细解答，旨在强化教材中所涉及的内容。
- 针对第 4 章中提出的与临床相关的生物力学问题，提供了详细解答。
- 参考文献提供了 Medline 摘要链接，为教材提供了循证支持。

鸣谢

许多人在本教材的编写过程中向我提供了各种帮助，我很高兴借此机会向大家表示感谢。由于篇幅有限，我可能没办法一一表示感谢，如有遗漏，还请谅解。

感谢我的家人，尤其是我的妻子 Brenda，她魅力迷人、无私大度，在这本教材三版编写过程中都全身心支持我。我感谢我的儿子 Donnie 和继女 Megann 的耐心和理解。我还要感谢我的父母，Betty 和 Charlie Neumann，感谢他们在我的一生中为我提供了许多机会。如果没有母亲的幽默感，我不知道该怎么办。还有很多人对《骨肌运动功能学——康复学基础》的完成产生了重大影响。最重要的，我要感谢本书的医学插图作者 Elisabeth

Roen Kelly，感谢她多年来无私奉献的精神、惊人的才华和不妥协的高标准要求。我还要感谢 Craig Kiefer 和他的同事们，感谢他们在将插图转换为全彩的过程中所表现出的细心和技巧。我还要感谢 Elsevier 出版社员工的耐心和毅力，特别是 Jeanne Robertson、Tracey Schriefer、Suzanne Fannin 和 Jolynn Gower。

我衷心感谢马奎特大学物理治疗系现任主任 Lawrence Pan 和前任主任 Richard Jensen、健康科学学院前任院长 Jack Brooks 和现任院长 William Cullinan。他们无私地为我提供了实现梦想的机会和自由。

我还要感谢第 3 版的共同编者：Peter R. Blanpied、Sandra K. Hunter、Bryan C. Heiderscheit、Guy G. Simoneau、Lauren Sara 和 Jonathon W. Senefeld。他们才华横溢，拓展了本教材的深度和广度。许多人不计报酬地参与了本书的审校工作，对他们我也表示衷心的感谢。审校名单另行列出。

马奎特大学还有很多人为我提供了宝贵的技术支持和研究援助。我感谢首席摄影师 Dan Johnson，不仅感谢他 30 年的友谊，还感谢他为本书拍摄的许多作品。我也感谢制作人 Gary Bargholz 和教学媒体中心的其他成员，他们为我制作了许多与教学相关的视频资料。我还要感谢 Ljudmila（"Milly"）Mursec、Martha Gilmore Jermé 和 Raynor 图书馆优秀的图书管理员对我的研究提供的重要帮助。

在本教材的整个编写过程中，马奎特大学的有关人员为我提供了各方面的直接或间接帮助和支持，包括校对、检索文献、试听、核对参考文献或临床概念、担当模特或提供照片、拍摄或提供 X 线片或核磁共振、文书和其他宝贵的帮助。特此感谢 Michael Branda、Kelly Brush、Allison Budreck、Therese Casey、Allison Czaplewski、Albojay Deacon、Santana Deacon、Caress Dean、Kerry Donahue、Rebecca Eagleeye、Kevin Eckert、Kim Fowler、Jessica Fuentes、Gregg Fuhrman、Marybeth Geiser、Matt Giordanelli、Barbara Haines、Douglas Heckenkamp、Lisa Hribar、Erika Jacobson、Tia Jandrin、Clare Kennedy、Michael Kiely、Davin Kimura、Kristin Kipp、Stephanie Lamon、Thomas Lechner、Jesse Lee、John Levene、Ryan Lifka、Lorna Loughran、Jessica Niles、Christopher Melkovitz、Melissa Merriman、Preston Michelson、Alicia Nowack、Ellen Perkins、Anne Pleva、Gregory Rajala、Rachel Sand、Janet Schuh、Robert Seeds、Jonathon Senefeld、Elizabeth Shanahan、Bethany Shutko、Jeff Sischo、Pamela Swiderski、Michelle Treml、Stacy Weineke、Andy Weyer 和 Sidney White。

我非常荣幸地在此感谢那些对我的职业生涯产生了重要、积极影响的人。从某种意义上说，这些人的思想交织在这版教材中。感谢 Shep Barish 最先激励我教授人体运动功能学；感谢 Martha Wroe 为我的物理治疗工作树立了榜样；感谢 Claudette Finley 为我提供了丰富的人体解剖学基础；感谢 Patty Altland 向 Darrell Bennett 和我强调要重视患者功能潜力的重要性；感谢 Gary Soderberg 的全面指导和他对原则的坚守；感谢 Thomas Cook 向我展示了这一切都可以很有趣；感谢 Mary Pat Murray 为马奎特大学的运动学教育设定了如此高的标准；感谢 Paul Andrew 不断地教导（或"鞭策"）我写作简洁明了的重要性；感谢 Guy Simoneau 执着的职业素养不断地提醒我以成就一切。

我想感谢几个特别的人，他们以无法言表的方式影响了本教材的编写。这些人包括我的家人、朋友和同事，在许多情况下，他们具有双重身份。我感谢他们的幽默感和冒险精神，感谢他们的忠诚，感谢他们对自己目标和信仰的坚守，感谢他们对我的宽容和理解。在此，感谢我的四个兄弟姐妹：Chip、Suzan、Nancy 和 Barbara，以及 Brenda Neumann、Tad Hardee、David Eastwold、Darrell Bennett、Tony Hornung、Joseph Berman、Bob Myers、Robert 和 Kim Morecraft、Guy Simoneau，我 WWRC 的朋友，以及 Mehlos 一家，尤其是 Harvey，他们总是问"书写得怎么样了？"我还要感谢两位特别的同事：Tony Hornung 和 Jeremy Karman，这两位物理治疗师几十年来一直协助我在马奎特大学教授运动功能学。他们使课堂充满活力、乐趣和临床意义。

最后，我要感谢我所有的学生，包括过去和现在的学生，感谢他们让我的工作如此有意义。虽然我可能经常因为工作太投入，不太擅长表达谢意，但确实因为你们让这一切都值得。

DAN

（刘宝戈　译）

关于插图

自 2002 年出版第 1 版以来,本书的插图也不断更新。本书近 700 幅插图中,绝大部分都是原创,是在编撰本书 3 个版本的过程中不断积累的。这些插图首先由 Neumann 博士构思,然后主要通过 Elisabeth Roen Kelly 精心绘制而成。Neumann 博士说:"插图的构思确实推动了我的主要写作方向。我需要在最本质的层面透彻理解某个特定的运动学概念,以便有效地向 Elisabeth 解释需要说明的内容。因此,我就能保持真实,只写我真正理解的东西。"

Neumann 博士和 Kelly 女士为本书制作了三种主要形式的插图。

第一种形式是 Elisabeth 手绘骨骼、关节和肌肉的解剖结构,创作了非常详细的钢笔画(图 1)。首先绘制铅笔草图(通常以 Neumann 博士的解剖标本为基础),然后用钢笔勾勒,营造一种生动、典雅的感觉。

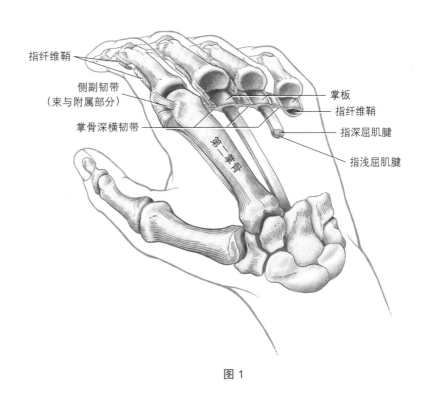

图 1

第二种形式是采用分层的艺术媒介,并结合软件的使用(图 2)。Neumann 和 Kelly 通常先画一张简单的人体轮廓图,描绘一个特定的动作。然后,将骨骼、关节和肌肉的图像嵌入到人体轮廓中。叠加各种生物力学图像,进一步增强插图效果。最终的设计是以相对简单的方式展示具体的、复杂的生物力学概念,同时保留了人物的形态和表情。

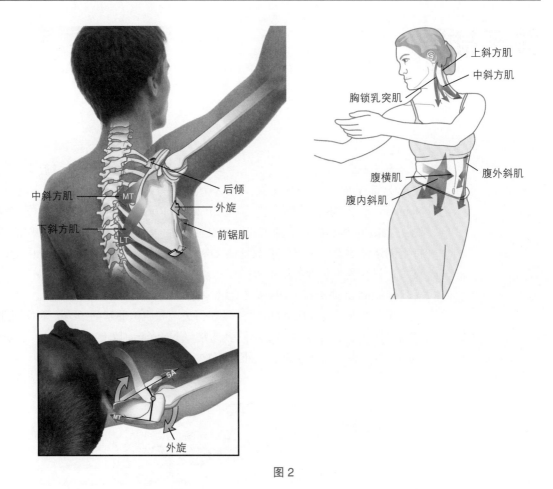

图 2

第三种形式是 Neumann 和 Kelly 专门为第 2 版和第 3 版开发的（图 3）。在软件的帮助下，将准备好的解剖标本渲染成有质感的三维形状。这些图像的深度和解剖精度为相关运动功能学提供了重要的启示。Neumann 博士认为，"好的插图是具有启发性的，超越文化和语言障碍，是我教学的基本元素"。

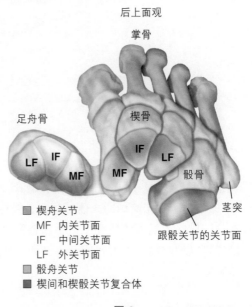

图 3

目 录

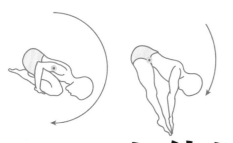

第一部分

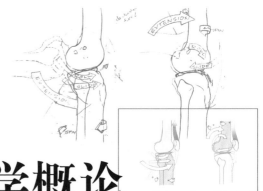

人体运动功能学概论

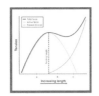

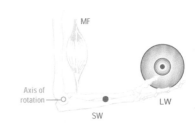

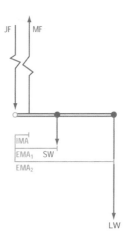

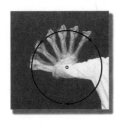

人体运动功能学概论

第一部分分为四章，每一章描述了与人体运动功能学相关的不同主题。本部分为人体不同部位更加具体的运动学讨论提供了背景（第二至第四部分）。第 1 章介绍了与人体运动功能学相关的入门术语和生物力学概念。第 1 章末包括带定义的人体运动功能学重要术语词汇表。第 2 章介绍了人体关节 - 人体运动枢轴点的基本解剖、组织学和功能。第 3 章回顾了骨骼肌的基本解剖和功能，其是产生激活运动和骨骼系统稳定的源头。第 4 章提供了在第 1 章中介绍的许多生物力学原理的更详细讨论和定量分析。

其他临床联系

第 4 章末尾包括其他临床联系。此部分旨在突出或扩展与本章涵盖的人体运动学相关的特定临床概念。

学习中的问题

每章的末尾和第 4 章中包括学习中的问题。这些问题旨在测试读者或强化本章中包含的一些主要概念。回答这些问题的过程是学生准备考试的有效方法。这些问题的答案公布在 Evolve 网站上。

第 1 章

绪　论

原著者：Donald A. Neumann, PT, PhD, FAPTA

译者：韩　哲　贾浩波　邢　飞　**审校者**：马信龙　杨　召

什么是人体运动功能学？

　　人体运动功能学（kinesiology）起源于希腊语（kinesis），后者包括移动、迟缓及学习等含义。《骨肌运动功能学——康复学基础》（*Kinesiology of the Musculoskeletal System：Foundations for Rehabilitation*）曾一直作为人体运动学的指南，聚焦于肌肉骨骼系统中解剖和生物力学的相互作用。同时，上述关联作用的美感及复杂性已被很多伟大的艺术家捕获到了，诸如 Michelangelo Buonarroti（1475−1564 年）和 Leonardo da Vinci（1452−1519 年）。他们的工作与成果很有可能启发了解剖学家 Bernhard Siegfried Albinus（1697−1770 年），后者于 1747 年出版了经典著作 *Tabulae Sceleti et Musculorum Corporis Humani*，该书的部分内容展示于图 1-1。

　　本教科书的主要目的在于，为临床医生及学生在物理康复的各种实践活动过程中提供坚实的理论基础。因此，本书详细回顾了包括神经支配在内的肌肉骨骼系统解剖，并从结构和功能两个方面介绍了肌肉骨骼系统的运动和临床应用。同时，本书不但阐述了正常情况下的骨骼肌系统运动，还讨论了由疾病和创伤而引起的异常情况。对人体运动学的深入了解有助于对影响肌肉骨骼系统的疾病进行合理的评估、准确的诊断和有效的治疗，后者也是任何从事物理康复的卫生专业人员的高质量标志。

　　本书的人体运动学内容大量借鉴了解剖学、生物力学和生理学这三方面的知识，其中解剖学（anatomy）是研究人体及其各部分的形状和结构

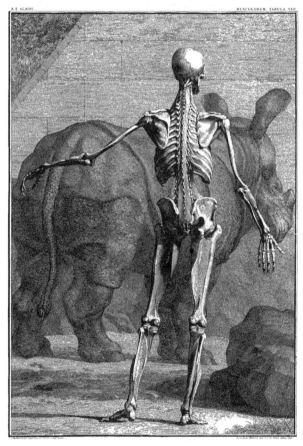

图 1-1　Bernhard Siegfried Albinus 所著 *Tabulae Sceleti et Musculorum Corporis Humani*（1747 年）中的一幅插图

的科学；生物力学（biomechanics）是一门运用物理学原理定量研究力在生物体内相互作用的学科；生理学（physiology）则是对生物有机体的生物学研究。由此，本教科书是将肌肉骨骼系统的解剖学、

生物力学和生理学的原理进行广泛交织的文献回顾，这种方法允许对肌肉骨骼系统的运动功能进行推理，而不是单纯的记忆。

本教材的总体规划

本文共分为以下四个部分。第一部分为运动学的重要话题，包括第1~4章。为了让读者方便阅读，第1章提供了许多与运动机能学相关的基本概念和术语，因此在该章末提供了一个术语表，其中包含了对这些基本概念和术语的描述。第2章至第4章则描述了关节力学、肌肉生理学及其相关应用生物力学的必要背景。

第一部分中所阐述的内容为后续第二部分至第四部分探讨更多解剖区域的人体运动学提供了基础，其中第二部分（第5~8章）描述与上肢有关的人体运动学；第三部分（第9~11章）内容主要涵盖了中轴骨和躯干的人体运动学；最后，第四部分（第12~16章）介绍了下肢的人体运动学，并且在末尾还讨论关于步行和跑步的运动学。

运动学

运动学（kinematics）是描述物体运动的力学分支，与可能产生运动（motion）的力或力矩无关。在生物力学中，"身体"（body）一词是用来泛指整个躯体，或躯体的任何部分，例如单独的骨骼或解剖区域。一般来说，躯体包含两种运动模式，即平移和旋转。

平移和旋转的对比

平移（translation）被描述为一种直线运动，即在该运动中，刚体的所有部分都与刚体的每个其他部分平行且沿相同方向移动。平移不仅可以发生一条直线（rectilinear），也可以发生在曲线上（curvilinear）。例如，在步行过程中，头顶部上的一个点是以曲线方式移动的（图1-2）。

与平移相反，旋转（rotation）被描述为一个假定刚体绕某个轴心点做圆周运动。因此，在旋转中，刚体中的所有点会同时沿相同的角度方向（例如，顺时针和逆时针）旋转相同的角度。

人体作为一个整体的运动常被描述为身体重心（center of mass）的平移，后者一般位于骶骨前面。虽然一个人的质心在空间中移动，但它是由旋转四肢的骨骼肌提供动力的。肢体旋转的事实可以被理解为：当肘关节弯曲时，通过观察拳头所形成的路径（图1-3，在人体运动学中惯用短语"关节的旋转"和"骨骼的旋转"是可以互换的）。

躯体或躯体中某部分的角运动的轴心被称为旋转轴（axis of rotation），该轴位于旋转物体运动为零的点上。对于大多数肢体或躯干的运动，旋转轴位于关节内或离关节结构很近的位置。

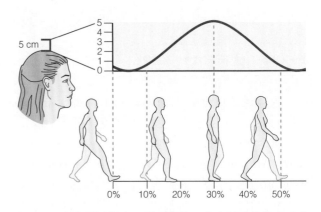

图1-2　在步行过程中，头顶部的一个点以曲线的方式上下移动。图的横轴表示完成整个步态的百分比（步行）周期

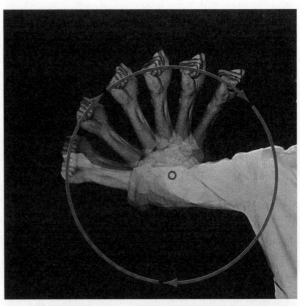

图1-3　利用频闪技术，摄像机能够捕捉到前臂围绕肘关节的旋转的整个过程。如果不是因为肘关节的解剖限制，理论上，前臂可以围绕肘关节的旋转轴旋转360°

躯体的运动，无论平移或旋转，都可以被描述为主动或被动运动。主动活动（active movements）是由受刺激的肌肉引起的，例如当你弯曲肘关节喝水的时候。与此相反，被动运动（passive movements）不是由主动的肌肉收缩引起的，例如来自另一个人的推或拉、重力的作用、拉伸的结缔组织中的张力等。

与运动学相关的主要变量是位置、速度和加速度，这些变量的大小都需要特殊的测量单位来表示，如单位米或英尺用于描述平移的程度，角度或弧度用于描述旋转的程度。在大多数情况下，《骨肌运动功能学》（*Kinesiology of the Musculoskeletal System*）采用于 1960 年定义的国际单位制。这个系统简称 SI（来自于法语 Système International d'Unités）。这种单位制在与人体运动学和康复相关的许多期刊中被广泛接受。表 1-1 列出了更常见的 SI 单位和其他测量单位之间的换算。在第 4 章中还有其他测量单位的介绍。

骨骼运动学

运动平面

骨骼运动学（osteokinematics）是描述骨骼相对于身体三个主要平面的运动，即矢状面、冠状面和水平面，以上这些运动平面均是人体站在解剖位置时描述的（图 1-4）。矢状面（sagittal plane）与颅骨的矢状缝平行，将身体分为左右两部分；冠状面（frontal plane）与颅骨的冠状线平行，将身体分为前后两部分；水平面（horizontal plane）是平行于地平线的水平（或横向）平面，把身体分成上下两部分。表 1-2 中举例用来描述不同的骨骼运动学的术语。在描述躯体各个区域的章节中定义了更具体的术语。

旋转轴

骨骼在垂直于旋转轴（axis of rotation）面上围绕关节旋转。作为一个粗略的估计，旋转轴（或支点）可以假定通过关节的凸部。例如，肩关节可以在三个平面上移动，因此有三个旋转轴（图 1-5）。

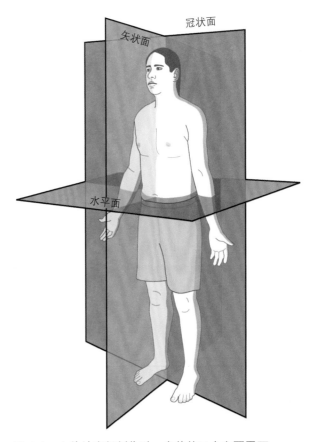

图 1-4　人体站在解剖位时，身体的三个主要平面

表 1-1　运动学测量单位之间的常见转换	
SI 单位	**英制单位**
1 meter (m) = 3.28 feet (ft)	1 ft = 0.305 m
1 m = 39.37 inches (in)	1 in = 0.0254 m
1 centimeter (cm) = 0.39 in	1 in = 2.54 cm
1 m = 1.09 yards (yd)	1 yd = 0.91 m
1 kilometer (km) = 0.62 miles (mi)	1 mi = 1.61 km
1 degree = 0.0174 radians (rad)	1 rad = 57.3 degrees

表 1-2　常见的骨运动学术语	
平　面	**常用术语**
矢状面	伸展和屈曲
	背屈和跖屈
	向前和向后弯曲
冠状面	外展与内收
	横向弯曲
	尺偏和桡偏
	外翻和内翻
水平面	内旋和外旋
	自旋

* 许多术语都是针对身体特定区域的，例如拇指，使用不同的术语

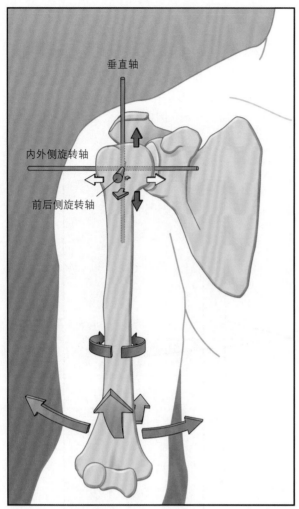

图 1-5　右盂肱（肩）关节显示了三个正交旋转轴和相关的角运动平面：屈曲和伸展（绿色弯曲箭头）围绕在内 - 外侧旋转轴的运动；内收和外展（紫色弯曲箭头）是围绕前 - 后侧旋转轴的运动；内旋和外旋（蓝色弯曲箭头）围绕一个垂直的旋转轴的运动。每个旋转轴的颜色都与其相关的运动平面相同。与每个轴平行的短而直的箭头表示肱骨相对于肩胛骨的轻微平移潜能。这张插图同时显示了角自由度和平动自由度

虽然这三个正交轴被描述为静止的，但在现实中，就像在所有关节中一样，每个轴在整个运动范围内都有轻微的移动。只有当一个关节的凸部是一个完美的球体，并与其相关节部位也是一个完美凹部时，旋转轴才会保持静止。大多数关节的凸起部分是有着变化曲率的不完美的球体，例如肩关节的肱骨头。第 2 章进一步讨论了旋转轴迁移的问题。

自由度

自由度（degrees of freedom）是指一个关节所允许的独立运动方向的数量。一个关节最多可以有三个角自由度，对应于三个主要运动平面。例如，肩关节有三个角度自由，每个平面一个（图 1-5），腕关节只允许两个自由度（即只在矢状面和冠状面内旋转），肘部只允许一个自由度（在矢状面内旋转）。

除非在本书中作了不同的说明，否则，"自由度"一词指的是一个关节的角运动的允许平面的数目。然而，从严格的工程学角度来看，自由度同时适用于平移运动（线性运动）和角向运动。人体所有的滑膜关节都或多或少具有一定的平移，如被肌肉收缩主动的驱动或因为关节结构内部的自然松弛而被动驱动。在大多数关节中出现的轻微的被动平移被称为辅助运动（accessory movements）或关节内动作，其通常在三个线性方向上进行定义。从解剖位置上来讲，辅助运动的空间定位和方向可以相对于三个旋转轴来进行描述。例如，在松弛的盂肱关节中，肱骨可以被动地轻微移位：前 - 后侧、内 - 外侧及上 - 下侧（图 1-5 中肱骨近端短、直箭头所示）。在许多关节中，平移程度是被用于临床测试其健康程度的指标。骨相对于关节的过度移位可能提示韧带损伤或异常松弛，相反，平移的显著减少（附件运动）可能表明关节周围结缔组织的病理性僵硬。关节内的异常移位通常会影响主动活动的质量，其可能会导致关节内压力和微创伤的增加。

骨骼运动学：看问题的角度

一般来说，两个或两个以上的骨或肢体的节段构成一个关节。因此，可以从两个角度来考虑关节处的运动：①近端节段可相对于远端节段旋转；②远端节段可相对于近端节段旋转（在现实中，这两种观点可以并且经常同时出现；尽管为了便于讨论和分析，这种情况在本书中经常省略）。图 1-6 中展示了膝关节屈曲时的两种运动学视角。例如，膝关节屈曲这个术语仅描述大腿和小腿部之间的相对运动，它并没有描述两个部分到底哪一个是旋转的。通常，为了清楚起见，有必要说明被认为是旋转节段的骨。例如，在图 1-6 中，术语"胫骨 - 股骨运动"和"股骨 - 胫骨运动"充分描述了骨骼动力学。

大多数由上肢完成的常规运动，都涉及由远端节段相对近端节段的运动，如用手拿着的物体朝向或远离身体就反映了这种运动。上肢关节的近端节

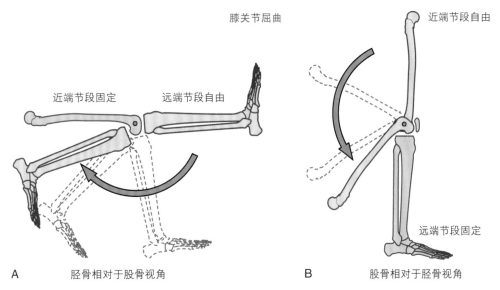

膝关节屈曲

近端节段自由

近端节段固定　远端节段自由

远端节段固定

A　胫骨相对于股骨视角　　　　B　股骨相对于胫骨视角

图 1-6　膝关节矢状面的骨骼运动学。A. 由远端至近端节段的运动学；B. 由近端至远端节段的运动学。旋转轴在膝关节处显示为一个圆

段通常由肌肉、重力或其惯性来稳定，而远端节段则相对不受约束地旋转。

　　进食和投球是上肢采用由远端节段相对于近端节段运动的常见例子。同时，上肢当然也能够执行由近端相对远端的运动学，如当一个人做引体向上时屈曲和伸展肘关节。

　　下肢常规执行近端相对于远端和远端相对于近端节段的运动，这些运动部分地反映了步行过程中的两个主要阶段：站立相 (stance phase)，当肢体站立在地面上承受身体重量的时候；摆动相 (swing phase)，当肢体向前移动时。除了步行的许多其他活动，下肢均使用这两种运动策略，例如，在准备踢球时屈曲膝关节，是一种典型的由远段节段相对于近段节段的运动 (图 1-6A)。相比之下，下蹲是下肢近端相对远端运动的一个例子 (图 1-6B)。在后一个例子中，对经过膝关节的股四头肌的要求相对较高，以控制身体的逐渐下蹲。

　　开式运动链和闭式运动链 (open and closed kinematic chains) 是物理康复和临床文献中常用的术语，也是用于描述相对节段运动的概念。运动链 (kinematic chains) 是指一系列铰接分段连接，如下肢相连的骨盆、大腿、小腿和足。"开"和"关"通常用来表示肢体的远端是否固定于地面或其他不可移动的物体。开式运动链描述的是运动链的远端，例如下肢的脚，没有接触到地面或其他不可移动的物体的情况，因此，远端节段可以自由移动 (图 1-6A)。闭式运动链描述的是运动链的远端固定于地面或其他不可移动的物体的情况，在这种情况下，近端节段可以自由移动 (图 1-6B)。这些术语被广泛地用于描述肌肉的抗阻训练，特别是下肢关节中。

　　虽然开链和闭链是两个非常方便的术语，但通常描述是不明确的。从严格的工程角度来看，这些术语更多地适用于一系列运动相互依存的刚性连接，这与前面给出的定义并不完全相同。从这个工程学的角度来看，如果把链条的两端连接到一个共同的物体上，那么链条就是"闭合的"，很像一个闭合的电路。在这种情况下，任何一个环节的运动都需要对链条内的一个或多个其他环节进行运动学调整。

　　通过断开链条一端与固定附件的连接来"打开"链条，会中断这种运动学上的相互依赖性，并且这个更精确的术语并不普遍适用于所有与健康相关的学科和工程学科。例如，当一条腿部分下蹲时，在临床上常被称为闭式运动链的运动，然而有人则认为这是一个开式运动链的运动，因为对侧的腿没有固定到地面 (整个身体形成的环路为开式)。为了避免混淆，本书很少使用开式或闭式运动链这两个术语，而是首选明确指出哪个节段 (近端或远端) 是固定的，而哪个节段是自由运动的。

关节运动学

典型的关节形态

关节运动学（arthrokinematics）是描述发生在关节中关节面之间的运动。如第 2 章中所述，关节的关节面形状是平面到曲面等不同的变化。然而，对于大多数关节表面都至少有轻微的弯曲，一个相对表面凸起，另一个相对表面凹陷（图 1-7）。大多数关节的凹凸关系，有助于提高它们活动的一致性，增加接触力的分散面积，并帮助引导骨骼之间的运动。

关节面之间的基本活动

在弯曲的关节面之间存在三个基本的运动：滚动、滑动和旋转。这些运动发生在凸面关节面在凹面关节面上的运动，反之亦然（图 1-8）。虽然关节面之间的运动还使用其他术语，但上述术语对于可

视化关节内发生的相对运动是有用的。这些术语的定义在表 1-3 中。

滚动运动

骨在空间中旋转的一种主要方式是将其关节面滚动（rolling）到另一骨头的关节面。骨在空间中的旋转方式主要是将其关节面在另一块骨的关节面上滚动。图 1-9A 展示了盂肱关节的凹凸面运动。肱骨头凸面在冈上肌牵拉下沿微凹的关节盂进行滚动。本质上，这种滚动表现为肱骨外展的骨运动学轨迹。

凸关节面滚动通常同时涉及相反方向的滑动。如图 1-9A 所示，肱骨头向下的滑动抵消了大部分滚动所产生的向上的潜在移位。相互抵消的滚动和滑动类似于汽车轮胎在冰层打滑。轮胎在结冰的路面上向前旋转的潜在位移被在反方向上的持续滑动所抵消。图 1-9B 展示了一个只有滚动而没有滑动相抵消的经典病理现象。肱骨头向上移位，撞击肩峰下的脆弱组织。滚动改变了旋转轴的相对位置，也可能会改变横跨盂肱关节的肌肉收缩效果。

如图 1-9A 所示，滚动和滑动同时进行可以最大化肱骨外展的角位移，最小化关节表面之间的净平移。在凸关节面表面积大于凹关节面表面积的关节中，这种机制尤为重要。

轴向旋转

骨骼旋转的另一种主要方式是将其关节面在另一块骨的关节面上进行轴向旋转。例如前臂旋前时，桡骨头绕肱骨小头旋转（图 1-10）。相似的例子还包括，盂肱关节在 90° 外展时的内旋和外旋，以及髋关节的屈曲和伸展。当运动骨骼的纵轴与其匹配的关节面垂直时，轴向旋转将成为关节旋转的主要机制。

滑动、滚动及轴向旋转的复合运动

一些关节的运动结合了滚动、滑动与轴向旋转，膝关节屈伸便是一个典型的例子。如图 1-11A 所示，股骨髁相对于胫骨进行滚动和滑动的同时，伴随着

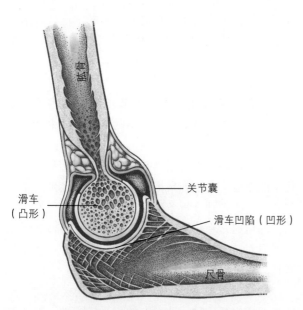

图 1-7　肘部的肱尺关节是两个关节面之间凹凸关系的一个例子，其中肱骨头为凸形，尺骨滑车凹形

关节囊

滑车凹陷（凹形）

滑车（凸形）

尺骨

肱骨

表 1-3　三种基本关节运动：滚动、滑动和旋转		
运动模式	定　义	类　比
滚动（摇动）	旋转关节上的多个点与另一关节面上的多个对应点接触	轮胎在一段路上滚动
滑动（滑移）	关节面上的一个点与另一关节面上的多个点进行接触	不旋转的轮胎在一段结冰的路上打滑
旋转	关节面上的一个点在另一关节面的一点上进行旋转	玩具的一个顶点在地面一点上旋转

凸面相对凹面运动

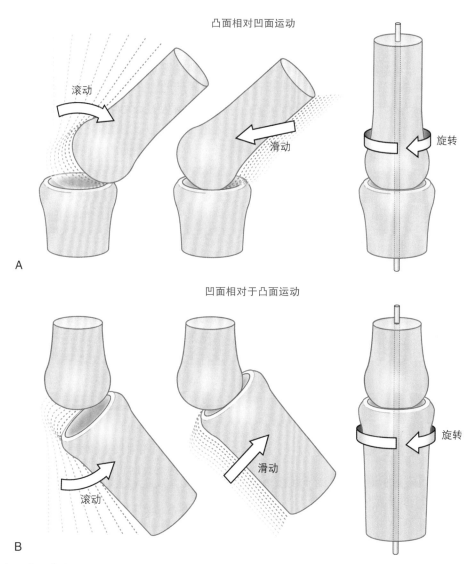

凹面相对于凸面运动

图 1-8　发生在屈曲关节表面之间的三个基本关节运动：滚动、滑动和旋转。A. 凸面相对凹面运动；B. 凹面相对凸面运动

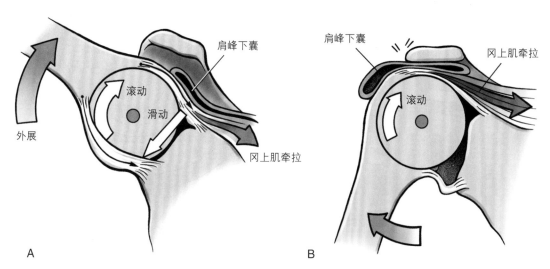

图 1-9　外展过程中肱盂关节的关节运动学。关节盂呈凹形，肱骨头呈凸形。A. 滚动滑动关节运动学：典型的凸关节面在相对静止的凹关节面上运动；B. 在没有伴随足够滑动的情况下进行滚动的后果（撞击肩峰）

轻度内旋。而胫骨相对于股骨伸展时也展示了相同的关节运动模式，如图 1-11B。膝的旋转运动是伴随屈伸自然出现的，并与屈伸运动机械地连接到一起。如第 13 章所述，膝关节面形状是强制性旋转的基础，这种联合旋转有助于在膝关节完全伸展时安全地锁定膝关节。

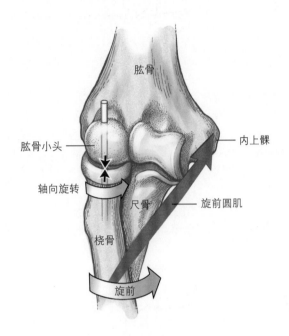

图 1-10　前臂旋转时桡骨头部和肱骨小头之间发生轴向旋转运动。一对黑色短箭头表示桡骨头部和小头之间的压力

基于关节形态学的关节运动模式预测

如前所述，大多数骨骼的关节面要么是凸的，要么是凹的。凸关节面和凹关节面之间可以相对旋转，可以认为是运动骨的关节面在相对骨的关节面上进行旋转（比较图 1-11A 和图 1-11B）。不同场景下可呈现出不同的滚动和滑动关节运动模式。如图 1-11A 和图 1-9A 所示，肩部运动时，凸关节面的滚动和滑动方向是相反的。如前所述，反向滑动抵消了大部分滚动所形成的平移趋势。而图 1-11B 所示的凹凸关节面运动中，凹关节面滚动和滑动的方向相同。这两个运动原则对于观察运动过程中的关节运动学很有帮助。此外，这些原则也是一些手法治疗技术的基础。临床医生可以通过施加外力来帮助或引导关节恢复自然运动状态。例如，在某些情况下，通过在肱骨近端施加向下的牵引力并同时进行主动外展，可以帮助盂肱关节进行外展运动。关节表面形态是关节运动学原理的基础。

关节运动学原则
- 凸关节面相对凹关节面运动时，凸关节面的滚动和滑动方向相反。
- 凹关节面相对凸关节面运动时，凹关节面的滚动和滑动方向相同。

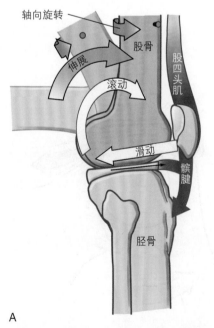

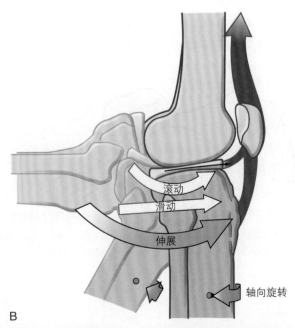

图 1-11　膝关节伸展运动是滚动、滑行与轴向旋转运动学的结合。股骨髁呈凸面，胫骨平台微凹。A. 股骨相对胫骨伸展；B. 胫骨相对股骨伸展

关节的紧缩位及松弛位

大多数关节内的一对关节面只在一个位置"对合"得最好，通常是在运动的终点或接近终点的位置。这个关节面之间最契合位置称为关节的紧缩位。在这个位置，大部分韧带和关节囊各部分都被拉紧，为关节的自然稳定提供帮助。关节在紧缩位的附属运动通常是最少的。

对于下肢的许多关节来说，紧缩位与习惯性功能相关。例如，膝关节紧缩位包括完全伸展——接近直立状态。关节达到最大契合度和韧带拉紧的综合作用有助于为膝关节提供跨关节稳定性。

除了关节的紧缩位之外的所有位置都被称为关节的松弛位。在这些位置，韧带和关节囊相对松弛，附属运动可增多。关节在其运动范围中段附近通常是最不一致的。在下肢，主要关节的松弛位倾向于屈曲位。这些体位通常不会在长时间站立时采用，但在长时间的制动期间，如长期卧床休息时，患者往往更喜欢采用这些体位。

动力学

动力学是力学研究的一个分支，描述了力对物体的影响。动力学在这里被提及是因为它适用于于肌肉骨骼系统。有关这一专题的详细数学方法将在第 4 章中展示。

从运动学的角度来看，力可以被认为是产生、阻止或改变运动的推力或拉力。因此，力为运动和稳定身体提供了根本动力。正如牛顿第二定律所描述的，力（F）的量可以通过接收推力或拉力的质量（M）乘上质量的加速度（A）所得的乘积来测量。公式 F=ma 表明，在给定恒定质量的情况下，力与质量的加速度成正比：通过测量力可推得物体的加速度，反之亦然。当质量的加速度为零时，净力为零。

力的国际标准单位是牛顿（N）：$1\,N=1\,kg\times1\,m/s^2$。英国的牛顿相当于磅（lb）：$1\,Ib=1\,slug\times1\,ft/s^2$（$4.448\,N=1\,lb$）。

译者注：1 斯勒格（slug）=14.593903 千克（kg），1 英尺（ft）=30.48 cm

肌肉骨骼系统的力

力对肌肉骨骼系统的影响：入门概念和术语

作用在物体上的力通常称为载荷。移动、固定或以其他方式稳定身体的力或载荷也有可能使身体变形和受伤。最常见于肌肉骨骼系统的载荷如图 1-12 所示（相关正式定义参见本章末尾的词汇表）。健康的组织通常能够部分抵抗其结构和形状的变化。例如，健康韧带上的张力是由其细长的（拉伸的）组织在内部产生的固有张力。任何因疾病、创伤或长期废用而变弱的组织可能难以充分抵抗图

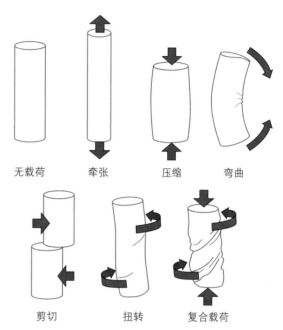

无载荷　　牵张　　压缩　　弯曲

剪切　　扭转　　复合载荷

图 1-12　显示了最常施加于肌肉骨骼系统的力或载荷的方式。文中还给出了扭转和压缩的联合载荷

 特别关注 1-1

体重与身体质量

千克（kg）是质量单位，表示物体中粒子的相对数量。故严格地说，公斤是质量量度，而不是重量量度。在重力的影响下，1 公斤的质量约为 9.8 N（2.2 Ib）。这是重力作用的结果，它以大约 9.8 m/s 的速度向地球中心加速 1 千克重的质量。而通常情况下，身体的重量是以千克表示的。假设作用在物体上的重力产生的加速度是恒定的，出于实际目的忽略不计，从技术上讲，人的体重与人距地心之间距离的平方成反比。例如，在高达 8 852 m（29 035 ft）的珠穆朗玛峰上的人，比在海平面上质量相同的人略轻。由重力产生的加速度，在珠穆朗玛峰上是 9.782 m/s²，而在海平面上是 9.806 m/s²。

1-12 所示的载荷。例如，被骨质疏松削弱的股骨近端可能会因跌倒后的冲击而骨折，跌倒可继发于股骨颈的压缩或扭转（拧转）、剪切或弯曲。严重骨质疏松的髋关节在肌肉强烈收缩后也可能发生骨折。关节周围结缔组织承受和分散负荷的能力是物理康复、手法治疗和骨科医学中的一个重要研究课题。临床医生和科学家对诸如年龄、创伤、活动或负重水平改变及长时间制动等变量如何影响关节周围结缔组织的负荷功能非常感兴趣。一种基于实验室的测量结缔组织承受负荷能力的方法是绘制使离体组织形变所需的力的曲线。这种类型的实验通常使用动物或人类尸体标本进行。图 1-13 显示了一条韧带（或肌腱）被拉伸到机械破坏点所产生的张力的理论曲线图。图表的垂直（Y）轴被标记为应力，这个术语表示韧带抵抗形变时内生的阻力除以它的横截面积(应力单位类似于压强: N/mm²)。水平(X)轴被标记为应变，在这里指组织被拉伸的长度相对于其最初实验前长度所增加的百分比（类似地，通过压缩而不是拉伸离体软骨或骨骼切片，然后描绘出组织内产生的应力大小）。值得注意的是，在图 1-13 中，在相对较小的应变（拉伸）下，韧带只产生少量的应力（张力）。图中的这个非线性或"脚趾"区域反映了这样一个事实，即组织内的胶原纤维形态最初是波浪状或卷曲的，必须被拉紧后才能测量到明显的张力。而进一步拉长可呈现出应力和应变

之间的线性关系。韧带形变所产生的应力（Y）与外加应变（X）的比值是其刚度的量度（通常称为杨氏模量）。肌肉骨骼系统内的所有正常结缔组织都表现出一定程度的刚度。临床术语"僵硬"通常意指一种刚度异常增高的病理状态。

图 1-13 所示曲线的初始非线性区域和随后的线性区域通常称为弹性区域。例如，韧带通常在其弹性区域的下限内被拉伸。例如，前十字韧带在常见的活动中被拉长 3%~4%，例如爬楼梯、蹬固定状态下的自行车或下蹲。值得注意的是，一旦移除形变力，在弹性区域内被拉伸的健康且相对年轻的韧带将恢复到其原始长度（或形状）。曲线下方的区域（深蓝色）表示弹性形变能。当力被移除时，用于使组织变形的大部分能量被释放出来。即使在静态意义上，弹性能在关节内也有重要作用。当韧带和其他结缔组织在弹性区内被适度拉伸时，可发挥出重要的关节稳定作用。

被拉伸至超出其生理范围的组织最终到达其屈服点。在这一点上，增加应变只会导致应力（张力）增加至临界值。过度拉伸（或过度压缩）组织的这种物理现象称为可塑性。过度拉伸的组织经历了塑性变形，此时微破坏已经发生，组织将永久保持形变状态。此段曲线下区域（以浅蓝色表示）表示塑性形变能。与弹性形变能不同的是，即使消除形变力，塑性形变能也不能全部回收。随着拉长的

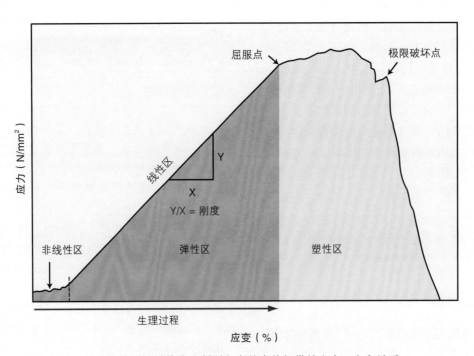

图 1-13 已被拉伸到机械故障（断裂）点的离体韧带的应力 - 应变关系

继续，韧带最终会到达它的最终断裂点，也就是组织部分或完全分离并失去承受任何程度张力的能力的时候。大多数健康的肌腱在超过其拉伸前原长度 8%～13% 时发生断裂。

图 1-13 没有显示加载时间这个变量。与应力 - 应变曲线相关的物理性质可随时间变化的组织被认为是黏弹性的。肌肉骨骼系统内的大多数组织均或多或少地表现出一定程度的黏弹性。黏弹性材料的一种现象是蠕变。如图 1-14 中的树枝所示，蠕变描述了暴露在恒定载荷下的材料随着时间推移会出现渐进应变。蠕变有助于解释为什么一个人早上比晚上高。由体重造成的全天作用在脊柱上的持续压力确实会将少量的液体从椎间盘中挤压出来。当睡觉的人处于非负重位置时，液体在夜间会被重新吸收。

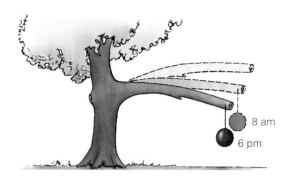

图 1-14　树枝展示了与黏弹性材料相关的蠕变随时间变化的特性。早上 8 点将载荷挂在树枝上会立即产生形变。到了下午 6 点，载荷又在树枝上制造了更多形变（摘自 Panjabi MM, White AA: *Biomechanics in the musculoskeletal system*, New York, 2001, Churchill Livingstone.）

 特别关注 1-2

生产性抵抗：身体具有将被动张力转化为有用做功的能力

身体内伸展或被拉长的组织通常会产生张力（即与伸展相反的阻力）。在病理情况下，这种张力可变得异常大而影响正常功能活动。这本教科书提供了几个例子，阐明了由被拉伸的结缔组织（包括肌肉）所产生的相对较低的张力如何发挥有用功能，这种现象被称为生产性拮抗。图 1-15 展示了一对简化的肌肉模型。如左图所示，肌肉 A 主动收缩产生的部分能量以弹性势能的形式转移并储存在肌肉 B 拉伸的结缔组织中。当肌肉 B 主动收缩将钉子打入木板时，弹性势能被释放出来（右图）。肌

肉 B 收缩产生的部分能量被用来拉伸肌肉 A，并重复这个循环。

就整体新陈代谢效率而言，这种发生在拮抗肌肉之间的能量转移和储存是有用的。这种现象通常由多关节肌肉（即横跨几个关节的肌肉）以不同的方式表现出来。以股直肌为例，这是一块屈曲髋部并伸展膝部的肌肉。例如，在跳跃的向上阶段，股直肌收缩以伸膝。同时，髋部伸展将活跃的股直肌拉伸到髋部前部。因此，股直肌的整体收缩距离被最小化，这将有助于保持肌肉内有用的被动张力。

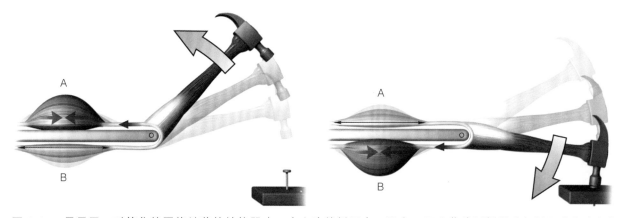

图 1-15　显示了一对简化的围绕关节的拮抗肌肉。在左边的插图中，肌肉 A 正在收缩以提供举起锤子准备击打钉子所需的力。在右边的插图中，肌肉 B 正在收缩，用锤子敲击钉子，同时伸展肌肉 A（重绘自 Brand PW: *Clinical biomechanics of the hand*, St Louis, 1985, Mosby.）

黏弹性材料的应力－应变曲线对组织的加载速率也很敏感。一般说来，应力－应变关系的斜率在整个弹性范围内都会随着加载速率的增加而增大。黏弹性结缔组织的速率敏感特性可以保护肌肉骨骼系统的周围结构。例如，膝关节的关节软骨会随着压缩率的增加而变得更加坚硬，比如跑步过程中。当作用在关节上的力最大时，增加的刚度为软骨下骨提供了更好的保护。

总而言之，与钢、混凝土和玻璃纤维等建筑材料类似，人体内关节周围的结缔组织在负荷或被牵张时具有独特的物理特性。在正式的工程术语中，这些物理属性被叫作材料属性。关节周围结缔组织的材料特性（如应力、应变、刚度、塑性形变、极限破坏载荷和蠕变）这个论题有很好的文献基础。虽然有关这一论题的许多数据来自动物或尸体研究，但它们确实为患者护理的诸多方面提供了洞见，包括了解损伤机制、改进整形外科手术设计，以及判断某些形式的物理治疗的潜在有效性，例如持续拉伸或应用热力来诱导得到更大的组织延展性。

内力和外力

为了方便起见，可将作用于肌肉骨骼系统的作用力分为两组：内部作用力和外部作用力。内力是由位于身体内部的结构产生的。这些力量可能是"主动的"，也可能是"被动的"。主动力是由受刺激的肌肉产生的，通常但不一定受意志控制。相比之下，被动力通常是由伸展关节周围结缔组织（包括肌肉内结缔组织、韧带和关节囊）中的张力产生的。肌肉产生的主动力通常是所有内力中最大的。

外力是由来自身体外部的力产生的。这些力通常来自身体部分质量的重力牵拉或外部负荷如行李、"自由"重量，或身体接触如治疗师对患者肢体施加的压力。图 1-16A 显示了一对相反的内力和外力：拉动前臂的内力（肌肉）和拉动前臂重心的外力（重力）。每种力都被描绘成代表矢量的箭头。根据定义，矢量是完全由其大小和方向定义的量（质量和速度等量是标量，而不是矢量。标量是完全由其大小定义的量，没有方向）。

为了在生物力学分析中完整地描述一个矢量，必须知道它的大小、空间定向、方向和作用点。图 1-16 中描绘的力表明了这四个因素：

1．力矢量的大小由箭杆的长度表示。

2．力矢量的空间定向由箭杆的位置表示。图示两种力的定向都是垂直的，通常称为 Y 轴（在第 4 章中进一步描述）。力的定向也可以用箭杆和参考坐标系之间形成的角度来描述。

3．力矢量的方向由箭头指示。在图 1-16A 所示的例子中，内力向上作用，通常以 Y 轴正方向描述；外力沿 Y 轴负方向向下作用。在整个文章中，肌肉力和重力的方向和空间定向分别称为它们的力线和重力线。

4．矢量的作用点是矢量箭头的底部与身体部分接触的位置。肌肉力的施加点是肌肉插入骨骼的地方。插入角描述为肌肉的肌腱和它所插入骨骼的长轴之间形成的角度。在图 1-16A 中，插入角是 90°。随着肘部旋转至屈或伸的位置，插入角度会发生变化。外力的施加点取决于外力是重力产生的，还是物理接触产生的阻力。重力作用于身体部分的质心（见图 1-16A，前臂上的圆点）。身体接触产生的阻力的作用点可能出现在身体的任何地方。

作为推力或拉力，作用在身体上的所有力都会导致该节段的潜在平移。平移的方向取决于所有

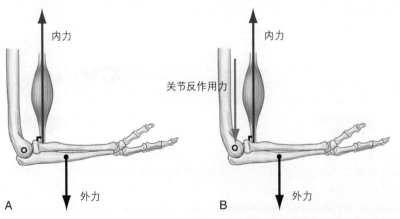

图 1-16　肘关节及相关骨骼的矢状面观。A. 内力（肌肉）和外力（重力）均垂直作用，但方向不同。这两个矢量的大小不同，在前臂的作用点也不同。B. 增加了关节反作用力，防止前臂加速上移（矢量按相对比例绘制）

在最简化的生物力学分析中完整描述矢量所需的因素有：
- 大小
- 空间定向
- 方向
- 应用点

作用力的净效应。在图 1-16A 中，因为肌肉力比前臂的重量大三倍，所以两种力的净作用会使前臂垂直向上加速运动。然而，在现实中，关节表面之间产生的关节反作用力通常会阻止前臂向上。如图 1-16B 所示，肱骨远端产生的反作用力（蓝色所示）向下推压在前臂近端。关节反作用力的大小等于肌力与外力之差。因此，作用在前臂上的所有垂直力的总和是平衡的，并且前臂在垂直方向上的净加速度为零。因此，系统处于静态线性平衡状态。

肌肉骨骼扭矩

施加在身体上的力可能有两种结果。首先，如图 1-16A 所示，力可以潜在地平移身体节段；其次，如果力施加在与旋转轴垂直的某个距离处，也可能会产生关节的潜在旋转。关节旋转轴和力之间的垂直距离称为力矩（或杠杆）臂。力及其力矩臂的乘积产生扭矩或力矩。扭矩可以被认为是旋转力的等价物。没有力矩臂的力通常可以以线性方式推动和拉动对象，而扭矩使对象绕旋转轴旋转。这种区别是运动学研究中的一个基本概念。

扭矩被描述在垂直于给定旋转轴的平面中并围绕关节。图 1-17 显示了在图 1-16 中引入的内力和外力在矢状面内产生的扭矩。内力矩定义为内力（肌肉）和内力臂的乘积。内力矩臂（参见图 1-17D）是旋转轴和内力之间的垂直距离。如图 1-17 所示，内力矩有可能使前臂绕肘关节逆时针方向即屈曲方向旋转（描述旋转方向的其他惯例将在第 4 章中介绍）。

外扭矩定义为外力（如重力）和外力臂的乘积。外力矩臂（参见图 1-17 中的 D_1）指旋转轴和外力之间的垂直距离。外部扭矩有可能使前臂绕肘关节顺时针方向即伸展方向旋转。因为在图 1-17 中已假定相对的内力矩和外力矩大小相等，所以关节不会发生旋转。这种情况称为静态旋转平衡。

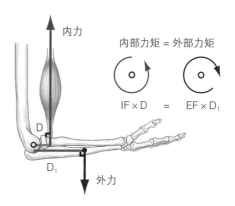

图 1-17 在矢状面上展示了绕肘部旋转轴作用的内力和外力矩的平衡（小圆圈）。内力矩是内力乘以内力臂（D）的乘积。内部扭矩有可能使前臂以逆时针方向旋转。外扭矩是外力（重力）和外力臂（D_1）的乘积。外部扭矩有可能使前臂沿顺时针方向旋转。内力矩和外力矩相等，说明存在静态旋转平衡条件（矢量按相对比例绘制）

人体通常以不同形式重复产生或接收扭矩。肌肉整天不断地产生内部扭矩，例如从罐子上拧下盖子、转动扳手，或挥动棒球棒时。除重力外，身体通过接触从环境中受到的力还会不断转换为关节间的外部力矩。内力矩和外力矩不断地"竞争"支配各关节——任何时候，各关节在全身的运动方向或所在位置都能反映出何为优势扭矩。

扭矩在大多数患者接受治疗时都有参与，特别是当涉及体育锻炼或力量评估的时候。一个人的"力量"是肌肉力量和同样重要的内部力矩臂（肌肉作用力线和旋转轴之间的垂直距离）的乘积。杠杆描述的是特定作用力所具有的相对力矩臂长。正如第 4 章进一步解释的，肌肉力矩臂的长度，即杠杆，在整个运动范围内不断发生变化。这在一定程度上解释了自然情况下为什么一个人在其关节运动范围内的某些位置会更加有力。

临床医生经常通过对他们的患者施加身体阻力来评估、促进和测试特定肌肉活动。施加在患者四肢上的力通常会产生一个对患者肌肉骨骼系统的外部扭矩。临床医生可以通过施加外部扭矩来测试特定的肌群，所述外部扭矩是指在距离关节很远的地方施加的较小的身体阻力，或者是施加在靠近关节的较大的身体阻力。因为扭矩是阻力及其力矩臂的乘积，所以任何一种方法都可以对患者产生相同的外部扭矩。基于临床医生的力量和技巧，调整力和外部力矩臂变量可使不同的策略被采用。

特别关注 1-3

肌肉跨越关节产生了扭矩：运动学中的一个基本概念

　　肌肉如何在关节间产生扭矩是运动学中最重要（通常也很难理解）的概念之一。通过将肌肉产生扭矩（即旋转）简单类比为一个力试图去打开一扇门，可以帮助理解这一概念。这两个场景中的基本机制惊人地相似。图1-18A、B有助于描述这个类比。

　　图1-18A 显示了安装在垂直铰链（用蓝色表示）

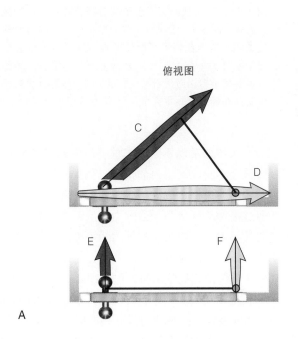

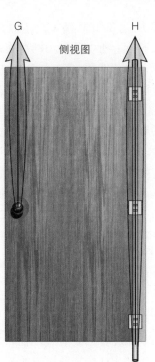

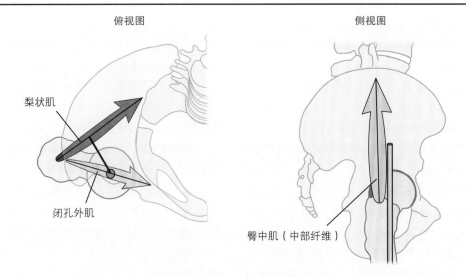

图1-18　通过类比描绘了力如何转换为扭矩的基本力学原理。A图展示了六个人为施加的力（彩色箭头），每个力都试图在水平面上旋转门。门的垂直铰链显示为蓝色。两个力（左侧）产生的力矩臂由始于铰链的深黑色线段表示。B图中描绘了三种肌肉产生的力（彩色箭头），每种力量都试图在水平面上旋转股骨（髋部）。旋转轴显示为蓝色，力矩臂显示为深黑色线段。如正文所述，根据相似原理，只有少数力实际上能够产生旋转门或髋部的扭矩。为了进行这个类比，假设图中所有力的大小都是相同的

特别关注 1-3

肌肉跨越关节产生了扭矩：运动学中的一个基本概念（续）

上的门的俯视图和侧视图。C~F 表示手动拉开门的不同尝试。尽管假定所有力均相等，但实际上只有力 C 和 E（施加在门把手上）能旋转门。之所以出现这种情况，是因为只有这些力才能满足产生扭矩的基本要求：①每个力都施加在与给定旋转轴垂直的平面上（这里旋转轴指铰链）；②每个力都有一个对应的"力矩臂"（深黑色线起源于铰链）。在此示例中，扭矩是拉力与其力矩臂的乘积。力 E 将产生比力 C 更大的转矩，因为它具有更长的力矩臂（或更大的杠杆作用）。尽管如此，力 C 和 E 都满足在水平面上产生扭矩的要求。

相反，由于力 D 和 F 无法在水平面内产生扭矩，因此无论其大小如何都无法旋转门。尽管从开关门的直觉经验上看这是很明显的事，但人们可能并不清楚其中实际的机械原理。力 D 和 F 通过旋转轴（这里指铰链），因此力矩臂为零。任何力乘以零力矩臂都会产生零扭矩或零旋转。尽管这些力可能会压缩或拉松铰链，但不会旋转门。

如图 1-18A 中右侧所示，力 G 和 H 也无法旋转门。任何平行于旋转轴的力都不会产生相关的扭矩，只有垂直于给定旋转轴的力能产生扭矩。因此，力 G 和 H 不具有在水平面上产生扭矩的能力。

为了完成这个比喻，图 1-18B 显示了髋关节的两个视图及三个选定的肌肉。在该示例中，肌肉将产生一个试图在水平面内旋转股骨的力（这些插图中的肌肉力类似于手动施加到门上的力），而髋部的旋转轴（如门上的铰链）是沿垂直方向的（以蓝色显示）。即使假定所有的肌肉产生相同的力，实际上也只有一个能旋转股骨（即产生扭矩）。

图 1-18B 左侧所示的矢量代表了髋部两个主要在水平走行的肌肉（梨状肌和闭孔外肌）的力线。正如施加在门上的类似的力 C，梨状肌能够在水平面内产生外旋扭矩（图 1-18A）。两种力都施加在垂直于旋转轴的平面上，并且每种力都具有相对应的力矩臂（黑线所示）。而形成鲜明对比的是，闭孔外肌不能在水平面上产生扭矩。该肌肉的力（类似作用在门上的力 D）直接垂直通过旋转轴。尽管肌肉的力会压缩关节表面，但不会使关节旋转，至少不会在水平面内旋转。正如将在研究髋部的第 12 章中所述，改变关节旋转位置通常会产生肌肉的力矩臂。在这种情况下，闭孔外肌可能会在髋部产生外旋扭矩，尽管相对较小。

图 1-18B 右侧展示了该类比的最后部分。臀中肌试图围绕一个垂直的旋转轴（蓝色轴）在水平面中旋转股骨。因为该肌肉力基本上平行于垂直旋转轴（就像作用在门上的力 G 和 H 一样），所以它无法在水平面上产生扭矩，但这个力非常有能力在其他平面（尤其是冠状面）上产生扭矩。

总而言之，只有在以下情况下，肌肉才能够在关节处产生扭矩（或旋转）：①在垂直于选定旋转轴的平面上产生力；②与这个力同时作用的力矩臂不为 0。从不同的角度来看，如果力穿过或平行于相关的旋转轴，则肌肉活动将无法产生扭矩。这适用于可能在关节处出现的所有旋转轴：垂直，前后（AP）或内外（ML）。这些原则将在本教材中多次重述。

肌肉和关节的相互作用

术语"肌肉和关节相互作用"是指肌肉力可能对关节产生的总体影响。具有力矩臂的肌肉产生的力会产生扭矩，并可能使关节旋转。缺少力矩臂的肌肉产生的力不会引起扭矩或旋转。但是，肌肉力量仍然很重要，因为它通常为关节提供稳定和感觉信息。

肌肉活动类型

肌肉被神经系统刺激时，它被认为是激活的。激活后，健康的肌肉会以三种方式之一产生力量：等长、向心和离心。三种类型的肌肉活动的生理学在第 3 章中有更详细的描述，随后将简要概述。

当肌肉在保持恒定长度的同时产生拉力时，会发生等长收缩。通过等距一词的起源（来自希腊语 isos 即相等，metron 即量度或长度）就可以明显看出这种活动的特点。等长收缩时，在给定平面内，关节处产生的内部扭矩等于外部扭矩；因此没有出现肌肉缩短或关节旋转（图 1-19A）。

当肌肉收缩（缩短）时产生拉力时，就会发生向心收缩（图 1-19B）。从字面上看，向心表示"靠近中心"。在向心收缩期间，内部扭矩超过了反向的外部扭矩。很明显，收缩的肌肉使关节沿被激活肌肉拉动的方向旋转。

相反，在肌肉产生拉力的过程中反而被另一种支配力拉长，则产生离心收缩。"离心"一词的字面意思是"远离中心"。在离心收缩期间，围绕关节的外部扭矩大于内部扭矩。在这种情况下，关节沿相对较大的外部扭矩（如图 1-19C 中的手施加的外力产生的扭矩）所指示的方向旋转。许多常见的活动应用肌肉的离心收缩。例如，将一杯水缓慢放到桌子上，是靠重力对前臂和水的作用，此时激活的肱二头肌缓慢伸展以控制下降。肱三头肌虽然被视为肘部"伸肌"，但在此特定过程中很有可能没有活动。

术语"收缩（contraction）"通常与"激动（activation）"同义使用，无论肌肉实际上是在缩短、拉长还是保持恒定的长度。收缩（contract）一词的字面意思是将合在一起。但是，在描述等长收缩或异向收缩时，此术语可能会造成混淆。技术上，仅在向心收缩时发生肌肉收缩。

关节肌肉活动

关节肌肉活动定义为肌肉在特定旋转方向和平面上产生扭矩的可能性。肌肉运动的实际命名是基于既定的命名法，例如矢状面的屈曲或伸展，冠状面的外展或内收等等。在本文中，根据讨论的上下文，术语"肌肉运动"和"关节运动"可互换使用。如果该动作与非等长肌肉收缩有关，则所产生的骨运动学可能涉及远端相对于近端的分段运动，反之亦然，这取决于构成关节的各节段中受约束最少的节段。

运动机能学的研究可以使人们不必完全依靠记忆来确定肌肉的动作。假设研究者希望确定三角肌后束对盂肱（肩）关节的作用，在此特定分析中，可以做出两个假设：首先，假定肩胛骨固定而肱骨是关节的自由节段，或者固定肱骨而肩胛骨是自由节段；其次，假设在肌肉收缩时身体处于解剖位置。

分析的第一步是确定允许关节旋转的运动平面（自由度）。在这种情况下，盂肱关节允许在所有三个平面内旋转（图 1-5）。因此，从理论上讲，越过肩膀的任何肌肉都可以在多达三个平面上进行作用。图 1-20A 显示了三角肌后束在冠状面旋转肱骨的潜能，此时旋转轴沿前后方向穿过肱骨头。在解剖位置，三角肌后束的作用力线低于旋转轴水平。假设肩胛骨是稳定的，收缩的三角肌后束会使肱骨向内收方向旋转，其强度等于肌肉力量乘以其内部力矩臂的乘积（显示为从轴线发出的暗线）。接下来，将同样的逻辑应用于确定肌肉在水平面和矢状面上的作用，如图 1-20B、C 所示，此肌肉明显也是盂肱关节的外旋肌和伸肌。正如贯穿全文想要传达的

三种肌肉活动

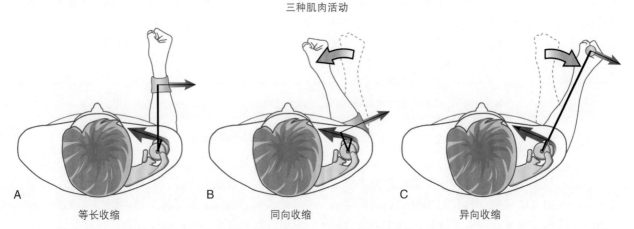

A　等长收缩　　　　　　B　同向收缩　　　　　　C　异向收缩

图 1-19　显示了三种类型的肌肉活动，胸大肌产生最大的力量来内旋肩关节（盂肱关节）。假定在每个图中内部扭矩是相同的：指肌肉力（红色）乘以其内部力矩臂的乘积。外部扭矩是施加在手臂的外力（灰色）及其外部力矩臂乘积。请注意，每个插图中的外部力矩臂和外部扭矩都不同。A. 等长收缩显示为内部扭矩与外部扭矩平衡；B. 向心收缩显示为内部扭矩大于外部扭矩；C. 当外部扭矩超过内部扭矩时，显示为离心收缩。旋转轴是垂直的，并通过肱骨头以蓝色表示。所有力矩臂以粗黑线表示，始于贯穿盂肱关节的旋转轴（矢量未按比例绘制）

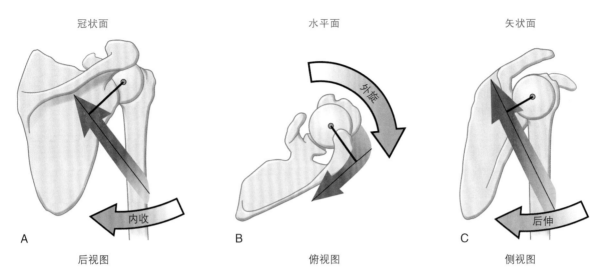

图 1-20　显示了三角肌后束作用在盂肱关节上的多种活动。A. 冠状面上的内收；B. 水平面上的外旋；C. 矢状面上的后伸。如图所示，内部力矩臂显示为：从旋转轴（即穿过肱骨头的小圆圈）延伸到与肌肉力线垂直的交点的长度

内容，通常以至少两个自由度跨过关节的肌肉可以实现多种运动作用。但如果肌肉缺少力矩臂或在相关平面中不产生力，则可能无法使关节执行特定的动作。

确定肌肉的潜在作用是运动学研究的中心主题。这个技能是临床医生评估特定肌肉的无力、僵直、肌卫等状态，是否为疼痛来源及能否对干预做出反应的基础。

图 1-20 的上下文中所呈现的逻辑可用于确定身体中任何关节的任何肌肉活动。如果条件允许，一个带关节的骨骼模型和一条模拟肌肉力量线的细绳将有助于理解这种逻辑。分析肌肉作用随关节位置而转换时，此种练习特别有用。三角肌后束就是这样一种肌肉，从解剖位置来看，三角肌后束是盂

 特别关注 1-4

一个简单而有用的运动学公理

通常，具有足够杠杆作用的收缩肌将导致骨骼围绕关节旋转。旋转的预期方向或"肌肉动作"，通常被定义为关节的远端骨段相对于近端段的预期运动。例如，肱二头肌收缩使肘弯曲，牵起手到嘴边。该标准的肌肉动作定义是假设远侧段比近侧段受约束或固定少。

考虑肌肉收缩效果的一种更具包容性的方法是使用使肌肉收缩的关节最自由段运动的公理。决定最自由段的因素包括惯性、外在阻力、被动张力或其他肌肉的激活的某种组合。在评估人的动作时，尤其是当它看起来异常时，使用此公理会非常有启发性。假设，你观察到一个人正在进行主动的肩膀外展，你注意到伴随而来的明显异常和扭曲的肩胛骨运动。肩胛骨的异常运动可能是由于中三角肌（附着在肩胛骨上）收缩且肩胛骨轴向肌未提供足够

的稳定力量所致。例如，在相关肌肉如前锯齿肌无力的情况下，三角肌的收缩会导致肩胛骨成为肱盂关节最自由的部分，而不是肱骨。使用传统的假设，即收缩的三角骨中部只外展手臂（即移动关节的远端部分），轴肩胛肌无力的诊断可能被忽略。虽然近端 - 远端节段运动通常是三角肌激活的理想结果，但这种情况只有在肩胛骨被其他肌肉激活而限制运动时才会发生，从而使肱骨成为"最自由"的节段。

虽然这一公理可能看起来过于简单化，但它可以为理解某些异常运动或姿势的病理力学起源提供有用的临床线索。此外，这一公理允许运动机能学的学生理解肌肉即使在健康状态下也有很大的动作可能性；关节的任何一个部分在肌肉收缩后移动的可能性都是一样的。

肱关节的内收肌（前面在图 1-20A 中描绘）。但是，如果将手臂很好地抬起（外展）到头顶，则肌肉的力线将移至旋转轴的上侧。结果，三角肌后部有效地外展了肩膀。该示例显示了如果关节位置在肌肉收缩时发生改变，肌肉如何发挥相反的作用。因此，在分析肌肉作用时，为关节建立参考位置是十分重要的。参考位置是解剖位置（图 1-4）。除非另有说明，否则本文第二～四部分中描述的肌肉作用均基于关节处于解剖位置的假设。

与肌肉动作有关的术语

在描述肌肉的动作时，通常使用以下术语：

• 主动肌是与特定动作的发起和执行最直接相关的肌肉或肌肉群。例如，胫骨前肌是踝关节背伸运动的主动肌。

• 拮抗肌是指被认为具有与特定主动肌相反作用的肌肉或肌群。例如，腓肠肌和比目鱼肌被认为是胫骨前肌的拮抗肌。

• 当肌肉在特定动作的执行过程中协同工作时，它们就被认为是协同肌。实际上，大多数有意义的身体运动都涉及多块肌肉起协同作用。例如，腕关节屈曲时的尺侧腕屈肌和桡侧腕屈肌。这两块肌肉协同作用是因为它们共同弯曲手腕。然而，每一块肌肉都必须中和另一块肌肉以左右（桡偏和尺偏）的方式移动手腕的倾向。其中一块肌肉的瘫痪会严重影响另一块肌肉的整体动作。

肌肉协同的另一个例子被描述为肌肉力偶。当两块或多块肌肉同时在不同的线性方向上产生力时，就形成了肌肉力偶合，尽管产生的力矩是在相同的旋转方向上作用的。转动汽车的方向盘时，两只手之间会发生类似的力偶。例如，通过右手向下拉动而左手向上拉动方向盘的操作来使方向盘向右旋转。虽然两只手在不同的线性方向上产生力，但它们在同一旋转方向上对方向盘产生扭矩。例如，髋关节伸肌和下背部伸肌形成力偶，使骨盆在矢状平面内围绕髋关节旋转（图 1-21）。

肌肉骨骼杠杆

三级杠杆

在身体内部，内力和外力通过骨骼杠杆系统产生扭矩。一般说来，杠杆是一种简单的机器，由悬挂在轴心点上的刚性杆组成。跷跷板是一级杠杆的典型例子（图 1-22）。杠杆的一个功能是将线性力

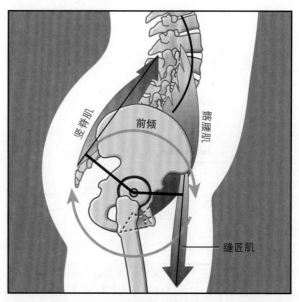

图 1-21 两块有代表性的髋屈肌（缝匠肌和髂腰肌）和背伸肌（竖脊肌）收缩使骨盆向前倾斜时形成的力偶侧视图。黑色线表示肌肉使用的内部力矩臂。旋转轴贯穿两个髋关节

转换为旋转力矩。如图 1-22 中的跷跷板所示，一个体重 672 N 的男子坐在离轴心点 0.91 m 的地方，产生的扭矩可以平衡一个体重只有他一半的男孩，而这个男孩坐在离轴心点的距离是他的两倍。在图 1-22 中，相反的扭矩相等（$BW_m \times D = BW_b \times D_1$）：因此杠杆系统是平衡的。如图所示，男孩的杠杆作用最大（$D_1 > D$）。杠杆的一个重要的基本概念是，在力矩臂长度不相等的情况下，只有当相反的力（或前一图中的体重）的大小不同时，相反的扭矩才能相互平衡。

肌肉骨骼杠杆涉及的最主要力量是由环境中的肌肉、重力和身体接触产生的力量。轴心点或支点位于关节处。与跷跷板一样，肌肉骨骼系统内的内力矩和外力矩可能相等，例如在等长激活期间；或者更常见的情况是，当两个相反的力矩中的一个占主导地位时，导致关节的运动。

杠杆分为一级、二级或三级（图 1-22）。

一级杠杆

如图 1-22 所示，一级杠杆的旋转轴位于两个相反的力之间。人体一级杠杆的一个例子是头颈部伸肌，它控制头部在矢状面上的姿势（图 1-23A）。与跷跷板示例一样，当肌力（MF）乘以内力臂（IMA）的乘积等于头部重量（HW）乘以外部力臂（EMA）的乘积时，头部处于平衡状态。在一级杠杆中，内

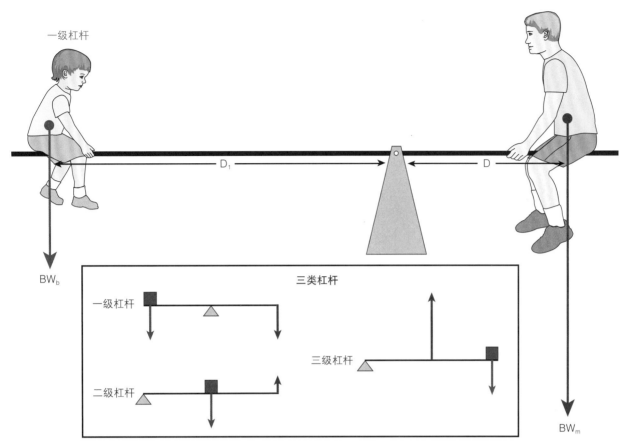

图 1-22　跷跷板是典型的一级杠杆。这名男子的体重（BW_m）是 672 N，他坐在离轴心点 0.91 m 的地方（男子的力臂 = D）。这个男孩的体重（BW_b）只有 336 N。他坐在离轴心点 1.82 m 的地方（男孩的力臂 =D_1）。跷跷板是平衡的，因为男子产生的顺时针扭矩与男孩产生的逆时针扭矩在大小上相等：672 N×0.91 m=336 N×1.82 m。插图比较了这三种杠杆。在每个杠杆中，相反的力可以被认为是内力（如用红色表示的肌肉拉力）和外力或载荷（用灰色表示）。旋转轴或轴心点表示为楔形（按比例绘制力向量）

力和外力通常作用在相似的线性方向上，尽管它们在相反的旋转方向上产生扭矩。

二级杠杆

二级杠杆总是有两个特点。首先，它的旋转轴位于骨骼的一端。其次，肌肉或内力比外力拥有更大的杠杆作用。二级杠杆在肌肉骨骼系统中非常罕见，经典的例子是小腿肌肉产生用脚尖站立所需的扭矩（图 1-23B）。这个动作的旋转轴被认为是通过跖趾关节起作用的。根据这一假设，小腿肌肉使用的内力臂大大超过体重使用的外力臂。

三级杠杆

与二级杠杆一样，三级杠杆的旋转轴位于骨骼的一端。肘关节伸展肌肉使用三级杠杆来产生支撑手部重量所需的屈曲力矩（图 1-23C）。与二级杠杆不同的是，由三级杠杆支撑的外部重量总是比肌肉力量具有更大的杠杆作用。三级杠杆是肌肉骨骼系统最常用的杠杆。

机械优势

肌肉骨骼杠杆的机械优势（mechanical advantage，MA）可以定义为内力矩臂与外力矩臂的比值。根据旋转轴的位置，一级杠杆的 MA 可以等于、小于或大于1。二级杠杆的 MA 总是大于1。如图 1-23A、B 所示，MA 大于 1 的杠杆系统能够通过小于外力的内力（肌肉）来平衡扭矩平衡方程。三级杠杆的MA 总是小于1。如图 1-23C 所示，为了平衡扭矩平衡方程，肌肉必须产生比相反的外力大得多的力。

肌肉骨骼系统的大部分肌肉的 MA 都远小于1。例如肘部的二头肌、膝部的股四头肌及肩部的冈上肌和三角肌。这些肌肉都附着在离关节旋转轴相对较近的骨骼上。与肌肉动作相反的外力通常在关节相当远的地方施加影响，例如手部或脚部。考

一级杠杆

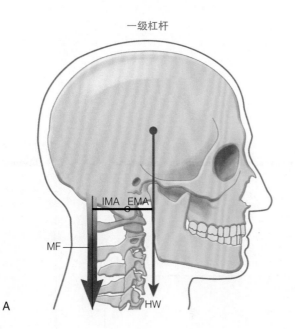

一级杠杆数据：
肌力 (MF) = 未知
头部重量 (HW) = 46.7 N (10.5 lb)
内力臂 (IMA) = 4 cm
外力臂 (EMA) = 3.2 cm
机械效益 = 1.25

$MF \times IMA = HW \times EMA$

$MF = \dfrac{HW \times EMA}{IMA}$

$MF = \dfrac{46.7\,N \times 3.2\,cm}{4\,cm}$

$MF = 37.4\,N\ (8.4\,lb)$

A

二级杠杆

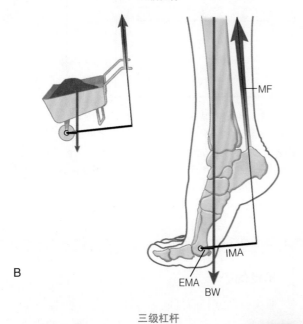

二级杠杆数据：
肌力 (MF) = 未知
体重 (BW) = 667 N (150 lb)
内力臂 (IMA) = 12 cm
外力臂 (EMA) = 3 cm
机械效益 = 4

$MF \times IMA = BW \times EMA$

$MF = \dfrac{BW \times EMA}{IMA}$

$MF = \dfrac{667\,N \times 3\,cm}{12\,cm}$

$MF = 166.8\,N\ (37.5\,lb)$

B

三级杠杆

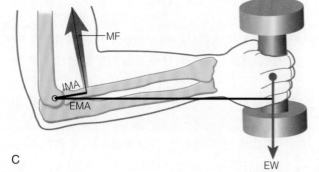

三级杠杆数据：
肌力 (MF) = 未知
外力重 (EW) = 66.7 N (15 lb)
内力臂 (IMA) = 5 cm
外力臂 (EMA) = 35 cm
机械效益 = 0.143

$MF \times IMA = EW \times EMA$

$MF = \dfrac{EW \times EMA}{IMA}$

$MF = \dfrac{66.7\,N \times 35\,cm}{5\,cm}$

$MF = 467\,N\ (105\,lb)$

C

图 1-23　显示了一级（A）、二级（B）和三级（C）杠杆的解剖示例（未按比例绘制矢量）。右边方框中包含的数据显示了如何计算保持静态旋转平衡所需的肌力。请注意，每个框中都显示了机械优势。肌肉激活（用红色表示）在每种情况下都是等长的，关节处没有任何运动

虑当手握住 35.6 N 的外部重量时同时保持肩部外展 90° 时施加在冈上肌和三角肌上的力量要求。对于此示例，假设肌肉的内部力矩臂为 2.5 cm，外部重量的质心的力臂为 50 cm（为简单起见，忽略肢体的重量）。理论上，1/20 MA 要求肌肉必须产生 711.7 N 的力，或者是外部负荷重量的 20 倍（从数学上讲，肌力和外部负荷之间的关系基于 MA 的倒数）。一般说来，大多数骨骼肌产生的力比拮抗它们的外部载荷大几倍。根据肌肉的形状和关节的构造，通常很大百分比的肌力会在关节表面产生很大的压缩力或剪切力。这些肌源性（肌肉产生的）力量主要决定关节反作用力的大小和方向。

 特别关注 1-5

机械优势：仔细观察扭矩平衡方程

如上所述，肌肉骨骼杠杆的机械优势（MA）可以定义为其内外力矩臂的比率。

- 一级杠杆的 MA 可能小于 1、等于 1 或大于 1。
- 二级杠杆的 MA 总是大于 1。
- 三级杠杆的 MA 总是小于 1。

MA 的数学表达式是从扭矩平衡方程导出的：

$$MF \times IMA = EF \times EMA \quad （方程式 1\text{-}1）$$

其中

MF = Muscle force（肌力）

EF = External force（外力）

IMA = Internal moment arm（内部力矩臂）

EMA = External moment arm（外部力矩臂）

方程式 1-1 可按如下方式重新排列：

$$IMA/EMA = EF/MF \quad （方程式 1\text{-}2）$$

- 在某些一级杠杆中，IMA/EMA=1；只有当 MF=EF 时，扭矩方程才是平衡的。
- 在某些一级杠杆和所有二级杠杆中，IMA/EMA>1；只有当 MF 小于 EF 时，扭矩方程才是平衡的。
- 在某些一级和所有三级杠杆中，IMA/EMA<1；只有当 MF 大于 EF 时，扭矩方程才是平衡的。

如方程 1-2 所示，MA 也可以用外力与肌力的比值（EF/MF）来表示。虽然这是正确的，但本文使用的惯例是将肌肉和关节的 MA 定义为其内部力矩臂与外部力矩臂的比率（IMA/EMA）。

说明力与距离之间的权衡

如前所述，大多数肌肉都必须产生比外部负荷施加的阻力大得多的力。乍一看，这种设计可能在生物力学上有缺陷。然而，当考虑到许多需要更远端点的大位移和大速度的功能性运动时，这种设计是绝对必要的。

功是力乘以施加距离的乘积。除了将力转换为扭矩之外，肌肉骨骼杠杆还将收缩肌肉的功转换为旋转骨骼和外部载荷的功。特定肌肉骨骼杠杆的 MA 指示如何执行工作。因为功是力和距离的乘积，所以功既可以通过短距离施加的相对较大的力来完成，也可以通过大距离施加的小力来完成。考虑一下前面描述的冈上肌和三角肌 1/20 的小机械优势。这个 MA 意味着肌肉必须产生比外部负荷的重量大 20 倍的力。然而，还必须考虑的是，肌肉只需要收缩 5%（1/20）的距离，这是外展动作会使负重中心升高的距离。肌肉收缩距离非常短（冲程）会产生更大的负荷垂直位移。当考虑本例中的时间元素时，肌肉在相对较慢的收缩速度下产生相对较大的力。然而，机械上的好处是，相对较轻的外部载荷以更快的速度举起。

综上所述，人体的大部分肌肉和关节系统的 MA 远远小于 1。在这种情况下，负荷位移的距离和速度总是会超过肌肉收缩的距离和速度（这种安排在功能上是有利的，因为肌肉仅在生理上能够在短距离内产生有用的力）。获得四肢远端的高线性速度对环境产生大的接触力是必要的。这些强大的力量可用于快速加速握在手中的物体（如网球拍），或仅作为艺术和运动能力的表现（如舞蹈）加速四肢。不管运动的性质如何，MA 小于 1 的肌肉——关节系统必须通过产生相对较大的内力来付出力"惩罚"，即使对于看似低负荷的活动也是如此。关节周围组织，如关节软骨、脂肪垫和关节囊，必须部分吸收或消散这些巨大的肌源性力量。在缺乏这种保护的情况下，关节可能会部分退化，出现疼痛和慢性炎症。这种表现通常是骨性关节炎的标志。

总结

人体主要通过四肢和躯干的旋转来运动。描述这些运动的两个有用术语是骨骼运动学和关节运动学。骨骼运动学描述肢体或躯干在三个基本平面之一中的运动，每个平面围绕相关的旋转轴发生。

骨骼运动学描述词，如内旋或伸展，有助于这些运动的研究。关节运动学是发生在关节的关节面之间的运动。广泛接受的关节运动学描述，如滚动、滑动和旋转，提高了临床医生和学生概念化关节运动的能力。这一术语被广泛用于基于手动治疗的治疗中——主要基于关节表面之间发生的特定运动。关节运动学和关节形态学之间的紧密联系刺激了关节学主题的发展：研究关节及其周围结缔组织的结构和功能。

运动学指的是骨骼和关节的运动，而动力学指的是引起或阻止运动的力。肌肉产生推动身体运动的力量。第 1 章介绍的一个基本概念是了解在线性方向上作用的肌力是如何产生关节周围扭矩的。内部扭矩是肌肉力量的角度表达式，其大小等于肌肉力量乘以力矩臂的乘积；当人们考虑肌肉动作的力量时，这两个变量同样重要。

对运动学的研究同样重要的是理解外部扭矩如何影响关节。外部扭矩定义为外力（如重力或物理接触）与其相关力矩臂的乘积。归根结底，运动和姿势是基于内部和外部力矩之间的瞬时相互作用——其主要方向和程度由更主要的力矩决定。

身体中的大多数肌肉都是通过骨骼杠杆系统活动的，机械优势远小于 1。这种设计有利于四肢远端产生相对较高的速度和位移。这种所谓的生物力学"优势"是以肌肉力量为代价的，而肌肉力量通常比肢体重量和所支撑的外部负荷的总和大得多。这种必需的巨大肌肉力量通常直接穿过关节表面到达骨骼，最常用压缩和剪切来描述。为了使这些力在一生中能够被生理耐受，大多数骨骼的关节端都相对较大，从而增加了它们的表面积，以减少峰值

特别关注 1-6

外科手术改变肌肉的机械优势

外科医生可以进行肌肉肌腱转移手术，作为部分恢复关节内扭矩损失的手段。例如脊髓灰质炎后肘屈肌的完全瘫痪。这种瘫痪可能会产生深远的功能后果，特别是如果它发生在双侧的话。恢复肘关节屈曲的一种方法是手术将完全支配的三头肌腱移至肘关节前侧（图 1-24）。三头肌现在通过肘部的内侧旋转轴，变成屈肌而不是伸肌。如果需要，可以通过增加转移的肌腱和旋转轴之间的垂直距离来增大屈曲动作的内部力臂的长度。通过增加肌肉的机械优势，激活的肌肉每单位肌肉力量都会产生更大的扭矩。根据患者的具体情况，这可能是有益的结果。

每当通过手术增加肌肉的 MA 时，就存在重要的机械权衡。尽管每单位水平的肌肉力量都会产生更大的扭矩，但是一定量的肌肉缩短会导致关节的角位移减小。因此，肌肉的完全收缩可能会产生足够的扭矩，但关节可能无法完成其全部运动范围。从本质上讲，主动运动的范围"落后于"肌肉收缩。关节远端的位移和速度的降低可能会产生负面的功能后果。在对肌肉的内部力矩臂进行手术增强之前，需要考虑这种机械上的权衡。通常，通过增加力矩臂获得的更大的扭矩潜力在功能上"超过"了运动速度和距离的损失。

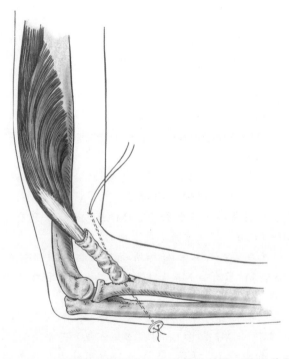

图 1-24　肘屈肌瘫痪后肱三头肌腱的前移。肱三头肌肌腱通过筋膜移植而延长（摘自 Bunnell S: Restoring flexion to the paralytic elbow, *J Bone Joint Surg Am* 33:566, 1951.）

接触压力。位于关节软骨深处的海绵状、相对具有吸收功能的软骨下骨提供了额外的保护。这些特征对于驱散可能导致退变、引起骨关节炎的力量是必不可少的。

运动学研究严格关注单个肌肉的动作及其相对于关节旋转轴的独特力线。一旦了解了这一点，研究的重点通常会转移到了解多块肌肉如何协作来控制复杂的运动，通常是跨多个关节。肌肉之间的协同作用有很多原因。肌肉相互作用可以稳定近端附着部位、中和不需要的次级或第三级作用，或简单地增强特定运动的力量、强度或对特定运动的控制。当肌肉功能因疾病或损伤而被破坏时，这种协同作用的缺乏通常是运动的致病机制。例如，功能肌群中选定的几块肌肉瘫痪或虚弱的后果。即使是健康的未受影响的肌肉（在相对孤立的情况下）也在异常运动模式中起主导作用。由此产生的整个区域的运动不平衡可能会导致某些代偿性运动或姿势，可能会导致畸形和功能减退。了解肌肉的正常相互作用是了解该区域整体病理机制的前提。这样的理解是设计有效的治疗干预措施的基础，目的是恢复或最大化功能。

运动学是一门研究人体运动的学科，既在健康、理想的条件下研究，也在受创伤、疾病或失用的条件下研究。为了便于这项研究，这本教科书主要集中在肌肉骨骼系统的结构和功能上。重点强调关节周围的肌肉、重力和结缔组织所产生的力和张力之间的相互作用。本章帮助建立了本教科书中使用的许多基本概念和术语的基础。

词汇表

加速度：物体速度随时间的变化，以线性（m/s²）和角（°/s²）表示。

辅助运动：大多数关节允许的轻微的、被动的、非意志性的运动。

主动力：由受刺激的肌肉产生的推力或拉力。

主动运动：由受刺激的肌肉引起的运动。

主动肌：与特定动作的启动和执行最直接相关的肌肉或肌群。

解剖学位置：公认的身体参考位置，用来描述身体各部分的位置和运动。在这个姿势中，一个人站得笔直，双眼向前看，双臂放在身体侧位，前臂完全旋后，手指伸展。

插入角：肌肉的肌腱与其插入的骨骼的长轴之间形成的角度。

拮抗肌：与特定的激动肌具有相反作用的肌肉或肌群。

关节运动学：发生在关节曲面之间的滚动、滑动和旋转运动。

轴向旋转：物体在与其纵轴垂直的方向上的角运动；通常用来描述在水平面上的运动。

旋转轴：通过围绕其旋转的关节延伸的假想线（也称为轴心点或旋转中心）。

弯曲：力使材料与其长轴成直角变形的效果。弯曲的组织在其凹面上被压缩，并在其凸面上受到张力。弯矩是弯曲的定量度量。与扭矩类似，弯矩是弯曲力和弯曲力与旋转轴之间的垂直距离的乘积。

质心：位于物体质量精确中心的点（在考虑质量重量时也称为重心）。

紧凑位置：身体大多数关节的独特位置，关节表面最一致，韧带最紧。

顺应性：刚度的倒数。

压缩：垂直施加在接触面上的力，将一个物体直接推拉到另一个物体上。

同心激活：在产生拉力时缩短的激活肌肉。

蠕变：材料随着时间的推移暴露在恒定载荷下的渐变应变。

自由度：关节允许的独立运动方向的数量。关节最多可以具有三个平移度和三个旋转度。

位移：对象的线性或角度位置的变化。

远端-近端节段运动学：关节的远端节段相对于固定的近端节段旋转的运动类型（也称为开放运动链）。

分离力：垂直作用于接触面的力，将一个物体直接推离或拉离另一个物体。

偏心激活：被激活的肌肉产生拉力，同时被另一种更主要的力量拉长。

弹性：一种材料的性质，表现为它在消除变形力后恢复到原来长度的能力。

外力：由位于身体外部的源产生的推力或拉力。这些通常包括对身体施加的重力和物理接触。

外部力矩臂：旋转轴和外力之间的垂直距离。

外力矩：外力及其外力臂（也称为外力矩）的乘积。

力：产生、阻止或修改运动的推力或拉力。

力偶：两块或多块肌肉沿不同的线性方向运动，但在同一旋转方向上产生扭矩。

重力：物体由于重力而朝向地心的潜在加速度。

摩擦力：两个接触面之间的运动阻力。

内力：位于身体内部的结构产生的推力或拉力。大多数情况下，内力指的是由活跃的肌肉产生的力。

内力矩臂：旋转轴和内力（肌肉）之间的垂直距离。

内力矩：内力及其内力臂的乘积。

等长激活：在产生拉力时保持恒定长度的激活肌肉。

联合反作用力：存在于关节上的力，在内力和外力的净作用下发展而成。关节反作用力包括关节表面之间的接触力，以及来自任何关节周围结构的力。

运动学：描述物体运动的力学分支，不考虑可能产生运动的力或力矩。

运动链：一系列关节连接的节段性链节，如相连的骨盆、大腿、腿部和下肢的脚。

动力学：力学的一个分支，描述力和力矩对物体的影响。

杠杆：特定力量所拥有的相对力矩臂长。

力线：肌肉力量的方向和方向。

重力线：物体上引力的方向和方向。

载荷：描述对物体施加作用力的一般术语。

纵轴：在长骨或身体段内延伸并平行于其的轴。

松弛的位置：身体的大多数滑膜关节的位置，关节表面最不协调，韧带松弛。

质量：物体中物质的数量。

机械优势：内部力矩臂与外部力矩臂的比率。

力矩臂：旋转轴和力线之间的垂直距离。

肌肉动作：肌肉在特定的运动和旋转方向平面内产生扭矩的潜力（当特指肌肉旋转关节的潜力时，也称为关节动作）。描述肌肉动作的术语有屈曲、伸展、旋前、旋后等。

骨骼运动学：骨骼相对于三个基数或主要平面的运动。

被动力：由刺激肌肉以外的其他来源产生的推力或拉力，如伸展的关节周围结缔组织的张力、身体接触等。

被动运动：由激活肌肉以外的来源产生的运动。

塑性：一种材料的特性，表现为在力被移除后保持永久变形。

压力：力除以表面积（也称为应力）。

生产性拮抗：在伸展的结缔组织中相对较低的张力发挥有用功能的现象。

近端到远端段运动学：关节的近端段相对于固定的远端段旋转的运动类型（也称为闭合运动链）。

滚动：关节运动学术语，描述一个旋转关节表面上的多个点与另一个关节表面上的多个点接触时的情况。

旋转：刚体围绕轴点或旋转轴沿圆形路径运动的角运动。

标量：完全由其大小指定且没有方向的量，如速度或温度。

节段：身体或肢体的任何部分。

剪切：当两个压缩物体以相反的方向滑过对方时产生的力（就像两个刀片对一把剪刀的作用）。

减震：驱散力量的行为。

滑动：关节运动学术语，描述一个关节面上的单个点接触另一个关节面上的多个点（也称为滑动）。

旋转：关节运动学术语，描述一个关节面上的一个点在另一个关节面上的一个点上旋转（如顶部）。

静态线性平衡：所有力之和等于零的静止物体状态。

静态旋转平衡：所有力矩之和等于零的静止物体状态。

刚度：弹性材料内的应力（力）与应变（伸长）之比，或 N/m（也称为杨氏模量或弹性模量）。

应变：组织的变形长度与其原始长度的比率。也可以以距离（M）为单位来表示。

应力：当组织抵抗变形时产生的力，除以其横截面面积（也称为压力）。

协同肌：两块或两块以上的肌肉协同执行某一特定动作。

张力：将材料拉开或分离的一种或多种力（也称为牵引力）。用于表示组织在抵抗拉伸时的内部应力。

扭矩：力与其力臂的乘积；倾向于使物体或管段绕旋转轴旋转。

扭转：使材料绕其纵轴扭曲的力的作用。

平移：刚体的所有部分平行于身体中的每个其他点并在同一方向上移动的线性运动。

最终失效点：组织在结构上失效并失去保持负

荷能力的长度。

向量：完全由其大小和方向指定的量，例如速度或力。

速度：身体位置随时间的变化，以线性（m/s）和角度（°/s）表示。

黏弹性：材料的特性，通过随时间变化的应力 - 应变关系来表示。

重量：作用在质量上的重力。

ⓔ 学习中的问题

1. 对比运动学和动力学之间的根本区别。

2. 描述结合平移和旋转运动学的身体或部分身体的特定运动。

3. 注意完全弯曲和完全伸展的食指掌指关节的辅助运动。哪个位置的辅助动作更大？您认为哪个位置（屈曲或伸展）是关节的紧凑位置？

4. 图 1-8 描绘了凹 - 凸和凸 - 凹关节运动学的关节面之间的三个基本运动。使用骨骼或骨骼图像，举一个与这六个情况中的每一个相匹配的关节特定运动的示例。注意：示例可能包括滚动和滑动的组合。

5. 提供一些示例，说明如何在与第五和第六颈椎体交界处相关的椎间盘或脊髓自然产生图 1-12 所示的六个力。

6. 对比力和扭矩之间的基本区别。使用每个术语来描述肌肉相对于关节收缩的特定方面。

7. 定义并对比内部扭矩和外部扭矩。

8. 假设图 1-17 中的弯头模型处于静态平衡状态。在保持这种平衡的同时，变量 EF、D_1 或 D 的改变将如何独立地影响所需的内力（IF）量？

这些变量的改变如何"保护"关节炎关节不受不必要的大联合反作用力的影响？

9. 慢慢地把书放到桌子上时，肘部的伸展肌肉会产生一种偏心的激活。解释改变放下书本的速度如何影响激活的类型（例如，偏心、同心）和肌肉的选择。

10. 假设外科医生进行肌腱转移手术以增加特定肌肉相对于关节的内力矩臂。过度增加肌肉的力矩臂（杠杆作用）是否有潜在的负面生物力学后果？如果是这样，请解释。

11. 描述一种可能的病理情况，其中肱骨远端不能产生图 1-16B 所示的下方向关节反作用力。

12. 力和压力有什么区别？这些差异如何适用于保护患有脊髓损伤和感觉减退患者的皮肤？

13. 描述质量和重量之间的差异。

14. 人体中大多数肌肉和关节系统起三级杠杆作用。列举此设计的生物力学或生理原因。

15. 假设患者出现黏连导致膝关节后关节囊韧带明显僵硬，这种组织特性的改变会如何影响关节的完全被动活动范围？

ⓔ 以上问题的答案可以在 Evolve 网站上找到。

第 2 章

人体关节的基本结构和功能

原著者：Lauren K. Sara, PT, DPT · Donald A. Neumann, PT, PhD, FAPTA

译者：王 杰 赵 杰 审校者：马信龙 杨 召

关节是两个或多个骨骼之间的连接点。身体运动过程中骨骼围绕各个关节轴旋转。关节还能够传递和分散重力和肌肉收缩力。

关节学是研究关节的分类、结构和功能的学科，是运动学研究的重要基础。衰老、长期制动、创伤和疾病都会影响关节的结构和功能，这些因素也会显著影响人体运动的质量和频率。

本章将重点介绍关节的解剖结构和功能。本章第二至第四部分描述了人体各个关节的具体解剖结构和功能，了解这些内容有助于判断关节损伤机制及对关节功能障碍患者进行有效康复指导有重要意义。

根据运动功能的关节分类

可以根据关节运动功能对关节进行分类，基于此方法，人体关节主要分为两类：不动关节和可动关节（图 2-1）。

不动关节

不动关节是仅能够轻微甚至基本不能活动的骨骼连接方式。关节周围结缔组织可以加强关节结构，根据结缔组织的主要类型，不动关节可进一步分为纤维性或软骨性关节。纤维性关节由专门的致密结缔组织固定，通常含有丰富的胶原蛋白。纤维性关节包括颅骨骨缝、胫腓远端关节（通常被称为韧带联合）和其他由骨间膜加强的关节。另一方面，软骨性关节则由柔性纤维软骨或透明软骨（通常与胶

原蛋白混合）固定。软骨性关节通常存在于身体的中线位置，例如耻骨联合、脊柱的椎间关节和胸骨柄胸骨关节。

不动关节起到固定并在骨骼之间传递力学传导的作用，这些关节通常具有大量周围结缔组织支撑，因此通常能进行很小幅度的活动。

可动关节：滑膜关节

可动关节是能够进行中等至大范围活动的关节。这些关节的关节腔有滑液填充。由于这个特点，可动关节也常被称为滑膜关节。滑膜关节构成肌肉骨骼系统内大部分的关节。

滑膜关节是专门用于活动的关节，通常由七个要素组成（图 2-2）。关节软骨覆盖在骨组织的关节表面。关节被结缔组织形成的关节囊包裹。关节囊组织学上由不同的两层构成，外层或纤维层由致密的结缔组织组成。关节囊的外层可以为骨骼提供支撑，并容纳关节内容物。关节囊的内层由滑膜组成，滑膜平均厚度为 3～10 个细胞层。这种特殊结缔组织内的细胞能够产生滑液，通常呈透明或浅黄色，并具有轻微的黏性。滑液内含有血浆中的多种蛋白质，包括透明质酸和其他润滑性糖蛋白。滑液覆盖在关节的表面，减少关节表面之间的摩擦，并可以为关节软骨提供营养。

韧带是附着在骨骼之间的结缔组织，可以防止关节过度活动。韧带的厚度由于关节功能的区别而有很大的差异，可以分为囊韧带或囊外韧带。囊韧带通常是关节囊增厚形成，例如盂肱韧带和膝关节

人体关节

不动关节
特点：被纤维和软骨性结缔组织固定；
不能或仅能轻度活动

可动关节
特点：具有滑液填充的关节腔；
可以中等至大范围活动
示例：
- 盂肱关节
- 脊柱的关节突关节
- 膝关节（胫股关节）
- 踝关节（距小腿关节）

纤维性关节
示例：
- 颅骨骨缝
- 下胫腓关节（韧带联合）
- 骨间膜（加强尺桡关节）

软骨性关节
示例：
- 耻骨联合
- 椎体间关节（包括椎间盘）
- 胸骨柄胸骨关节（年轻）

图 2-1　骨骼肌肉系统中两种主要关节类型的分类方法。不动关节可以进一步分为纤维性或软骨性关节

可动（滑膜）关节必须组分：
- 滑液
- 关节软骨
- 关节囊
- 滑膜
- 韧带
- 血管
- 感觉神经

可动（滑膜）关节非必需组分：
- 关节内盘或半月板
- 外周盂唇
- 脂肪垫
- 滑囊
- 滑膜皱襞

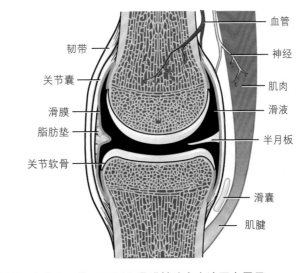

图 2-2　滑膜关节的组成成分。外周盂唇和滑膜皱襞未在该图中展示

内（胫骨）侧副韧带的深部。囊韧带通常由大量同向的纤维组成，紧张时可抵抗两个或三个平面中的运动。大多数囊外韧带呈带状，可能与关节囊部分或完全分开。例如，膝关节外（腓骨）侧副韧带或颅颈交界区的翼状韧带。这些离散的韧带通常具有特定的方向，以最大程度抵抗一个或两个平面中的运动。

一些带有细小分支的毛细血管能够穿透关节囊，深达关节囊的纤维层与滑膜层的交界处。关节囊的外层和韧带受感觉神经支配，具有痛觉和本体感觉。

不同关节的形状和功能差别较大，因此，部分滑膜关节会出现其他组成元素（图 2-2）。关节盘或半月板是在关节表面之间的纤维软骨垫，可以增加关节的匹配度并改善其力学分布，存在于人体多个关节中（见框）。

肩胛盂和髋臼的边缘属于纤维软骨性的外周盂唇，这种特殊的结构加深了关节的凹入部分，支撑并加厚了关节囊的附着处。脂肪垫能够加强关节囊的内部组成，填充由于骨骼形态不规则形成的空隙

具有关节内盘或半月板的滑膜关节
- 膝关节（胫股关节）
- 桡－尺远端关节
- 胸锁关节
- 肩锁关节
- 颞下颌关节
- 骨突关节

（如骨骼深凹处）。同时，脂肪垫使关节发挥正常功能所必需的滑液体积减少，它们在关节囊内的大小和位置可变，通常介于纤维层和滑膜之间。但如果脂肪垫的体积增大或发生炎症反应，可能会影响关节的力学功能。脂肪垫在肘关节和膝关节中的作用最为突出。

滑囊经常在脂肪垫周围形成，是由滑膜组织延伸或外翻形成。滑囊内充满滑液，通常存在于潜在的应力部位。像脂肪垫一样，滑囊有助于吸收外力并保护关节周围的结缔组织和骨骼。例如，肩峰下滑囊位于肩峰下表面和肱骨头之间。由于肱骨和肩峰之间的反复压迫，肩峰下滑囊可能出现炎症反应，称为肩峰下滑囊炎。

滑膜皱襞是由关节囊最内层形成的松弛重叠的组织褶，它们通常出现在关节囊表面积较大的关节中，例如膝和肘关节。滑膜皱襞增加了滑膜表面积，并且由于滑膜皱襞上没有张力，因此不会影响关节运动。但如果这些褶皱组织增生或由于发炎而变厚和粘连，会导致疼痛并改变关节的力学性能。我们将在第 13 章中进一步讲解膝关节的滑膜皱襞。

根据运动模式的滑膜关节分类

在上述内容中，我们主要基于运动功能将关节分为两大类，深入认识滑膜关节对于理解运动力学至关重要，因此本节中，我们通过与机械物体或形态类比，对关节进行进一步分类（表 2-1）。

铰链关节类似于门的铰链，中央是销钉，周围被一个较大的空心圆柱体包裹（图 2-3A）。铰链关节的角运动主要发生在与铰链或旋转轴成直角的平面上。肱尺关节是典型的铰链关节（图 2-3B），与其他滑膜关节一样，除旋转外，肱尺关节还可以进行轻微平移（即滑动）。尽管机械形态上的相似性稍差，但手指的指间关节也被归类为铰链关节。

枢轴关节是由一个较大圆柱体围绕中心轴形成。不同于铰链关节，枢轴关节的活动基本平行于旋转轴线。这种机械活动产生的主要角运动，类似于门把手围绕中心轴旋转（图 2-4A）。典型的枢轴关节包括肱桡关节（图 2-4B）和颅颈交界区的寰

表 2-1　根据运动模式的滑膜关节分类

	主要角运动	机械模式	示　例
铰链关节	只能屈伸	门铰链	肱－尺关节 指间关节
枢轴关节	一个部分可以单轴旋转	门把手	肱－桡关节 寰枢关节
椭圆关节	双平面运动（屈伸和外展内收）	平滑的椭圆突出面和匹配的凹面	桡腕关节
球窝关节	三平面运动（屈伸、外展内收和内旋外旋）	球形的突出面和匹配的凹槽	盂肱关节 髋关节
平面关节	典型运动包括滑动或滑动联合旋转	两个相对平的表面，类似书本在桌子上	腕关节或跗骨关节 第 2~4 指的腕掌关节（常被称为类平面关节）
鞍形关节	双平面运动；可能存在骨骼间的旋转但可能被关节的内在结构限制	一个是凹面，另一个是凸面，彼此成直角且反向弯曲，类似于骑手和马鞍	拇指的腕掌关节 胸锁关节
髁状关节	双平面运动；屈伸和外展内收或屈伸和轴向旋转（内旋外旋）	一个较大的球型凸面与一个较浅凹槽	掌指关节 膝关节

第 2 章　人体关节的基本结构和功能　　31

图 2-3　铰链关节。A. 与肱 - 尺关节类似；B. 旋转轴（旋转点）由销钉表示

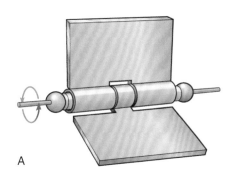

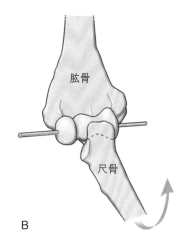

枢关节。

　　椭圆关节的一部分具有一维的凸形表面，而另一部分具有与其对应的凹形表面，二者能够互相匹配（图 2-5A），这种方式严格限制了两个关节面之间的旋转，但关节可以进行双平面运动，通常表现屈 - 伸和外展 - 内收。桡腕关节是一个典型的椭圆关节（图 2-5B），腕骨的扁平凸出部分在关节有限的空间内显著地限制了远端桡骨的旋转。

　　球窝关节的一部分具有球形凸面，与另一部分的杯状关节盂相匹配（图 2-6A），这种关节可以在三个平面运动。与椭圆关节不同，球窝关节两个表面的曲线是对称的，因此在旋转时不会受限。人体内的球窝关节包括盂肱关节和髋关节。盂肱关节的大部分凹腔不仅包括肩关节盂，还包括周围的肌肉、盂唇、关节囊和关节囊韧带，相关内容我们将在第 5 章进一步讲解。

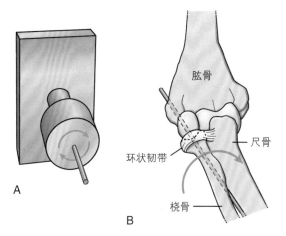

图 2-4　枢轴关节。A. 与肱 - 桡关节类似；B. 旋转轴（旋转点）由销钉表示，通过肱骨头进一步延伸

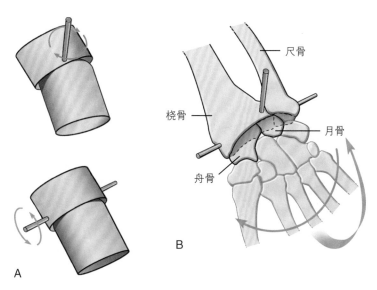

图 2-5　椭圆关节。A. 与桡腕关节类似；B. 两个旋转轴用两个相互交叉的销钉表示

平面关节是由两个扁平或轻微弯曲的骨表面构成。其运动模式包括一个部分相对于另一部分的滑动和一定程度的旋转，就像书本可以在桌面上滑动或旋转一样（图 2-7A）。因为平面关节不存在确定的旋转轴，所以通常不使用自由度来描述。如图 2-7B 所示，第 2 至 4 掌骨的腕掌关节通常被认为是平面关节或类平面关节，许多腕间和趾间关节也被认为是平面关节，这些关节是通过肌肉或韧带的张力来维持或限制骨骼的运动。

鞍形关节的每个部分都有两个表面：一个是凹面，另一个是凸面。这些表面彼此大致成直角，并且是相反方向弯曲的。使用马鞍和骑手类比，可以将鞍形关节的形状直观呈现出来（图 2-8A）。前后方向上，鞍座从前部到后部呈现为凹面；左右方向上，表现为凸面，就像从一个马镫穿过马背延伸到另一个马镫。骑手具有与之相互对应的曲线，从

而与鞍座的形状匹配。拇指的腕掌关节是最典型的鞍形关节（图 2-8B），该关节可以在两个平面上充分运动，但大多角骨和第一掌骨之间无法进行旋转运动。

髁状关节与球窝关节类似，只是关节的凹入部分相对较浅（图 2-9A），髁状关节通常可以进行 2 个方向上活动，韧带或不对称的骨骼形态会限制第 3 个方向上的活动。髁状关节基本成对出现，例如膝关节（图 2-9B）和寰枕关节（即枕骨髁与第一颈椎之间的关节）。手指的掌指关节也是一种髁状关节，"髁"的英文词根实际上是"指节"的意思。

髁状关节的运动能力因关节结构而异。例如，在膝关节处，股骨髁位于胫骨平台和半月板的轻微凹陷结构内，这种结构可以进行屈伸和轴向旋转活动。但是，韧带结构会限制外展和内收活动。

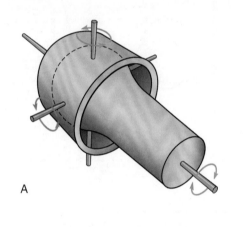

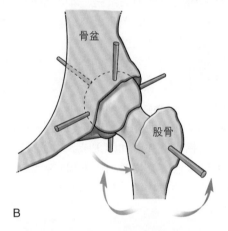

图 2-6　球窝关节。A. 类似于髋关节；B. 三个旋转轴用三个相互交叉的销钉表示

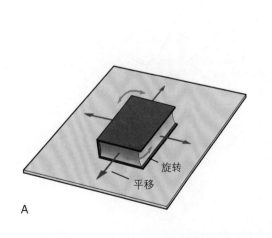

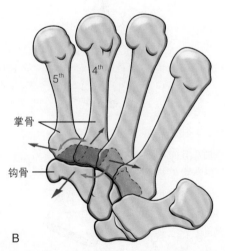

图 2-7　平面关节是由两个平坦或略微弯曲的表面相对而形成的。书本在桌子上移动（A）类似于第 2~4 指腕掌关节的滑动和旋转（B）

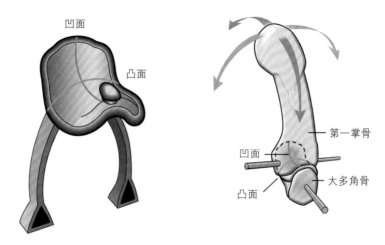

图 2-8 鞍形关节。A. 类似于拇指的腕掌关节；B. 图 A 中的鞍指的是大多角骨，骑手表示的是拇指掌骨的基底部。B 图展示了关节两个方向的旋转轴

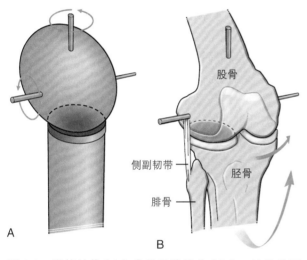

图 2-9 髁状关节（A）类似于膝关节（B）。关节的两个旋转轴用销钉表示。膝关节在额状面上的运动受到侧副韧带张力的阻挡

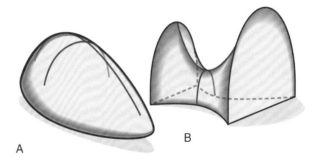

图 2-10 人体关节表面的两种基本形状。A. 椭圆形表面代表了人体大多数滑膜关节的特征（例如髋关节、桡腕关节、膝关节、掌指关节）。该图仅展示关节的凸面，连同与其匹配的凹面，二者将共同组成椭圆关节表面。B. 鞍形表面是第二种类型的关节表面，具有一个凹面和一个与之相交的凸面，关节的另一半曲面形状与之相反，以使凹面与对方的凸面相结合

将滑膜关节简单分为椭圆关节和鞍状关节

通过与机械运动模式类比对滑膜关节进行分类通常难度较大。例如，掌指关节（髁状关节）和盂肱关节（球窝关节）的形状相似，但相对运动方式和整体功能却有很大差异。不同关节总是有细微差别，因此很难使用简单的机械活动来进行描述。腕骨和跖骨间关节的不规则结构可以很好地说明使用机械活动类比分类和真实功能之间的差异，部分关节可以进行复杂的多平面运动，这与其简单的"平面"机械分类是不一致的。为了避免这一问题，我们将关节简化分类为两种：椭圆关节和鞍形关节（图 2-10）。

椭圆关节具有成对的相互匹配的表面，这些表面不是完美的球形或卵圆形，但是相邻的部分具有匹配的表面曲率，使关节能够始终保持一个表面是凸的，而另一个表面是凹的。人体中的大多数关节都属于这种椭圆关节。我们先前已经讲解了鞍形关节，它的每个部分具有成对的彼此成大约 90° 的凸面和凹面。

基本上，除平面关节外，人体的所有滑膜关节都可以根据该方案进行分类。这个简化的分类系统在功能上与关节的滚动、滑动或旋转等运动模式相关（请参阅第 1 章）。

旋转轴

类似于门铰链（图 2-3A），关节的旋转轴（即穿过铰链的销）是固定的，它在铰链打开和关闭时保持静止。旋转轴固定后，门上所有点的旋转方式都是一致的。但是，在人体关节中，旋转轴很少，其在关节旋转过程中会保持固定。在人体关节中确定旋转轴的确切位置并不是一件容易的事。在图 2-11A 中展示了计算人体关节旋转轴位置的方法。a 到 a′ 和 b 到 b′ 的垂直平分线的交点即为膝关节屈曲 90° 的瞬时旋转轴。"瞬时"一词表示仅在指定的屈曲角度上旋转轴的位置才成立。用于计算瞬时旋转轴的角度范围越小，计算位置越准确。如果对一系列小角度的旋转运动进行计算，则可以得到该运动范围内的每个点瞬时旋转轴的位置（图 2-11B），所有瞬时旋转轴的路径称为渐屈线。当关节表面不完全匹配或曲率半径的差异较大时，例如膝关节，渐屈线的路径将变长变复杂。

在许多临床实际情况下，对关节旋转轴的位置进行简单的估计是很有必要的。比如在进行角度测量、关节周围的力矩测量或植入假体或矫形器时，预估关节旋转轴的位置是很重要的。但是，我们需要一系列 X 线照片以精确判断关节瞬时旋转轴的位置，这种方法在临床实际情况下通常是不可行的。因此，我们经常使用整个运动弧的假定平均旋转轴替代其瞬时旋转轴，前者通过关节的凸出部分，具有明显的解剖学定位。

关节周围结缔组织的组织学构成

机体包括四种主要组织类型：结缔组织、肌肉、神经和上皮组织。结缔组织是中胚层的衍生物，是形成关节的基本结构。以下部分将概述不同种类结缔组织形成的关节囊、韧带、肌腱、关节软骨和纤维软骨的组织学构成。在本书中，这些组织统称为关节周围结缔组织。骨骼是一种非常特殊的结缔组织，并与关节密切相关，本章稍后将对此进行简要介绍。

通常情况下，纤维蛋白、细胞基质和细胞是构成人体所有结缔组织的基本元素。甚至一些截然不同的组织结构，例如脾的包膜、脂肪垫、骨骼和关节软骨也由这些基本的成分组成。但是每一种组织结构的纤维蛋白、细胞基质和细胞的成分、比例和排列方式都是独一无二的，这些组分的特殊组合方式反映了不同组织结构独特的机械和生理功能。以下将讲述构成关节周围结缔组织的基本生物成分。

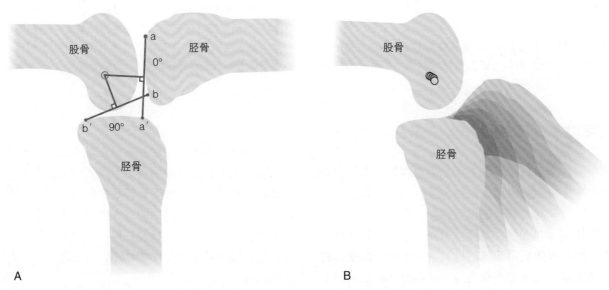

图 2-11　膝关节屈曲 90° 瞬时旋转轴的确定方法（A）。通过 X 线片获取上述图像，在胫骨近端表面上识别出两个点（a 和 b），在股骨的位置保持固定的情况下，胫骨屈曲 90° 再次确定相同的两个点（a′ 和 b′）。然后画线，将 a 连接到 a′，将 b 连接到 b′。接下来，从线 a 至 a′ 和 b 至 b′ 的中点画出两条垂直线。这两条垂直线的交点即为膝关节屈曲 90° 时的瞬时旋转轴。膝关节屈曲角度较小时也可用此方法确定瞬时旋转轴，可以看到不同屈曲角度的瞬时旋转轴位置稍有不同（B）。在膝关节处，平均旋转轴的方向是沿内 - 外方向分布的，通常会通过股骨外上髁

关节周围结缔组织的基本生物成分
1. 纤维蛋白
   胶原蛋白（Ⅰ型和Ⅱ型）
   弹性蛋白
2. 细胞基质
   糖胺聚糖
   水和溶质
3. 细胞（成纤维细胞和软骨细胞）

关节周围结缔组织的两种主要胶原蛋白类型
Ⅰ型：粗而牢固的纤维，在拉伸时几乎不会伸长；组成韧带、肌腱、筋膜和纤维性关节囊
Ⅱ型：比第一种类型的纤维细；提供支撑以维持生物结构（例如透明软骨）的总体形状和一致性

纤维蛋白

　　胶原蛋白和弹性纤维蛋白以不同比例存在于所有关节周围结缔组织中。胶原蛋白是人体中最普遍存在的蛋白质，占所有蛋白质的 30%。胶原蛋白是由最基础的氨基酸以三重螺旋方式缠绕形成，这些螺旋状的分子，称为原胶原蛋白，并在一起形成一条链，其中一些相互交联形成绳状胶原纤维。胶原纤维的直径可能为 20～200 nm，许多胶原纤维相互连接形成纤维束。根据氨基酸序列的不同，目前有多达 28 种类型的胶原蛋白，但在关节周围结缔组织中主要发现两种类型的胶原蛋白：Ⅰ型和Ⅱ型。Ⅰ型胶原蛋白由致密的纤维组成，在外力作用下时形变很小。因为Ⅰ型胶原蛋白相对较稳固且结实，因此是固定和支撑关节结构的理想选择，是构成韧带和纤维关节囊的主要蛋白。Ⅰ型胶原蛋白还可以构成由平行纤维束组成的肌腱（肌腱是在肌肉和骨骼之间传递力的结构），图 2-12 为Ⅰ型胶原纤维的高分辨率图像。

　　Ⅱ型胶原纤维通常比Ⅰ型纤维薄得多，抗张强度较低。Ⅱ型胶原纤维通常组成支撑结构，用于维持一些复杂结构（例如透明软骨）的形状和一致性，同时Ⅱ型胶原蛋白可以为组织提供内部支撑。

　　除胶原蛋白外，关节周围结缔组织中还包含不同程度的弹力纤维（图 2-13），这些蛋白纤维由网状的小纤维交织而成，这些纤维可以抵抗拉力，并在被拉伸时表现出较强的"柔韧性"。弹性蛋白含量比例高的组织在发生很大的形变后很容易恢复其原始形状。这种性质在透明或弹性软骨及脊柱韧带（例如黄韧带）的结构中非常有用，有助于脊柱在弯曲后重新恢复到其原始位置。

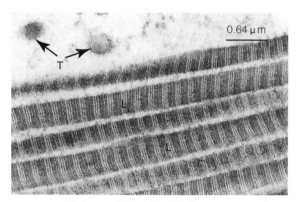

图 2-12　二维电子显微镜（放大倍数 32 000）观察Ⅰ型胶原纤维。展示胶原纤维的纵向（L）和横向（T）截面。单个胶原蛋白纤维显示出交叉排列的外观特征（引自 Young B, Lowe JS, Stevens A, et al: *Wheater's functional histology: a text and colour atlas*, ed 6, London, 2014, Churchill Livingstone.）

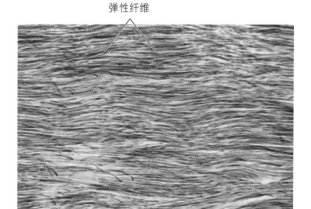

图 2-13　在纤维结缔组织的细胞基质中有深染的弹性纤维存在（引自 Gartner L, Hiatt J: *Color textbook of histology*, ed 3, Philadelphia, 2007, Saunders.）

细胞基质

　　关节周围结缔组织中的胶原蛋白和弹性蛋白纤维存在于富含水分子的基质或胶体中，称之为细胞

基质。关节周围结缔组织的基质主要由糖胺聚糖、水和其中溶质组成。糖胺聚糖是一类多糖或单糖的聚合物，使细胞基质具有弹性。图 2-14 是关节软骨细胞基质的模式图。图 2-14 的底部展示了与核心蛋白相连的单个糖胺聚糖链，从而形成了一个复杂的蛋白聚糖侧链单元。从结构上讲，每个蛋白聚糖侧链单元都类似于瓶刷，瓶刷的主干是核心蛋白，周围不同方向直立排列是糖胺聚糖链。许多蛋白聚糖侧链单元会进一步与中心的透明质酸相结合，形成大的蛋白聚糖复合物。

由于糖胺聚糖带有大量负电荷，因此每个糖胺聚糖链之间相互排斥，从而大大增加了蛋白聚糖复合物的三维体积。带负电荷的糖胺聚糖还使蛋白聚糖复合物具有极强的亲水性，能够使其捕获相当于自身重量 50 倍的水。这些水分子为基质内营养物质的扩散提供了流体介质；另外，水和其他阳离子使组织具有独特的机械性能。蛋白聚糖吸收并保持水分的能力会引起组织膨胀，但会被基质中胶原蛋白（和弹性蛋白）纤维构成的复杂网络所限制（图

2-14，左），限制性的纤维结构与溶胀的蛋白聚糖相互作用形成一种能够抵抗压力的半透明半流体结构，非常类似于气球或水垫床。图 2-14 展示了关节软骨特有的细胞基质，这种重要的结构为关节提供了理想的表面覆盖物，能够终身持续分散数百万次可能影响关节使用寿命的作用力。

细胞

韧带、肌腱和其他支持性关节周围结缔组织内的主要细胞为成纤维细胞，而软骨细胞是透明关节软骨和纤维软骨中的主要细胞。两种类型的细胞都负责合成每种组织特有的细胞基质和纤维蛋白，并具有维护和修复的作用。随着新生组分的生成和重塑，受损或老化的关节周围结缔组织成分会被不断清除。关节周围结缔组织内的细胞通常稀疏散布在纤维束之间或存在于富含蛋白多糖的区域。细胞数量少加上血液供应有限通常会导致受损或受伤的关节组织愈合不良或不完全。与肌肉细胞相比，成纤

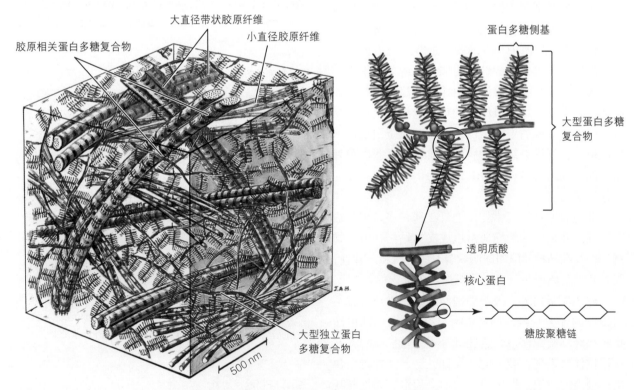

图 2-14 （透明）关节软骨基质的组织学结构。右下角的图像显示了构成糖胺聚糖链（GAG）的重复二糖单位。许多 GAG 链附着于核心蛋白。右上角的图像显示了一个大型蛋白多糖复合体的基本结构，由许多 GAG 链组成。图左侧的三维图像显示的是基质，其中包括大量的蛋白多糖复合物交织在胶原纤维内。未在基质中描绘的是穿插的软骨细胞。在健康组织中，水占据了蛋白多糖复合物和纤维之间的空间（引自 Standring S: *Gray's anatomy: the anatomical basis of clinical practice*, ed 39, St Louis, 2005, Elsevier.）

维细胞和软骨细胞不会给组织带来显著的机械活动能力。

关节周围结缔组织的分类

三种关节周围结缔组织以不同比例存在于所有关节中，包括致密结缔组织、关节软骨和纤维软骨（表 2-2）。

致密结缔组织

致密结缔组织包括围绕关节的大部分非肌肉"软组织"，包含关节囊的纤维（外）层、韧带和肌腱。这些组织的细胞成分（成纤维细胞）很少，具有低至中等程度的蛋白聚糖和弹性蛋白，且有丰富的紧密排列的 I 型胶原纤维。与大多数关节周围结缔组织一样，韧带、肌腱和关节囊的血液供应有限，因此它们的新陈代谢率相对较低。但是，受到机械载荷或压力时，因为机体对于物理刺激的适应，这些组织的新陈代谢率可能会增加。在肌腱的组织学水平上，这种适应性已经被很好地证明。在基质中的成纤维细胞上施加的应变被认为可以刺激胶原和 GAG 的合成，这可以改变组织的结构，从而改变其材料特性，例如刚度或最终失效点。

根据胶原纤维的空间方向，致密结缔组织被经典地描述为不规则和规则两个亚群。关节囊的纤维层被认为是不规则的致密结缔组织，因为它的基质中胶原纤维的方向不规则且常常是随意的。这种组织非常适合抵抗来自多个方向的拉力，例如关节囊在关节盂肱关节或髋关节处呈螺旋状。韧带和肌腱被认为是规则的致密结缔组织，因为胶原纤维的方向近似平行。当胶原纤维几乎平行于韧带长轴拉伸时，大多数韧带中的胶原纤维功能最为有效。当胶原纤维从松弛状态被拉紧后，组织立即提供张力，以限制骨骼间的异常运动。

当创伤、过度扩张或疾病导致关节囊或韧带松弛时，肌肉在限制关节运动方面发挥更为重要的作用。但即使具有松弛结构的关节周围的肌肉较强健时，仍然有可能失去关节的稳定性。与韧带相比，由于反应时间和建立主动力所必需的机电延迟，肌肉提供力的速度较慢。此外，肌肉力量往往有一个不太理想的作用方向，以抑制不良的关节运动，因此，肌肉不能总是提供最理想的稳定力量。

肌腱的作用是在激活的肌肉和连接的骨骼之间传递拉伸载荷。肌腱内的 I 型胶原纤维一旦被完全拉长，就能提供高拉伸强度。图 2-15 显示出肌腱

表 2-2　三种主要的关节周围结缔组织			
种　类	组织学一致性	主要功能	临床关联
致密结缔组织 韧带 关节囊的纤维层 肌腱	平行排列的波浪状的 I 型胶原纤维比例高；弹性蛋白含量相对较低 少量的成纤维细胞 含量相对较低至中等的蛋白多糖	抗张力 韧带和关节囊保护和连接关节 肌腱在肌肉和骨骼之间传递力	踝关节外侧副韧带反复扭伤可导致慢性关节不稳和潜在的创伤后骨关节炎
关节软骨 （特定的透明软骨）	II 型胶原纤维比例高 少至中等量的软骨细胞 含量相对较多的蛋白多糖	分配和吸收关节应力（压缩和剪切） 减少关节摩擦	在骨关节炎的早期，蛋白质多糖从基质中流失，降低了组织吸收水分的能力 因此，软骨失去其分散载荷的特性，使软骨下骨容易受到破坏性应力的影响
纤维软骨 半月板（例如膝关节） 盂唇（例如髋关节） 间盘（例如椎间盘、颞下颌关节盘）	多向 I 型胶原纤维比例高 少至中等量的成纤维细胞和软骨细胞 相对适中的蛋白多糖含量（取决于结构）	支持和稳定关节 在多个平面上分散载荷 引导复杂的关节运动	颞下颌关节盘撕裂或退变可能增加邻近骨的应力，导致退变、关节音异常、下颌运动减少和疼痛

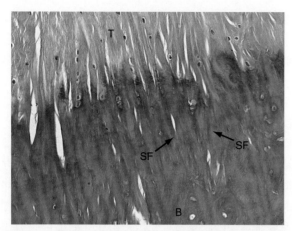

图 2-15　肌腱（T）胶原纤维与骨膜胶原混合的光镜图像（粉红到蓝色的过渡区域）。注意深层的胶原纤维被称为 Sharpey 纤维（SF），其伸入骨组织（B）（苏木精 - 伊红染色；×280）（引自 Young B, Lowe JS, Stevens A, et al: *Wheater's functional histology: a text and colour atlas*, ed 6, London, 2014, Churchill Livingstone.）

（T）插入骨骼（B）部位的纤维图像。注意近似平行排列的胶原纤维，其中许多与骨膜的胶原混合。可以看到一些胶原纤维深入到骨组织中，通常被称为 Sharpey 纤维（SF）。

尽管结构坚固，但当受到高张力时，肌腱会产生不同程度的延伸。例如，人的跟腱在小腿肌肉最大收缩时约可延长其静息长度的 8%。这种弹性特性提供了一种在行走和跳跃时储存和释放能量的机制。该特性还允许跟腱分散部分大的或快速产生的张力，这可能提供一些保护，防止受伤。

关节软骨

关节软骨是一种特殊类型的透明软骨，形成关节的承重表面。覆盖在关节面的关节软骨厚度在低压缩区为 1~4 mm，在高压缩区为 5~7 mm。该组织长期以来被认为是无血管和无神经组织，虽然最近的研究表明，在特定的关节的关节软骨可能包含有限的神经末梢。不同于全身的大多数透明软骨，关节软骨缺乏软骨膜。这种修饰可以使软骨的表面形成理想的承载表面。与骨的骨膜相似，软骨膜是覆盖大多数软骨的结缔组织层。它包含血管和现成的原始细胞，以维持和修复底层组织。这是关节软骨不具备的优势。

不同形状的软骨细胞位于关节软骨不同层或区的基质内（图 2-16A）。这些细胞被包含在滑液中的营养物质所沐浴和滋养。间歇性关节负荷时关节面变形产生的"挤奶"作用有利于营养的吸收。软骨细胞周围主要是 II 型胶原纤维。这些纤维被布置成一个约束网络或"支架"，增加组织的结构稳定性（图 2-16B）。钙化区最深的纤维牢固地固定在软骨下骨上。这些纤维与相邻深区的垂直纤维相连，后者依次与中间区的斜向纤维相连，最后与浅层切线区的横向纤维相连。这一系列化学上相互连接的纤维形成网状纤维结构，将大的蛋白多糖复合物固定在关节表面下。大量的蛋白多糖反过来吸引水，这为关节软骨提供了一种独特的刚性元素。刚性增加了软骨承受载荷的能力。

关节软骨向软骨下骨传递和分散压缩力。它还减少了关节表面之间的摩擦。关节软骨覆盖和滑液湿润的两个表面之间的摩擦系数极低，例如人类膝关节的摩擦系数在 0.005~0.02。这比冰与冰之间的摩擦系数要低 5~20 倍，冰之间的摩擦系数为 0.1。因此，正常负重活动的力会降低到通常可以吸收而不会损坏骨骼系统的负荷水平。

关节软骨没有软骨膜的负面影响是丧失了用于修复的原始成纤维细胞的来源。尽管关节软骨能够正常维持和补充其基质，但对成人关节软骨的严重损伤往往修复不良或根本无法修复。结果，软骨下骨失去了其主要的机械保护来源，并受到高强度的破坏性应力。退变或裸露的关节软骨和被加压的软骨下骨的结合是通常被称为骨关节炎的致残状态中的关键因素（本章稍后描述）。当病变严重、疼痛和不受控制时，关节炎或其他受损关节的关节成分可通过关节成形术（关节成形术源于希腊词根，arthro，关节；plasty，成形的或塑形的）进行替换。全关节置换替换关节的凹面和凸面部分。髋关节是最常见的接受人工关节置换术的关节之一。人工关节的材料各不相同，但通常包括陶瓷、金属基合金和聚乙烯（塑料）的一些组合。

纤维软骨

顾名思义，纤维软骨是致密结缔组织和关节软骨的混合物（图 2-17）。因此，纤维软骨提供关节软骨的弹性和减震性及韧带和肌腱的拉伸强度。密集的 I 型胶原束与适量的蛋白多糖一起存在。根据组织的不同，纤维软骨具有不同数量的软骨细胞和

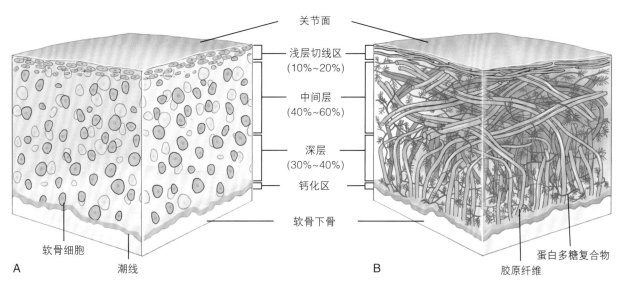

图 2-16　关节软骨的两张高倍放大图示。A. 细胞（软骨细胞）分布于关节软骨的基质中。关节面附近的扁平软骨细胞位于浅层切线区域（STZ）内，并与关节面平行。STZ 占关节软骨厚度的 10%~20%。中间区和深层的细胞更圆。一条钙化的软骨带（钙化区）将关节软骨的深层和深部的软骨下骨相连。紧邻深层的钙化带的边缘称为潮线，在关节软骨和软骨下骨之间形成扩散屏障。因此，营养物质和气体必须从滑液通过各关节软骨层来滋养软骨细胞，包括深层的软骨细胞。B. 关节软骨中的胶原纤维结构如图所示。在 STZ 中，胶原几乎与关节表面平行，形成纤维颗粒，有助于抵抗关节表面的磨损。纤维在中层的切向变小，斜向增加，最后几乎与关节面深层垂直。最深层的纤维被固定在钙化区，以帮助软骨与软骨下骨结合。蛋白多糖复合物也存在于整个基质中

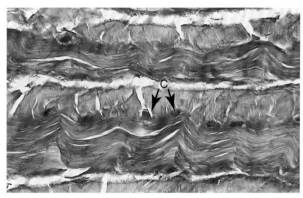

图 2-17　纤维软骨的光镜照片（苏木精-伊红和阿尔西安蓝染色；×320）。注意透明软骨基质和厚胶原纤维的交替层。这些层朝向施加在组织上的应力的方向。观察位于胶原层和透明软骨之间的一对软骨细胞（C）（引自 Young B, Lowe JS, Stevens A, et al: *Wheater's functional histology: a text and colour atlas*, ed 6, London, 2014, Churchill Livingstone.）

成纤维细胞，它们位于一个致密且通常是多向的胶原网络中。

　　纤维软骨形成了椎间盘、髋关节和肩关节的盂唇，以及位于耻骨联合、颞下颌关节和一些四肢关节（如膝关节半月板）内的盘状结构的大部分基质。这些结构有助于支持和稳定关节，引导复杂的关节运动，并有助于分散力量。纤维软骨也存在于一些韧带和肌腱中，特别是在插入骨的位置。纤维软骨的紧密交织的胶原纤维允许组织抵抗多向拉伸、剪切和压缩力。因此，纤维软骨是一种理想的分散负荷的组织。

　　与关节软骨一样，纤维软骨通常缺乏软骨膜。纤维软骨也大部分是无神经的。因此，它不会产生疼痛或参与本体感觉，尽管在纤维软骨与韧带或关节囊相邻的周围可能发现一些神经受体。大多数纤维软骨组织的血液供应有限，在很大程度上依赖于滑液或邻近血管的营养物质的扩散。间歇负重的"挤奶"作用有助于营养物质的扩散和代谢废物的清除。这一原理在成人椎间盘很明显，当脊柱长时间保持固定姿势时，椎间盘营养不足。如果没有适当的营养，椎间盘可能部分退化，失去部分保护功能。

　　直接的血液供应穿过一些纤维软骨结构的外缘，它们附着在关节囊或韧带上，例如膝关节或椎间盘的半月板。在成人关节中，损伤的纤维软骨的修复可发生在血管化区域的外周，如膝关节半月板的外侧 1/3 和椎间盘的最外层。纤维软骨结构的最内部区域很像关节软骨，由于缺乏未分化成纤维细胞，显现出极低程度或可忽略的愈合作用。

特别关注 2-1

关节的感觉神经分布的概述

关节本体感觉是指感知关节或肢体的静态或动态位置的能力。这种对正常运动至关重要的感觉认知依赖于植入皮肤、肌肉和关节周围结缔组织中的感觉神经纤维。这些传感器，或与一组特定神经纤维相关联的"传入"关节受体，通常被称为机械感受器，基于它们对机械刺激（如伸展或触摸）的反应能力。表 2-3 描述了四种主要类型的受关节神经支配的机械感受器。其他机械感受器也被描述，如默克尔盘和梅斯纳触觉小体。默克尔圆盘存在于皮肤和毛囊中，除了传递有关纹理和物体形状的信息外，它们还对压力做出反应。梅斯纳触觉小体存在于皮肤中，可以探测到皮肤的运动（通常被称为浅触觉）。默克尔盘和梅斯纳触觉小体可以提供关节位置的间接信息，包括关节周围皮肤或毛发的运

动；然而，这些通常不包括作为主要的关节本体感觉的终末器官。关于机械感受器的分类方法及它们各自对关节本体感觉的作用，存在着矛盾的证据。组织染色技术的进展，特别是在免疫组化分析中的进展，使我们能够对人体内的神经组织进行更具体的鉴定，这是以前由于缺乏选择性染色血管、网状组织和神经纤维的能力而难以做到的。这使我们能够更好地认识到机械感受器在关节内的分布和相对重要性。例如，机械感受器较少的韧带在稳定关节方面可能发挥更大的作用，而机械感受器较多的韧带可能对本体感觉的贡献更大。尽管有进一步的研究表明，关节神经支配及其在本体感觉中的作用可能被证明是预防和治疗韧带损伤或关节不稳定的一个有价值的考虑因素。

表 2-3　特定的关节感受器的命名和基本信息概述

感受器类型*／名称	位　置	特　点	功　能
Ⅰ型／鲁菲尼	纤维关节囊，尤其是表层	慢适应，低阈值	提供有关静态关节的位置和关节加速度的反馈；对张力敏感
Ⅱ型／帕奇尼	纤维关节囊，尤其是深层和关节内脂肪垫	快适应，低阈值	提供有关关节加速度的反馈；对压力敏感
Ⅲ型／类高尔基体	韧带	慢适应，高阈值	在关节极限位置运动时活跃；提供有关组织变形的反馈
Ⅳ型／游离神经末梢	关节囊韧带，脂肪垫，肌内结缔组织	高阈值	对有害、化学、机械和炎症刺激产生信号

*需要注意的是，在最初命名时，受体类型主要基于当时被称为"结构‑活动类型"的命名方法。这个命名系统不同于通常用于其他感觉神经受体的分类方案，例如肌肉（第 3 章），后者仅基于神经纤维的直径

骨

骨是一种特殊的结缔组织，具有与关节周围的其他结缔组织相似的一些基本组织学特征。骨组织由高度交联的 Ⅰ 型胶原、细胞（如成骨细胞）和富含无机盐的硬基质组成。基质中的蛋白聚糖含有糖蛋白（如骨钙素），它们与富含钙和磷的矿物盐——钙羟基磷灰石 $Ca_{10}[PO_4]_6[OH]_2$ 牢固结合。

骨骼为身体提供刚性支撑，并为肌肉提供杠杆系统。成人骨骼长骨的外皮质有一个由厚层致密骨

组成的骨干（图 2-18）。然而，长骨的末端是由一层较薄的致密骨形成的，它包围着网状的松质骨。成人中轴骨，如椎体，具有相对较厚的致密骨的外壳，该外壳填充有松质骨的支撑核心。如前所述，关节软骨覆盖整个肌肉骨骼系统中所有的关节的关节面。

致密骨的结构亚单位是骨单位（哈弗森系统），它将胶原纤维和矿化的基质组织成一系列独特的同心螺旋，形成薄片（图 2-19）。这个基础结构的刚性由磷酸钙晶体提供，允许皮质骨承受巨大的压缩

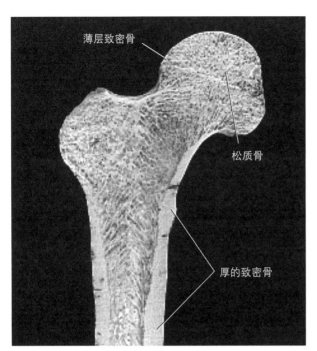

图 2-18　股骨近端内部结构的切面。注意骨干周围较厚的致密骨区域和占据大部分髓质区域的格子状松质骨（引自 Neumann DA: *An arthritis home study course: the synovial joint: anatomy, function, and dysfunction*, LaCrosse, WI, 1998, Orthopedic Section of the American Physical Therapy Association. ）

皮质（致密骨结构）
骨小梁进入中央骨髓腔
骨膜下外侧环纤维骨板
骨膜
骨间板
哈弗管内毛细血管
滋养动脉甚至与近端干骺端动脉交通
滋养动脉中央小动脉分支
导静脉
滋养动脉穿行骨干滋养孔
福尔克曼管中的毛细血管
次级骨单位同心板层（Haversian 系统）
滋养动脉甚至与远端干骺端动脉交通
内侧环纤维骨板

图 2-19　致密骨的超微结构。注意构成单个骨单位的同心板层（哈弗森系统）（引自 Ovalle WK, Nahirney PC: *Netter's essential histology*, Philadelphia, 2008, Saunders. ）

负荷。成骨细胞最终被其分泌的基质所包围，并被限制在位于骨单位中片层之间的狭窄骨陷窝（即空间）内（被限制的成骨细胞严格上称为骨细胞）。因为骨变形很小，血管（和一些伴随的感觉神经纤维）可从骨外膜和骨内膜表面进入其基质。然后，血管可以在哈弗管中心的隧道中沿着骨骼的长轴延伸（图2-19）。这个系统允许丰富的血液来营养皮质深处的细胞。此外，由骨外膜和骨内膜组成的结缔组织也有丰富的血管，并受压力和疼痛感受器的支配。

　　骨是一种非常有活力的组织。成骨细胞不断地合成基质和胶原，并协调无机盐的沉积。重塑发生在对通过体力活动施加的力的反应和对调节机体钙平衡的激素影响的反应。大规模的骨消除是由来自骨髓内的破骨细胞进行的。修复骨折所必需的原始成纤维细胞来源于骨外膜和骨内膜，以及编织在骨血管管道中的管周组织。在与关节有关的组织中，骨具有迄今为止最好的重塑、修复和再生能力。

　　当骨的哈弗森系统沿着骨干长轴被压缩时，其显示出最大的强度。这相当于沿着长轴压缩一根稻草。长骨的末端通过关节软骨的负重面接受多方向

的压缩力。应力扩散到软骨下骨，然后进入松质骨网，松质骨网又充当一系列框架，将力重新定向传导到致密骨骨干的长轴。这种结构布局利用骨的独特的构型，将吸收和传递的力重新定向。

　　总之，与关节周围结缔组织相比，骨具有丰富的血液供应和非常活跃的新陈代谢。这使得骨骼能够不断地重塑以应对身体压力。丰富的血液供应也为骨折后的愈合提供了良好的潜能。

制动对关节周围结缔组织和骨强度的影响

　　构成关节周围结缔组织的纤维蛋白、基质和水的数量和排列受体力活动的影响。在正常的体力活动水平下，组织的强度通常能够抵抗施加在肌肉骨骼系统上的自然力范围。长时间制动的关节显示其相关结缔组织的结构和功能发生了显著变化。随着制动条件下力的减小，组织的机械强度降低。这是对异常情况的正常反应。把身体的一部分放在石膏

特别关注 2-2

沃尔夫定律

骨是一种非常活跃的组织，在外力的作用下不断改变其形状、强度和密度。这个一般概念通常被称为沃尔夫定律，以德国解剖和整形外科医生朱利叶斯·沃尔夫（Julius Wolff, 1839-1902 年）的工作和学说命名。沃尔夫定律的大意是："骨在高应力区域发生成骨，而在低应力区域被重新吸收。"这个简单的公理有许多临床应用。例如，一个变性和脱水的椎间盘，可能无法保护下面的骨骼免受压力。根据沃尔夫定律，骨通过合成更多的骨来应对压力。如果反应过度，可能会形成骨"刺"或骨赘。偶尔，骨赘生物会阻碍运动或压迫邻近的脊神经根，导致相应的肢体疼痛或相关肌肉无力。

沃尔夫定律也可以解释慢性卸载后骨丢失及其强度降低的原因。例如，脊髓损伤患者的骨密度迅速下降，很可能是由于瘫痪导致的骨卸载所致。骨密度降低可使脊髓损伤患者的骨处于较高的骨折风险。骨折并不少见，常发生于外伤，如从轮椅上摔下来，日常进行"自我"下肢运动范围的锻炼，或在浴缸和椅子之间的控制转移。研究人员已经证明，对瘫痪的肢体肌肉适当地使用电刺激可以减少脊髓损伤后的骨丢失。受刺激肌肉产生的力通过骨传递。虽然并不总是有用，但理论上，对瘫痪的肌肉有规律地适当应用电刺激可能有助于预防脊髓损伤后慢性瘫痪患者的骨折。还需要进一步研究以确定将电刺激作为脊髓损伤患者康复的常规部分的可行性和长期益处。

中，把一个人限制在床上就是这样一个例子，在这个例子中，固定大大降低了施加在肌肉骨骼系统上的力。尽管由于不同的原因，肌肉麻痹或无力也会减少对肌肉骨骼系统的作用力。

关节周围结缔组织强度下降的速率在一定程度上取决于特定组织的正常代谢活动。慢性制动会在数周内使膝关节韧带的拉伸强度显著降低。在制动后的几天内，可以检测到这种重塑的最早的生化标志物。即使在制动消除和完成一个长期制动后的训练计划之后，韧带的抗拉强度仍然低于从未制动的韧带。其他组织，如骨和关节软骨在制动后也显示出质量、体积和强度的损失。实验研究的结果表明，

由于负荷减少，组织会迅速失去强度。荷载恢复后强度的完全恢复要慢得多，而且常常是不完整的。

关节制动很长一段时间通常是必要的，以限制疼痛和促进创伤后的愈合，如骨折。需要临床判断来平衡固定的潜在负面影响和促进愈合的需要。要维持关节周围组织的最大强度，需要明智地使用制动、快速恢复负载及进行早期的康复干预。

关节病理学概述

关节周围结缔组织的创伤可由单一的高暴力事件（急性创伤）或因长期积累的较小损伤（慢性创伤）引起。急性创伤通常会产生可检测的病理学。韧带或关节囊撕裂或严重拉伸会引起急性炎症反应，其中包括一系列可预测的炎症介质。这整个过程在很大程度上依赖于适当的细胞间通讯，这是通过细胞信号分子网络（称为细胞因子）完成的。

细胞因子在关节疼痛和运动中都有重要的意义。除了促进和维持炎症的作用外，这些细胞信号分子还通过对疼痛纤维的作用参与炎症性疼痛过程。重要的是，这涉及在关节炎等情况下，促炎细胞因子介导的关节疼痛的产生和保存，这一观察结果可能会促进对这种情况的医学和药理学治疗干预的进展。

有趣的是，除了它们在炎症和疼痛中的作用外，细胞因子水平也被发现随运动功能而波动。一些文献将其描述为抗炎细胞因子，提示它们在运动中限制炎症水平的作用。此外，目前的研究表明，运动处方的组成，即强度、持续时间和方式，可能在引导细胞因子水平方面比运动导致的肌肉损伤（以及由此引起的炎症级联）本身更有影响。进一步了解这些抗炎细胞因子可能有助于优化运动处方，特别是在术后康复阶段。

当受损的关节周围结缔组织不能限制关节运动的自然极限时，关节可能会变得结构不稳定。最常受到急性创伤性不稳定影响的关节通常与骨骼最长的外力矩臂和暴露在高外力矩下有关。因此，胫股关节、距小腿关节和盂肱关节经常发生急性韧带损伤，从而导致不稳定。

急性创伤也可导致关节内骨折，累及关节软骨和软骨下骨。小心地复位或重新排列骨折碎片有助于恢复关节的一致性，从而促进关节表面光滑、低摩擦的滑动功能的恢复。这对最大限度地恢复功能

至关重要。虽然邻近关节的骨具有极好的修复能力，但关节软骨骨折的修复往往是不完整的，并在关节表面产生高磨损的区域，容易退化。为了损伤后关节最大限度的恢复，各种医疗技术已经被应用，包括微骨折、骨软骨移植（马赛克成形术）和磨损软骨成形术。在过去的二十年中，出现了更新的、被证明更有效的自体软骨细胞移植、间充质干细胞移植和基质辅助自体软骨细胞移植的软骨修复技术。目前正在努力建立软骨修复的最佳干预措施，因为关节软骨强度不足，加上关节面不平整而导致的局部应力增加，可导致慢性疾病，如创伤后骨关节炎。

损伤的纤维软骨关节结构的修复依赖于邻近血

特别关注 2-3

剥脱性骨软骨炎

剥脱性骨软骨炎是关节内损伤的一个例子，包括关节软骨和软骨下骨骨折（图 2-20）。剥脱性骨软骨炎不是一种疾病，而是一种关节软骨和软骨下骨从关节表面分离的征象。某些人易患这种疾病的原因尚不清楚，但人们认为这可能是重复性创伤的结果，也可能是关节损伤的第二反应，尤其是在愈合过程中血供不足的情况下。这种情况最常发生在青少年男性，许多既往的关节损伤与最终发展为创伤后骨关节炎有关，无论是由于不利的生物力学环境还是关节愈合受损或改变所致。早期认识剥脱性骨软骨炎对于优化愈合和避免创伤后骨关节炎是至关重要的。治疗方案包括保守治疗（包括固定制动和调整活动形式）和手术干预，具体取决于个体骨骼的成熟度和病变的稳定性。

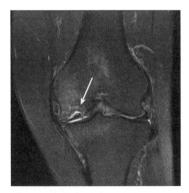

图 2-20　左膝剥脱性骨软骨炎的冠状面、T2 加权磁共振成像。膝关节内侧的亮白色显示关节软骨和软骨下骨从胫股关节表面的上方分离

液供应的充分性。膝关节半月板最外层与嵌入关节囊内的血管相邻部位的撕裂可以完全愈合。相反，半月板最内层的撕裂通常不会愈合。成人椎间盘内板也是如此，严重损伤后不具备愈合能力。

慢性创伤常被归类为一种"过度使用综合征"，反映了未修复、相对轻微损伤的累积。慢性损伤的关节囊和韧带逐渐失去其限制功能，尽管关节的不稳定性可能被肌肉限制替代掩盖。在这种情况下，关节的力量可能会因为过度的肌肉"保护"而增加。只有当关节突然遭受或被极限范围运动的暴力驱使，不稳定性才变得明显。

反复出现的不稳定可能导致关节组织的异常负荷状态，从而导致其机械性失效。关节软骨和纤维软骨的表面可能会碎裂，伴随着蛋白多糖的丢失，随后对压缩力和剪切力的抵抗力降低。早期退行性变通常表现为关节软骨表面粗糙或"纤维化"。关节软骨纤维化区域可能随后出现，从表面延伸到组织中间或最深层的龟裂或裂缝。这些变化降低了组织的减震性能。

通常导致关节功能障碍的两种疾病是骨关节炎（osteoarthritis，OA）和类风湿关节炎（rheumatoid arthritis，RA）。骨关节炎的特征是关节软骨逐渐侵蚀，炎症反应较低。一些临床医生和研究人员称OA为"骨关节病"，以强调缺乏独特的炎症成分。随着关节软骨侵蚀的进展，在严重的情况下，当关节软骨垫完全磨损时，下面软骨下骨变得更矿化，并成为负重面。有趣的是，关节软骨退变程度与患者报告的疼痛程度之间的关系尚未完全确定。随着疾病的进一步发展，纤维关节囊和滑膜变得膨胀和增厚。严重受累的关节可能完全不稳定、脱位或融合，不允许任何运动。

骨性关节炎的发病率随着年龄的增长而增加，并且这种疾病有多种表现。特发性骨性关节炎是在没有特定病因的情况下发生的；它只影响一个或几个关节，特别是那些承受最大负重负荷的关节：髋关节、膝关节和腰椎。家族性骨性关节炎或全身性骨性关节炎影响手关节，这在女性中更为常见。创伤后骨性关节炎可影响任何暴露于足够严重的创伤的滑膜关节。

类风湿关节炎与骨性关节炎有着明显的区别，因为它是一种全身性的自身免疫性结缔组织疾病，具有强烈的炎症反应。这种疾病的准确诊断取决于关节受累、血清学结果和症状持续时间，多关节受累是类风湿关节炎的一个显著特征。关节功能障碍表现为关节囊、滑膜和滑液的显著炎症。关节软骨暴露在一种酶促过程中，这种过程可以迅速侵蚀关节表面。关节囊因反复的肿胀和炎症而膨胀，常引起明显的关节不稳和疼痛。有趣的是，在类风湿关节炎和其他自身免疫性疾病中，B 细胞激活因子（一种细胞因子介质）的水平升高，影响免疫应答，并随着疾病活动水平而波动。这表明 B 细胞激活因子拮抗剂可能在类风湿关节炎的药理学治疗中有效，但是还需要进一步的研究和开发。

老龄化对关节周围结缔组织和骨的影响

高龄与关节周围结缔组织和骨的组织学变化有关，而这些变化反过来又可能导致关节功能的机械变化。通常不可能将人类衰老的影响与减少体力活动或制动的影响分开。此外，在基础水平上，这三个变量的生理效应非常相似。

组织年龄的速率和过程是高度个体化的，可以通过活动的类型和频率及大量的医学、激素、遗传和营养因素进行积极或消极的改变。从最广泛的意义上讲，衰老伴随着纤维蛋白和蛋白聚糖在所有关节周围结缔组织和骨骼中的置换和修复速度的减慢。因此，组织失去了抑制和最佳分散关节产生的力的能力。多年来微创伤的影响会累积，产生亚临床损伤，可能发展为结构失效或机械性能的可测量的变化。这种现象的一个临床例子是与年龄有关的盂肱关节的韧带和关节囊的退化。这些组织提供的结构支持减少可能最终导致肩袖肌肉的肌腱炎或撕裂。

结缔组织中老化细胞产生的糖胺聚糖（glycosaminoglycan，GAG）分子比年轻细胞产生的分子数量少、体积小。这种糖胺聚糖浓度的降低（以及由此产生的蛋白聚糖）降低了细胞外基质的水结合能力。更具体地说，较少的蛋白多糖含量降低了细胞核吸引和保留水分的能力，从而限制了结缔组织有效吸收和转移负荷的能力。例如，老化的关节软骨含水量较少，并且不太能够减弱和分配对软骨下骨的作用力。因此，脱水的关节软骨可能是骨关节炎的前兆。

水分不足的韧带中的胶原纤维缺乏流畅的相互滑动的能力。因此，韧带内的纤维不能很容易地与所施加的力对齐，从而妨碍了组织最大限度地抵抗快速施加的力的能力。先前可移动组织平面之间形成粘连的可能性增加，从而加剧了老化关节的运动限制范围。

有趣的是，随着年龄的增长和慢性的卸载，肌腱变得不那么僵硬。顺应性的显著增加可能会降低将肌肉力量转移到骨骼的机械效率和速度。因此，肌肉可能无法以最佳方式稳定关节。

随着年龄的增长骨骼变得脆弱，部分原因是成骨细胞活性降低和骨髓干细胞分化潜能降低。与年龄相关的骨结缔组织代谢改变有助于骨折愈合的减慢。代谢的改变也参与了老年骨质疏松症——骨质疏松症可导致两种性别个体的骨小梁和致密骨变薄。

幸运的是，老化的关节周围结缔组织和骨的许多潜在的负面生理效应可以通过体育锻炼和阻力训练在一定程度上减轻。这些反应是老年人所采用的许多物理康复治疗原则的基础。

总结

关节提供肌肉骨骼运动的基础，并允许身体各部分之间的力的稳定和分散。存在几种分类方案来对关节进行分类，并讨论其机械和运动特性。由于其不对称的形状和不协调的表面，解剖关节的运动往往是复杂的。旋转轴通常是为了临床测量而估计的，例如测角术。

关节的功能和弹性取决于构成关节的组织结构和类型。有趣的是，所有关节周围结缔组织（和骨）都有一个基本相似的组织学结构。每个组织都含有细胞、基质和纤维蛋白。根据对组织的主要功能的需求，这些成分的分布和比例变化很大。关节囊、韧带和肌腱设计用于抵抗多个或单个方向的张力。关节软骨特别适合抵抗关节内的压缩和剪切，并且在滑液存在的情况下，为关节运动提供非常平滑的界面。纤维软骨具有致密结缔组织和关节软骨的结构和功能特点。例如，膝关节的纤维软骨半月板必须抵抗来自周围大肌肉的巨大压力，并承受关节内滑动产生的多向剪切应力。骨是一种高度特殊的结缔组织，用来支撑身体和四肢，并为肌肉提供一系列的杠杆来移动身体。

修复受损关节组织的能力与直接的血液供应和祖细胞的可获得性密切相关。关节的功能健康和寿命也受到年龄、负荷、制动、创伤和某些疾病状态的影响。

ⓔ 学习中的问题

1. 描述球窝关节和鞍形关节的形态学差异。提供每种类型关节的解剖示例。

2. 指出不动关节和动关节（滑膜）在结构和功能上的主要区别。

3. 关节盘（或半月板）有时见于动关节。说出身体中包含关节盘的三个关节。描述这些结构在这些关节内最可能的功能。

4. 列出存在于全身的四种主要组织类型。

5. 图 2-3 到图 2-9 中所示的关节有（a）最大自由度和（b）最小自由度？

6. 列举 I 型胶原和弹性蛋白的主要功能差异。举出含有高比例的以上蛋白质的组织。

7. 渐屈线和瞬时旋转轴有什么区别？举出一个正常范围内较大渐屈线的关节的生物力学结果或实用性结果。

8. （a）软骨膜和（b）骨膜的定义。这些组织的主要功能是什么？

9. 描述关节软骨反复分散关节压力的基本机制。

10. 描述为什么骨比关节软骨具有更高的愈合潜能的主要原因。

11. 描述年龄增长对关节周围结缔组织的两种自然影响。在极端情况下，这些变化如何在临床上表现出来？

12. 列出关节软骨、肌腱和骨常见的三种组织学特征。

13. 骨关节炎和类风湿关节炎的简要对比。

14. 列出滑膜关节中常见的三种结构。举出可能影响这些结构的常见病理改变，并评论由此产生的损伤的性质。

15. 滑液的作用是什么？

16. 反复扭伤脚踝的患者经常表现出踝关节本体感觉减弱的迹象。描述这些临床问题之间的可能联系。

ⓔ 以上问题的答案可以在 Evolve 网站上找到。

第 3 章

肌肉：骨骼系统的主要运动和稳定装置

原著者：Sandra K. Hunter, PhD · Jonathon W. Senefeld, BS · Donald A. Neumann, PT, PhD, FAPTA
译者：徐桂军　吕建伟　王　辰　**审校者**：马信龙　杨　召

稳定的姿势来源于不同肌群间的平衡。不同肌群的非平衡状态产生运动。肌力是控制姿势和动作之间复杂平衡的最主要方式。本章探讨肌肉和肌腱在产生、调节和传递肌力过程中的作用；这些功能对于稳定骨骼结构和（或）产生骨骼运动十分必要。本章将着重探讨以下几点：

1. 肌肉如何在特定长度产生适当的力来稳定骨骼。肌肉可对抗牵张进而产生被动的肌力，更多情况下是通过主动收缩产生肌力。

2. 肌肉调节或控制肌力的方式使骨骼移动顺畅并且有力。无论特定任务受到怎样的外在无限的环境限制，正常的运动应该高度调节且精细。

3. 肌电图在运动机能学中的应用。

4. 肌肉疲劳的基本机制。

5. 肌肉因力量锻炼、制动和年龄增加而产生的适应。

这种方法有助于运动学专业的学生理解肌肉在日常活动中所具有的调节姿势及调控运动的多元作用。此外，可使临床医生具备肌肉损伤的临床意识，以及正确掌握干预和协助功能性活动的方法。了解这些知识在提高一个人运动能力的干预过程中具有重要的应用。

肌肉作为骨骼的稳定装置：特定拉伸长度产生的适当肌力

骨骼支持人体与环境发生相互作用。虽然支撑人体的骨骼附着在很多组织上，但只有肌肉才能同时适应急性和慢性重复的外部力量，用来稳定我们的机体。肌肉组织非常适合这个功能，因为它关联着神经系统提供的内在控制机制及外部环境。在神经系统的精细控制下，肌肉可在相当广泛的范围内产生稳定骨骼的肌力。例如，在眼部手术中，肌肉通过精细的调控来稳定手指操控微型手术刀。

了解肌肉在产生稳定性肌力中的作用从介绍肌纤维和肌节开始。随后讨论肌肉形态学和肌肉－肌腱结构如何影响肌力传导至骨骼的程度。通常我们探讨肌肉如何被拉伸进而产生被动张力或如何被神经系统激活而产生主动张力来研究肌肉的功能。随后探讨肌力与长度的关系及这种关系如何影响关节产生的等距扭矩。框 3-1 列举了本节讨论的重点概念。

框 3-1　肌肉作为骨骼稳定装置的重要概念

- 骨骼肌组织结构的介绍
- 肌肉内的细胞外结缔组织
- 肌肉形态
- 肌肉结构：生理性横截面积和羽状角
- 被动长度－张力曲线
- 肌肉和肌腱的平行和串联弹性成分
- 肌肉的弹性和黏弹性性质
- 主动长度－张力曲线
- 肌纤维的组织结构
- 细丝滑动理论
- 总长度－张力曲线：主动和被动肌力的总和
- 等距力与内转矩－关节角曲线
- 影响内转矩－关节角曲线的机械和生理特性

骨骼肌组织结构的介绍

人体所有肌肉，如肱二头肌、股直肌，由许多单独的肌纤维组成。这些肌纤维厚度为 10~100 μm，长度为 1~50 cm。肌纤维与肌腹之间的结构关系如图 3-1 所示。每个肌纤维实际上是一个拥有多个细胞核的独立细胞。单个肌纤维的收缩或缩短将会导致整个肌肉收缩。

每个肌纤维的基本单位被称为肌节(sarcomere)。每根纤维上所有肌节收缩串联排列，肌节的收缩产生肌纤维的缩短。因此，肌节被认为是肌内的最终力量来源。肌节的结构和功能将在本章后面详细介

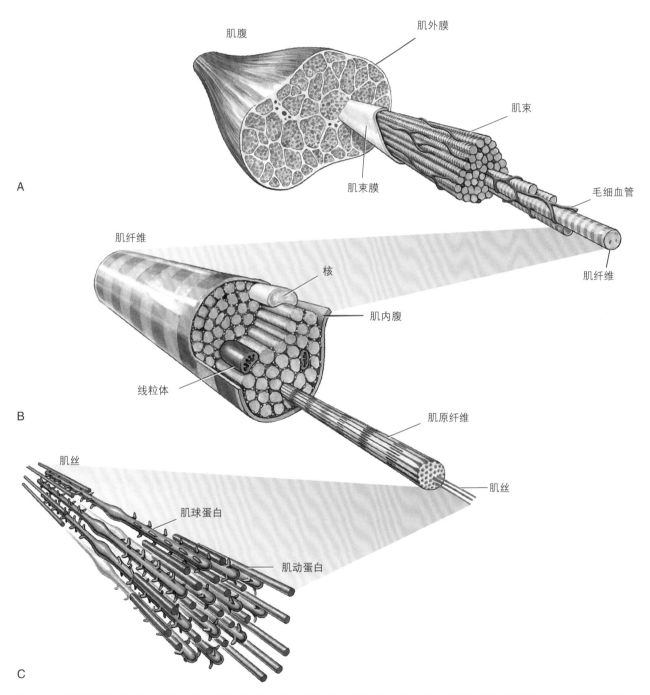

图 3-1 显示了肌肉的基本成分，从肌腹到单个收缩 / 主动蛋白（肌丝）。图中还描述了三种结缔组织。A. 肌腹由肌外膜包被；单个肌束（纤维束）由肌束膜包围。B. 各肌纤维由肌内膜包围。肌纤维内的每个肌原纤维都含有许多肌丝。C. 这些肌丝由收缩蛋白——肌动蛋白和肌球蛋白组成（修改自 Standring S: *Gray's anatomy: the anatomical basis of clinical practice*, ed 41, New York, 2015, Churchill Livingstone.）

绍。目前，了解肌肉所含蛋白质是否可收缩非常重要。肌节内的收缩蛋白，如肌动蛋白和肌球蛋白，相互作用以缩短肌纤维并产生主动肌力（因此，收缩蛋白也被称为"主动"蛋白）。另一方面，非收缩蛋白构成肌纤维内的大部分细胞骨架和肌纤维间的支撑结构。因其在肌纤维结构中的支撑作用，这些蛋白质通常被称为"结构蛋白"。虽然结构蛋白不能直接产生肌纤维的收缩，但它们在力的产生和传递中起着重要的次要作用。例如，结构蛋白如肌联蛋白（titin）在肌肉纤维内提供被动张力，而肌间线蛋白（desmin）则稳定了相邻肌节的排列。一般来说，结构蛋白①在拉伸时产生被动张力；②提供肌肉纤维的内部和外部支持和排列；以及③帮助将主动肌力传递到整个母体肌肉。这些概念将在本章接下来的内容中进一步解释。

除了前一段介绍的主动蛋白和结构蛋白外，整个肌肉还包括广泛的细胞外结缔组织，主要由胶原和一些弹性蛋白组成。与结构蛋白类似，这些细胞外结缔组织被归类为不可收缩组织，为肌肉提供结构支持和弹性。

肌肉内的细胞外结缔组织分为三个解剖分区：肌外膜（epimysium）、肌束膜（perimysium）和肌内膜（endomysium）。图 3-1 显示了这些组织，它们包绕着肌肉从肌腹到单个肌纤维的各个组成部分。肌外膜是一种坚韧的结构，包围着整个肌腹表面，并将其与其他肌肉分开。实质上，肌外膜塑造了肌腹的外形。外膜含有紧密编织的胶原纤维束，对拉伸有抵抗作用。肌束膜位于肌外膜内，将肌肉分成束（即若干条纤维），而肌束为血管和神经提供管道。这种结缔组织与肌外膜类似，具有坚韧、相对较厚、不易拉伸的特点。肌内膜包围着单个肌纤维，紧贴肌膜（细胞膜）的外部。肌内膜标记了肌纤维和毛细血管之间代谢交换的位置。这个脆弱的组织由一个相对密集的胶原纤维网组成，部分连接到肌束膜。通过肌肉纤维的外侧连接，肌内膜将肌肉的部分收缩力传递给肌腱。

肌纤维长短不一，有的从肌腱延伸到肌腱，有的只是这个距离的一小部分。细胞外结缔组织有助于肌纤维个体之间的连接，因此有助于在整个肌肉长度上传递收缩力。尽管这三组结缔组织被描述为独立的实体，但它们作为一个连续的组织带交织在一起。这种组合赋予整个肌肉力量、支撑和弹性。框 3-2 总结了肌肉内细胞外结缔组织的功能。

框 3-2　肌肉内细胞外结缔组织的功能

- 构成肌肉的大体结构和形状
- 血管和神经的通道
- 肌肉被拉伸到接近最大长度时产生被动张力
- 帮助肌肉在拉伸后恢复形状
- 将收缩力传递到肌腱并最终跨过关节

肌肉形态学

肌肉形态学描述了整个肌肉的基本形状。肌肉有许多形状，并影响其最终功能（图 3-2）。两种最常见的形状是梭形（fusiform）和羽状（pennate）（来自拉丁语 penna，意思是羽毛）。梭形肌，如肱二头肌，其纤维彼此平行并与中央肌腱相连。相反，三角肌拥有斜向接近中央腱的纤维。正如下一节所述的原因，三角肌在给定区域内含有更多的纤维，因此产生相对较大的力。大多数肌肉是羽状肌，可以进一步归类为单羽形、双羽形或多羽形，这取决于附着在中央肌腱上的具有相同角度的纤维组的数量。

肌肉结构

本节描述肌肉的两个重要结构特征：生理横截面积（physiologic cross-sectional area）和羽状角。这些特征对通过肌肉和肌腱、最终传递到骨骼的肌力大小具有强烈影响。

整个肌肉的生理横截面积反映了可用于产生主动力的活性蛋白质的数量。梭形肌的生理横截面积是通过切开其肌腹，或通过将肌肉的总体积除以其长度来确定的。生理横截面积通常用平方厘米或毫米表示，代表所有肌肉纤维的横截面积的总和。假设肌肉完全激活，肌肉的最大潜在肌力与所有纤维的横截面积之和成正比。因此，在正常情况下，较厚的肌肉比形态相似却较薄的肌肉产生更大的肌力。因为梭形肌的所有肌纤维基本平行，测量生理横截面积相对简单。然而，在测量羽状肌的生理横截面时需要小心，因为纤维之间的角度不同。为了确保测量精确，横截面积必须垂直于每一个肌纤维。几个人体肌肉截面图见附录 Ⅱ 和 Ⅳ。

羽状角指肌纤维和肌腱之间的夹角（图 3-3）。如果肌纤维与肌腱平行，则羽状角定义为 0°。在

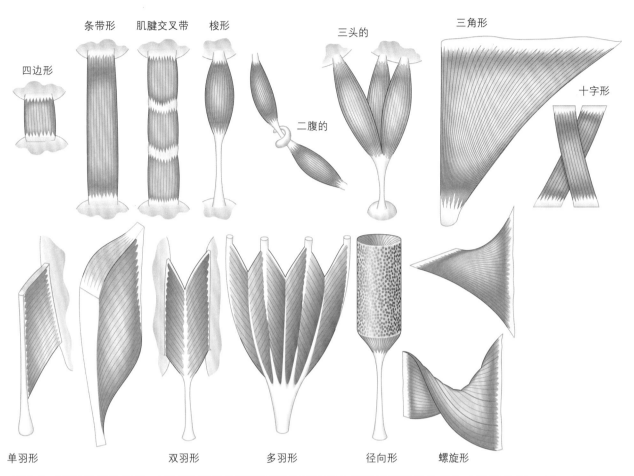

四边形　条带形　肌腱交叉带　梭形　三头的　三角形　十字形　二腹的

单羽形　双羽形　多羽形　径向形　螺旋形

图 3-2　不同形状的肌肉。不同的形状是基于不同的纤维方向和肌腱被拉伸的方向（改编自 Standring S: *Gray's anatomy: the anatomical basis of clinical practice*, ed 41, New York, 2015, Churchill Livingstone. ）

这种情况下，由肌纤维产生的所有力都传递到肌腱并穿过关节。然而，如果羽状角大于 0°（即，与肌腱倾斜），则肌纤维产生的力只有一部分通过肌腱纵向传递。理论上，羽状角为 0° 的肌肉通过肌腱传递 100% 的收缩力，而 30° 角的肌肉通过肌腱传递 86% 的收缩力（30° 的余弦是 0.86）。大多数人的肌肉羽状角介于 0°～30°。

一般来说，与体积相似的梭形肌相比，羽状肌产生的最大力量更大。通过将肌纤维斜向中央肌腱，一个羽状肌可以将更多的纤维注入肌肉的一个给定区域。这种节省空间的策略为羽状肌提供了一个相对较大的生理横截面积，因此产生较大的肌力。举例来说，多羽状肌的腓肠肌，在跳跃时必须产生很大的力量。肌纤维与肌腱之间的羽状角度减低了肌力的传导，但是这明显低于从较大生理横截面积中获得的肌力潜能。如图 3-3 所示，30° 的羽状角度仍能使纤维将 86% 的力传递到肌腱的长轴上。

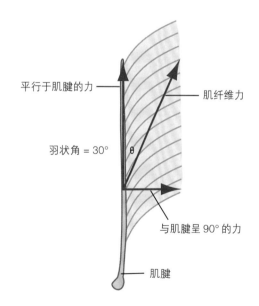

平行于肌腱的力

肌纤维力

羽状角 = 30°

θ

与肌腱呈 90° 的力

肌腱

图 3-3　单羽肌的肌纤维具有 30° 的羽状角

特别关注 3-1

评估肌肉最大肌力方法

骨骼肌的比力是指单位生理横截面积产生的最大主动力。该值通常以牛顿每平方米（N/m^2）或磅每平方英寸（Ib/in^2）作为单位表示。人体肌肉的比力很难估计，但研究表明，其值为 15~60 N/cm^2，通常为 30~45 N/cm^2 之间（43~65 Ib/in^2）。这种巨大的变化范围可能反映了测量一个人的真实生理横截面积，以及人和肌肉中纤维类型组成的差异的技术难度。一般来说，具有较高比例快肌纤维的肌肉比具有较高比例慢肌纤维的肌肉具有略高的比力。

健康肌肉产生的最大肌力与其横截面积有一定的相关性，这是一个简单但信息量很大的概念。举个例子，一个健康、发育良好的人的股四头肌，生理横截面积为 180 cm^2。在本例中，假设比力为 30 N/cm^2，则最大肌力预计为 5400 N（180 cm^2 × 30 N/cm^2），或约为 1214 Ib。相比之下，小得多的手部的拇收肌，具有与股四头肌相似的比力等级。由于平均大小的拇收肌的生理横截面积只有约 2.5 cm^2，因此这种肌肉只能产生约 75 N（17 Ib）的收缩力。

上述两种肌肉在最大潜在力量具有显著差异，这并不奇怪，因为它们的功能有很大的不同。通常情况下，股四头肌的使用很频繁，这种肌肉通常用来举起身体的大部分重量来对抗重力。股四头肌的结构显著影响通过肌腱传递的力的大小，并最终影响从骨骼传递到整个膝盖的力。假设股四头肌的平均羽状角度约为 30°，预计通过肌腱和膝盖传递的最大力约为 4676 N（30° 余弦值 × 5400 N），即 1051 lb。尽管这种力的大小似乎不可信，但实际上是合理的。对于经常使用测量膝关节伸展强度测试设备的临床医生来说，用扭矩来表达这种力可能更有意义。假设股四头肌的膝伸肌力矩臂为 4 cm，最大膝伸肌力矩的最佳估计值约为 187 Nm（0.04 m × 4676 N），这个值在文献报道的成年健康男性的范围内。

肌肉和肌腱：肌力的产生

被动长度 - 张力曲线

在神经系统的刺激下，肌节内的可收缩（主动）蛋白引起整个肌肉的收缩或缩短。这些蛋白，尤其是肌动蛋白和肌球蛋白，在生理上由结构蛋白和其他非收缩性细胞外结缔组织网络支持，即肌外膜、肌束膜和肌内膜。由于功能而非解剖学目的，这些不可收缩组织被描述为肌肉的平行和连续弹性成分（图 3-4）。连续弹性成分是与主动蛋白串联连接（即首尾相连）的组织。这些组织的例子是肌腱和大的结构蛋白，如肌联蛋白。相反，平行的弹性成分是围绕或平行于主动蛋白的组织。这些不可收缩的组织包括细胞外结缔组织（如肌束膜）和一个围绕并支持肌肉纤维的其他结构蛋白家族。

通过伸直延长关节来拉伸整个肌肉会拉长平行和串联的弹性组件，从而在肌肉内产生弹簧样阻力或刚度。因为不依赖于主动或自主收缩，这个阻力称为被动张力。平行和串联弹性元件的概念是对解剖学的简单描述；然而，对解释拉伸肌肉产生的阻力水平有所帮助。

当平行和串联弹性元件在肌肉内拉伸时，会产生广义的被动长度 - 张力曲线（图 3-5）。这与拉伸橡皮筋得到的曲线相似。在接近指数数学函数的形状时，在放松的（松弛的）组织已经达到最初的紧张程度，即肌肉的临界长度时，肌肉中的被动成分开始产生被动张力。达到临界长度后，张力逐渐增加，直到肌肉达到非常高的硬度水平。在更高的张力下，组织最终会破裂，或者衰竭。

健康肌肉拉伸时的被动张力由非收缩性元素（如细胞外结缔组织、肌腱和结构蛋白）产生的弹性力引起。这些组织表现出不同的硬度特征。当肌肉只有轻微或适度拉伸时，结构蛋白（特别是肌联蛋白）在肌肉内贡献了大部分的被动张力。然而，当肌肉被更广泛地拉伸时，细胞外的结缔组织，特别是那些构成肌腱的结缔组织，贡献了大部分的被动张力。

简单的被动长度 - 张力曲线体现了肌肉肌腱单元整体发力能力的重要部分。这在肌纤维长度很长时尤为重要，此时产生力的主动蛋白（即肌动蛋白

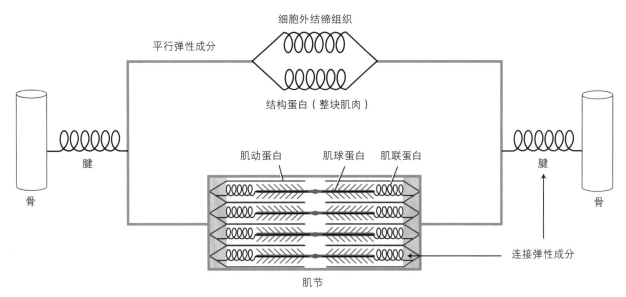

图 3-4　连接在两骨之间的整块肌肉的高度图解模型，该模型描述了肌肉的非收缩成分（如细胞外结缔组织和肌联蛋白）和收缩成分（如肌动蛋白和肌球蛋白）。该模型将非收缩成分（像螺旋弹簧一样）分为系列弹性成分或平行弹性成分。系列弹性成分（与收缩成分相连）是用肌腱和结构蛋白肌联蛋白予以说明的，系列弹性成分出现在肌节内。平行弹性成分（与收缩成分平行排列）是细胞外结缔组织（如肌束膜）及遍布肌肉的其他结构蛋白

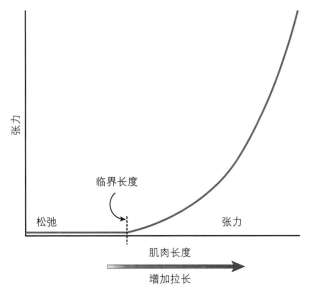

图 3-5　广义的被动长度 - 张力曲线。当肌肉被逐渐拉伸时，在肌肉的初始缩短长度内组织一直处于松弛状态，肌肉达到临界长度开始产生被动张力。当超过临界长度时，张力的增加表现为指数函数形式

和肌球蛋白）之间的重叠较少，肌纤维开始失去主动力产生能力。被动长度－张力曲线的斜率因肌肉的结构、支撑结缔组织的数量和类型有所不同。

被拉伸肌产生的被动张力有许多用途，例如移动或稳定关节以抵抗重力、身体接触或其他被激活的肌肉。举个例子，在快节奏步行的站姿阶段结束

时，在脚离地之前，小腿肌肉和跟腱被动拉伸产生的张力有助于肌肉力量通过脚传递到地面，从而有助于启动步行的推进阶段。尽管被拉伸肌肉内的被动张力通常有用，但是其功能效果因如下原因受到限制：①组织对快速变化的外力的机械反应延迟；②在组织能够产生有意义的被动张力之前必须进行明显的延长。

拉伸后的肌肉组织表现出弹性，因为它暂时储存了产生拉伸的小部分能量。这种储存的能量一旦释放，可以增强肌肉的整体力量潜能。拉伸的肌肉也表现出黏弹性（见第 1 章），因为其被动阻力（刚度）随着牵张速度的增加而增加。弹性和黏弹性性质是牵张锻炼的重要组成部分。

虽然与肌肉的全部肌力潜能相比，适度拉伸的肌肉储存的能量可能相对较小，但储存的能量可能有助于防止肌肉在最大拉伸过程中受损。因此，肌肉弹性可以作为一种缓冲机制，保护肌肉和肌腱的结构成分。

主动长度 - 张力曲线

本节描述肌肉产生主动力的方法。主动肌力是神经系统刺激肌纤维收缩产生的肌力。如图 3-4 所示，主动肌力和被动张力最终传递到构成关节的骨骼。

肌纤维由许多称为肌原纤维（myofibril）的

细丝组成（图 3-1）。肌原纤维含有肌纤维的收缩（主动）蛋白，具有独特的结构。每根肌原纤维直径为 1~2 μm，由许多肌丝组成。肌原纤维中最重要的两种肌丝是肌动蛋白和肌球蛋白。如前所述，肌肉收缩涉及这两种蛋白之间复杂的生理和机械相互作用。如显微镜下所见，这些细丝的规则组织产生肌原纤维的特征性带状外观（图 3-6）。肌原纤维的重复功能亚单位是肌节（图 3-7）。单个肌节内的暗带，也称为 A 带，对应于肌球蛋白粗丝。肌球蛋白还包含成对排列的肌球蛋白头突起（图 3-8）。亮带，也称为 I 带，含有肌动蛋白细丝（图 3-7）。在静息肌纤维中，肌动蛋白丝与肌球蛋白丝部分重叠。在电子显微镜下，肌节带显示出一个更复杂的图案，由一个 H 带、M 线和 Z 盘组成（定义见表 3-1）。肌动蛋白和肌球蛋白通过结构蛋白（如肌联蛋白）在肌节内排列，在收缩和拉伸过程中为肌纤维提供机械稳定性。肌原纤维通过结构蛋白和内膜最终与肌腱相连。这种精致的网状结构，形成于蛋白质和结缔组织之间，允许力在肌肉内纵向和横向传递。

如前所述，肌节是肌纤维内主动肌力的基本产生器。了解单个肌节中发生的收缩事件，为了解整个肌肉的收缩过程提供了基础。从一个肌节到另一个肌节的收缩过程非常相似，许多肌节的缩短会产生运动。描述肌节产生主动肌力的模型称为细丝滑动假说，由 Hugh-Huxley 和 Andrew-Huxley 独立提出（无关联）。在这个模型中，当肌动蛋白丝滑过肌球蛋白丝，将肌节内的 Z 盘拉到一起，使 H 带变窄产生主动肌力。这种作用导致肌动蛋白和肌球蛋白丝的逐渐重叠，每个肌节产生了缩短，尽管主动蛋白本身并没有实际缩短（图 3-9）。每一个肌

球蛋白头附着在相邻的肌动蛋白丝上，形成一个横桥。因此，每个肌节内产生的肌力大小取决于同时形成的横桥数量。横桥的数目越多，产生的肌力就越大。

肌动蛋白和肌球蛋白在肌节内的排列方式导致肌力的大小部分取决于肌纤维的瞬时长度。主动收缩或被动拉伸引起纤维长度变化，改变肌动蛋白和肌球蛋白之间的重叠程度，从而改变横桥的数量。肌节的主动长度 - 张力曲线如图 3-10 所示。肌纤维（或单个肌节）的理想静止长度是允许最大数量的横桥的长度，因此具有最大的潜在肌力。当肌节从静止的长度延长或缩短时，潜在的横桥的数量减少，因此即使在完全激活或努力的条件下，产生的主动肌力较小。所得到的主动长度 - 张力曲线用倒 U 形来描述，其峰值在理想静息长度处。

"长度 - 肌力关系"一词更适合于考虑本文中确立的术语（见第 1 章词汇表中的肌力和张力定义）。然而，由于短语长度 - 张力在生理学文献中被广泛接受，因此这里使用了短语长度 - 张力。

表 3-1　肌节内不同的区域

区　域	描　　述
A 带	由厚的肌球蛋白存在导致的暗带
I 带	由薄的肌动蛋白存在导致的亮带
H 带	肌动蛋白和肌球蛋白不重叠的区域
M 带	位于 H 带肌球蛋白细丝中部增厚区域
Z 带	两个连续肌节之间的区域，用于固定薄的肌动蛋白肌丝

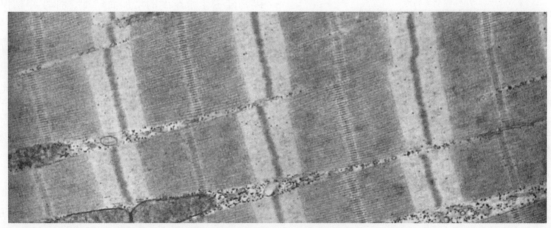

图 3-6　肌原纤维的电子显微照片显示了肌丝（肌动蛋白和肌球蛋白）以带状形式规则排列（引自 Fawcett DW: The cell, Philadelphia, 1981, Saunders.）

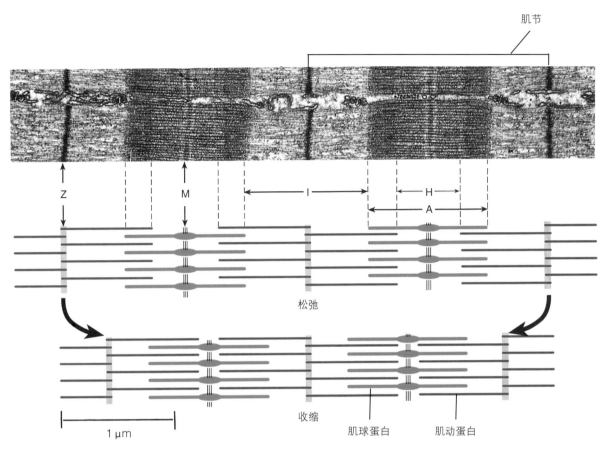

图 3-7　上方是肌原纤维内两个完整肌节的电子显微照片。下图显示处于松弛和收缩（受刺激）状态的肌原纤维，表明了粗肌丝（肌球蛋白）和细肌丝（肌动蛋白）的位置。肌原纤维由规则的条带组成，其细节图显示了 A 带、I 带、H 带、M 线和 Z 盘的位置。肌原纤维的松弛和收缩状态用图示说明了肌原纤维缩短过程中发生的变化（修改自 Standring S: *Gray's anatomy: the anatomical basis of clinical practice,* ed 41, New York, 2015, Churchill Livingstone. Photographs by Brenda Russell, Department of Physiology and Biophysics, University of Illinois at Chicago. Original art by Lesley Skeates.)

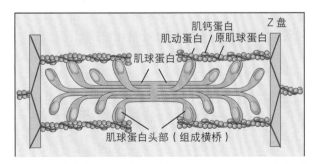

图 3-8　肌节的进一步细节显示了横桥结构，横桥由肌球蛋白头部及其与肌动蛋白丝的连接部位组成。注意：肌动蛋白丝也含有肌钙蛋白和原肌球蛋白。肌钙蛋白负责将肌动蛋白丝暴露于肌球蛋白头部，从而形成横桥（引自 Levy MN, Koeppen BM, Stanton BA: *Berne and Levy principles of physiology*, ed 4, St Louis, 2006, Mosby.)

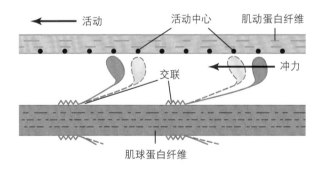

图 3-9　滑动肌丝作用表明肌球蛋白头部与肌动蛋白丝相连，随后又脱离肌动蛋白丝。此过程被称为横桥周期。收缩力产生于每个横桥周期的做功期间（引自 Hall JE: *Guyton & Hall textbook of medical physiology*, ed 13, Philadelphia, 2016, Saunders.)

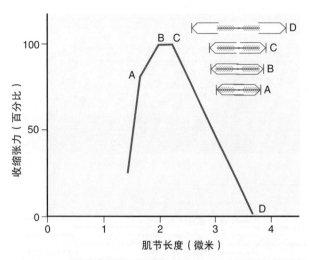

图 3-10 四种指定肌节长度的肌节主动长度 - 张力曲线（右上方，A~D）。肌动蛋白丝（A）相互重叠，因此横桥数量减少。在 B 和 C 中，肌动蛋白和肌球蛋白丝处于一定位置，从而产生最理想的横桥数量。在 D 中，肌动蛋白丝处于肌球蛋白头部可达到的范围以外，因此没有形成横桥（引自 Hall JE: *Guyton & Hall textbook of medical physiology*, ed 12, Philadelphia, 2010, Saunders.）

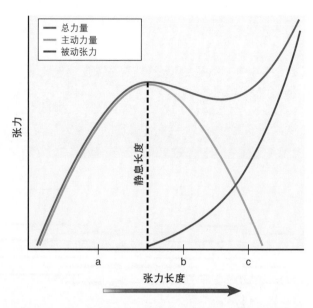

图 3-11 典型肌肉的总长度 - 张力曲线。当肌纤维处于缩短长度（a）时，所有产生的力都是主动肌力。当肌纤维被拉伸超过其静息长度（b）时，被动张力开始对合力产生作用。在 c 中，肌肉被进一步拉伸，被动张力占到了合力的大部分

主动肌力和被动张力之和：总体长度 - 张力曲线

主动长度 - 张力曲线与被动长度 - 张力曲线相结合，得到肌肉的总体长度 - 张力曲线。主动肌力和被动张力的结合可使肌肉在很大的长度范围内产生较大范围的肌力。图 3-11 显示肌肉的总长度张力曲线。在较短的长度（a），低于主动静息长度和低于产生被动张力的长度时，主动肌力决定了肌肉发力的能力。当肌肉被拉长（拉伸）到其静止长度时，发力能力继续上升。当肌纤维被拉伸超过其静息长度（b）时，被动张力开始对总体肌力作出贡献，抵消了主动肌力的减少，有效地使总长度 - 张力曲线的这一部分变平。被动长度 - 张力曲线的这一特征允许肌肉保持高水平的肌力，即使此时肌肉已被拉伸到主动肌力被抵消。随着肌纤维的进一步拉伸（c），被动张力控制曲线，使结缔组织处于接近最大应力状态。当涉及多个关节的肌肉被牵拉时，高水平的被动张力最为明显。例如，当手腕主动地完全背伸时，手指被动地轻微弯曲，这是因为手指屈肌在穿过手腕前部时受到拉伸。被动张力的大小部分取决于肌肉的自然硬度。因此，在不同结构和功能的肌肉之间，肌肉总体长度 - 张力曲线的形状可以有很大的不同。

等长肌力：内扭矩 - 关节角曲线的发展

如第 1 章所定义，肌肉等长运动产生肌力不会在其长度上发生显著变化。当被激活肌肉穿过的关节受到运动限制时，这种情况自然发生等长收缩。约束通常是由对抗性肌肉或外部来源产生的力引起。等距产生的力为关节和全身提供必要的稳定性。给定肌肉等距产生的力的振幅反映了依赖于长度的主动肌力和被动张力的总和。肌肉的最大等长肌力通常被用作肌肉峰值肌力的一般指标，可以提示受伤后神经肌肉的恢复及运动员是否准备好恢复到一定的运动活动水平。在临床中，无法直接测量最大激活肌肉的长度或肌力。然而，肌肉的内部扭矩产生可以在几个关节角度上等距测量。图 3-12 显示了两个肌肉组在等距最大作用力条件下的内部扭矩与关节角度曲线（所谓的"扭矩 - 角度曲线"）（扭矩 - 角度曲线是与肌肉群的总长度 - 张力曲线类似的旋转曲线）。肌肉群等距产生的内部扭矩可以通过要求个体对已知外部扭矩产生最大努力收缩来确定。如第 4 章所述，外部扭矩可以通过在距离关节旋转轴已知距离处使用外部力传感装置（测功机）来确定。由于测量是在等距激活期间进行的，因此假定内部扭矩值等于外部扭矩值。

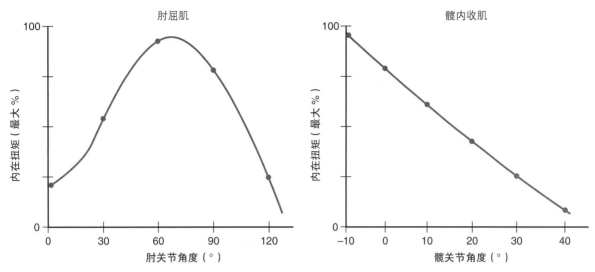

图 3-12 两组肌群在等长、最大作用力下内在扭矩与关节角度的关系曲线。每组肌群的曲线形状都不同。肘关节屈肌的内在力矩在肘关节屈曲 75° 时最大。髋关节外展肌的内在力扭矩在髋关节于冠状面内内收 10° 时最大

当测试人员提供并进行最大肌力实验，大多数健康的成年人可以达到或接近最大程度的肌肉激活。然而，对于病理条件或创伤影响其神经肌肉系统的人来说，接近最大程度的肌肉激活并不总是能达到。

每组肌群都有自己独特的最大力矩 - 角度曲线（比较图 3-12A 和图 3-12B)。每种曲线的形状可以提供决定相应肌群力矩的生理和机械因素的重要信息。图 3-13 中展示出下述两个因素。第一，肌肉长度随着关节角度的变化而变化。以肱二头肌为例，肱二头肌在肘关节伸直时的长度比屈曲时要长。如前所述，无论在主动还是被动活动时，肌肉的力量输出强度取决于于肌肉长度。第二，关节角度的变化也改变了肌肉的力臂，或者说是杠杆的长度。对于给定的肌肉力量，逐渐增大的力臂产生更大的力矩。由于随着关节的转动，肌肉长度和力臂都同时发生改变，所以在确定力矩 - 角度曲线的最终形状时，往往不能明确以上哪个因素更重要。任何生理或机械因素发生变化，都可以改变肌肉内在力矩相应的临床表现。表 3-3 中列出了几个临床相关的例子。

肌群力矩 - 角度曲线的形状与对相应肌肉和关节的功能要求有关。因此，每组肌群都有自己独特的等长力矩 - 角度曲线。以肘关节屈肌为例，在肘关节活动范围的中点处产生最大的内在力矩，在完全伸直或屈曲时最小(如图 3-12A 所示)。无独有偶，肘关节在与地面垂直的平面内活动时，重力作用于

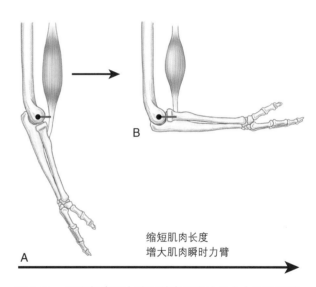

图 3-13 肌肉长度和力臂对特定肌肉的最大力矩的影响。A. 肌肉长度接近最大，同时肌肉力臂（棕色直线）长度接近最短；B. 肌肉长度缩短，肌肉力臂长度相应增大

前臂和手持物体产生的外力矩，在肘关节活动范围的中点处最大，在肘关节活动范围的极限处最小。

当测试人员提供并进行最大肌力实验，大多数健康的成年人可以达到或接近最大程度的肌肉激活。然而，对于病理条件或创伤影响其神经肌肉系统的人来说，接近最大程度的肌肉激活并不总是能达到。

每组肌群都有自己独特的最大扭矩角曲线（比较图 3-12A 和图 3-12B)。每种曲线的形状可以提供决定相应肌群扭矩的生理和机械因素的重要信息。图 3-13 中展示出下述两个因素。第一，肌肉

特别关注 3-2

肌肉蛋白：肌肉生理学家不断扩展的研究领域

到目前为止，本章主要关注肌节中的主动蛋白，即肌动蛋白和肌球蛋白。然而，对这一领域更深入的研究揭示了一幅更为复杂的图景。例如，肌球蛋白被进一步分为具有不同功能的重链和轻链蛋白。轻链肌球蛋白似乎在肌纤维收缩过程中具有更多的调控作用，这一作用类似于原肌球蛋白和肌钙蛋白。

此外，还有其他一些蛋白质在肌节内或之间起着重要的结构支持作用。近几十年来，人们已经认识到这些非收缩蛋白的重要性。表 3-2 中展示的信息主要是作为背景资料，总结了该领域研究较多的肌肉蛋白及其最可能具有的功能。感兴趣的读者可以进一步参考对该领域研究更为详细的资料来源。

表 3-2　部分肌肉蛋白功能概述

蛋　白	功　能
主动：收缩性蛋白	
肌球蛋白重链（myosin heavy chain，若干亚型）	启动和触发肌肉收缩——与肌动蛋白结合产生收缩力
肌动蛋白（actin）	与肌球蛋白结合，传递力量，缩短肌节
主动：其他调控蛋白	
原肌球蛋白（tropomyosin）	调节肌动蛋白与肌球蛋白的相互作用；稳定肌动蛋白丝
肌钙蛋白（troponin，若干亚型）	影响原肌球蛋白的位置；与钙离子结合
肌球蛋白轻链（myosin light chain，可分为快肌或慢肌纤维轻链的若干亚型）	影响肌节的收缩速度；调节横桥循环动力学
结构支持蛋白	
伴肌动蛋白（nebulin）	将肌动蛋白固定在 Z 盘上
肌联蛋白（titin）	在被拉伸并激活的肌节内产生被动张力；起分子"弹簧"的作用
肌间线蛋白（desmin）	有助于稳定相邻肌节的纵向和横向排列
波形蛋白（vimentin）	有助于保持 Z 盘周期性出现
骨架蛋白（skelemin）	有助于稳定 M 线的位置
抗肌萎缩蛋白（dystrophin）	为肌纤维的细胞骨架和肌纤维膜提供结构稳定性
整合素（integrins）	稳定肌纤维的细胞骨架

引用并改编自 Caiozzo VJ：The muscular system：structural and functional plasticity. In Farrell PA, Joyner MJ, Caiozzo VJ, editors：*ACSM's advanced exercise physiology*, ed 2, Baltimore, 2012, Lippincott Williams & Wilkins.

长度随着关节角度的变化而变化。以肱二头肌为例，肱二头肌在肘关节伸直时的长度比屈曲时要长。如前所述，无论在主动还是被动活动时，肌肉的力量输出高度取决于于肌肉长度。第二，关节角度的变化也改变了肌肉的力臂，或者说是杠杆的长度。对于给定的肌肉力量，逐渐增大的力臂产生更大的扭矩。由于随着关节的转动，肌肉长度和力臂都同时发生改变，所以在确定扭矩角度曲线的最终形状时，往往不能明确以上哪个因素更重要。生理或机械因素二者任何一种变量发生变化，都可以改变肌肉内生扭矩相应的临床表现。表 3-3 中列出了几个临床相关的例子。

肌群扭矩角曲线的形状与相应肌肉和关节的功能要求有关。因此，每组肌群都有自己独特的等长扭转角曲线。例如，以肘关节屈肌为例，在肘关节在活动范围的中点处产生最大的内生扭矩，在完全伸直或屈曲时最小（如图 3-12A 所示）。无独有偶，在与地面垂直的活动范围内，重力作用于前臂和手持物体所产生的外部扭矩，在肘关节活动范围的中点处最大，在肘关节活动范围的极端最小。

髋关节外展肌的内在力矩在关节接近中立位时最大（外展 0°）（如图 3-12B 示）。这与人体在单肢行走时，髋关节外展肌维持髋关节在冠状面稳定所需的关节角度近似一致。髋关节最大外展位不

特别关注 3-3

测量一个人最大随意肌激活程度的方法

在临床常规力量测试情况下，即使对一个健康状况良好的人施加最大程度的力，也很难明确其是否在最大程度上激活了特定的肌肉。当随意肌试图进行最大程度收缩时，可以通过对运动神经或直接对肌肉表面的皮肤施加短暂电刺激来评估随意肌最大自主激活程度。电刺激条件下监测到的任何即刻产生并增强的收缩力，都表明并非所有的肌纤维在最初都被同时激活。这种监测方式被称为内插电刺激技术。随意肌的激活程度通常表示为肌肉最大激活潜能的百分比（即神经驱动）。

大多数年轻健康成年人的肘关节屈肌、膝关节伸肌和踝关节背伸肌的等长收缩最大激活程度均能够达到 90%~100%，尽管这些值在个体间及不同测试中有很大差异。随意肌的最大自主激活平均水平也会因肌肉的不同而不同。肌肉在创伤或疾病条件下，如前交叉韧带损伤后或慢性髌股关节疼痛条件下的股四头肌，以及哮喘患者的膈，其最大自主激活水平均显著降低。研究表明，多发性硬化症患者的背阔肌最大自主激活率仅为 86%，而健康对照组的最大自主激活率为 96%。

表 3-3	临床实践中机械或生理因素变化对内在力矩产生的影响举例		
改变的变量	临床举例	对内在力矩的影响	可能的临床结果
机械性因素：增加内在力臂	股骨大转子移位增加髋部外展肌的内侧力臂	产生一定大小髋关节外展力矩所需的肌肉力量减少	髋关节外展力降低可以减少髋关节失稳或发生疼痛过程中产生的力，这是一种"保护"关节免受外力伤害的方法
机械性因素：减少内在力臂	髌骨严重骨折后行髌骨切除术	股四头肌产生一定大小的膝关节伸直力矩所需的力量增加	膝关节伸直所需的力量增加可能会加剧膝关节表面的磨损
生理性因素：肌肉活动减少	腓神经深部损伤	背部屈肌力量减少	降低稳定行走的能力
生理性因素：神经激活作用下，肌肉长度明显缩短	桡神经受损，腕部伸肌麻痹	腕部伸肌力量下降，导致抓握时指屈肌屈曲腕关节	手指屈肌过度收缩（缩短）导致抓握无力

需要很大的外展力矩。如图 3-12B 所示，随着髋关节外展角度的增加，相应的最大力矩发生线性降低，表明髋关节外展肌的力矩‐角度曲线主要取决于肌肉长度。然而，无论哪组肌群，高强度的整体肌力（基于肌肉长度）和强杠杆作用的结合（基于力臂长度）将会产生最大的相对内在力矩。

综上所述，关节在起始活动时所处的不同角度，其等长收缩力矩也表现出不同大小。因此，临床上测量等长收缩力矩时考虑到关节角度是很重要的，这样才能保证治疗前后进行有效的比较。测量不同关节角度所对应的等距强度能够反映出肌肉强度的范围。这些信息可能需要用来明确一个人是否适合在某种工作场所执行某项特定的工作任务，特别是当该任务需要关节在某一活动角度产生的临界内在力矩时。

肌肉作为骨骼的运动装置：肌力调节

前面的内容探讨了肌肉在等长激活时如何稳定骨骼系统；接下来将探讨肌肉在其长度发生动态变化时，其肌力发生何种动态的调整，这对于骨骼系统在活动时的高度可控性十分必要。

经向心或离心激活调整力量大小：肌肉力量‐速度的关系

如第 1 章所述，神经系统通过向心、离心或等长激活来刺激肌肉产生肌力或抵抗外界力量。在向心激活过程中，肌肉缩短（收缩）。当内在力矩（肌肉）超过外力矩（负荷）时，就会发生这种情况。在离心激活过程中，外力矩超过内在力矩；肌肉受神经系统驱动而触发收缩，其伸长则由其受到的外力或拮抗肌的作用而调控。在等长激活过程中，由于内外力矩相等，肌肉的长度几乎保持不变。

　　向心或离心激活时，肌肉的最大输出力和收缩（或伸长）速度之间存在着一种非常特殊的关系。例如，在向心激活过程中，当负荷可以忽略时，肌肉以最大速度收缩（图 3-14）。随着负荷的增加，肌肉的最大收缩速度减小。在此过程中的某一点，一个非常大的负荷导致肌肉收缩速度为 0（即等长收缩状态）。离心激活不同于向心激活。在离心激活的情况下，几乎不超过等长收缩力量的机械负荷会导致肌肉缓慢伸长。当施加较大的载荷时，肌肉伸长的速度也增加。当超过肌肉所能承受的最大负荷时，肌肉就会不受控制地伸长。

肌力 - 速度曲线

　　肌肉长度变化的速度与其最大输出力之间的关系通常用图 3-15 所示的肌力 - 速度曲线来表示。该曲线以肌力大小为垂直轴，以肌肉缩短和延长的速度为水平轴，表示肌肉向心、等长和离心激活的过程。肌力 - 速度曲线能够反映肌肉生理学的几个

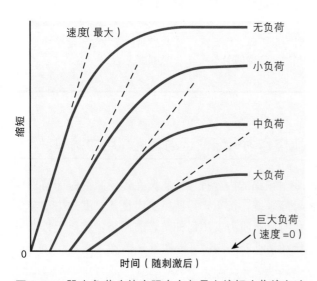

图 3-14　肌肉负荷（外在阻力）与最大缩短（收缩）速度的关系（速度等于虚线的斜率）。在没有外力的作用下，肌肉可以高速收缩。随着肌肉负荷的逐渐增加，其最大缩短速度逐渐减小。最终，在非常大的临界负荷下，肌肉无法收缩，速度为 0（数据来自于 McComas AJ: *Skeletal muscle: form and function*, Champaign, III, 1996, Human Kinetics.）

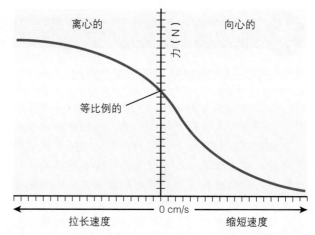

图 3-15　理论上肌肉最大程度激活过程中，肌力与肌肉缩短或伸长速度之间的关系。肌肉向心（肌肉缩短）激活在右边表示，离心（肌肉延长）激活在左侧表示。等长激活在速度为 0 时发生

重要方面。在最大程度向心激活过程中，肌力与肌肉缩短的速度成反比。生理学家 A.V. 希尔于 1938 年在青蛙的骨骼肌中首次描述了这种关系，它与人类的骨骼肌相似。在较高的收缩速度下，产生的肌力下降，这主要是由于肌纤维内在横桥的附着及再附着速度的限制。在较高的收缩速度下，任何特定时间内横桥的数量都小于肌肉缓慢收缩时的数量。肌肉收缩速度为零时（即肌肉等长收缩），肌节内存在最大数量的横桥。因此，肌肉在等长收缩状态下产生的肌力比以任何速率缩短时的肌力都大。

　　离心激活状态下肌力 - 速度曲线的生理机制与肌肉向心激活状态下有很大的不同。在最大程度离心激活过程中，肌力在一定程度上与肌肉拉长的速度成正比。然而，对大多数人来说，相较于图 3-15 所示的理论曲线，肌肉在较低伸长速度状态下，实际曲线的斜率接近于 0。虽然原因还不完全清楚，但大多数人（特别是未经训练的人）不能最大程度地离心激活肌肉，特别是在高速运动时。这也可能是一种保护机制，以防止产生过大的力量导致肌肉损伤。

　　临床上肌力 - 速度的关系常以力矩 - 关节角速度的关系来表示。这类数据可以通过等速测力法得到（如第 4 章所示）。图 3-16 显示了健康男性膝关节屈伸过程中产生的峰值力矩，该过程中涵盖了一系列肌肉伸缩的速率。虽然这两组肌群产生不同大小的峰值力矩，但每组肌群都表现出相似的特征：最大力矩随着肌肉收缩速度的增加而减小（肌肉缩短），随着肌肉伸长速度的增加而增加（到某一点时）。

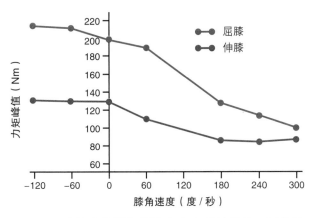

图 3-16　膝关节伸肌和屈肌产生力矩的峰值。正值速度表示向心激活，负值速度表示离心激活。数据来自于 64 位未经训练的健康男性（数据来自于 Horstmann T, Maschmann J, Mayer F, et al: The infl uence of age on isokinetic torque of the upper and lower leg musculature in sedentary men, *Int J Sports Med* 20:362, 1999. ）

图 3-15 和图 3-16 所示的肌力 - 速度曲线均可以反映出这样一个事实，即肌肉离心激活时产生的力比在等长激活或任一速度条件下向心激活时产生的力都大。虽然原因还不完全清楚，但肌肉离心激活状态下产生相对较大的肌力部分可能由于：①当每个横桥被拉开和分离时，横桥产生的平均作用力更大；②横桥再附着阶段更快地发生；③肌肉具有连续及可平行拉伸的弹性成分，表现出黏弹性特性，产生对抗拉伸作用的阻力。最后一个因素的间接证据是常见的迟发性肌肉酸痛现象，这在基于肌肉离心激活的剧烈运动后尤为常见，尤其多见于未经相关运动训练的人。这种典型酸痛的原因部分是由于肌肉强力（快速）的拉伸导致的应力性损伤，包括对肌纤维、肌节的细胞骨架和细胞外结缔组织造成的损伤。

离心激活状态下肌纤维的运动功能对运动过程中新陈代谢和神经反射的有效完成极为重要。当拉伸时，离心激活的肌肉储存能量；只有当拉伸的肌肉收缩时，能量才会释放出来。此外，相同工作载荷作用下，离心激活状态下的肌肉相较于向心激活状态下的肌肉，其单位作用力下肌电图振幅和耗氧量的比值更小。造成这种现象的机制与上一段所提到的三种因素密切相关，这三种因素解释了为什么肌肉离心激活比非离心激活产生更大的肌力。肌肉离心激活状态下代谢需求和肌电活性较低的部分原因是肌肉离心激活时所需的活性肌纤维略少。

功率与做功：肌力 - 速度关系的其他相关概念

肌肉的最大势能与其缩短速度之间的反比关系与力量的概念有关。功率或工作速率，可以表示为力和收缩速度的乘积。因此，肌肉收缩的功率与图 3-15 所示曲线右侧下方的面积有关。肌肉恒定功率的输出可以通过增加负荷（阻力），同时按比例减少收缩速度来维持；反之亦然。这在概念上非常类似于骑自行车时的换挡。

载荷作用下向心激活的肌肉，对载荷做的是正功。然而，过度载荷作用下向心激活的肌肉对载荷做负功。在后一种情况下，肌肉储存由负荷提供的能量。因此，当肌肉收缩时，肌肉既可以作为对抗负荷的活动加速器（即通过向心激活），也可以在负荷作用下肌肉延长时作为"刹车"或减速装置（即通过离心激活）。例如，当一个人爬楼梯或称重身体的重量时，股四头肌发生向心激活，做正功。然而，在离心激活过程中，这些肌肉以一种可控的方式拖动身体向下移位时，就会产生负功。

神经系统激活肌肉

到目前为止，本章已经研究了肌力产生的几个重要机制。然而需要强调的是，肌肉收缩是由神经系统产生的脉冲激发的，特别是由细胞胞体位于脊髓前角的 α 运动神经元激发。每个运动神经元都有一个轴突从脊髓延伸出来，并与整个肌肉中的多个肌纤维相连。单个运动神经元及其支配的整个肌纤维家族被称为运动单位（图 3-17）。α 运动神经

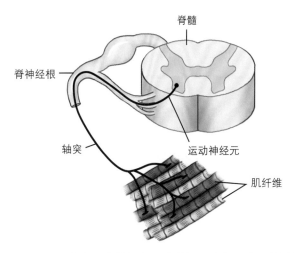

图 3-17　基本运动单位由运动神经元和它所支配的肌纤维组成

特别关注 3-4

长度 - 张力曲线和肌力 - 速度曲线的关系

　　虽然肌肉的长度 - 张力及肌力 - 速度关系是分开描述的，但实际上两者经常同时发生作用。在任何给定的时间点，激活的肌肉都以特定的长度和收缩速度发挥作用，包括等长收缩。因此，绘制一幅三维关系图来表示肌力、肌肉长度和收缩速度之间的关系很有意义（如图 3-18 所示）。然而，图中不

包括肌肉被动拉伸时三者的关系。如图所示，肌纤维处在较短长度时高速收缩，即便达到最大程度，也只能产生相对较小的肌力。相反，肌肉处在较长的长度（例如接近其最佳肌肉长度时），并以较低（接近等长收缩时）速度收缩，理论上会产生较大的肌力。

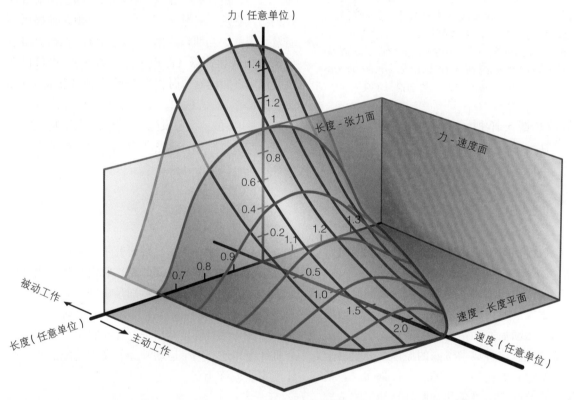

图 3-18　肌力、肌肉长度和肌肉收缩速度之间关系的三维示意图。正功率与肌纤维向心激活相关；负功率与肌纤维离心激活相关。功率可以表示为肌力乘以肌肉收缩速度（数据来自于 Winter DA: *Biomechanics and motor control of human movement*, ed 2, New York, 1990, John Wiley & Sons.）

元可由多种来源的神经冲动所激发，包括皮质下行神经元、脊髓间神经元和其他传入（感觉）神经元。每种来源的神经冲动都可以激活一个 α 运动神经元，该过程首先激活一个特定的运动神经元，然后以更高的速率序贯激活该运动神经元——这个过程被称为频率编码。频率编码的过程提供了一种既平稳，又精确可控的机制来增加肌肉力量。募集和频率编码是神经系统用来激活运动神经元的两种主要方式。运动神经元在肌肉中空间分布的差异性，以

及运动神经元激活方式的不同，使得运动神经元既可产生仅涉及少数运动单位的微小肌力，也可产生涉及肌肉中大多数运动单位的巨大肌力。因为运动单位分布在整个肌肉上，激活状态下的肌纤维产生的肌力在整个肌肉上传递并叠加，然后传递到肌腱和关节。

运动神经元募集

　　运动神经元募集是指特异性运动神经元的起

特别关注 3-5

理解骨骼肌"神经支配"这一术语的复杂性

肌肉在中枢神经系统的传出信号刺激下收缩。一旦受到刺激，肌肉就会通过两种基本机制中的一种产生肌力，即产生肌肉收缩或拮抗被动拉伸。产生的肌力通过传入或感觉神经元连续的反馈信息得以调控，进而协调运动的程度、时间和精度。

本节重点是强调这一概念，即高质量的主动运动既依赖于运动神经，也依赖于感觉神经。当肌肉产生运动时，中枢神经系统反馈性地接收来自众多位置的传入脉冲。这些传入冲动可以从眼睛、耳半规管及位于激活肌肉和相邻皮肤及关节周围结缔组织中的机械感受器所发出。感觉系统发生病理性损害的患者其运动质量明显下降，更能体现出运动过程中感觉神经反馈性调控的重要性。在健康状态下，

支配肌肉的神经信号既包括传入也包括传出神经的冲动信号，这些信号传入或传出中枢神经系统，涵盖外周和中枢多个位置的反馈信息。

表 3-4 列出了骨骼肌感觉接受器的几种分类方法。大多数受体向神经系统发出信号，反映肌肉及其肌腱张力的变化。神经系统通过调控协同肌或拮抗肌中运动单位的相对兴奋性作出相应反应。此外，肌肉感受器通过感知机械应力和局部代谢环境的变化，从而指导心血管输出量的变化及运动神经元群的兴奋性。此表所包含的信息可能有助于理解复杂的感觉接受器及其传入神经的命名系统，有助于对相关领域进行其他的研究和解读。

表 3-4　骨骼肌中特定感觉接受器的命名及基本情况总结

组别[*]	感觉接受器	功　能	受体初级刺激	注　解
Ⅰa	肌梭（初级）	增加协同肌的兴奋性；降低拮抗肌的兴奋性	肌肉拉伸速度	主要影响腱反射
Ⅰb	高尔基腱器（GTO）	减少协同肌的兴奋性；增加拮抗肌的兴奋性	肌肉肌腱的张力	受到多种作用力的刺激
Ⅱ	肌梭（次级）	增加协同肌的兴奋性；降低拮抗肌的兴奋性	肌肉拉伸	除舌外，几乎所有肌肉都有
Ⅲ	机械性刺激感受器	增加心血管输出和肺通气量；抑制中枢神经运动神经元兴奋	肌内压力的变化	影响运动过程中运动神经元群的兴奋
Ⅳ	代谢感受器	同上	肌肉新陈代谢的变化	同上

[*] 罗马数字表示与特定受体相关神经纤维的分类。根据相应神经纤维直径和传导速度对各组进行排序（第Ⅰ组直径最大，传导速度最快）

始激活，并引起相应肌纤维的激活。神经系统通过改变运动神经元细胞膜上的电压电位来募集运动单位。该过程是传入到神经元中具有竞争关系的抑制性和兴奋性神经冲动的净总和。在一个临界电压下，离子在细胞膜上流动并产生一个电信号，称为动作电位。动作电位沿运动神经元轴突向下传播至神经肌肉接点处的运动终板。一旦肌纤维被激活，就会发生肌肉收缩（也称为抽搐），并产生较小的肌力。通过进一步募集更多的运动神经元，进而激活更多肌纤维，整个肌肉相应产

生较大肌力。

与同一个运动单位相关联的肌纤维通常具有相似的收缩特征，并分布在肌肉的同一区域内。每一块完整的肌肉可能包含几百个运动单位，同时，同一个运动单位内的每一条轴突也可能支配 5~2000 个肌纤维。需要精细控制并产生相对较小肌力的肌肉，如控制眼睛或手指运动的肌肉，通常与较小体积的运动单位相关联。通常，这些运动单位的每个轴突只支配少量肌纤维（即神经支配率低）。相反，控制粗大且需要较大肌力运动的肌纤维，通常与较

大体积的运动单位相关联。这些运动单位的每个轴突通常支配数量相对较多的肌纤维（即具有较高的神经支配率）。任何给定的一整块肌肉，无论其功能如何，都同时与具有多种神经支配比率的运动单位相关联。

神经系统对运动神经元的激活顺序与其大小有关。较小的神经元先于较大的运动神经元被激活（图3-19）。这一原理被称为亨内曼尺寸定理，由埃尔伍德·亨内曼于20世纪50年代末首先进行了实验验证和推理。尺寸大小定理在很大程度上决定了各个运动神经元的有序激活，其激活顺序由其自身尺寸大小决定，这使得运动神经元可以平稳并可控地逐级激活。

小运动神经元支配下的肌纤维产生的收缩反应有较长的持续时间（"慢收缩"）和较小的振幅。鉴于这些肌纤维具有较慢的收缩特性，相应支配这些肌纤维的运动单位被归类为S型（慢速运动单位）。这些肌纤维也被称为SO纤维，其具有缓慢收缩和通过有氧氧化过程获取能量的组织化学特性。慢肌纤维与慢速（S）运动单位具有相对耐疲劳特性（即在持续的激活过程中几乎没有肌力的损失）。因此，诸如比目鱼肌这类肌肉具有相对较大比例的SO纤维，以便于其对足部支撑下不断摇摆的身体姿势进行连续且小幅度的调节。比目鱼肌等慢肌纤维作为"姿势性肌肉"，能够在长时间内保持低水平的肌力。

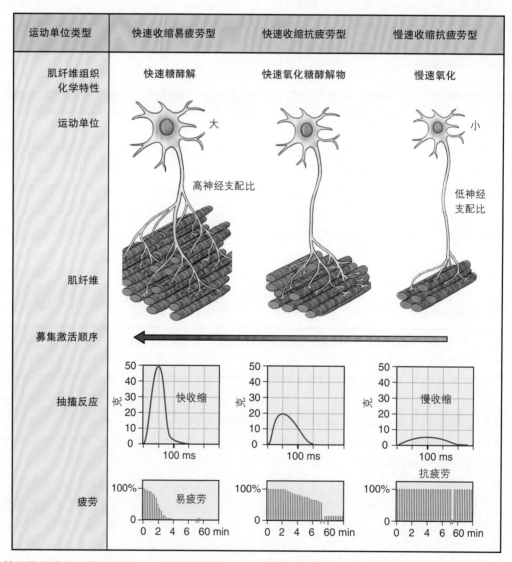

图3-19 基于肌纤维组织化学特性、大小和收缩特性对运动单位进行分类。图中统一展示出三种类型运动单位之间收缩和形态学特征的差异性。需要注意的是，运动单位的任一特性在给定的同一肌肉内或不同肌肉间也可能有相当大的差异性

相比之下，较大运动神经元支配的肌纤维产生的收缩反应具有相对较短的持续时间（"快收缩"）和更大的振幅。支配这类肌纤维的运动单位被称为 FF 型（快速且容易疲劳）。相对应的肌纤维被称为 FG 型，其具有能够快速收缩及通过糖酵解获取能量的组织化学特性。这类肌纤维易疲劳。当需要较大肌力时，SO 运动单位先于 FF 运动单位被募集并激活。

图 3-19 所示的各种类型运动单位使骨骼肌的各种生理反应统一为一个整体。运动早期较小的（慢型）运动单位首先得到激活，进而产生相对较小但持续较长时间的肌力。慢肌纤维的收缩特性便于其对精细且强度要求较低的动作进行调控。较大的运动单位在较小运动单位之后得到激活，在较短的时间内持续产生较大肌力。通过这种调控作用，神经系统通过激活慢肌纤维，能够在较长时间内维持稳定的身体姿势，在需要时也可激活快肌纤维从而产生较大但持续时间短的爆发性肌力，以做出强有力的动作。

神经频率编码

某个特定运动神经元激活后，产生序贯动作电位和放电频率，从而调控相应肌纤维产生肌力。这个过程称为神经频率编码。虽然骨骼肌中单个动作电位只持续几毫秒（ms），但在慢肌收缩过程中，产生的肌肉收缩（孤立收缩）可长达 130～300 ms。单一运动单位首次激活时，能够以每秒约 10 个动作电位（或 10 Hz）的速度放电（神经脉冲发放）[动作电位的平均放电速率用频率表示（Hz），或其倒数，即脉冲间隔表示；10 Hz 相当于 100 ms 的脉冲间隔]。在肌肉强力收缩过程中，随着神经刺激的增加，神经元放电速率可能会增加到 50 Hz（20 ms 的脉冲间隔）。因为肌肉收缩持续时间通常长于动作电位发放的间隔时间，因此在肌肉收缩的最初阶段就可以产生大量动作电位。如果肌纤维在随后的动作电位刺激之前能够完全放松，那第二次肌纤维收缩产生的肌力大小与第一次肌纤维收缩产生的肌力大小相当（图 3-20A）。然而，如果下一个动作电位在前一个动作电位结束前到来，肌肉会发生收缩叠加，产生更大的肌力。此外，如果下一个动作电位更接近肌纤维初始收缩的峰值肌力，则叠加的肌力会更大。

连续重复的动作电位传导至肌纤维，新的动作电位在前一个动作电位刺激产生的肌肉收缩松弛之前再次激活肌纤维，产生一系列叠加的肌肉收缩，称为未融合的肌肉强直（图 3-20A）。随着肌肉收缩之间的时间间隔缩短，未融合强直的肌肉产生更大的肌力，直到肌肉收缩的连续波峰和波谷分别相融合，达到某一稳定的强肌力水平，称为融合的肌肉强直。融合肌强直代表了单个肌纤维能达到的最大肌力水平。因此，相同数量的运动单位在高速神经元放电速率刺激下比在低速率放电速率下能够产生更大的肌力。

单个肌纤维收缩和融合肌肉强直的力学机制已经在前文描述。然而，同样的现象也可以在健康人整个肌肉水平上得到验证（图 3-20B）。尽管与单个肌纤维相比，整个肌肉的收缩强度要大得多，但二者肌力（在本例中为力矩）与频率之间关系曲线的形状相似。有趣的是，这条关系曲线并不只适用于骨骼肌，最早于 19 世纪 70 年代，在青蛙心肌中也发现类似的关系曲线。激活运动单位的放电频率与产生的肌力之间的关系呈曲线形状，在低到中等放电频率刺激下肌力急剧上升，在高放电频率刺激下肌力保持稳定，即进入平台期（人类肌肉通常约为 50 Hz）。然而，该关系曲线的准确形状取决于每次收缩的持续时间。例如，产生较长时间肌肉收缩的慢速运动单位，其达到融合肌肉强直所需的放电频率低于快速运动单位。

运动单位募集激活和频率编码在肌力增强的过程中同时发生。具体哪一种生理反应起主导作用（募集激活或频率编码）由具体运动的特殊需求和性质而决定。例如，离心激活过程中运动单位募集不同于向心激活。离心激活过程中横桥产生的作用力更大。因此，离心激活产生相同大小的肌力所需募集运动单位的数量小于向心激活。也就是说，向心激活与离心激活产生相同的肌力，前者需要募集更多的运动单位。此外，频率编码在肌力快速产生的过程中尤其重要，特别是在等长激活的早期阶段。频率编码可以驱动运动单位连续并快速的发放动作电位（二次放电），进一步增强肌力。当运动单元在前一个动作电位放电后 20 ms 内放电时，就会发生二次放电，即频率大于或等于 50 Hz，这也是人类正常情况下运动单位放电频率的上限。无论肌力增强过程中涉及哪种生理机制，亨内曼大小原则均适用（即运动单位按照由小到大的募集次序依次激活）。

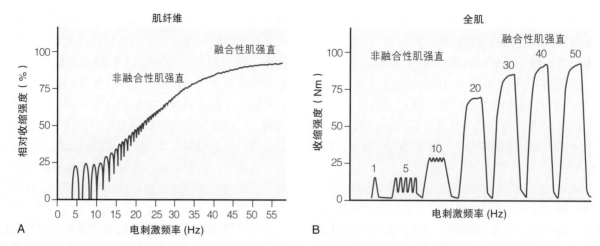

图 3-20　不同频率电刺激下记录单个肌纤维收缩强度的总和。图 A 显示单个肌纤维收缩的理论数据。图 B 显示 7 个不同频率的电刺激作用于 23 岁健康男性膝关节伸肌后，记录下的实际数据。值得注意的是，低频率电刺激（<5 Hz）作用下，在下一次肌纤维开始收缩前，上一次收缩已经结束。随着电刺激频率逐渐升高，肌纤维收缩及产生的肌力逐渐增高，直到形成融合性肌强直（图 A 引自 Hall JE: *Guyton & Hall textbook of medical physiology*, ed 13, Philadelphia, 2016, Saunders.）

 特别关注 3-6

亨内曼尺寸原则：有例外吗?

正如本章亨内曼大小原则所述，随着随意肌不断激活，运动单位以一种有序并可预测的方式，即由小到大募集运动单位。这一原理的确立是基于神经元的解剖结构。较小的运动单位具有较小的胞体和较短直径的轴突，因此，与较大运动单位相比，需要较少的兴奋性输入来产生动作电位。产生的动作电位随后沿着轴突向远处传导，以启动或调控肌肉收缩。

在临床应用中，不排除可能会出现违背上述逻辑的情况。例如，当使用肌肉电刺激法进行治疗时，刺激的位点在覆盖肌腹的皮肤上。这个过程并不需要患者自身发放电刺激。相反，动作电位是由外部刺激诱导产生并沿轴突传导，刺激位点距离胞体较远，距离神经肌肉连接点较近。有趣的是，在电刺激之后，较大直径轴突先于小直径轴突激活。这虽然看起来似乎与亨内曼大小原则相违背，但事实并非如此。亨内曼大小原则是基于自身产生的电刺激信号，通常是运动神经元的胞体或树突受到来自中枢神经系统内的其他突触的刺激。通过外部施加电刺激来驱动肌肉收缩具有一定的临床实践意义。例如，临床医生可以主动刺激脊髓损伤导致瘫痪的肌肉，从而有助于减少肌肉萎缩和维持骨密度。

运动单位募集激活和频率编码在肌力增强的过程中同时发生。具体哪一种生理反应起主导作用（募集激活或频率编码）由具体运动的特殊需求和性质而决定。例如，离心激活过程中运动单位的募集不同于向心激活。离心激活过程中横桥产生的作用力更大。因此，离心激活产生相同大小的肌力所需募集运动单位的数量小于向心激活。也就是说，离心激活与向心激活产生相同的肌力，前者需要募集更多的运动单位。此外，频率编码在肌力快速产生的过程中尤为重要，特别是在等长激活的早期阶段。频率编码可以驱动运动单位连续并快速的发放动作电位（二次放电），进一步增强肌力。当运动单元在前一个动作电位放电后 20 ms 内再次放电时，就会发生二次放电，即频率大于或等于 50 Hz，这也是人类正常情况下运动单位放电频率的上限。无论肌力增强过程中涉及哪种生理机制，亨内曼大小原则均适用（即运动单位按照由小到大的募集次序依次激活）。

肌电图简介

肌电图（electromyography，EMG）是一门记录并解释骨骼肌激活所产生的电活动的学科。肌电图是运动机能学领域最重要的研究工具之一。通过细致而熟练的分析，临床医师和研究人员可以确定几个完整肌肉在简单或相对复杂的功能性动作时，表浅及深部运动的时间和幅度。既往半个世纪里，肌电图揭示了大量肌肉特定活动时的信息。尽管目前肌电图依然是记录肌肉活动的金标准，其他一些不常用技术亦可用来记录肌肉活动，例如肌机械图法 (mechanomyography) 和超声成像 (ultrasound imaging) 等。简言之，肌机械图法利用固定在肌肉上的电子电容麦克风记录激活的肌纤维产生的机械振动。超声成像则利用放置在激活肌肉区域体表的外部电极记录肌肉内部的形变或移位，通常用于间接探测并显示躯干深部肌肉的活动情况。超声成像技术可作为评估工具，用于判断特定锻炼提升力量的效果或对下腰痛患者躯干核心肌肉实施控制。

肌电图是一种特定神经肌肉病理情况或损伤(例如周围神经病变和肌萎缩侧索硬化症) 重要的诊断及治疗技术，本章集中分析该技术在骨骼肌肉系统运动机能学研究领域的应用。肌电图的这一作用将贯穿全文，用于判断某一肌肉的功能或者某个动作及任务中的协同作用。肌电图还可以用于解释或判断其他广泛的运动机能学或病理性运动现象、肌肉疲劳相关问题、动作学习、受损或不稳关节的保护、局部运动、人体工程学、运动及娱乐等。正因如此，读者需理解肌电图的基本技术、应用和缺陷。

肌电图的记录

运动神经元激活之后，电冲动沿神经轴传导到达运动终板，并沿肌纤维长轴向远端传递。沿每个肌纤维传导的电信号称之为动作电位 (motor unit action potential)。敏感电极可以测量激活的肌纤维内所有动作电位的电荷总量。该电荷通常称为肌电图原始信号或参考信号，可于肌肉产生实际肌力前检测到，称为电机械延迟 (electromechanical delay)。该延迟较短暂，一般持续 40~60 ms。肌电图原始信号可通过内置电极（电极线置于肌肉内部）或表面电极（电极线置于肌肉上方皮肤）加以感知。

通常，肌电图记录电极通过电缆直接连接到信号处理硬件。更多新的技术发展可使肌电图信号通过无线系统稳定地记录下来。无线系统可用于远距离监测记录被试或患者的肌肉活动、避免电缆干扰运动的自由进行。无线表面肌电图信号通过射频波传递到记录电脑，因此，比电缆电极更易受到干扰。

电极的选择需根据特殊情景及肌电图分析目

的。表面电极使用的频率更高，便于安置、无创，可以在肌肉表面更大的区域监测信号。使用表面电极需将两枚直径 4~8 mm 的电极放置在待测肌肉肌腹的两侧皮肤。另外一枚参考电极（地极）放置在身体某个下方无肌肉的皮肤处。为保证最大幅度地记录肌电图信号，电极需与肌纤维长轴平行放置，可以监测到距离 2 cm 电极之间的动作电位。

线性排列电极 (linear array electrodes) 是一种新近开发的表面感受器，可以覆盖肌肉表面更大的记录面积。本质上，这种电极是众多传统小表面电极按照特定行列顺序紧密排布的集合，可以同时记录多个肌电图信号。排列方式及大小略有不同，小电极排列一排 8 个小记录区域，大电极可包含多达 128 个多行列排布的微小记录区域。这种排列可以记录肌肉较大区域的众多动作电位。通过复杂的分析方法，来自多对排列分布电极的肌电图原始信号可以分解为单个波，用于解释单一运动单元的活动。单一运动单元的活动特性可以通过排列电极进行定量追踪，如运动单元募集、传导速度和放电速率。但是，尽管线性排列电极是研究单个运动单元的理想方式，其仅限于如肱二头肌这样的表浅肌肉。

细线电极 (fine wire electrodes) 直接插入肌肉内，可监测特定肌肉区域的活动、监测表面电极无法探及的深部肌肉，如肱肌、胫后肌和腹横肌。尽管细线电极的记录区域很小，该电极已可区分由一个或几个运动单元产生的单一动作电位。将细线电极插入人体肌肉需要相对较高的技巧，适当的培训可以保证其安全使用。

肌电图原始信号的电伏通常只有几毫伏，因而容易被其他电活动干扰，如电极或电缆的活动、邻近或远处肌肉活动及周围环境的电磁信号。几种策略可用于减小不必要的电干扰（通常称之为"噪点"），如使用双极或先前描述的地电极构型。这种方式可以减小两个电极产生的常见电干扰，该方法一般称之为"共态抑制"。

其他降低电干扰的方法包括充分的皮肤准备及监测环境适当的电屏蔽。电信号可以在电极处前置放大，这样可以减小电极电缆移动所造成的干扰，这在行走或奔跑等动态环境下监测肌电图尤为重要。肌电图信号滤波 (flitering) 可以通过限制所记录肌电图的频率范围减小特定的干扰电信号。带通滤波器 (band-pass filter) 由高通量滤波器（允许高于特定频率的波段通过）和低通量滤波器（允许低于特定频率的波段通过）构成。典型的表面肌电图带通滤波器保留 10~500 Hz 的信号，屏蔽了其他频率的信号。200~2000 Hz 或更高波段的带通过滤器用于深部肌肉肌电图分离出单一运动单元的信号。必要时，还可以设计一种用于降低在干扰电极周围产生的 60 Hz 电信号（用于北美）。

为避免丢失部分肌电图信号，极为重要的是采样率应至少为肌电图最高频率的两倍。例如，使用 10~500 Hz 的带通滤波器应保证采样率至少每秒 1000 次。

肌电图分析和标准化

肌电图可以提供肌肉活动的有价值信息，当联合时间、关节动力学、外部力量和生物力学模型数据分析时，效果更佳。在许多运动机能学分析中，肌电图信号的时间与幅度具有重要意义。例如，研究脊柱固定手术过程中肌肉激活的正常时间和序列及参考电位，肌电图十分重要。腹横肌或腰部多裂肌激活的延迟或抑制提示可能导致下方脊柱的不稳定。因而，针对这些肌肉的集中募集是治疗的方向。肌电图测量肌肉激活的相对时间和次序可以通过示波器或电脑屏幕可视化显示，或通过统计学方法加以定量描述。

评估施加在肌肉的需求通常用肌电图信号的相对幅度表示。肌电图的幅度越大提示肌肉活动更强烈、肌力相对越大。图 3-21A、B 显示屈肘肌等长活动时肌力对应的双极肌电图原始信号。此时，肌电图原始信号对应的电伏波动在 0 的两边，通常需要通过数学方式转化为定量测量肌肉活动的有用信息。一种方式称为全波整流（full-wave rectification），将原始信号转为正电伏，保留肌电图的绝对值（图 3-21C）。整流后肌电图信号的幅度取决于一段特殊肌肉活动时间内采样值的平均数。整流后的信号可以进一步电子滤过或者平滑处理，可以将峰值和谷值变得平滑（图 3-21D）。平滑后的信号通常称为线性包络，可定量为移动平均线，用于分析一段特定时间或事件。图 3-21 中未说明的平滑后信号还可以整合，用于计算电伏 - 时间曲线下面积，这种方法可以分析一段固定时间内肌电图的累积量。

另外一种分析肌电图原始信号的方法是计算特定时间内信号的平方根，该结果与电伏相对于 0 的标准差相关。该数学法需将信号实现平方（保证绝对正信号）、平均并计算其平方根。经上述数学方法处理的肌电图电伏还可用于生物反馈设备（如视频仪表或音频信号），或用于触发其他设备（如电刺激器），激活处在预先设定自主收缩阈的肌肉。

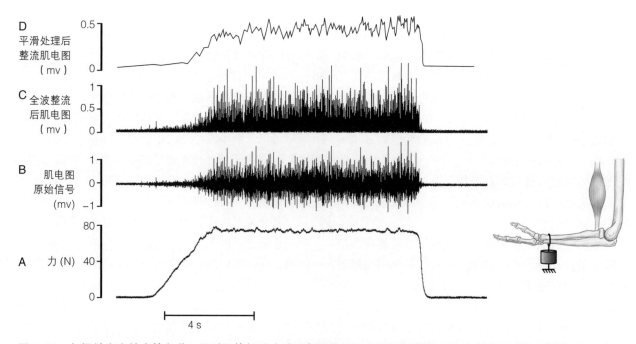

图 3-21　年轻健康女性中等负荷下屈肘肌等长活动时肌电图信号的几种处理方法。A. 外力作用下屈肘肌激活后产生约 10 s 的 80 N 力；B. 肌电图原始信号；C. 全波整流后肌电图信号；D. 平滑处理后的肌电图去掉了较高的频次

处理后的肌电图信号幅度在不同肌肉、不同时间及不同情况下进行对比时，将信号与一些常用参考信号进行标准化十分必要。在许多运动机能学研究中，肌电图信号的绝对电伏有可能并无意义，尤其当研究者试图将数据在被试的不同肌肉中进行比较更应注意。这种情况下，肌电图信号来自不同的断面，需要电极重复应用。即使在相同的肌肉工作情况下，绝对电伏也会因电极的型号、皮肤情况及电极的具体位置产生变异。一种常用的标准化方式是将激活肌肉产生的信号与同一肌肉在最大自主等长收缩（maximal voluntary isometric contraction，MVIC）情况下产生的信息做参照。此时，相对电伏或强度就可以在不同被试或时间之间进行有意义的比较。此外，一些肌电图学者还采用来自肌肉电刺激后产生的电

反应进行分析。肌肉激活水平还可以参照其他一些不涉及最大工况下的对照任务。

肌肉激活时的肌电图幅度

由于肌电图反映了一块肌肉的活动或整体功能，为避免错误解释肌电图结果，理解影响肌电图信号的生理及技术因素极为重要。

肌电图信号的幅度通常与肌电图电极记录范围内激活的动作单位数目和放电率成比例，这些因素亦和肌肉产生的力量相关。因此，经常采用肌肉的相对肌电图幅度反映肌肉输出的相对力量。尽管在等长活动中这两个变量间存在正相关关系，但是不能将此假设应用于其他非等长活动的情况。这种警

特别关注 3-7

"肌纤维分类"——一段分类命名的历史

图 3-19 描述了三种运动单元：慢速抗疲劳、快速抗疲劳及快速疲劳运动单元。特定运动单元的大部分肌纤维在生理上是相似的，因此具有相似的功能特征。

多年以来，研究人员尝试通过活检、组化或生物化学分析来确定每一类运动单元生理上相关的肌纤维。这一过程称为肌纤维分类。过去的 50~60 年间，肌纤维分类的几种技术发生了重要变革，表 3-5 强调了三种方法。第一种方法基于相对氧化或糖酵解代谢分析纤维的组化特性。正如本章前面的描述，这个分类系统便于将纤维的收缩特性与运动单元的分类命名关联起来（对比表 3-5 的第 1、2 列）。这个初始的方法来源于 Edgerton 及其同事 20 世纪 60 年代的动物运动单元研究，并在 20 世纪 70 年代早期进行了更新完善。

1970 年，Brooke 和 Kaiser 设计了一种人类肌纤维分类技术。该方法基于肌球蛋白 ATP 酶活性

研究纤维的组化特性（表 3-5 的第 3 列）。利用该酶的相对活性可以区分出慢肌纤维（Ⅰ 型）和快肌纤维（Ⅱ 型）。人类肌肉的快肌纤维可以进一步分为 ⅡA 型和 ⅡX 型两类（人类 ⅡX 型纤维最初命名为 ⅡB 型，直到近年来，肌球蛋白的分子构型才真正得到确认，后续将进一步描述）。

直到 20 世纪 90 年代早期，肌纤维横断面的组化技术是人类肌肉纤维分类的主要方法。蛋白分子的生物组化分析迅速发展，使我们能够基于肌球蛋白结构相似的亚型（重链，肌节内的主要收缩蛋白）对肌肉组分或单一纤维进行分析。人类肌肉中至少确认了三种肌球蛋白重链（myosin heavy chain，MHC）亚型：MHC Ⅰ、MHC ⅡA 和 MHC ⅡX（表 3-5 的第 4 列）。肌纤维中主要亚型与其几类机械属性相关，包括最大短缩率、发力及肌力 - 速度特性。这个技术是当前纤维分类的金标准，与肌球蛋白 ATP 酶组织化学具有良好的相关性。

表 3-5　三种骨骼肌纤维分类方法对比

运动单元类型	基于氧化与糖酵解代谢的肌纤维组化表型	基于肌球蛋白 ATP 酶相对活性肌纤维组化表型	基于肌球蛋白重链亚型的肌纤维分子表型
慢	慢速氧化	Ⅰ 型	MHC Ⅰ
快速抗疲劳	快速氧化糖酵解	ⅡA 型	MHC ⅡA
快速疲劳	快糖酵解	ⅡX 型	MHC ⅡX

示来源于一些经常同时存在的生理及技术因素。

在生理上，非等长活动时肌电图的幅度受到肌肉长度－张力和肌力－速度关系的影响。下面我们考虑两个极端假设的例子。肌肉 A 通过高速离心活动产生 30% 最大力量，肌肉全程偏向于产出相对较大的主动和被动力量。相反，肌肉 B 通过高速向心活动产生同样大小的力量，肌肉全程偏向于产出相对较小的主动和被动力量。根据肌肉长度－张力和肌力－速度关系的共同作用（图 3-11 及图 3-15），肌肉 A 在相对生理优势下发挥力量。因此，肌肉 A 比肌肉 B 需要募集的运动单元较少。因此，产生相同肌力时 A 表现出的肌电图水平较低。在此极端假设的情况下，利用肌电图幅度比较两块肌肉的相对力量并不现实。

在此设想，当一个激活的肌肉拉长或缩短时，肌纤维（肌电图电信号的来源）会改变相对记录电极的空间排列角度。因此，肌电图信号可能是来自活动过程中同一肌肉不同区域或不同肌肉几种动作电位的混合结果。这将改变电极记录到的电伏信号，伴随肌肉力量不等比例的改变。

其他可能影响活动中肌电图信号的技术因素见下框。关于此话题的详细讨论见该书其他部分。

可能影响肌电图信号幅度的技术因素
- 电极的构型及尺寸
- 信号频率整流器的范围及类型
- 来自邻近肌肉的交互信号幅度
- 电极相对运动单元终板的位置
- 电极相对肌纤维的角度

纵观全书，肌电图研究多比较不同被试不同肌肉中平均肌电图幅度。根据实验设计与技术（包括适当的标准化）、活动类型、肌肉运动的类型与速度，我们可以恰当地假设：较大的相对肌电图幅度来源于较大的相对收缩力量。比较两个等长收缩的肌肉时，这种假设最可信。然而，当运动需要离心和向心活动或肌肉疲劳时，这种假设的可信度较差。

综上，尽管不能基于肌电图幅度预测所有肌肉的相对力量，活动时的肌电图幅度给我们分析特定活动时肌肉的运动机能学作用提供了非常有用的线索。通过分析其他来自测角计、加速计、影像或其他光学传感器、应变计，以及测力板获得的动力学和运动学变量，这些线索的作用得到强化（见第 4 章）。

健康人肌肉疲劳的原因

肌肉疲劳通常指由锻炼引起的、最大努力下最大自主肌力或能力的下降。肌肉疲劳界定了人类在体育运动、人体工程学任务、体能训练和康复中的极限。理解肌肉疲劳对于临床医师极为重要，这是神经肌肉过载与适应的基础，对于神经肌肉系统的康复与训练十分必要。健康人在持续体力活动后也会发生肌肉疲劳。正常肌肉疲劳在休息后可以恢复，不应与慢性疲劳或充分休息后持续存在的肌肉无力相混淆。尽管肌肉疲劳是持续体力活动之后的正常反应，过度或慢性肌肉疲劳、无力却非正常，通常是隐匿性神经肌肉异常或疾病的临床症状。

健康人的肌肉疲劳相对轻微，尤其进行长时间、非最大程度活动的任务。正如图 3-22（上图）所示，健康人在使用 50% 的最大努力进行一系列等长屈肘

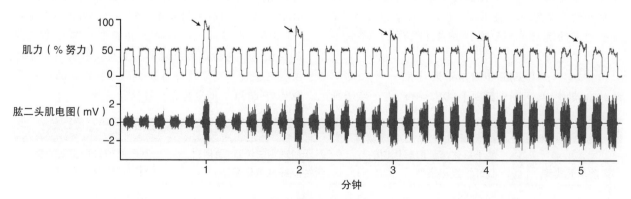

图 3-22　屈肘肌等长收缩时间歇工作（6s 工作、4s 间歇）维持在 50% 原始的最大肌力。上图显示，间隔 6 次施加一次 100% 努力；下图显示在疲劳任务中肱二头肌表面记录的肌电图原始信号（数据来自 Hunter SK, Critchlow A, Shin IS, et al: Men are more fatigable than strength-matched women when performing intermittent submaximal contractions, *J Appl Physiol* 96:2125, 2004.）

收缩时，第六次收缩（箭头所示）采用最大（100%）努力。如图所示，尽管健康人可以成功地输出50%的最大力量，但是在最大努力产生的力量幅度却逐渐降低，此反复数次最大努力最终会导致肌力低于50%的目标水平。因此，肌肉疲劳时常被作为一组肌肉最大肌力或能力衰减的指标，也应在特定次最大任务时定量分析为时间与实效的关系。有趣的是，图3-22下图显示在反复次最大努力维持恒定肌力的过程中肌电图的信号幅度逐渐增大。增大的肌电图信号说明，在运动单元内肌纤维逐渐失去其最大产力能力并减少放电率的情况下，更多额外的大运动单元被募集起来。这种募集策略可以维持相对稳定的力量输出。

有别于图3-22中描述的次最大努力，在最大努力下持续收缩的肌肉会导致最大肌力非常快速的衰减率，此时，肌电图信号也会随肌力降低而降低。衰减的肌电图信号说明疲劳的运动单元放电率逐渐放缓或停止。由于在最大努力下所有运动单元在任务初始都被激活，没有在长时间次最大努力时用于储备或补偿衰减肌力的其他运动单元。

肌肉衰减的幅度和速率取决于特定的任务情况，如休息-工作循环持续的时间。在高强度短时间内运动下肌肉迅速发生疲劳后，可以休息几分钟后便可恢复肌力。相反，在低强度长时间锻炼后出现的肌肉疲劳却需要更长时间恢复其产力能力。此外，激活的类型会影响肌肉疲劳。在相同速度和外在负荷下，反复离心激活出现的肌肉疲劳少于向心激活。离心激活时出现的相对抗疲劳特性说明在特定次最大努力下，每个横桥产生的肌力越大需要募集的运动单元越少。然而，当离心激活作为主要康复训练工具用于不适合这种活动的肌肉时，需多加注意。相对于一组向心或等长运动，延迟性肌肉酸痛（delayed onset of muscle soreness, DOMS）在重复离心运动后出现得更为严重。由于肌节的撕裂及肌纤维内或周围细胞支架出现的损伤，DOMS会在运动后持续24~72 h。

临床上，根据不同年龄和性别理解健康人肌肉疲劳十分重要。例如，当不同性别间开展相似强度的等长或向心活动时，女性通常比男性的肌肉疲劳较少。性别差异的机制可能是女性通常具有更高比例的Ⅰ型肌纤维（慢收缩纤维），具有更好的抗肌肉疲劳性。年轻及老年患者的肌肉疲劳也明显不同，此年龄相关差异与任务是否涉及等长收缩或快速动态收缩相关。肌肉等长收缩时，由于肌纤维比例不同，老年人比年轻人较少发生肌肉疲劳（见老年人肌肉改变一节）。当肌肉反复快速向心激活时，老年人通常比年轻人更容易发生肌肉疲劳。临床医师开具可能导致不同年龄及性别人群肌肉疲劳的康复性锻炼时，需要注意这些肌肉疲劳相关的任务及人群特点。

肌肉疲劳有几种不同的原因，可能来源于运动皮层与肌节之间所有的位点，可能发生在肌肉或者神经肌肉交界处（称为肌肉或外周机制），也可以发生在神经系统（称为神经或中枢机制）。这两种机制的区分有时并不十分清楚。例如，肌肉内与局部代谢通路相关的第四组传入神经元与肌肉疲劳相关。疲劳肌肉内的这些神经元激活后可以抑制相关运动神经元的放电率，进一步降低疲劳肌肉的肌力输出。这种情况下，疲劳肌肉的肌力降低可能与肌肉性和神经性机制相关。

许多健康人肌肉疲劳与肌肉自身相关。限制肌力或能力的这些机制尚依赖任务自身和哪一部分神经肌肉系统更受抑制。通过测量独立于中枢神经系统和自主活动的电刺激下肌力的减低可以加以评估具体的部位。可能的机制见下框。

可能导致肌肉疲劳的肌肉性机制
- 神经肌肉交界处兴奋性降低
- 肌节兴奋性降低
- 细胞内钙离子敏感性和可利用度降低导致兴奋-收缩偶联异常
- 收缩机制异常
- 能量降低（代谢性）
- 血流和氧供降低

几种肌肉疲劳的机制涉及位于神经肌肉交界近端的神经系统。这些神经机制通常包括脊髓上中枢兴奋性输入减少或α运动神经元兴奋性输入净减少。此时，健康人运动神经元激活减少，肌力降低。存在神经系统疾病如多发性硬化症的患者可能会因中枢神经系统冲动传导的延迟或阻滞发生更严重的肌肉疲劳。

总而言之，需要更多的研究以更好地理解肌肉疲劳。无论是否存在隐匿的病理损伤，澄清这一领域的问题对于患者或客户的康复锻炼均获益良多。

力量训练、失用及老龄化对肌肉的影响

力量训练下肌肉的变化

健康的神经肌肉系统显示了良好的适应不同外部需求及环境刺激的能力。在力量训练之后，这种可塑性会更加明显，神经肌肉系统的结构和功能会发生即刻改变。本章中，力量（strength）一词用于表示一个或一组肌肉在最大自主努力之后产生的最大肌力或能力。

重复地采用逐渐增强的抗阻激活肌肉会增加肌肉力量并导致肌肉肥大。力量的获得可以通过最大肌力（one-repetition maximum）或 1 RM 定量表示。1 RM 是指通过全关节或近似全关节肌肉收缩能一次性提升的最大载荷（出于安全考虑，目前已有公式允许通过多次提起略小的载荷计算 1 RM 的数值）。力量训练中施加的抗阻大小对应于多个 1 RM。例如，3 RM 是指通过关节全范围活动 3 次产生的最大载荷。

- **高抗阻训练**　一个训练周期进行三次 3~12 RM 逐渐增加的载荷
- **低抗阻训练**　一个训练周期进行三次等同于至少 15 RM 载荷的训练

注意：这些只是一般性原则，训练计划细节因患者和客户差异而不同，亦和特定训练或康复的载荷有关。更多详细指导可参考其他文献。

训练后肌肉力量的增加对应于特定的训练计划类型和强度。例如，高抗阻训练时，向心或离心活动每周进行 3 次，12 周为一个周期，可以增加 1 RM 的 30%~40%。平均来看，每个训练日增加 1% 力量。然而，同样的动态训练方式仅仅提升 10% 的等长收缩力。大多数的力量训练计划应该增加一个离心运动组分，可以在单位肌肉产生更大的力量，这种训练方式比等长和向心收缩训练在促进肌肉增大方面更为有效。

正如所期，通过低抗阻训练获得的 1 RM 力量低于高抗阻训练，却可以获得更高的肌肉持久性。

力量训练的一个最为显著的改变就是肌肉的增大。肌纤维蛋白合成的增加导致了肌肉的增大，也增加了肌肉的生理性横截面积。蛋白合成增加了肌

节在肌纤维内的平行排布，从而部分解释了收缩力的增加。肌节端-端的增加并非骨骼肌增大的主要原因，但可以增加肌纤维收缩的速度。研究发现，增大肌肉中的羽状角度增加，或许是大量收缩蛋白的一种补偿机制。人肌肉横截面的增加主要来源于纤维增大的结果，少有证据显示纤维数量的增多（增生）。Staron 及其同事的研究发现，年轻成年人 20 周高抗阻力量训练后可使肌肉横截面积增加 30%，6 周即可检测到肌纤维尺寸的增加。尽管训练可使所有锻炼的肌纤维增大，但通常增大最显著的是快速收缩纤维（Ⅱ型）。

目前认为肌力的增加是因为肌间线蛋白的增加（见特别关注 3-2 中表 3-2），有助于在肌纤维内部或之间传导力量。

抗组训练获得的肌肉力量也可能源自神经系统的适应。神经影响主要体现在训练之处的几周。适应的改变包括脑部运动皮质区面积的增加、脊髓上运动驱动增加、运动神经元兴奋性增加、运动神经元放电频次增加，以及在脊髓和脊髓之上水平神经抑制的降低。或许，力量训练的神经基础最有力的证据是通过意念训练增加肌力或受训肌肉对侧肌肉的控制力。总之，力量的增加经常超过单纯肌肉增大的效果。尽管大部分神经适应可以引起主动肌更强的激活，训练引起的拮抗肌激活却较小。拮抗肌力量的下降进一步增加了主动肌产生的净肌力。

当传统力量训练效果不佳时，临床医生可以使用这些理念。尤其对于存在神经或神经肌肉病损的人，这些理念十分重要，因为他们难以耐受力量训练计划的生理强度。例如，意念训练对于卒中之后早期恢复受损肢体功能或许有效。增强赢弱肌肉的最有效方法需要施加有针对性且充足的渐进性负荷，从而诱发神经系统和肌肉结构的改变。

失用对肌肉的影响

创伤后患者的肢体或关节严格制动数周，显著降低了相关肌肉的使用。肌肉失用也会发生在因其他疾病需要卧床恢复的人。肌肉活动的降低会导致肌肉萎缩、肌力下降，仅仅开始的几周就可以表现出来。失用 1 周肌力即可每天丧失 3%~6%，仅仅制动 10 天健康人初始 1 RM 肌力就可丧失高达 40%。肌力的丧失通常是肌肉萎缩的两倍，肌纤维横断面积较少 20% 可引起肌力 40% 的丧失。这种相

对早期的反应说明，除了肌肉收缩纤维的丢失之外，神经系统也在力量丧失中发挥了一定的基础作用。

　　长期制动的肢体所有肌纤维类型的蛋白合成都会降低，最显著的改变发生在慢肌纤维。因为慢肌纤维是大多数日常活动中使用频率最高的肌纤维，因而肢体制动之后比快肌纤维更容易发生相对性失用。这样一来，制动肢体的整体肌肉表现出向快肌纤维特性转变的趋势，这种改变在制动开始的 3 周内即可发生。

　　长期肢体制动后的神经肌肉改变依赖于多种因素。当肌肉维持在短缩位时，肌力的丧失最为明显。肌肉短缩位时，松散的肌纤维会诱发收缩蛋白的降解。此外，肢体长期制动后，姿势肌群和一些单关节肌群显示出更快的萎缩。这些肌肉包括比目鱼肌、股内侧肌、股中间肌和多裂肌。在下肢，伸膝肌肉通常比屈膝肌肉更容易发生失用性萎缩。股四头肌萎缩的情况因膝关节部分屈曲的特殊要求而不同。

　　抗阻训练可以逆转或减轻肢体长期指导引起的大部分改变。纳入离心活动的力量训练计划能够最大限度增加纤维大小和肌力。由于较小运动单元的肌纤维更容易发生萎缩，康复计划早期应包括低强度、长持续时间的肌肉活动，从而有针对性地训练这些肌纤维。

老年人的肌肉变化

　　即使健康人，其老年阶段会伴随肌力、能力及肌肉收缩速度的降低。虽然这样改变相对缓慢轻微，但在高龄人中会表现极为明显。由于肌肉收缩力相对较快的丧失，老年人的发力和速度的丧失比单纯最大肌力的丧失更为显著。

　　虽然这些概念差异性极强，但是一般而言，健康老年人在 60 岁之后每 10 年会丧失力量峰值的10%，75 岁之后的降低会更为迅速。下肢肌肉如股四头肌的肌力丧失比上肢更为显著。下肢无力可影响需要独立生活的能力，如安全行走或从椅子上站起等。在久坐不动或有潜在疾病的老年人中，这种与年龄有关的肌肉力量衰退往往会加速发生。

　　健康老年人肌力衰减的主要原因是肌肉减少症（sarcopenia），指老年人肌肉组织的减少，主要表现为明显的肌肉组织减少、过度的结缔组织和肌间脂肪组织的增加（图 3-23）。肌肉减少症的原因尚不清楚，可能与正常老化的生物过程（例如程序性死亡过程，凋亡）及躯体活动、营养和激素水平相关。

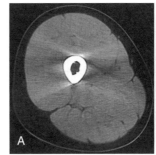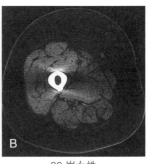

| 28 岁女性 | 80 岁女性 |

图 3-23　大腿中段肌肉横断面的 CT 影像。A. 28 岁健康女性；B. 健康但久坐的 80 岁女性。老年女性的大腿肌肉明显较少，肌间结缔组织较多

　　肌肉减少症表现为肌纤维实际数量的减少及所有纤维尺寸的减小。肌纤维数量的减少起因于相关 α 运动神经元的渐进性死亡。尽管健康老年人 I 型和 II 型肌纤维的比例通常维持不变，但 II 型纤维的萎缩更加明显。这些年龄相关变化造成的结果是相比年轻人，老年人表达 I 型（慢收缩）特征的肌肉容积比例增大，解释了老年人肌肉整体的收缩放松时间延长并最终导致力量和坚实度下降的部分原因。虽然久坐时间延长的生活方式会加速这种肌肉形态变化，但即使是锻炼活动多的老年人也会有不同程度的发生。比较观察年轻人和相对高龄老年人的染色肌纤维横截面后，这种现象十分明显（图3-24）。图 3-24B 所示老化肌肉的横截面显示所有肌纤维均比年轻肌肉更小，尤其是 II 型（快收缩）肌纤维。相比年轻人，图 3-24B 中从老年人所获取的肌肉标本显示更高比例的 I 型（慢收缩）肌纤维，虽然这种现象在健康老年人身上并不典型。肌肉减少症中 I 型和 II 型纤维的数量减少比例相似，但是II 型肌纤维的相对大小降低更加明显。

　　老年人肌肉减少症解释了大部分力量及能力输出的降低，但并非全部原因。最大努力下力量的丧失可能还和神经系统对有效肌纤维的最大激活程度能力下降有关。当给予充分的训练时，一些老年人可以使肌肉恢复至最大的水平。这在老年人初始力量评估中极为重要。

　　老年相关性肌肉形态的改变可以显著影响一些老年人有效的日常活动。但是，老年本身并不会改变神经肌肉系统的可塑性。理想训练理论上可以在一定程度上补偿老年人，但非所有的力量及能力丧失。安全实施的抗阻训练有助于维持基础性日常生活所需的肌力及能力水平。

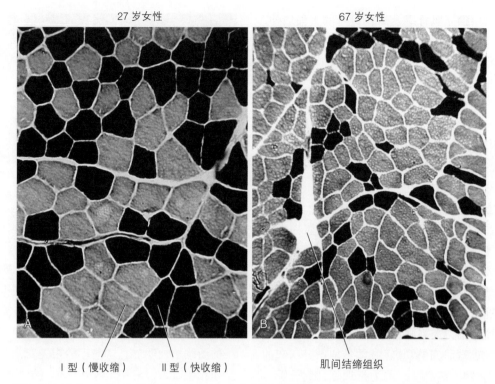

图 3-24　27 岁年轻女性（A）和 67 岁老年女性（B）股外侧肌的横断面。两图具有一样的规格。肌动蛋白 ATP 酶组化染色的肌纤维显示了Ⅰ型肌纤维染色较轻，Ⅱ型肌纤维染色较重（组化分析时，肌纤维预培养于 pH 10.3 的环境）。老年肌肉纤维横截面积减小，大部分为Ⅱ型纤维，肌间结缔组织明显增多

总结

　　骨骼肌提供了稳定和运动机体骨与关节的主要肌力。神经系统动作电位激活之后，肌肉通过收缩或抵抗延长产生肌力。肌动蛋白和肌球蛋白的收缩蛋白在驱动这一主动过程中发挥了关键的作用，即细丝滑动假说。近期的研究发现非收缩蛋白发挥了重要的支持和结构性作用。例如，肌联蛋白和肌间线蛋白有助于维持，提供肌节及整个肌纤维的被动张力、弹性、排列及稳定性。此外，单个肌肉或肌群周围的细胞外结缔组织包裹整个肌肉、混合肌腱混合并连接在骨骼上。

　　正如第 1 章所述，肌肉的活动及最终功能有赖于力线相对于关节旋转的轴心。第 3 章聚焦肌力产生的相关机制。这些机制受控于神经系统，亦和个体肌肉独特的形态和整体结构相关。

　　人体每个肌肉拥有独特的形态和功能。例如，手部的小梭形蚓状肌横截面较小，仅产生较小的肌力。蚓状肌存在丰富的感觉感受器，可以为神经系统提供本体感觉。相反，腓肠肌的横截面较大，由

于特定的肌纤维羽状排列，产生较大的肌力。在跳跃和爬行等活动中，提升和驱动整个机体需要腓肠肌发挥更大的肌力。

　　无论肌肉具有怎样的形态和结构，肌力最终在一系列主被动机制的作用下经肌腱传递到骨骼。主动机制主要基于肌动蛋白和肌球蛋白之间的相互作用发挥意志控制。相反，被动机制更多依赖肌肉内在的刚度特性，共同来源于结构蛋白和构成肌腱的全部结缔组织。尽管肌肉内的活动范围相对较小，极限范围下产生的被动张力却非常大，尤其表现在那些跨越多个关节的肌肉。肌肉拉伸产生的被动张力相对正常，有助于维持生理功能，稳定关节并避免发生拉伸产生的损伤。但是，过度的被动张力是异常的，会限制机体作为整体保持理想的姿势，亦可以降低活动的容易度和流畅性。创伤或肌肉骨骼系统疾病可以导致肌肉僵硬度增加。此外，肌肉过度增高的被动张力还可以起因于神经系统自主活动的异常水平。这种损伤通常称为痉挛或强直，主要由中枢神经系统的损伤或疾病所致。

　　两个最为重要的临床相关性肌肉生理原则包括长度 - 张力和力量 - 速度关系。这些基础原则来源

于动物模型中独立肌纤维，却需要应用于患者及客户的整体肌肉。单个肌纤维的长度－张力关系在临床上表示为整个肌肉或肌群的力矩－关节角度关系，此时力矩在功能上对应于肌力，关节角度对应于长度。例如，屈肘肌在肘关节 90° 时能够产生最大的屈肘力矩。此时，关节角度对应于肱二头肌具有最大的屈曲力臂，由于肌动蛋白在自身肌纤维的重叠，肌肉可以产生最大的肌力。由于同样的力臂及生理因素，即使使用全力，在肘关节完全屈曲和伸直状态屈肘的力矩峰值会发生显著降低。

此外，肌肉的力量－速度关系需要在肌肉力矩－关节角速度关系的临床范畴内加以理解。由于本章讲述的相关原因，较高关节角速度下激活的肌肉通过离心运动产生的力比向心运动及等长运动产生的力更大。这一原则具有重要的临床应用，与肌肉的生理性长度－张力关系联系紧密。近端肌肉的瘫痪通常会导致远端肌肉的功能降低。近端肌肉丧失充分稳定骨骼的能力可引起远端肌肉的短缩，造成高于正常的速度。例如，腕伸肌瘫痪导致握力下降。这些运动机能学例子将在本书详细描述。

运动单位是本章论述的一个重要前提条件。运动单元是脊索内的一个胞体、轴突及所有神经支配的肌纤维。特定运动单元内的所有纤维在胞体刺激下最大限度地收缩，每个肌纤维产生有限的肌力。通过募集额外的运动单元，整个肌肉产生的肌力明显增加。此外，运动单元还可以通过加快放电率提高肌力。通过募集肌纤维和调整放电率，运动单元可以控制整个肌肉的肌力大小幅度。

本章介绍了肌电图数据收集、处理及标准化的基本知识。若正确解释数据，肌电图信号可以在时间、激活水平及肌肉最终功能方面提供有用的信息。肌电图信息应该与解剖、生化、动力学和运动学数据结合分析，这构成了本章运动机能学的大部分基础。

本章对特定主题进行了广泛的概述，对于临床实践具有重要参考价值。这些主题涉及肌肉疲劳的原因和肌肉在力量训练、失用及老龄化下的变化。在健康人及患者进行训练与康复过程中，肌肉疲劳对神经肌肉发生的高效适应十分必要。因此，理解力量训练时肌肉的适应及其功能、对抗失用及老龄化，可以辅助治疗师制定最佳的康复治疗方案。

ⓔ 学习中的问题

1. 肌肉结构对于肌肉功能有什么作用？
2. 肌肉中哪些组织对肌肉整体外形（a）被动，（b）主动，和（c）总长度张力曲线的影响最大？
3. 已激活肌肉如何在肌纤维未缩短的情况下产生力？
4. 动作电位沿肌纤维传播的持续时间可短至 10 ms，肌肉是如何在如此短持续时间发展并融合形成肌肉强直？
5. 定义肌肉疲劳。解释肌电图（EMG）振幅如何用于侦测长时间次强直肌肉收缩发生肌肉疲劳。
6. 在自由激活的肌肉中，哪些因素限制了肌电图振幅预测其相对力输出的能力？
7. 在采集肌电信号的过程中，哪些方法可以最大限度地减少不必要的"电噪声"？
8. 定义生理横截面积。
9. 解释为什么肌肉在等长收缩过程中产生的内部扭矩会随着关节角度的变化而变化。
10. 参考图 3-16。a. 解释无论肌肉激活的速度如何，伸膝肌的峰值扭矩都超过屈膝肌的可能原因。
    b. 描述在 60° 至 240°/s 的收缩速度下，伸膝肌的峰值扭矩减少近 40% 的可能生理原因。
11. 描述神经系统用来逐渐增加肌肉力量的两个基本策略。
12. 定义动作单位。什么是亨尼曼尺寸原理？
13. 描述如何在出现肌肉肥大征象前，从生理学上显示临床测量肌肉力量增加是可能的。
14. 解释在制动肢体健康肌肉是如何经历向更快收缩特征发生相对转变的。
15. 健康老年人肌力下降的主要原因是什么？
16. 肌肉纤维中以 a) 平行或 b) 串联形式增加肌节的主要功能结果是什么？
17. 解释骨骼肌传出和传入神经支配间的解剖和功能差异。描述针对影响骨骼肌传出或传入神经支配的疾病所造成的可能结果

ⓔ 以上问题的答案可以在 Evolve 网站上找到

第 4 章

生物力学原理

原著者： Peter R. Blanpied, PT, PhD · Donald. A Neumann, PT, PhD, FAPTA

译者： 邓　尧　姜　轩　徐立岩　**审校者：** 马信龙　李凤波

　　物理康复中使用的许多治疗方法取决于对人体运动的准确分析和描述。通过对人体运动分析和描述的评估，可以识别损伤和功能限制，可以对功能障碍进行诊断和判断预后，可以制订干预措施，评估进展情况。但人的运动往往是复杂的，经常被环境、心理、生理和机械因素相互之间影响。通常情况下，对分析复杂的运动进行简化，首先对来自身体内外的力进行基本评估，并假设在死板的身体部位对这些力进行研究。牛顿运动定律有助于解释力在单个关节和整个身体上影响。既能对力在基础水平分析，也能指导治疗策略和了解损伤机制。例如，单平面的力和扭矩分析就能提供在直腿抬高试验中髋关节的受力情况，不过在关节炎或损伤情况下需要修正。康复师很少会执行本章描述的一些更复杂的计算。然而，理解计算的概念框架、了解身体内部的力量、并应用本章所包含的概念，对于理解康复技术至关重要。理解后可使临床工作变得有趣，并为临床医生提供一个灵活、多样和丰富的治疗思路。

牛顿定律：生物力学的基本原理

　　生物力学是研究外部和内部作用于人身体的力及身体对这些力的反应。在 17 世纪，艾萨克·牛顿发现质量和运动之间的力预测性很强。牛顿 1687 年出版的《自然哲学的数学原理》(*Philosophiae Naturalis Principia Mathematica*) 提供了力学的基本规律和原则，构成理解人类运动的基石。 惯性定律、加速度定律和作用力–反作用力定律，统称为运动定律，这些定律构成了一个框架，从中衍生出高级运动分析技术。

牛顿运动定律

　　本章利用牛顿运动定律，对施加在身体上的力与这些力对人体运动和姿势影响之间的关系进行分析（本章中，在阐述运动定律和定量分析方法有关的概念时使用"物体"一词。读者应该注意，物体一词可以是整个人体；或者是身体的一部分，比如前臂；或者一个物体，比如举起的重物；或者是某些需要思考的系统，比如脚底和地板接触面。多数情况下，"物体"一词用于描述主要的概念）。牛顿定律主要是描述线性和旋转（角度）运动（表 4-1）。

牛顿第一惯性定律

　　牛顿第一定律阐述了除非有外力改变，否则物体处在静止或者以恒定线速度状态。这意味着需要一个力来启动、停止、减速、加速或改变直线运动的方向。牛顿第一定律在旋转运动中的应用表明，物体保持静止或在旋转轴周围保持恒定的角速度，除非受到外部扭转力来改变它的状态。这意味着需要一个扭转力来启动、停止、减少、加速或改变旋转运动的方向。运动无论是线性还是旋转，牛顿第一定律描述的情况是物体处于平衡状态。当物体的线性和旋转速度为零时，物体没有运动，处于静态平衡状态。相反，当其线性和（或）旋转速度不是零，而是恒定时，物体处于动态平衡状态。在所有平衡情况下，物体的线性和旋转加速度为零。

表 4-1　牛顿定律：线性和旋转应用	
线性应用	**旋转应用**
第一定律惯性定律	
一个物体保持静止或以恒定的线速度，除非受到外力的强迫来改变它的状态	身体保持静止或在旋转轴周围保持恒定的角速度，除非受到外部扭矩的强迫来改变它的状态
第二定律加速度定律	
物体线性加速度大小与作用力成正比，跟物体的质量成反比，加速度的方向与作用力的方向相同	物体的角加速度与产生扭矩成正比，旋转方向与扭转力方向相同，与物体的质量惯性矩成反比
第三定律作用力 - 反作用力	
对于每一个力，都有一个大小相等和方向相反的力	对于每个扭转力，都有一个大小相等和方向相反的扭转力

与牛顿第一定律相关的关键术语
- 静态平衡
- 动态平衡
- 惯性
- 质量
- 重心
- 质量转动惯量

牛顿第一定律也称为惯性定律。惯性与改变物体速度所需的能量有关。物体惯性与其质量（即构成身体的物质数量）成正比。例如，与 5 kg 哑铃比，需要更多的能量来加速或减缓 7 kg 哑铃的移动。

每个物体都有一个点，称为质量中心，它的质量在四面八方均匀分布。当受到重力作用时，物体的质量中心与重力中心（简称重心）重合。重心是重力作用完全平衡的点。人体在解剖位置质量中心位于第二骶椎前，但当一个人改变他或她的身体位置时，质量中心位置就会改变。

人体除了作为一个整体外，每一部分，如手臂或躯干，也有一个质量中心。例如，在下肢，主要包括大腿、小腿和脚。图 4-1 显示了短跑运动员下肢不同部分的质量中心，用黑点表示。质量中心的位置在节段内保持相对平稳（由于肌肉的活动会导致微小的变化）。然而，与此相反的是，随着节段空间变化，整个下肢质量中心的位置会发生很大的变化（比较图 4-1 中的红点）。如左下肢（屈曲）所示，下肢特定的构造可以使得下肢的质量中心转移到身体外。有关身体节段质量中心的其他信息将在本章后面人体测量主题下讨论。

身体的转动惯量是它抵抗角速度变化的量。

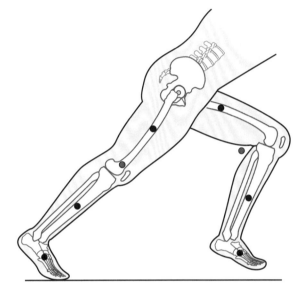

图 4-1　短跑运动员的下肢部分的大腿、小腿和足的质量中心在黑点部位。整个下肢的质量中心在红点部位。短跑运动员左下肢质量中心在身体之外。右髋关节旋转轴在小绿点部位

与惯性的线性对应不同，质量转动惯量不仅取决于物体的质量，也许更重要的是其质量相对于旋转轴的分布 [质量转动惯量通常用 I 表示，以千克 - 米的平方为单位（kg-m^2）表示]。由于大多数人的运动是有角度的而不是线性的，所以质量转动惯量概念是非常重要的。再次考虑图 4-1 中短跑运动员双下肢的位置。在每个节段内，大腿、小腿和脚的各个质量中心在双下肢处于相同的位置；然而，由于膝关节屈曲角度不同，小腿和足质量中心与髋关节中心的距离发生了变化。因此，每个肢体的质量转动惯量都会发生变化；右侧延伸（和"更长"）的下肢质量转动惯量比左侧大（另一种解释需要注意的是，随着膝关节的伸直，整个由红点标记的右下

肢重心，距离髋部更远，从而增加其质量转动惯量）。主动改变整个肢体质量转动惯量的能力可以影响运动所必需的肌肉力量和关节力矩。例如，在跑步的摆动阶段，整个下肢的功能缩短是通过膝关节弯曲和踝关节背伸的联合运动（如图 4-1 中左下肢）。在下肢摆动阶段，下肢质量转动惯量的减少，降低了髋部肌肉加速和减速所需的扭矩。在跑步的摆动阶段，这一概念可以很容易理解，跑步时膝关节几乎完全伸直（增加质量转动惯量）或完全弯曲（减少质量转动惯量）。

质量转动惯量的概念适用于康复和休闲场所。例如，考虑为下肢截肢者设计假体。例如，在足部假体中使用较轻的部件，不仅可以减少假体的整体质量（和重量），而且还会导致重量的分布更靠近腿部的近端。因此，在步态摆动中，剩余肢体受到的阻力会减小。使用这些轻巧组件的好处是可以减少截肢患者需要的能量。换鞋也能起作用。当人从穿一只轻便的网球鞋转变为沉重的冬季靴子时，质量转动惯量和由此产生的步态所需扭矩也会变化。

运动员经常试图通过改变身体各部位相对于旋转轴的位置，来控制整个身体的质量转动惯量。这一概念很好地说明了跳水运动员可以减少转动惯量，成功地完成多个空翻（图 4-2A）。运动员通过将头部放在膝附近，将手臂和腿紧紧地抱在一起，可以完成极度的"抱膝"姿势，从而使他们的部分质量中心更接近于旋转轴。基于"角动量守恒"的原理，减少物体的质量转动惯量会导致角速度的增

加。相反，运动员可以通过采取"屈体"姿势来减缓旋转和增加身体的转动惯量（图 4-2B）。采取"直体"姿势来减小身体的质量转动惯量和降低身体的角速度（图 4-2C）。

牛顿第二定律：加速度定律

力（扭矩）- 加速关系

牛顿第二定律指出，物体线性加速度的大小与作用力成正比，跟物体的质量成反比，加速度的方向与作用力的方向相同。牛顿第二定律公式包括力 (F)、质量 (m) 和加速度 (a)（方程式 4-1）。从概念上讲，方程式 4-1 定义了力 - 加速度关系。考虑到因果关系，方程式左边的力 (F)，可以看作是一个原因，因为它代表施加在物体上的拉力或推力；方程式右边，m×a，代表拉力或推力产生的结果。在这个方程式中，ΣF 指的是作用在物体上的合力。如果作用在物体上的合力为零，加速度也为零，物体处于线性平衡状态。正如前面所讨论的，这个例子是由牛顿第一定律描述的。然而，如果合力产生加速度，物体就会向合力的方向加速。在这种情况下，物体不再处于平衡状态。

牛顿第二定律力的线性运动
$$\Sigma F = m \times a \qquad\qquad \text{（方程式 4-1）}$$

力的单位用牛顿 (N) 表示，其中 $1\,N = 1\,kg\text{-}m/s^2$。

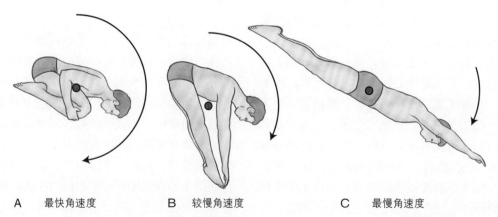

A　最快角速度　　　　B　较慢角速度　　　　C　最慢角速度

图 4-2　以跳水运动员举例说明如何通过改变四肢位置来改变内侧 - 外侧轴（红点）的质量转动惯量。在 A 图所示姿势，跳水运动员降低了质量转动惯量，从而增加了自旋的角速度。在 B 图和 C 图所示姿势，四肢位置逐渐远离旋转轴，角速度相应的减慢

特别关注 4-1

从数学角度看待惯性质量矩的概念

在本章中，主要从功能角度描述了质量转动惯量（I）的概念。然而，从数学的角度来考虑这种物理性质可能更有意义。质量惯性矩用下面的方程式表示，n 表示物体中的粒子数，m_i 是物体中每个粒子的质量，r_i 是每个粒子到旋转轴的距离。

质量惯性矩

$$I=\sum_{i=1}^{n} m_i r_i^2 \qquad （方程式 4\text{-}2）$$

方程式 4-2 作为进一步探索的一种方法，它将用于确定如何抓握棒球棒能显著影响其质量转动惯量，从而难以挥动球棒。如图 4-3 所示的棒球棒，包含 6 个点的质量（$m_1 \sim m_6$）组成，从 0.1~0.225 kg 不等，每个点间距为 0.135 m。击球手在击球过程中挥动球棒；为了说明这一点，这个旋转轴线定位为 Y_1（红线）。如果球棒的大小不适合击球者，击球者通常会"屏息"，将他或她抓握部位转移到球棒更远的地方；同样，为了说明这一点，球轴现在被定位为一个 Y_2（蓝线）。计算表明，对于不同的旋转轴，质量粒子分布显著影响挥动球棒的质量转动惯量。首先考虑 Y_1 作为旋转轴。用方程式 4-2 替换已知值来确定了球棒的质量惯性矩。接下来，考虑 Y_2 作为旋转轴。这里的要点是，当每个轴被单独考虑时，质量粒子的分布是不同的。计算结果表明，Y_2 作为旋转轴时质量转动惯量是 Y_1 为考虑轴的 58%。这意味着击球者用 58% 的旋转力量就可以达到相同的角加速度；或者说使用相同的旋转力，球棒速度是原来的 1.72 倍。尽管球棒的重量不变，通过改变旋转轴，可以轻易挥动球棒。转动惯量减少的原因是质量点 $m_2 \sim m_6$ 更接近 Y_2 轴。当认为每个点的质量转动惯量与到旋转轴距离的平方有关时，这在数学上是非常重要的。

Y_1 旋转轴

$$I=\sum_{i=1}^{n} m_i r_i^2$$

$$
\begin{aligned}
&=m_1(r_1)^2+m_2(r_2)^2+m_3(r_3)^2+m_4(r_4)^2+m_5(r_5)^2+m_6(r_6)^2 \\
&=0.1\ kg(0.0\ m)^2+0.1\ kg(0.135\ m)^2+ \\
&\quad 0.1\ kg(0.270\ m)^2+0.15\ kg(0.405\ m)^2+ \\
&\quad 0.175\ kg(0.54\ m)^2+0.225\ kg(0.675\ m)^2 \\
&=0.187\ kg\text{-}m^2
\end{aligned}
$$

Y_2 旋转轴

$$I=\sum_{i=1}^{n} m_i r_i^2$$

$$
\begin{aligned}
&=m_1(r_1)^2+m_2(r_2)^2+m_3(r_3)^2+m_4(r_4)^2+m_5(r_5)^2+ \\
&\quad m_6(r_6)^2 \\
&=0.1\ kg(0.135\ m)^2+0.1\ kg(0.0\ m)^2+ \\
&\quad 0.1\ kg(0.135\ m)^2+0.15\ kg(0.270\ m)^2+ \\
&\quad 0.175\ kg(0.405\ m)^2+0.225\ kg(0.54\ m)^2 \\
&=0.109\ kg\text{-}m^2
\end{aligned}
$$

尽管数学原理相同，但是人体各部位的质量转动惯量比球棒更难确定。很大一部分原因是人体是由不同的组织（如骨、肌肉、脂肪和皮肤）构成的，并且密度不均匀。主要是从尸体研究、数学建模和各种成像技术中得出身体不同部位的质量转动惯量值。

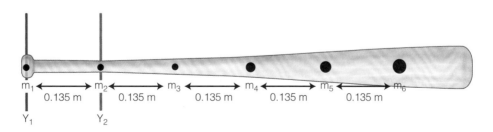

图 4-3 棒球棒有可能围绕两个不同的旋转轴（Y_1，Y_2）旋转。根据每个旋转轴计算显示质量相对于旋转轴的分布如何影响质量转动惯量。假设球棒包含 6 个点的质量（$m_1 \sim m_6$）组成，从 0.1~0.225 kg 不等，每个点的距离相同

旋转对应的牛顿第二定律是旋转力会引起物体围绕旋转轴的角加速度。此外，物体的角加速度与产生它的旋转力成正比，并且与物体的质量转动惯量成反比，旋转方向与旋转力方向相同（斜体字表示该定律在线性对应加速度和角加速度之间的本质区别）。对于旋转条件，牛顿第二定律方程式包括力矩（T）、转动惯量（I）和角加速度（α）（方程式4-3）。力矩等于惯性矩乘以角加速度（本章使用的力矩一词。读者应该意识到，这个术语可以与力互换）。在这个方程式中，ΣT 指的是作用于物体的旋转力之和。总之，方程式4-3确定力矩-角加速度的关系。在肌肉骨骼系统中，产生力矩的主要是肌肉。例如，肱二头肌收缩，在肘关节产生一个屈曲的力矩。忽略重力等外部因素，旋转前臂的角加速度与内部力矩（即肌肉力量及其内在的力矩臂）成正比。但与前臂和手的质量转动惯量成反比。在恒定的内部扭力下，具有较小质量转动惯量的前臂和手，将比具有较大质量转动惯量获得更大的角加速度（例如，可以通过将袖口重量从手腕移动到前臂中部来实现较小质量转动惯量）。需要理解，即使在没有重力的情况下，这种对肢体角加速度的惯性阻力仍然存在。例如，考虑图4-1中下肢处于"没有重力"的位置。由于质量转动惯量的变化，与膝关节伸直相比，屈髋屈膝所需要的肌肉用力要小一些。

牛顿第二定律旋转运动
$$\Sigma T = I \times \alpha \qquad \text{（方程式 4-3）}$$

扭矩以牛顿 - 米为单位，其中 $1\,\mathrm{Nm} = 1\,\mathrm{kg\text{-}m^2} \times$ 弧度／秒^2

冲量 - 动量关系

牛顿第二定律衍生的其他关系可以通过推导方程式4-1和方程式4-3得出。其中一种关系是冲量 - 动量关系。

加速度是速度的变化率（$\Delta v/t$）。通过替代线性加速度的方程式4-1得出方程式4-4。方程式4-4可以进一步推导出方程式4-5。

$$F = m \times \Delta v / t \qquad \text{（方程式 4-4）}$$
$$F \times t = m \times \Delta v \qquad \text{（方程式 4-5）}$$

应用线性脉冲（力乘以时间）导致线性动量的变化（质量乘以线速度）。

方程式4-5等号右侧质量和速度的乘积得出运动物体的动量。动量描述物体拥有的运动量。动量一般用字母 p 表示，单位为每秒千克 - 米（kg-m/s）。脉冲是在一段时间内施加的力（方程式4-5等号左边是力和时间的乘积）。如移动的汽车等物体的线性动量为在给定时间内通过施加力而改变。当需要快速改变动量时，在短时间内施加非常大的制动力（例如在紧急刹车时）。相同时间的制动力小，或相同制动力时间更短，导致动量的变化较小。冲量和动量是矢量。方程式4-5定义的是线性冲量 - 动量关系。

冲量 - 动量的关系提供了另一个视角来研究人类的表现，以及深入了解损伤机制。在某些地方，身体发展机制和结构，以减轻外部负荷的峰值力。例如，当从跳跃中着地时，如果通过降低肌肉的水平和延长的离心运动来延长着陆时间，则可以降低下肢整个关节的峰值力量。另一个例子是，当足部在正常步态接触地面时，跟骨足底的脂肪垫可以缓冲足部与地面的相互作用，并降低反作用力峰值。跑鞋常通过鞋外底减震来增强此功能，以进一步缓冲地面对脚的冲击。自行车头盔、橡胶或弹性地板，以及防护垫设计是其他例子，旨在通过增加冲击时间来最大限度降低冲击力，从而减少伤害。

牛顿第二定律中扭矩也可以应用于冲量 - 动量关系的旋转情况。与线性关系的推导相似，角关系可以用方程式4-3的推导来表示。用 $\Delta\omega/t$（角速度变化率）替代 α（角加速度）推导出方程式4-6。方程式4-6可以推导出方程式4-7，也就是冲量 - 动量关系的等效角。力矩与角动量也是矢量。

$$T = I \times \Delta\omega / t \qquad \text{（方程式 4-6）}$$
$$T \times t = I \times \Delta\omega \qquad \text{（方程式 4-7）}$$

角冲量（力矩乘以时间）会导致角动量的变化（质量转动惯量乘以角速度的变化）。

功 - 能量关系

在这一点上，牛顿第二定律讲述了①力（力矩）- 加速度关系（方程式4-1和方程式4-3）和②冲量 - 动量关系（方程式4-4到方程式4-7）。牛顿第二定律也可以用力解释做功 - 能量关系。第三种方法可

特别关注 4-2

仔细研究冲量 - 动量关系

在数值上，冲量可以用平均力（N）及其作用时间来计算。冲量也可以用下图的力 - 时间曲线下面积来表示。图 4-4 显示当一个人跑过地面力学测试板时，地面对脚施加的前 - 后剪切力水平分量的力 - 时间曲线（地面反作用力）。曲线有两相：初始与地板接触时向后的冲量为负，而推进过程中的向前冲量为正。如果两个冲量（也就是曲线下面积）相等，冲量之和为零，那动量也没有发生变化。然而，在这个例子中，向后冲量大于向前冲量，表明跑步者向前动量减小。

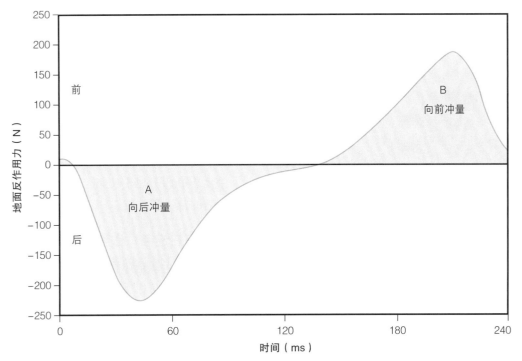

图 4-4　力 - 时间曲线下面积的图形表示跑步时地面反作用力水平上向后冲量（A）和向前冲量（B）

以通过分析做功在多大程度上导致物体能量的变化来研究人类的运动。当在力或力矩作用方向发生线位移或角位移时，力或力矩就要做功。线性意义上的做功（W）等于对物体施加力（F）的大小乘以物体在作用力方向上的线性位移（方程式 4-8）。如果在作用力方向没有发生移动，则力没有做功。与线性情况类似，角功定义为对物体施加扭转力（T）的大小乘以物体在作用力方向上的角位移（方程式 4-9）。功的单位用焦耳（J）表示。

功（W）、势能（PE）和动能（KE）之间的关系

W（线性）= F × 线位移；

　1 J 能量相当于 1 N 力的作用下移动 1 m
　距离所做的功　　　　　　　　　（方程式 4-8）

W（旋转）= T × 角位移；

　1 J 能量相当于 1 Nm 扭力作用下使得旋转
　一周所做的功　　　　　　　　　（方程式 4-9）

PE = m × g × h，g 代表引力，h 代表高度。

KE（线性）= $\frac{1}{2}$ m × v^2

KE（角）= $\frac{1}{2}$ I × ω^2

W（角或线性）= KE$_{终末}$ − KE$_{初始}$ + PE$_{终末}$ − PE$_{初始}$

功－能量关系中，能量以两种形式存在：势能和动能（见方框中方程式）。势能是在万有引力场中物体质量中心高度产生的能量。与动量相似，动能与物体的质量和速度有关，而与引力无关。物体的角动能与其质量转动惯量（I）和角速度有关。

正如冲量－动量关系描述的在给定时间内作用力引起动量变化一样，功－能量关系定义为在给定位移上施加的力引起的动能改变。使用之前描述的示例可以说明这些概念的相似性。如移动汽车的动能是通过作用力来改变位移。当动能需要快速改变时（如紧急停车），需要在很短的位移上施加巨大的制动力。在相同位移下制动力较小或相同制动力下位移较小，对动能改变较小。

功－能量关系不考虑施加力或扭矩的时间。然而，在大多数日常活动中，通常重要的是执行工作效率。功率定义为工作的效率。肌肉产生足够能量的能力可能对运动的完成或对理解治疗干预的影响至关重要。例如，在篮球场上，通常是球员在跳起时的垂直速度决定能否成功获得篮板球；帕金森病老人必须在行人交通信号灯规定的时间内穿越繁忙的街道，这是功率重要性的另一个例子。

特别关注 4-3

正功、负功和不做功

如前所述，线性功是作用力乘以物体在作用力方向上的位移。例如，考虑收缩肘关节的屈肌施加线性力使肘部弯曲，使得手到嘴部。从线性意义上说，功是肌肉收缩力和肌肉缩短距离产生的。在角度意义上，旋转功是由肘部屈肌施加的扭矩和肘部产生的屈曲量（以弧度为单位）计算的。在这种情况下，因为前臂的旋转方向与施加扭力方向相同，所以是正功。此外，屈肘肌缩短，肌肉做功。相反，当肘部屈肌活动但肘部伸直时（例如，当慢慢降低重量时），肘部屈肌被拉长，并且对肌肉做功。在这种情况下，由于旋转方向与施加的扭力方向相反，是负功。最后一种情况是当肘部屈肌活动但没有发生移动，肌肉等距活动时。在这种情况下，即使消耗大量的能量，也没有做功。

平均功率（P）是功（W）除以时间（方程式4-10）。由于功是力（F）和位移（D）产生的，所以在任何时刻的功率都可以用方程式4-11来表示，为力和速度的乘积。角功率也可以像线性情况下一样，使用扭力和角速度：扭矩（T）和角速度（ω）（方程式4-12）。角功率常被用作衡量肌肉性能的临床指标。例如，股四头肌产生的功率，等于肌肉产生的力矩合力乘以膝关节伸展平均角速度。功率通常用于指定肌肉活动和外部负荷之间能量转移的总和。正功率是指同轴活动的肌肉抵抗外部负荷的工作效率。相反，负功率是指外部负荷抵抗同轴活动的肌肉的工作效率。

功率（P）

平均功率 $= W/t$ （方程式4-10）

瞬时功率（线性）$= F \times v$ （方程式4-11）

瞬时功率（角）$= T \times \omega$ （方程式4-12）

表4-2概述了与牛顿第二定律有关的许多物理测量所需的定义和单位。

牛顿第三定律：作用力和反作用力定律

牛顿第三运动定律指出，每一个力都有一个与之大小相等、方向相反的力。这一定律意味着，一个物体对另一个物体有作用力时，同时也受到另一个物体对它的作用力。两个物体同时相互作用，其结果由牛顿加速度定律说明（$\Sigma F = m \times a$），也就是说，每个物体都受到不同影响，这种影响取决于它的质量。例如，从二层楼坠落时人对地面有作用力，地面同时会对人施加大小相等和方向相反的力。由于地球和人之间的巨大质量差异，人所产生加速度和受到的影响远大于地面。因此，这个人可能会受到重大伤害。

牛顿作用力－反作用力定律的另一个例子是地面产生的反作用力使得人行走或站立。根据牛顿第三定律，足对地面产生作用力，地面产生方向相反、大小相等的反作用力（图4-5）。地面反作用力的大小、方向和作用点的改变贯穿整个步态过程。牛顿第三定律也有一个角当量。例如，在等距运动中，内部和外部扭力相等，旋转方向相反。

表 4-2 与牛顿第二定律相关的物理测量

物理测量	线性应用		转换英式→ SI 单位 *	旋转应用	
	定义	单位		定义	单位
距离	线位移	m	ft × 0.305 = m	角位移	° †
速度	线位移速率	m/s	ft/s × 0.305 = m/s	角位移速率	° /s
加速度	线速度变化率	m/s²	ft/s² × 0.305 = m/s²	角速度变化率	° /s²
质量	物体中物质的数量；物体抵抗线速度变化的能力	kg	Ib‡ × 0.454 = kg	不适用	
质量转动惯量	不适用		Ib · ft² × 0.042 = kg · m²	物体旋转轴周围物质的数量和分布；物体抵抗角速度的变化	kg · m²
力	推或拉；质量乘以直线加速度	N = kg · m/s²	Ib × 4.448 = N	不适用	
扭力	不适用		ft · Ib × 1.356 = Nm	力乘以力臂；转动惯量乘以角加速度	Nm
冲量	力乘时间	N · S	Ib · s × 4.448=N-S ft-Ib-s × 1.356=Nm-S	扭力 × 时间	Nm-s
动量	质量乘以线速度	kg · m/s	Ib-ft/s × 0.138=kg-m/s Ib-ft 2/s × 0.042=kg-m²/s	转动惯量乘以角速度	kg-m²/s
功	力乘以线性位移	J	Ib-ft × 1.356=J	扭力乘以角位移	J
平均功率	线性做功效率	W=J/s	Ib-ft/s × 1.356=W	角做功效率	W = J/s

*若要从英文单位转换为国际单位制（SI）单位，请将英文值乘以表单元格中的数字。将 SI 单位转换为英文单位，除以这个数字。如果单元格中有两个方程式，上面方程用于转换线性测量，下面房颤用于转换角测量

† 可以使用没有单位的弧度可以代替度数（1 弧度 ≈ 57.3°）

‡ 质量的英文单位是磅 - 质量（Ibm）或斯勒格

m. 米；s. 秒；kg. 千克；N. 牛顿；J. 焦耳；W. 瓦特；ft. 英尺；Ib. 磅；°. 度

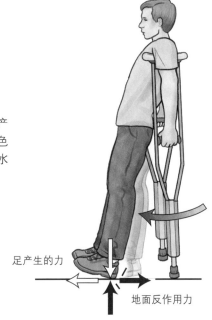

图 4-5 在拄拐行走时"摆动"方法的接触阶段，说明了地面和足之间产生了力的相互作用。地面反作用力（黑色箭头）抵消了足产生的力（白色箭头）。如果地面反作用力的水平分力（由摩擦引起）小于足产生力的水平分力，根据牛顿第二定律足会在地面向前滑动。F=m × a

足产生的力

地面反作用力

运动分析导论：基础分析阶段

上一节讲述了牛顿定律所概述的力与运动的因果关系。建立在这个基础上，本节将正式分析运动的步骤和内容。特别注意分析内力、外力和扭力，并解释这些变量如何影响身体及关节。本节应使读者能够遵循下一节中构造的三个样本问题进行数学解答。

人体测量学

人类测量学源自希腊对人体测量的密特隆测量器。在人类运动分析的背景下，人体测量学被广泛定义为人体某些物理特征的测量，人体运动分析包括如长度、质量、重量、体积、密度、重心和质量转动惯量。这些参数在运动学和动力学上分析正常和病态运动是很重要的。例如，确定肌肉在产生运动时必须克服惯性的特性，就需要相应肢体节段的质量和质量转动惯量等变量。人体测量信息在工作环境、家具、工具和运动器械的设计中也很有价值。

有关身体各部分重心和质量转动惯量的大部分信息都来自尸体研究。获取人体数据的其他方法包括数学建模和成像技术，如计算机断层扫描和磁共振成像。附录ⅠB部分的表Ⅰ-2列出了人体各段重量和重心位置的数据。

自由体受力图

运动分析需要考虑到所有作用在物体的力。在任何分析之前，都要构建一个自由体受力图来促进解决生物力学的问题。自由体受力图是一个"快照"或简化草图，用来表示身体与其环境之间的相互作用。将身体考虑为一个简单的刚性部分，如脚；也可以是几个部分，如头部、手臂和躯干。当身体由几个部分组成时，需要假定这些部分刚性地连接在一起，成为一个简单刚性系统。

自由体受力图要求仔细绘制作用在系统上的所有相关力。这些力可能是由肌肉、重力（如肢体的重量）、流体、空气阻力、摩擦力和地面反作用力产生的。箭头用于指示力向量。

自由体受力图如何确定取决于分析的预期目的。在图4-6示例中，自由体受力图表示行走过程

中足瞬间跟接触地面时小腿和足的情况。自由体受力图中可以做到"切割"所需分析的关节，分离出身体的兴趣区。在图4-6给出的例子中从膝关节处分离出小腿和足部。肌肉主动收缩力的作用通常与其他软组织不同，如拉伸关节囊和韧带所产生的被动张力。尽管可以确定作用在关节上的单个肌肉的贡献，但是通常使用所有肌肉力（M）向量来表示所有单个肌肉力的总和。系统外部的其他力也需要添加到受力图中，可能包括地面反作用力（G）和小腿和足的重量（S和F）。正如牛顿第三定律所说明的，地面反作用力是足在撞击地球时产生的力。

图4-6中定义一个额外的力：关节反作用力（J）。该力包括关节接触力及从一部分传送到另一部分所有其他力的总的效应或累积效应。关节反作用力是由其他力产生的"反应"，例如肌肉的收缩、关节周围结缔组织的被动牵拉，以及身体重力。正如将要讨论的那样，通过定义一个X-Y坐标参考系并编写运动的控制方程来完成自由体受力图。

临床上，减少关节反作用力通常是治疗方案中的一个重点，旨在减轻关节炎患者的疼痛和防止关

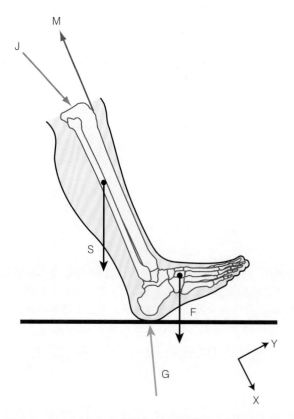

图4-6　行走过程中足跟接触地面瞬间的小腿和足的自由体受力图。这一部分是通过"切割"膝关节分离出的。如图显示相关的力。放置X-Y坐标轴，使X轴与小腿平行

节进一步退化。通常，治疗目的是通过改变肌肉活动程度及其激活方式，或减轻通过关节传递的重量。以髋关节骨性关节炎患者为例，髋关节反作用力的大小可以通过降低行走速度来降低，从而降低肌肉的收缩程度。良好的气垫鞋可以降低冲击力。另外，可以使用拐杖来减小通过髋关节的力。如果存在肥胖问题，可以推荐减肥计划。

构造自由体图的步骤

分析目的的确定是解决与人类运动有关问题的关键，确定感兴趣的自由体，并指出作用于该物体的所有力。下面的示例介绍了构建自由体受力图的步骤。

考虑一个人一侧上肢举着一个重物的这种情况，如图 4-7 所示。这个自由体假定处于静力平衡状态，所有作用于它的力和力矩之和等于零。这项分析的一个目的是判定盂肱关节外展肌（M）需要多大的肌肉力量来保持手臂外展 90°；另一个目的是判定在这个运动过程中，盂肱关节受到反作用力的大小（J）。

第 I 步是所研究自由体的识别和孤立。在这个例子中，盂肱关节被"切开"，自由体是整个手臂和阻力物（球体的重量）的结合体。

第 II 步是定义一个坐标参考系，该坐标系通过相对于一个已知的点、位置或轴来描述物体的位置和运动（见图 4-7，X-Y 坐标参考系）。关于建立参考系的更多细节已在前面讨论。

第 III 步包括识别和包含所有作用于自由体的力。内部力是由肌肉产生的力（M）。外部力包括作用在练习球体的重力（B）及上肢肢体的重力（S）。

虽然图 4-7 未标识，其他外力可能来自于临床医生、电缆、阻力带、地面或其他表面、空气阻力和矫形器。力被标记在图形上来指出它们的作用点和方向。例如，向量 S 代表上肢的重心，这是利用人体测量数据确定的位置，如附录 I B 部分表 I -2 所示。

肌肉力量的方向（M）与肌肉拉力的线一致，并且在一个方向上产生力矩，该力矩与外力产生的净力矩相反。在这个例子中，由外力 S 和 B 产生的力矩驱使手臂向顺时针、内收或 -Z 方向旋转。因此，M 的力线与它的力臂相结合，产生了一个逆时针、外展，或 +Z 方向的力矩（使用 +Z 或 -Z 来表示旋转方向的原则将在后文阐述）。

第 IV 步是指示关节反作用力（J），在本例中是在肩胛盂关节处产生的。最初，关节反作用力的方向可能还不知道，但是，正如后来解释得那样，它的方向通常与主要肌肉力量的拉力方向相反。通过静态分析，计算未知变量，可以确定 J 的精确方向。

第 V 步涉及编写三个控制方程来解决本章遇到的二维（2D）静力平衡问题。方程是 $\Sigma \text{Torque}Z = 0$；$\Sigma \text{Force}X = 0$；$\Sigma \text{Force}Y = 0$。这些方程将在本章后面解释。

构造自由体图的步骤

第 I 步：识别和孤立研究的自由体。

第 II 步：建立坐标系。

第 III 步：画出作用于系统的内部（肌肉）和外部力量。

第 IV 步：画出关节反作用力。

第 V 步：写出运动控制方程。

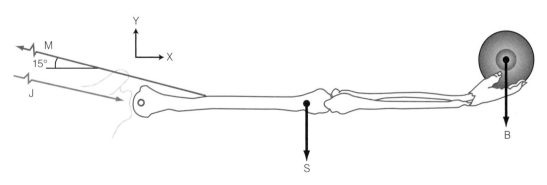

图 4-7　将右手臂和球组合视为孤立系统的自由体图正面绘图：肩膀外展肌合力（M）；肩关节反作用力（J）；上肢重量（S）；旋转轴在肩关节盂肱关节处显示为一个开放的红色圆圈。放置 X-Y 坐标参考系，使 X 轴与上肢平行（修改自 LeVeau BF: *Williams & Lissner's biomechanics of human motion*, ed 3, Philadelphia, 1992, Saunders.）

空间参考系

为了准确描述运动或求解未知力，需要建立一个空间参考系。这个参考系通过相对于一些已知的点、位置或部位的旋转轴来确定一个物体、一个部位或一个对象运动的位置和方向。如果没有确定参考框架，就很难在临床和研究环境中解释和比较测量结果。

空间参考系是任意建立的，可以放在物体内部，也可以在物体外部。用来描述位置或运动的参考系可以是相对的，也可以是全局的。一个相对参考系描述了肢体一部分相对于一个相邻部位的位置，例如脚相对于腿，前臂相对于上臂，或者躯干相对于肢体。通过比较解剖标志或者坐标与研究部位间的运动来测量。测角术提供了一个在临床实践中使用的相对参考系的例子。例如，描述肘关节的运动范围使用相对参考系测量，由上臂和前臂的长轴确定参考系，并通过肘关节的旋转轴进行旋转。

然而，相对的参考系缺乏必要的信息来明确相对于空间中的固定点或位置的运动。为了分析相对于地面的运动、重力方向，或者空间中另一种外部定义的参考系，必须定义一个全局（实验室）参考系。在步态过程中躯干的过度前方或侧方偏差是在全局参考系下进行测量的例子。在这个例子中，躯干的位置是通过参考体外垂线来测量的。

无论运动是通过相对参考系还是全局参考系来测量的，都可以使用坐标参考系来指定一个点或部位在空间中的位置。在实验室人体运动分析中，最常用的是笛卡尔坐标系。在二维空间中，笛卡尔系统通过确定该点与两条相交直线的距离来定位平面上的某一点，在三维空间中通过确定三个相交于一点的平面之间的距离来定位该点。一个二维坐标系是由两个相互垂直且箭头指向正方向的假想轴定义的。这两个轴（例如，标记为 X 和 Y）可以任意定向以利于解决定量问题（例如，比较图 4-6 和图 4-7）。当所描述的运动主要是平面运动时，通常使用二维坐标系（亦在一个平面），例如在步态中膝关节的屈伸。

在大多数情况下，人体运动发生在多个平面。为了充分描述这种类型的运动，一个三维坐标参考系是必要的。一个三维参考系通常有三个相互垂直的轴（X，Y，Z）。与二维坐标一样，箭头指向正方向。在空间中三维参考系的定向通常基于右手规则的。这个规则在大多数定量生物力学研究中均有应用（特别关注 4-4）。

在这本教科书的大部分内容中，用于描述平面内线性方向的术语（例如肌力的方向或关节的旋转轴）不如用右手规则规定得那么正式。如本章所述，空间线性方向的描述相对于人体解剖学位置的描述更简单，使用的术语有前‐后、中‐外侧和垂直。虽然对于大多数定性或解剖学的描述是有用的，但这种描述并不适合定量分析，如本章后面介绍的定量分析。在这些情况下，使用笛卡尔坐标系，其三维轴的方向由右手规则确定。

旋转或角运动或力矩通常被描述发生在一个平面，围绕一个垂直的旋转轴。在大多数运动力学文献中，一个部位的旋转方向通常用术语来描述，如屈和伸，在较小的范围内，用顺时针或逆时针旋转来描述。这样的系统适合大多数的临床分析，并在整个教科书中使用。然而，可能需要更正式的定量分析来确定角运动和力矩的方向。这样一个系统基于三维笛卡尔坐标坐标系，是使用右手规则的另一种形式，如特别关注 4-5 所述。

特别关注 4-4

"右手定则"：完整描述三维坐标参考系空间方位的惯例

当建立笛卡尔坐标系时，正交轴的方向不是任意的。必须使用一个约定来促进全世界科学界不同实验室研究共享。以图 4-7 为例，X 轴和 Y 轴在图片的平面内，或者相对于对象，平行于冠状面（虽然不是强制性的，但通常最方便的是确定 X-Y 轴的方向，使 X 轴与选择的身体部位平行）。必须定义第三个轴，即 Z 轴。虽然图中未画出，但 Z 轴垂直于 X-Y 平面。按照惯例，在 X-Y 坐标参考系上显示的箭头方向表示正方向。如图 4-7 所示，正 X 方向向右，正 Y 方向向上。右手定则可以用来定义 Z 轴的方向（＋或－）。应用右手规则是通过沿 X 轴放置右手尺侧缘来确定，手指指向 X 正方向（朝向模型上的球）。你的手应该沿着 X 轴放置，这样当手指向前移动时，它们就会从正 X 方向向正 Y 方向卷曲。伸出的拇指指向页面，从而定义了正 Z 轴的方向。Z 轴必须垂直于页面。使用右手定则意味着只需要定义和显示两个轴；使用右手定则可以完整描述第三个轴。

特别关注 4-5

特别关注 4-5

"右手定则"的另一种用法：描述角运动和力矩方向的指南

右手定则的另一个用途是确定角运动和扭矩的旋转方向。再次分析图 4-7 所示的坐标参考系。该参考框架表明，肱骨运动（外展）路径 X-Y（冠状面）平面内，围绕垂直的前后轴（或如特别关注 4-4 所述，即 Z 轴）。右手定则再次应用于图 4-7，如下所示。首先，将你右手尺侧与模型手臂部分平行对齐，这样手指就会沿着肩膀外展的旋转路径卷曲。伸出的拇指指向正 Z 方向，表示外展是正 Z 旋转。肩部内收方向为负 Z 向。

右手定则也用来描述扭矩的旋转方向。再次使用右手，在扭矩产生的运动路径上卷曲手指回到图 4-7，由肩部外展肌产生的力 M 产生 ＋Z 扭矩，而肩部内收肌（未示出）产生 −Z 扭矩。如图所示，在坐标参考系定向的隋况下，无论同心动作（与＋Z 运动相关）还是偏心动作（与 −Z 运动相关），肩部外展肌总是会产生 ＋Z 扭矩。

总之，在三维空间中分析运动比在二维空间中更复杂，但它确实提供了更全面的人体运动描述。有很多优秀可用资料讲述 3D 分析的技术，其中一些参考资料在本章的最后提供。本章所描述的定量分析集中在二维运动上。

力和力矩

作为矢量，力可以依据分析环境以不同的方式分析。几个力可以合成一个合力，用一个矢量表示。把力合在一起过程称为矢量合成。或者，一个力可以分解或"分散"成两个或多个力，它们的结合具有与原力相同的效果。把一个力分解成它的分力的过程叫做矢量分解。利用合成和分解对向量进行分析，提供了理解力如何旋转或平移部件，并随后导致关节面的旋转、压缩、剪切或分散的方法。这些分析可以深入了解许多病理机制和治疗方案。

力学分析的图像与数学方法

力的合成和分解可以用图形分析的方法来完成，或者用数学方法来完成，包括简单的向量的加法和减法，在某些情况下，还可以用直角三角学。力分析的图解法将力矢量表示为箭头，并以尖尾对齐的方式进行。箭头的长度必须精确地与力的大小成比例，箭头的方向必须和力的方向匹配。

三角法不需要同样的绘图精度，并且通常提供更精确的结果。这种方法使用矩形分量和"直角三角学"来确定力的大小和角度。常见的三角函数在附录 I 的 A 部分进行了回顾。

熟练掌握这些技术可以表示和计算肌肉和关节的力量。下面将演示图形和三角方法，但本章的其余部分将只使用三角方法。

力的合成

如果两个或两个以上的力共用一条力线，它们就是共线的。矢量合成可以使几个共线力在图形上简单地组合成一个合力（图 4-8）。在图 4-8A 中，通过比例尺确定向量的方法，将腿和足的重力（S）和运动力（W）在图形中叠加在一起。在这个例子中，S 和 W 向下运动，所以合力（R）也向下运动，有分散（拉开）膝关节的趋势。通过将 S 的头端与 W 的尾端对齐，可以得出合力 R。合力 R 用蓝色箭头表示，从 S 的尾端开始，到 W 的头端结束。图 4-8B 示出了一种颈椎牵引装置，该装置采用重力滑轮系统，该装置向上作用，与头部的重力方向相反。从图形上看，H 的尾端与 T 的头端对齐，由此产生的箭头（R）从 T 的尾端开始，在 H 的头端结束。向上的箭头 R（蓝色）表示在头颈部有一个向上的合力。

图 4-8 所示的合力也可以通过简单的组合叠加矢量力，同时需要注意矢量的方向。在图 4-8A 中，坐标参考系表明，S 和 W 均共线，并均处于 −Y 方向。由框内公式可知，结果是通过将共线力的大小相加得到的；在这种情况下，结果也处在 −Y 方向。在图 4-8B 中，力是共线的，但方向相反（T 处于 +Y 方向，H 处于 −Y 方向）。将两个相反方向的力相抵，结果得到 +Y 方向 22 N 的作用力。在这个具体的例子中，至少需要 53 N 的牵引力来抵消头部的重量。使用较少的力对颈椎不会有真实的干扰（分离）。然而，这项技术仍然提供一些有益治疗。

作用在物体上的力可能是共面的（在同一个平面上），但它们不一定总是共线的。在这种情况下，各个力矢量可以使用多边形法合并。图 4-9 阐明了如何在冠状面模型中应用多边形方法评估受试者单

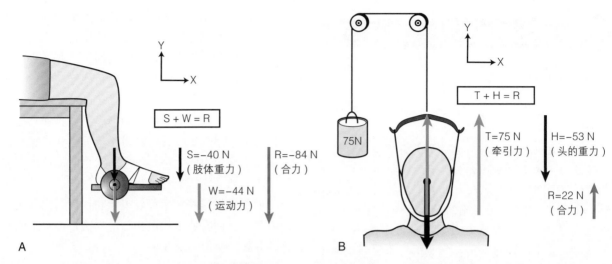

图4-8　共线力的向量组成。A. 两个力向量作用在膝上：小腿和足的重量（S）和运动重量（W）作用在脚踝上。这些力加在一起以确定合力（R）。X-Y坐标系表示+Y为向上；力的负号表示向下的拉力。B. 头的重量（H）和牵引力（T）沿同一条线但方向相反。R是这些向量的代数和

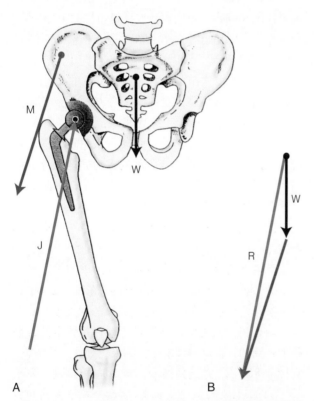

图4-9　A. 显示单腿站立于右侧髋关节假体时牵涉在骨盆的三个力。三个力分别为臀部外展肌力（M）、体重（W）和假体髋关节反作用力（J）。B. 多边形（或尖端指向尾端）的方法用于决定合力（R）的大小和方向，合力基于M和W的大小和方向。（A）中J的大小和方向和（B）中R相同 (Redrawn from Neumann DA: Hip abductor muscle activity in persons who walk with a hip prosthesis while using a cane and carrying a load, Phys Ther 79:1163, 1999.)

腿站立时髋关节假体上的反作用力。箭头在正确的方向上按大小比例画出，体重（W）和臀部外展肌力（M）的矢量以头端对尾端的方式叠加（图4-9B）。W和M矢量的叠加效果是通过将M矢量的尾部放在W矢量的顶部来确定的。从W的尾端连接至M的头端即得到多边形的合力（R）。图4-9B说明了这一过程，指明了R的大小和方向。注意，R与图4-9A所示的假体髋关节反作用力（J）大小相同，但方向相反。随着时间的推移，过大的关节反作用力可能导致髋关节假体过早松动。

　　还可以构造一个平行四边形来确定两个共面非共线力的合力。不像前一个例子中所讨论的那样，将力矢量首尾相接，而是根据两个力矢量的大小和方向，画一个平行四边形，就可以得到合力矢量。与所有矢量分析的图形技术一样，需要能够相对准确地绘制相关力矢量的大小和方向。图4-10给出了用于将多个分力矢量合并成一个合力矢量的平行四边形法的例子。分力矢量，F_1和F_2（黑色实线箭头），是指浅屈肌和深肌通过掌侧（前方）至掌指关节时产生的。对角线起源于F_1和F_2的交点，表示合力（R）（图4-10，粗红色箭头）。由于F_1和F_2之间存在夹角，合力使得掌侧肌腱远离关节。因为肌腱类似于连接弓两端的绳子，在临床上这种现象被称为弓弦力。通常情况下，弓弦力与屈肌腱鞘和侧副韧带产生的力相抵（图4-10中蓝色的P力）。在严重的类风湿关节炎病例中，弓弦力可能最终导致韧带断裂，掌指关节脱位。

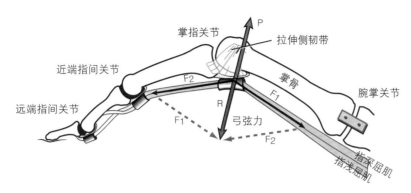

图 4-10　用平行四边形方法说明了指浅屈肌和底深肌通过掌指关节收缩产生的两个力向量（F₁ 和 F₂）的影响。这个合力（R）矢量在掌指关节（MCP）产生了一个被屈肌滑轮和副韧带抵抗的弯曲力（蓝色的 P 力）

综上所述，当作用于一个部位的两个或两个以上的力合为一个合力时，合力的大小被认为等于力矢量的和。合力可以用图形来表示，如下框所示。

> 概述关于如何描绘组成力的矢量
> - 共线力矢量可以通过简单组合叠加联合（图 4-8）。
> - 非平行，共面力矢量可以通过多边形（或尖端指向尾端）的方法（图 4-9）或者平行四边形法（图 4-10）组成。

力的分解

前面的内容说明了表示力的合成方法，即作用在身体上的同平面内多个力被一个合力所代替。然而，在许多临床情况下，了解产生合力的各个分力可能更有助于理解这些力对运动和关节负荷的影响，以及制订具体的治疗策略。矢量分解是用两个或两个以上的力来代替一个力的过程，这些力叠加起来就等于原始的合力。

力的分解最有用的应用之一是描绘和计算肌力的矩形分矢量。如图 4-11 所示，肌力的矩形分矢量彼此呈直角，称为 X 分矢量和 Y 分矢量（M_X 和 M_Y）（将 X 轴设置为与线段长轴平行，远端指向方向为正）。在图 4-11 所示的肘部模型中，X 分矢量代表与前臂平行的肌力矢量。这个力的作用是挤压和稳定关节，或者，在某些情况下，分散或分离形成关节的部分。肌力的 X 分矢量通过旋转轴时不产生力矩，因为它没有力臂（图 4-11，M_X）。图 4-11 中描述的模型，Y 分矢量表示垂直于长轴的肌力矢量。内部的力臂（见第 1 章）与这个力的分矢量相

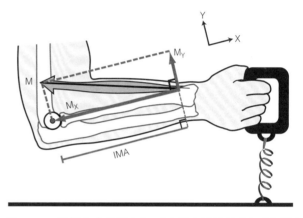

图 4-11　肱桡产生的肌力（M）由长方形的斜边（对角线）代表。并指出了 X 分矢量（M_X）和 Y 分矢量（M_Y）。内部力臂为 MY 与旋转轴（红圈）间的垂直距离。X–Y 参考框架放置于 X 轴与躯体运动区域平行的位置；黑色箭头指向方向为正

关，M_Y 的一个作用是引起旋转（也就是产生力矩）。在这个例子中，M_Y 分量在肱桡关节处产生剪切力，导致骨段向 +Y 方向移动。

出于本章研究目的，将解剖学上的关节视为是具有固定旋转轴无摩擦力的铰链关节，并且只允许在一个平面上旋转。虽然人们已经充分认识到，即使是身体中最简单的关节也比这复杂得多，但是考虑使用这种铰链关节可以更容易地理解本章的观点。例如，如果如图 4-11 所示，肌力的 X 分矢量（M_X）指向肘关节，可以认为肌力导致桡骨头头对肱骨头的压迫。肌力的 Y 分矢量（M_Y 在图 4-11）引起剪切，趋向于使前臂向 +Y 方向移动（在本例中为向上和略向后移动）。如后面所述，这些力与关节的反作用力相反。表 4-3 总结了肌肉的 X 和 Y 力的分量的特征，如图 4-11 所示。

表 4-3 肌肉力量 X 和 Y 分量的典型特征（图 4-11）	
Y 肌力分量	**X 肌力分量**
垂直作用于骨	平行作用于骨
通常表示为 M_Y，取决于参考系统的选择	通常表示为 MX，取决于参考系统的选择
如果力臂大于 0，会导致骨骼平移和／或扭矩	会导致骨骼平移。由于选定的参考系统会将 力臂降至零，通常不会产生扭矩
在一个简单交联关节模型中，M_Y 在关节表面之间产生剪切力（实际上，根据关节表面的解剖复杂性，M_Y 可以产生剪切力、压缩力和分散力）	在一个简单交联关节模型中，M_X 在关节表面之间产生一个压缩或分离力（实际上，根据关节表面的解剖复杂性，M_X 可以产生剪切力、压缩力和分散力）

对比内部与外部力和力矩

前面描述的将力分解成 X 和 Y 分量的例子焦点在于肌肉产生的力和力矩。如第 1 章所述，从定义上说肌肉产生内部力和力矩。将力分解成 X 和 Y 分量也适用于作用于人体的外力，如重力、接触力、外部负荷和重量、橡皮筋和临床医生施加的阻力。在有外部力臂的情况下，外部力产生外部力矩。一般来说，在平衡条件下，外部力矩与内部净力矩作用于关节的旋转轴的方向相反。

图 4-12 显示的是正在进行伸膝运动时内部力和外部力的解析。图 4-12A 描述了三种力：伸膝肌力（M）、小腿和足的重量（S），以及施加于踝关节的外力（W）。S 和 W 作用于它们各自重心。

图 4-12B 为图 4-12A 所示运动的自由体图，其中 M、S、W 分解为 X、Y 分矢量。假设静态旋转和线性均处于平衡状态，图左侧所示的力矩（T）和力（F）方程可用于求解未知变量。这个话题将在本章的最后一节讨论。

改变关节角度的影响

施加在骨骼上的内力和外力的 X 和 Y 分量的相对大小取决于肢体的位置。首先考虑关节角度的变化如何改变肌肉的插入角（参见术语，第 1 章）。图 4-13 显示了恒定大小的二头肌力（M）在四个不同的肘关节的位置下，每一个都有不同的前臂插入角（在图中显示为 α）。不同的插入角会导致组成的 Mx 和 My 力矢量不同。如果 Mx 指向肘部，

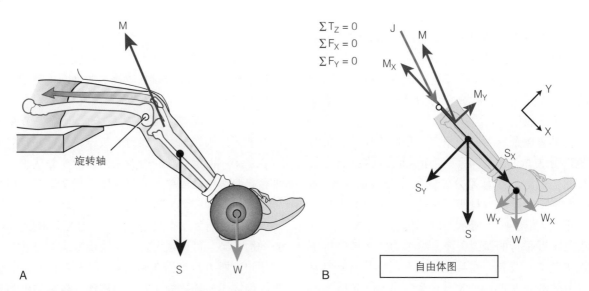

图 4-12　正在进行伸膝运动时内部力和外部力的解析。A. 分解力矢量描述：伸膝肌力（M）、小腿和足的重量（S）及施加于踝关节的外力（W）。B. 自由体图展示了三种力分解为 X、Y 分矢量。关节反作用力（J）也被标示（蓝色）。A 图和 B 图内，未闭合的圆形标示膝关节旋转的中侧位轴（矢量没有标出）。X–Y 参考框架放置于 X 轴与小腿区域平行的位置；蓝色箭头指向方向为正

就会产生压缩力，如图 4-13A 所示；如果远离肘部，就会产生拉力，如图 4-13C、D 所示。通过作用于内部力臂（标记为棕色线段 IMA），图 4-13A~D 中的 M_Y 矢量在肘部产生 a+Z 力矩（屈曲力矩）。

如图 4-13A 所示，相对较小 20° 插入角产生了较大的 X 分矢量，导致肘部关节面收到更大的压力。因为图 4-13A 中插入角小于 45°，所以 M_X 分矢量的大于 M_Y 分矢量。当肌肉插入角为 90° 时（图 4-13B），M 矢量的 100% 是在 Y 方向，可以产生一个屈肘力矩。在插入角为 45°（图 4-13C）时，M_X 和 M_Y 分矢量的大小相等，约为 M 的 70%。在图 4-13C、D 中，插入角（在 M 右侧标记为 α）产生一个远离关节的 M_X 分矢量，在关节中产生分离力。

在图 4-13A–D 中，内部力矩始终是 +Z 方向，是由 M_Y 和内部力臂（IMA）的乘积所得。即使假设的 M 大小在整个运动范围内保持不变，M_Y 的变化（由于插入角的变化）也产生了不同大小的内部力矩。+Z（屈曲）力矩从在肘关节近乎完全屈曲的 0.93 Nm 到屈肘 90° 时的 3.60 Nm，相差近 4 倍。这一点帮助解释了为什么人们在关节运动范围的某些部分需要更大的力量（力矩）。肌肉产生力矩的能力不仅取决于插入的角度和 M_Y 的大小，还取决于其他生理因素，这在第 3 章中讨论过；这些包括肌肉的长度、运动的类型（例如，等距、同轴或偏心），以及活动肌肉伸缩的速度。

关节角度的变化也会影响运动过程中遇到的外

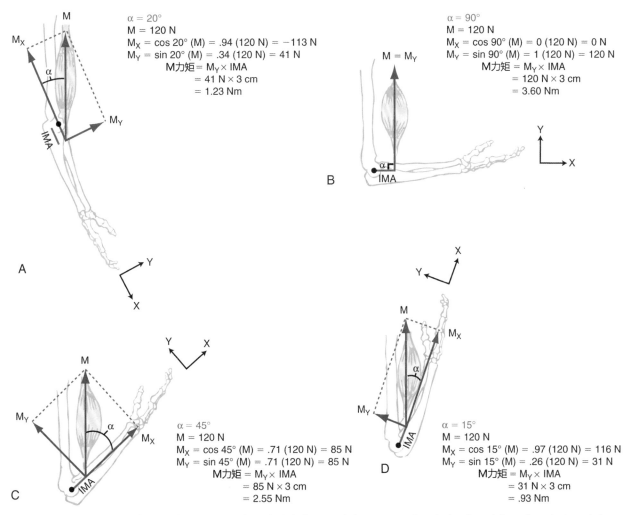

图 4-13 改变肘关节角度匹配前臂肌肉插入角。这些变化，反过来，匹配二头肌力（M）X 分矢量（M_x）和 Y 分矢量（M_y）的大小。通过三角法，每个姿势 M_x 和 M_y 的大小可以显示：A. 20° 插入角；B. 90° 插入角；C. 45° 插入角；D. 15° 插入角。虽然肌力假设不变（120 N），但是 M_y 大小在活动范围内发生变化以匹配内力臂。瞬时内力臂由一条从旋转轴（黑点）延伸到 M 应力点的棕色线画出，并且 A–D 图保持不变。X–Y 参考框架放置于 X 轴与前臂区域平行的位置；细黑色箭头指向方向为正 (Modifi ed from LeVeau BF: Williams & Lissner's biomechanics of human motion, ed 3, Philadelphia, 1992, Saunders.)

部或"阻力"力矩的大小。回到伸膝运动的例子，图 4-14 显示了膝关节角度的变化如何影响外力 S 和 W 的 Y 矢量。外力矩是由肢体重力（S）及锻炼物体重力（W）产生其数值大小为外力臂（在 B 图和 C 图棕色线标注）与外力 Y 矢量的乘积（S_Y 和 W_Y）。在图 4-14A 中，由于 S 和 W 的力矢量完全在 +X 方向，所以矢状面上不存在外力矩（S_Y 和 $W_Y=0$）。S 和 W 矢量通过膝关节的旋转轴定向，因此没有外力臂。因为这些外力指向 +X 方向，产生分离关节的趋势。图 4-14 的 B 图和 C 图显示当膝关节完全伸展（C 图中）与膝关节弯曲 45°（B 图中）相比，如何产生更大的外力矩。尽管在这三种情况下，S 和 W 的外力大小是相同的，但是当膝关节完全伸展时，−Z 方向（屈曲）的外部力矩最大。一般来说，当合力矢量与骨或身体以直角相交时，关节周围的外力矩最大（如图 4-14C 所示）。例如，当使用杠铃时，外部力矩是由垂直作用的重力产生的。因此，当肢体水平放置时，来自重量的阻力力矩最大；或者使用连接线连接到一列堆叠重物，当

连接线与物体成直角时，阻力力矩最大。注意，这通常是在不同的位置，而不是由重力作用在物体上产生的力矩最大的位置。阻力弹性带和管更加复杂，因为这些装置的阻力力矩随阻力矢量的角度和装置内的拉伸量而变化；这两个因素通过一系列的运动而变化；这两个因素都随着运动范围的变化而变化。

在一个关节内比较两种确定力矩的方法

在人体运动学中，力矩是趋向于身体某部分围绕关节的旋转轴旋转的一种力的作用。力矩是力的旋转效应。从数学上讲，力矩是力和力臂的乘积，通常以牛顿 - 米为单位表示。力矩是一个矢量，有大小和方向。

两种确定力矩大小的方法具有相同的数学解决方式。理解这两种方法可以为力矩的概念提供有价值的见解，特别是它与临床人体运动学的关系。这些方法适用于内部和外部力矩，假设所研究系统处于旋转平衡（即关节的角加速度为零）。

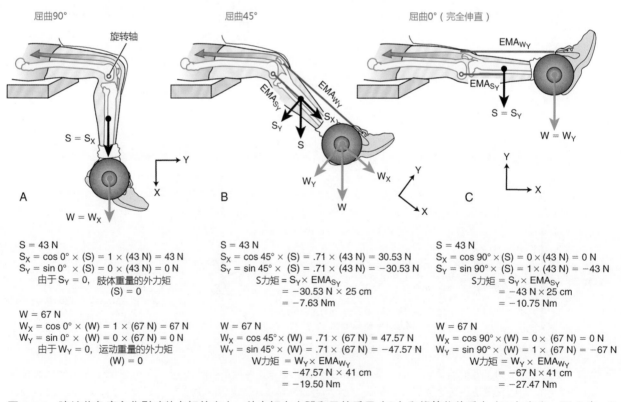

图 4-14　膝关节角度变化影响外力矩的大小，外力矩由小腿和足的重量（S）和锻炼物体重力（W）产生。图 A 中，S 和 W 的力矢量完全在 +X 方向，没有外力臂产生膝关节外力矩。图 B 和图 C 中，S_Y 和 W_Y 作用在 −Y 方向，并且共同产生瞬时外力臂 [EMA_{S_Y} 与 S_Y 外力臂相同；EMA_{W_Y}）与 W_Y 外力臂相同]。在三种不同膝关节角度下外力矩不同。X–Y 参考框架放置于 X 轴与小腿区域平行的位置；细黑色箭头指向方向为正

内部力矩

确定内部力矩的两种方法如图 4-15 所示。方法 1 计算内部力矩为 M_Y 和其内部力臂（IMA_{M_Y}）的乘积。方法 2 使用整个肌肉力量（M），因此不需要将该变量解析为其矩形分量。在这种方法中，内部力矩的大小是肌肉力量（全部力量，而不是一个分矢量）和 IMA_M（即在旋转轴和 M 的作用线之间的垂直线）的乘积。方法 1、2 所得的内力矩相同，因为它们都满足力矩的定义（即力与其相关力臂的乘积）。任何力矩其力和力臂必须以 90° 角相交。

外转矩

图 4-16 显示了通过橡皮筋阻力产生的作用于肘部的外力矩（表示为绿色线 R）。在这个例子中，肢体的重量被忽略。方法 1 通过分力 R_Y 与外力臂的乘积确定外部力矩（EMA_{R_Y}）。方法 2 是使用橡皮筋的全部弹力（R）和它的外部力臂（EMA_R）的乘积。与内部力矩一样，两种方法产生相同的外部力矩，因为两者都满足力矩的定义 [即，阻（外）力及其相关的力臂的乘积]。任何力矩其力和力臂必须以 90° 角相交。

在运动和力学测试中手动施加外部力矩

在锻炼过程中，外部扭力矩通常是手动施加的。例如，如果患者开始进行膝关节康复训练以加强股四头肌肌力，临床医生可能在患肢伸膝过程中对胫骨中部施加阻力。随着患者力量的增强，临床医生可以在胫骨中部施加更大的力量，或在踝关节附近施加同样的力量。

由于外力矩是一个力（阻力）和一个相关联的外力矩的乘积，一个等效的外力矩可以由一个相对较短的外力臂和一个较大的外力来得到，也可以由一个较长的外力臂和一个较小的外力来得到。图 4-18 所示的伸膝阻力练习显示了相同的外部力矩（15 Nm）可以由两种组合的外力和力臂的产生。图 4-18A 中施加在腿上的阻力大于图 4-18B 中施加在腿上的阻力。较大的力可能会使患者感到不适，在应用对抗力时需要考虑这一因素。如图 4-18B 所示，如果临床医生选择徒手对抗可能与股四头肌一样有力的肌肉群时，可能需要更长的外部力臂。即使是使用一个较长的外部力臂，临床医生也可能无法提供足够的力矩来最大限度地抵抗大而强壮的肌肉群。

手持测力计是一种用于手动测量某些肌肉群最

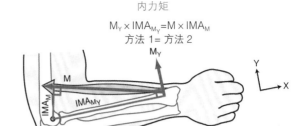

图 4-15　肘关节内部（肌肉产生）扭矩可由两种不同方法确定。方法 1，计算力矩为肌力 Y 分矢量（M_Y）与瞬时内力臂（IMA_{M_Y}）的乘积。方法 2，计算力矩为整个肌力（M）与瞬时内力臂（IMA_M）的乘积。两种公式可得到相等的内力矩。旋转轴标示为肘关节未闭合的黑色圆圈。X–Y 参考框架放置于 X 轴正方向与前臂区域平行的位置

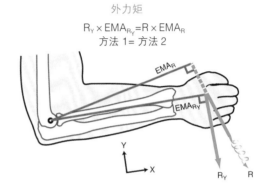

图 4-16　通过橡皮筋阻力产生作用于肘部的外力矩（R）。肢体重量被忽略。外力矩可由两种不同方法确定。方法 1，计算力矩为阻力 Y 分矢量（R_Y）与瞬时外力臂（IMA_{R_Y}）的乘积。方法 2，计算力矩为全部阻力（R）与瞬时外力臂（IMA_R）的乘积。两种公式可得到相等的外力矩。旋转轴标示为肘关节未闭合的黑色圆圈。X–Y 参考框架放置于 X 轴正方向与前臂区域平行的位置

大等长肌力的设备。在肌肉收缩时设备与肢体之间产生的力可被直接测出。图 4-19 展示了此设备用于测量成年女性伸直肘关节的最大等长肌力。测力计测量的外力（R）能够反映肘关节伸直时肌肉产生的内力（E）。由于测试为等长状态，因此测量的外部力矩（R×EMA）在数值大小上等于主动产生的内力矩（E=IMA），但在方向上与之相反。如果临床医生正在记录外力（如测力计的表盘所示），他或她需要密切关注测力计相对于人肢体的位置。改变设备的外部力臂将会影响外力读数，这在图 4-19 中通过 A 图和 B 图中不同测力计的位置来展示。屈曲肘关节时产生的相同内力（E）将导致两种不同的外力读数（R）。图 4-19A 的更长力臂相比图 4-19B 来说会产生较少的外力。例如，在重复

特别关注 4-6

设计抗阻训练使得外部和内部力矩势能最匹配

　　改变关节角度的方法经常在锻炼程序中使用，以调整患者或服务对象所承受的阻力大小。通常来说这一锻炼程序需要设计出肌肉或肌肉群的外部力矩能够匹配内部力矩势能。举个例子，一个人进行"肱二头肌屈曲"运动，如图 4-17A 所示。当肘关节屈曲到 90° 时，因为每个合力（M 和 W）与其力臂（IMA 和 EMA）的乘积最大，所以此时内部和外部力矩均最大。肘关节在此位置下的内部和外部力矩势能均达到最大值且最佳匹配。当肘关节位置变化为图 4-17B 中所示，外部力矩保持不变；但是，肱二头肌与前臂的角度发生改变，为了产生同等的内部 +Z 力矩，因此需要更大的肌肉力量 M。这里需要注意，图 4-17B 中的肌肉力量（M_Y）的 Y 分量与图 4-17A 中的肌肉力量 M 的大小相同。屈肘明显无力的人可能很难将物体保持在位置 B，但能够将物体保持在位置 A。

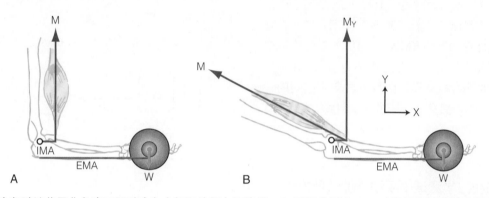

图 4-17　改变肘关节屈曲角度可同时改变内部和外部力矩势能。A. 肘关节屈曲 90° 时能最大限度地发挥内部和外部扭矩的势能；B. 保持前臂水平而肘关节伸直的情况下，外部扭矩保持最大，但总的肱二头肌力（M）必须增加，以产生足够的 M_Y 力来支撑重量。EMA，外部力臂；IMA，内部力臂；M，肌力；M_Y，肌力的 Y 分量；W，训练重量

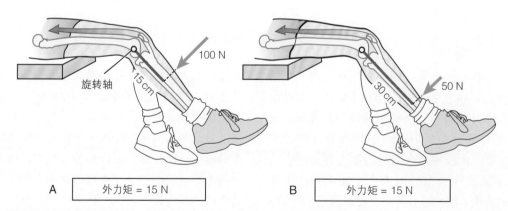

图 4-18　使用相对较大的阻力（100 N）和较小的外部力臂（A）或相对较小的电阻（50 N）和较大的外部力臂（B）对股四头肌施加相同的外部力矩（15 N）。外部力臂由膝关节内 - 外旋转轴心向远端延伸，显示为棕色线段

测试时，在强化训练之前和之后，测力计必须定位在完全相同的外部力臂上，以便对训练前后的肌肉进行有效的强度比较。记录外部力矩而不是外力的话则不要求每个测试部分的外部力臂完全一致，但需要每次都要测量外力（由测力计测量）来得到外部力矩（外力和外部力臂的乘积）。

还需注意，虽然图 4-19A 和 B 中屈曲肘关节的内力和力矩相同，但图 4-19B 中，关节反作用力（J）和外力（R）较高。因此，测力计衬垫和患者皮肤之间的压力较高，可能会引起不适感。在某些情况下，这种不适感可能导致患者本应发挥的内部力矩数值减小，从而影响最大强度评估。此外，更大的关节反作用力可能会损害关节软骨。

生物力学简介：寻找解决方案

在前面章节中本书已经介绍了为生物力学定量分析方法提供框架的相关概念。在解决生物力学问题时采用了其中的一些方法。这些方法可用于评估 ① 瞬时力的作用（力‐加速度关系）；② 在一定时间间隔内施加力的效应（脉冲‐动量关系）；③ 施加力使物体移动一定距离（功‐能关系）。具体方法的选择取决于分析的目的。本章的后续部分将针对某一时刻的力（力矩）或力（力矩）‐加速度进行分析。

当只考虑单一力或多个力瞬时产生合成加速度的作用时，可以出现以下两种情况。在第一种情况下，因为物体要么是静止的，要么是以恒定的速度在移动，所以力的作用会抵消，没有加速度。这种情况前文描述为平衡，并使用力学理论分支中的静力学方法来分析。在第二种情况下，由于物体承受不平衡的力或扭矩，因此会出现线性和（或）角加速度。在这种情况下，系统不处于平衡状态，这时便需要运用力学理论分支中的动力学来分析。静态

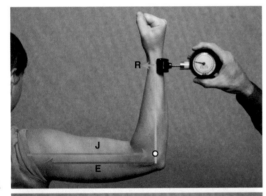

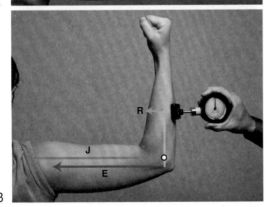

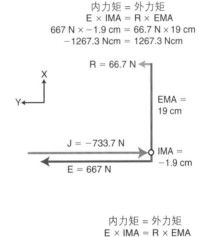

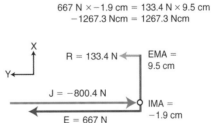

图 4-19　测力计用于测量伸肘肌肉的最大等长肌力。外部力臂（EMA）是旋转中心（空心圆）与测力计接触的外力点（R）之间的距离。图 A 和 B 中测力计在前臂处的不同位置会得到不同的外部力臂。在图 A 和 B 中相同的屈肘肌力（E），通过其内部力臂（IMA）所产生等效的内部力矩，与 R 和 EMA 乘积得到的外部力矩数值相同，方向相反。以蓝线显示的关节反作用力（J），与 R+E 的总和相等，但方向相反。图 A 所示测力计处在前臂远端使得 EMA 较长，导致外力读数低。因为 R 较少，J 也较少。图 B 所示测力计在前臂近端使得 EMA 较短，导致外力读数较高，因此 J 也相应增多。向量以近似比例绘制［图标中设置了 X-Y 坐标参考系，其中 X 轴与前臂平行；黑色细箭头指向为正。根据下一节（框 4-1 中的总结）中所述的规定，内部力臂被赋予负值。反过来这也将相反的活动方向合理地安排在力矩上］

分析是解决生物力学问题中较简单的方法，是本章的重点。尽管临床医生通常不会从数学理论层面学习本章包含的分析类型，但通过学习数学分析方法的基本构成，有利于全面理解正常和异常运动的生物力学特点，包括大多数治疗技术。例如，考虑到影响受压关节反作用力的变量，可以为治疗关节软骨疾病提供更好的建议。重建韧带的移植物通常需要一定时间的保护性负荷；这只有同时考虑肌肉和关节力的大小和方向的情况下，才能安全地完成肌肉的强化。本书鼓励读者通过回答接下来的三个例题结尾提出的问题来考虑这些类型相关的临床问题。

静态分析

生物力学研究通常会引入静态平衡条件来简化分析人体运动的方法。在静态分析中，因为物体没有加速度，所以处于平衡状态。此时作用在物体上的合力或合力矩为零。任何方向的力和扭矩都被其相反方向的力和扭矩所制衡。由于在静态平衡中没有线性或角加速度，因此物体质量和惯性矩的惯性效应被忽略。

力平衡方程（方程式 4-13A、4-13B）用于分析静态（单平面）位移平衡。在静态旋转平衡的情况下，任何围绕旋转中心的力矩之和为零。这也包括方程式 4-14 所示的力矩平衡方程。先前在图 4-19 中所描述的方程便简化了静态下肘关节屈伸平衡。伸肘肌力（E）乘以内部力臂（IMA）会产生潜在的伸直力矩（顺时针方向，−Z）。该力矩（E 和 IMA 的乘积）被测力计读数（R）与其外部力臂（EMA）的乘积所得到的屈曲力矩（逆时针方向，+Z）平衡。假设肘关节没有活动，$\Sigma T_Z=0$；也就是说，我们可以认为屈伸肘关节的力矩大小相等，方向相反。

单平面静态分析的主要方程式：

力和力矩是平衡的

力平衡方程

$\Sigma F_X = 0$　　　　　　　　　（方程式 4-13A）

$\Sigma F_Y = 0$　　　　　　　　　（方程式 4-13B）

力矩平衡方程

$\Sigma T_Z = 0$　　　　　　　　　（方程式 4-14）

解决问题的准则

框 4-1 中列出的准则对解答接下来的三个例题应遵循的逻辑方法是很重要的（尽管本章前面已经描述了框 4-1 中列出的大多数方法，但第 5 条准则是第一次出现。该准则介绍了关于如何定义力臂方向的规则）。在回答下面三个问题时，明确力矩、肌肉力和关节反作用力的大小和方向的前提是假定对象处于静态平衡状态。

本章末尾的习题提供了其他问题解决的示例和相关的临床问题。

框 4-1　确定肌肉力量、力矩和关节反作用力的准则

1. 绘制自由体受力图，将需要研究物体的部分解构出来。添加所有作用于自由体的力，包括重力、阻力、肌力和关节反作用力（如果适用）。确立关节活动中心的旋转轴。

2. 建立一个 X-Y 坐标系，以指定力在 X 轴和 Y 轴分量上的方向。指定 X 轴方向与物体部分（通常是长骨）平行，远端指向为正。Y 轴方向垂直于此物体部分（使用 X 轴和 Y 轴上的箭头来定义正方向）。

3. 将所有已知力分解为其 X 和 Y 分量。

4. 确定与每个 Y 分量力关联的力臂。其力臂为旋转轴与力线之间的垂直距离。请注意，关节反作用力和所有的 X 分量力都不具有力臂，因为这些力的力线通常穿过旋转轴（关节的中心）。

5. 为力臂定义一个方向。按照惯例，力臂是从旋转轴到 Y 分量力进行测量的。如果此测量沿 X 轴正方向行进，则会为其分配正值。如果测量沿 X 轴负方向行进，则会为其分配负值。

6. 使用 $\Sigma T_Z=0$（方程式 4-14）来找到未知的肌肉力量及力矩。

7. 使用 $\Sigma F_X=0$ 和 $\Sigma F_Y=0$（方程式 4-13A 和 B）找出未知关节反作用力的 X 和 Y 分量。

8. 将关节反作用力的 X 和 Y 分量合成来得出总关节反作用力的大小。

注意：还有其他更高级的方法来确定系统中的力矩和分力，类似于本章所示。但是，这些方法需要研究针对向量积、数量积和单位矢量应有一定的了解，但超出本章主题的范围。

问题 1

设想图 4-20A 中的情况，当一个人手上持有物体时，在肘部会产生等长的屈肘肌力。假设此时为平衡状态，可得出三个未知变量：①（肌肉产生的）内部伸肘力矩；②屈曲肘关节的肌力和③肘关节的反作用力。所有的缩写和相关数据都包含在图 4-20 的框中。

首先，建立一个自由体受力图和 X-Y 参考系（图 4-20B）。标注旋转中心和所有力臂的长度。尽管此时关节（反作用）力（J）的方向尚不清楚，但可以推断其作用方向与肌肉收缩方向相反。当分析对象的力学优势小于 1（比如，肌力远大于外部阻力）时，这种假设通常是成立的（请参阅第 1 章）。

将已知力分解为 X 和 Y 分量

在图 4-20 所示的肘关节位置下，所有力的作用方向平行于 Y 轴；在 X 方向上没有作用力。这意味着所有力的 Y 分量之和等于整个力的大小，而 X 分量全部为零。这种情况只会出现在此时的肘关节位置，因为肌肉的力量和重力都是垂直的，而受力部分是水平的。

力的数值大小是通过三角函数计算所得，并赋予方向（＋ 或 −）。

$$S_Y = \sin 90° \times 17\,N = -17\,N$$
$$S_X = \cos 90° \times 17\,N = 0\,N$$
$$W_Y = \sin 90° \times 60\,N = -60\,N$$
$$W_X = \cos 90° \times 60\,N = 0\,N$$

求解内部力矩和肌力

来自前臂 - 手部分的重量（S_Y）和训练重量（W_Y）的外部力矩在肘关节处产生 −Z 方向（顺时针，伸直）的力矩。为了保持系统平衡，屈肘肌肉必须产生方向相反的 +Z（逆时针，屈曲）内部力矩。对围绕肘关节轴心的所有力矩进行求和时允许 J 的力线通过该轴心，得到 J 的力臂为零。这导致方程式 4-14 中只有一个未知数：肌力的大小。

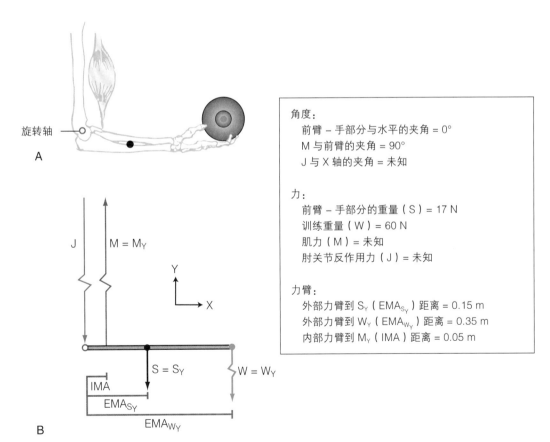

角度：
　前臂 – 手部分与水平的夹角 = 0°
　M 与前臂的夹角 = 90°
　J 与 X 轴的夹角 = 未知

力：
　前臂 – 手部分的重量（S）= 17 N
　训练重量（W）= 60 N
　肌力（M）= 未知
　肘关节反作用力（J）= 未知

力臂：
　外部力臂到 S_Y（EMA_{S_Y}）距离 = 0.15 m
　外部力臂到 W_Y（EMA_{W_Y}）距离 = 0.35 m
　内部力臂到 M_Y（IMA）距离 = 0.05 m

图 4-20　问题 1。A. 对握在手上的训练物体进行屈曲肘关节的等长训练。黑点表示运动部分的重心，绿点表示训练物体的重心。前臂保持在水平位置。B. 展示了训练物体的受力图，方框内包括所有名词缩写和解决问题所需的数据。肘关节的内 - 外旋转中心用红色空心圆表示；图中矢量未按比例绘制（建立 X-Y 参考坐标系，定义 X 轴方向平行于前臂；黑色箭头指向方向为正）

$$\Sigma T_Z = 0 = T_S + T_W + T_M + T_J$$
$$0 = (S_Y \times EMA_{S_Y}) + (W_Y \times EMA_{W_Y}) +$$
$$(M_Y \times IMA) + (J \times 0 \text{ m})$$
$$0 = [(-17 \text{ N}) \times 0.15 \text{ m}] + [(-60 \text{ N}) \times 0.35 \text{ m}] +$$
$$(M_Y \times 0.05 \text{ m}) + 0 \text{ Nm}$$
$$0 = -2.55 \text{ Nm} + (-21 \text{ Nm}) + (M_Y \times 0.05\text{m}) + 0 \text{ Nm}$$
$$23.55 \text{ Nm} = (M_Y \times 0.05\text{m}) = \text{internal torque}$$
$$471.00 \text{ N} = M_Y = M$$

所有屈曲肘关节的肌肉收缩后可以得出肌肉（内部）的合力。但是，上述分析方法不能得到这些屈肘肌肉之间肌力分布的信息。这需要更复杂的程序，例如肌肉建模和优化算法等，这些超出了本文的范围。

肌肉力量的数值为外力的（即前臂－手重量和负重）六倍以上。与两个外力的力臂长度相比，屈肘肌肉力臂长度的不一致可以解释两者力量需求大小的差异。力臂长度的差异普遍存在于人体肌肉－关节系统中，并非肘关节屈曲模型所独有。因此，身体的大多数肌肉通常产生的力要比外部施加的力大许多倍。外力和肌力的组合通常需要骨骼和关节软骨来吸收和传递那些看似容易且非负重的活动所造成的巨大关节力。下一组计算确定关节反作用力的大小和方向。

求解关节反作用力

因为关节反作用力（J）是图 4-20B 中唯一剩下的未知变量；此变量由公式 4-13A、B 计算得出。

$$\Sigma F_X = 0 = M_X + S_X + W_X + J_X$$
$$0 = 0 \text{ N} + 0 \text{ N} + 0 \text{ N} + J_X$$
$$0 \text{ N} = J_X$$

因为 M 或两个外力中的任何一个都没有 X 分量，所以关节反作用力也没有 X 分量。

$$\Sigma F_Y = 0 = M_Y + S_Y + W_Y + J_Y$$
$$0 = 471 \text{ N} + (-17 \text{ N}) + (-60 \text{ N}) + J_Y$$
$$-394 \text{ N} = J_Y$$

关节反作用力的 Y 分量为负值，表示力沿 −Y 方向（向下）作用。

勾股定理可以用于计算 X 和 Y 分量来得出总

的关节反作用力（对于诸如分力之一为零的此类问题，此步骤可能不是必需的，但为确保计算方法一致，因而在此包括该步骤）。

$$J^2 = (J_X)^2 + (J_Y)^2$$
$$J = \sqrt{[(J_X)^2 + (J_Y)^2]}$$
$$= \sqrt{[(0 \text{ N})^2 + (-394.0 \text{ N})^2]} = 394 \text{ N}$$

因为肌肉力量通常是作用在关节上的最大力，所以总关节反作用力的方向总是与肌肉的收缩方向相反。假设没有这种力，图 4-20 中所示的肌肉收缩将使前臂向上加速活动，从而导致关节不稳定。简而言之，这种情况下的关节反作用力（主要由肱骨推动尺骨滑车）提供了所需的力，以保持肘关节线性静态平衡。如前所述，因为关节反作用力是通过旋转轴心作用，其力臂为零，所以它不会产生力矩。大多数情况下，关节反作用力在生理上是有益的。这些力有助于稳定关节连结，刺激青少年儿童的骨骼形成和塑形，并间接地协助营养关节软骨。但是，在某些病理状况下，例如严重的骨质疏松症，较大的关节反作用力会破坏骨骼和关节的结构完整性。

与问题 1 相关的临床问题

1．假设患有肘关节骨关节炎的患者承受的负荷与图 4-20 所示的负荷相似。您将如何解答患者提出的问题："为什么拿着这么轻的重量会使我的肘部如此疼痛？"

2．描述关于关节反作用力的大小和方向可能对患者生物力学（生理）损害的一些临床疾病。

3．哪个变量最能影响肘关节反作用力的大小和方向？

4．假设一个近期完成肘关节置换手术的患者需要加强屈肘肌力。如图 4-20 中所示的等长训练条件：

 a．当使用相同大小的训练重量时，如何减小肘部的关节反作用力？

 b．在产生相同大小的外部力矩的同时，如何减小肘部的关节反作用力？

有关临床问题的答案可以在 Evolve 网站上查找到。

问题 2

在问题 1 中，前臂保持水平位置，因而内力和外力的方向垂直于前臂。尽管本章大大简化了计算方法，但这种情况并不代表经典生物力学。问题 2 演示了一种更常见的情况，即前臂保持在除水平以外的位置（图 4-21A）。由于肘关节的屈曲角度发生改变，屈肘肌肉收缩方向与施加外力方向的夹角不再是直角。除此以外，此问题的所有求解步骤与问题 1 基本一致。假设系统达到平衡，我们需要再次确定三个未知变量：①（肌肉产生的）内部力矩；②肌力；③肘关节的反作用力。

图 4-21B 阐述了前臂 - 手部分与水平线成 30° 夹角（θ）的自由体受力图。建立参考坐标系，使 X 轴平行于前臂 - 手部分，远端指向为正。标注所有作用在系统上的力，并且每个力都分解为各自

的 X 分量和 Y 分量。屈肘肌肉收缩方向与前臂的夹角为 60°（α）。所有数据资料和缩写都在图 4-21 右侧的方框内列出。

将已知力分解为 X 和 Y 分量

外力的大小可以通过使用三角函数计算得出，然后在已建立的 X-Y 轴坐标系内赋予方向（+ 或 −）：

$$S_Y = \cos 30° \times 17\,N = -14.72\,N$$
$$S_X = \sin 30° \times 17\,N = 8.5\,N$$
$$W_Y = \cos 30° \times 60\,N = -51.96\,N$$
$$W_X = \sin 30° \times 60\,N = 30\,N$$

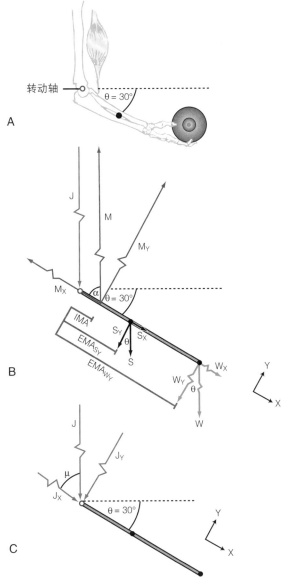

角度：
　前臂 – 手部分与水平的夹角（θ）= 30°
　M 与前臂的夹角（α）= 60°
　J 与 X 轴（μ）夹角 = 未知

力：
　前臂 – 手部分的重量（S）= 17 N
　训练重量（W）= 60 N
　肌力（M）= 未知
　肘关节反作用力（J）= 未知

力臂：
　外部力臂与 S_Y 的距离（$EMAS_Y$）= 0.15 m
　外部力臂与 W_Y 的距离（$EMAW_Y$）= 0.35 m
　内部力臂与 M_Y 的距离（IMA）= 0.05 m

图 4-21　问题 2。A. 如图 4-20 描述的相同重量下进行肘关节的等长屈曲锻炼。前臂保持在低于水平线 30° 的位置。B. 整个系统受力的示意图，其右侧方框内包括名词缩写和解决问题所需的数据。向量未按比例绘制。C. 关节反作用力的方向参考 B 部分中描述的生物力学。建立 X-Y 轴坐标参考系，使 X 轴方向平行于前臂；黑色箭头指向方向为正

求解内部力矩和肌力

$$\Sigma T_Z = 0 = T_S + T_W + T_M + T_J$$
$$0 = (S_Y \times EMA_{S_Y}) + (W_Y \times EMA_{W_Y}) +$$
$$(M_Y \times IMA) + (J \times 0\,m)$$
$$0 = (-14.72\,N \times 0.15\,m) + (-51.96\,N \times 0.35\,m) +$$
$$(M_Y \times 0.05\,m)$$
$$0 = -2.21\,Nm + (-18.19\,Nm) + (M_Y \times 0.05\,m)$$
$$20.40\,Nm = (M_Y \times 0.05\,m) = internal\ torque$$
$$408.00\,N = M_Y$$

因为方程式代入的内部力臂长度为0.05m，所以最后的计算得出了其垂直分量的大小，即M（M_Y）的Y分量，而不是总的肌力M。总的肌力M如下得出：

$$M = M_Y / sin60° = 408.00\,N / 0.866 = 471.13\,N$$

肌力的X分量 M_X 可以按以下方式求解：

$$M_X = M \times cos60°$$
$$= 471.13\,N \times 0.5$$
$$= -235.57\,N$$

对其赋予负值使 M_X 指向 −X 方向。

求解关节反作用力

关节反作用力（J）及其X和Y分量（J_Y 和 J_X）分别显示在图4-21C中（这样做是为了使示意图更加简明扼要）。假定 J_Y 的作用方向向下（−Y），J_X 的作用方向向右（+X）。这些方向与肌力方向相反。关节力（J）的分量（J_Y 和 J_X）可以运用公式4-13A、B轻松算出，如下所示：

$$\Sigma F_X = 0 = M_X + S_X + W_X + J_X$$
$$0 = -235.57\,N + 8.50\,N + 30\,N + J_X$$
$$197.07\,N = J_X$$
$$\Sigma F_Y = 0 = M_Y + S_Y + W_Y + J_Y$$
$$0 = 408\,N + (-14.72\,N) + (-51.96\,N) + J_Y$$
$$-341.32\,N = J_Y$$

如图4-21C所示，J_Y 和 J_X 的作用方向与肌力（M）的方向相反。这反映了这样一个事实，到目前为止，所有作用在前臂 - 手部分上的力中肌力数

值是最大的。J_X 为正表示关节处于受压状态，而 J_Y 为负表示关节受到前方和上方的剪切力。换而言之，如果 J_Y 不存在，则前臂会朝前上方（+Y）加速。

运用勾股定理可以确定合力的大小（J），如下所示：

$$J = \sqrt{[(J_Y)^2 + (J_X)^2]}$$
$$J = \sqrt{[(-341.3\,N)^2 + (197.1\,N)^2]}$$
$$J = 394.1\,N$$

关节反作用力的另一个特点是J相对于前臂轴线（X轴）的方向。这可以通过反余弦函数来求解得出，如下所示：

$$Cos\,\mu = J_X / J$$
$$\mu = cos^{-1}(197.07\,N / 394.1\,N)$$
$$\mu = 60°$$

总的关节反作用力的大小为394.1 N，与前臂（即X轴）成60°夹角指向关节轴心。J的指向方向和屈肘肌收缩方向一致并非偶然。

与问题2相关的临床问题

1. 假设前臂（如图4-21所示）保持在水平面上方30°而不是在下方30°。

　　a. 前臂角度的变化会改变外部力矩的大小吗？

　　b. 您能推断出将前臂保持在水平面以下30°要比水平面以上30°更"容易"吗？

2. 在什么情况下，更大肌肉力量的需求将成为临床关注的问题？

3. 如果在图4-21A所示的位置条件下，肌肉力量突然减小或轻微增加，将会发生什么？

有关临床问题的答案可以在Evolve网站上查找到。

问题3

尽管在问题2中前臂没有水平放置，但所有合力的方向均指向水平。问题3由于力的方向不平行而稍微有些复杂，而骨性杠杆系统是第一类（相对于第三类）杠杆（请参阅第1章）。问题3通过缆绳施加对抗力量来分析站立状态下肱三头肌等长强化训练的受力情况（图4-22A）。患者可以伸直肘关节并保持其肘部稍弯曲以抵住从重物堆中传递到缆绳上的15 Ib 的力。假设系统达到平衡，我们需

要像前文运用的步骤一样再次确定三个未知变量：①（肌肉产生的）内部力矩；②肌力；③肘关节的反作用力。

图 4-22B 显示肘关节稍屈曲，即前臂与垂直方向呈 25°（θ）的自由体受力示意图。 再次建立参考坐标系，定义 X 轴与前臂 - 手部分平行，远端指向方向为正。标注所有作用在系统上的力，并将每个力都各自分解为的 X 分量和 Y 分量。伸肘肌肉收缩方向与前臂夹角（α）为 20°，缆绳的方向与前臂长轴的夹角（β）为 70°。所有数据资料和名词缩写都在图 4-22 附带的方框中列出。

将已知力分解为 X 和 Y 分量

通过运用三角函数来计算力的大小，然后按照前文的方法来赋予方向（+ 或 −）。

$$S_Y = \sin 25° \times 17\,N = -7.18\,N$$
$$S_X = \cos 25° \times 17\,N = 15.41\,N$$
$$C_Y = \sin 70° \times 66.75\,N = 62.72\,N$$
$$C_X = \cos 70° \times 66.75\,N = -22.83\,N$$

图 4-22　问题 3。A. 通过缆绳施加对抗力量来进行站立状态下的等长伸直肘关节的训练。前臂与重力方向成 25° 夹角。B. 整个系统受力的示意图，其右侧方框内包括名词缩写和解决问题所需的数据。向量未按比例绘制。C. 关节反作用力的方向参考 B 部分中描述的生物力学（建立 X-Y 轴参考坐标系，使 X 轴方向平行于前臂；黑色箭头指向方向为正）

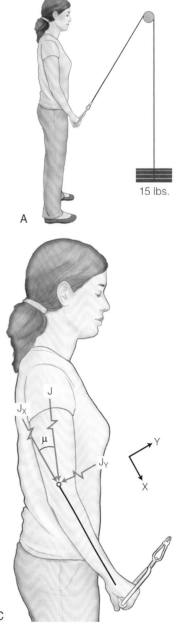

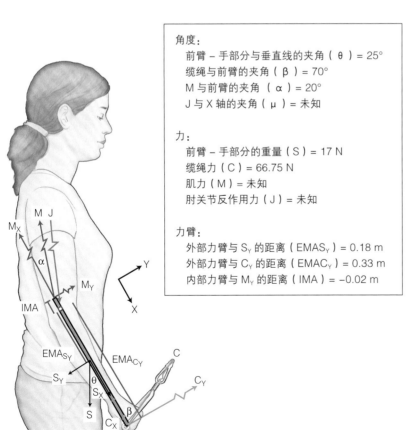

角度：
前臂 – 手部分与垂直线的夹角（θ）= 25°
缆绳与前臂的夹角（β）= 70°
M 与前臂的夹角（α）= 20°
J 与 X 轴的夹角（μ）= 未知

力：
前臂 – 手部分的重量（S）= 17 N
缆绳力（C）= 66.75 N
肌力（M）= 未知
肘关节反作用力（J）= 未知

力臂：
外部力臂与 S_Y 的距离（$EMAS_Y$）= 0.18 m
外部力臂与 C_Y 的距离（$EMAC_Y$）= 0.33 m
内部力臂与 M_Y 的距离（IMA）= −0.02 m

求解内部力矩和肌力

该系统为第一类杠杆，其肌力的方向与位于肘部轴线的外力相反。因为从旋转中心到 M_Y 的所测量的 IMA 是沿 X 轴负方向进行的（参考框 4-1 中的第 5 条），所以内部力矩 IMA（作用于 M_Y）为负值。

$$\Sigma T_Z = 0 = T_S + T_C + T_M + T_J$$
$$0 = (S_Y \times EMA_{S_Y}) + (C_Y \times EMA_{C_Y}) +$$
$$(M_Y \times IMA) + (J \times 0\ m)$$
$$0 = (-7.18\ N \times 0.18\ m) + (62.72\ N \times 0.33\ m) +$$
$$[M_Y \times (-0.02\ m)] + 0\ Nm$$
$$0 = -1.29\ Nm + 20.70\ Nm + [M_Y \times -(0.02\ m)]$$
$$-19.41\ Nm = [M_Y \times (-0.02\ m)] = 内力矩$$
$$970.5\ N = M_Y$$

因为 IMA 较小且 C 产生的外部力矩较大，因而必须要 M 的 Y 分量相对较大。总的肌力或 M，通过下列公式得出：

$$M = M_Y/\sin 20° = 970.5\ N/0.34 = 2854.41\ N$$

肌力的 X 分量，即 M_X，可以按下列公式求解：

$$M_X = M \times \cos 20°$$
$$= 2854.41\ N \times 0.94$$
$$= -2683.15\ N$$

对 M_X 添加了负号以标注其方向指向 −X。

求解关节反作用力

关节反作用力（J）及其 X 和 Y 分量（J_X 和 J_Y）分别在图 4-22C 中显示（这样做是为了增加图示的简明性）。假定 J_Y 和 J_X 的方向分别作用于 −Y 和 +X 方向，那么肌力的 Y 分量和 X 分量的方向分别与之相反。这可以通过将 J_Y 和 J_X 代入到方程 4-13A、B 来验证此假设。

$$\Sigma F_X = 0 = M_X + S_X + C_X + J_X$$
$$0 = -2683.15\ N + 15.41\ N + (-22.83\ N) + J_X$$
$$2690.57\ N = J_X$$
$$\Sigma F_Y = 0 = M_Y + S_Y + C_Y + J_Y$$
$$0 = 970.5\ N + (-7.18\ N) + 62.72\ N + J_Y$$
$$-1026.04\ N = J_Y$$

如图 4-22C 所示，J_Y 和 J_X 的作用方向与肌力作用方向相反。J_X 为正表示关节处于受压状态，而 J_Y 为负表示关节正受到前方的剪切力。换句话说，如果 J_Y 不存在，则前臂将向前（+Y）加速。

运用勾股定理可以确定合力的大小（J）：

$$J = \sqrt{[(J_Y)^2 + (J_X)^2]}$$
$$J = \sqrt{[(-1026.04\ N)^2 + (2690.57\ N)^2]}$$
$$J = 2879.57\ N$$

关节反作用力的另一个特点是 J 相对于前臂轴线（X 轴）的方向。这可以通过反余弦函数来求解得出：

$$Cos\ \mu = J_X/J$$
$$\mu = \cos^{-1}(2690.57\ N/2879.57\ N)$$
$$\mu = 21.57°$$

总的关节反作用力的大小为 2879.57 N，与前臂（即 X 轴）约 21° 夹角指向关节轴心。该角度几乎和肌肉收缩方向与前臂的夹角（α）相同，并且 J 的大小与 M 一致。这些相似之处提示肌肉在确定关节反作用力的大小和方向上起重要作用。需要注意的是，如果将 M 和 J 矢量绘制成与 S 的长度成比例，那么它们的延伸范围将远远超出页面的限制！

与问题 3 相关的临床问题

1. 图 4-22 显示了抗阻缆绳所使用的滑轮位于受试者视线高度水平。假设受试者的上肢保持在相同的位置，如果将滑轮移至以下位置，所需的肌力和关节反作用力的分量将会发生什么变化：

　　a. 胸部水平？

　　b. 地面水平？

2. 如果滑轮位于地板上且患者背对着滑轮，锻炼将会发生怎样的改变？

3. 注意在图 4-22 中，缆绳的力（C）与前臂之间的夹角（β）为 70°。

　　a. 当 β 在什么角度时，C 会产生最大的外部力矩？

　　b. 当滑轮处在视线高度水平，肘关节屈曲多少角度时，C 会产生最大的外部力矩？

有关临床问题的答案可在 Evolve 网站上找到。

动态分析

静态分析是动态分析人体运动的最基本方法。当线性加速度或角加速度很小或没有时，这种分析方法可用于衡量物体上的力和力矩。静止状态下作用于身体的外力可以通过各种仪器直接测量，例如测力计（图 4-19）、电子张力计和测力板。作用于身体内部的力一般需要通过了解外部力矩和内部力臂来间接测量。在前面的三个实例中都强调了这种方法。相反，当发生线性或角加速度时，则必须进行动态分析。举个例子，步行是由不平衡的力作用在身体上引起的动态运动；此时身体的各个部分在不断加速或减速，并且每一步都处于失去和恢复平衡的连续状态。因此，需要进行动态分析以计算步行过程中作用于身体或身体产生的力和力矩。

在动态条件下求解力和扭矩需要了解重力、重力矩及线性和角度加速度（对于二维动态分析，请参阅方程式 4-15 和方程式 4-16）。人体测量数据提供身体部分的惯性特征（重力、重力矩），以及身体部分的长度和关节处的旋转轴位置。运动学数据，如位移、速度和加速度，通过各种实验室技术进行测量，下一步将对此进行描述。之后描述了用于直接测量外部力的技术，这些技术可用于静态或动态分析。

力和扭矩得二维动态分析
力方程
$$\Sigma F_X = ma_x \qquad \text{（方程式 4-15A）}$$
$$\Sigma F_Y = ma_y \qquad \text{（方程式 4-15B）}$$
扭矩方程
$$\Sigma T_Z = I \times \alpha_z \qquad \text{（方程式 4-16）}$$

运动测量系统

总的来说，对运动的详细分析需要仔细和客观评估关节和身体的运动。最常分析的内容包括位置、位移、速度和加速度。运动学分析可用于评估身体及其各部分的运动质量和数量，其结果描述了内部和外部的力和扭矩的影响。运动学分析可以在各种领域中应用，包括运动、人体工程学和康复。有几种方法可以客观测量人体运动，包括电学测量、加速度测量、成像技术和电磁跟踪装置。

电测量仪

电测仪测量运动过程中的关节角位移。该装置通常由内置于两个刚性臂的枢轴点（铰链）中的电力电位计组成。校准后的电位计测量关节的旋转角度。相关的输出电压通常由计算机数据采集系统测量。电测量仪的刚性臂绑在需要测量的部位上，因此测角仪的旋转轴与关节的旋转轴是大致对齐的（图 4-23）。电测仪获得的位置数据与时间数据相结合，可以通过数学方式转换为角速度和加速度。虽然电测仪提供了一个相当廉价和直接的手段捕捉关节角位移，但它妨碍了受试者，并很难适应贴附在脂肪和肌肉组织。此外，单轴电测量仪仅限于测量一个平面的运动范围。如图 4-23 所示，单轴电测仪可以测量膝屈伸活动，但无法检测同样发生在水平面的精细的但重要的旋转运动。也有其他类型的电测量仪，图 4-24 显示了一种不同的形式，通过双面胶带将传感器粘在皮肤上，可以测量两个平面上的运动。

加速度计

加速度计是测量其所附物体（单个部分或整个实体）的加速度的一种设备。市面上有线性和角度加速度计，但仅沿特定线或特定轴测量加速度。与电测仪类似，3D 立体或多部分分析则需要多个加速度计。从加速度计采集的数据结合身体部分惯性信息（如质量和惯性矩），以估计净内部力

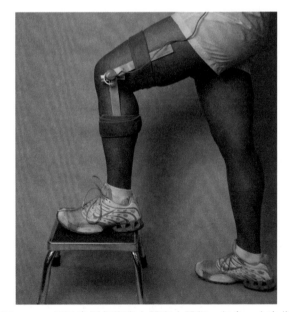

图 4-23　显示电测仪绑在大腿和小腿部。包含一个电位计的测角仪的轴与膝关节的旋转轴是一致的。此特定仪器仅记录膝盖的单一运动平面

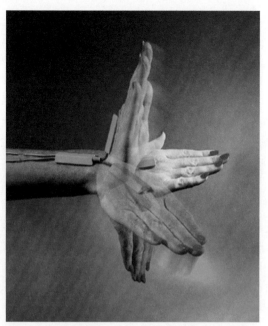

图 4-24　双轴电测角仪，测量手腕的屈伸及尺侧和桡侧的偏差（Courtesy Biometrics, Ltd, Ladysmith, Va.）

（F ＝ m × a）和扭矩（T ＝ I × α）。全身加速度计可用于评估一个人在日常生活中的相对体力活动。

成像技术

成像技术是收集人类运动数据的最广泛使用的方法。有许多不同类型的成像系统，在这里我们仅讨论表中所列出的几种系统。

成像技术
摄影
电影摄影
数字摄像
光电子学

与电测角仪和加速度仪直接进行身体测量不同，成像方法通常需要额外的信号调节、处理和解释，然后才能获得有意义的输出。

摄影是获取运动学数据最古老的技术之一。在相机快门保持打开的情况下，频闪仪发出的光可用于追踪在移动主体皮肤上佩戴的反光标记点的位置（参见第 15 章和图 15-3 中的示例）。如果频闪光的频率已知，则位移数据可以转换为速度和加速度数据。除了使用频闪作为脉冲式光源外，摄像机还可以使用恒定光源，并拍摄移动物体的多个影片或数码曝光。

电影摄影术是一种电影摄影艺术，曾经是最流行的记录运动的方法。高速电影摄影使用 16 mm 胶片，可以测量快速运动。在已知快门速度后，就可对相关运动进行了活动密集型、逐帧数字分析，对解剖学标志或受试者佩戴的标记的移动进行了数字分析。通过一台摄像机可以进行二维运动分析，然而 3D 分析需要两个或更多摄像机。

在很大程度上，摄影和电影摄影分析很少用于研究人类运动，由于手动分析数据需要大量的时间，因此这些方法不可行。数字摄像学已经取代了这些系统，成为收集临床和实验室中运动信息的最常用方法之一。该系统通常由一个或多个数字摄像机、信号处理设备、校准设备和计算机组成。该视频系统运行过程通常要求将标记点粘贴到受试者选定的解剖标志上。如果标记点未连接到其他电子设备或电源，则视为被动标记。被动标记点是通过将接收的光线重新反射到相机中而发挥作用（图 4-25A）。标记的二维和三维坐标被计算机空间识别，然后用于重建图像（或简笔画）进行进一步运动学分析

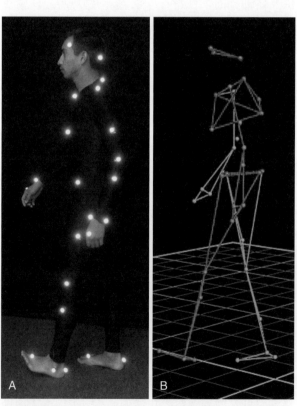

图 4-25　A. 反射标记用于指示解剖位置，用于确定行走个体的关节角位移。标记位置是使用基于视频的摄像机获得的，摄像机的采样率可变。B. 由从 A 部分所示的受体收集的数据生成的计算机动画"线图"（Courtesy Vicon Motion Systems, Inc., Centennial, Colo.）

（图 4-25B）。该技术发展的下一个阶段是开发高度可靠的"无标记"运动分析。无标记系统已证明对于大多数步态分析来说是足够可靠的，并且生成与有标记的系统类似的数据，但相对较小的运动和水平面的运动除外。

基于视频的运动分析系统用途广泛，用于分析从全身运动（如游泳、跑步）到小型运动任务（如打字、伸手拿东西）的人体功能活动。有些系统允许在户外进行动作捕获，之后再进行数据处理，而其他一些系统则几乎可以实时处理信号。大多数基于视频的系统的另一个可取特点是，受体不受电线或其他电子设备的妨碍。

光电子系统则是另外一种流行的运动学分析系统，它使用循序的脉冲有源标记。该光由特殊摄像机检测，这些摄像机将光聚焦在半导体二极管表面上。该系统能够以高采样率收集数据，并可以获取实时的 3D 数据。该系统在可控环境之外获取数据的能力受到限制。另外，受试者可能会感到被连接到活动标记的导线所阻碍。虽然遥测系统能够收集数据，不需要将受试者与电源相连，但遥测系统容易受到周围环境电子干扰。

电磁追踪设备

电磁追踪设备可测量六自由度（三个旋转和三个平移），无论在静态和动态活动期间都能提供位置和方向数据。小型传感器固定在皮肤上的解剖标志上，位于发射机的指定工作范围内的传感器将采集的位置和方向数据发送到数据采集系统。

该系统的一个缺点是，发射机和接收器可能对其附近的金属敏感，从而导致发射机产生的电磁场发生错乱。尽管遥测（无线技术）可用于这些系统，但大多数系统都使用将传感器连接到数据捕获系统的有线操作。导线限制运动的空间量可以记录下来。

在任何使用皮肤传感器来记录深层骨骼运动的运动分析系统中，由于皮肤和软组织的无关运动可能产生误差。

动力学测量系统

机械设备

机械设备根据可变形材料的形变量来测量施加的力。通过纯粹的机械手段，材料中的应变导致刻度盘的转动。与刻度盘相关联的数值将校准为已知力。一些用于测量力的最常见机械设备包括浴室秤、握力计和手持测力计（图 4-19）。

传感器

各种类型的传感器已经开发并广泛用于测量力，其中包括应变片和压电式、压阻式和电容传感器。从本质上讲，这些传感器的原理是施加的力使传感器变形，导致电压以已知方式发生变化。通过校准过程，传感器的输出转化为有意义的测量。

在受试者行走、原地踏步或跑步时，用于收集动力学数据的最常见传感器之一是测力板。测力板使用压电石英或应变片传感器，它们对三个相互垂直方向的载荷敏感（测力板示例如图 4-27 所示，前方受试者的右前足下）。测力板测量垂直、内外和前后的部件中的地面反应力。地面反应力数据用于随后的动力学分析。

机电设备

用于动态肌力评估的常用机电设备是等速肌力测试仪。在等速肌力测试期间，器件保持被测肢体的恒定角速度，同时测量用于抵抗受试者产生的内部扭矩而施加的外部扭矩。等速肌力测试系统通常可以用于测量身体大多数主要肌肉群产生的扭矩。大多数等速肌力测试仪可以测量向心、等距和离心运动时肌肉产生的动力学数据。角速度由用户决定，在向心运动期间在 0°/s（等角度）到 500°/s 之间变化。图 4-26 显示一个人通过右膝伸直肌肉的向心收缩施加最大程度的膝伸直扭矩。等速肌力测试法可以对不同类型肌肉运动、不同测试速度下产生肌肉动力学数据进行客观记录。该系统还提供动力学数据的即时反馈，这些数据可作为训练或康复期间的反馈。

总结

许多用于康复评价和治疗的技术都涉及力量和扭矩的应用或产生。通过应用牛顿运动定律和通过静态平衡或动态分析，可以更好地了解这些技术的基本原理和效果。众所周知，临床上很难能完成这样正规的完整的分析，但从这些分析中学到的原则在临床上很重要，而且经常应用。

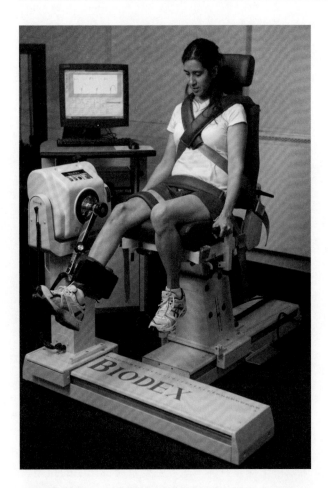

图 4-26　等速肌力测试仪。受试者以 60°/s 的关节角速度产生最大努力的膝关节伸直扭矩。机器在其"向心模式"中运行，提供对抗右膝股四头肌收缩的阻力。注意测试膝关节的旋转轴与测试仪的旋转轴对齐（Courtesy Biodex Medical Systems, Shirley, NY.）

 特别关注 4-7

求解内部力和扭矩的逆动力学方法的介绍

我们经常使用的一种间接测量动态条件下的关节反应力和肌肉产生的净扭矩的方法，称为"逆动力学法"。直接动态测量方法通过了解内部力和扭矩来确定加速度、外部的力和扭矩。相反，逆动力学方法通过了解加速度、外部的力和扭矩来确定内部力和扭矩。逆动力学方法依赖于来自人体测量、运动学和外部力（如重力和接触力）的数据。加速度是通过位置-时间数据的第一和第二导数来确定，分别产生速度-时间和加速度-时间数据。获取准确位置数据是使此测量方法合理的先决条件，因为测量位置数据的错误会放大速度和加速度方面的错误。

在逆动力学方法中，被观测系统通常被认定为一系列链段。图 4-27A 所展示的实验装置是为了研究在三种不同版本的躯干和上肢姿势下的向前弓步运动时右下肢力和扭矩。为了简化计算，受试者右下肢被看成是一个链段模型，其足段、小腿和大腿段通过在脚踝和膝处的无摩擦铰链链接，整块通

过髋关节链接到身体上（图 4-27B）。重心（center of mass，CM）位于各自片段。在图 4-27C 中，右下肢的建模段被拆分，每个段端点识别各自的力和扭矩（瞬间）。对一系列链段的分析通常从最远端段分析开始，在本例中为足段。信息收集是通过运动分析技术，如代表性的照相机技术，可提供运动的动力学方程的输入数据（方程式 4-15 和方程式 4-16）。此信息包括链段在空间中的位置和方向，以及链段的加速度和链段的重心。作用于链段远端的地面反作用力（包括 G_Y 和 G_X）由内置于地板中的测力板测量，通过这些数据可以得出踝关节反应力（包括 JA_Y 和 JA_X）和踝关节的净肌肉扭矩。然后，此获得信息用作继续分析下一个最远端段（小腿部）的输入信息。一直分析至研究模型中的所有段或链接研究完成。下框所列是在使用逆动力学方法期间所做的几个设想。

使用逆动力学方法期间所做的设想

1. 每个段或链都有一个固定的重心。
2. 在运动过程中，每个段的重心的位置保持不变。
3. 此模型中的关节被视为无摩擦铰链关节。
4. 在运动过程中，每个段的质量惯性矩是恒定的。
5. 每个段的长度保持不变。

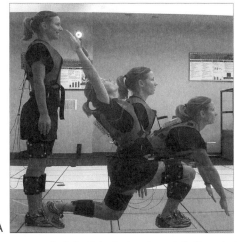
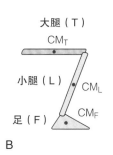
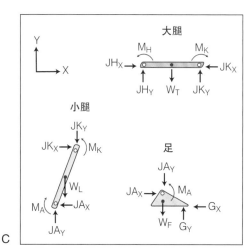

图 4-27　逆动力学方法对三个版本的前弓步动力学分析示例。A. 实验装置的照片，受试者用右腿弓向测力板。在受试者的右鞋和大小腿部套口的外侧面贴附可见被动反射标记点，然后通过视频图像分析系统收集运动分析所需数据。B. 下肢的连杆模型由三个铰接段组成：大腿（T）、小腿（L）和足（F）。每个段的重心（CM）表示为固定的点（红色圆圈）：CM_T、CM_L 和 CM_F。C. 三个连通段被分解，以便确定内部力和扭矩，从最远足段开始。红色曲线箭头表示每个旋转轴周围的扭矩（瞬间）：M_A、M_K 和 M_H 分别在脚踝、膝盖和髋部处的瞬间扭矩；W_F、W_L 和 W_T 分别为足、小腿和大腿的段重量；JA_X 和 JA_Y、JK_X 和 JK_Y，以及 JH_X 和 JH_Y 分别表示在踝、膝和髋部的关节反作用力；G_X 和 G_Y 是作用于足的地面反作用力。坐标系设置为 X 水平和 Y 垂直；箭头指向正方向（A 引自 Farrokhi S, Pollard C, Souza R, et al: Trunk position influences the kinematics, kinetics, and muscle activity of the lead lower extremity during the forward lunge exercise, *J Orthop Sports Phys Ther* 38: 403, 2008）

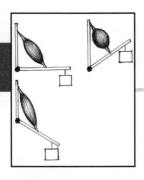

临床拓展

临床拓展 4-1
基于杠杆作用评估相对扭矩电势的实用方法

在本章以前，图 4-15 和图 4-16 显示了两种估算内部和外部扭矩的方法。在这两个图中，方法 2 被认为是一种"快捷方式"方法，因为把合力分解成它的分力是不必要的。参照第一内部扭矩（图 4-15）。身体大多数肌肉的内部力矩臂（IMA_M）或杠杆可以通过简单的图像化将给定的整个肌肉的力线和相关关节的旋转轴之间的最短距离来进行定性评估。这种经验可以借鉴骨骼模型，用一条线代表结果肌肉的合力（图 4-28）。如图中所示，内部力矩臂（以棕色线显示）在位置 A 中大于位置 B；这意味着对于相同的二头肌力，在位置 A 中产生的内部扭矩比在位置 B 中更大。一般来说，当任何肌肉长轴与骨骼成 90° 角时，其内部力矩臂都是最大的。

接下来，谈一谈确定外部扭矩的快捷方式方法。临床上，通常需要快速比较重力或作用于关节的其他外力产生的相对外部扭矩。例如，两个蹲姿的膝部的外部扭矩（图 4-29）。通过图像化膝关节旋转轴和重力线之间的外部力矩臂，可以很容易得出结论，与部分蹲下（B）相比，深蹲（A）的外部扭矩更大。具有判断肌肉的相对外部扭矩的能力，对于保护疼痛或其他异常的关节是有用的。例如，医生常建议限制患有髌股关节疼痛的人的活动，限制其从深蹲位置下蹲和站起的活动。此活动对股四头肌负荷很大，从而增加了髌骨关节表面的压力。

肱二头肌

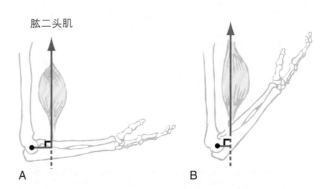

图 4-28　一根线可以用来代表激活的二头肌肌肉产生的合力向量的力线。内部力矩臂显示为棕色线；肘关节的旋转轴显示为一个坚实的黑色圆圈。请注意，与位置 B 相比，当肘关节位于位置 A 时，力矩臂更大（修改自 LeVeau BF: *Williams & Lissner's biomechanics of human motion*, ed 3, Philadelphia, 1992, Saunders.）

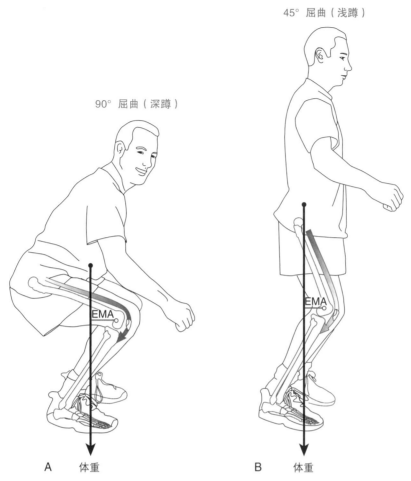

图 4-29　蹲下的深度可以明显影响由叠加体重产生的膝外部扭矩的大小。通过比较体重力向量线与膝部旋转轴（显示为空心圆）之间的距离，可以估算矢状面内的相对外部扭矩。外部力矩臂（EMA，由体重产生的外部扭矩）在 A 中大于 B。外部力矩臂显示为棕色线，源自旋转轴和直角相交重力线

调整内部扭矩成为提供"关节保护"的手段

康复医学中的一些治疗方法旨在减少在体力活动期间关节表面的压力。这种治疗的目的是保护脆弱或疼痛的关节免受较大的和潜在的破坏力。这一结果可以通过降低移动速率（功率）、提供减震（例如，缓冲鞋）或限制肌肉的机械力来实现。

尽量减少关节主要肌肉的力量对于假体患者（人工关节置换）可能很重要。例如，通常建议髋关节置换者尽量减少髋关节外展肌产生的不必要的大力。图 4-30 描绘了骨盆和股骨的简单示意图，一个髋关节置换的人处于步态的患肢支撑阶段。为了在额状面内保持平衡，髋部周围的内部扭矩（逆时针 +Z）和外部扭矩（顺时针 −Z）必须是平衡的。如图 4-30 的解剖图（A）和跷跷板图（B）所示，体重（W）乘以其力矩臂 D_1 的乘积，在大小上必须与髋关节反向的肌肉力（M）乘以其力矩臂（D）相等：$W \times D_1 = M \times D$。请注意，髋部周围的外部力矩臂几乎是内部力臂长度的两倍。力矩臂长度的

差异要求肌肉力量几乎是超体重的两倍才可以保持平衡。从理论上讲，减少过多的体重、携带较轻的负载或以特定方式承载负载可以减少外力和（或）外部力矩臂，从而降低髋周围外部扭矩。外部扭矩的大幅度减小大大降低了髋关节的外展肌力强力需求，从而减少了髋关节假体周围的关节反作用力。

某些骨科教学阐述了关节保护的概念在康复实践中是如何使用的。严重的髋关节骨关节炎导致股骨头破坏，继而减少股骨颈部和头部的大小。骨质丢失缩短了髋关节外展肌（M）的内部力矩臂的长度（图 4-30A 中的 D）；因此，需要更大的肌肉力量来维持额状面的平衡，并产生更大的关节反作用力。可以通过外科手术将大转子转移到更外侧的位置来减少髋关节应力，这个手术减少了髋外展肌的内部力矩臂长度。内部力矩臂的增加可降低外展肌在步态的单肢支撑阶段产生既定扭矩所需的力。

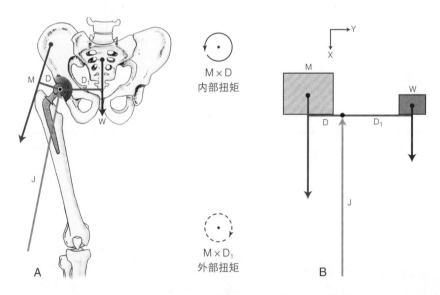

图 4-30 A. 髋关节外展肌力（M）产生的合适的扭矩，来维持步态中右单肢支撑阶段骨盆在额状面稳定性。由体重（W）产生的外部扭矩（顺时针 −Z）和由臀部外展肌（M）产生的内部扭矩（逆时针，+Z）完全平衡时，假设为静态平衡，则旋转稳定性建立。逆时针扭矩等于 M 乘以力矩臂（D），顺时针扭矩等于 W 乘以其力矩臂（D_1）。B. 将 A 图通过高水平跷跷板模型进行简单化。假设所有力向量是垂直的，关节反作用力（J）显示为向上定向力，其大小等于髋关节外展肌力和体重的总和。X-Y 坐标参考系被放置，因此 X 轴与体重（W）平行；黑色细箭头指向正方向（修改自 Neumann DA: Biomechanical analysis of selected principles of hip joint protection, *Arthritis Care Res* 2: 146, 1989.）

临床拓展 4-3
拮抗肌共激活对扭矩的临床测量的影响

当测量肌肉力量时，必须注意促进激活主动肌和相对放松拮抗肌（复习第 1 章中主动性和拮抗性肌肉的定义）。拮抗性肌肉的共激活改变了净内部扭矩，降低了控制或克服外部力和扭矩的能力。这一概念是通过手持测力计来展示的，类似图 4-19、图 4-31A 中所描述的测力计，显示了肘关节伸直时主动肌收缩而拮抗肌放松时伸肘力矩的测量。相反，图 4-31B 显示在主动肌（E）和拮抗肌（F）同时激活时肘部伸肌群的最大力量测试（这种情况可能见于一个不能放松拮抗肌的健康人或有神经病变的帕金森或脑瘫患者身上）。拮抗肌产生的内部扭矩从主动肌产生的内部扭矩中减去。因此，净内部扭

矩减小，正如通过对抗测力计所测外力（R）是减小的。由于测试时是等轴测的，因此测量的外部扭矩在大小上相等，但在方向上与净内部扭矩相反。这里重要的临床点是，即使肘关节伸直肌力和扭矩在图 4-31 试验 A 和 B 中可能是相等的，但实际上在测试 B 中外部扭矩测量结果要小于测试 A 的结果。这种情况可能会产生一个错误的印象，即认为主动肌相对虚弱时，而实际上它们并不弱。与往常一样，关节反作用力（J）是为响应整个关节合力而产生的，因此在测试 B 中，随着拮抗肌的激活，关节反作用力将增大。

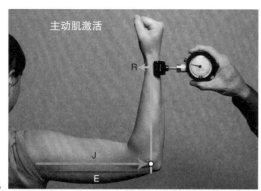

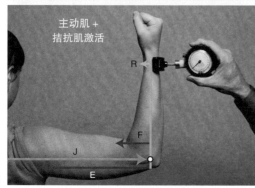

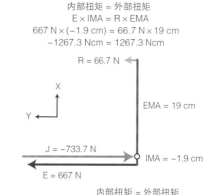

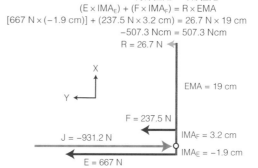

图 4-31　主动肌（伸肘）和拮抗肌（屈肘）肌肉群的共激活在肘关节等轴伸直的表面肌力（扭矩）上显示。A. 仅激活主动肌（伸肘），其条件和缩写同图 4-19A；B. 受试者同时激活其伸肘肌群和（拮抗）屈肘肌群，产生同步的伸肘肌力（E）和屈肘肌力（F）。由于 F 和 E 在肘关节周围产生相反方向的扭矩，因此肘关节伸直净扭矩减小。但请注意，关节反作用力（J）的大小在 B 部分是增加的。根据框 4-1 中的总结，伸直肌肉使用的内部力矩臂被指定为负数。这反过来，分配相反的方向到相反的内部扭矩。EMA：外部力矩臂；IMA_F 和 IMA_E 分别为肘内部屈曲力矩臂和伸直力矩臂。外力 R 由测力计测得

ⓔ 学习中的问题

1. 第一组问题扩展了在特别关注 4-6 中引入的概念。在表 4-17A 中，假设一个恒定的 50% 的最大成就：

    a. 如果肘部被弯曲到 110°，描述为何内转矩可能会降低。

    b. 如果将肘部弯曲至 45°，作用于前臂到手上的重力产生的外部扭矩如何变化？

2. 下一组问题扩展了临床联系 4-3 引入的肌肉共激活作用这一概念。见表 4-31B，外力作用大小将会如何变化，如果：

    a. E 增加而 F 保持不变？

    b. E 减弱而 F 保持不变？

    c. F 增加而 E 保持不变？

    d. F 减弱而 E 保持不变？

3. 一个物体的质量与它的质量惯性矩有什么不同之处？

    a. 举一个例子说明在不增加质量的情况下，旋转翼的质量惯性矩是如何增加的。

    b. 描述在哪种情况下，旋转肢体的质量惯性矩不影响激活肌肉的力量需求。

4. 人体质心在解剖学上的粗略位置在哪里？

    a. 如果手臂举过头顶，人体质心位置会怎样改变？

    b. 在双腿（经股骨）截肢后，人体质心位置怎样变化？

5. 在哪种情况下，肌肉在关节上产生的力不会产生扭矩？

6. 图 4-29 显示了由体重产生的两级外（膝关节屈曲）扭矩。在什么角度的膝外部扭矩将在膝上：

    a. 减少到 0°？

    b. 导致一个弯曲力矩？

7. 严重的髋关节关节炎可引起股骨头和股骨颈重塑。在某些情况下，这种重塑会减少髋外展肌的内部力矩（表 4-30 中的 D）

    a. 从理论上讲，在保持右髋关节（站姿）周围的前平面旋转平衡的同时，内侧力臂减少 50% 将如何影响髋关节反作用力？

    b. 假设股骨头关节面受到侵蚀，那么内侧力矩臂的减少将如何影响髋关节的压力？

8. 假设一个人在侧卧（基本上没有重力）的姿势准备快速弯曲臀部，保持膝伸展对髋部屈肌的力量要求有什么影响？

9. 假设如图 4-18A 所示，股四头肌有一个 5 cm 的内力矩。

    a. 根据施加的外部扭矩的大小，需要多大的膝关节伸肌力量来维持膝关节的静态旋转平衡？

    b. 如果在膝关节远端 30 cm 处施加相同的外力（100 N），需要多大的肌力？

10. 假设治疗师正在帮助一个股四头肌无力的患者从标准椅上站起来。在准备这一活动时，治疗师通常指导患者尽可能安全地向前弯曲臀部。这个预备动作如何尽可能增加（或至少减轻）站着活动的成功率？

    接下来的两个样本生物力学问题与本章提出的三个样本问题相似。这些问题是基于静力平衡的假设提出的。这些问题的选定部分需要附录 I 的 B 部分表 I-2 列出的人体测量数据。

11. 如图 4-32 所示的对象在进行肩部肌肉的站立内旋转运动，对抗连接在手腕袖口上的连接线的阻力。这项运动基于内旋肌的等轴激活与肩膀在 35° 外旋。在整个过程中，肩膀保持中性屈曲 - 伸展和外展 - 内收。用方块中提供的数据和表 4-2 的转换因子决定肌力（M）和关节反作用力（J），单位为牛顿。

临床问题

a. 在何种在肩的旋转（水平面）位置的阻力（外部）力矩最大？

b. 如何重新定位受试者的身体，使最大阻力（外部）扭矩发生在① 70° 的外部旋转和② 30° 的内部旋转？

c. 在前面第 4 章遇到的问题中，部分体重被包括在力和力矩的分析中。在这个问题中，前臂和手的部分重量是否对水平面上的扭矩有贡献（如 +Z 和 −Z 直接转矩）？为什么是或者不是？

d. 考虑相同的练习，而不是像图 4-32 那样站着，假设对象是仰卧位。当肩通过完整的内部和外部运动范围移动，前臂和手节的重量现在如何有助于 +Z - 或 −Z 方向的扭矩？

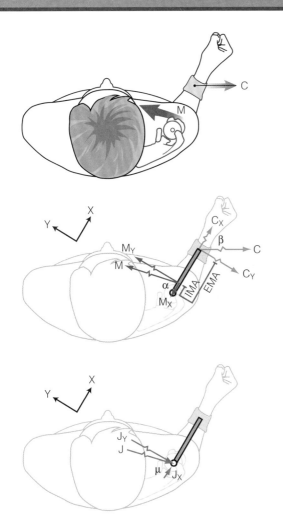

角度：
　M 到肱骨的插入角（α）= 70°
　拉索与 X 轴间的角度（β）= 55°
　关节反作用力和 X 轴间的角度（μ）= 未知

力：
　牵拉力（C）= 15 lb
　肌力（M）= 未知
　对肩关节的关节反作用力（J）= 未知

瞬时力臂：
　到 C_Y 的外部瞬时力臂（EMA）= 8 ft
　到 M_Y 的内部瞬时力臂（IMA）= 2.6 ft

图 4-32

12. 图 4-33 是一个 180 lb 对象演示肩部抵抗橡皮筋提供的弯曲的矢状面视图。利用框中的图形和数据确定肌肉力（M）和关节反作用力（J），单位为牛顿。

这个问题分别需要附录 I 中 B 部分的表 I-2 和表 4-2 转换和人体测量信息。对于表 I-2，使用"总臂"部分的人体测量数据，即使这并不包括手的长度。这个"总臂"段在数据框中称为 60 cm 段长度。

临床问题

a. 在这项运动中，盂肱关节囊的哪一部分可能受到最大的压力？

b. 肩部的什么矢状面位置是外部扭矩，此扭矩是归因于总臂重量最大？

c. 肩部的什么矢状面位置，弹力的外力会在这个节段的 90°？这也是弹性产生的最大扭矩的位置吗？为什么是或为什么否？

d. 当忽略上肢的重量时，使用（a）一个 27 N（约 6 lb）的手持重量和（b）弹性力，估计通过 0°~180° 弯曲产生的外扭矩 −Z（伸展）方向。

学习中的问题（续）

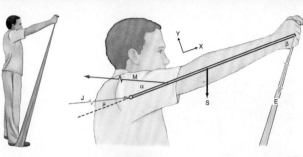

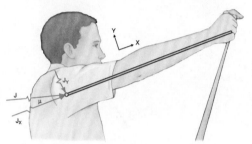

角度：
   肩部屈曲 110°
   M 到肱骨的插入角（α）= 25°
   E 到 X 轴的角度（β）= 40°
   J 到 X 轴的角度（μ）= 未知

力：
   主要体重 = 180 lb
   弹力（E）= 55 N
   肌力（M）= 未知
   对肩关节的关节反作用力（J）= 未知

瞬时力臂：
   到 E_Y 的外部瞬时力臂（EMA_{E_Y}）= 66 cm
   到 M_Y 的内部瞬时力臂（IMA）= 10 cm
   肢体长度（到尺骨茎突）= 60 cm

图 4-33

以上问题的答案可以在 Evolve 网站上找到。

三角学综述与人体测量数据

译者：杨 召 **审校者**：马信龙

A 部分：直角三角学基本综述

三角函数基于的是直角三角形角和边之间的关系。三角形的边可以表示距离、力的大小、速度和其他物理特性。定量分析中常用的四个三角函数见表 I-1。每个三角函数对于既定的角度都有一个特定的值。如果已知直角三角形的两边，则可以使用勾股定理来确定三角形剩余的边：$a^2=b^2+c^2$，其中 a 是三角形的斜边。如果已知一个边和直角以外的一个角，则可以使用表格中列出的四个三角函数中的一个来确定三角形的其余边。可以通过知道任意两边和使用反三角函数(反正弦、反余弦、反正切等)来确定角度。

图 I-1 说明了使用三角函数来确定后三角肌在等长运动时力的组成。肌肉与骨骼之间的插入角（α）为 45°。基于选定的 X-Y 坐标系，肌力（M）的矩形分力可标示为 M_X（与手臂平行）和 M_Y（与手臂垂直）。假定肌力为 200 N，M_Y 和 M_X 可以表示如下：

$$M_X = M\cos45° = 200\,N \times 0.707 = -141.4\,N^*$$
$$M_Y = M\sin45° = 200\,N \times 0.707 = 141.4\,N$$

如果已知 M_X 和 M_Y，斜边（M）可用勾股定理表示如下：

$$M^2 = (M_X)^2 + (M_Y)^2$$
$$M = \sqrt{-141.4^2 + 141.4^2}$$
$$M = 200\,N$$

---

* 负的 M_X 值表示力的方向远离 X 轴箭头的方向

外力的矩形分力，例如由壁滑轮、体重或临床医生手动施加的外力，以类似于被描述为肌（内部）力的方式确定。

当已知一个或多个分力和插入角（图 I-1 中的 α）时，三角函数也可以被用来确定合力的大小。

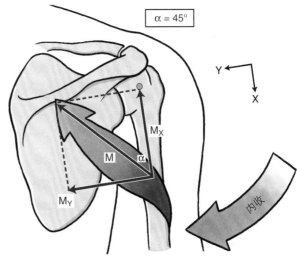

图 I-1 设定后三角肌的插入角（α=45°）和合成的后三角肌肌力（M），肌力的两个矩形分力（M_X 和 M_Y）可使用三角关系确定。肩关节的旋转轴由肱骨头部的小圆圈表示

表 I-1 生物力学分析中常用的直角三角函数

三角函数	定 义
Sine（sin）α	对边／斜边
Cosine（cos）α	相邻边／斜边
Tangent（tan）α	对边／相邻边
Cotangent（cot）α	相邻边／对边

α：直角三角形内的角

考虑图 I-1 中给出的相同示例，但现在考虑分析的目标是如果 M_Y 已知，确定后三角肌的合成肌力。如图 I-1 所示，肌肉（M）的方向（插入角）相对于 X 轴为 45°。合力的大小（三角形的斜边）可以使用矩形分力的关系导出，如下所示：

$$Sin45° = M_Y/M$$
$$M = 141.4\,N/Sin45°$$
$$M = 200\,N$$

M 相对于 X 轴的方向（插入角）可以由几个

三角函数中的任何一个进行数学验证，例如反正弦函数。如果只有 M_Y 和 M_X 是已知的，那么 M 的方向可以用反切函数来确定。请注意，分力的大小总是小于合力的大小。

注：合力可以由正向或负向的分力 X 和 Y 任意组合产生。因此，描述合力的方向（即给合力赋正值或负值）是有问题的。本文（特别是第 4 章）目的在于表明合力的方向不会用正号或负号表示，而是作为相对于参考坐标系 X 轴或 Y 轴的绝对角度（三角求解的合力或其角度为负值时可视为正值）。

B 部分：人体测量数据

表 I-2 基于身体各节段重量和解剖重心位置的人体测量数据（末端数据仅为单边数据）

部 位	定 义 *	节段重量占总体重的百分比	重心位置：近端（或颅骨）占节段长度的百分比
手	腕轴至第三指近端指间关节	0.6%	50.6%
前臂	肘轴至尺骨茎突	1.6%	43%
上臂	盂肱轴至肘轴	2.8%	43.6%
前臂和手	肘轴至尺骨茎突	2.2%	68.2%
整个上肢	盂肱轴至尺骨茎突	5%	53%
足部	外踝至第二跖骨头	1.45%	50%
小腿	股骨髁至内踝	4.65%	43.3%
大腿	大转子至股骨髁	10%	43.3%
小腿和足部	股骨髁至内踝	6.1%	60.6%
整个下肢	大转子至内踝	16.1%	44.7%
头和颈	耳道至颈 $_7$～胸 $_1$（第一肋骨）	8.1%	0%（耳道处）
躯干	盂肱轴至大转子	49.7%	50%
躯干、头和颈	盂肱轴至大转子	57.8%	34%

在 Winter DA 中的汇编结果：人体运动的生物力学和运动控制，Ed3，纽约，2005，John Wiley & Sons。本表不包括质量惯性运动，因为本章的重点仅限于静态分析

* 尽管此表中列出的一些定义并不代表节段的端点，但它们很容易在人类身上识别出位置。此表中节段重量和重心位置的值考虑了节段定义和真实端点之间的差异。例如，前臂与前臂和手的节段定义相同，但考虑到手的质量，前臂和手的节段重量和重心位置所占的百分比较高

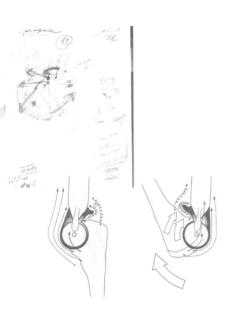

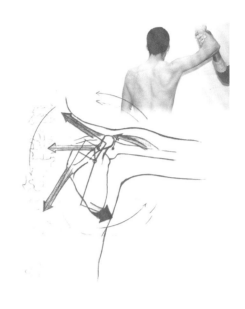

第二部分

上　肢

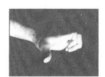

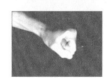

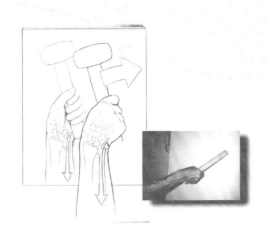

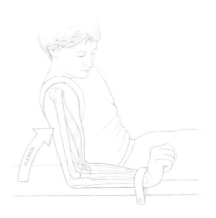

上 肢

视频

第 5 章

第二部分共分为 4 章。每章介绍上肢一个主要关节的运动学。虽然这 4 个关节是作为独立的解剖实体来介绍的，但它们在功能上相互配合，从而使手处于与环境互动的最佳位置。任何一个区域的肌肉或关节功能破坏都会极大地影响上肢整体的功能。正如第二部分强调的，上肢肌肉和关节损伤会严重降低进行很多重要活动的质量和便利性，包括个人护理、日常活动和娱乐活动。

网络教学材料

第 6 章

第 5~8 章提供了很多材料和电子图，旨在加强对第二部分的理解。这些材料包括关节运动的透视、尸体解剖和演示、编者的教学演讲、特殊的教学模型（包括一个巨大的机械手指）、异常运动学病例、脊髓损伤患者在不同程度的瘫痪情况下学习某些动作的方法等等。

部分与正文特别相关的材料和电子图会在文中标记⊜索引。此外，每章末尾还提供了未在正文索引的附加视频教学材料目录列表。

如何浏览？标有⊜的材料和电子图可登录 http：//evolve.elsevier.com/Neumann 获取。您也可以使用手机或平板电脑扫描每章右侧或末尾的二维码来获取所有网络教学材料。

第 7 章

临床拓展

每章末尾提供了附加的临床拓展案例，旨在强调或拓展与本章运动功能学相关的临床概念。

第 8 章

学习中的问题

每章末尾还提供了学习中的问题，旨在鼓励读者复习、强化本章的主要概念。练习题是学生准备考试的有效方法。参考答案可在 Evolve 网站获取⊜。

第 5 章

肩关节复合体

原著者: Donald A. Neumann, PT, PhD, FAPTA

译者: 刘振龙　史尉利　王佳宁　**审校者:** 陈拿云　杨渝平

　　学习上肢的第一步是学习肩关节复合体。肩关节复合体是由 5 个在力学上相互关联的关节组成的,包括胸骨、锁骨、肋骨、肩胛骨和肱骨(图 5-1)。这些关节赋予了上肢极大的活动范围,增加了抓取和操纵物体的能力。

　　肩关节的肌肉"互相配合"可以进行高度协调的多关节动作。肌肉运动的高度协调性使得肩关节具有更多的功能、更好的控制和更大的活动范围。任何一块肌肉的活动性减弱都会干扰肩关节整体的运动模式。本章介绍了肩关节复合体中一些重要的肌肉协同运动,并解释了单一肌肉力量减弱如何影响其他肌肉产生力量。

　　对肩关节解剖和运动的全面了解对该部位运动障碍的评估、诊断和治疗是至关重要的。

骨学

胸骨

　　胸骨由胸骨柄、胸骨体及剑突组成(图 5-2)。胸骨柄上有一成对的椭圆形锁骨关节面,与锁骨形成关节。胸骨柄外侧缘的肋骨关节面是两侧第一、

胸骨的骨性标志
• 胸骨柄
• 锁骨关节面
• 肋骨关节面
• 颈静脉切迹

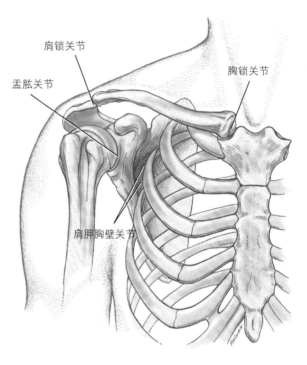

图 5-1　右侧肩关节复合体中的关节

第二肋骨的附着处。颈静脉切迹位于胸骨柄上方,在锁骨关节面之间。

锁骨

　　如果从上向下观察,可以看到锁骨干是弯曲的,其前表面在内侧突出,在外侧凹陷(图 5-3)。手臂处于解剖位置时,锁骨的长轴相对于水平面稍倾斜向上,相对于冠状面向后呈 20° 角(图 5-4,角 A)。锁骨近端(或胸骨端)近似圆柱且突出,与胸骨形

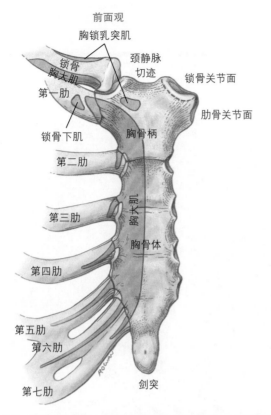

图 5-2 胸骨前面观，左侧锁骨和肋骨被移除。右侧展示了第一至第七肋和锁骨。锁骨关节面周围的虚线是胸锁关节关节囊的附着点。红色所示是肌肉的近端止点

锁骨的骨性标志
- 锁骨干
- 胸骨端
- 肋骨关节面
- 肋骨粗隆
- 肩峰端
- 肩峰关节面
- 锥状结节
- 斜方线

成关节（图 5-3）。锁骨的肋骨关节面（图 5-3；下表面）与第一肋相接。肋骨关节面外侧稍后方为明显的肋骨粗隆，是肋锁韧带的附着点。

锁骨远端（或肩峰端）的椭圆形肩峰关节面与肩胛骨形成关节（图 5-3；下表面）。锁骨远端下表面可见清晰的锥状结节和斜方线。

肩胛骨

肩胛骨呈三角形，有三个角，分别为下角、上角和外侧角（图 5-5）。触诊肩胛骨下角便于在手臂

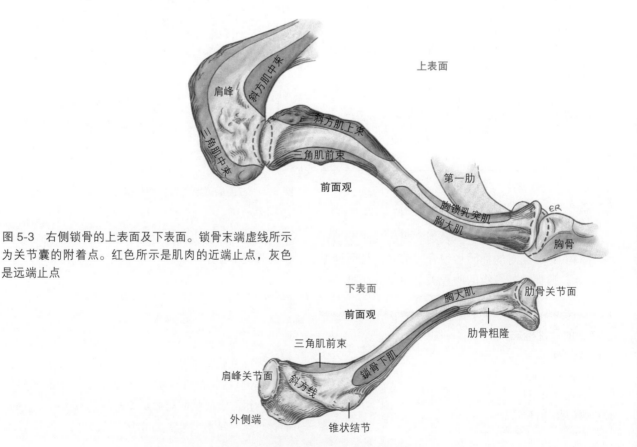

图 5-3 右侧锁骨的上表面及下表面。锁骨末端虚线所示为关节囊的附着点。红色所示是肌肉的近端止点，灰色是远端止点

运动时追踪肩胛骨的运动轨迹。肩胛骨还有三个缘。手臂置于身体两侧,肩胛骨内侧缘(或垂直缘)几乎与脊柱平行。外侧缘(或腋缘)连接下角和外侧角。肩胛骨上角和喙突的连线为上缘。

肩胛骨后表面被突出的肩胛冈分为冈上窝和冈下窝。冈上窝被冈上肌填充。肩胛冈内侧端的高度降低移行为肩胛冈根部,而肩胛冈外侧端高耸,变扁变宽形成突出的肩峰(来自希腊语 akros,意为顶点的、最高的)。肩峰向前外侧延伸,在关节盂上方形成一个水平的棚顶。肩峰上的锁骨关节面是肩锁关节的一部分(图 5-16B)。

肩胛骨的骨性标志
- 角:上角、下角和外侧角
- 内侧缘或垂直缘
- 外侧缘或腋缘
- 上缘
- 冈上窝
- 冈下窝
- 肩胛冈
- 肩胛冈根部
- 肩峰
- 锁骨关节面
- 关节盂
- 盂上结节和盂下结节
- 喙突
- 肩胛下窝

肩胛骨的关节盂(来自希腊语词根 glene,关节窝,+eidos,相似的)稍凹陷,与肱骨头形成关节(图 5-5B)。关节盂的凹面相对于肩胛骨水平面向上倾斜约 4°。这一倾斜角的变异很大,从向下倾斜 7°到向上倾斜近 16°。静息状态下,肩胛骨紧贴胸廓的后外侧,关节盂相对于冠状面向前倾斜 30°~40°(图 5-4,B 角)。肩胛骨的方向称为肩胛骨平面。在将手臂举过头顶的运动中,肩胛骨和肱骨自然地在这一平面中运动。

关节盂上方和下方分别有盂上结节和盂下结节。这些结节分别是肱二头肌长头和肱三头肌长头的附着点(图 5-5B)。隆起的喙突(意为"乌鸦喙的形状")位于关节盂上缘附近。喙突直接从肩胛骨上伸出,是许多肌肉和韧带的附着点(图 5-6)。肩胛下窝位于肩胛骨前表面(图 5-5B)。肩胛下窝的凹陷被厚实的肩胛下肌填充。

肱骨近端到中段

肱骨头呈半球形,形成盂肱关节的凸面部分(图 5-7)。关节头朝向内上,与肱骨干的长轴呈一 135°的倾斜角(图 5-8A)。相对于肘关节的内外轴,成年人的肱骨头通常在水平面上向后旋转 30°(图 5-8B)。该旋转角称为后倾角(来自拉丁语 retro,向后,+verto,旋转),使得肱骨头与肩胛骨平面平行,从而与关节盂形成关节(图 5-4,角 C)。有趣的是,出生时,肱骨的后倾角约 65°,逐渐"去

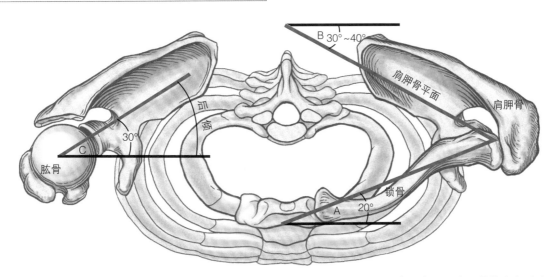

图 5-4　双侧肩关节解剖位置的上面观。角 A:锁骨的方向向后,与冠状面呈 20°角;角 B:肩胛骨的方向(肩胛骨平面)向前,与冠状面呈 30°~40°;角 C:肱骨头相对于肘关节的横轴后倾约 30°。右侧锁骨和肩峰被移除,以显示右侧盂肱关节的顶部

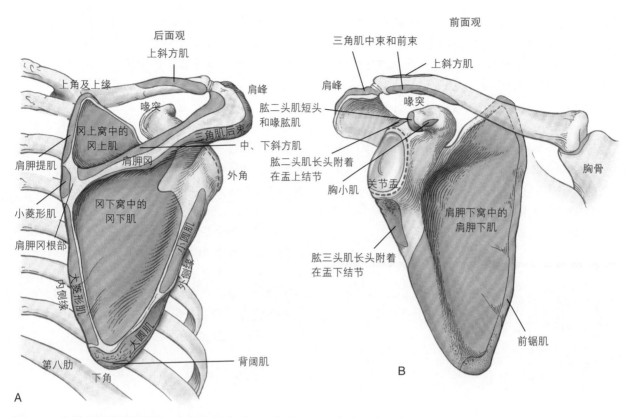

后面观
上斜方肌
上角及上缘
喙突
肩峰
三角肌后束
冈上窝中的冈上肌
肩胛冈
肩胛提肌
中、下斜方肌
小菱形肌
外角
肱二头肌短头和喙肱肌
肱二头肌长头附着在盂上结节
冈下窝中的冈下肌
肩胛冈根部
大菱形肌
内侧缘
外侧缘
小圆肌
大圆肌
第八肋
背阔肌
下角

A

前面观
三角肌中束和前束
上斜方肌
肩峰
喙突
肱二头肌短头和喙肱肌
胸小肌
关节盂
肩胛下窝中的肩胛下肌
胸骨
肱三头肌长头附着在盂下结节
前锯肌

B

图 5-5　右侧肩胛骨的后面（A）和前面（B）。红色所示是肌肉的近端止点，灰色是远端止点。虚线为盂肱关节关节囊的附着点

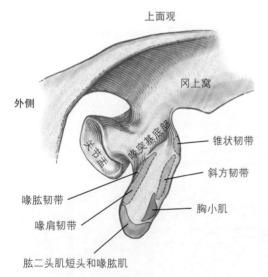

上面观
冈上窝
外侧
锥状韧带
关节盂
喙突基底部
斜方韧带
喙肱韧带
胸小肌
喙肩韧带
肱二头肌短头和喙肱肌

图 5-6　右侧喙突局部的上面观。红色所示是肌肉的近端止点，灰色是远端止点。虚线围成的淡蓝色区域为韧带附着点

旋转"（减少），在 16~20 岁时达到成年人最终的 30° 角。青春期时手臂受到的机械应力决定了成年后肱骨后倾角最终的大小。例如，年轻的精英棒球投球手反复外旋使得手臂受到扭转应力的作用，

这可能导致超出正常的后倾或阻碍后倾角的自然减小。研究同样发现优秀棒球投球手的优势侧肩关节的后倾角较非优势侧增加 10°~15°。

肱骨解剖颈将光滑的肱骨头关节面与肱骨干近端分开（图 5-7A）。突出的肱骨小结节和大结节位于肱骨近端的前外侧（图 5-7B）。小结节相对尖锐并向前突出，其上附着肩胛下肌。大结节更大更圆，有上、中、下三个面，分别是冈上肌、冈下肌和小圆肌的远端止点（图 5-7B 和图 5-9）。

肱骨近端到中段的骨性标志

- 肱骨头
- 解剖颈
- 小结节和小结节嵴
- 大结节和大结节嵴
- 大结节的上、中、下面
- 结节间沟（肱二头肌沟）
- 三角肌粗隆
- 桡神经沟（螺旋沟）

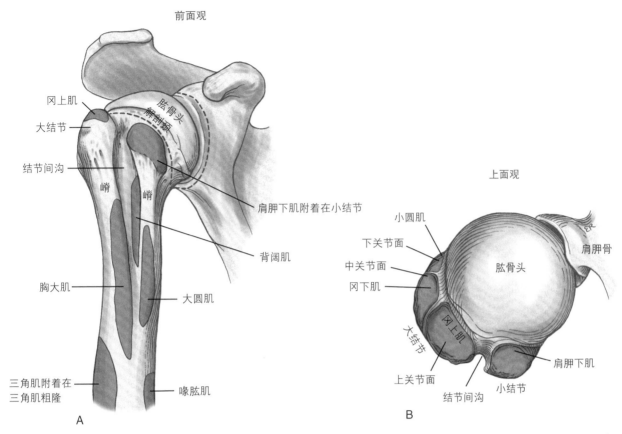

图 5-7　右侧肱骨的前面（A）和上面（B）。A 中的虚线为盂肱关节周围关节囊的附着点。灰色所示为肌肉远端止点

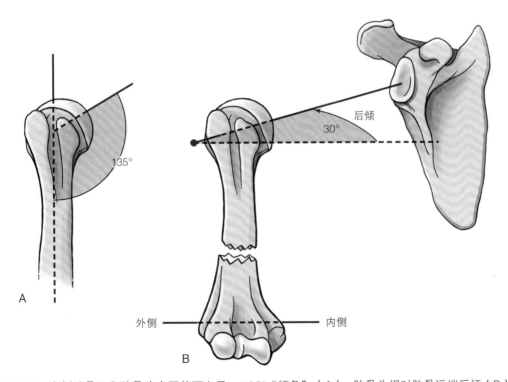

图 5-8　右侧肱骨干和肱骨头在冠状面上呈一 135°"倾角"（A），肱骨头相对肱骨远端后倾（B）

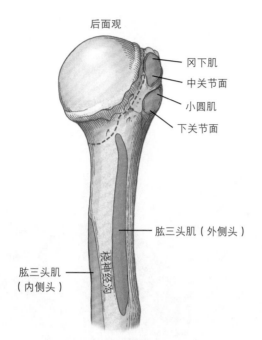

后面观

冈下肌
中关节面
小圆肌
下关节面

肱三头肌（外侧头）

肱三头肌
（内侧头）

桡神经沟

图 5-9 右侧肱骨近端的后面。红色所示是肌肉的近端止点，灰色是远端止点。虚线是盂肱关节关节囊的附着点

锐利的大结节嵴和小结节嵴分别从大结节和小结节发出，向远端延伸。这些嵴是胸大肌和大圆肌的附着点（图 5-7A）。嵴的中间是结节间沟（肱二头肌沟），其内走行肱二头肌长头腱。背阔肌附着于结节间沟底，位于肱二头肌腱内侧。结节间沟远端靠外侧是三角肌粗隆。

桡神经沟（螺旋沟）沿着肱骨后表面斜行，分隔了肱三头肌内侧头和外侧头的近端止点（图 5-9）。桡神经在桡神经沟内绕着肱骨后方旋转，向肱骨远端走行。桡神经沟及其内神经的斜行方向，可能是生命早期肱骨的过度后旋自然"去旋转"的结果，可以帮助理解这些结构潜在的解剖排列。

关节学

肩关节复合体中最靠近近端的关节是胸锁关节（图 5-1）。锁骨通过与胸骨连接，形成一个支柱，将肩胛骨稳定在一个距离躯干相对恒定的位置。锁骨外侧端是肩锁关节。肩锁关节和相关韧带将肩胛骨和锁骨牢固地固定。肩胛骨前表面紧贴胸廓的后外侧面，形成肩胛胸壁关节。这一关节并不是真正的解剖意义上的关节，而是骨骼间的交界。发生在肩胛胸壁关节的运动与胸锁关节和肩锁关节有力学联系。肩胛骨在胸廓上的位置是盂肱关节的功能基

肩关节复合体中的四个关节
- 胸锁关节
- 肩锁关节
- 肩胛胸壁关节
- 盂肱关节

础，盂肱关节是复合体中最靠近远端且活动性最大的关节。"肩关节运动"一词，指的是盂肱关节和肩胛胸壁关节的联合运动。

肩关节复合体中的关节通过运动链实现协同运动功能，从而最大化上肢可以达到的活动范围。运动链任意一环出现虚弱、疼痛或不稳定，都会极大地降低整个复合体，甚至整个上肢的效率。

在介绍胸锁关节和肩锁关节的运动学之前，必须先明确肩胛胸壁关节的运动（图 5-10）。这些运动通过上提和下抑、前伸和后缩、上旋和下旋进行描述。另外，肩胛骨其他的细微旋转会在章节延伸中介绍。

胸锁关节

一般特点

胸锁（sternoclavicular，SC）关节是一个复杂的关节，由锁骨内侧端、胸骨上的锁骨关节面和第一肋软骨的上缘组成（图 5-11）。胸锁关节的功能是作为整个上肢的基底关节，将附肢骨与中轴骨相

描述肩胛胸壁关节基本运动的术语
- 上提：肩胛骨在胸廓上向上方滑动，例如"耸肩"。
- 下抑：肩胛骨从上提的位置在胸廓上向下方滑动。
- 前伸：肩胛骨内侧缘在胸廓上向前外侧滑动，远离中线，例如用力向前伸手。
- 后缩：肩胛骨内侧缘在胸廓上向后内侧滑动，靠近中线，例如将肩胛骨缩紧。
- 上旋：肩胛骨下角向前外侧旋转，使关节盂指向上。这一动作是手臂自然上抬时的一部分。
- 下旋：从上旋位置，肩胛骨下角向后内侧旋转。这一动作是手臂自然落下到身体两侧时的一部分。

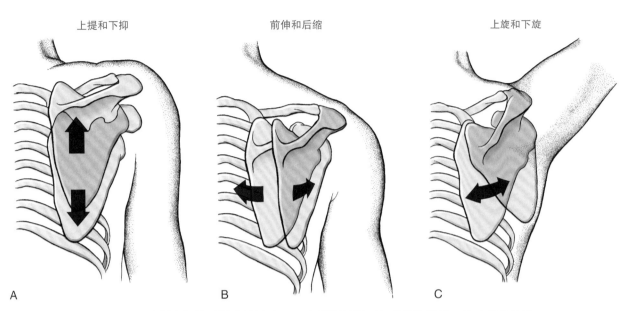

图 5-10　右侧肩胛胸壁关节的运动。A. 上提和下抑；B. 前伸和后缩；C. 上旋和下旋

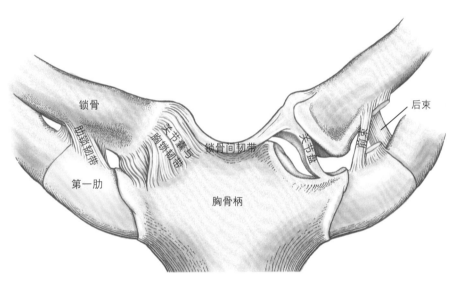

图 5-11　胸锁关节。左侧关节的关节囊和肋锁韧带前束的外侧部被移除

连。因此，胸锁关节必须牢固固定，同时还要允许小范围的活动。这种看似矛盾的功能是通过马鞍形关节面和关节周围的大量结缔组织实现的（图 5-12）。虽然存在变异，但通常锁骨内侧端的纵轴方向凸出，沿着横轴方向凹陷。而胸骨上的锁骨关节面的形状与之相反，长轴方向凹陷，横轴方向凸出。

关节周围结缔组织

胸锁关节被关节囊包裹，还有前、后胸锁韧带加强（图 5-11）。运动时，肌肉还可以为关节增加额外的稳定性：前方由胸锁乳突肌加强，后方由胸骨甲状肌和胸骨舌骨肌加强，下方由锁骨下肌加强。

锁骨间韧带横跨颈静脉切迹，将左右两侧的锁骨的内侧端相连。

稳定胸锁关节的组织
- 前、后胸锁关节韧带
- 锁骨间韧带
- 肋锁韧带
- 关节盘
- 胸锁乳突肌、胸骨甲状肌、胸骨舌骨肌和锁骨下肌肋锁韧带附着于第一肋软骨和锁骨下表面的肋骨粗隆上，是一坚韧的结构。肋锁韧带有两束纤维，相互垂直。前束向外上斜行，后束向内上斜行（图5-11）。除锁骨向下的运动（即下抑）外，交叉的纤维可以在各向运动时帮助稳定关节。

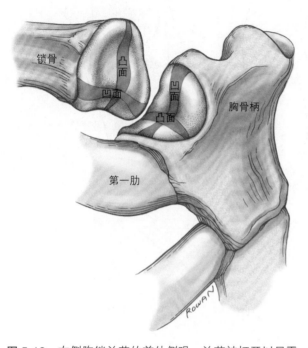

图 5-12　右侧胸锁关节的前外侧观。关节被打开以显露其关节面。长径（紫色）大致过冠状面，连接关节面的上、下端点。横径（蓝色）大致过水平面，连接关节面的前后端点

胸锁关节具有关节盘，但尸体研究中，仅在50%的标本里发现了发育完全的关节盘。发育完全的关节盘将关节分为内侧和外侧关节腔（图5-11）。关节盘通常表现为一块扁平的纤维软骨，其下方附着在锁骨关节面的外侧缘，上方附着在锁骨胸骨端和锁骨间韧带。关节盘其余的边缘附着在关节囊的内表面上。关节盘不仅可以加强关节，还可以通过增加关节接触面积起到吸收冲击的功能。这种缓冲机制的作用很大，因为胸锁关节发生严重的年龄相关退行性关节炎相对罕见。

胸锁关节出色的稳定性来源于关节周围的结缔组织和肌肉，还有一小部分来自关节面的交锁。锁骨遭到巨大外力时，锁骨通常率先骨折，其后才可能发生胸锁关节脱位。

运动学

锁骨的骨骼运动包括所有三个自由度上的旋转。每个自由度分别对应运动的三个基本平面：矢状面、冠状面和水平面。锁骨可以上提和下抑，前伸和后缩，还可以沿着其长轴旋转（图5-13）。这些运动的主要目的是将肩胛骨置于能够匹配肱骨头的最佳位置。基本上盂肱关节所有的功能运动都有锁骨在胸锁关节运动的参与。在手举过头顶的运动中，锁骨会在三个自由度上发生旋转，本章后文将介绍。

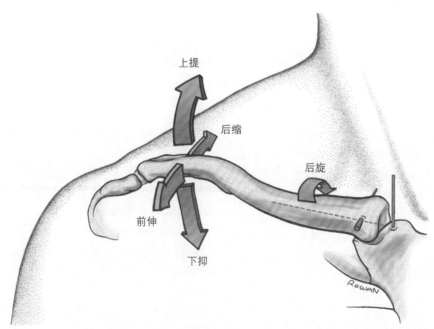

图 5-13　右侧胸锁关节的骨骼运动学。运动分为近似冠状面上的上提和下抑（紫色），近似水平面上的前伸和后缩（蓝色）以及近似矢状面上的锁骨后旋（绿色）。旋转的垂直轴和前后轴分别用相应运动的颜色标识。长轴使用绿色虚线标识

上提与下抑

锁骨的上提与下抑通常发生在与冠状面平行的平面上,其旋转轴近似前后向轴(图 5-13)。最大上提角 35°～45°,下抑角约为 10°。锁骨的上提与下抑可使肩胛骨在胸廓表面进行相似的运动。

锁骨上提与下抑的关节运动发生于胸锁关节纵轴(图 5-12)。当锁骨的凸关节面向上方滚动,同时沿胸骨凹关节面向下滑动时,发生的是锁骨上提(图 5-14A)。拉长的肋锁韧带可以帮助限制并稳定锁骨的上提。锁骨的凸关节面向下滚动并向上滑动则为下抑(图 5-14B)。锁骨完全下抑将拉长锁骨间韧带和关节囊上方韧带。

前伸与后缩

锁骨的前伸和后缩几乎在水平面上,围绕垂直的旋转轴进行(图 5-13)(图 5-13 中所示旋转轴与胸骨相交,原因是按惯例指定运动的旋转轴与关节突出的部分相交)。前伸和后缩的最大角度为 15°～30°。锁骨在水平面上的运动和肩胛骨相对于胸廓的前伸和后缩关系密切。

锁骨前伸和后缩的关节运动沿着胸锁关节的横径进行(图 5-12)。当锁骨的凹关节面在胸骨的凸关节面上向后滚动并滑动时,发生后缩(图 5-15)。极限后缩时,肋锁韧带的前束和关节囊前方韧带被拉长。

胸锁关节的前伸关节运动与后缩类似,只是方向朝前。手向前极度伸展时锁骨前伸到达极限。肋锁韧带后束、胸锁关节关节囊后部,以及肩胛骨后

缩肌肉紧张可以限制锁骨极度前伸。

锁骨的轴向旋转(沿长轴)

胸锁关节的第三个自由度是锁骨绕其长轴的旋转(图 5-13)。当手臂向上举过头顶(例如肩关节外展或前屈),锁骨上表面的一点会向后旋转 20°～35°。当手臂回到身体两侧,锁骨会旋转回到原始位置。锁骨旋转的关节运动是锁骨的胸骨端相对于关节盘外侧发生旋转。

锁骨轴向旋转与肩关节的外展和屈曲存在力学联系,且在手臂固定身体两侧时,无法单独完成。这一独特运动的机制将在本节后文中进一步介绍。

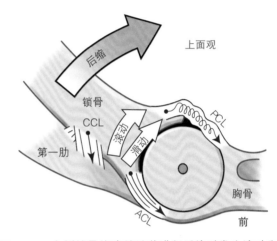

图 5-15　右侧锁骨绕胸锁关节进行后缩时发生滚动和滑动的关节运动力学分析图上面观。垂直轴穿过胸骨。被拉长的结构由细长箭头标识;松弛的结构由螺旋箭头标识。ACL,前关节囊韧带;CCL,肋锁韧带;PCL,后关节囊韧带

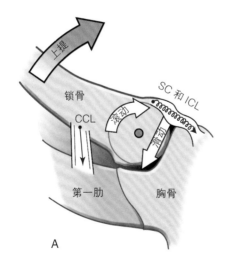

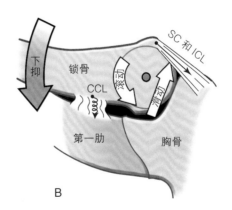

图 5-14　右侧锁骨绕胸锁关节进行上提(A)和下抑(B)时发生滚动和滑动的关节运动力学分析图前面观。旋转轴位于锁骨头,沿前后方向。被拉长的结构由细长箭头标识;松弛的结构由螺旋箭头标识。注意,A 中肋锁韧带被拉长时,产生向下的滑动。CCL,肋锁韧带;ICL,锁骨间韧带;SC,上关节囊

肩锁关节

一般特点

肩锁（acromioclavicular, AC）关节是锁骨外侧端和肩胛骨肩峰之间形成的关节（图5-16A）。肩峰的锁骨关节面朝向内侧，稍朝向上，与锁骨的肩峰关节面契合。在大多数肩锁关节中都存在关节盘，它们的形态各异。

肩锁关节是滑动关节或平面关节，反映了关节面平坦的特点。虽然关节面的形态各异，但均为平坦或稍有凸起或凹陷（图5-16B）。由于关节面平坦，因此无法描述滚动－滑动的关节运动。

关节周围结缔组织

肩锁关节被关节囊围绕，由关节囊上韧带和下韧带加强（图5-17）。关节囊上韧带还被三角肌和斜方肌之间的连接加固。

喙锁韧带是肩锁关节重要的稳定结构（图5-17）。该韧带由两部分组成：斜方韧带和锥状韧带。斜方韧带从喙突上表面斜向外上，止于锁骨斜方线。锥状韧带从喙突近端基底部几乎垂直向上止于锁骨锥状结节。

> **稳定肩锁关节的组织**
> * 肩锁关节上、下韧带
> * 喙锁韧带
> * 关节盘（若存在）
> * 三角肌和斜方肌上部

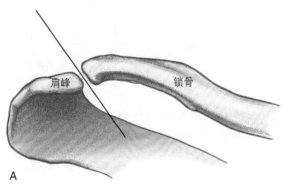

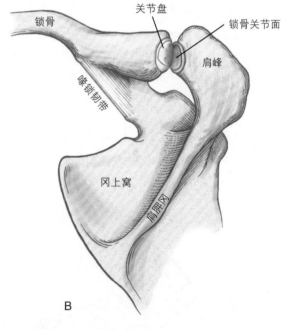

图5-16　右侧肩锁关节。A.关节前面观示倾斜的关节面；B.打开的关节后面观示肩峰上的锁骨关节面和碎片状的关节盘

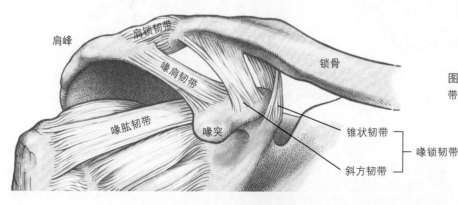

图5-17　右侧肩锁关节包括周围韧带的前视图

特别关注 5-1

肩锁关节脱位

肩锁关节损伤在接触性运动相对常见，占所有美国大学生足球运动员肩关节损伤的 40%。橄榄球运动的参与者肩锁关节损伤风险也很高。虽然这些运动中的大多数肩锁关节损伤是部分扭伤，但也会发生脱位。肩锁关节的关节面倾斜，而且容易受到剪切力，因此本身容易脱位。设想一个人跌倒后肩关节的尖部撞击在坚硬的表面（图 5-18）。向内向下的反作用力会使肩峰向内向下脱位到稳定的锁骨的倾斜关节面的下方。折中水平剪切力主要由上下关节囊韧带承受。但当水平剪切力过大时，喙锁韧带是次级限制装置。有时，施加在肩胛骨上的力超过韧带的抗拉强度，导致韧带断裂和关节脱位。肩锁关节外伤和相关的韧带损伤可能导致肩胛骨和胸廓相对运动和姿态的紊乱，可能进一步引起创伤后关节炎。大量的文献研究了肩锁关节损伤或疼痛，特别是运动员损伤的评估和手术及非手术治疗。

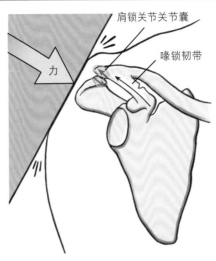

图 5-18　从前面观察肩关节撞击坚硬表面的情景，冲击力作用于肩峰。撞击在肩锁关节上产生的剪切力由红色箭头表示。注意肩锁关节关节囊和喙锁韧带的张力增加和部分撕裂

喙锁韧带两束的长度、截面积、硬度和抗拉强度相似。整条韧带更加强韧，临界断裂时能比肩关节其他韧带断裂吸收更多的能量。这些结构特点和喙锁韧带近似竖直的走行，均表明它们对悬吊肩胛骨（及上肢）具有重要作用。

肩锁关节的关节面被一层纤维软骨组织覆盖，之间常有关节盘。对 233 个肩锁关节的大量解剖发现，只有 10% 的关节中存在完全的关节盘。大多数不完全关节盘为新月形，且呈碎片状。根据 DePalma 的大量研究，不完全关节盘并非结构异常，却也是该关节常发生退变的因素。

运动学

胸锁关节和肩锁关节的功能存在显著不同。胸锁关节允许锁骨进行大范围的运动，进而引导肩胛骨的轨迹。肩锁关节则相反，只允许肩胛骨和锁骨远端发生微小运动。尽管如此，肩锁关节的运动依然具有运动学作用，它可以优化肩胛骨和胸廓之间的移动性和适配性，最终优化盂肱关节的运动。

描述肩锁关节的运动时应描述肩胛骨相对于锁骨远端的运动。关节运动有三个自由度（图 5-19A）。

最主要的或最明显的运动是上旋和下旋。次要运动又称旋转调节运动，可以精细调节肩胛骨在矢状面和水平面上的位置。测量肩锁关节的某一种运动存在困难，临床中也不常进行。

上旋和下旋

肩胛骨在肩锁关节发生的上旋是指肩胛骨相对于锁骨远端"向上向外摆"（图 5-19A）。这一运动在肩关节外展或屈曲时自然发生。当手臂完全举到头顶时，肩锁关节的上旋角最大可达 30°，但不同研究的结果相差较大。该运动是肩胛胸壁关节上旋运动中的重要组成部分。肩锁关节的下旋可令肩胛骨回到解剖位置，与肩关节内收和伸展相关。图 5-19A 所示为肩胛骨上旋和下旋在冠状面上的运动情况，但自然的运动发生在肩胛骨平面。

肩锁关节在水平面和矢状面发生的"旋转调节运动"

在观察肩锁关节在肩关节运动过程中的运动时，人们发现肩胛骨相对于锁骨远端可发生轴转或扭转类型的运动。这些所谓的"旋转调节运动"可以优化肩胛骨和胸廓的对位，并增加两者之间的相对运动。肩锁关节的旋转调节运动在水平面和矢状

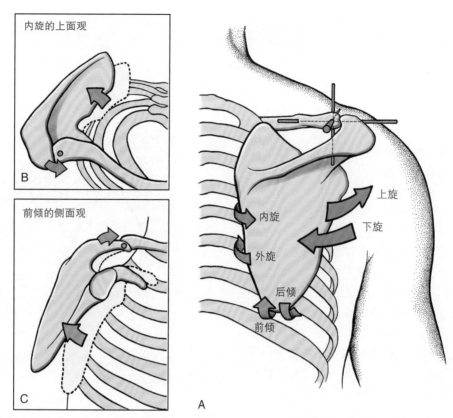

图 5-19　A. 右侧肩锁关节后面观示其骨骼运动。主要的上旋和下旋用紫色标识。水平面和矢状面上的调节运动（次要运动）分别用蓝色和绿色标识。注意每个运动平面的旋转轴都用相应的颜色标识。图 B 和图 C 举例说明了肩锁关节的旋转调节运动：肩胛胸壁关节前伸时的内旋（B）和肩胛胸壁关节上提时的前倾（C）

面上进行描述（图 5-19A 中分别为蓝色箭头和绿色箭头）。

　　肩锁关节的水平面调节绕垂直轴进行，表现为肩胛骨内侧缘转向或转离胸廓后表面。这些水平面上的运动称为内旋和外旋，通过关节盂旋转的方向确定（图 5-19A）。肩锁关节的矢状面调节绕一近似横轴进行，表现为肩胛骨下角转向或转离胸廓后表面。前倾和后倾描述该旋转的方向，同样根据关节盂旋转的方向确定（图 5-19）。

　　许多研究都试图测量肩关节外展或屈曲时肩锁关节三个平面的运动。大多数报道活动范围为 5°~30°。虽然肩锁关节的三维运动学参数难以精确测量，但是这些运动可以增加肩胛胸壁关节运动的质量和幅度。例如，在质量上，当肩胛胸壁关节前伸时，肩锁关节在水平面上轻度内旋（图 5-19B）。这一旋转可以帮助肩胛骨前表面与胸廓弯曲的轮廓更好地契合。同样，当肩胛胸壁关节上提时（例如耸肩动作），肩胛骨可以轻微前倾以贴合胸廓的表面（图 5-19C）。没有这些旋转调节，肩胛骨必须跟

随锁骨进行一致的运动，而无法精细调节其在胸廓上的位置。

肩胛胸壁关节

　　肩胛胸壁关节本身并不是一个真正的关节，而是肩胛骨前表面和胸廓后外侧壁的接触面。这两个平面并非直接接触，之间有肌肉层相隔，例如肩胛下肌、前锯肌和竖脊肌。这些肌肉相对较厚，表面湿润，可以减少运动时关节内的剪切力。肩胛骨运动时闻及弹响可能提示关节内异常的撞击或对位异常。

　　在解剖位，肩胛骨常位于第二肋骨到第七肋骨之间，内侧缘位于脊柱外侧 6 cm 处。虽然个体间存在差异，但肩胛骨"静息位"平均为前倾 10°，上旋 5°~10°，内旋 30°~40°。而该位置与后文所述的肩胛骨平面一致。

　　肩胛胸壁关节的运动是肩关节运动至关重要的一环。肩关节拥有较大活动范围的一部分原因就是肩胛胸壁关节可以进行大范围的活动。本章将介绍，

肩胛胸壁关节的姿势、运动和控制出现异常会极大地影响盂肱关节内部的动力和运动环境。

运动学

肩胛骨和胸廓之间发生的运动是胸锁关节和肩锁关节协同产生的结果。任何一个关节的活动受限都会严重影响肩胛骨的活动，最终影响整个肩关节的活动。

上提和下抑

肩胛骨上提是胸锁关节和肩锁关节进行旋转完成的复合动作（图 5-20A）。锁骨绕胸锁关节上提，肩胛骨跟随锁骨运动的路径一起上提，耸肩就是该复合动作最常见的直接结果（图 5-20B）。肩胛骨在肩锁关节处稍下旋，使肩胛骨在整个过程中保持近似竖直（图 5-20C）。肩锁关节处的其他调整有助于使肩胛骨保持与胸廓轻微变化的曲率契合。肩胛骨

的下抑是抬肩的反向运动。

前伸和后缩

肩胛骨的前伸是通过胸锁关节和肩锁关节在水平面上旋转的复合运动实现的（图 5-21A）。肩胛骨大致沿着锁骨绕胸锁关节前伸的路径移动（图 5-21B）。肩锁关节可以通过不同程度的内旋来放大、抵消或以其他方式调节肩胛骨的前伸（图 5-21C）。由于肩胛胸壁关节的前伸是胸锁关节和肩锁关节的联合运动，因此一个关节运动的减少可以通过另一关节的运动增加部分补偿。例如，设想一名患有严重退行性关节炎且肩锁关节运动受限的患者。胸锁关节可通过贡献更大程度的前伸来进行补偿，从而减少上肢前伸功能的丧失。

肩胛骨的后缩以类似但相反的机制进行。肩胛骨的后缩通常发生在将物体拉向身体的时候，例如拉动墙上的滑轮、攀爬绳索或将手臂伸进外套袖子里。

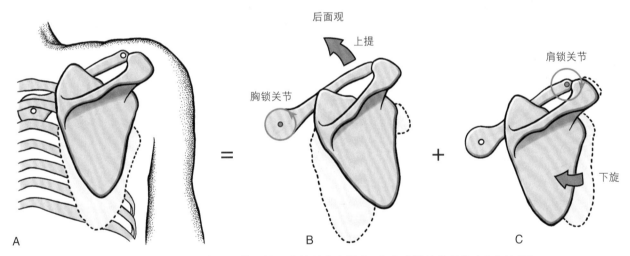

图 5-20 （A）肩胛胸壁关节上提是胸锁关节上提（B）和肩锁关节下旋（C）的总和

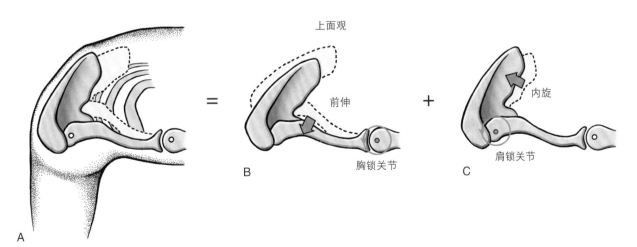

图 5-21 （A）肩胛胸壁关节前伸是肩锁关节前伸（B）和肩锁关节轻微内旋（C）的总和

上旋和下旋

肩胛胸壁关节的上旋是手臂举过头顶时不可或缺的一部分（图 5-22A）。该动作将肩胛盂置于一个可以支撑和稳定外展（即抬高）的肱骨头的位置上。肩胛骨的完全上旋是通过胸锁关节处锁骨上提（图 5-22B）和肩锁关节处肩胛骨上旋（图 5-22C）协同产生的。这种耦合旋转对于肩胛胸壁关节向上旋转 60° 是必需的。肩胛骨可以严格地在冠状面中向上旋转，但更经常沿着更接近其自身"肩胛骨"平面的路径行进。通常，肩锁关节和胸锁关节的运动可以适应手臂抬高时肩胛骨可能采取的几乎无限数量的路径。

当手臂从抬起返回到体侧时，肩胛骨向下旋转。除了锁骨在胸锁关节处下抑和肩胛骨在肩锁关节处向下旋转，下旋和上旋运动非常相似。当肩胛骨返回到解剖位置时，下旋运动通常就结束了。

盂肱关节

一般特点

盂肱关节是肱骨头与关节盂之间形成的关节（图 5-23）。该关节与肩胛骨协同运动，以产生更大的肩部活动范围。在解剖位置，关节盂的关节面在肩胛骨平面内向前。在大多数人中，关节盂略微

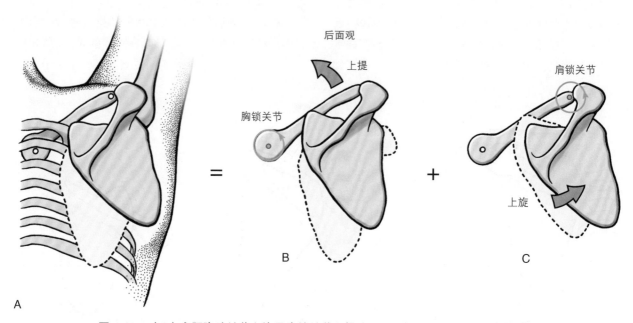

图 5-22　（A）肩胛胸壁关节上旋是胸锁关节上提（B）和肩锁关节上旋（C）的总和

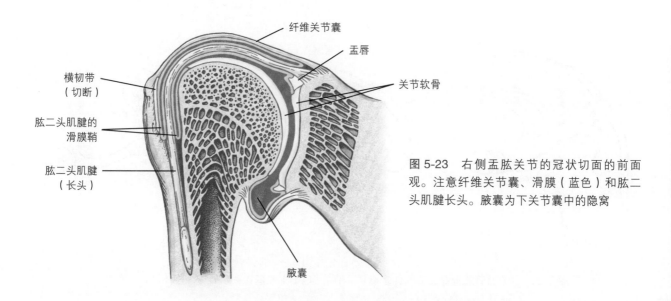

图 5-23　右侧盂肱关节的冠状切面的前面观。注意纤维关节囊、滑膜（蓝色）和肱二头肌腱长头。腋囊为下关节囊中的隐窝

向上旋转：其位置取决于关节盂固有的上倾角和肩胛胸壁关节的上旋程度。

在解剖位置，肱骨头朝向内侧、上方和后方。该方向使肱骨头位于肩胛骨平面内，直接抵在关节盂的表面上（图 5-4，角 B 和角 C）。

关节周围结缔组织和其他支持结构

盂肱关节被纤维囊包围，该囊将关节腔与大多数周围组织隔开（图 5-23）。关节囊沿着关节盂的边缘附着，并延伸到肱骨的解剖颈。关节囊的内壁衬有滑膜。滑膜被覆肱二头肌长头肌腱的囊内部分。当肱二头肌离开关节囊并下降进入结节间沟（即肱二头肌间沟）凹槽时，滑膜继续围绕肱二头肌腱。肱骨头和关节盂均有关节软骨。

盂肱关节囊内的空间可能约为肱骨头大小的 2 倍。松散且可膨胀的关节囊使盂肱关节具有极大的活动性。盂肱关节通常有足够的被动移动度，可以明显看出这种活动性。肱骨头可以从关节盂拉开很远的距离，而不会引起关节疼痛或外伤。在解剖位置或内收位置，关节囊的下部松弛形成隐窝，称为腋囊。

盂肱关节的关节囊相对较薄，并通过较厚的外部韧带（后文描述）加固。肱二头肌长头腱横跨肱

特别关注 5-2

肩胛胸壁关节完全上旋的功能性作用

抬高手臂通常被非正式地称为前屈（当其靠近矢状面时）或外展（当其靠近冠状面或肩胛骨平面时）。无论运动的平面是什么，将手臂完全举到头顶的能力都是许多功能运动的先决条件。完全上旋的肩胛骨是此运动的重要组成部分，约占近乎 180° 的外展或屈曲的 1/3。像所有肩胛胸壁运动一样，上旋与胸锁关节和肩锁关节的运动存在力学关系。

肩关节外展时发生的肩胛骨上旋至少具有三个重要功能。第一，上旋的肩胛骨使关节盂向上方和前方突出，为最大程度地向上和向外侧伸上肢提供了结构基础。第二，上旋的肩胛骨保留了盂肱关节外展肌（如三角肌中束和冈上肌）的最佳长度 - 张力关系。第三，上旋的肩胛骨有助于保留肩峰下的空间，即肩峰下表面与肱骨头之间的区域（图 5-24 和图 5-25）。过肩过程中肩峰下间隙的减少可能导致疼痛，对肩峰下的组织造成损伤，例如冈上肌肌腱等结构。显然，与肩胛骨上旋相关的运动对肩部的最佳功能至关重要，特别是完全的、无痛的肩关节外展（或前屈）。

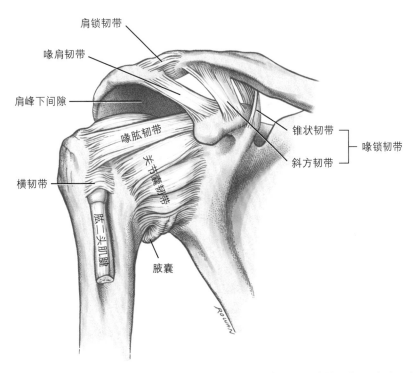

图 5-24　右侧盂肱关节前面观，显示主要的韧带。注意肩峰下间隙位于肱骨头的顶部和肩峰下表面之间

骨头上方，也有助于盂肱关节的稳定。盂肱关节的主要稳定性不仅取决于韧带内的被动张力，还取决于局部肌肉产生的主动力，特别是肩袖（肩胛下肌、冈上肌、冈下肌和小圆肌）。关节囊韧带仅在相对极端的运动中才产生最大的稳定张力，然而，肌肉实际上在任何关节位置都会产生较大的主动稳定张力。肩袖被认为是盂肱关节的"动态"稳定器，因为它在主动运动过程中在维持关节稳定性方面起主要作用。

关节囊韧带

关节囊的前壁和下壁的外层被纤维结缔组织增厚包绕，该结缔组织被称为盂肱关节囊韧带（图5-24）。韧带的大多数纤维都附着在肱骨上，尽管更多的圆形纤维绕关节旋转并重新附着在囊内。为

特别关注 5-3

盂肱关节的"松弛匹配"：肩关节不稳定的固有问题

盂肱（glenohumeral，GH）关节的几个解剖特征以牺牲稳定性为代价，增加了活动性。关节盂的关节面仅覆盖肱骨头的关节表面的约1/3。这种大小差异使得在任意位置，肱骨头都只有一小部分与关节盂接触。在典型的成年人中，肱骨头的长径大约是关节盂的长径的1.9倍（图5-25）。肱骨头的横径比关节盂的相对横径大2.3倍。盂肱关节通常被描述为球窝关节，尽管这种描述给人一种错误的印象，即肱骨头适合于关节窝。盂肱关节接头的实际结构更像是高尔夫球压在1/4大小的硬币上的结构。这种骨质贴合对盂肱关节几乎没有结构稳定性；相反，主要通过涉及周围肌肉和关节周围结缔组织的机制来保持关节的机械完整性。

由于多种原因，某些关节周围结缔组织可能无法充分支撑和稳定盂肱关节。肱骨头的过度平移证明了这种支持缺乏。尽管盂肱关节有某种程度的松弛是正常的，但过度松弛并非如此。与近端肱骨相对于盂的较大平移相关的过度松弛或"关节运动"的情况通常被称为肩关节不稳。诊断为肩关节不稳通常意味着过分的松弛与疼痛、恐惧或功能不足有关。

尽管盂肱关节不稳定可以在多个方向上发生，但大多数情况下发生在向前或向下运动过度。在某些情况下，不稳定的盂肱关节可能出现半脱位或脱位。盂肱关节半脱位定义为关节面不完全分离，通常继之以自发性复位。相比之下，盂肱关节的脱位定义为关节表面完全分离而没有自发性复位。通常，脱位的关节必须通过他人或患者自己的特殊手法来复位。

盂肱关节不稳定通常与对位不佳和关节运动障碍有关，久而久之会在关节周围结缔组织上施加破坏性压力。肩关节不稳是关节运动学异常的结果还是原因并不总是很清楚。人们对肩关节不稳定的病理机制了解甚少，这也是临床医生、研究人员和外科医生关注的前沿。

最终，盂肱关节的稳定性是通过被动和主动机制的组合来实现的。主动机制依赖于肌肉产生的力。这些力主要是由肩袖提供的。另一方面，被动机制主要依靠除激活肌肉以外的力。在盂肱关节联合处，被动机制包括：①关节囊、韧带、盂唇和肌腱提供的约束；②以肩胛胸壁关节姿态的力学支撑；③关节囊内负压为基础的机械支撑。由于大多数肩部运动具有可变性和复杂性，通常需要将被动和主动机制结合起来以确保关节的稳定性。整个盂肱关节这一重要且多方面的稳定性主题将贯穿本章。

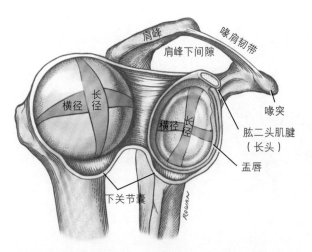

图5-25　右侧盂肱关节的侧面观，关节打开以暴露关节表面。注意喙肩弓和肩峰下间隙的范围。通常，这个间隙包含冈上肌及其肌腱和肩峰下滑囊。在两个关节面上都画出了长径和横径

了在整个关节上产生稳定的张力，必须将固有松散的关节囊韧带不同程度地拉长或扭曲；产生的被动张力会为盂肱关节产生机械支撑，限制旋转和平移的程度。

通过加强关节囊壁，关节囊韧带还有助于维持盂肱关节内负压。这种轻微的抽吸作用提供了额外的稳定性。关节囊穿刺（或排气）平衡了内外的压力，消除肱骨头与窝之间的轻微吸力。通过刺穿尸体标本的关节囊进行实验性压力释放会显著增加关节内的整体被动活动度，肩关节外展 30° 时前后移位的增加最明显。有趣的是，该外展位置与关节腔内压力最低（即吸力效果最大）的近似位置一致，这可能并非偶然。

下文的讨论描述了盂肱关节关节囊韧带的基本解剖结构和功能。尽管喙肱韧带是一个单独的韧带，但应与这些韧带一起考虑。下面的材料对于确定哪个韧带或关节囊的哪一部分可以限制哪些特定运动十分重要。这些信息有助于临床医生和外科医生了解造成关节囊损伤和关节不稳的机制，并为各种形式的手法治疗和外科手术干预提供指导。表 5-1 列出了韧带的远端附着点和与每个韧带拉紧相关的动作。表 5-1 中包含的信息仅作为大量文献的概述；有关此主题的更多详细信息，请参见其他资料。

盂肱关节的关节囊韧带由交错的胶原纤维组成，分为上、中、下三束。从盂肱关节的内部视图可以最清晰地看到韧带（图 5-26）。盂肱上肱韧带的近端附着在肱骨上结节附近，就在肱二头肌长头的正前方。韧带及其邻近的关节囊附着在小结节上方肱骨的解剖颈部附近。韧带在解剖位置及其附近略微绷紧，能够抵抗肱骨头的外旋以及向下、向前

平移。当盂肱关节外展超过 35°~45° 时，盂肱上韧带明显松弛。

盂肱中韧带的近端与关节盂前缘的上、中部有较宽阔的连接。韧带与肩胛下肌的前囊和宽肌腱融合，然后沿着解剖颈部的前侧附着。盂肱中韧带为肩部的大多数运动提供了至少适度的稳定张力。最值得注意的是，宽韧带对盂肱关节提供了实质性的前部约束，尤其是在外展度为 45°~90° 的位置（这进一步拉长了韧带）。根据其位置，盂肱中韧带非常有效地限制外旋的极限。正如预期的那样，韧带在内旋时容易松弛。

宽阔的盂肱下韧带的近端沿关节盂（包括盂唇）的前下缘附着。韧带远端在解剖颈的前下缘和后下缘上呈片状附着。吊床状的下关节囊韧带具有三个独立的组成部分：前束、后束和连接两个带的组织薄片，称为腋囊（图 5-26）。盂肱关节外展大约 90° 时，腋囊和周围的下关节囊韧带变得最紧。紧绷的腋囊作为吊带，支撑着悬挂的肱骨头，并具有抵抗向下、向前、向后平移的支持作用。从肩关节外展位，前束和后束分别在极度外旋和极度内旋时变得更紧。前束是整个关节囊的最坚固和最厚的部分，特别重要，因为它在肱骨外展和中立位提供了对肱骨头前移的主要约束。涉及过外展和外旋的用力和动态运动会特别向下关节囊韧带的前束施加压力。例如，这种应力可能发生在投掷棒球的"高举阶段"（图 5-27）。在多次重复中，此动作会加重或撕裂前束，从而损害肱骨头向前平移的主要限制结构。前关节囊和下关节囊这一部分的损伤和松弛与复发性盂肱关节前脱位相关。复发性前脱位是下关节囊前束的撕裂或松弛的原因还是结果尚不明确。

表 5-1　盂肱关节囊韧带的远端附着点和特定的功能

韧　带	远端（肱骨）附着点	主运动图结构拉紧
盂肱上韧带	小结节上方的解剖颈	外旋；肱骨头的下、前平移
盂肱中韧带	沿解剖颈的前部；也与肩胛下肌腱融合	肱骨头的前移，尤其是在外展 45°~90° 时；外旋
盂肱下韧带（三个部分：前束、后束和连接腋囊）	作为解剖颈的前下缘和后下缘的宽片	腋囊：外展 90°，并结合前后平移和下平移 前束：90° 外展，完全外旋；肱骨头前移 后束：90° 外展和完全内旋
喙肱韧带	大结节的前侧；还与上关节囊和冈上肌腱融合	肱骨头的下移；外旋

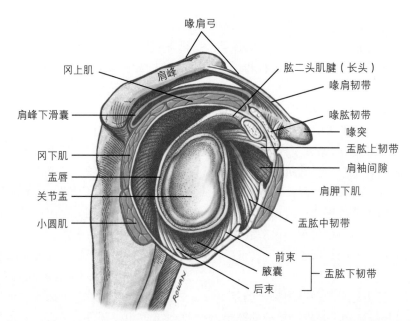

图 5-26　右侧盂肱关节内部的侧面观。肱骨已被去除，以暴露关节囊韧带和关节盂。注意突出的喙肩弓和其下的肩峰下滑囊（蓝色）。四个肩袖肌以红色标识

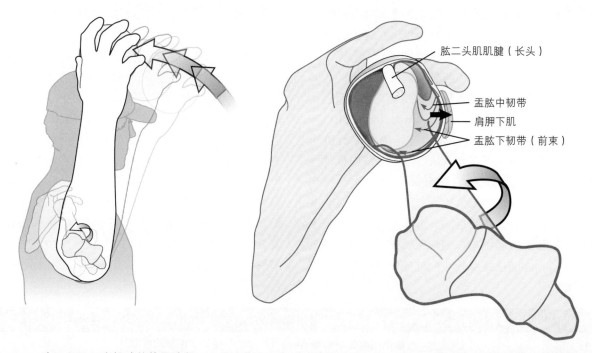

图 5-27　该图显示了在投球的伸展阶段，盂肱关节发生高速外展和外旋运动。该运动扭曲并拉长了盂肱中韧带和盂肱下韧带的前束（用指向关节盂窝边缘细红色箭头的标识）。肱骨头已被移除，以显示上述拉长的结构和盂唇。该主动运动倾向于使肱骨头向前方平移（黑色粗箭头），朝向前盂唇和肩胛下肌。拉长的韧带和肩胛下肌的张力抵抗了这种前移

喙肱韧带也可增强盂肱关节囊（图 5-25 和图 5-26）。该韧带从喙突的外侧边界延伸到肱骨大结节的前侧。盂肱韧带也与上关节囊和冈上肌腱融合。与上关节囊韧带相似，喙肱韧带在解剖位置相对绷紧。从这个位置，喙肱韧带可以抑制肱骨头的平移和外旋。

肩袖肌群和肱二头肌长头

如前所述，盂肱关节囊从四个肩袖肌得到明显的结构增强（图 5-26）。肩胛下肌是四块肌肉中最厚的，位于关节囊的正前方。冈上肌、冈下肌和小圆肌位于关节囊上方和后方。这四块肌肉形成一个肩袖，可以保护并主动稳定盂肱关节，尤其是在动

态活动中。除了肩袖肌肉的肌腹非常靠近关节外，这些肌肉的肌腱实际上还融合在关节囊中。这种独特的解剖结构可以解释为什么盂肱关节的机械稳定性如此依赖于肩袖肌的神经支配、力量和控制。从图 5-26 可以明显看出，临床上必须注意的关节囊没有被肩袖覆盖的两个区域：关节囊下方和冈上肌和肩胛下肌之间的区域（称为肩袖间隙）。关节囊前方的这一区域通常很薄弱，并有开口或大小不等的缺损。此处的关节囊开口非常普遍，但仅凭其存在并不能确定有病理改变。通常由肱二头肌的长头肌腱、喙肱韧带，以及盂肱上韧带、盂肱中韧带（有时是盂肱中韧带上部）加强肩袖间隙。肩袖间隙是盂肱关节前脱位的相对常见的部位，因此解剖学细节是试图加强该区域的关节镜外科医生所关心的。

　　肱二头肌长头腱起自肩胛骨的盂上结节和邻近的盂唇边缘（图 5-26）。从近端附着点，该关节囊内肌腱越过肱骨头朝着肱骨前方的结节间沟走行。尸体研究表明，肱二头肌长头腱会限制肱骨头的前移。此外，由于肌腱横跨肱骨头圆顶的位置，在肌肉中产生的力会抵抗肱骨头的上移，这是控制外展的正常关节运动所需的重要作用力。

盂唇

　　关节盂的边缘被三角形的纤维软骨环或唇包围，称为盂唇（图 5-26）。关节盂总深度的大约 50% 是由盂唇组成的。通过加深关节盂的凹面，盂唇增加了与肱骨头的接触面积，从而有助于稳定关节。

加强或加深盂肱关节的组织
- 关节囊和相关的盂肱关节囊韧带
- 喙肱韧带
- 肩袖肌（肩胛下肌、冈上肌、冈下肌和小圆肌）
- 肱二头肌长头
- 盂唇

肩胛胸壁关节姿态及其对静态稳定性的影响

　　通常，当一个人完全放松休息时，手臂放在身体两侧，肱骨头保持稳定，抵着关节盂。由于这种稳定性存在于静止状态，因此被称为静态。控制盂肱关节静态稳定性的一种被动机制可以通过"将球压在倾斜表面上"进行类比（图 5-28A）。静止时，上关节囊结构（the superior capsular structures, SCS）为肱骨头提供了主要的韧带支撑。

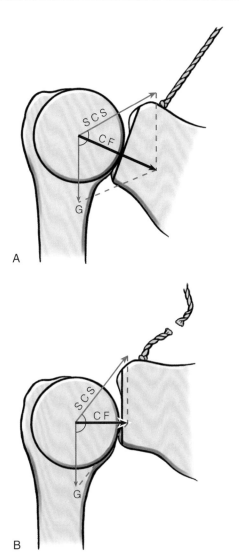

图 5-28　肩胛骨姿势及其对盂肱关节静态稳定性的影响。A. 绳索表示将关节盂保持在稍微向上旋转的位置的肌肉力量。在该位置，拉紧的上关节囊结构（SCS）中的被动张力与重力（G）产生合力，形成一个压力（CF）。施加于稍倾斜的关节盂上的压力"锁定"了关节。B. 由于肩胛骨的向上旋转姿势的丧失（由切开的绳索指示），SCS 和 G 矢量之间的角度变化减小了盂肱关节上的压缩力的大小。结果，肱骨头可能在变为垂直方向的关节盂上向下滑动。虚线表示计算合力时的平行四边形法则

这些结构包括上关节囊韧带、喙肱韧带和冈上肌腱。将关节囊的合力力矢量与重力的力矢量相结合，产生了一个压缩锁定力，该压缩锁定力垂直于关节盂的表面。压力（CF）通过将肱骨头牢固地压在关节盂上来稳定盂肱关节，从而抵抗肱骨的下降。倾斜的关节盂平面还充当了支架，可以支持手臂的部分重量。

特别关注 5-4

为什么盂唇那么容易损伤？

几个结构和功能因素解释了为什么盂唇在肩关节疾病中占了很大的比重。首先，盂唇的上半部仅松散地附着在相邻的关节盂边缘上。此外，肱二头肌长头的腱纤维大约 50% 是上盂唇的直接延伸；肱二头肌肌腱内过大或重复的作用力会使部分松散固定的上盂唇从其位于关节盂边缘的接近 12 点的位置脱离。投掷运动员（如棒球投手）中上盂唇撕裂的发生率较高，与运动时肱二头肌内产生的作用力有关。在投球的"伸展"阶段，肱二头肌的长头（连同前关节囊和下关节囊）受到应力作用，在伸展的后续阶段，肌肉又迅速使手臂和前臂减速。这种应力直接传导到上盂唇。肱二头肌长头的近端附着力减弱可能会影响肌肉限制肱骨头向前方平移的能力。这些病理机制可能使投掷运动员容易出现前向不稳定并受到进一步的应力作用。病变或分离在盂唇的前下缘也很常见。正常情况下，盂唇的前下区域牢固地附着于下关节囊韧带的前束。如前所述，这一部分松弛或撕裂会导致肱骨头的过度前移或复发性前脱位。快速向前移位的肱骨头会损坏相邻的前下关节囊和盂唇。由此造成的盂唇或邻近关节囊磨损或部分撕裂可能会在该区域中产生更大的前向盂肱关节不稳定和更频繁的应力作用的恶性循环。盂唇分离或撕裂通常不能通过保守治疗治愈，尤其是在肩关节存在机械不稳定的情况下。损伤通常需要手术修复，然后进行特定的术后康复计划。

上面描述的盂肱关节静态稳定性的被动机制通常适用于对诸如站立时将相对未承重的手臂自由下垂在身体两侧的活动进行分析。当上肢受到明显的牵拉负荷时，例如用手握重物保持在腰部水平，可能需要肌肉的辅助机制来增加额外的稳定性。次要的、主动的静力支持主要由肩袖肌提供。肩袖产生的总力矢量近似水平方向，大致与被动机制产生的压缩力平行。肩袖肌的等长激活有效地将肱骨头牢固地压在关节盂上。有趣的是，Basmajian 和 Bazant 进行的一项经典且早期的研究，有力地证明神经系统通常会募集更水平方向的肩袖肌（必要时募集三角肌束）作为静态稳定的次要来源（先于募集垂直运动的肌肉，例如肱二头肌、肱三头肌和

三角肌中束）。本章稍后将更详细地介绍水平方向的肩袖肌，尤其是冈上肌的重要稳定作用。

图 5-28A 中所示的静态锁定机制的基本组成部分是，肩关节囊使关节盂略微上旋。慢性下旋姿势可能与"不良姿势"相关，或者可能继发于瘫痪或某些肌肉无力，例如上斜方肌。无论原因如何，上旋位置的损失都会增加上关节囊结构产生的力矢量与重力之间的夹角（图 5-28B）。现在，将由上关节囊产生的力矢量与重力相加会产生减小的压缩力。重力可以使肱骨滑到关节盂的表面。随着时间的流逝，并且如果没有外部手段的支持，向下拉动会导致上层囊状结构发生塑性变形。结果，肱骨头部的支撑不足可能最终导致关节盂下方半脱位或脱位。

喙肩弓和相关滑囊

喙肩弓是由喙肩韧带和肩胛骨的肩峰组成的（图 5-26）。喙肩韧带附着在肩峰的前缘和喙突的外侧缘之间。

肩峰弓形成盂肱关节的功能性"屋顶"。本章前文中将喙肩弓和下方的肱骨头之间的间隙称为肩峰下间隙。在健康的成年人中，肩峰下间隙的高度变化很大，但平均而言，手臂在身体两侧静息时约为 1 cm。与临床密切相关的肩峰下间隙中有冈上肌和肌腱、肩峰下滑囊、肱二头肌长头和上关节囊的一部分。

肩部周围有多个独立的滑囊。一些滑囊是盂肱关节滑膜的直接延伸，例如肩胛下滑囊，而另一些是分开的结构。它们都位于摩擦力很大的区域，例如肌腱之间、关节囊与骨骼之间、肌肉与韧带或相邻的两个肌肉之间。两个重要的滑囊位于肱骨头上方（图 5-29）。肩峰下滑囊位于冈上肌上方和肩峰突下方的肩峰下间隙内。这种滑囊通常保护相对柔软和脆弱的冈上肌和肌腱免于肩峰坚硬的下表面的磨损。三角肌下滑囊是肩峰下滑囊的横向延伸，减小了三角肌与下方的冈上肌腱和肱骨头之间的摩擦力。

运动学

盂肱关节可以在所有三个平面中旋转，因此具有三个自由度。盂肱关节的主要旋转运动是屈伸、外展和内收以及内外旋（图 5-30）。通常，在盂肱关节处定义第四个动作：水平内收和外展（分别也称为水平屈曲和伸展）。运动从外展 90° 的起始位置开始。肱骨绕垂直旋转轴移动：水平内收时向前

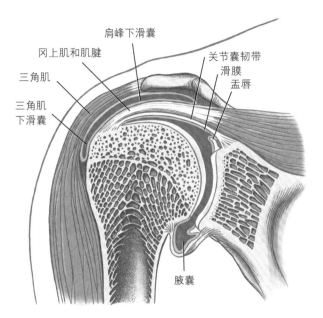

图 5-29　右侧喙肱关节冠状面截面的前面观。注意肩峰下间隙内的肩峰下滑囊和三角肌下滑囊。滑囊和滑膜以蓝色标识。图中显示了三角肌和冈上肌

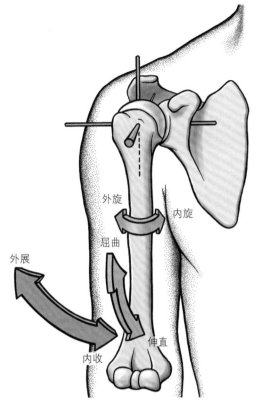

图 5-30　盂肱关节的骨运动包括外展和内收（紫色），屈曲和伸直（绿色），内旋和外旋（蓝色）。请注意，旋转轴分别用相应运动平面的颜色标识

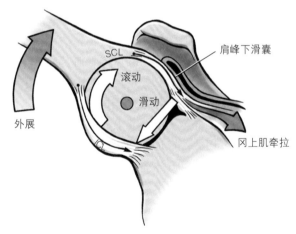

图 5-31　主动外展过程中右侧盂肱关节的关节运动学。冈上肌收缩以牵引肱骨头向上滚动。绷紧的下关节囊韧带（ICL）像吊索一样支撑肱骨头（见正文）。注意上关节囊韧带（SCL）由于冈上肌的牵拉而保持相对绷紧。拉伸的组织用黑色长箭头标识

方，水平外展时向后方。

报道盂肱关节的运动范围时，将解剖位置作为 0° 或中性参考点。例如，在矢状面中，屈曲被描述为肱骨在 0° 位置之前的旋转。相反，伸展被描述为肱骨在 0° 位置后方的旋转。

实际上，盂肱关节的任何有目的的运动都涉及肩胛胸壁关节的运动，包括胸锁关节和肩锁关节的相关运动。但是，以下讨论主要集中在盂肱关节的孤立运动学上。

外展和内收

传统上将外展和内收定义为肱骨在近似冠状面上围绕沿近似前后方向定向的轴旋转（图 5-30）。正常情况下，健康人的盂肱关节外展度约为 120°，尽管已报道了一系列值。肩复合体的完全外展需要同时使肩胛骨向上旋转约 60°。这些运动学已在本章前面介绍。

外展的关节运动学涉及肱骨头向上滚动，同时向下滑动（图 5-31），是沿关节盂的长径或其附近发生滚动和滑动的关节运动（图 5-25）。与内收相关的关节运动类似于与外展相关的关节运动，但方向相反。

图 5-31 描绘了冈上肌的部分肌腱与上盂肱关节囊的融合。除了产生外展作用外，肌肉主动收缩还会拉紧上关节囊，从而防止其被夹在肱骨头和肩峰下表面之间。肌肉力量也增加了关节的动态稳定性（动态稳定性是指关节移动时所获得的稳定性）。当外展达到 90° 时，突出的肱骨头逐渐展开并拉伸盂肱关节下关节囊韧带的腋囊。下关节囊内部产生

的张力起到吊索作用，支撑肱骨头。

图 5-31 所示的滚动和滑动的关节运动对于完成全范围外展至关重要。回想一下，肱骨头的关节表面的长径几乎是关节盂长径的 2 倍。外展的关节运动学证明了滚动和滑动同时进行是如何使较大的凸关节面在较小的凹关节面上滚动而不超过关节外界的。盂肱关节同时发生的滚动和滑动以及伴随的肩胛骨移动直接影响了整个外展过程中肩峰下间隙的高度。肩峰下间隙必须保证一个临界的最小高度，以防止间隙内容物意外受压。了解外展过程中影响肩峰下间隙高度的因素是一个重要的研究课题。Giphart 及同事使用双平面荧光检查法测量了肩肱距离（即肩峰下表面与肱骨近端之间的距离），方法是让健康个体在肩胛骨平面内进行20°~150°之间的主动外展时进行测量。如图 5-32 所示，这项研究表明，在肩外展过程中，肩肱距离（acromiohumeral distance，AHD）从外展 20°时的 7.5 mm 左右自然波动到外展 85°附近的最小距离 2.6 mm。然后，在外展 150°时，AHD 会增加到大约 5 mm。如图 5-32 中橙色阴影区域所示，在外展 20°~35°时，肩峰和肱骨头的关节面之间 AHD 最小。在 35°~70°的外展度之间，肱骨大结节（红色阴影区）的冈上肌附着处与肩峰之间的 AHD 最小。这可能具有临床意义，因为这部分外展弧可能将冈上肌肌腱置于最易受伤害的位置，从而在肩峰下间隙内产生异常且可能是痛苦的挤压。如图 5-32 中蓝色阴影区域所示，在外展角大于约 70°时，肩峰和肱骨干近端之间的 AHD 最小。肱骨的这个区域正好位于大结节上表面冈上肌"足印区"的远端。因此，在远大于 70°的外展角进行抗阻外展出现肩关节前方疼痛可能不一定源于直接撞击冈上肌肌腱，而是源于肩峰下间隙中其他组织的压迫或其他原因，例如肩袖广泛肌腱病。在设计或评估诊断肩峰下间隙撞击（如冈上肌肌腱撞击）的临床试验时，了解上述解剖关系以及整个外展过程中肩峰下间隙高度的自然变化是有意义的。

盂肱关节滚动与滑动的临床意义

在一些病理过程中，图 5-31 中理想的关节滚动与滑动运动被打破。试想，盂肱关节下关节囊韧带因粘连性关节炎而过度增厚变硬。变硬的韧带会在外展过程中限制肱骨头下方的运动。外展时没有足够的向下滑动，向上滚动的肱骨头最终会被坚硬的喙肩弓卡住。成年人的肱骨头若在没有滑动的时

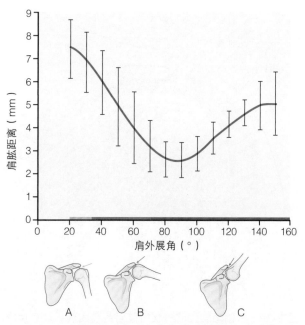

图 5-32　在肩胛骨平面内主动外展的过程中，肩肱距离的平均值和标准差。收集了八名健康男性（平均年龄 30 岁）坐直时的数据。橙色条（沿水平轴）代表肱骨头最靠近肩峰下表面的外展弧。红色条表示冈上肌远端附着点最靠近肩峰下表面的外展弧。蓝色条表示肱骨的近端最靠近肩峰下表面的外展弧（肩关节外展角定义为垂直参考系与肱骨长轴之间的角度）（数据和绘图改编自 Giphart JE, van der Meijden OA, Millett PJ: The effects of arm elevation on the 3-dimensional acromiohumeral distance: a biplane fluoroscopy study with normative data, *J Shoulder Elbow Surg* 21[11]:1593–1600, 2012.）

候向上滚动，在外展达到 22°时就会用完 10 mm 高的肩胛下间隙（图 5-33A）。造成的肱骨头过度上移会导致肱骨头关节软骨受到过大的应力，或使得肩峰下间隙中的组织受到过大的应力（例如冈上肌肌腱和相关滑囊）。这种异常的关节运动还会阻止进一步的外展（图 5-33B）。虽然实验数据不一，但是大多数对健康肩关节的体内测量发现肩胛骨平面的外展过程中，肱骨头中心相对于关节盂仅有几个毫米的位移。因此，很明显，肱骨头接触点的向下滑动抵消了其固有的在外展时明显上移的倾向。

在大多数健康人中，滚动和滑动的抵消作用与柔韧的下关节囊有助于在外展期间维持正常的肩峰下间隙。然而，在过分僵硬且腋囊体积减小的情况下，肱骨头通常在外展期间被迫上移相当大的距离，并抵靠肩峰下间隙内的脆弱组织。这种不自然且反复的压迫或磨损可能会损害冈上肌肌腱、肩峰下滑囊、肱二头肌肌腱的长头或上关节囊，并使它们发

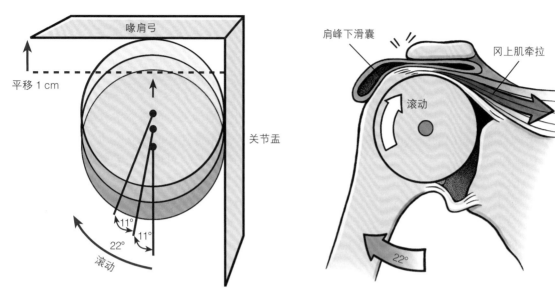

图 5-33　A. 盂肱关节模型，大小与典型的成人肱骨头的大小相同的一个球，在一平坦表面（关节盂）滚动。假设肱骨头是一个周长为 16.3 cm 的球体，那么肱骨头向上滚动（即外展）仅 22°，肱骨头就向上平移 1 cm。这种位移幅度将导致肱骨头压在肩峰下间隙中的组织上。B. A 图中模型的解剖示意图。请注意，没有同时发生向下滑动的外展会导致肱骨头撞向喙肩弓并阻止进一步的外展

炎。随着时间的推移，这种反复的压迫可能导致名为肩峰下撞击综合征的疼痛症状。

屈曲和伸直

　　盂肱关节的屈伸定义为肱骨在近似矢状平面内绕近似内外侧轴的旋转（图 5-34）。关节运动学主要涉及肱骨头围绕关节盂的旋转运动。如图 5-34 所示，肱骨头的旋转将周围的大多数囊状结构拉紧。拉紧的后关节囊中的张力可能在屈曲极限时引起肱骨的轻微前移。盂肱关节至少可屈曲 120°。将肩关节屈曲至近 180° 还需要肩胛胸壁关节随之向上旋转。

　　肩关节主动完全伸展时位于冠状面后方约 65°（被动伸展约 80°）。这种被动运动的极端情况可能会使关节囊韧带拉伸，从而使肩胛骨向前方稍微倾斜。这一前倾可以增强向后延伸的程度。

内旋和外旋

　　从解剖位置来看，盂肱关节的内外旋定义为肱骨在水平面内的轴向旋转（图 5-30）。该旋转围绕穿过肱骨干的垂直轴或纵轴发生。关节外旋是肱骨头横径和关节盂之间的运动（图 5-25）。肱骨头向后滚动，同时在关节盂上向前滑动（图 5-35）。内旋的关节运动学与外旋类似，不同之处在于滚动和滑动的方向相反。

　　内旋和外旋中同时发生的滚动和滑动允许肱骨

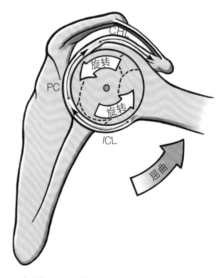

图 5-34　右侧盂肱关节在近矢状面上发生屈曲的侧视图。肱骨头上的一个点围绕关节盂的一个点旋转。拉长的结构由细长的箭头标识。PC，后关节囊；ICL，下关节囊韧带；CHL，喙肱韧带

头较大的横径在关节盂较小的关节面上旋转。通过图 5-33A 所示的肱骨头模型，可以想象肱骨头横径在关节盂上滚动，这些前后滑动的重要性就显而易见了。例如，如果外旋 75° 只有向后滚动而没有同时发生向前滑动，则肱骨头向后移位约 38 mm。由于关节盂的整个横径仅为约 25 mm，所以平移量会使关节完全脱位。但是，正常情况下，完全外旋只

会使肱骨头的中心向后平移 1~2 mm，这表明向后滚动伴随着抵消的向前滑动。

在内收位，内旋通常可达到 75°~85°，外旋可达到 60°~70°，但是个体间差异较大。在外展 90° 位，外旋通常增加到接近 90°。无论这些旋转发生在什么位置，在肩胛胸壁关节都会有一些相关的运动。在解剖位置，肩部的完全内旋和外旋分别需要肩胛骨的前伸和后缩。

盂肱关节的所有运动中，特定的关节运动取决于骨运动的确切平面。如前所述，解剖位置上的内旋和外旋与关节滚动和滑动运动相关。但是，在 90° 外展位旋转盂肱关节，主要是肱骨头上的一个点相对于关节盂进行旋转。建立关节处的骨运动学和关节运动学之间的关系，可以为治疗和评估患者

提供有用的思维方式。这些关系总结在表 5-2 中。

肩关节外展的运动学汇总：建立肩关节复合体中六个运动学原理

至此，肩关节学的研究主要集中在肩关节复合体中各个关节或连接的孤立运动学上。下一部分，也是最后一部分，讨论总结了整体的运动学，重点讨论了骨骼或关节如何进行完全主动外展。该讨论将重点介绍与肩关节完全主动外展有关的 6 个运动学原理，图 5-36 以力学分析的方式显示了这些原理。这些原理是通过多年努力，使用 X 线摄像、角度测量、照相、摄影、双平面荧光检查、MR 成像、CT 扫描、超声以及光电、机电或电磁跟踪设备（皮

特别关注 5-5

肱骨头的"动态中心化"：关节囊和肩袖肌之间的重要相互作用

在盂肱关节的所有自主运动中，肩袖肌活动产生的力非常重要，可以为盂肱关节提供动态稳定性。肌肉主动收缩产生的力与关节囊韧带被动拉长产生的力相结合，可以将肱骨头保持在关节盂上的适当位置。盂肱关节的动态稳定性在很大程度上依赖于这些主动和被动力的相互作用，因为关节缺乏骨骼约束，这些作用显得尤为重要。图 5-35 清晰地描述了主动外旋过程中的动态稳定机制。图中，冈下肌（四个肩袖肌之一）收缩，在盂肱关节处产生有效的外旋扭矩。由于冈下肌部分地附着在后关节囊上，因此其主动收缩减少了后关节囊的松弛量。维持后关节囊中相对较低的张力与激活的肌肉拥有的自然刚度，有助于在主动外旋过程中稳定关节的后侧。健康的肩关节主动外旋的过程中，关节的前侧也会稳定。肩胛下肌的拉长、盂肱中韧带和喙肱韧带的被动张力都增加了前关节囊的刚度。因此，在主动的外旋过程中，会在关节的两侧产生作用力，以使肱骨头稳定在关节盂中心上。

盂肱关节囊过紧可能会干扰刚刚提到的中心化过程。例如，在主动外旋期间（图 5-35），前关节囊过紧可能产生较大的被动力，从而使肱骨头向后偏移。这种作用可能使肱骨头相对关节盂的位置偏

离中心，在关节内形成异常的接触区域；或者（可能更常见），在主动内旋过程中，过紧的后关节囊可能会使肱骨头向前方移位太远。这种情况可能是与盂肱关节不稳定和肩峰以下撞击综合征相关的因素。

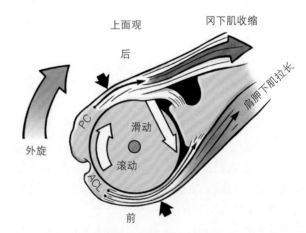

图 5-35　右侧盂肱关节主动外旋时滚动和滑动关节运动的上面观。冈下肌收缩（深红色）导致肱骨向后滚动。肩胛下肌和前关节囊韧带（ACL）被拉长产生被动张力。由于受到收缩的冈下肌的拉力，后关节囊（PC）相对拉紧。两个黑色粗大箭头表示在外旋过程中使肱骨头稳定在关节盂中心的力。拉长的组织由细长箭头标识

表 5-2　盂肱关节的运动关系总结

骨运动学	运动平面 / 旋转轴	关节运动学
外展和内收	近似冠状面 / 前后轴	沿关节长径的滚动和滑动
内旋和外旋	水平面 / 垂直轴	沿关节横径的滚动和滑动
屈曲和伸直，水平内收和外展（90°外展位）	近似矢状面 / 近似内外侧轴	主要为肱骨头和关节盂之间的旋转

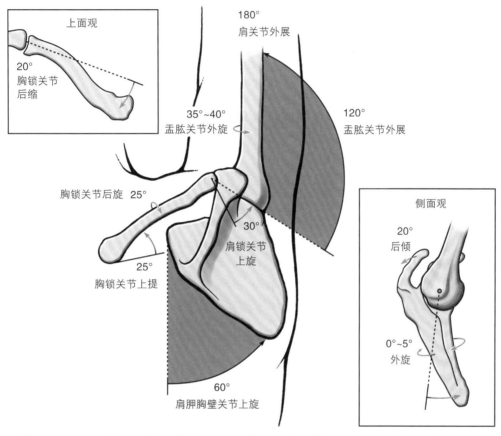

图 5-36　手臂外展 180° 后右侧肩关节复合体的后面观。肩胛胸壁关节的 60° 上旋和盂肱关节的 120° 外展用紫色阴影表示。两个框图分别描绘了锁骨和肩胛骨特定运动的上面观和侧面观。所有数值均选自多篇文献（见正文）中的各种估计值。不同人员和研究之间的实际运动值存在差异

肤安装或手术植入）等测量肩关节运动的方法逐步发展起来的。最近，人们开始将这些方法与计算机建模结合使用。

当完全外展活动没有疼痛且自然时，通常表明肩关节复合体处于最佳运动偶联或关节耦合的状态。了解复合体中各关节如何协同作用可以让临床医生加深对复合体中一个部分出现问题如何影响其他部分的理解。这种理解可以促进对肩关节进行有效的评估和治疗。

肩胛肱骨节律

在健康的肩关节，自然节律存在于盂肱关节外展和肩胛胸壁关节上旋过程中。这一节律在肩关节外展的动力学中占据重要地位。Inman 在他多年前发表的开创性研究中，用肩胛肱骨节律一词阐述了这一动力学关系。他报道了在外展 30°（在冠状面上）之后，这一节律仍持续存在，比例为 2∶1，表明肩关节每外展 3°，盂肱关节外展 2° 而肩胛胸壁关节向上旋转 1°。肩关节外展第一运动学原理据此表

述了，在几乎 180° 完全外展的过程中，依据 2：1 的角度比例，盂肱关节外展 120° 而肩胛胸壁关节上旋 60°（图 5-36 的紫色弧线）。肩胛肱骨节律比例在多家报道中有所差异，多数为（1.25~2.9）：1，与 Inman 报道数据基本一致。数据间的差异可能与测量方法、运动速度及平面和外界负荷有关，Inman 的研究结果是衡量肩关节外展运动的重要参考。这一结果在方便记忆的同时，有助于将肩关节 180° 完全外展的运动过程加以概念化。

完全外展时的胸锁关节和肩锁关节

如前所述，肩胛骨在完全外展过程中的上旋是肩关节运动学中的重要组成部分。胸锁关节和肩锁关节的联合运动学是肩胛骨运动总体路径的限制因素。这一动力过程见图 5-37，结果基于冠状面里肩关节主动外展 180° 的数据。虽然接下来的篇幅中，仅阐释了一种胸锁关节和肩锁关节在外展运动中的动力学模式，但引出了第二条运动学原理。肩关节外展第二运动学原理描述了肩胛骨在肩关节完全外展过程中，60° 的上旋是胸锁关节处锁骨上提和肩锁关节处肩胛骨上旋的共同作用结果。这两个过程在整个动力学运动中的贡献难以精确描述。基于技术因素，胸锁关节的运动学被研究得更多。Inman 报道了在肩关节 180° 完全外展过程中，胸锁关节升高 30°。与其相反，Ludewig 等报道锁骨仅升高 6°~10°，但他们的数据来源于部分外展运动过程。即便数据方面有所差别，但两个关节对于肩胛骨运动的重要作用都得到了认可，见图 5-36。

肩关节外展的第三运动学原理表明，在肩关节

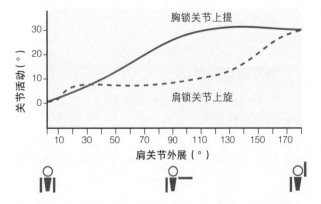

图 5-37　图示肩关节外展 180° 过程中胸锁关节上提和肩锁关节上旋之间的关系（重绘自 Inman VT, Saunders M, Abbott LC: Observations on the function of the shoulder joint, *J Bone Joint Surg Am* 26:1-32, 1944.）

完全外展过程中，胸锁关节处锁骨后缩。在解剖学位置上，锁骨大体处于水平位、冠状位后方约 20° 走行（图 5-4，角 A）。在肩关节外展过程中，锁骨会继续额外后缩 15°~20°（图 5-36，左上）。有趣的是锁骨在肩关节外展过程中，于冠状面后缩的幅度大于肩胛骨平面及前屈时。这一区别表明了锁骨在肩关节外展过程中对于肩胛骨的重要定位作用。

肩关节外展第四运动学原理表明，在肩关节达到完全外展时，向上旋的肩胛骨会向后倾斜，在部分情况下稍向外侧旋转（图 5-36，右下）。在解剖静息位，肩胛骨前旋约 10°，内旋 30°~40°（肩胛骨平面，见图 5-4 角 B）。在肩关节外展过程中，上旋的肩胛骨向后倾斜约 20°，主要由肩锁关节运动主导。肩胛骨的外旋运动虽然幅度较小，变异较多，却是胸锁关节和肩锁关节在水平面上同时旋转的共同结果。有趣的是，虽然肩胛骨在肩关节外展末期表现出轻度净外旋，在外展运动的早期可能有轻度的净内旋过程出现。在肩关节外展运动末期，虽然肩胛骨有净外旋出现，其整体运动轨迹仍处于肩胛骨平面内。文献报道前述的肩关节外展过程中肩胛骨运动变异较多，特别是在水平面上。数据上的差异反映了外展平面、幅度和试验方法上的不同。

总之，肩胛骨上旋过程中，不同程度的后倾和外旋在肩关节外展过程中有着不同的作用。其动力学机制为：①可以使肩胛骨与胸廓曲线相接触；②可以将关节盂筋膜置于上肢抬高的预期平面内；③可以使喙肩韧带向肱骨头外展的前进方向的反方向移动，避免运动过程中的肩峰下撞击。

肩关节外展第五运动学原理表明，锁骨沿其长轴向后侧旋转。这一运动在本章被描述为胸锁关节的重要运动组成之一（图 5-13）。有研究报道了肩关节外展过程中锁骨后向旋转 20°~35°（图 5-36）。应用在健康肩关节骨内放置动态捕捉装置的体内实验表明，胸锁关节处锁骨的后向旋转是肩关节外展过程中锁骨最重要的动作模式。数据表明这一后向旋转发生于外展的中后期。有趣的是，对于肩峰下撞击综合征患者的肩关节进行的类似在体研究表明，在肩关节外展过程中，锁骨后向旋转幅度降低。

锁骨后旋的驱动力是一系列多关节动力模式经肌肉始动经韧带传导的结果。图 5-38A 非常概略地显示了喙锁韧带在解剖位置的形态。在肩关节外展早期，肩胛骨在肩锁关节向上旋转，拉伸相对固定的喙肩韧带（图 5-38B）。由于喙锁韧带无法被充分

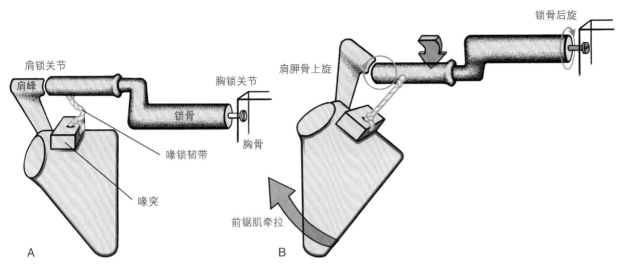

图 5-38　A. 右侧锁骨的后旋机制。在处于解剖静息位时，肩锁关节和胸锁关节以及喙锁韧带的关系用一根松弛的绳索来表示。B. 显示了在前锯肌将锁骨上拉，喙锁韧带被拉紧，使得锁骨后旋，肩锁关节得以让肩胛骨充分上旋

　特别关注 5-6

冠状面与肩胛骨平面上的肩关节外展比较

肩关节在冠状面上的外展运动通常被用来评估肩关节的整体功能。除了其最常见的作用，这一动作并非非常自然。肩关节在肩胛骨平面（冠状面前方 30°~40°）范围内的外展运动是更自然的动作模式，相比冠状面运动能够允许肱骨头更大范围的上行。肩胛骨平面的外展运动较少与肱骨头的外旋相关联。若读者尝试在避免肱骨头外旋的同时在冠状面进行肩关节外展运动，因为大结节在运动过程中会与肩峰下间隙内喙肩弓相撞击，从而这一动作的终末部分较难完成（图 5-39A）。因此在冠状面上想要完成完全的肩关节外展，伴随的肱骨头外旋是

不可避免的。只有这样才能使大结节避免与肩峰相互干涉。

更进一步，在肩胛骨平面完成肩关节外展由于不存在肱骨外旋过程，整个动作更易完成。由于肩胛骨平面的外展运动中，大结节顶点位于喙肩弓较高的位置，从而避免了运动中的撞击（图 5-39B）。肩胛骨平面的肩关节外展也使得肱骨头与关节盂更好地匹配。冈上肌的近端和远端也呈直线排布。充分理解冠状面及肩胛骨平面上肩关节外展过程的不同有助于对于肩关节功能障碍，特别是存在肩峰下撞击综合征和冈上肌肌腱病的患者进行诊断和治疗。

图 5-39　冠状面（A）与肩胛骨平面（B）右侧肩关节外展时的侧面观。在两个外展平面上，关节盂结构均处于肩胛骨平面。喙肩弓的相对高低走向见图。冈上肌力线见（B），位于喙肩弓下方

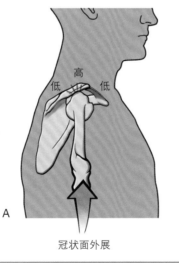
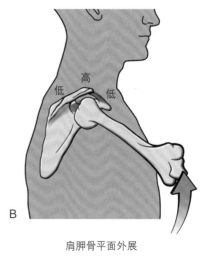

冠状面外展　　　　　　　　　　肩胛骨平面外展

拉长，限制了上旋幅度。张力通过收到牵张的韧带传递到锁骨结节区域，位于锁骨长轴后侧，造成锁骨沿长轴向后旋转。这一旋转将喙锁韧带锁骨附着部位向喙突拉近，轻度释放张力并且使肩胛骨能够完成上旋的最后过程。有假设认为，锁骨的后向旋转与肩锁关节的后倾相关联，与全范围肩关节外展有关。

肩关节外展第六运动学原理表明，肱骨头在肩关节外展过程中自然向外旋转（图 5-36）。肩关节显而易见的外旋使得大结节在运动过程中向外旋转，向后进入肩峰下间隙，避免与肩峰下结构相撞击。Stokdijk 等发现，肩关节外旋在不同的抬高平面上幅度不同。严格冠状面外展比肩胛骨平面外展的外旋幅度更大（外旋角度与外展角度之比）。这一比值在 25°~50° 外展时较低，70°~80° 时较高。

这六个运动学原理总结见框 5-1，这有助于了解和领会肩关节运动过程中的多关节运动学过程。在每个原理相关的实际等级和运动模式必定会由于不同个体人群和研究而发生变化。

框 5-1 肩关节完全外展的运动学六原理

原理 1：基于 2∶1 的肩胛肱骨关节节律，肩关节全范围的 180° 外展由盂肱关节 120° 外展和肩胛胸壁关节的 60° 上旋共同构成。

原理 2：60° 的肩胛骨上旋是胸锁关节上提和肩锁关节上旋联合作用的结果。

原理 3：胸锁关节处锁骨在肩关节外展过程中回缩。

原理 4：肩关节全范围外展过程中，肩胛骨上旋并后倾，轻度外旋。

原理 5：肩关节外展过程中锁骨沿自身长轴后旋。

原理 6：肩关节外展过程中盂肱关节外旋。

肌肉和关节的相互作用

肩关节复合体中肌肉和关节的神经支配

臂丛概述

上肢主要接受臂丛神经支配，臂丛神经由 C^5~T^1 神经根汇集而成（图 5-40）。臂丛神经的排布如下：C^5 和 C^6 神经根汇集为上干，C^7 为中干，C^8 和 T^1 为下干。干短暂延伸后分布为前后股，分

股之后分化为外侧、内侧、后侧束，以其与腋动脉的相对位置命名。此后分化为有各自名称的主要神经，如尺神经、桡神经、腋神经等。

肌肉的神经支配

驱动肩关节复合体运动的肌肉接受臂丛神经两个区域的神经支配：①来自后束的神经如腋神经、肩胛下神经和胸背神经；②来自臂丛近段的神经如肩胛背神经、胸长神经和肩胛上神经。总结可见表 5-3。斜方肌支配是例外，其主要由第Ⅺ颅神经支配，少量由上颈椎神经根支配。

主要的神经和神经根对于上肢肌肉的支配情况见附录Ⅱ的 A~C 部分。除此之外，附录Ⅱ的 D~E 部分，有助于对于 C^5~T^1 的运动和感觉功能进行临床评估。

关节的感觉神经

胸锁关节接受 C^3 和 C^4 神经根纤维传入的感觉神经支配。肩锁关节和盂肱关节通过肩胛上神经和腋神经接受 C^5 和 C^6 神经根支配。

肩关节肌肉的运动

肩关节复合体的肌肉运动大多可分为两类：近端稳定或远端灵活。近端稳定结构为来源于脊柱、肋骨和颅骨延伸至肩胛骨的肌肉，如斜方肌或前锯肌。远端灵活结构为来自肩胛骨和锁骨延伸至肱骨或前臂的肌肉，如三角肌或肱二头肌。本章反复提到，肩关节复合体的理想运动模式需要这两类肌肉之间协调的工作。对于肌肉起止点知识的牢固掌握有助于对于动作模式的理解。肌肉起止点和神经支配的有关信息见附录Ⅱ的 G 部分。

肩胛胸壁关节的肌肉

肩胛胸壁关节的肌肉依据其动作不同被分类为上提与下抑、前伸与后缩、上旋与下旋几类。部分肌肉通过与锁骨或肱骨相连而对肩胛胸壁关节起作用。

上提肌

负责肩胛胸壁关节上提功能的肌肉是上斜方肌、肩胛提肌和占比较少的菱形肌（图 5-41）。从功能上，上述肌肉维持肩关节与上肢的"束带"形

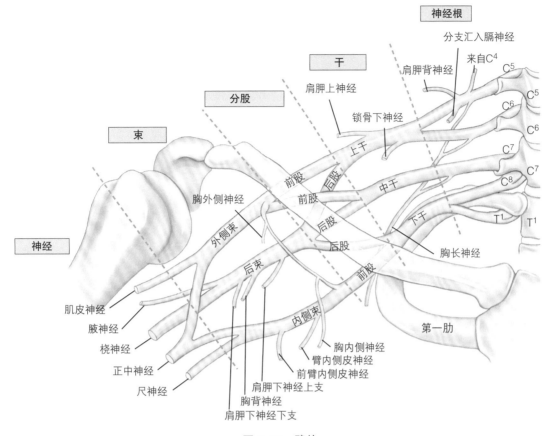

图 5-40　臂丛

表 5-3　支配肩关节周围主要肌肉的臂丛神经

神 经	臂丛来源	主要神经根 *	支配肌肉
腋神经	后束	C^5，C^6	三角肌和小圆肌
胸背神经（肩胛下神经中支）	后束	C^6，C^7，C^8	背阔肌
肩胛下神经上支	后束	C^5，C^6	肩胛下肌上部分纤维
肩胛下神经下支	后束	C^5，C^6	肩胛下肌下部分纤维和大圆肌
胸外侧神经	外侧束或外侧束近端	C^5，C^6，C^7	胸大肌，有时支配胸小肌
胸内侧神经	内侧束或内侧束近端	C^8，T^1	胸大肌（胸骨肋骨头）和胸小肌
肩胛上神经	上干	C^5，C^6	冈上肌和冈下肌
锁骨下神经	上干	C^5，C^6	锁骨下肌
肩胛背神经	C^5 神经根	C^5	菱形肌（大菱形肌和小菱形肌），肩胛提肌 +
胸长神经	干的近端	C^5，C^6，C^7	前锯肌

注：* 已列出每对神经功能所对应的主要脊神经根。+ 同样由臂丛发出的 C^3 和 C^4 神经根支配

态（肩胛骨与锁骨）。虽然有变异，但肩关节理想的束带形态包括肩胛骨轻度的上提和后缩以及关节盂稍向上倾斜。上斜方肌通过附着于锁骨外侧，为胸锁关节维持良好的形态提供了极佳的杠杆作用。

一些疾病可能会造成肩关节束带结构的肌肉支持减弱。如单纯上斜方肌瘫痪可能是副神经（XI 颅神经）损伤或脊髓灰质炎病毒感染的结果。所有肩胛胸壁关节的支配肌肉在卒中或肌肉萎缩、Guillain-Barre′综合征的情况下都可能被削弱。肩胛胸壁关节支持肌肉的失用会导致重力成为肩关节体态维持的主要动力。这一体态通常表现为肩胛骨下抑、前伸并极度下旋。长时间处于此体态，会造成肩关节周围结构受损。图 5-42 显示了一名左侧上斜方肌因脊髓灰质炎病毒感染而瘫痪的女孩肩关节体态。长时间后，下抑的锁骨会造成胸锁关节上脱位（图 5-42 锁骨内侧端箭头）。由于锁骨外侧头下抑，内侧头由于第一肋的杠杆作用而被迫上提，下抑的锁骨干会对锁骨下静脉和部分臂丛神经造成压迫。

上斜方肌长期失用的另一个后果是盂肱关节的轻微脱位或半脱位（图 5-42A）。盂肱关节的静态稳定性一部分是由肱骨头被牢固地维持在肩关节盂倾斜的平面上（图 5-28A）。在上斜方肌长时间失用的情况下，肩关节盂失去了向上旋转的位置，使得肱骨头轻微移动。由于重力牵引无，支撑的手臂造成的关节囊韧带拉长，会造成不可逆的脱位。这一并发症多见于脑出血患者，常需要三角巾进行外部支撑。

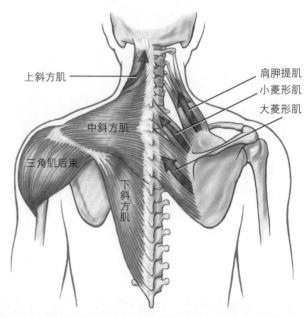

图 5-41　作为肩胛胸壁关节上提肌的上斜方肌、肩胛提肌、菱形肌后面观。部分三角肌中束、后束和中、下斜方肌也有显示

肩胛胸壁关节运动的主要肌肉

上提肌
- 上斜方肌
- 肩胛提肌
- 菱形肌（大菱形肌和小菱形肌）

下抑肌
- 下斜方肌
- 背阔肌
- 胸小肌
- 锁骨下肌

前伸肌
- 前锯肌

后缩肌
- 中斜方肌
- 菱形肌（大菱形肌和小菱形肌）
- 下斜方肌

上旋肌
- 前锯肌
- 上、下斜方肌

下旋肌
- 菱形肌
- 胸小肌

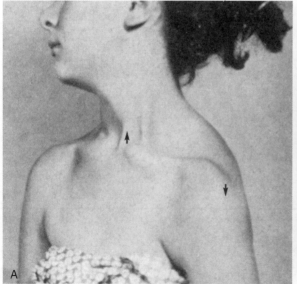
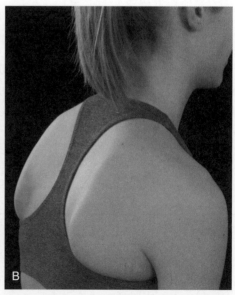

图 5-42　肩胛胸壁关节异常体态示意。A. 左侧上斜方肌由于小儿麻痹瘫痪的女子，小箭头显示了胸锁关节和盂肱关节的半脱位；B. 健康女子圆肩示意图，无神经病变。肩胛骨内缘和下角突出（A 修改自 Brunnstrom S: Muscle testing around the shoulder girdle, *J Bone Joint Surg Am* 23: 263, 1941. ）

上文中的病例，造成肩胛骨体态异常的原因多为较为严重的病变引发的肌肉失支配和瘫痪。临床中更多见的情况常由较轻的病变引发，见于没有神经肌肉系统疾病史的患者中。例如图 5-42B 展示了一名健康青年女性的"圆肩"体态。双侧肩胛骨均被轻度下抑、下旋并拉长。理论上这一体态可以和因为肌肉失用造成的异常一样，对胸锁关节和盂肱关节造成类似（但损害程度较小的）损伤。在图 5-42B 中，肩胛骨的内缘和下角的位置显示了肩胛骨处于轻度内旋和向前倾斜的状态，理论上能够避免肩峰下间隙撞击。

在神经功能完好人群中出现的肩胛骨位置异常可能与包括结缔组织松弛程度、肌肉紧张度、盂肱关节囊松弛、颈椎胸廓未知异常，以及习惯和情绪等因素相关。将肩胛骨位置异常与单一生理因素相联系通常很困难。

不论肩胛胸壁关节位置异常潜在的原因如何、严重程度如何，这一现象都会影响整个肩关节的生物力学。查体应该包含对于支持肩胛胸壁关节位置肌肉的检查。对于肩胛胸壁关节位置异常的治疗变化较多。在轻症情况下，可以通过加强或者牵拉特定肌肉，联合患者本体感觉纠正并加以处理。

下抑肌

肩胛胸壁关节的下抑是通过下斜方肌、背阔肌、胸小肌和锁骨下肌实现的（图 5-43）。体积较小的锁骨下肌通过直接下拉锁骨实现作用。此肌肉的作用力线与锁骨干走行几乎平行，表明它的主要作用是加压稳定胸锁关节，只有较小的力矩起到下抑作用。下斜方肌和胸小肌也直接作用于肩胛骨。背阔肌主要通过下抑肱骨起到下抑肩关节束带结构的作用。肌肉产生的下拉力可通过肩胛骨和上肢传递，见图 5-43。这一动作可以增加上肢的总体功能长度。

若上肢的下抑过程受到阻力，下抑肌群的力可以将胸廓相对固定的肩胛骨和上肢抬高。这种情况只在肩胛骨较胸廓更为固定时出现。例如图 5-44 中，一名坐在轮椅上的人通过下抑肌发力来减少坐骨结节处软组织的接触压力。在上肢与轮椅扶手压紧时，收缩下斜方肌和背阔肌可以将胸廓和骨盆相对肩胛骨上提。这对于肢体瘫痪、肱三头肌无力、通过伸肘升高身体的患者尤为重要。这种部分承担躯干和身体下部重量的能力对于轮椅间和床间转移尤为重要。

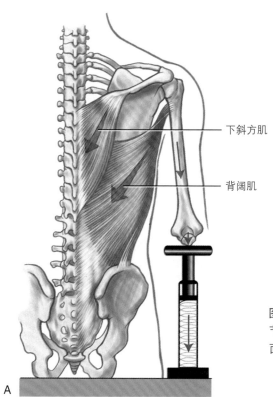

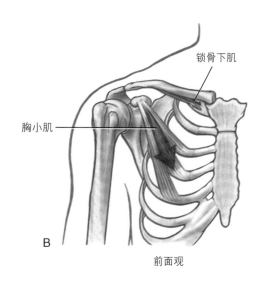

图 5-43　A. 下斜方肌和背阔肌对抗弹簧装置下抑肩胛胸壁关节的后面观；B. 胸小肌和肩胛下肌在同样动作中的作用（前面观）

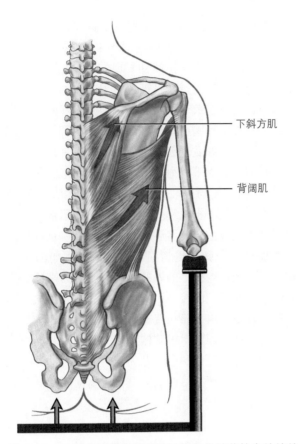

图 5-44　下斜方肌与背阔肌协同将坐骨结节抬离轮椅的示意图。这两块肌肉的联合收缩通过固定的肩胛和上肢节段将骨盆和躯干节段自轮椅上抬起

前伸肌

前锯肌是肩胛胸壁关节主要的前伸肌（图 5-45A）。此肌肉是胸锁关节沿长轴旋转良好的杠杆（图 5-45B）。肩胛骨前伸作用力通常通过盂肱关节传导并在前推类动作中起作用。前锯肌无力的患者通常前推功能不足，因为除前锯肌外，基本没有肌肉能够承担类似的功能。虽然胸小肌也能产生肩胛骨前伸方向上的力，但是这一功能相对较弱。事实上，在临床上胸小肌更多在过紧张状态下阻止肩胛骨回缩。

前锯肌另一项重要的功能是在俯卧撑最终阶段增加上推作用。俯卧撑的初始阶段主要由胸大肌和肱三头肌发力。在肘关节充分伸直后，胸部仍可被肩胛骨的前伸肌进一步抬高。这一阶段主要由前锯肌发力，将胸廓向固定的肩胛骨拉动。这个被称为"加强俯卧撑"的动作可以在图 5-45A 中箭头指向位置看到。这一动作可以充分加强前锯肌。

后缩肌

中斜方肌、下斜方肌和菱形肌是肩胛骨主要的后缩肌（图 5-46）。在这三块肌肉中，中斜方肌的力线最为理想。这三块肌肉作为一个整体将肩胛骨动态固定于躯干长轴上。这种近端稳定性是诸如划船和下拉动作的重要发力前提。

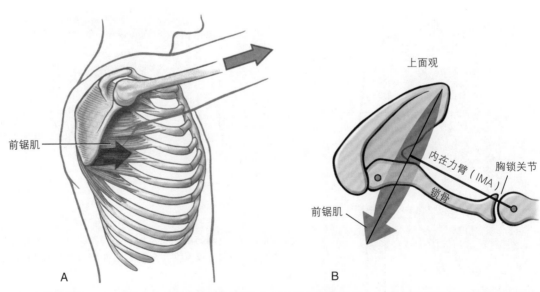

图 5-45　右侧前锯肌。A. 这块宽大的肌肉自肩胛骨前方止于其内侧缘全长，可在前推类动作中前伸肩胛骨和上肢。内角纤维有助于肩胛胸壁关节下抑。B. 右侧肩关节束带结构上面观，显示了前锯肌的前伸肩胛骨力矩。各肌肉的发力和内在力臂（IMA）如图。旋转轴线见肩锁关节

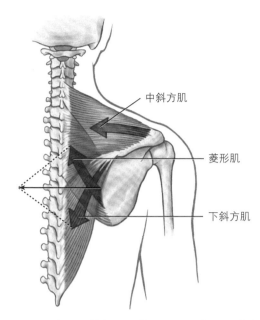

图 5-46　中、下斜方肌和菱形肌共同作用回缩肩胛胸壁关节后面观。三个箭头表示三块肌肉发力方向，细箭头为合力方向

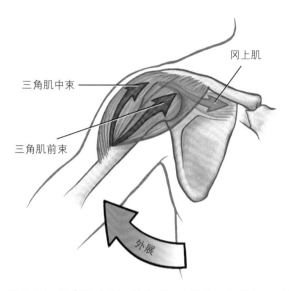

图 5-47　三角肌中束、前束和冈上肌作为盂肱关节外展肌前面观

菱形肌和下斜方肌展现了两块肌肉如何能够在进行类似动作的同时具备直接的拮抗功能。在发力收缩的过程中，菱形肌的上提作用会被下斜方肌的下抑作用相抵消，从而产生纯粹的拉力（图 5-46）。

斜方肌的完全瘫痪、菱形肌的失用都可以显著减弱肩胛骨收缩的能力。肩胛骨会呈现出由于前锯肌失去拮抗力量造成的前伸状态。

上旋肌及下旋肌

肩胛胸壁关节的上旋肌及下旋肌会在下面肩关节整体运动中加以探讨。

抬高手臂的肌肉

"抬高"上肢，代表了将上肢举过头的过程，不设定在特定的平面内。进行此类动作的肌肉包括三组：①在盂肱关节处抬高肱骨头的肌肉（外展或屈曲）；②负责向上旋转肩胛胸壁关节的肌肉；③负责控制盂肱关节动态稳定性和关节运动学的肩袖肌群。

在盂肱关节抬高上肢的肌肉

外展盂肱关节的主要肌肉包括三角肌前束、中束和冈上肌（图 5-47）。通过屈曲动作抬高上肢的肌肉主要有三角肌前束、喙肱肌和肱二头肌（图 5-48）。

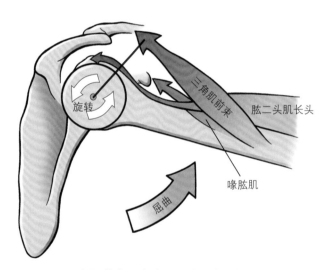

图 5-48　三角肌前束、喙肱肌、肱二头肌长头在矢状面上屈曲盂肱关节外侧观。显示肱骨头中心的内外侧旋转轴。仅显示三角肌前束力臂

主要负责手臂抬高的肌肉	
盂肱关节肌肉	
• 三角肌前束、中束	• 冈上肌
• 喙肱肌	• 肱二头肌
肩胛胸壁关节肌肉	
• 前锯肌	• 斜方肌
肩袖肌肉	
• 冈上肌	• 冈下肌
• 小圆肌	• 肩胛下肌

三角肌前束和中束以及冈上肌在外展最初阶段便被激活，在外展达到 60°～90° 时力矩最大。研究表明，三角肌中束和冈上肌具有类似的重叠功能，在肩关节外展过程中产生基本相同的力矩。当三角肌失用时，冈上肌可完全外展肩关节但力矩明显减弱。同样，在冈上肌失用或肌腱完全断裂时，外展动作也可困难地完成。对于部分人群，全范围外展因为肌肉力弱或盂肱关节动力学改变而无法完全实现。全范围主动外展在三角肌和冈上肌同时失用的情况下无法达成。

研究发现，冈下肌最上方纤维和肩胛下肌具有有限的外展盂肱关节的作用。这是由于这两块肌肉的上方纤维自盂肱关节前后旋转轴上方通过（图5-52和图5-53）。虽然这两块肌肉产生外展力矩的能力有限，却是在外展过程中不可缺少的动态稳定结构，具体在后面详述。

外展肩关节的肌肉会产生相对较大的跨盂肱关节压缩作用，在外展 90° 时甚至达到 80%～90% 的体重。在外展 90° 时，仅仅负重 2 kg 就会让产生的加压负荷达到 130% 体重。盂肱关节承受此压力的关节面在 60°～120° 外展时面积最大。在受力增加时，相应增加关节接触面积有利于维持关节接触压力在生理耐受水平内。

肩胛胸壁关节的上旋肌

肩胛骨的上旋是上肢抬高的重要组成部分。主要的上旋肌包括前锯肌和斜方肌的上下纤维（图5-49）。这些肌肉驱动和调整向上旋转。与此同等重要的是，这些肌肉提供远端结构如三角肌和肩袖肌群的稳定性。

斜方肌和前锯肌在肩胛骨上旋中的相互作用

肩胛骨上旋的轴线见图5-49显示，为自前向后走行穿过肩胛骨。这一轴线为分析前锯肌、上斜方肌和下斜方肌的合力提供了便利。这些肌肉以肱骨头外展的相同力线旋转肩胛骨，三块肌肉的驱动作用是同时进行的。前锯肌下部纤维产生的对于肩胛骨内角的拉力使得肩关节盂向上向后旋转。这些纤维是上述肌肉中最有效率的上旋肌，具备最长的力臂（图5-49）。上斜方肌通过其向内上牵拉锁骨间接上旋肩胛骨。下斜方肌通过向内下牵拉肩胛冈造成肩胛骨上旋。这三块肌肉共同的作用过程就好像三个人同时穿过旋转门。

肌电图分析肩胛骨上旋过程发现，外展过程中上、下斜方肌和前锯肌激活明显。下斜方肌在肩

关节外展末段尤为活跃。中斜方肌在肩关节外展过程中同样活跃。如图5-49所示，中斜方肌力线穿过肩胛骨旋转轴线。因此中斜方肌不具备肩胛骨旋转的杠杆作用。此肌肉具备拮抗前锯肌前伸、后缩肩胛骨的作用。前锯肌和斜方肌在肩胛骨旋转运动中呈现出有趣的相互配合和拮抗、彼此协助和限制的作用机制。二者作用的净输出决定了肩胛骨在上旋过程中的前伸或后缩趋势。在肩关节外展过程中（特别是冠状面），后缩肌通常占优势，锁骨在肩关节外展过程中后缩是明确的证据（在框5-1、图5-36中回顾运动学原理3）。

除了联合发力机制（图5-49）以外，前锯肌和斜方肌被认为可以在肩关节充分外旋的过程中使得向上旋转的肩胛骨后倾和外旋（图5-50A）（这一肩胛骨运动机制在前面肩关节外展运动学第四原理中有所阐释）。图5-50B、C展示了肌肉是如何通过肩锁关节完成这一动力过程的。如图5-50B所示，下斜方肌向下拉肩胛骨，同时前锯肌向前外拉，这一同步作用的肌肉动作使得向上旋转的肩胛骨向后倾斜（力臂见黑线所示）。如图5-50C所示，中斜方肌向内拉肩胛骨的同时，前锯肌向前内侧作用于肩胛骨内缘，这一同步作用使得向上旋转的肩胛骨外

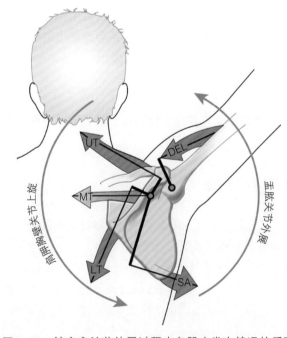

图 5-49 健康肩关节外展过程中各肌肉发力情况的后面观。注意两个动力弧：肩胛骨轴线位于肩峰附近，盂肱关节轴线位于肱骨头。各肌肉力线见图。DEL，三角肌和冈上肌；LT，下斜方肌；MT，中斜方肌；SA，前锯肌；UT，上斜方肌

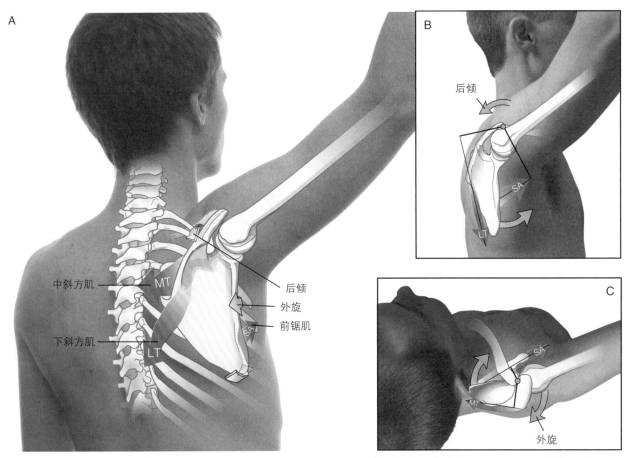

图 5-50　A.前锯肌和中、下斜方肌控制和在肩胛骨平面外展过程中调整肩胛骨上旋的联合机制如图；B.前锯肌（SA）和下斜方肌（LT）联合使肩胛骨沿肩锁关节旋转轴后倾；C.前锯肌和中斜方肌（MT）联合使肩胛骨沿肩锁关节旋转轴向外旋转。各肌肉的力臂见深色线

旋，使得肩胛骨内缘紧贴胸壁。了解这些肌肉对于肩胛骨的相互作用，是有针对性设计纠正肩胛骨异常动力康复方案的先决条件。这些纠正手段最终可以减少盂肱关节周围以及肩峰下间隙的软组织压力。

肩胛胸壁关节上旋肌瘫痪
斜方肌无力

在肩关节全范围外展的过程中，胸椎自然伸展 10°～15°。斜方肌无力可能会减少这一伸展角度，从而扭曲整个肩胛胸壁关节运动过程。除此之外，斜方肌特别是中下纤维无力，会降低肩胛骨运动控制的稳定性。

通常，斜方肌无力的健康人在屈曲肩关节过头时会有中重度困难。这在前锯肌功能完好并有力时会更为明显。屈曲的上肢会伴有肩胛胸壁关节极度前伸，这是前锯肌没有得到充分对抗的结果。在冠状面上充分外展肩关节也会非常困难，因为中斜方肌会对肩胛骨产生极强的拉力。

前锯肌无力

前锯肌无力可以造成显著的肩关节运动功能障碍。无力的原因可能是胸长神经、脊髓或颅神经的神经性病变或损伤。单纯前锯肌失用的病因目前尚不明确，但多数情况下认为与胸长神经创伤、过度使用或炎症有关。数据表明，由于胸长神经病变造成的单纯前锯肌失用占常见肢体病变的85%，原因多数情况下与过度使用有关。

通常来说，患有前锯肌完全失用的人群，无论在哪个动作平面上，都很难将上肢举过头顶。即便斜方肌和盂肱关节外展肌群能够充分运动，这一动作也很难完成。肩关节外展特别是抗阻时，肩关节都极难外展并且伴有肩胛骨向下旋转（图 5-51）。正常情况下，前锯肌收缩会强烈地向上旋转肩胛骨，从而允许三角肌中束和冈上肌将肱骨头向同样的方向旋转（图 5-49）。在前锯肌失用的病例中，三角肌中束和冈上肌的运动主导了整个肩胛骨运动过程，造成了矛盾无效的肩胛骨向下旋转。肩胛骨向下旋转和部分抬高的上肢造成三角肌和冈上肌过早缩短，使得作功能力下降。作功能力的下降和肩胛骨的向下旋转，造成了上肢抬高的力矩和活动范围的缩小。

对于前锯肌失用的病理动力学机制研究对认识这块肌肉的运动功能学重要性提供了依据。通常，在上肢抬高过程中，前锯肌对肩胛骨施加了极大的前向旋转力，超过了三角肌中束和冈上肌产生的下旋力矩。此外，依据本章之前所述，前锯肌对于向上旋转的肩胛骨施加了重要的后倾和外旋转力矩。这一次要作用在观察前锯肌失用患者时显而易见，见图5-51。肩胛骨除了处于明显的下旋位置以外，还伴有轻度的前倾和内旋转。这一不良体态经常被称为"翼状肩胛"。长期处于此体态会造成胸小肌短缩，更进一步加重肩胛骨的前倾和内旋位置。

前锯肌发生轻微的功能减弱就可能造成正常肩关节运动学的明显紊乱。Ludewig和Cook研究了一组患有肩峰下撞击综合征的过头体力工作者病例。在尝试外展肩关节的同时，研究者发现前锯肌激活不足伴有肩胛骨减少的上旋转活动、后倾角度和外旋不足。就本章内容所述，肩胛骨这类不良的位置可减少肩峰下间隙容积，造成撞击和冈上肌肌腱损伤。

肩袖肌在手臂抬高时的功能

肩袖肌群包括冈上肌、冈下肌、肩胛下肌和小圆肌（图5-52和图5-53）。这些肌肉在上肢抬高过头的过程中肌电图明显活跃，反映了它们在肩关节运动过程中的稳定和调节作用。

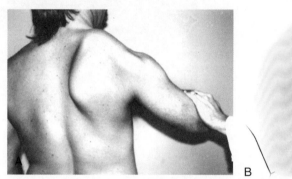
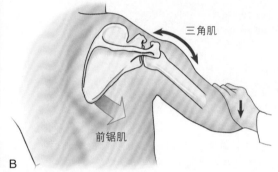

图5-51　由于胸长神经损伤导致的右侧前锯肌瘫痪引发的右侧肩胛骨病理动力学过程。A. 肩胛骨不协调的下旋是主要特点，外展抗阻过程可以加重。肩胛骨也处于异常的前倾和内旋转位置。B. 由于前锯肌力量不足，施加于肩胛骨的三角肌拉力无法被对抗，肩胛骨与胸壁的稳定关系被破坏，造成肩胛骨下旋转和肱骨头的抬高

 特别关注 5-7

定义"肩胛骨运动失调"

肩胛骨运动失调是一个常用的临床术语。它形容的是肩胛骨任何异常的位置或活动。本章介绍了几个肩胛骨运动失调的例子，它们常见于肩关节外展时出现的病理性和疼痛症状。肩胛骨运动失调这一概念涵盖肩胛骨任何异常的位置和活动，虽然临床上的用语更具象，例如上旋减少、下旋过度、内旋过度、前倾过度或上提过度等。对运动进行准确且可靠的三维测量是难以通过一般临床手段实现的。因此临床中，它们常是定性表达而非定量描述。

肩胛骨运动失调通常是上身疾病或功能异常的结果。肩胛骨运动失调相关的疾病可以从直接病因

和间接病因来考虑。直接病因包括"弹响肩"（即肩胛骨和胸壁之间摩擦或弹响）、胸廓后凸过大、胸小肌过紧或肱二头肌短头过紧，或前锯肌瘫痪（图5-51）等；间接病因包括锁骨骨折、肩锁关节不稳、盂肱关节韧带松弛或紧张、盂肱关节肌肉松弛或紧张、肩峰下撞击综合征或肩袖退变等。不论病因是直接的还是间接的，肩胛骨运动失调会影响肌肉运动的效率，干扰肩关节的关节运动，通常造成应力增加，增加损伤。探究肩胛骨运动失调的病理机制是肩关节相关临床研究的热点，尤其是因为它和肩峰下间隙空间减小、肩袖受到应力有关。

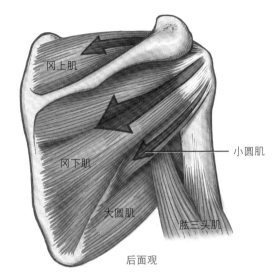

图 5-52　右肩关节后面观显示了活动的冈上肌、冈下肌和小圆肌。注意这几块肌肉的远端止点进入盂肱关节上方和后方关节囊的过程。胸大肌和肱三头肌部分外侧头和长头也有显示

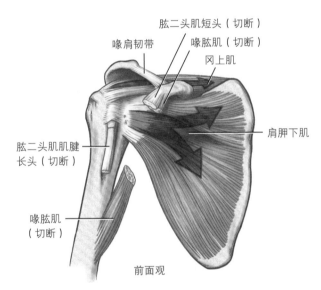

图 5-53　右肩关节前面观显示了肩胛下肌在附着于肱骨头小结节之前融合入盂肱关节囊的过程。箭头方向为主要的两个纤维走向，冈上肌、喙肱肌、肱二头肌长头、喙肱和喙肩韧带见图示

盂肱关节稳定调节装置

肱骨头和肩关节盂之间的松弛连接方式能够增加整个上肢的活动范围。关节囊也不包含会造成运动范围降低的增厚的限制。如本章前述，盂肱关节通过牺牲稳定性提高了活动度。虽然肩关节周围肌肉维持了关节稳定性，但肩袖进一步提高了稳定效果。肩袖肌肉远端止点在止于肱骨近端之前融入盂肱关节囊（图 5-52 和图 5-53）。这一解剖结构在关

节周围组成了保护性的袖状结构，通过神经激活控制紧张度。在全身其他各处也没有如此多的肌肉对于关节周围结构进行此类控制。

在本章前面曾讨论了上臂外旋过程中冈下肌的动态稳定性（图 5-35），这种动态稳定是肩袖所有肌肉必不可少的功能。肩袖及其关节囊内纤维所产生的肌力不仅要旋转肱骨头，还需要将其固定在关节盂内。因此盂肱关节的稳定性需要完好的神经肌肉和肌肉骨骼系统维持。这两个系统借助盂肱关节周围结缔组织中的本体感受器一起发挥功能。作为反射回路的一部分，这些受神经支配的结缔组织能够为参与运动的肌肉提供准确而快速的信息。即使在潜意识下，这种反馈调节也可以提高肌肉控制关节运动的能力，并维持关节的动态稳定。在肩关节不稳患者的康复治疗中，通过功能锻炼来训练这种本体感觉能力是非常有效的。

盂肱关节运动的主动控制肌

在正常的肩部，肩袖肌肉负责盂肱关节大部分的主动运动（图 5-54）。冈上肌的收缩力跨过关节腔，可以作用在肱骨头上，使关节外展时将肱骨头牢牢地固定在关节盂内。因此，冈上肌的位置和力线对于协助盂肱关节外展是非常重要的。在盂肱关节外展时，冈上肌的收缩力能使肱骨头向上滚动，同时冈上肌本身作为肌腱"垫片"能够限制肱骨头的过度上移。而肩袖其余的肌肉（肩胛下肌、冈下肌和小圆肌）在关节外展时则对肱骨头施加向下的力（图 5-54），肱二头肌长头肌腱也起到类似作用。上述作用于肱骨头的向下的力能够对抗三角肌收缩引起的肱骨头向上移位，因此都是必不可少的，尤其是盂肱关节处于低外展角度时。

值得一提的是，关节外展时背阔肌和大圆肌等肌肉的被动拉伸也同样会产生作用于肱骨头的向下的力。如果没有上述方向向下的主动收缩力和被动牵拉力，盂肱关节外展时肱骨头会撞到喙肩弓，从而限制其进一步外展。

最后，在关节外展时，冈下肌和小圆肌也可不同程度外旋肱骨，从而增加大结节和肩峰之间的间隙（前文已述及，为关节外展的第六条运动学原理）。要认识到，肩袖肌群能够有效控制盂肱关节的运动，部分是基于肩胛骨与肱骨的对合完好。

对于一些严重的肩袖退变，推荐使用反肩置换。之所以称为反肩置换，是因为关节盂（肩胛骨）部分是凸的，而肱骨部分是凹的。这种设计的一个功

能性目标是使旋转轴相对于肩胛骨向内和向下方移动。从理论上讲，这种设计能够增加三角肌的张力以及肌肉的外展杠杆作用，从而使三角肌能够更好地代偿由于肩袖功能欠缺所引起的关节稳定性的下降。尽管反肩置换的手术方案和植入物在不断发展，但是假体植入的整体效果仍然没有得到确证。

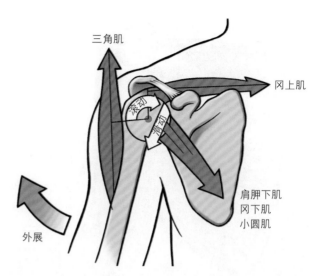

图 5-54　右肩前面观，展示了肩关节外展时肩袖肌肉的运动。冈上肌带动肱骨头向上使关节外展，同时压迫关节以增加稳定性。其余的肩袖肌肉（肩胛下肌、冈下肌和小圆肌）对肱骨头施加向下的力，从而防止肱骨头过度上移，尤其是对抗三角肌收缩产生的向上的力。需注意三角肌和冈上肌的内收力臂

肩袖控制盂肱关节外展的功能总结

冈上肌

- 带动肱骨头向上
- 将肱骨头固定在关节盂
- 作为肱骨头上方的半刚性垫片，限制肱骨的过度上移

冈下肌、小圆肌和肩胛下肌

- 对肱骨头施加向下的力

冈下肌和小圆肌

- 外旋肱骨

 特别关注 5-8

肩关节不稳——这一重要临床问题的最终讨论

　　肩关节活动度很大，维持稳定需要主动和被动力学机制之间独特的相互作用。在某些情况下，这种机制的失效会导致肩关节不稳定。文献中关于肩关节不稳的分类、病因和治疗并不一致，反映了其背后的复杂病因以及临床表现的高度差异。尽管有很多其他肩关节不稳的分类方式，本节重点关注以下三种类型：创伤性、非创伤性和后天性。此外，混合类型也很常见，因而使得这一疾病更加复杂。

　　创伤后不稳定

　　许多肩关节不稳的发生是由于创伤性事件导致的盂肱关节脱位。绝大多数的创伤性盂肱关节脱位为前脱位，通常与跌倒或猛烈撞击有关。前脱位发生时肩关节通常处于外展位和极度外旋状态，在这种不稳定的位置下，外力冲击很容易使肱骨头向前移位离开关节盂。这种脱位经常损伤或过度拉伸肩袖肌肉、盂肱中韧带和下韧带，以及关节盂前下缘。关节囊或盂唇在关节盂前下缘的撕脱性损伤称为Bankart损伤（以第一位描述此病的医生来命名）。

　　由于盂唇和关节囊韧带的损伤，创伤后脱位常常会有复发，进一步加重肩关节的损伤。与中老年人相比，青少年更容易出现这种复发性脱位，可能是由于运动水平的差异以及与衰老相关的关节周围结缔组织的硬度增加。

　　为了改善肩关节功能，降低复发性脱位的风险，治疗方案通常包括运动调整和多阶段物理康复计划。如果保守治疗不能改善脱位的频率或程度，则需要考虑手术治疗。是否采取手术治疗需要结合患者的年龄、运动水平、关节不稳的程度及复发脱位的病史综合考虑。手术治疗能够修复损伤组织，通常要紧缩关节囊的前部和下部，也可折叠缝合关节囊。然而，关节前部的收紧往往会导致外旋功能的降低。

　　非创伤性不稳定

　　非创伤性肩关节不稳的患者可以表现为全身广泛的韧带过度松弛，常常是先天性的。这一类型相对少见，并不一定与创伤性事件相关。关节不稳定常常累及双侧肩关节，可以是单方向或多方向的。非创伤性不稳定的病因所知甚少，可能包括以下几个因素：

- 骨发育不良

- 关节内压力降低（负压吸引效果减弱）
- 肩胛骨运动异常（肩胛骨动力障碍）
- 盂肱关节或肩胛肌肉无力、疲劳或可控性差
- 肩袖间隙异常增宽
- 关节囊或韧带的折叠或无力
- 神经肌肉障碍
- 结缔组织过度松弛

　　非创伤性不稳定的患者通常保守治疗效果良好，尤其是针对肩袖肌肉和肩胛骨轴向肌肉的强化训练、本体感受和协调性练习。对于保守治疗效果不好的患者，需要考虑关节囊移位手术，通过选择性折叠和缝合，除去关节囊前部和下部的多余部分，从而收紧盂肱关节。非创伤性不稳定的患者在手术时可以发现大量的关节内病变。虽然这种病变的发生率低于创伤性不稳定，但是仍然可以证明即使没有关节脱位，过度松弛也能引起关节损伤。

后天性肩关节不稳

　　后天性肩关节不稳的发生机制是盂肱关节内关节囊韧带的过度拉伸和微创伤，通常与肩部的重复高速动作有关，包括极度的外展外旋。这类动作在投掷运动、游泳、网球和排球中很常见。由于肩部外展外旋时生物力学的影响（图 5-27），盂肱下韧带的前束最容易发生塑性形变，其次是盂肱中韧带。一旦发生这种韧带损伤，肩部的软组织就很难将肱骨头固定在关节盂内。软组织形变导致关节松弛度增加，可能会诱发其他应力相关的疾病，如肩袖肌腱炎、盂唇和肱二头肌长头肌腱损伤，以及肩峰下撞击综合征等。此外，后天性肩关节不稳定也与内部撞击综合征有关（"内"指的是发生在肩袖下表面或关节囊内的撞击，与肩峰下撞击综合征等发生在外表面的撞击不同）。尽管原因并不完全清楚，但内部撞击综合征通常发生在肩关节外展 90° 和完全外旋时，此时后上部肩袖和关节囊的内表面会受到肱骨大结节和关节盂缘的挤压。

　　后天性肩关节不稳定损伤严重时，需要采取手术治疗，手术包括肩袖清创术、盂唇清创术或修补术及前关节囊折叠术。正如 Wilk 和 Macrina 所描述的，术后需要进行大量的康复锻炼。

 特别关注 5-9

冈上肌的过度磨损性损伤

　　冈上肌是肩关节复合体中最常使用的一块肌肉，在肩关节外展过程中能够协助三角肌运动，同时也可为肩关节提供动态和静态的稳定性。从生物力学的角度来看，即使是常规的活动，也需要冈上肌提供强大的内向力量。肩外展时，冈上肌的力臂约为 2.5 cm（1 in）。而手部负重力量的力臂约为 50 cm（20 in），由此产生的机械效益为 1：20（冈上肌的向力力臂和手部负荷的外力力臂之比），这意味着冈上肌产生的力应为手部负重的 20 倍（见第 1 章）。这种强大力量的持续作用会使冈上肌肌腱发生部分撕裂，尤其好发于关节囊和肱骨大结节的附着点。虽然冈上肌上覆的三角肌能够承担大部分力量并起到保护冈上肌肌腱的作用，但在日常的许多活动中，冈上肌及其肌腱承受的力量仍然很大。因此，对于冈上肌肌腱有部分撕裂、磨损或者炎症的人，在持物时尽量使其离躯干近一些，这样可以缩短外向力的力臂，从而减小肌肉的负担。如图 5-55 的 MRI 所示，肌腱的部分撕裂最终可以发展为完全撕裂。

　　冈上肌肌腱的过度退变也会导致肩袖肌群其他肌腱的相似病变。实际上，肩袖肌群的多个肌腱退变往往更加常见，我们称为肩袖综合征。许多因素都可以导致肩袖综合征的发生，如年龄增加、创伤、过度使用，以及反复撞击喙肩韧带、肩峰或关节盂边缘等。肩袖综合征包括肩袖肌腱的部分或完全撕裂、炎症、关节囊的炎症和黏连（黏连型关节囊炎）、黏液囊炎、肩锁关节的退行性骨关节炎（图 5-55）、疼痛及泛发性肩关节无力。血供减少同样会加速退行性变的进展，其中尤以冈上肌肌腱血供减少的影响最著。肩袖综合征达到一定严重程度时，盂肱关节的关节动力学会被完全破坏，肩部会因炎症而疼痛明显，并且运动受限。

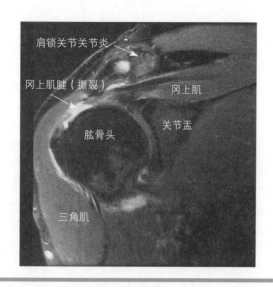

图 5-55　肩部磁共振成像（T2 加权脂肪抑制序列）冠状面，显示冈上肌的完全撕裂。同时还标注了肩锁关节的退行性骨关节炎（Courtesy Michael O'Brien, MD, Wisconsin Radiology Specialists, Milwaukee, WI.）

内收和后伸肩关节的肌肉

肩关节主要的伸肌和内收肌有三角肌后束、背阔肌、大圆肌、肱三头肌长头，以及胸大肌的胸肋部（分别见图 5-41、图 5-43、图 5-52 和图 5-56）。根据拉力的力线，手臂必须至少部分屈曲才能使胸大肌的胸肋部纤维产生收缩，从而使肩部伸展回解剖位。前述的所有肌肉中，背阔肌、大圆肌和胸大肌在肩关节伸和内收的联合运动中拥有最长的力臂。冈下肌（下部纤维）和小圆肌则负责协助运动。如图 5-57 所描述，内收肌和伸肌肌群产生的力矩是所有肩部肌群中最大的。在一些需要肌肉强力收缩的活动如攀爬绳索或划水游泳时，这组肌肉能够产生强大的力矩，从而克服阻力并拉动手臂。

肱骨固定时，收缩背阔肌可以使骨盆上升。截瘫患者由于臀部伸肌萎缩或瘫痪，就是在拐杖或支具辅助下借助这一动作来完成行走功能。

七块内收-伸肌中有五块肌肉的近端附着在自身并不稳定的肩胛骨上。因此，菱形肌等肩胛骨轴向的肌肉要在盂肱关节内收和伸展时负责稳定肩胛

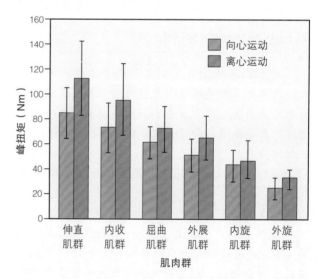

图 5-57　图表展示了一组非运动员健康男性的六组肩部肌肉的扭矩峰值数据（N=15，22~35 岁）。按照扭矩峰值下降的顺序依次排列六组肌肉。扭矩峰值的数据是在肌肉分别做向心和离心运动时收集的，用角速度为 60°/s 的等速测力计测量得到。平均值的单位为牛顿·米（Nm）；括号表示平均值标准差（数据来自 Shklar A, Dvir Z: Isokinetic strength measurements in shoulder muscles, *J Biomech* 10:369, 1995.）

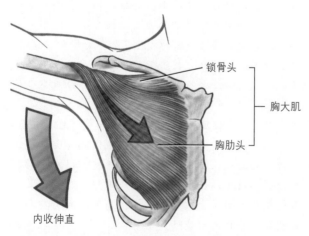

图 5-56　右侧胸大肌前视图，展示了胸肋部的内收和伸展功能。胸大肌的锁骨头也在图中标出

骨。尽管中斜方肌的走行位置决定了其也具有协助稳定肩胛骨的功能，但是菱形肌的独特之处在于能够同时完成肩胛骨向下旋转和后缩的动作。图 5-58 强调了菱形肌和大圆肌在对抗内收过程中的协同关系。胸小肌和背阔肌的骨性附着位置使得它们能够协助菱形肌完成肩胛骨的向下旋转，这一动作在肩胛骨上旋、肩部外展或屈曲时最为明显，随后进行的动作往往是肩部的强力内收和伸展，在推进式游泳和攀爬绳索时往往可以见到。

通过触诊可以发现，肩部主动完全伸展超过中立位时会伴随明显的肩胛骨前倾。这一前倾运动可能是由胸小肌完成的，从而可以在功能上增加肩关节向后伸展的范围。

整个肩袖肌群在肩部的内收和伸展动作中都是非常活跃的。它们产生的肌力可以直接协助肩关节运动或将肱骨头稳定在关节盂内。

内旋和外旋肩关节的肌肉

内旋肌

负责内向旋转盂肱关节的肌肉有肩胛下肌、胸大肌、背阔肌、大圆肌和三角肌前束。手臂上举 30°（外展或前曲）时，肩胛下肌的内向旋转力臂最大，而前三角肌的力臂最小。内旋肌群的很多肌肉也是强有力的伸展肌和内收肌，如在游泳向前推进时所用到的肌肉。

肩部内旋肌群的总量超过了外旋肌群，表现在离心和向心运动中，内旋肌群可以产生更大的最大作用扭矩（图 5-57）。平均而言，内旋肌群产生的力矩要比外旋肌群大 40%～70%，不过这种差异很大程度上取决于测试时的姿势、肌肉运动的类型和速度，以及个人身体特征。高速投掷是一种需要极大内旋力矩的运动。运动医学特别需要关注的是，职业棒球手在过顶投球时肩关节达到最大外旋角度前的瞬间（击发前），这些内旋肌群会产生强大的力矩来对抗峰值为 70~90 Nm 的外向旋转力矩。这对方向相反的旋转力矩会在肱骨骨干上产生巨大的旋转剪切力，很可能是"掷球者骨折"的机制之一，该骨折主要累及肱骨的中段和远端 1/3，造成自发性螺旋骨折。同样的生物力学机制也可发生在 12 岁精英棒球运动员的击发后期，尽管由于投掷速度降低，旋转剪切力小了很多，但仍然有可能导致肱骨近端骺分离，也会导致投掷侧肱骨的过度后倾。

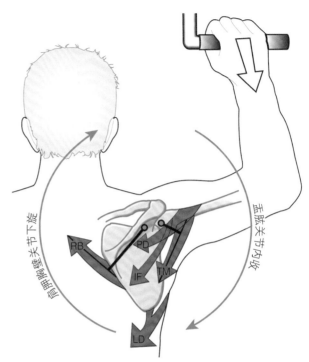

图 5-58　右肩后视图，展示了肩胸部向下旋转的肌肉和盂肱关节内收（以及伸展）肌肉之间的相互作用。为了清楚起见，没有将肱三头肌长头画在图中。大圆肌的内向力力臂（黑色粗线）从盂肱关节延展出来，而菱形肌的内向力力臂从肩胛骨轴伸展出来（详见正文）。IF，冈下肌和小圆肌；LD，背阔肌；PD，三角肌后束；RB，菱形肌；TM，大圆肌

内旋盂肱关节的肌肉通常被形容为相对于肩胛骨的肱骨回旋肌（图 5-59），这种运动的关节运动学是基于凸起的肱骨头在固定的关节盂内旋转。接下来，让我们考虑另一种情况下的肌肉功能和运动学：当肱骨固定于一个位置时肩胛骨绕着它自由旋转。如图 5-60 所示，足够的肌肉力量可以使肩胛骨和躯干绕着固定的肱骨旋转。需要注意的是，肩胛骨绕肱骨旋转的关节运动学为凹陷的关节盂在凸起的肱骨头上以相似的方向滚动和滑动。

外旋肌

负责外旋盂肱关节的肌肉有冈下肌、小圆肌和三角肌后束（图 5-41 和图 5-52）。一般情况下，冈下肌和小圆肌的水平力线能够很好地完成外向旋转的动作。如果盂肱关节处于中立位和完全外旋之间，冈下肌的后部肌纤维则参与协助外旋。

与内向旋转肌群不同，所有的外向旋转肌群只附着在肩胛骨和肱骨之间。因此，要使外旋肌群将旋转力矩有效地传递给肱骨，肩胛骨就必须牢固地

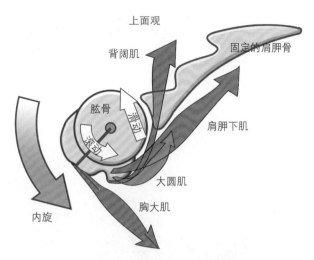

图 5-59　右肩俯视图，显示了内旋肌群围绕盂肱关节垂直旋转轴的运动。在此情境下，肩胛骨固定，肱骨可以自由旋转。胸大肌的力线位于其内向旋转力臂上。需注意凹凸关节滚动和滑动的运动学。为了清楚起见，未将前三角肌画于图中

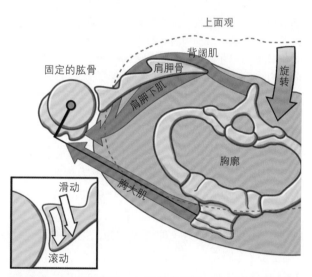

图 5-60　右肩俯视图，显示肱骨固定，躯干自由旋转时三个内旋肌肉的运动。胸大肌的力线如图所示，其内向力力臂起自盂肱关节的垂直轴。插图显示了凹凸关节滚动和滑动的运动学

固定在中轴骨上。例如，在肩关节外旋时中斜角肌和冈下肌起到了强大的协同对抗阻力的作用（尤其是肱骨位于身体一侧时）。当中斜角肌瘫痪时，冈下肌（以及其他外旋肌肉）的强大收缩作用会导致肩胛骨病态内旋。这种肌肉间的不平衡会导致肩胛骨运动障碍，影响盂肱关节的运动动力学。

外旋肌群在肩关节所有的肌肉中所占的比例较小。因此，外旋肌群产生的最大作用扭矩也是肩关节所有肌群中最小的（图 5-57）。尽管如此，外旋

肌肉也常常需要产生高速的向心收缩运动，比如投掷棒球的击发阶段。在投掷释放阶段的离心运动中，外旋肌肉必须对抗速度高达 7000°/s 的肩部内旋运动。这种强大的力量作用于快速伸长的冈下肌和小圆肌时，很可能导致肌肉远端附着点的撕裂和慢性粘连。

✦ 特别关注 5-10

三角肌后束详解

三角肌后束是肩部的伸肌、内收肌和外向旋转肌，并且还是肩部主要的水平外展肌。在充分水平外展时，三角肌后束的强力收缩需要下斜方肌牢固地稳定住肩胛骨。这种协同关系在观察一个肌肉发达的人使用弓箭时体现得尤为明显（图 5-61）。肌肉的相互作用使得肱骨和脊柱之间形成了紧密的动力联系，而肱骨和脊柱则成为了这对肌肉功能上的"远端和近端附着点"。

腋神经的过度牵拉会导致三角肌后束的完全瘫痪。这种患者常常诉有肩部完全伸展困难合并水平外展困难，穿外套时不能将手臂伸入袖子中。

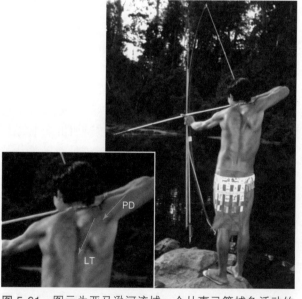

图 5-61　图示为亚马逊河流域一个从事弓箭捕鱼活动的提里奥印第安人，右臂拥有强壮的三角肌后束和下斜方肌。需注意右侧下斜方肌（LT）与三角肌后束（PD）强大的协同作用：下斜方肌必须将肩胛骨固定在脊柱上，为三角肌后束提供一个固定的近端附着点（图片来自 Plotkin MJ: *Tales of a shaman's apprentice*, New York, 1993, Viking-Penguin.）

总结

肩关节复合体的四个关节巧妙地相互作用，可以增加上肢的体积、稳定性和灵活性。每个关节都为这些功能提供了独特的作用。最近端，胸锁关节（SC 关节）将肩部牢固地固定在中轴骨上。此关节借助其紧密相扣的鞍形表面以及关节囊和关节盘实现稳定，是肩部几乎所有运动的基部枢纽。

肩胛骨的整体运动主要由锁骨的运动来引导，而更具体的运动路径则由肩锁关节（AC 关节）来控制。AC 关节相对平浅，其稳定性依赖于局部的关节囊韧带和外部的喙锁韧带。不同于稳定的 SC 关节，肩部施加的向内和向下的力常常会导致 AC 关节脱位。

肩胛胸壁关节是肱骨所有运动的一个重要的力学平台。以肩关节充分外展为例，肩胛骨上旋大约 60°，同时伴有不同程度的肱骨后倾和外旋。在 SC 关节和 AC 关节的机械配合下，合适的肩胛骨位置为肱骨头外展提供了稳定但可活动的基底。

盂肱关节位于肩关节复合体的最远端，是活动度最大的关节，这一方面是由于松弛的关节囊，另一方面则是由于关节盂相对小而平。但随之而来的是，这些增加盂肱关节活动度的特点往往会使其倾向于不稳定，尤其是在进行重复的、剧烈的运动时。

除了不稳定倾向，盂肱关节还常常受到退行性相关病变的影响。这类疾病的一个常见因素是关节周围结缔组织和邻近的肩袖肌肉所承受的过度压力。受压或受损的组织常常会有炎症和疼痛，如肩峰下滑囊炎、肩袖肌腱炎和黏连性关节囊炎。

对于上述的退行性或炎性疾病，保守治疗的目标包括减小关节承受的主要和次要压力，恢复关节的正常运动，恢复关节的主动和被动运动范围，提高肌肉力量，减轻疼痛和炎症。以上目标的完成通常可以提高肩关节的功能。

共有 16 块肌肉驱动和控制肩关节复合体的广泛运动。这些肌肉并非各自独自作用，而是通过协同作用来加强它们对于区域内多个关节的控制。例如，在肩胛骨平面外展肩关节时需要多个肌肉的相互作用。三角肌和肩袖肌等肌肉需要前锯肌和斜方肌的共同作用来有效稳定肩胛骨和锁骨。此外，只有这些肩胸肌肉的近端骨骼附着点（颅骨、肋骨和脊柱）本身很稳定时，才能起到稳定肩胛骨和锁骨的作用。这些连结的任何一处薄弱都会降低肩关节主动外展的强度、舒适度和可控性。能够直接或间接破坏这种肌肉驱动的连结的因素包括创伤、结缔组织过度僵硬、姿势异常、关节不稳定、疼痛、周围神经或脊髓损伤以及影响肌肉或神经系统的疾病。

临床医生了解正常情况下肩部的肌肉如何相互作用，可以为准确诊断肩关节异常姿势和运动的病理机制奠定基础。此外，这些知识对于治疗丧失正常功能的肌肉或设计有效的康复方案也是至关重要的。

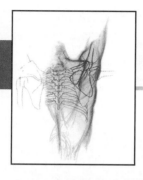

临床拓展

肱骨过度后倾和肩关节内旋减少：可能的临床意义

研究发现，精英级棒球运动员，尤其是投球手，其投掷侧手臂通常会表现出 40°~45° 的肱骨后倾，往往比非投掷侧手或一般人群的后倾角度高出 10°~15°。这种过度后倾是由于青少年运动员过顶投球尤其是击发后期所引起的肱骨扭转应变，其不断积累导致了骨骼的适应性改变。

如图 5-4 中角 C 所示，正常情况下肱骨后倾 30° 可以被描述为肱骨近端相对于肱骨远端的扭转。由于这种扭转发生在肱骨干上，因此同样也可以把后倾描述为肱骨远端相对于肱骨近端的外旋扭转。这两种视角都是正确的，都是一种沿着骨长轴的扭转。

描述肱骨后倾的远端视角对于理解一些由于过度后倾所引起的临床症状是很有用的。例如，一个人的后倾角为 45°，那么当他的盂肱关节处于正常的解剖中立位时，其手臂就有大约 15° 的外旋。肱骨远端的外旋可以部分解释为什么精英级棒球投手投掷手的外旋范围大于非投掷手，而内旋范围则有同样程度的缩小。虽然肱骨前方软组织的松弛和后方软组织的紧绷也可以部分解释这种运动模式的改变，但后倾程度的增加仍然被认为是最主要的因素。值得注意的是，即使是在过度后倾的情况下，投掷侧内旋和外旋的总范围也并不一定不同于对侧。两侧最关键的区别是投掷侧运动弧线向外旋方向 10°~15° 的移位。上肢的外旋角度越大，挥臂准备投球的动作就能够做得越充分。这在功能上是有好处的，因为掷球的击发阶段外旋程度增加能够增加掷球的速度，赢得更好的成绩。同时，肱骨的过度后倾还有生理上的好处，可以在增加肢体外旋程度的同时限制盂肱关节前关节囊的张力。

肩关节的内旋程度减小常见于精英级棒球运动员的投掷侧手臂，称为肩关节内旋障碍（glenohumeral internal rotation deficit，GIRD）。研究表明，运动员的 GIRD 达到 10°~20° 以上会增加投掷侧肩部病变的风险。尽管很难明确直接的因果关系，但目前所知的可能引发的病变包括内部撞击综合征、肱二头肌长头或盂唇撕裂，以及盂肱关节前关节囊过度松弛。在精英棒球运动员中，GIRD 与肘关节内侧副韧带也有紧密的关系，但目前证据仍未明晰。研究还发现 GIRD 与肩部特定结缔组织的形态改变有联系。在一个大学水平棒球运动员的群体中，Thomas 及其同事研究发现，投掷侧 GIRD 的程度（平均 17°）与后关节囊的厚度存在正相关关系。据推测，这些组织的肥大是由于投球的释放阶段受到巨大的减速力的冲击。内旋范围的减小会缩短后关节囊及其邻近的肩袖肌肉缓冲作用于肱骨的强大制动力的时间，而后关节囊厚度和僵硬度的增加则会进一步限制肩关节的内旋范围，使这种恶性循环持续下去。从理论上讲，投球释放阶段后关节囊和相关外旋肌肉的过度紧张会使肩胛骨的位置产生扭曲。随之发生的肩胛骨动力障碍会扭曲肩袖肌群的力线，降低为盂肱关节提供动态稳定性的能力。或许这可以部分解释 GIRD 与盂肱关节及相关结构的应力性损伤之间的显著联系。这一运动医学领域需要进行更多的研究，从而在生物力学上更加精确地理解肱骨后倾、GIRD 及损伤频率增加之间的因果关系。更深入的理解有助于预防、诊断和治疗许多与过顶投掷相关的应力性损伤以及其他非运动员的常见运动损伤。

肩峰下撞击综合征：潜在病理机制的深入观察

肩峰下撞击综合征是肩部最常见的疾病之一。这一综合征的病理机制是肩峰下间隙内组织反复和潜在的破坏性压迫。一般认为这种压迫与肩峰下间隙的空间减小有关。图 5-62 展示了一位患者进行主动外展时发生的肩峰下撞击。喙肩弓和肱骨头之间最易受压迫的组织是冈上肌肌腱、肱二头肌长头肌腱、上关节囊和肩峰下关节囊。Neer 在 1972 年首次公布了这一临床疾病，他认为大多数的肩袖综合征都与过度的肩峰下撞击相关。尽管这一论断目前很难得到证实，但许多研究人员和临床医师都认为肩峰下撞击通常直接或间接地参与到肩袖退行性病变和其他盂肱关节的疼痛病变中。由于日常生活很多时候都需要将手臂主动举过头顶，这一动作产生的疼痛会导致功能明显受限。肩峰下撞击综合征在过顶投掷运动员和需要肩关节长时间或反复外展的职业群体中最常见，但也会发生在相对久坐的人群中。

尽管临床医生和学界一直认为肩峰下撞击综合征是一个重要的临床问题，但仍有一些人质疑相关的诊断标准太过宽泛。肩峰下撞击综合征的一个普遍接受的诊断性阳性症状是，肱骨被动抬高合并内旋时，肩关节前区出现疼痛。然而，仅仅依据这一项检查并不能证明主动外展时的疼痛（患者的主诉）

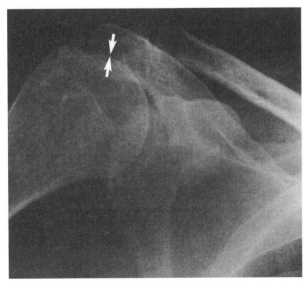

图 5-62　一位肩峰下撞击综合征患者外展肩关节时的 X 线图片。小箭头显示肱骨头撞击到肩峰的下表面（Courtesy Gary L. Soderberg.）

是由于肩峰下间隙内组织的真实撞击所引起的。此外，肩峰下间隙外的其他组织也可能由上述撞击试验刺激引起疼痛。因此，一些专家认为不能仅仅依靠撞击试验阳性就诊断为肩峰下撞击综合征。关于肩峰下撞击综合征最合适的诊断标准和测试的争论会随着对于该疾病病理机制和病理生理学的进一步理解而解决。

如本章前面所述，在肩关节外展的过程中，正常肩峰下间隙的高度在 3~10 mm 之间变化。由于间隙内有很多组织，因此大多数情况下肩关节的外展都可能使一些组织受到压迫。对于大多数的健康人群，有黏液囊能够保护肌腱和关节囊免受过度的机械刺激。尽管还未充分阐清，这种累积性压迫可能存在一个阈值，一旦达到阈值就会导致肩峰下组织的变性和疼痛。这一阈值可能取决于外展过程中任一点的肩峰下间隙大小，是由运动和解剖因素共同决定的。其中一个相关的运动因素为盂肱关节的异常关节运动。如前文所述，肩关节外展过程中肱骨头的过度上移会压迫肩峰下间隙的内容物。一些人的肱骨头过度上移可能与肩袖肌群等肌肉不能协助完成正常的关节运动有关。

肩峰下撞击综合征相关的病理机制研究包括从肱骨 - 肩胛骨和肩胛骨 - 肱骨两个角度来研究盂肱关节的关节运动学。任何一个角度的运动学异常都会影响肩峰下间隙的体积。许多文献都将肩胛胸壁关节的异常运动视为导致撞击的可能因素。在健康人的肩关节中，充分外展往往伴随着肩胛胸壁关节的显著上旋，同时还有后倾、外旋等细微的肩胛调节动作。大多数研究发现，肩峰下撞击综合征患者的肩关节外展的过程中，肩胛骨的上旋、后倾和外旋程度都较正常有所减小。这些异常的运动减小了肱骨头和喙肩弓之间的间隙，被认为是导致肩峰下撞击的原因。有趣的是，一项研究发现，实验性诱导的肩峰下疼痛患者在肩关节主动外展时伴有肩胛骨上旋程度的增加。这种异常的运动可能是一种代偿方式，从而减轻对疼痛组织的压迫。肩胛骨运动异常发生在肩峰下撞击综合征之前还是之后并不总是一定的。不论肩胛骨运动方式如何，重要的是，肩胛骨运动的一个很小的偏差也会对于肩峰下间隙这样一个狭小的空间造成不成比例的巨大影响，尤其是考虑到黏液囊肿胀等其他因素。

　　肩胛骨相对于胸部的错误姿势也是导致肩峰下间隙体积减小的原因之一。在神经系统正常的人群中，错误姿势常常与肩胛胸壁关节的异常下旋和过度前伸有关，这通常会引起肩胛骨的过度前倾和内旋。实际上，这种姿势与胸小肌紧绷或过度缩短有关。因此，胸小肌的明显紧绷会导致肩胛骨运动障碍和肩峰下撞击综合征的发生。

肩峰下撞击综合征的直接或间接病因

- 盂肱关节的异常运动
- 肩胛骨运动障碍
- 姿势影响肩胛胸壁关节的对合
- 控制盂肱关节或肩胛胸壁关节运动的肌肉的疲劳、无力、控制不佳或紧张
- 肩峰下间隙内及周围组织的炎症和肿胀
- 肩袖肌肌腱和肱二头肌长头肌腱的过度磨损和继发退行性变
- 肩关节不稳
- 盂肱关节下关节囊内的黏连或僵硬
- 盂肱关节后关节囊的过度紧张（以及继发的肱骨头向喙肩弓下缘的过度前移）
- 肩锁关节周围的骨赘形成
- 肩峰或喙肩弓的形状异常

　　除了胸小肌紧绷外，导致肩胛胸壁关节姿势或运动障碍的原因包括颈椎或胸椎姿势改变；下跌式坐姿；避免引起疼痛；上斜方肌活动增加；前锯肌，中、下斜方肌和肩袖肌群的疲劳、活动减少，以及虚弱无力；肩胛骨和肱骨之间肌肉协调性降低。

　　肩峰下撞击综合征也可由与盂肱关节直接相关的疾病引起，包括韧带不稳定、黏连性关节囊炎、后关节囊过度紧张（以及继发的肱骨头向喙肩弓下方的过度前移）、盂肱关节周围特定肌肉紧张，以及肩峰下间隙体积的改变。肩峰下间隙体积改变可能由肩锁关节上方骨赘、异常钩状肩峰的存在或肩峰下间隙内及周围结构的肿胀破碎形成。下框中列出的是肩峰下撞击综合征最常见的直接病因和间接病因。

　　肩峰下撞击综合征的非手术治疗目标通常包括减轻肩峰下间隙的炎症、增加肩袖肌群和肩胛骨轴向肌肉的可控性和力量、提高肩胛胸壁关节的运动知觉意识，以及恢复盂肱关节正常的运动范围、组织柔韧性和关节运动学。制订针对这些目标的锻炼方案需要基于对背后的力学机制的理解，即异常的肌肉骨骼系统如何影响肩关节的运动，最终减小肩峰下间隙的体积并导致肩峰下撞击综合征的发生（详见下框）。一项系统的文献综述和 meta 分析表面，在一些肩峰下撞击综合征患者中，强化性和灵活性锻炼可以有效减轻疼痛并提升功能。在进一步理解如何能将运动类型与患者特定的病理机制更精确地匹配后，运动疗法的效果会有所提升。

异常的肌肉骨骼系统影响肩关节运动最终减小肩峰下间隙的可能机制

肌肉骨骼系统成分的改变	相关的运动学影响（肩峰下间隙减小）
前锯肌和中、下斜方肌的活动减少	肩胛骨上旋、后倾和外旋程度的减小
上斜方肌的过度活动	锁骨后旋程度的减小
肩袖肌群的活动减少或退化	盂肱关节外展或屈曲时肱骨头的过度上移；盂肱关节外展或屈曲时外旋程度的减小
盂肱关节后关节囊和（或）后肩袖肌群的紧张	肱骨头关于关节窝的异常姿势；肩胛骨的过度内旋
胸小肌或肱二头肌长头的紧张	肩胛骨的过度内旋或前倾
过度的胸椎后凸	肩胛骨的过度内旋或前倾；肩胛骨上旋程度的减小

肩胛骨运动障碍的一种可视化表现

本章曾介绍过肩胛骨运动障碍，是指肩胛骨的位置或运动异常。肩胛骨运动障碍会显著影响整个肩关节复合体的运动，降低运动的流畅性和舒适度。肩胛骨运动障碍影响肩关节运动学的方式有时很难想象。然而在某些情况下，异常运动学可以通过简单的角度测量变得更加明了，如图 5-63 所示。举例来说，当一名健康男性受试者在肩胛骨平面主动外展肩关节时，可以对其正常的肩胛肱骨的变化进行分析（图 5-63A）。图片所示为受试者维持 70°的肩外展，用一角度计测量垂直参考线和肱骨长轴之间的角度。分别在肩外展的 17 个角度进行测量，外展范围为 10°~170°，图 5-63A 所示的位置为其中的一个角度（见框中的列和图中的横轴）。肩外展角度每增加 10°，肩胸上旋的角度记录为垂直参考线和肩胛骨内侧边界的夹角（见框中的数据列和图中的绿色数据点）。这些相对简单的测量使得能够计算盂肱关节的外展角度，为肩外展角度和肩胸上旋角度之差（图中的紫色数据点）。因为肩外展 70°时肩胛骨向上旋转 20°，所以推算盂肱关节的

外展角度为 50°。需注意在肩外展 170°时，肩胛骨向上旋转 54°，因而盂肱关节外展角度为 116°，这是一种基于正常的肩胛肱骨变化的运动模式。

图 5-63B 显示了对于一名肩胛骨运动障碍的受试者进行相似的分析，该患者有右前锯肌的无力以及主动外展时前肩部疼痛的主诉。肩胛骨运动障碍的显著特征是肩外展的前半程中肩胛骨向下旋转（用负的旋转值表示）。因为肩胛骨在肩外展 70°时向下旋转 20°，因此推算盂肱关节外展的角度为 90°。在这种情况下，盂肱关节的外展程度比肩部更大。有趣但令人费解的是，外展过程中受试者的肩胛骨最终又开始向上旋转，但这种情况只发生在肩部外展角度超过 80°时。受试者并不能主动外展肩部超过 150°。

肩胛骨在肩部外展的前半程过度向下旋转会对盂肱关节造成不利影响。最可能出现的是压迫肩峰下间隙内的内容物。肩胛骨过度向下旋转导致的盂肱关节过度外展还会改变肩袖肌群的自然力线，破坏关节的运动学和动态稳定性。此外，肩胛骨的过

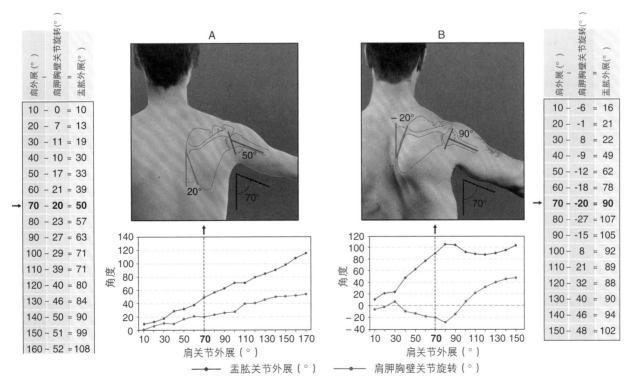

肩外展（°）	肩胛胸壁关节旋转（°）	盂肱外展（°）
10 –	0	= 10
20 –	7	= 13
30 –	11	= 19
40 –	10	= 30
50 –	17	= 33
60 –	21	= 39
**70 –	20**	**= 50**
80 –	23	= 57
90 –	27	= 63
100 –	29	= 71
110 –	39	= 71
120 –	40	= 80
130 –	46	= 84
140 –	50	= 90
150 –	51	= 99
160 –	52	= 108

肩外展（°）	肩胛胸壁关节旋转（°）	盂肱外展（°）
10 –	-6	= 16
20 –	-1	= 21
30 –	8	= 22
40 –	-9	= 49
50 –	-12	= 62
60 –	-18	= 78
**70 –	-20**	**= 90**
80 –	-27	= 107
90 –	-15	= 105
100 –	8	= 92
110 –	21	= 89
120 –	32	= 88
130 –	40	= 90
140 –	46	= 94
150 –	48	= 102

盂肱关节外展（°）　　肩胛胸壁关节旋转（°）

图 5-63　角度计测量推算盂肱关节外展角度（蓝色）等于肩关节外展角度（黑色，坐标系横轴）与肩胛胸壁关节旋转角度（绿色）之差。一位健康男性（A）和一位患有肩胛骨运动障碍的男性（B）均维持肩部外展 70°的姿势。肩胛骨的上旋表示为正角度，下旋表示为负角度

度向下旋转会影响肩胛肱骨肌肉的长度－张力关系，导致肌肉疲劳或无力。肩胛骨运动障碍的运动学可视化可以帮助阐明相关的动力学机制，这对于诊断运动障碍和选择最有效的治疗方式是必不可少的。

ⓔ 学习中的问题

1. 胸锁关节的形态（形状）如何在关节抬高和降低、伸展和收缩时影响其关节运动？
2. 哪些胸锁关节相关的关节周围结缔组织和肌肉在锁骨完全降低后变得紧张？
3. 请描述胸锁关节和肩锁关节的骨骼动力学如何共同加强肩胛胸壁关节的伸展？在你的答案中应包括旋转轴和运动平面。
4. 对比盂肱关节分别从解剖位置和外展90°的位置内旋的关节运动学。
5. 哪一脊神经根的损伤会严重影响肩胛胸壁关节的伸展运动？提示：参考附录Ⅱ的B部分。
6. 在手臂固定的情况下，请描述大圆肌充分运动而菱形肌和胸小肌不运动时肩胛骨的可能姿势。
7. 图5-59展示了盂肱关节的几块内旋肌肉。试问这些肌肉对于肱骨向后滑动起到了什么作用？
8. 请列出肩部从解剖位置主动外展的过程中肩关节复合体中所有可能收缩的肌肉。请参考附录Ⅱ的B部分，哪对脊神经根最可能与这些发达肌肉的神经支配有关。
9. 请列出肩部所有理论上有利于维持肩胛骨内旋姿势的肌肉，无论紧张或松弛。
10. 请列出肩部所有理论上有利于维持肩胛骨前倾姿势的肌肉，无论紧张或松弛。
11. 从理论上讲，一个完全融合的盂肱关节可能有多大程度的主动外展？
12. 什么动作会增加盂肱下韧带所有部位的张力？
13. 请描述肱二头肌长头的具体走行，从远端到近端附着点。此肌腱在哪个位置最容易受到挤压并产生相关炎症？
14. 发生臂丛上干撕裂伤后，哪种或哪些主动运动基本上是不可能的？
15. 肩胛胸壁关节的姿势如何影响盂肱关节的静态稳定性？
16. 肩胛骨的哪些运动组合最有可能减小肩峰下间隙的体积？
17. 如本章正文所述，出生时肱骨后倾角度大约为65°。在年轻人年龄达到20岁之前，多大的肱骨后倾角度是正常的？
18. 根据盂肱关节相对于内外侧旋转轴的拉力线，比较胸大肌胸肋部在三个起始位置的矢状面动作：（a）接近解剖中立位；（b）超过中立位伸展30°；（c）屈曲120°。

ⓔ 以上问题的答案可以在Evolve网站上找到。

ⓔ 附加视频教学材料目录

- 上肢特定关节运动学的洞悉观察
- 正常肩与3例肩峰下撞击关节运动学的洞悉比较
- 右斜方肌孤立性麻痹：康复师对斜方肌的三部分分别进行经典肌肉查体
- 右斜方肌孤立性麻痹：由于中斜方肌麻痹导致肩胛骨内收幅度降低

临床运动学在四肢瘫痪患者中的应用
- C^6 水平四肢瘫痪患者由仰卧位到坐位的分析
- C^6 水平四肢瘫痪患者由轮椅移到垫子的分析
- C^6 水平四肢瘫痪患者翻身的分析
- C^7 水平四肢瘫痪患者前锯肌功能思考
- C^6 水平四肢瘫痪患者肩胛骨"摆动"的力学
- C^7 水平四肢瘫痪者支撑坐起的动作表现

扫描右侧二维码可
获得相关视频

第6章

肘关节和前臂

原著者：Donald A. Neumann, PT, PhD, FAPTA

译者：肖 健 邵振兴 **审校者：**闫 辉

肘和前臂复合体包括三块骨与四个关节（图6-1）。肱尺关节和肱桡关节组成了肘关节。肘关节的屈伸运动为上肢提供了调节其功能性长度的方法。这一机制被应用于许多重要的日常活动中，比如进食、触摸、投掷和完成个人卫生。

桡骨和尺骨在前臂通过近端和远端桡尺关节相关节。这对关节组合允许手旋向上（旋后）或旋向下（旋前），而不需要借助肩关节的运动。旋前和旋后可以与肘关节的屈和伸相结合，也可不依赖肘的屈伸独立完成。肘关节和前臂关节的相互联系极大地拓展了手放置的灵活性，从而加强了上肢的整体功能。

肘和前臂复合体的四个关节
- 肱尺关节
- 肱桡关节
- 近端桡尺关节
- 远端桡尺关节

骨学

中至远端肱骨

肱骨中至远端的前后表面为肱肌和肱三头肌内侧头提供了近端附着点（分别如图6-2和图6-3所示）。肱骨干远端在内侧终止为肱骨滑车和肱骨内上髁，在外侧终止为肱骨小头和肱骨外上髁。肱骨滑车类似于一个圆的、中空的线轴。滑车的内侧缘

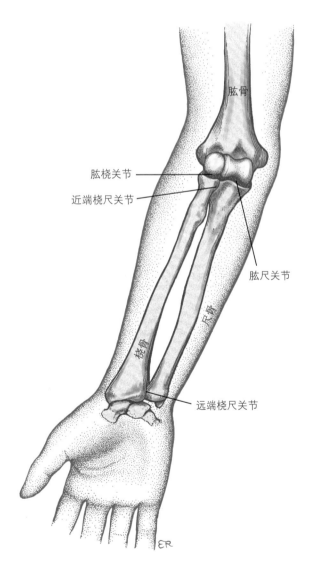

图 6-1 肘和前臂复合体的关节

和外侧缘稍增宽形成内侧唇与外侧唇。和外侧唇相比，内侧唇更向远端突出。内侧唇和外侧唇之间为滑车沟，当从后向前观察时，滑车沟向内侧方向轻度旋转（图 6-4）。冠突窝正好位于滑车前面的近端（图 6-2）。

肱骨滑车外侧为圆的肱骨小头。肱骨小头近似形成了半个球体。较小的桡窝位于肱骨小头前面的近端。

> **肱骨中至远端特征**
> - 滑车包括沟和内、外侧唇
> - 冠突窝
> - 小头
> - 桡窝
> - 内上髁和外上髁
> - 内侧和外侧髁上嵴
> - 鹰嘴窝

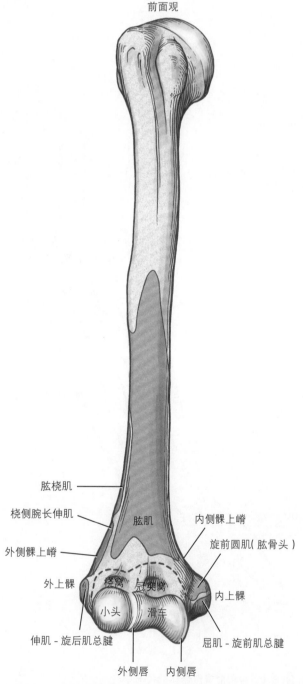

图 6-2　右肱骨前面观。肌肉的附着部位显示为红色。虚线部分显示了肘关节囊的附着部位

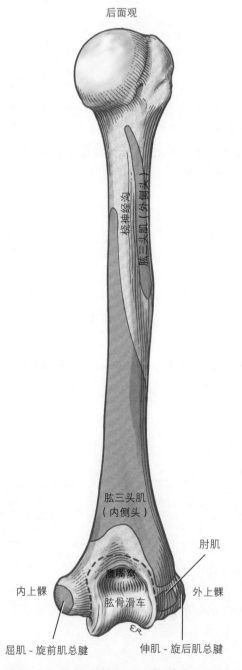

图 6-3　右肱骨后面观。肌肉的附着部位显示为红色。虚线部分显示了肘关节囊的附着部位

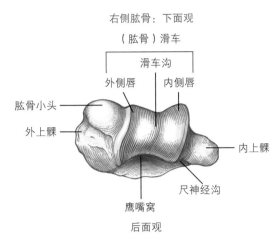

右侧肱骨：下面观

（肱骨）滑车

滑车沟

外侧唇　内侧唇

肱骨小头

外上髁

内上髁

尺神经沟

鹰嘴窝

后面观

图 6-4　右侧肱骨远端，下面观

尺骨的骨性特征

- 鹰嘴突
- 冠突
- 滑车切迹和纵嵴
- 桡切迹
- 旋后肌嵴
- 尺骨粗隆
- 尺骨头
- 尺骨茎突
- 尺骨中央凹

肱骨内上髁由肱骨滑车向内侧突出（图 6-2 和图 6-4）。这一易于被触及的突起结构是肘关节内侧副韧带以及大多数前臂旋前肌和腕屈肌的近端附着部位。

肱骨外上髁比内上髁突出程度低，是肘外侧副韧带复合体以及大多数前臂旋后肌和腕伸肌的近端附着部位。紧靠外上髁和内上髁的分别是外侧髁上嵴和内侧髁上嵴，相对表浅且容易被触及。

在肱骨的后面观，深而宽的鹰嘴窝位于肱骨滑车的近端。只有一薄层的骨或膜将鹰嘴窝和冠突窝分离开。

尺骨

尺骨近端厚并有独特的突起（图 6-5 和图 6-6）。尺骨鹰嘴突形成了尺骨近端大而钝的尖端，构成肘关节的"点"（图 6-7）。鹰嘴突粗糙的后表面接受肱三头肌的附着。冠突从尺骨近端的前部突出。

尺骨滑车切迹是位于鹰嘴前尖和冠突之间大的下颌状突起。该凹形切迹与形状相对的肱骨滑车紧密结合，组成肱尺关节。一条细长隆起的纵嵴将滑车切迹沿着中线分开。

尺骨的桡切迹是位于滑车切迹下外侧的关节凹陷（图 6-5 和图 6-7）。桡切迹向远端、略向背侧延伸为旋后肌嵴，是部分外侧副韧带复合体以及旋后肌附着部位的标志。尺骨粗隆是一表面粗糙的印迹，位于冠突远端，由肱肌附着而形成（图 6-5）。

尺骨头位于尺骨的远端（图 6-8）。尺骨头约 3/4 被关节软骨所覆盖。茎突 (styloid，源自希腊

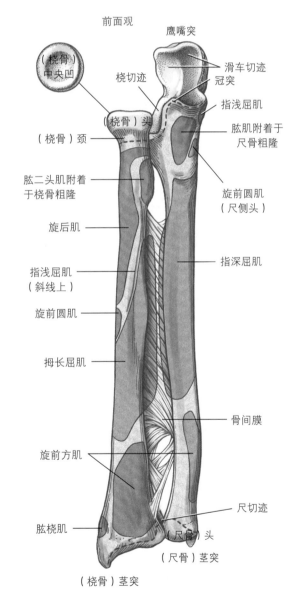

前面观

鹰嘴突

（桡骨）中央凹

桡切迹

滑车切迹

冠突

指浅屈肌

肱肌附着于尺骨粗隆

（桡骨）头

（桡骨）颈

肱二头肌附着于桡骨粗隆

旋后肌

旋前圆肌（尺侧头）

指浅屈肌（斜线上）

指深屈肌

旋前圆肌

拇长屈肌

骨间膜

旋前方肌

尺切迹

肱桡肌

（尺骨）头

（尺骨）茎突

（桡骨）茎突

图 6-5　右侧桡骨和尺骨的前面观。肌肉的近端附着部位显示为红色，远端附着部位为灰色。虚线显示了肘关节、腕关节、近端和远端桡尺关节的关节囊附着部位。上方描绘了桡骨头以展示中央凹

词根 stylos，柱子）从尺骨最远端的后内侧区域向远端突出。一小的凹陷，被称为中央凹，位于尺骨茎突的基底部。中央凹通常被附着的关节盘和其他韧带所填充。

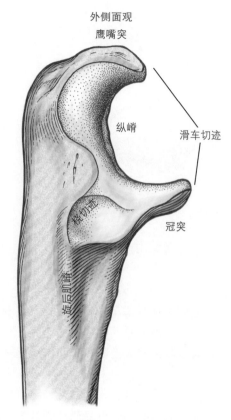

图 6-7　右侧尺骨近端的外侧面（桡侧）观，桡骨已被移除。注意滑车切迹的下颌状外形

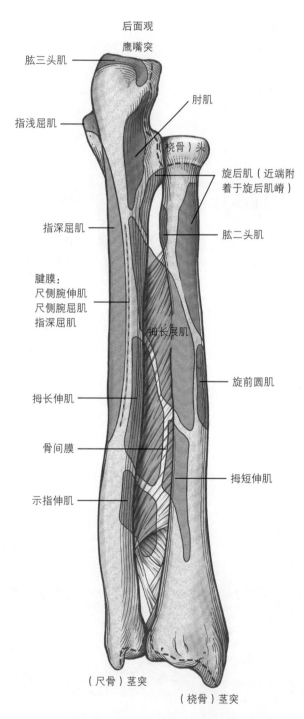

图 6-6　右侧桡骨和尺骨的后面观。肌肉的近端附着部位显示为红色，远端附着部位为灰色。虚线显示了肘关节、腕关节、近端和远端桡尺关节的关节囊附着部位

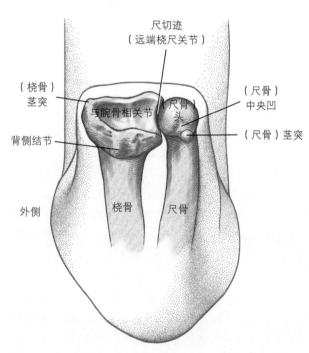

图 6-8　右侧桡骨和尺骨的远端，腕骨已被移除。前臂充分旋后。注意突起的尺骨头和与其邻近的尺骨茎突

桡骨

在充分旋后位，桡骨与尺骨平行并位于其外侧（图 6-5 和图 6-6）。桡骨的近端较小并因此成为组成肘关节的一个较小的结构。其远端则扩大，是腕关节的主要组成部分。

桡骨头为一盘状结构，位于桡骨的最近端。关节软骨覆盖桡骨头边缘约 280°。桡骨头的边缘与尺骨的桡切迹相接，组成近端桡尺关节。紧接于桡骨头下方的是缩窄的桡骨颈（图 6-5）。

桡骨头上表面形成一浅的、杯状的凹陷，被称为中央凹。这一由软骨覆盖的凹陷与肱骨小头相关节，形成肱桡关节。肱二头肌附着于桡骨的桡骨（肱二头肌）粗隆，其为一表面粗糙的区域，位于近端桡骨的前内侧缘。

桡骨远端与腕骨相关节，在腕关节处组成桡腕关节（图 6-8）。桡骨远端的尺切迹在远端桡尺关节处与尺骨头相接。突出的茎突由桡骨远端的外侧面向远端突出，比尺骨茎突突出更远。

桡骨的骨性特征
- 桡骨头
- 桡骨颈
- 桡骨中央凹
- 桡骨（肱二头肌）粗隆
- 尺切迹
- 桡骨茎突

关节学

肘关节

肱尺关节和肱桡关节的一般特征

肘关节由肱尺关节和肱桡关节组成（图 6-1）。尽管两关节对肘关节的屈伸运动均有贡献，但在维持肘关节整体三维稳定性上各有作用。肱尺关节通过滑车和滑车切迹之间的紧密结合为肘关节提供了很大的稳定性。相比之下，结合相对不紧密的肱桡关节，通过桡骨头与肱骨小头相抵，与许多关节囊韧带连接一起为肘关节提供稳定性。

由于肘关节主要的平面运动为屈和伸，早期的

解剖学家将其归为铰链关节或屈戌关节。但术语"改良铰链关节"实际上更为合适，因为在肘关节弯曲和伸展时，尺骨会经历轻微的轴向旋转（即绕自身纵轴旋转）和侧向运动。在肘关节假体的设计中，生物工程师必须考虑到这些相对较小的"超矢状面"辅助运动。如果不注意这个细节，假体植入物更容易过早松动。

肘关节的正常"外翻角"

肘部屈和伸发生在近内侧旋转轴周围，旋转轴穿过外上髁附近并最终穿过肘关节的凸出部分（图 6-9A）。从内侧到外侧，旋转轴稍向上走行，部分因为滑车内侧唇较外侧唇向远端延长。肱骨滑车的不对称导致尺骨相对肱骨向外侧倾斜。肘关节伸直时的自然冠状面成角称为正常肘外翻角（术语"提携角"经常被使用，反映了这样一个事实，即外翻角倾向于在行走时使所提物体远离大腿一侧）。Paraskevas 及同事报道，在健康男性和女性平均肘外翻角约为 13°，标准差近 6°。平均而言，女性比男性肘外翻角大 2°。两项基于大量健康受试者样本的研究显示，无论性别，优势侧手的外翻角更大。此外，来自健康儿童群体的数据显示，提携角随着年龄的增长而自然增加，这一点在测量不同年龄段儿童上肢骨时可能是相关的。

有时伸直的肘关节可有超过 20°~25° 的过度外翻角（图 6-9B）。相比之下，前臂内翻（或"枪托"）畸形更少见，表现为前臂向中线倾斜（图 6-9C）。术语"外翻"（valgus）和"内翻"（varus）分别来源于拉丁文 turned outward（外展）和 turned inward（内收）。

显著的外翻或内翻可能由创伤所致，如儿童肱骨远端经"生长板"的严重骨折。过大的肘外翻角可引起过伸并导致沿肘关节内侧走行的尺神经的损伤。

关节周围的结缔组织

肘关节的关节囊包绕肱尺关节、肱桡关节和近端桡尺关节（图 6-10）。这些关节周围的关节囊较薄，并在前方被斜行和垂直走行的纤维组织加强。关节囊的内侧面被滑膜覆盖（图 6-11）。

肘关节的关节囊被侧副韧带加强。这些韧带是肘关节多个平面稳定性的重要来源，尤其是在冠状面内。增加韧带张力的运动被列在表 6-1 内。内侧副韧带（medial collateral ligament，MCL）由前、

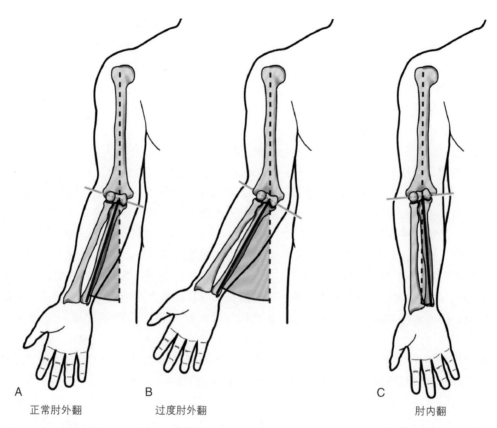

图 6-9 A. 肘关节的旋转轴（蓝线）沿着肱骨小头与肱骨滑车由内向外略微倾斜，肘关节正常外翻与肱骨纵轴呈15°角；B. 显示了前臂侧偏30°的肘关节过度外翻畸形；C. 显示了前臂向内侧偏5°的肘关节内翻畸形

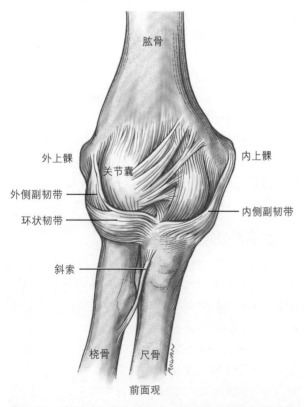

图 6-10 右侧肘关节的前面观，显示关节囊及侧副韧带

后和横行纤维束组成（图 6-12）。前纤维束是内侧副韧带最坚固的部分。这些纤维束对肘部外翻（外展）应力的抵抗力最强。前纤维束起于肱骨内上髁的前部，止于尺骨冠突的内侧部分。细致的研究已确定前纤维束有 9 个单独的亚束。由于这些细小的纤维成分跨越旋转轴的前后两侧，所以在全范围的屈伸过程中，至少有部分纤维是被拉紧的。当作为一个整体时，MCL 的前纤维束为整个矢状面的运动提供了关节稳定性。

MCL 的后纤维束没有前纤维束明显，本质上是后内侧关节囊的扇形增厚。如图 6-12 描绘的那样，后纤维束起于肱骨内上髁的后部，止于鹰嘴突的内侧缘。后纤维束抵抗外翻应力，当肘关节极度屈曲时同样变紧。第三组发育较差的横行纤维束从鹰嘴突横向走行至尺骨冠突。由于这些纤维起止于同一骨，它们仅能提供有限的关节稳定性。

除内侧副韧带外，腕屈肌的近侧纤维束和旋前肌群也可抵抗肘关节的外翻应力，其中尺侧腕屈肌最为显著。因此，这些肌肉被视为肘关节的"内侧动态稳定装置"。

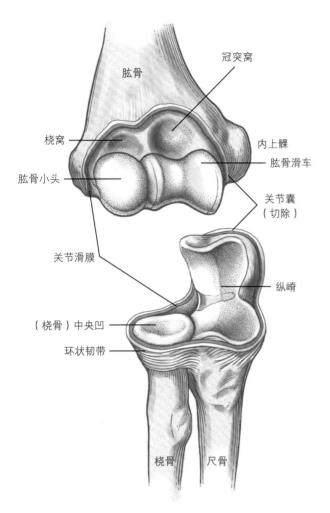

图 6-11　右侧肘关节的前面观，肘关节被分离以显露肱尺关节和肱桡关节。显示近端桡尺关节的边缘位于肘关节囊之内。注意滑车切迹上缺少关节软骨覆盖的小区域。覆盖于关节囊内侧的滑膜显示为蓝色

表 6-1　增加肘关节侧副韧带张力的主要运动	
韧带	**增加张力的运动**
内侧副韧带 （前纤维束 *）	外翻 伸（前部）和屈（后部）
内侧副韧带 （后纤维束）	外翻 屈
桡侧副韧带	内翻
外侧（尺侧）副韧带 *	内翻 肘复合体外旋 屈
环状韧带	桡骨偏心运动

* 主要的外翻或内翻稳定装置

当暴力使处于伸直位的肘关节过度外翻时，MCL 容易发生损伤，这种情况常见于上肢处于伸直旋后位时跌倒（图 6-13）。韧带的损伤可能与肱桡关节压缩骨折、桡骨全长任一部位骨折相关——桡骨承受了绝大部分经腕传导的压缩应力。强大的外翻应力也可能损伤尺神经或旋前肌‐腕屈肌的近端附着点。此外，这样的损伤可能与肘关节过伸有关，导致前关节囊损伤。

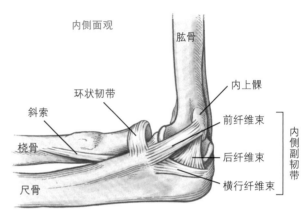

图 6-12　右侧肘关节内侧副韧带的纤维束

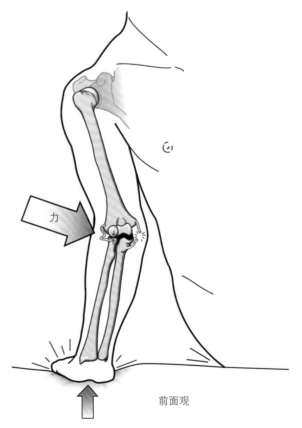

图 6-13　摔倒时试图自救可能会对肘关节产生强大的外翻应力，导致内侧副韧带的撕裂，并可能在肱桡关节处产生破坏性的压缩应力，可能导致桡骨头骨折

当无负重、重复性的外翻应力作用于肘关节时，MCL 也容易发生损伤。该损伤常见于手臂需要进行过头顶运动的运动员，最典型的是棒球投手。在投掷动作的终末侧转与加速期，肘关节处的外翻扭转力达到最大，此时疼痛和外翻不稳定性最为明显。如果韧带损伤严重，可能需要外科手术治疗，经典的治疗方式是利用掌长肌、股薄肌或缝匠肌进行自体肌腱移植修复前纤维束——所谓的 Tommy John 手术。

肘关节外侧副韧带复合体的形态比内侧副韧带更为多变（图 6-14）。韧带复合体起自肱骨外上髁并分为两组主要的纤维束。其中第一组纤维束，即通常所说的桡侧副韧带，呈扇形展开并多数汇集于环状韧带，部分纤维止于旋后肌和桡侧腕短伸肌的近端附着点。第二组较厚的纤维束，称为外侧（尺侧）副韧带 [lateral (ulnar) collateral ligament，LUCL]，远端止于尺骨旋后肌嵴。两组韧带在外侧抵抗作用于肘关节的内翻应力。

LUCL 相对靠后的位置使其多数纤维束在肘关节完全屈曲时处于拉紧状态。此外，通过与尺骨附着，LCUL 与 MCL 的前纤维束一起作为肘关节冠状平面的主要"拉线"发挥作用。LCUL 和 MCL 的前纤维束作为一对韧带，在肘关节整个屈伸运动过程中，提供了抵抗过度内翻和过度外翻运动的主要软组织抵抗力。

特别关注 6-1

肘关节恐怖三联征

如之前在图 6-13 中描述的那样，当上肢处于伸直旋后位时跌倒可导致 MCL 损伤。但是在一些病例中，该类型的跌倒还可导致其他结构的损伤，通常称为"肘关节恐怖三联征"。这种复杂而严重的损伤的三个主要组成部分包括肘关节脱位（伴广泛的韧带损伤）、桡骨头骨折、冠突骨折。接触地面时产生的强大的压缩力、过伸与外翻应力可导致 MCL 的损伤和骨折。此外，外翻应力常伴随施加于肘关节的强大的后外旋转压力，通常会完全撕裂 LUCL 和其他解剖上相关的软组织。临床上，肘关节后外侧旋转不稳定可通过对前臂近端（肱骨相对固定）人为施加外旋（外旋）力而表现出来。取决于损伤的严重程度，旋转不稳定可包括肱桡关节和肱尺关节。由于损伤广泛，该损伤的治疗给外科医师和康复医师带来了巨大的挑战。在损伤极其严重的病例，康复过程可能会被持续性不稳定、神经损伤后遗症、异位骨化和肘关节僵硬所阻碍。外科手术的治疗目标包括修复肱尺关节和肱桡关节骨和韧带的完整性。修复手术鼓励早期术后运动，以避免远期肘关节僵硬。手术治疗通常包括桡骨头假体植入，以试图加强肘关节外侧柱。

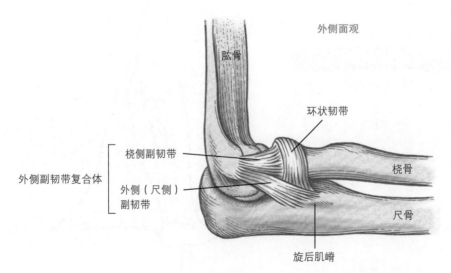

外侧面观

肱骨

环状韧带

桡骨

桡侧副韧带

外侧副韧带复合体

外侧（尺侧）副韧带

尺骨

旋后肌嵴

图 6-14　右侧肘关节外侧副韧带复合体的组成成分

LUCL 在尺骨的坚实附着形成了支撑桡骨头的吊索结构（图 6-14），因此可协助防止前臂近端相对于肱骨的过度外旋。在一些导致 LUCL 完全撕裂的严重损伤中，这一重要功能表现得非常明显。桡骨头常因向后外方扭转而在肱骨小头下方发生脱位，从而导致整个肘关节复合体后外侧旋转不稳定。因此，由于具有维持肘关节冠状面和横断面稳定性的能力，LUCL 受到重视。

和许多关节一样，肘关节也有可测量的关节囊内压。关节囊内压由空气占整个空间的体积比例决定，当肘关节屈曲 80° 时囊内压最低。对于关节发炎和肿胀的患者，此关节位置通常被视为"舒适位置"。将肿胀的肘部保持在屈曲姿势可能会提高舒适度，但也可能会使人容易发生肘部屈曲挛缩（contracture，源自拉丁词根 contractura，聚集在一起）。

运动学

屈和伸功能的研究

肘关节的屈曲具有几个重要的生理学功能，如拉、举、进食和梳头发。屈曲障碍，比如无法用手将食物送入口中，将严重限制个人的生活自理能力。C⁵ 神经根以上脊髓损伤的患者会由于肘关节屈肌群的麻痹而经历这种严重的功能损害。

许多日常活动会伴随伸肘关节，如投掷、推和伸手触摸。肘部肌肉僵硬常导致肘关节挛缩而失去完整的伸肘功能。肌肉在长时间屈曲位和短缩位固定后会变得异常僵硬。长时间屈曲可能是由于骨折后的石膏固定或创伤后异位骨化、骨赘形成、肘关节炎症渗出、肌肉痉挛、肱三头肌麻痹或肘关节前方皮肤瘢痕。除屈肌群紧缩外，前关节囊和内侧副韧带的前纤维束也可能硬度增加。

当使用量角器测量时，肘关节被动运动的范围通常从超中立位（0°）过伸 5° 到屈曲 145°~150°。

然而，图 6-15 的数据表明，一些日常活动通常仅使用有限的运动"功能弧"，通常在屈曲 30°~130°。和下肢关节如膝关节不同，肘关节失去极限运动通常只会导致很小的功能损害。

肱尺关节的关节运动学

肱尺关节是由尺骨凹陷的滑车切迹和肱骨凸出的肱骨滑车组成的关节（图 6-16）。透明软骨覆盖滑车关节面约 300° 的范围，相比之下，滑车切迹仅 180° 被其覆盖。该关节的自然耦合性和形状将运动主要限制在矢状面。尺骨尖锐的冠突是对抗尺骨相对肱骨远端向后移位的主要骨性阻力来源，尤其是当肘关节部分屈曲时。

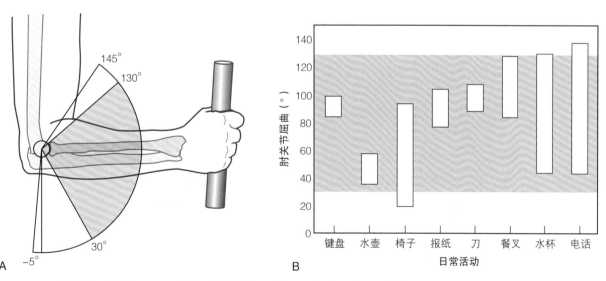

图 6-15　肘关节的活动范围。A. 正常人的肘关节活动范围为超中立位 5° 过伸到 145° 屈曲，从屈曲 30° 到 130°（红色部分）之间 100° 的"功能弧"基于矩阵图中的数据。B. 矩阵图显示肘关节为完成下列日常活动所需的运动范围：使用标准的电脑键盘，从水壶里倒水，从椅子上站起来，手持报纸，手持刀切东西，用叉子将食物送到嘴里，将水杯拿到嘴边，手持电话（数据来源于 Morrey BF, Askew LJ, Chao EY: A biomechanical study of normal functional elbow motion, *J Bone Joint Surg Am* 63: 872–877, 1981; Sardelli M, Tashjian RZ, MacWilliams BA: Functional elbow range of motion for contemporary tasks, *J Bone Joint Surg Am* 93[5]: 471–477, 2011.)

为保证肱尺关节达到完全伸展位，肘关节前方的皮肤、屈肌、前关节囊及内侧副韧带的部分前纤维束要有足够的伸展性（图 6-17A）。完全伸展还要求鹰嘴突的突出尖端楔入鹰嘴窝。因此鹰嘴窝周围异位（ectopic，来源于希腊词根 ecto，外面的，+topos，位置）骨形成会限制完全伸展。一般来说，

当肘关节伸直时，健康的肱尺关节主要被关节间的耦合以及被拉伸结缔组织增大的张力所稳定。

当肱尺关节发生屈曲时，滑车切迹的凹面在凸出的肱骨滑车上滚动和滑动（图 6-17B）。肘关节完全屈曲要求后关节囊、伸肌、尺神经、侧副韧带的特定部分尤其是内侧副韧带的后纤维束延长。延长的或反复的肘关节屈曲活动可能牵拉尺神经，导致神经病变。针对该情形的一种常见的外科手术治疗是将尺神经转移到肱骨内上髁的前方，从而减少屈曲过程中的神经张力。

肱桡关节的关节运动学

肱桡关节是桡骨头的杯状凹和交互形状的肱骨小头之间的关节。屈曲和伸直的关节运动包括桡骨中央凹在肱骨小头的凸面上的滚动和滑动（图 6-18）。在主动屈曲时，通过肌肉收缩使桡骨中央凹被紧紧地拉向肱骨小头。

与肱尺关节相比，肱桡关节对肘部提供了很少的矢状面稳定性。但是，肱桡关节为肘关节提供了显著的侧向支撑，提供了大约 50% 的抵抗外翻的应力。这种抵抗力的有效性部分基于桡骨近端的自然角度、桡骨中央凹的大小和深度，以及肌肉激活产生的压缩应力。桡骨头的压缩性骨折、畸形愈合和（或）手术切除可能导致肘关节过度外翻畸形。

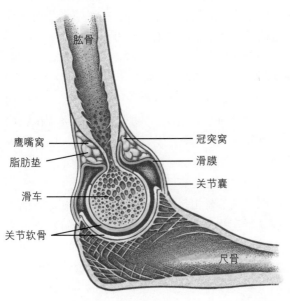

图 6-16 通过肱尺关节的矢状切面，显示了滑车和滑车切迹之间良好的关节面对合。关节囊内侧覆盖滑膜的部分显示为蓝色

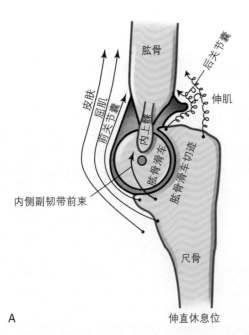

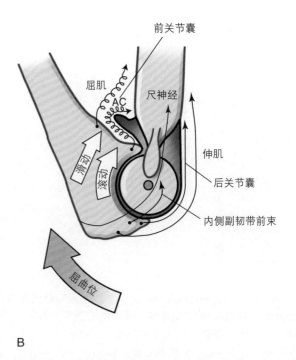

图 6-17 通过肱尺关节的矢状切面。A. 关节完全伸展；B. 关节被动弯曲至完全屈曲。注意在完全屈曲时，尺骨的冠突完全进入肱骨的冠突窝。显示了内侧 - 外侧的旋转轴通过肱骨滑车中心。细长箭头显示了被拉伸（拉紧）的结构，波浪箭头显示了松弛的结构

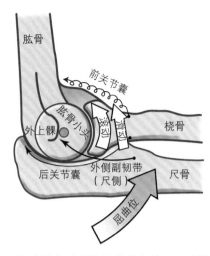

图 6-18　被动屈曲时肱桡关节的矢状面。请注意内外侧的旋转轴位于肱骨小头中心。细长箭头显示了被拉伸（拉紧）的结构，波浪箭头显示了松弛的结构。注意在肘关节屈曲时，外侧（尺侧）副韧带被拉长

骨间膜的结构与功能

　　桡骨和尺骨由前臂骨间膜结合在一起。骨间膜的大部分纤维被称为中央束（the central band）（图 6-19）。这些突出的纤维从桡骨远端内侧方向，以 20° 左右的角度与尺骨干连接并相交。中央束的厚度几乎是其他纤维的 2 倍，其极限抗拉强度与膝关节的髌腱相似。

　　除了中央束外，骨间膜的其他一些较小的部分也被描述。其中，有两组特别值得注意，这两组通常垂直于主要的中央束（图 6-19）。前臂近端有一条扁平的斜索（oblique cord），从尺骨粗隆外侧延伸至桡骨粗隆远端。其功能性意义尚不清楚，但它可能有助于限制桡骨相对于尺骨的远端移动。位于前臂最远端的是一组小而不易辨认的远端斜行纤维（distal oblique fibers），约 40% 的骨间膜中有这种纤维。这些纤维以不规则的方式走行，但通常是从尺骨干的远端 1/6 向远端外侧，到远端桡尺关节边缘的桡骨的最远端。这些纤维直接位于旋前方肌的深处。尸体研究表明，远端斜行纤维的存在，增加了远端桡尺关节的稳定性。

　　骨间膜中央束的主要功能是将桡骨与尺骨紧密结合，作为手部外源性肌肉的附着点，并提供一种通过上肢向近端传递力的机制。如图 6-20 所示，约 80% 穿过手腕的压缩应力通过桡腕关节（这一事实在一定程度上解释了由于背伸的手跌倒撑地而导

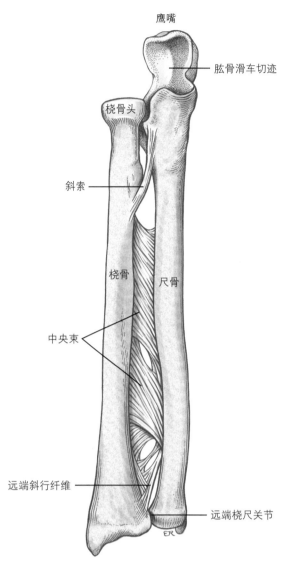

图 6-19　右前臂的前面观，突出了骨间膜的三个组成部分。注意更主要的中央束

致桡骨骨折的可能性相对较高）。剩余的 20% 的力穿过手腕的内侧，穿过位于"尺腕间隙（ulnocarpal space）"的软组织。因为骨间膜中央束的纤维方向，一部分通过桡骨向近端传递的应力通过骨间膜传递到尺骨。这种机制允许自然作用于桡骨的相当大的一部分压缩应力，通过肱尺关节穿过肘部。这样，肱尺关节和肱桡关节更平等地"分担"穿过肘部的压缩应力，从而减少每个关节的长期磨损。

　　大多数肘关节的屈肌，基本上所有主要的旋后肌和旋前肌，其远端附着在桡骨上。因此，这些肌肉的收缩会将桡骨拉向近端的肱骨小头方向，特别是当肘关节处于或接近完全伸直时。生物力学分析表明，在最大限度的肌肉收缩过程中，肱桡关节处

产生的压缩应力达到体重的 3~4 倍。根据图 6-20 所述的机制，骨间膜中央束有助于将肌肉产生的压缩应力从桡骨分流到尺骨。这样，骨间膜有助于保护肱桡关节，避免受到过大的肌源性压缩应力。骨间膜内的撕裂可导致桡骨发生可测量的近端移位，这可由激活区域肌肉或通过手腕和前臂承受重量引起。这种不良的近端移位会导致前臂纵向稳定性降低，可导致肱桡关节负荷增加和潜在的退行性变。在桡骨头部严重骨折或手术切除或替换的情况下，近端移位通常更为明显。随着时间的推移，桡骨的近端"漂移"会导致骨性不对称和高应力，不仅在

于肱桡关节，而且还包括腕部和远端桡尺关节等骨骼，会导致明显的腕部疼痛和功能丧失（第7章将进一步探讨与本主题相关的病理力学）。由于骨间膜中央束的结构完整性丧失，会导致潜在的多关节病理力学，揭示了这种结构的重要且全面的运动生理学的作用，这种作用常常被低估。

骨间膜中央束的主要纤维方向不一致，无法抵抗桡骨远端的作用力。举个例子，在肘关节伸直位，拿着一个沉重的手提箱，会引起几乎通过整个桡骨的牵拉应力（图 6-21）。桡骨远端的牵拉应力使大部分的骨间膜松弛，而不是拉紧，因此对其他组织

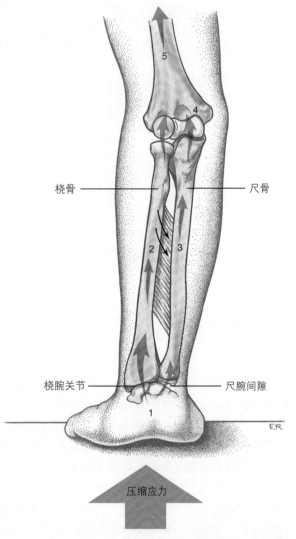

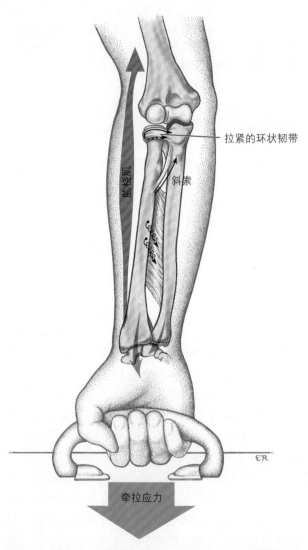

图 6-20 通过手的压缩应力主要通过腕部（1）的桡腕关节传递到桡骨（2）。这个应力将骨间膜的中央束拉紧（如两个黑色箭头所示），从而将大部分应力转移到尺骨（3）并穿过肘部的肱尺关节（4）。穿过肘部的压缩应力最终指向肩部（5）。细长箭头显示被拉伸（拉紧）的结构

图 6-21 提拉一个负荷，例如一个手提箱，主要通过桡骨产生一个向远端的牵拉应力。这种牵拉使骨间膜的大部分中央束松弛（如骨间膜上的波浪箭头所示）。其他结构，如斜索、环状韧带和肱桡肌，必须协助支撑负荷。细长箭头显示被拉伸（拉紧）的结构

提出了更大的要求，如斜索和环状韧带，以承受负荷。肱桡肌或其他通常与抓握有关的肌肉的收缩，可以帮助保持桡骨和负荷，使其紧贴肱骨小头。负重者前臂的深度疼痛（肘部在体侧且伸直）可能是由于这些肌肉疲劳所致。在肩膀水平通过前臂支撑负荷，例如像侍者支撑一盘食物一样，将重量通过桡骨引导到近端，这样骨间膜可以帮助更均匀地通过前臂分担负荷。

前臂关节

近端和远端桡尺关节的一般特征

桡骨和尺骨由骨间膜以及近端和远端桡尺关节连接在一起。这组关节位于前臂的两端，允许前臂旋转，包括旋前和旋后。前臂旋后是将手掌向上或仰卧，旋前是将手掌向下或俯卧。前臂旋转发生在一个旋转轴上，该旋转轴从桡骨头附近延伸至尺骨头，该轴与两个桡尺关节相交并连接（图 6-22）。旋前和旋后提供一种机制，允许手独立"旋转"，而不必尺骨或肱骨强制性旋转。

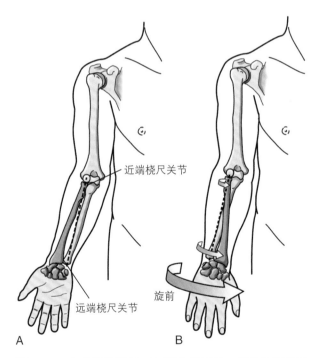

图 6-22　右前臂前面观。A. 完全旋后位，桡骨和尺骨是平行的；B. 变成完全旋前位，桡骨越过尺骨。旋转轴（虚线）沿前臂从桡骨头斜向延伸至尺骨头。桡骨和腕骨（棕色）构成前臂复合体的远端。肱骨和尺骨（黄色）构成前臂复合体的近端。注意，在旋前过程中拇指与桡骨保持一致

前臂旋转的运动学比简单的"手掌向上和向下"的术语所暗示的要复杂得多。手掌确实会旋转，但只是因为手和腕与桡骨紧密相连而不是尺骨。尺骨远端和腕骨内侧之间的间隙允许腕骨与桡骨一起自由旋转，而不受尺骨远端的干扰。

在解剖位置，当尺骨和桡骨彼此平行时，前臂完全处于旋后位（图 6-22A）。在旋前过程中，前臂复合体的远端（即桡骨和手）旋转并越过基本固定的尺骨（图 6-22B）。尺骨在肱尺关节处与肱骨牢固相连，在单独的旋前和旋后运动中几乎保持静止。稳定的肱尺关节为桡骨、腕和手提供了一个基本的坚固支点。肱尺关节在旋前和旋后时的运动曾经被描述，但是仅作为尺骨相对于桡骨的非常轻微的反向旋转。尺骨在旋前和旋后期间当然可以自由旋转，但前提是肱骨也在盂肱关节处自由旋转。

关节结构与关节周围结缔组织

近端桡尺关节

近端桡尺关节、肱尺关节、肱桡关节均共用一个关节囊。在这个关节囊内，桡骨头被纤维骨环固定在尺骨近端。此环由尺骨的桡切迹和环状韧带形成（图 6-23A）。大约 75% 的环由环状韧带形成，25% 由尺的桡切迹形成。

环状韧带（annular ligament）（来源于拉丁文，annulus，环）是一个厚厚的环状结缔组织，附着在尺骨的桡骨切迹的两侧（图 6-23B）。韧带紧贴着桡骨头，使桡骨近端紧靠尺骨。环状韧带的内周衬有软骨，以减少旋前和旋后时对桡骨头的摩擦。韧带的外表面接受来自肘关节囊、桡侧副韧带和旋后肌的附着点。

方韧带（quadrate ligament）很薄，呈纤维状，起于尺骨的桡切迹的正下方，向远端附着于桡骨颈部的内侧表面（图 6-23B）。方韧带可以稳定近端桡尺关节，并在整个运动中拉伸，尤其在旋后动作时。

远端桡尺关节

远端桡尺关节是由凸出的尺骨头，紧靠在桡骨的尺切迹的浅凹处，和关节盘的近端表面构成（图 6-25）。这个重要的关节紧密连接桡骨和尺骨的远端。桡骨的浅且形状不规则的尺切迹为关节提供了很小的骨性包裹。远端桡尺关节的稳定性是通过与关节盘相关的一系列复杂的结缔组织以及肌肉的激活来实现的。

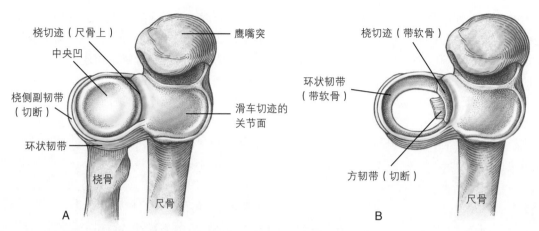

图 6-23   从上方看右侧近端桡尺关节。A. 桡骨被环状韧带固定在尺骨的桡切迹上；B. 桡骨被移除，露出近端桡尺关节凹部的内表面。注意软骨衬在整个纤维骨环上。方韧带在其桡骨颈部的止点处附近被切断

  特别关注 6-2

近端桡尺关节脱位

　　由于手通过腕牢牢地附着在桡骨上，对典型的旋前手的用力拉动，会导致桡骨头滑过环状韧带的远端。这种损伤有几个名字，包括牵拉肘综合征（pulled elbow syndrome）、女佣肘（nurse maid's elbow）或保姆肘（babysitter's elbow）。幼童尤其容易受到这种损伤的影响，因为幼童的韧带松弛，桡骨头没有骨化，力量相对薄弱，反射速度慢，以及其他人用力拉他们手臂的可能性增加，例如父母、监护人，甚至宠物狗（图 6-24）。防止这种脱位的最好方法之一就是向家长解释，为何剧烈牵拉小孩的手会造成这种脱位。最常见的手动复位方法是对孩子的前臂进行旋后 - 屈曲或旋前动作。关于这一问题的研究倾向于支持旋前法的有效性，尽管需要更严格的对照研究来最终支持这一观点。

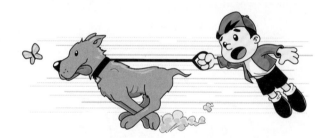

图 6-24   儿童"牵拉肘综合征"病因的一个例子（Letts RM 重画：Letts RM: Dislocations of the child's elbow. In Morrey BF, editor: The elbow and its disorders, ed 3, Philadelphia, 2000, Saunders. By permission of the Mayo Foundation for Medical Education and Research. ）

　　远端桡尺关节盘又称三角纤维软骨盘(triangular fibrocartilage)，显示其形态和主要的组织类型。如图 6-25A 所示，软骨盘的外侧沿桡骨的尺切迹的边缘附着。软骨盘的主体部水平扇出呈三角形，其顶部附着于尺骨茎突的中央凹和基部的内侧。软骨盘的前后缘与掌侧（前部）[palmar (anterior)] 和背侧（后部）[dorsal (posterior) radioulnar joint capsular ligaments] 的深层相连续（图 6-25）。在旋前和旋后动作时，软骨盘的近端表面和附着的关节囊韧带通常将尺骨的头部紧贴在桡骨的尺切迹上。

　　临床评估远端桡尺关节的稳定性通常是在尺骨相对固定时，对桡骨远端施加背向和掌向应力。在此作用力下，桡骨平移距离在健康成人一般为 5.5 mm（约为 1/4 in）。位移超过这个距离可能说明有病理性不稳。

　　三角纤维软骨复合体的介绍

　　远端桡尺关节的关节盘是一组更大结缔组织的一部分，称为三角纤维软骨复合体（triangular fibrocartilage complex），通常缩写为 TFCC。

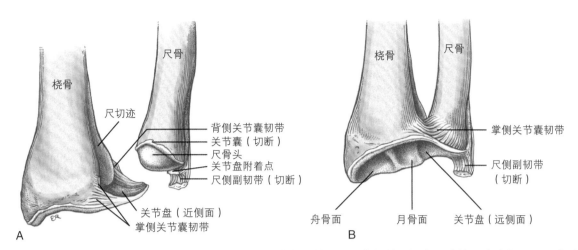

图 6-25　右侧远端桡尺关节的前面观。A. 尺骨头已从关节盘近侧表面和桡骨的尺切迹形成的凹陷处拉开；B. 前臂远端轻微倾斜，露出关节盘远侧面的一部分及其与远端桡尺关节的掌侧关节囊韧带的连接。桡骨远端的舟骨面和月骨面显示这些腕骨在腕关节的桡腕关节处形成的印痕

TFCC 占据了尺骨头和腕关节尺侧之间的大部分"尺腕间隙"。该复合体通常包括几个相邻的、相互连接的关联组织，如远端桡尺关节的关节囊韧带和尺侧副韧带（图 6-25B）。TFCC 是远端桡尺关节的主要稳定结构。TFCC 完整性的缺失通常是晚期类风湿关节炎的第一个临床症状。该组织的薄弱会导致明显的多向关节不稳定，经常导致前臂和手腕的疼痛和运动困难。

其他稳定远端桡尺关节的结构有旋前方肌、尺侧腕伸肌肌腱和骨间膜的远端斜行纤维。三角纤维软骨复合体在解剖和功能上与腕部的其他结构相关，因此将在第 7 章进一步讨论。

远端桡尺关节的稳定结构
- 三角纤维软骨复合体（TFCC）
- 旋前方肌
- 尺侧腕伸肌肌腱
- 骨间膜的远端斜行纤维

运动学

旋前和旋后功能的研究

前臂旋后发生在许多将手掌朝向面部的活动中，包括进食、洗脸和剃须等。相比之下，前臂旋前用于将手掌向下放在物体上，例如使用电脑键盘、抓硬币或推扶手站起来。

前臂旋转的中立或初始参照位置是"拇指向上"的位置，处于完全旋前和旋后的中间位置。平均而言，前臂可以旋前 75°，旋后 85°（图 6-26A）。如图 6-26B 所示，一些日常生活活动只需要大约 100° 的前臂旋转——从大约旋前 50° 到旋后 50°。和肘关节一样，存在能完成许多家庭任务的 100° 功能弧——一个不包括极限活动范围的弧。例如那些缺乏前臂旋转终末 30° 角的人，仍然能够完成日常生活中的许多常见动作，但可能无法舒适地使用电脑鼠标或键盘。在一定程度上，旋前和旋后角度减小可以通过肩部的运动来代偿：用内旋和外展代偿旋前，用外旋代偿旋后。

近端和远端桡尺关节的关节运动学

旋前和旋后需要近端和远端桡尺关节同时活动。如后文所述，旋前和旋后也需要邻近的肱桡关节活动。限制其中任何一个关节都会限制前臂的整体旋转运动。肌肉和（或）结缔组织的挛缩也可导致被动活动范围受限。表 6-2 列出了限制前臂旋转常见的组织。

旋后

在近端桡尺关节发生的旋后动作主要是桡骨小头在由尺骨环状韧带和尺骨桡切迹组成的纤维骨环内旋转（图 6-27，下方框）。由于纤维骨环对桡骨头的严格约束，限制了常见的滚动加滑动的关节运动学。

远端桡尺关节旋后时，凹陷的桡骨尺切迹在尺骨头上以相似的方向滚动和滑动（图 6-27，上方框）。在旋后时，软骨盘近端表面稳固地滑过（或扫过）尺骨头（软骨盘与尺骨头之间的动态关系可由图 6-47 进一步了解）。在旋后的末段，掌侧关节

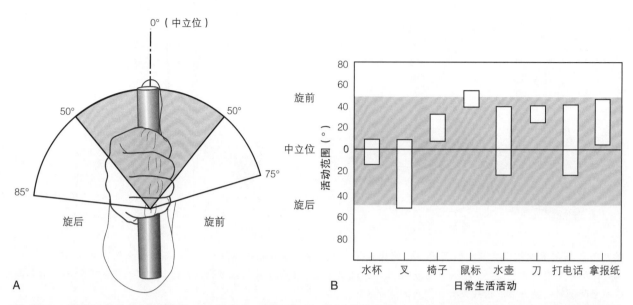

图 6-26　前臂复合体的活动范围。A. 健康人一般允许 0°～85° 的旋后和 0°～75° 的旋前。0° 的中立位指拇指垂直指向上。与肘关节类似，前臂复合体也存在可以满足大多数活动的 100°"功能弧"（红色显示）。这个功能弧来源于右侧直方图（B）的数据。B. 直方图显示健康人执行以下日常生活活动需要的前臂旋转的角度：将水杯送到口边，把叉子送到嘴里，扶着椅子站起来，使用鼠标，从水壶倒水，用刀切割，手持电话和阅读报纸（数据来自 Morrey BF, Askew LJ, Chao EY: A biomechanical study of normal functional elbow motion, *J Bone Joint Surg Am* 63: 872–877, 1981; Sardelli M, Tashjian RZ, MacWilliams BA: Functional elbow range of motion for contemporary tasks, *J Bone Joint Surg Am* 93[5]: 471–477, 2011.）

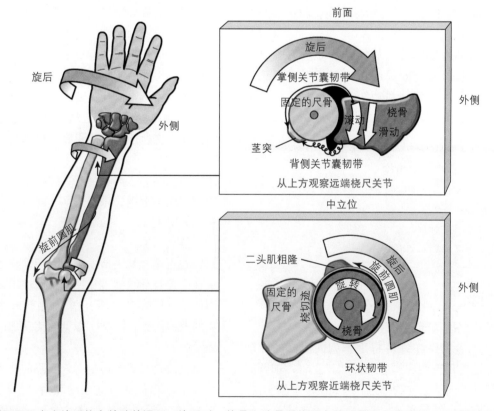

图 6-27　左侧图显示完全旋后的右前臂前视图。旋后时，桡骨和腕骨围绕固定的肱骨和尺骨旋转。不活跃但拉紧的旋前圆肌也显示出来。就像从上向下看你的右前臂一样，右侧的两幅插图描绘了近端和远端桡尺关节运动学的上方（横截面）视图。远端桡尺关节的软骨盘未显示

表 6-2　限制完全旋后和旋前的最重要的结构	
限制活动	结　　构
限制旋后	旋前圆肌、旋前方肌、桡侧腕屈肌、指浅屈肌、TFCC，特别是远端桡尺关节的掌侧关节囊韧带、骨间膜（中央束）、方韧带
限制旋前	肱二头肌、旋后肌、桡侧腕伸肌、拇长伸肌、TFCC（特别是远端桡尺关节的背侧关节囊韧带）

TFCC：三角纤维软骨复合体

囊韧带被拉伸到最大长度，形成的刚度可以自然稳定关节。这种刚度可以在关节匹配性下降的位置上增加稳定性。在极端旋后和旋前时，桡骨尺切迹表面只有约 10% 与尺骨头直接接触。这与更稳定的旋前 - 旋后中段形成了鲜明的对比，此时 60% 的关节面是接触的，软骨盘也更直接地位于尺骨头的中心。

旋前

近端和远端桡尺关节在旋前时的关节运动学机制与前述的旋后动作机制类似（图 6-28）。如图 6-28 的上方插图所示，完全旋前时至少部分远端桡尺关节的背侧关节囊韧带被拉长并因此增加张力。完全旋前使掌侧关节囊韧带的长度减少到原来的 70%。虽然在图 6-28 中没有描述，但在内旋过程中，软骨盘近侧表面滑过尺侧头，从而暴露其大部分关节面（见图 6-28 上部插图中星号）。这一动作使得在腕关节尺背侧可以很容易地触诊到尺骨头。

在旋前和旋后时骨间膜的近 - 等距行为

旋前和旋后动作的旋转轴与骨间膜中央束大致平行，仅偏离 10°~12°（请比较图 6-19 和图 6-22A）。这种近乎平行的排列减少了骨间膜在整个旋前和旋后过程中长度（或张力）的变化（回顾第 1 章，任何与旋转轴平行的力都不会产生阻力力矩）。骨间膜的近等距行为是非常理想的，因为它在整个运动过程中提供了相对恒定的稳定关节的张力水平。然

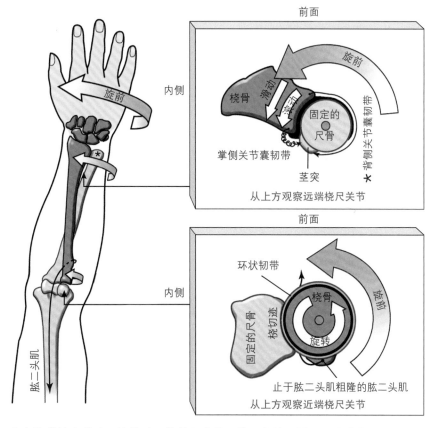

图 6-28　左侧图示完全旋前的右前臂。旋前时，桡骨和腕骨围绕固定的肱骨和尺骨旋转。不活动但拉紧的肱二头肌也显示出来。就像从上向下看你的右前臂一样，右侧两幅插图显示了近端和远端桡尺关节运动学的上方（横截面）视图。被拉伸（拉紧）的结构用细长箭头显示，松弛的结构显示为波浪箭头。星号标志着尺骨头前面的暴露点，当桡骨围绕尺骨旋转到完全内旋位时这一点会非常明显。远端桡尺关节的软骨盘未显示

特别关注 6-3

防止前臂内旋挛缩

　　受伤或手术后，通常需要对部分上肢进行夹板或石膏固定。通常前臂会被固定在一定程度的旋前位，以优化手部的使用。固定过程中对旋前位的偏好可能解释了为什么在某些情况下，当移除固定装置后，相对于旋前动作，患者很难恢复完全的旋后动作。旋前挛缩（或"紧张"）可能是由于一些肌肉的适应性缩短，如旋前圆肌、旋前方肌和指浅屈肌（这些都是次要旋前肌）。此外，方形韧带、掌侧桡尺关节囊韧带和骨间膜中央束的适应性缩短和僵硬，也可能会限制完全旋后动作。虽然实际情况不总是如此，甚至即使只是有这种可能性，临床医生应该意识到固定前臂在部分旋后位可能带来的治疗益处，如此上述肌肉和结缔组织在固定时会变得相对紧张。

而，由于旋转轴和骨间膜并不是完全平行的，在前臂旋转运动的整个范围内必然会发生长度（和张力）的变化。关于这一问题的研究表明，在整个旋转运动过程中，骨间膜中央束的张力仅略有波动，在完全旋前时张力最小，在完全旋后时张力最大。

肱桡关节：肘关节和前臂的共享关节

　　在旋前和旋后时，桡骨近端在近端桡尺关节和肱桡关节处同时旋转。在旋前和旋后时，两个关节都有独特的关节运动学。在前面的图 6-27 和图 6-28 中，已对近端桡尺关节的关节运动学做了解释。肱桡关节的关节运动学包括桡骨头中央凹对着肱骨小头的旋转。图 6-29 显示了在旋前圆肌的驱动下前臂主动旋前过程中的关节运动学。这块肌肉，以及其他止于桡骨的肌肉的收缩，会对肱桡关节产生显著的压缩力，尤其当肘关节接近伸直时，肌肉止于骨骼的插入角降低，会变得更明显。这种压缩力导致向桡骨近端的拉力或位移倾向，且在主动旋前时比旋后时更大。由于骨间膜中央束在内旋时绷紧的程度稍低，因此其抵抗内旋肌收缩时产生的对桡骨近端的拉力的能力较弱。这种在主动旋前时自然的桡骨近端位移以及相伴随的肱桡关节压力增加被称为肘关节的"螺钉复位（screw home）"机制。

　　根据位置不同，肱桡关节与肘关节和前臂的运动进行机械连接。任何肘部或前臂的活动都需要这

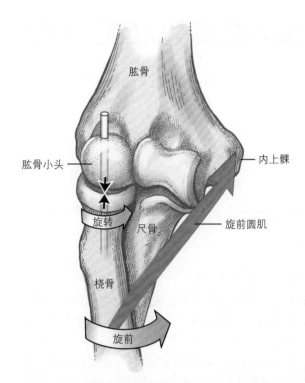

图 6-29　前臂主动旋前时右肱桡关节的前面观图。在旋前时，桡骨头的中央凹相对肱骨小头旋转。旋转围绕与通过近端和远端桡尺关节的旋转轴几乎一致的轴进行。旋前圆肌在前臂旋前时被激活并将桡骨近端拉向肱骨小头。相反的小箭头表示在肱桡关节增大的压缩应力

个关节的活动。对 32 具尸体（死亡年龄在 70~95 岁之间）的尸检显示，肱桡关节的退变远比肱尺关节更频繁和严重。肘关节侧室磨损增加的部分原因是频繁而复杂的关节运动（旋转及滚动加滑动），再加上肌肉产生的不同程度的压力。肱桡关节疼痛或活动受限会严重影响整个中至远端上肢的功能活动。

桡骨和手握固定时的内旋和外旋

　　本章到目前为止，旋前和旋后的运动学被描述为桡骨和手相对于静止、固定的肱骨和尺骨的旋转运动（图 6-27 和图 6-28）。此时的前臂旋转发生在上肢处于非负重位置时。接下来将描述当上肢处于承重位时的旋前和旋后。在这种情况下，肱骨和尺骨相对于静止、固定的桡骨和手进行旋转。

　　假设一个人在肘部和手腕伸直时通过上肢负重（图 6-30A），此时右盂肱关节稍微内旋。尺骨和桡骨处于完全外旋并相互平行（通过肱骨上髁放置的"棒"有助于确定这个位置的方向）。如果将桡骨和手固定在地面上，前臂内旋只能通过肱骨和尺骨外旋形成（图 6-30B）。由于肱尺关节的自然紧密配合，肱骨的旋转几乎一度不差地转移到尺骨的旋

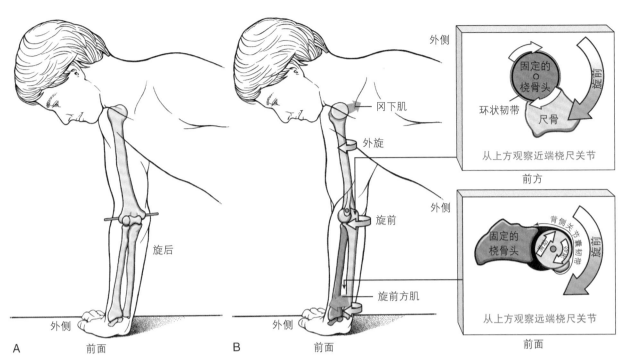

图 6-30 A. 画面显示一个人用右前臂支撑上半身的重量，右前臂完全外旋（即右臂的尺桡骨平行）。桡骨通过腕关节与地面相对固定。但是肱骨和尺骨可以自由旋转。B. 肱骨和尺骨从 A 所示的初始位置外旋 80°~90°。当尺骨围绕固定的桡骨旋转时，导致前臂内旋。注意冈下肌和旋前方肌的活动。两幅插图显示了近端和远端桡尺关节的关节运动学的上方视图。在下方的插图中，拉紧的背侧关节囊韧带（远端桡尺关节）显示为细长箭头。软骨盘未显示

表 6-3 旋前和旋后的关节运动学		
	负重（桡骨和手固定）	不负重（桡骨和手自由旋转）
近端桡尺关节	环状韧带和尺骨桡切迹围绕固定的桡骨头旋转	桡骨头在环状韧带和尺骨桡切迹形成的圆环内旋转
远端桡尺关节	凸起的尺骨头在凹陷的桡骨尺切迹上反向滚动和滑动。软骨盘的尖端沿着被拉向旋转的尺骨茎突方向	凹陷的桡骨尺切迹与凸起的尺骨头以相似的方向滚动和滑动。软骨盘的外侧（桡侧）被拉向旋转的桡骨方向

转上。要回到完全旋后的位置，需要肱骨和尺骨相对于固定的桡骨和手内旋。重要的是要注意这些旋前和旋后运动学本质上分别是盂肱关节主动外旋和内旋的表现。

肌肉和关节的相互作用

神经解剖学概述：贯穿肘、前臂、腕和手的肌皮神经、桡神经、正中神经和尺神经走行路径

肌皮神经、桡神经、正中神经和尺神经为肘部、前臂、腕部和手的肌肉、韧带、关节囊和皮肤提供运动和感觉神经支配。这些神经的解剖路径是本章，以及接下来关于腕和手的两章知识的背景。这些神经的路径，包括它们从近端到远端支配肌肉的顺序，分别在附录 Ⅱ A 部分中的图 Ⅱ-1A~D 中显示。这些插图为描述下列神经提供了有用的辅助。

肌皮神经由 C^5~C^7 脊神经根形成，支配肱二头肌、喙肱肌和肱肌（附录 Ⅱ A 部分中的图 Ⅱ-1A）。顾名思义，肌皮神经支配肌肉，然后继续向远端走行作为前臂外侧皮肤的感觉神经。

桡神经由 C^5~T^1 脊神经根形成，是臂丛后束的直接延续（附录 Ⅱ A 部分的图 Ⅱ-1B）。这条粗大神经在肱骨的桡神经沟内走行，支配肱三头肌和肘肌。然后桡神经向肱骨远端外侧走行支配附着于或

靠近外上髁的肌肉。在肘关节近端，桡神经支配肱桡肌（和肱肌外侧的一小部分）和桡侧腕长伸肌。在肘关节远端，桡神经分成浅支和深支。浅支是纯感觉神经，支配前臂远端的后外侧，包括手背部"虎口区"。深支包含剩余的桡神经运动神经纤维，支配桡侧腕短伸肌和旋后肌。在穿过旋后肌后，桡神经的最后一段向前臂后侧走行。这一终末分支通常被称为骨间后神经，支配尺侧腕伸肌和前臂的几块肌肉，这些肌肉起伸展手指的作用。

正中神经由 $C^6 \sim T^1$ 脊神经根形成，向肘部走行，支配附着于或靠近肱骨内上髁的大部分肌肉。这些肌肉包括腕屈肌和前臂旋前肌（旋前圆肌、桡侧腕屈肌和掌长肌）和更深层次的指浅屈肌腱（附录ⅡA部分的图Ⅱ-1C）。正中神经的深支，通常被称为骨间前神经，支配前臂的深层肌肉，包括指深屈肌的外侧半和旋前方肌。正中神经的末段继续向远端穿过腕管，在腕横韧带的覆盖下通过腕关节，支配拇指和多个外侧手指的内在肌。正中神经为手掌外侧、拇指掌面和外侧两个半指提供丰富的感觉神经纤维（附录ⅡA部分中的图Ⅱ-1C正中神经的感觉分布）。

尺神经由 $C^8 \sim T^1$ 脊神经根形成，是臂丛内侧束的直接延续（附录ⅡA部分中的图Ⅱ-1D）。尺神经通过肱骨内上髁后方，支配尺侧腕屈肌和指深屈肌的内侧半。然后这条神经在腕管外穿过腕关节成为支配手部许多内在肌的运动神经。尺神经同时支配手尺侧的皮肤感觉，包括无名指内侧和整个小指。

肘部和前臂的肌肉和关节的神经支配

了解肌肉、皮肤和关节的特殊神经支配是对周围神经或神经根损伤患者的治疗非常有用的临床知识。具备知识的临床医生不仅可以预测损伤后感觉和运动的累及程度，还可以预测可能的并发症。对于神经损伤的治疗措施，如使用夹板、选择性肌肉强化和活动范围练习，以及患者教育，如果没有禁忌证，通常可以在受伤后早期开始。这种主动治疗方法最大限度地减少了永久性畸形和失神经支配皮肤和关节的损伤，从而最大限度地减少了功能障碍。

肌肉的神经支配

肘屈肌有三种不同的周围神经支配来源：肱二头肌和肱肌的肌皮神经、肱桡肌的桡神经以及旋前

圆肌的正中神经。相比之下，肘伸肌——肱三头肌和肘肌——只有桡神经一个神经来源。这条神经损伤会导致肘伸肌的全面瘫痪。因为必须有3条不同的神经受到影响才能使所有4个肘屈肌瘫痪，所以进食和梳洗等重要功能往往得以保留。

前臂旋前肌（旋前圆肌、旋前方肌和其他起源于肱骨内上髁的次级肌肉）均由正中神经支配。前臂旋后则是由肌皮神经驱动的肱二头肌，以及桡神经驱动旋后肌和起源于肱骨外上髁和前臂背侧的次级肌肉收缩实现的。

表6-4总结了支配肘部和前臂肌肉的周围神经和起源的脊神经根情况。此表主要来源于附录ⅡB部分，列出了支配上肢肌肉的主要神经根。附录Ⅱ的C~E部分增加了参考项目，以帮助指导临床评估 $C^5 \sim T^1$ 脊神经根和上肢几条主要周围神经的功能状态。

表6-4　肘部和前臂肌肉的主要运动神经支配

肌肉	神经支配*
肘屈肌	
肱肌	肌皮神经（C^5，C^6）
肱二头肌	肌皮神经（C^5，C^6）
肱桡肌	桡神经（C^5，C^6）
旋前圆肌	正中神经（C^6，C^7）
肘伸肌	
肱三头肌	桡神经（C^7，C^8）
肘肌	桡神经（C^7，C^8）
前臂旋前肌	
旋前方肌	正中神经（C^8，T^1）
旋前圆肌	正中神经（C^6，C^7）
前臂旋后肌	
肱二头肌	肌皮神经（C^5，C^6）
旋后肌	桡神经（C^6）

*支配肌肉的神经根显示在圆括号内

关节的感觉神经支配

肱尺关节和肱桡关节

肱尺关节、肱桡关节及周围结缔组织接受 $C^6 \sim C^8$ 脊神经根的感觉支配。来自这些传入神经根的纤维主要由肌皮神经和桡神经，以及尺神经和正中神经组成。

近端和远端桡尺关节

近端桡尺关节和肘关节周围关节囊的感觉支配来自进入 $C^6 \sim C^7$ 脊神经根的正中神经感觉神经纤维。远端桡尺关节的大部分感觉神经支配来自进入 C^8 神经根的尺神经纤维。

肘部肌肉的功能

附着在尺骨远端上的肌肉，使肘关节弯曲或伸展，但不能使前臂旋前或旋后。相比之下，从理论上讲，桡骨远端的肌肉可以使肘部弯曲或伸展，但也可以使前臂旋前或旋后。这个基本概念贯穿本章的大部分内容。

主要作用于手腕的肌肉也跨过肘关节。因此，腕关节的许多肌肉都有潜能会导致肘关节屈伸活动。但这种潜能很小，不作进一步讨论。肘关节和前臂近端和远端肌肉的附着和神经支配列于附录 II F 部分。此外，肘关节和前臂特定横截面积的肌肉列于附录 II G 部分。

肘屈肌

肱二头肌、肱肌、肱桡肌和旋前圆肌是主要的肘屈肌。这些肌肉中的每一块都产生力，通过肘部中外侧旋转轴的前方。这些肌肉的结构和相关生物力学参数列于在表 6-5 中，并将在本节中反复引用。

肘屈肌的单个肌肉运动

肱二头肌近端与肩胛骨相连，远端与桡骨的桡侧粗隆相连（图 6-31）。远端次要附着部则通过称为纤维腱膜（fibrous lacertus）的腱膜片附着于前

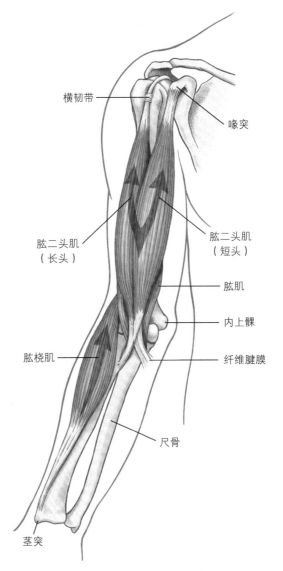

图 6-31 右侧肱二头肌、肱桡肌的前面观图。肱肌在肱二头肌的深处

肌肉	工作容量	收缩距离	峰值力	内杠杆长度
	体积（cm³）	长度（cm）[†]	生理横截面积（cm²）	（cm）[‡]
肱二头肌（长头）	33.4	13.6	2.5	3.20
肱二头肌（短头）	30.8	15.0	2.1	3.20
肱肌	59.3	9.0	7.0	1.98
肱桡肌	21.9	16.4	1.5	5.19
旋前圆肌	18.7	5.6	3.4	2.01

表 6-5 主要肘屈肌的结构参数及相关生物力学参数[*]

数据来源于 An KN, Hui FC, Morrey BF, et al: Muscles across the elbow joint: a biomechanical analysis, J Biomech 14: 659, 1981.

[*] 结构参数用斜体表示，相关的生物力学参数用黑体字表示。

[†] 肌腹长度在屈曲 70° 时测量。

[‡] 在屈肘 100° 并且前臂完全旋后时测量内力臂。

臂深筋膜。

当肱二头肌同时屈曲和旋后时产生最大的肌电图活动，这是肌肉的两种主要活动方式。这些活动方式是非常重要的，例如把一勺汤送到嘴边。当屈肘时，前臂有意识地旋前，肱二头肌则表现出相对较低水平的肌电活动。这种肌肉活动的下降可以通过自我触诊来证实。

肱肌位于肱二头肌深部，起源于肱骨前面，远端与尺骨近端相连（图 6-32）。这块肌肉唯一的功能就是屈肘。如表 6-5 所示，肱肌的平均生理横截面积为 7 cm²，是跨越肘关节的所有肌肉中最大的。相比之下，肱二头肌的长头肌肉的横截面积只有 2.5 cm²。基于它巨大的生理横截面积，肱肌可以产生比任何跨过肘部的肌肉都要大的力量。

肱桡肌是肘肌中最长的肌肉，近端与肱骨外侧髁上嵴相连，远端与桡骨茎突相连（图 6-31）。肱

桡肌极度收缩导致肘关节完全屈曲并将前臂旋转到接近中立位。虽然对于肱桡肌的旋前旋后功能仍存在争议（前面讨论过），但该肌肉主要作为肘部屈肌的作用是公认的。

肱桡肌可以很容易地在前臂的前外侧摸到。肘关节屈曲抗阻，在大约 90° 的屈曲和前臂旋转中立位，导致肌肉明显地突出如"弓弦样"横跨肘关节（图 6-33）。"弓弦状态"可以使其力臂的长度超过其他屈肌，进而增加其屈曲力矩（表 6-5）。

旋前圆肌的解剖在旋前肌部分进行了描述（图 6-46）。相较而言，旋前圆肌与肱肌有相似的屈肌力臂，但只有其生理横截面积的 50%（表 6-5）。

肘部屈肌产生的力矩

图 6-34 所示为三个主要肘屈肌的力线。研究显示，健康中年人的最大屈肘力矩为男性 725 kg·cm，女性 336 kg·cm（表 6-6）。这些数据表明，屈肘力矩比伸肘力矩大约 70%。然而，在功能上类似于肘部的膝关节，峰值力在伸肌更大，其大小程度也大致相同。这种差异可能反映了肘关节屈肌相对于膝关节屈肌有更大的相对功能需求。

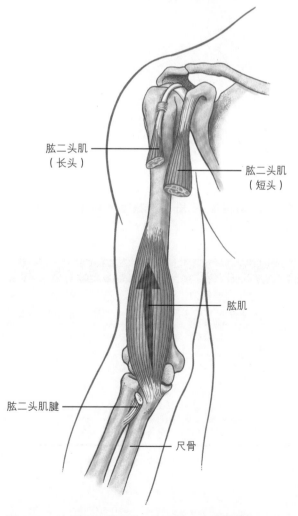

肱二头肌（长头）

肱二头肌（短头）

肱肌

肱二头肌腱

尺骨

图 6-32　右侧肱肌前面观，位于肱二头肌的深部

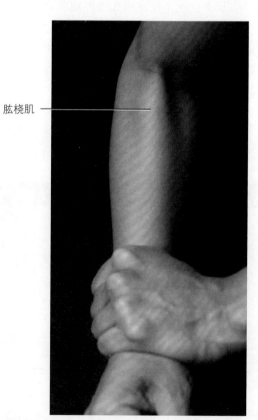

肱桡肌

图 6-33　在最大程度等长收缩时,右侧肱桡肌如"弓弦样"横跨肘关节

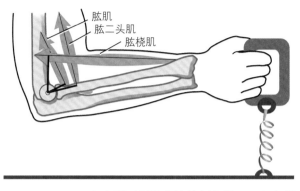

图 6-34　显示三个主要肘屈肌力线的侧方视图。每条肌肉的内力臂（粗暗线）按照比例绘制成相应的长度。注意肘部弯曲约 100° 时，肱二头肌肌腱止点与桡骨呈 90°，详见正文。肘关节的由内至外的侧旋转轴穿过肱骨小头

表 6-6　手肘和前臂平均最大等距内力矩

活动方式	力矩（kg·cm）[*]	
	男性	女性
屈肘	725 (154)[†]	336 (80)
伸肘	421 (109)	210 (61)
旋前	73 (18)	36 (8)
旋后	91 (23)	44 (12)

数据来自于 Askew LJ, An KN, Morrey BF, et al: Isometric elbow strength in normal individu-als, Clin Orthop Relat Res 222：261, 1987.

[*]数值转换：1kg·cm = 0.098 N·m。

[†]标准差在括号内。数据来自 104 名健康受试者，平均年龄男性为 41 岁，女性为 45.1 岁。保持肘关节 90° 屈曲，前臂旋转中立。数据仅显示优势侧上肢

 特别关注 6-4

肱肌：肘屈肌的主力

　　除了横截面积大之外，肱肌也是所有肘屈肌中体积最大的（表 6-5）。肌肉体积通常可以通过记录肌肉排开的水的体积来估计，或者更精确地通过 MRI、CT 或超声成像来估计。肌肉体积大说明肌肉的工作容量也大。因此，肱肌被称为肘屈肌的"主力"。这个名字部分是由于这块肌肉的巨大工作容量，但也因为它积极参与所有类型的肘关节屈曲活动，无论是快速或缓慢运动，或结合旋前或旋后动作。因为肱肌远端附着于尺骨，旋前或旋后的动作对其长度、力线或力臂没有影响。

　　前臂外旋时产生的屈肌力矩是完全内旋时的 20%～25%。这种差异主要是由于当前臂处于或接近旋前位时肱二头肌和肱桡肌屈肌力臂增加所致。

　　尽管由于人口统计和测试方法的差异导致文献结论存在显著的差异，大多数关于肘部力量的文献报道最大屈曲力矩发生在 85°～95° 屈曲时。生理和生物力学因素可以帮助解释为什么肘部的峰值（等距）屈曲力矩往往发生在屈曲接近 90° 的位置。为了解释这一点，请参考图 6-35A，图中显示了三个主要肘屈肌在整个运动范围内预计产生的相对力矩。影响肘关节屈肌最大力矩-角度曲线整体形状的两个主要因素是：①肌肉的最大屈曲力潜能和②内部力臂长度。图 6-35B 中绘制的数据预测了所有肌肉产生最大肌力的长度所对应的位置约为屈肘 80°。图 6-35C 中绘制的数据预测这三块肌肉的平均最大力臂发生在屈肘大约 100° 时。肘关节大致在这个角度上，肱二头肌肌腱与肱骨接近 90°（图 6-34）。这个机械条件使肌肉的内力臂最大化，从而使肌肉力量转换到关节力矩的效率最大化。有趣的是，图 6-35B、C 中的数据预测了各个肌肉产生峰值力矩时的关节角度是大致相似的。这种自然的在大约屈肘 90° 时产生最大屈曲力矩的能力，在功能上与最大的外部力矩（由于重力）作用于前臂的角度相对应，至少在站立或直立坐姿时是这样的。

跨多关节的肱二头肌：肘关节弯曲与肩部后伸相结合的生理优势

　　肱二头肌是一个多关节肌肉，它能在多个关节间产生力量。如上所述，将主动屈肘与肩部伸展相结合，是肱二头肌产生的屈肌力矩的一种自然而有效的方法。接下来我们用简化的示例来说明有利于这种自然运动组合的生理机制。

　　为了便于讨论，假设肱二头肌在解剖位置休息时约为 30 cm 长（图 6-36A）。通过主动运动，肱二头肌收缩到约 23 cm，使肘关节屈曲 90°，肩关节前屈 45°（图 6-36B）。如果动作耗时 1s，肌肉的平均收缩速度为 7 cm/s。相反，还有一种更自然、更有效的活动模式，同时收缩肱二头肌和后三角肌，使肘关节屈曲并后伸肩关节（图 6-36C）。例如在体侧提起重物，肱二头肌激活会使肘部弯曲，与此同时，它会被后伸的肩关节拉长。通过后伸肩关节，收缩的后三角肌实际上减少了肱二头肌的收缩。从图 6-36C 的例子可以看出，屈肘与肩后伸结合可以使肱二头肌的平均收缩速度降低到 5 cm/s。

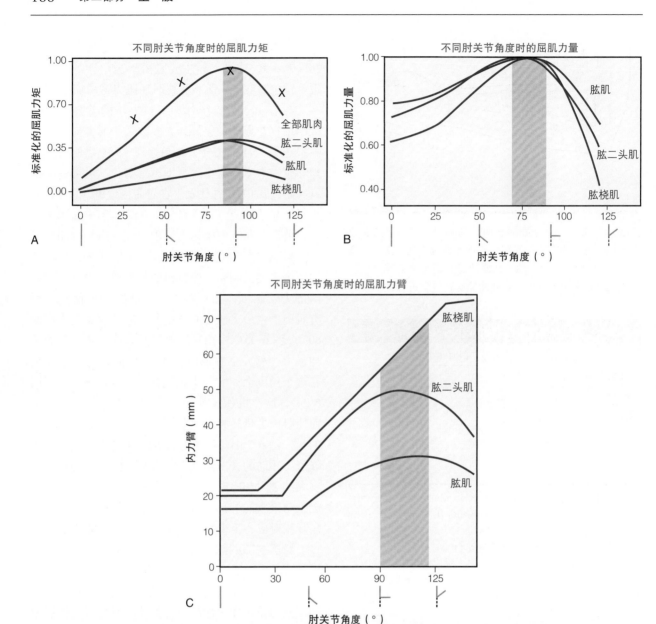

图 6-35　A. 三个主要肘屈肌在不同肘关节角度时预测的最大等长力矩曲线，该曲线基于一个理论模型，该模型结合了每个肌肉的结构、长度 - 张力关系和内部力臂长度。B. 三个肌肉的长度 - 张力关系，显示为标准化的屈肌力量与肘关节角度的关系。注意肌肉长度随着肘关节角度的增加而减少。C. 根据肘关节角度绘制出每个肌肉的内力臂长度。预测每个变量最大值的肘关节角度用红色阴影表示（图 A 和 B 的数据来自 An KN, Kaufman KR, Chao EY: Physiological considerations of muscle force through the elbow joint, *J Biomech* 22: 1249, 1989. 图 C 的数据来自 Amis AA, Dowson D, Wright V: Muscle strengths and musculoskeletal geometry of the upper limb, *Eng Med* 8: 41, 1979.）

这比屈肘和肩关节前屈同时进行要慢 2 cm/s。如第 3 章所述，当肌肉收缩速度接近于零或等距收缩时，肌肉的收缩力最大。

　　此处所描述的简单模型只是众多实际例子中的一个，说明了单关节肌肉（如后三角肌）可以增强另一个多关节肌肉的力量潜能。在本例中，后三角肌充当强有力的肩部伸肌，进行有力的牵拉动作。

此外，后三角肌在整个肘关节屈曲运动中有助于控制肱二头肌的最佳收缩速度和工作长度。后三角肌，特别是在高强度活动时，是一个对于肘屈肌非常重要的协同肌。考虑图 6-36C 中所述的情形，在后三角肌完全瘫痪的情况下，实施提拉重物会产生怎样的后果。

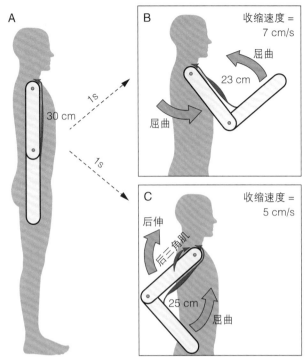

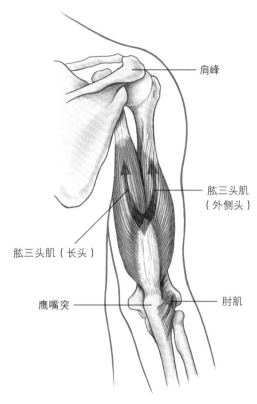

图 6-36　A. 这个模型显示一个拥有 30 cm 长肱二头肌的人。B. 收缩 1s 后，肱二头肌收缩至 23 cm 长，导致肘关节同时弯曲 90° 和肩前屈 45°。肱二头肌的收缩速度为 7 cm/s。C. 肱二头肌和后三角肌在典型的牵拉运动中同时收缩，该运动结合了同时进行的肘关节弯曲 90° 和肩关节后伸 45° 的运动。肱二头肌在 1s 内经历长度为 25 cm 的净收缩。由于同时收缩后三角肌，肱二头肌仅缩短 5 cm，收缩速度为 5 cm/s

图 6-37　显示右侧肱三头肌和肘肌的后方视图。肱三头肌的内侧头位于长头和外侧头的深部，因此不完全可见

肘伸肌

肌肉组成

肘关节的主要伸肌是肱三头肌和肘肌（图 6-37 和图 6-38）。肱三头肌止于尺骨鹰嘴突的总肌腱。

肱三头肌有三个头：长头、外侧头和内侧头。长头近端附着在肩胛骨的盂下结节上，从而使肌肉可以后伸并外展肩关节。长头的体积很大，超过了肘部的所有其他肌肉（表 6-7）。

肱三头肌的外侧头和内侧头的近端附着在肱骨两侧并沿桡神经沟走行。内侧头在肱骨后侧有广泛的近端附着，其位置与骨前侧肱肌的附着位置相对。内侧头的一些远端纤维直接连接到肘后关节囊。这些纤维可能类似于膝关节的膝关节肌（articularis genu muscle），具有在伸肘时拉紧关节囊的功能。事实上，这些肌肉纤维通常被称为肘关节肌（articularis cubiti）。

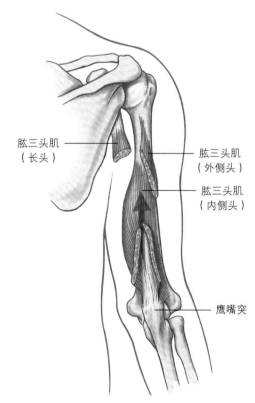

图 6-38　显示右侧肱三头肌内侧头的后方视图。将肱三头肌的长头和外侧头部分去除，露出较深的内侧头。肘肌没有画出来

	工作容量		收缩距离	峰值力	内杠杆长度
肌肉	体积（cm³）		长度（cm）†	生理横截面积（cm²）	（cm）‡
肱三头肌（长头）	66.6		10.2	6.7	1.87
肱三头肌（内侧头）	38.7		6.3	6.1	1.87
肱三头肌（外侧头）	47.3		8.4	6.0	1.87
肘肌	6.7		2.7	2.5	0.72

表 6-7 主要肘伸肌的结构和相关生物力学参数*

数据来源于 An KN, Hui FC, Morrey BF, et al：Muscles across the elbow joint：a biomechanical analysis, J Biomech 14：659, 1981.

*结构参数用斜体表示，相关的生物力学参数用黑体字表示

†肌腹长度在屈曲 70° 时测量

‡在屈肘 100° 时测量内力臂

肘肌是一块小的三角形肌肉，横跨肘关节后侧。该肌肉位于肱骨外上髁与尺骨近端后方之间（图 6-37）。对于人类肘肌的功能，文献中可以找到不同的观点。与肱三头肌相比，肘肌的横截面积相对较小，伸肘力臂也较小（表 6-7）。虽然肘肌只产生了大约 15% 的伸肘力矩，它的肌纤维的慢收缩（Ⅰ型）的特性对产生"基础"关节稳定性非常理想。肘肌可以提供有用的、低水平的以伸肘为主的力量来维持肘关节姿势，以及在主动旋前和旋后时提供力量来稳定尺骨。

肘肌在肘关节的纤维走行类似于股内侧肌的斜行纤维在膝关节的走行。如果将上肢内旋 180°，这样使鹰嘴朝前，使肘关节处于在结构和功能上更类似于下肢的位置，能在视觉上最好地理解肌肉的走行方向。

伸肘运动的肌电图分析

最大程度伸肘使肘伸肌群产生接近最大水平的肌电活动。然而，在稍弱程度的伸肘活动中，不同部位的肌肉只在一定程度上被激活。肘肌通常是肘关节最先启动并持续保持较低水平伸肘力的肌肉。随着伸肌力量的逐渐增加，肱三头肌内侧头通常紧随肘肌之后被激活。在大部分伸肘过程中，内侧头都保持活跃。因此，内侧头可被认为是伸肌的"主力"，在功能上作为肱肌的拮抗肌。

只有当伸肘需求增加到中等到较高的水平时，神经系统才会募集肱三头肌的外侧头，再之后是长头。长头在功能上作为肘伸肌的"后备"力量，具有大的肌肉容量，适合完成工作表现要求高的任务。

肘伸肌产生的力矩

肘伸肌可以满足多种层次和类型的功能需求。

这些肌肉为肘部提供静态稳定性，类似于股四头肌经常用于稳定膝关节。考虑到上肢负重时肘部部分弯曲是常见的姿势。肘伸肌通过等长收缩或低速偏心收缩来稳定屈曲的肘关节。相反，这些肌肉需要通过高速的同心或偏心活动来产生更大的动态伸肌力矩，例如投掷一个球、推矮椅子的扶手站立起来，或者快速推开一扇门。与许多爆发性推举活动一样，肘部伸展通常伴有一定程度的肩部前屈（图 6-39）。前三角肌提供屈曲肩关节的功能，是前推动作的重要协同肌。前三角肌产生肩关节屈曲力矩，带动上肢向前，抵消了肱三头肌长头后伸肩关节的潜力。从生理学角度来看，将屈肩与伸肘结合，可以在肘部完全伸展过程中，最大限度地减少肱三头肌长头收缩的速度和长度。

当肘部弯曲到 80°~90° 时，肘伸肌产生最大程度的力矩。这种关节位置类似于肘部屈肌群产生最大屈曲力矩的位置。肘部屈肌和伸肌在接近 90° 屈肘的位置有强大的等距协同收缩，使肘部保持非常稳定的姿势。这种等长姿势通常在需要有力和稳定肘关节的活动中自然地出现，比如"摔跤"或使用某些手动工具。有趣的是，尽管两组肌肉在相似的关节角度上产生最大力矩，但两组肌肉的最大内力臂出现在截然不同的关节角度上：肘屈肌大约在 100°（图 6-35C），而肱三头肌在接近完全伸直的位置（图 6-40A）。肘关节伸直增加肱三头肌的力臂，因为此时厚的鹰嘴突置于关节旋转轴和肌肉肌腱力线之间（图 6-40B、C）。事实上，伸肘肌力矩峰值发生在屈肘 80°~90°，而不是发生在肘关节完全伸直，表明肌肉长度可能比力臂（杠杆长度）在决定伸肘力矩峰值发生的自然位置上有更大的影响。

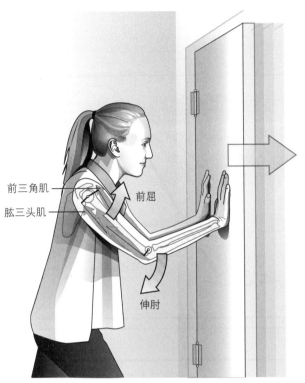

前三角肌

肱三头肌

前屈

伸肘

图 6-39 所示肱三头肌产生一个横跨肘部的伸肌力矩来快速推开一扇门。注意，当前三角肌前屈肩关节时，肘部也在伸展。前三角肌必须产生与肱三头肌长头产生的肩后伸肌相反的力矩并超过后者。有关进一步说明请参阅文本。源自关节旋转轴的内力臂显示为粗线

特别关注 6-5

节俭法则

由不同肘伸肌的收缩所产生的层级肌肉募集模式显然不是神经系统用来调节伸肌力矩水平的唯一方法。与大多数运动一样，肌肉的激活模式因不同肌肉、不同个体而有很大的不同。然而，肘伸肌似乎存在一种通用的层级募集模式。这种肌群激活的方法可以被称为节俭法则。在目前的情况下，节俭法则表明神经系统倾向于激活尽可能少的肌肉或肌肉纤维来控制给定的关节动作。回想一下，小块的肘肌和肱三头肌内侧头负责伸肌力矩需求较低的活动。当需要更多的动力或高强度伸肘力矩时，神经系统才会选择更大的、多关节的肱三头肌长头。从能量的角度来看，这种层级肌肉募集模式是有实际意义的。例如，考虑只有肱三头肌长头，而没有肱三头肌内侧头，则在执行肘部非常低水平的稳定功能时，效率就非常低。如果受到的重力不足，就需要额外的肩部屈肌肌肉力量，来抵消肱三头肌长头产生的无谓的伸展肩关节力量。这样一个简单的任务就需要超过其需求的更多的肌肉活动。正如肌电图证据和一般直觉所表明的那样，只需要低强度力量的任务通常是由单关节肌肉完成的。随着力量需求的增加，更大的多关节肌肉和必要的拮抗肌才会被募集起来。

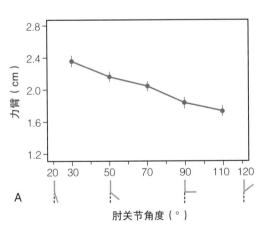

A

力臂（cm）

肘关节角度（°）

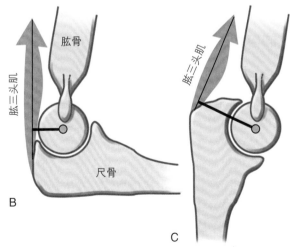

肱骨

肱三头肌

尺骨

肱三头肌

B

C

图 6-40 肘关节不同角度时，肱三头肌的伸肘力臂见图（A）。解剖模型显示尺骨近端形态如何使力臂在屈肘 90° 时更小（B）而在伸肘时增大（C）。伸肘时力臂增加是因为鹰嘴突增加了肱三头肌力线与旋转轴之间的垂直距离。力臂显示为粗的黑色线条（图 A 数据来自 Sugisaki N, Wakahara T, Miyamoto N, et al: Influence of muscle anatomical cross-sectional area on the moment arm length of the triceps brachii muscle at the elbow joint, *J Biomech* 43[14]: 2844-2847, 2010. ）

✦ 特别关注 6-6

肩部肌肉代偿肱三头肌功能

颈椎骨折可引起四肢瘫，导致 C^6 节段以下的感觉及运动功能丧失。其症状包括躯干及下肢肌肉全瘫、上肢肌肉部分瘫痪。由于 C^6 及以上神经根支配的肌肉仍有功能，这些患者仍可独立完成许多动作。例如，患者能从仰卧位换为坐位、穿衣、从轮椅挪到床上。运动治疗师可针对这部分患者设计专用的活动方法，以使尚能活动的肌肉代替瘫痪肌肉的功能。这种肌肉替代法可使瘫痪患者最大程度地获得活动能力。

由于肘伸肌群主要由 C^6 以下节段神经根支配，因此 C^6 四肢瘫患者的伸肘能力几乎完全丧失。不能伸肘使患者无法够到身体以外的地方。从床上坐起或挪到轮椅上等行为变得十分困难且费力。使用尚有神经支配的肩部肌肉，如胸大肌锁骨头和（或）三角肌前束，以主动伸直及锁定肘关节，可达到肌肉替代的效果（图 6-41）。要达到以上效果，需将远端的手掌牢固固定。在这种情形下，肩部肌肉的收缩使盂肱关节内收和（或）前屈，将肱骨向身体中线牵拉。通过近端肌肉控制肘关节稳定性是一个十分有用的临床理念。该理念同样也适用于下肢，当股四头肌功能缺失时，只要足部牢固固定于地面，伸髋肌群也能起到伸膝的作用。

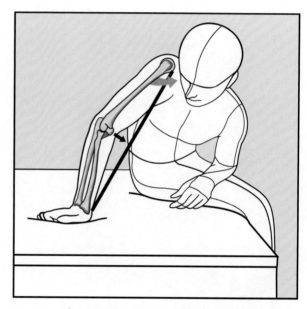

图 6-41　C^6 四肢瘫患者使用尚有神经支配的胸大肌锁骨头及三角肌前束（红色箭头）将肱骨拉向身体中线。当手腕和手掌固定于床上时，这些肌肉可旋转肘关节使其伸直。肘关节一旦锁定于伸直位，上肢便可支撑起身体重量。该示意图中的模型被假定为三头肌完全瘫痪

旋前肌群与旋后肌群的功能

前臂大多数旋前肌群与旋后肌群的力线如图 6-42 所示。旋前或者旋后肌必须具有以下两点特征。第一，肌肉必须附着于旋转轴的两侧——就是说，近端附着于肱骨或尺骨，而远端附着于桡骨或手。因此，肱肌或拇短伸肌不能够旋转前臂。第二，肌肉的力量必须能围绕旋转轴形成内力臂以发生旋前旋后动作。当肌肉力线垂直于旋转轴时，其力臂最大。尽管没有哪一个旋前或旋后肌有如此理想的力线（至少在解剖位时没有），但旋前方肌最为接近此标准（图 6-42B）。

在功能上，前臂的旋前旋后与肩关节的内外旋相关联。肩关节内旋常与前臂旋前协同发生，而肩关节外旋与旋后同时进行。在仅有前臂运动时，手仅能旋转 170°～180°，当肩与前臂旋转协同进行时，手可完成近乎 360° 的旋转动作。同时，两者之间的协同运动还能增加肌肉力量，至少肩关节外旋与前臂旋后有此协同效应。

当检查前臂肌肉力量与活动度时，必须注意排除来自于肩部肌肉的干扰。因此，检查前臂的旋前旋后时需将肘关节屈曲 90°，肱骨内上髁置于体侧。在该体位下，任何肩关节的旋转活动均能被观察到。

旋后肌群

旋后肌与肱二头肌是主要的旋后肌。其他具有较弱旋后功能的肌肉有附着于肱骨外上髁附近的桡侧腕伸肌、拇长伸肌及示指伸肌（图 6-42A）。肱桡肌对于前臂的作用一直有争议。一般认为其是次要的旋后肌及次要的旋前肌。不管前臂处于何种位

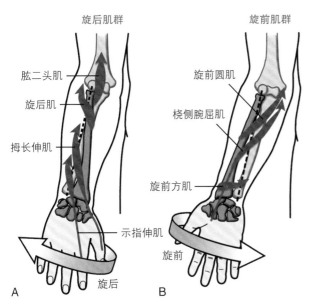

图 6-42　前臂旋后肌群（A）与旋前肌群（B）力线。注意各肌肉均与前臂旋转轴（虚线）交叉

主要旋后肌
- 旋后肌
- 肱二头肌

次要旋后肌
- 桡侧腕伸肌
- 拇长伸肌
- 示指伸肌
- 肱桡肌（从旋前位置）

置，肌肉收缩时均倾向于使其朝向中立、拇指向上位。因此，当旋前位时，肌肉有旋后作用，当旋后位时，肌肉有旋前作用。有趣的是，肱桡肌收缩时使前臂位于完全旋后与完全旋前之间，该位置可使其屈肘的力臂最大化。

旋后肌与肱二头肌

旋后肌近端附着点宽大（图 6-43）。浅层纤维起自肱骨外上髁、桡侧副韧带及环状韧带。深层纤维起自尺骨旋后肌嵴附近。在远端，肌肉附着于桡骨上 1/3。在旋前位时，旋后肌围绕桡骨扭曲并被拉长，因而旋后作用最强。旋后肌在肱骨的附着很少，且十分靠近肘关节旋转轴中线，因此对肘关节屈伸的作用不大。

旋后肌对于前臂旋后功能十分重要，与肱肌的屈肘功能类似。不管肘关节处于何种位置，或旋后的速度和力量有多大，前臂旋后时旋后肌均有明显

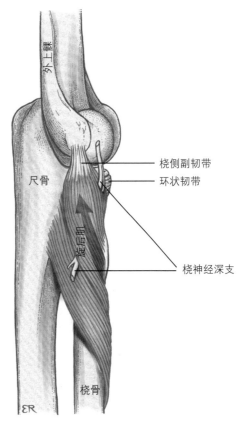

图 6-43　右侧旋后肌侧面观。桡神经深支从肌肉深、浅纤维中穿出。桡神经向远端走行，延续为骨间背侧神经，支配手指与拇指伸肌

的肌电活动。另一个主要的旋后肌——肱二头肌，则主要是在强力旋后的情况下发挥作用，特别是联合屈肘动作时。

当需要完成低强度旋后动作时，旋后肌被启动，而肱二头肌处于相对不活跃状态（这与本章之前提到的节俭法则一致）。只有在中等强度以上的旋后动作时，肱二头肌才有明显的肌电活动。使用跨多关节的肱二头肌完成简单、低强度的旋后动作并不是有效率的运动方式。在那种情况下，其他肌肉如肱三头肌及三角肌后束也需要被动员起来拮抗肱二头肌在肩与肘的活动。这样就将简单的动作复杂化，并消耗了不必要的能量。

肱二头肌是强力的前臂旋后肌。它的横截面积是旋后肌的 3 倍。屈肘 90° 左右，做一系列快速有力的旋前至旋后位动作，在此过程中触摸肱二头肌的收缩情况，即可证实其最主要是以旋后肌的身份而存在。在前臂从旋后位旋转至旋前位的过程中，肱二头肌肌腱缠绕在桡骨近端周围，使其旋后力臂增加，以主动解开缠绕。

在屈肘 90° 时，肱二头肌的旋后功效最强。因此，在需要强力旋后时，肘关节往往会自然地处于屈曲 90° 位。在屈肘 90° 时，肱二头肌肌腱以接近 90° 角附着于桡骨上。此角度使其能对前臂旋转轴施加最大的力量。在屈肘 30° 时，肱二头肌肌腱不再以直角附着于桡骨上。如图 6-44 所示，该变化使肱二头肌的旋后力矩降低 50%。这一点在临床上具有重要的意义，可应用于肌力测试结果的评估、抗阻训练方法的设计及人体工程学。

当需要高强度旋后力矩（如用力拧螺钉）时，肱二头肌被神经系统募集以协助旋后肌及拇长伸肌。如前所述，这些动作需要在屈肘 90° 位时进行（图 6-45）。为维持此姿势，肱三头肌需要同时收缩以拮抗肱二头肌的力量。肱三头肌在此时可对抗肱二头肌旋后时同时产生的屈肘及屈肩作用。如肱二头肌不被拮抗，每次肱二头肌收缩均会将螺丝刀拉离螺丝，非常低效。肱三头肌附着于尺骨而非桡骨，因此在对抗屈肘的同时又不会影响旋后动作。这一组配合非常完美地展示了两块肌肉是如何协同作用同时又相互拮抗的。

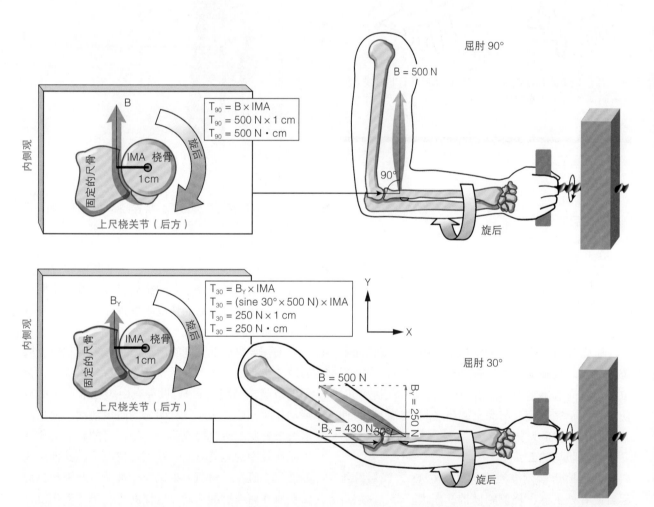

图 6-44　屈肘 90° 及屈肘 30° 时肱二头肌旋后能力的区别。（上）侧面观显示肱二头肌以 90° 角附着于桡骨上。肌肉（B）收缩产生的最大有效力量为 500 N。如俯视图所示，100% 的肱二头肌力量可用于旋后，内力臂约为 1 cm，因此所产生的力矩为 500 N·cm（500 N×1 cm）。（下）侧面观显示屈肘 30° 时，肱二头肌的附着角度变为 30°，这使得肱二头肌能用于旋后的最大有效力量降低为 250 N（B_Y）。肱二头肌的另一部分分力（B_X）的方向沿桡骨向近端牵拉，几乎与前臂旋转轴平行。这部分力量对旋后几乎无作用。计算显示屈肘 30° 时最大旋后力矩降为 250 N·cm（250 N×1 cm）（sine 30° = 0.5, cosine 30° = 0.86）

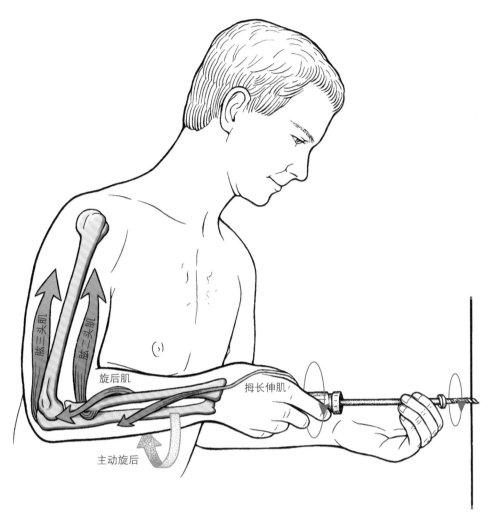

图 6-45　右手顺时针拧紧螺钉的过程中，肱二头肌、旋后肌与拇长伸肌强力收缩。肱三头肌等长收缩以拮抗肱二头肌的屈肘作用

 特别关注 6-7

旋后与旋前力矩

　　旋后肌群产生的等矩力矩比旋前肌群高 25%（表 6-6）。该差异一部分是由于旋后肌群的肌肉横截面积 2 倍于旋前肌群。许多功能活动的完成依赖于旋后肌力量。例如用右手拧紧螺钉时，顺时针扭转运动需要旋后肌群收缩。但对于左利手的人而言，左前臂的顺时针扭转运动就需要旋前肌群收缩，因此左利手的人通常使用右手完成此动作。这也解释了为什么许多左利手的人双手都比较灵巧。

旋前肌群

　　旋前圆肌和旋前方肌是主要的旋前肌（图 6-46）。附着于肱骨内上髁的桡侧腕屈肌与掌长肌是次要旋前肌（图 6-42B）。

主要旋前肌
- 旋前圆肌
- 旋前方肌

次要旋前肌
- 桡侧腕屈肌
- 掌长肌
- 肱桡肌（从旋后位置）

旋前圆肌与旋前方肌

旋前圆肌有肱骨与尺骨两个头。正中神经从两个头之间穿行，因此在此处可能被挤压。旋前圆肌是前臂主要的旋前肌，同时也是屈肘肌。在高强度旋前动作如用右手拧松螺钉或投掷棒球时，旋前圆肌的肌电活动最强。肱三头肌是旋前圆肌重要的协同肌，常用于抵消旋前圆肌的屈肘作用。

正中神经肘上部位损伤时，所有的旋前肌群均瘫痪，主动旋前能力丧失。旋后肌与肱二头肌失去拮抗，因此前臂处于长期旋后状态。

旋前方肌位于前臂最远端的前份，在所有腕屈肌与指屈肌的深面。该肌形态扁平，呈四边形，附着于尺桡骨远端1/4之间。旋前方肌的肌纤维从近至远稍斜行走行，与旋前圆肌类似。有研究报道该肌具有浅深两头。旋前方肌是最为活跃且使用最为频繁的旋前肌，无论在何种旋前动作及有无同时屈肘活动的情况下，它均会发挥作用。

旋前方肌产生有效力矩的能力很强，并能起到稳定桡尺关节的作用。该肌肉力线方向与前臂旋转轴几乎垂直（图6-47A）。这使其能最大程度地产生力矩。同时，其能使桡骨的尺切迹与尺骨头靠拢拉紧（图6-47B），以在旋前过程中稳定远端桡尺关节（图6-47C）。旋前方肌还能引导关节活动轨迹。

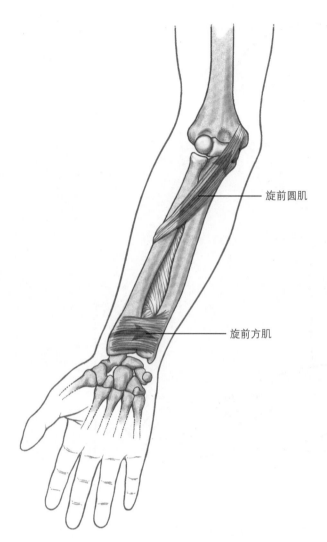

图6-46 右前臂旋前圆肌与旋前方肌前面观

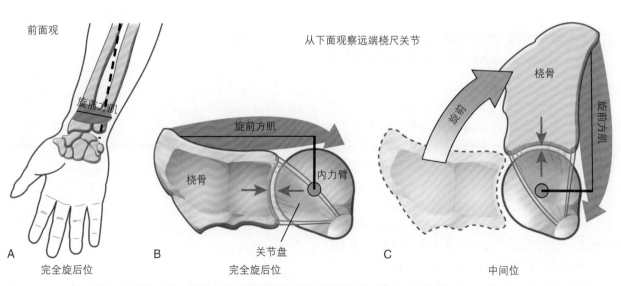

图6-47 A.远端桡尺关节前面观，旋前方肌力线方向与前臂旋转轴（虚线）几乎呈直角。B.显示前臂完全旋后位时，旋前方肌力线方向和内力臂。旋前方肌除了产生旋前的力矩，还对关节面产生压缩应力（相对的两个箭头）。C.前臂中间位置时，旋前方肌的双重功能。在从旋后（B）到旋前位（C）时，TFCC关节盘也随之运动

特别关注 6-8

回归节俭法则

　　低能量旋前活动仅需旋前方肌参与。本章中可看到许多小的单关节肌肉及与其相对应的较大的跨多关节肌肉。在任何时候，肌肉的募集使用总是遵循节俭法则。对于肘关节而言，低强度屈伸肘动作由肱肌、肘肌，或肱三头肌内侧头所控制。当进行相对高强度活动时，跨多关节的肱二头肌和肱三头肌长头才被神经系统募集。对于前臂而言，低强度旋后旋前动作由旋后肌或旋前方肌所控制；高强度活动则需肱二头肌及旋前圆肌参与。但是，每当跨多关节肌肉被募集时，它们所产生的不需要的活动就需要动员其他肌肉来拮抗。因此，肘和前臂动作力度的增加均会导致整体肌肉活动的明显增加。这既涉及单关节肌肉，也包括多关节肌肉和它们的拮抗肌。

　　正常情况下，旋前方肌和其他肌肉所产生的压力可被关节所吸收。在重度类风湿关节炎情况下，关节软骨、骨与关节周围结缔组织无法吸收关节的压力。因此这些压力对关节稳定性造成不利影响。健康状况下稳定关节的力量在疾病状态下反而可造成关节的破坏。

总结

　　尺桡骨近端与远端的形态对其运动学十分重要。尺骨近端宽大的 C 形结构为肱尺关节提供了坚强的铰链稳定性。因此该部位的运动主要发生在矢状面。在远端桡尺关节，圆形的尺骨头与桡骨的尺切迹相关节。与桡骨远端不同，尺骨远端并不与腕骨密切接触。任何该部位的紧密连接均会限制旋前旋后活动。

　　桡骨近端的桡骨头具有盘状结构，使其可在近端桡尺关节环状韧带内相对于肱骨小头旋转。这一旋转活动是旋前旋后动作的主要组成部分。相反，尺骨通过肱尺关节为该旋转活动提供了稳定的基座。桡骨远端部分宽大，在内外径和前后径方向上均有扩大，以容纳近排腕骨。这一扩大的部分为从手到桡骨的力量传导提供了极佳的路径。根据骨间膜纤维走行方向可判断，通过桡骨向近端传导的力量最终均匀分布于肘关节内外侧间室。

　　肘关节有四根重要的神经穿过：肌皮神经、正中神经、桡神经和尺神经。除了正中神经以外，其他神经都相对容易受伤，造成感觉及运动障碍。神经损伤造成的肌力下降导致关节动态失衡，如不治疗，可造成畸形。

　　几乎所有主要作用于肘关节的肌肉远端均附着于尺骨或桡骨。附着于尺骨的肌肉，如肱肌和肱三头肌，可屈伸肘但没有旋前旋后功能。其他附着于桡骨的肌肉除了具有屈肘的功能以外，还有旋前或者旋后能力。这种解剖特征使肘关节可在屈伸肘的同时完成旋前旋后动作，扩展了上肢与周围环境的互动能力，例如吃饭、梳头、烹饪或从椅子上站起。

　　本章所涉及的肌肉约半数会控制上臂或前臂的多个部位。因此，一些看起来十分简单和局限的动作实际上比想象中复杂，并需要许多肌肉的参与。例如拧紧螺钉时肱二头肌主导的旋后动作（图 6-45）。在进行该动作时，需要启动肱三头肌以拮抗肱二头肌的屈肘作用。同时，肱二头肌长头和肱三头肌长头也需要协同作用以平衡和稳定肩关节。此外，躯干 - 肩胛肌群如斜方肌、菱形肌和前锯肌都需被动员起来以对抗二头肌和肱三头肌对肩胛骨的强力牵拉。当因为神经损伤、运动功能丧失、疼痛，或失用性肌萎缩导致这些肌肉无法发挥稳定作用时，肘和前臂肌肉效率会显著降低。

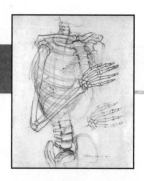

临床拓展

临床拓展 6-1
肘关节屈曲挛缩与前伸功能障碍

屈曲挛缩是指由于肌性或非肌性组织紧张导致的被动伸直受限。肘关节屈曲挛缩最为严重的后果之一是前伸功能障碍。依据挛缩程度不同，前伸功能的丧失程度各异。如图 6-48 所示，可完全伸直的肘关节（0°挛缩）前伸范围没有受限。肘关节屈曲挛缩 30°以内时，前伸范围仅轻微减少（不到 6%）。但如挛缩超过 30°，前伸范围显著减少。当屈曲挛缩 90°时，前伸触及范围减少几乎 50%。因此，将

屈曲挛缩控制在 30°以内是一个重要的功能目标。减少屈曲挛缩的方法通常包括控制炎症及肿胀、将关节置于更大的伸直位（夹板、持续被动活动、鼓励）、牵拉关节内外轴线前方的软组织、手法松动及肘伸肌力量训练。如果保守治疗无效，则需考虑手术松解。然而，预防往往是肘关节屈曲挛缩最有效的治疗。

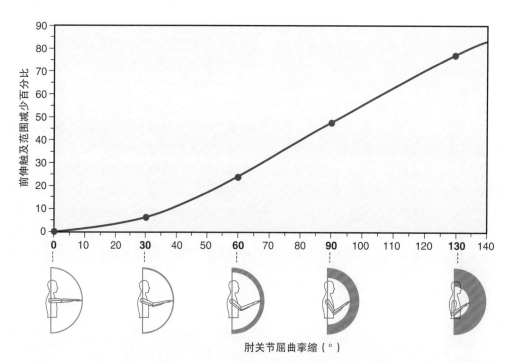

图 6-48　图示随着肘关节屈曲挛缩的加重，上肢（从肩到手指）前伸触及范围的减少。注意当挛缩超过 30°时，减少范围的迅速增加。下方图示屈曲挛缩程度越严重，可触及范围减少越多（半圆形区域）

临床拓展 6-2
肘屈肌的反作用

在大多数日常活动中，肘屈肌收缩可使前臂向上臂靠拢。但当上肢远端固定时，其也可使上臂向前臂靠拢。例如在 C^6 四肢瘫患者中（图 6-49），患者躯干及下肢肌肉完全瘫痪，但肩、肘屈肌和腕伸肌肌肉基本正常。患者可利用腕伸肌稳定上肢远端，然后在肘屈肌作用下使上臂向前臂靠拢。此动作可使患者借助于肘屈肌从卧位变为坐位。对于此类患者来讲，变换为坐位是进行其他动作的关键，例如穿衣或从床上移到轮椅上。

有趣的是，在此过程中，肱尺关节产生的滚动和滑动动作是反方向的。

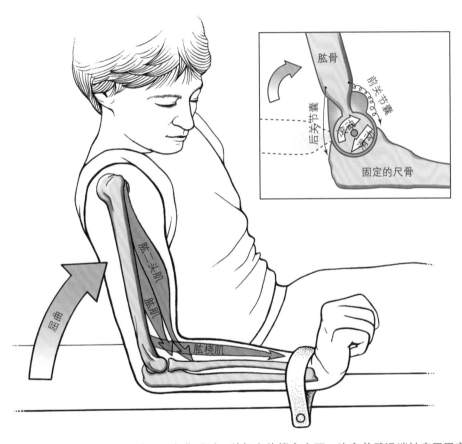

图 6-49　一个中等程度四肢瘫患者使用肘屈肌弯曲手肘，并把身体撑离床面。注意前臂远端被牢固固定。肱尺关节的关节动力学亦显示于图中。前关节囊松弛，后关节囊被拉紧

临床拓展 6-3
近距离观察肱二头肌的远端附着

通常认为，肱二头肌的长头和短头远端在桡骨的附着点相同。然而，近期的细致解剖研究发现并非如此。尽管两者都附着于桡骨粗隆，短头附着点更偏远端，比长头更为靠近粗隆尖部（图 6-50）。两者之间有一细的分隔。

分析显示，这一解剖位点的差异具有相应的生物力学意义。短头附着点离肘关节屈伸轴线更远，因此屈肘内力臂更长。当对两根肌腱施加同样大小的力量时（屈肘 90°），短头较长头的屈曲力矩大 15%。此外，由于短头肌腱更为靠近桡骨粗隆尖，其前臂旋后力臂稍长于长头（前臂中立和旋前位时）。当施加的力量相同时，短头的旋后力矩较长头大 10%，这与前臂位置有关。

肱二头肌两个头之间的细微解剖差异（及与之相关的生物力学差异）在日常活动中并不重要。然而，当肱二头肌肌腱远端断裂缝合时，精准重建这些解剖关系可能有助于更好的功能恢复。

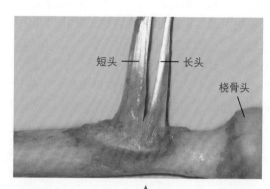

图 6-50　肱二头肌附着于桡骨粗隆（右侧）的两个头（图片源自 Jarrett CD, Weir DM, Stuffmann ES, et al: Anatomic and biomechanical analysis of the short and long head components of the distal biceps tendon, *J Shoulder Elbow Surg* 21[7]: 942–948, 2012. ）

临床拓展 6-4
膝部测试：一种专门的旋后肌神经支配状态的临床测试

桡神经在肱骨后方桡神经沟内螺旋斜行走行（附录 Ⅱ 的 A 部分，图 Ⅱ-1B）。该部位的骨折或其他创伤常伤及桡神经。当损伤严重时，受伤平面以远的桡神经支配的肌肉可能发生瘫痪。受累肌肉可能包括肱三头肌、肘肌、肱桡肌、腕伸肌群、旋后肌，以及所有外在指伸肌。感觉障碍区域通常包括手臂背侧皮肤，特别是覆盖手掌背侧网状组织的部位。

由于受伤的外周神经有再生的能力，瘫痪的肌肉可能逐渐由近及远地恢复。通过电生理测试、触诊及肌力测试，可判断神经是否恢复。旋后肌是其中一关键肌（图 6-43），该肌如恢复，高度提示桡神经已再生至前臂近端。然而，旋后肌位置深在，难以触诊或与周围其他肌肉分离检查。

当怀疑是否有神经再支配时，有一项基于节俭法则的临床临床测试可协助判断旋后肌功能。该测试有时被称为"膝部测试"，其要求患者将前臂置于膝上，在没有任何外力抵抗的情况下非常缓慢地前臂旋后。正常情况下，经过适当的练习后，这一低强度的旋后动作不用启动肱二头肌（你可以自己试着练习）。如果旋后肌被再支配且有功能，患者能在不收缩肱二头肌的情况下旋后。但如果旋后肌仍然瘫痪，即使缓慢、低强度的旋后动作也会造成肱二头肌腱突出以代偿旋后肌麻痹。低强度旋后动作引起肱二头肌的过度反应即为"膝部测试"阳性，提示旋后肌十分无力。

尽管"膝部测试"的预测价值尚不明确，但此测试展示了将运动学和解剖学知识用于临床实践的可能。

ⓔ 学习中的问题

1. 列举能抵抗桡骨远端拉力的肌性与非肌性组织。
2. 描述肘关节内侧副韧带的不同纤维如何在全范围屈伸活动中维持足够的张力。
3. 描述在肘关节屈曲和前臂旋后的复合运动中肱桡关节的关节运动学。
4. 仅考虑力臂因素，图 6-17A 中什么组织能产生最大的被动力矩以抵抗伸肘活动？
5. 多少神经支配主要的肘屈肌（对抗重力）？
6. 基于表 6-7 提供的数据，肱三头肌哪个头产生最大的伸肘力矩？
7. 拇短伸肌为什么不是次要的前臂旋后肌？
8. 合并有伸肘与前臂肩的推开动作中，三角肌前束的运动学作用是什么？
9. 肱肌的最直接拮抗肌是什么肌肉？
10. 假设由于肌肉紧张，一位患者有 20° 的肘关节屈曲挛缩。在肘关节伸直活动度接近终末时，医生施加一伸直力矩，发现前臂被动地出现旋后动作。以上线索提示什么肌肉或哪些肌肉最为紧张？
11. 腋窝部位的桡神经损伤对于图 6-45 所示的动作有何影响？
12. 上肢处于什么位置可最大限度地拉长肱二头肌？
13. 为什么医生在切除桡骨头或植入桡骨头假体之前，应关注骨间膜的完整性？
14. 某患者肱骨中份位置正中神经损伤，这会导致主动屈肘肌力下降吗？经过一段时间后，前臂可能发生什么样的畸形或紧张类型？
15. 假设你想要通过被动伸肘以最大限度牵拉肱肌。同时进行完全的前臂被动旋前或旋后是否可增加牵拉效率？
16. 描述肘关节外翻应力损伤时外侧尺侧副韧带的损伤机制。
17. 列举前臂旋前旋后动作时骨间膜中央束保持等长的生物力学优点。
18. 在类似于图 6-30 的负重位时，背阔肌在从前臂旋前位到旋后位活动中如何发挥作用？什么组织能限制这一主动活动？

ⓔ 以上问题的答案可以在 Evolve 网站上找到。

ⓔ 附视频课程目录

- 上肢特定关节运动学的洞悉观察
- 桡骨与手固定条件下前臂旋前和旋后说明

临床运动学在四肢瘫痪患者中的应用

- C⁶ 水平四肢瘫痪患者由仰卧位到坐位的分析
- C⁶ 水平四肢瘫痪患者由轮椅移到垫子的分析
- C⁶ 水平四肢瘫痪患者翻身的分析
- 四肢瘫痪者肱三头肌变弱条件下主动伸肘的方法

扫描右侧二维码可
获得相关视频

第 7 章

腕关节

原著者：Donald A. Neumann, PT, PhD, FAPTA
译者：李　斌　杨　勇　**审校者**：田　文

　　腕关节由 8 块腕骨组成，作为一个功能整体连接前臂和手部。除外众多的腕骨间关节，腕关节由两个基本的关节组成：桡腕关节和腕中关节（图 7-1）。桡腕关节由桡骨远端和近排腕骨组成。腕中关节位于桡腕关节远端，是远近排腕骨之间的关节。腕关节的屈伸及桡尺偏运动就依赖于这两个关节。远侧桡尺关节已在第 6 章详述，其主要功能为前臂的旋转功能。由于其与桡腕关节的解剖关系密切，远侧桡尺关节的关节盘会在本章再次提及。

　　腕关节的位置和稳定性会显著影响手的功能。由于控制手指的肌肉大多附着于前臂，如果关节疼痛、不稳定或力弱，会导致腕关节的体位异常，影响外在肌的最佳长度和被动张力，进而降低抓握的效率。

　　关于腕和手部的描述有几个新的术语，比如掌侧代替前侧，背侧代替后侧，在本章及下一章介绍手部均采用这些替换术语。

骨学

前臂远端

　　桡骨远端背侧面有一些隆起和凹沟，可以起到引导肌腱滑动和稳定肌腱的作用（图 7-2）。比如背侧可触摸到的李斯特结节，将桡侧腕短伸肌肌腱和拇长伸肌肌腱隔开。

　　桡骨远端的掌侧面是腕关节囊和厚实的桡腕掌侧韧带近端的附着（图 7-3A）。桡骨茎突从桡骨外侧向远端延伸。尺骨茎突比桡侧切迹更加锐利，从

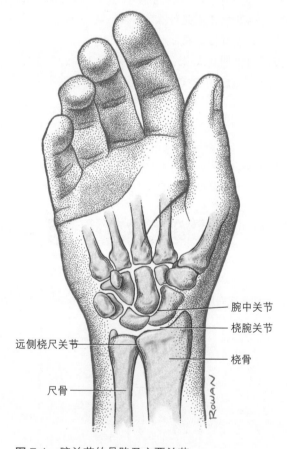

图 7-1 腕关节的骨骼及主要关节

腕中关节
桡腕关节
桡骨
远侧桡尺关节
尺骨

前臂远端的骨性特点
- 桡骨背侧结节
- 桡骨茎突
- 尺骨茎突
- 桡骨远端关节面

尺骨远端的后内侧角向远端延伸。

　　桡骨远端关节面在内外及前后方向上均为凹面（图 6-25B）。腕骨中的舟骨和月骨在其关节软骨面上形成压迹。

　　桡骨远端有两个重要的生物力学结构特点，第一，桡骨远端关节面有约 25° 的尺偏角（图 7-4A），由于桡骨茎突对腕骨桡侧的骨性阻挡，导致腕关节尺偏角度大于桡偏角度；第二，桡骨远端关节面有约 10° 的掌倾角（图 7-4B），其作用为腕关节屈曲角度大于背伸角度。

　　桡骨远端骨折会导致正常倾斜角度的改变。如果没有得到正确的骨科处理，会导致桡骨远端关节面倾斜角度永久性的异常改变，显著影响桡腕关节和远侧桡尺关节的功能。这点将会在后续详述。

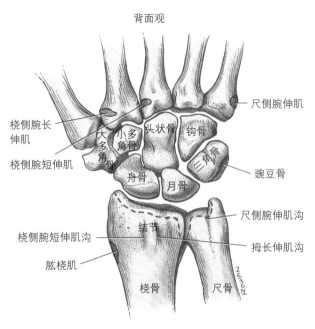

图 7-2　右腕关节背侧面。肌肉远端止点用灰色标示，近端在腕关节背侧关节囊的附着用虚线标示

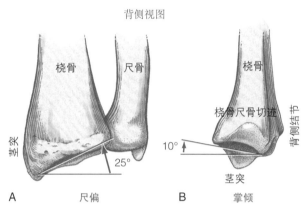

图 7-4　A. 桡骨远端正位显示尺偏角约 25°；B. 桡骨远端内侧位显示掌倾角约 10°

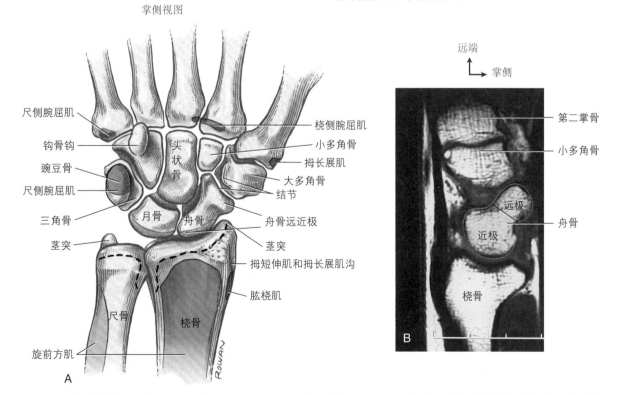

图 7-3　A. 腕骨掌侧面。肌肉近端止点用红色显示，远端止点用灰色显示。近端在腕关节掌侧关节囊的附着用虚线标示。B. 通过矢状面核磁共振图像，可以全面了解舟骨的形状。细黑线标记了舟骨的"腰部"区域，在近极和远极之间

腕骨

自桡侧向尺侧，近排腕骨包括舟骨、月骨、三角骨、豌豆骨；远排腕骨包括大多角骨、小多角骨、头状骨和钩骨（图7-2和图7-3）。

近排腕骨结合相对疏松，而远排腕骨靠坚强的韧带紧密连接，为掌骨提供一个坚固稳定的基座。

接下来的章节会介绍每块腕骨的解剖特点，对每块腕骨的形状和相对位置的掌握有助于理解韧带解剖和腕关节运动力学。

舟骨

由于舟骨外形类似一艘船，故将其命名为舟骨（scaphoid来源于希腊语，像一艘船）。船的大部分底面停靠在桡骨上，船的载货区承载着部分头状骨（图7-3A）。舟骨表面75%为关节软骨，与其他腕骨和桡骨形成四个滑膜关节。

舟骨有两个突起的表面称为极。近极与桡骨远端的舟骨窝形成关节（图6-25B），远极表面更加圆润，与大小多角骨形成关节。舟骨远极向掌侧倾斜约30°，在腕关节核磁矢状面断层上可以清晰地看出（图7-3B）。远极有一钝性结节，在手掌侧鱼际肌的基底处可以触及。舟骨外形修长，在功能上和解剖上与两排腕骨均有联系。

舟骨的远端内侧面呈深凹形，承载着头状骨头部的外侧面（图7-3A）。舟骨的内侧面较小，与月骨形成关节。舟月关节的稳定主要靠舟月韧带维持，该连接结构在近排腕骨中非常重要，这点将在本章后续提及。

月骨

月骨（lunate拉丁语，月亮）位于近排腕骨中心，嵌入舟骨和三角骨中间。在腕骨中，月骨的内在稳定性最差，不仅由于其特有的形状和肌腱附着的缺乏，也与月骨和位置稳定的头状骨之间缺乏坚强的韧带连接有关。

与舟骨类似，月骨的近端关节面为凸面，与桡骨远端的月骨窝相关节（图6-25B）。月骨远端关节面为深凹形，使其外形像新月一样（图7-3A）。远端关节面承载两个凸面关节、头状骨头部的内侧面和钩骨近端的一部分。

三角骨

三角骨位于腕关节最尺侧，月骨内侧。在尺骨茎突远端可轻易触及，尤其在腕关节桡偏时更加明显。三角骨的外侧面长且平坦，与表面呈类似形态的钩骨形成关节。其掌侧面有一椭圆的关节面，与豌豆骨形成关节。

三角骨骨折发生率在腕骨中仅次于舟骨和月骨，排在第三位。

豌豆骨

豌豆骨，顾名思义，外形像一粒豌豆，与三角骨掌侧疏松地形成关节。可轻易触及，活动性好。豌豆骨位于尺侧屈腕肌内，是一个籽骨。另外，小指外展肌、腕横韧带及其他韧带也附着于豌豆骨。

头状骨

头状骨在所有腕骨中体积最大，位于腕骨中心，与包括掌骨在内的其他7块骨骼形成关节（图7-3A）。头状骨（capitate）来源于拉丁语，意为头部，描述该骨近端关节面的形状。硕大的头部与近端舟骨和月骨提供的深凹面相关节。头状骨在钩骨和小多角骨之间，依靠短而坚强的韧带连接，位置非常稳固。

头状骨远端关节面与第三掌骨基底、少部分第二及第四掌骨基底相关节，非常稳定。这种坚固的连接使第三掌骨及头状骨功能上作为一个整体，为手和腕关节提供轴向稳定性。腕关节各向运动的轴线均通过头状骨。

大多角骨

大多角骨外形不规则，近端轻度凹陷的关节面与舟骨相关节，具有特殊意义的是远端鞍状关节面与第一掌骨基底相关节。第一腕掌关节是非常特别的一种鞍状关节，可以使拇指拥有大范围的活动度。

大多角骨掌侧面延伸出一个细长锐利的结节，与舟骨结节一同作为腕横韧带的外侧止点（图7-5）。掌侧结节的内侧有一特有的凹沟，桡侧腕屈肌从中通过。

小多角骨

小多角骨楔于大多角骨和头状骨之间，体积较小。同大多角骨一样，其近端关节面呈轻度凹陷形，与舟骨相关节。小多角骨与第二掌骨基底形成相对稳定的关节关系。

钩骨

因其掌侧面有一巨大的钩形突起，故命名为钩骨。钩骨整体呈锥形，其远端面，又称基底，与四五掌骨基底相关节。第四五腕掌关节为手尺侧提供的活动性非常重要，特别是在"握杯"时更为明显。

其近端，又称为钩骨尖，向月骨延伸，与月骨相接触，楔于外侧的头状骨和内侧的三角骨之间。钩骨钩（同豌豆骨一起）为腕横韧带的内侧提供骨性附着（图 7-5）。

腕管

如图 7-5 所示，腕骨掌侧形成一凹陷。腕横韧带是一较厚的结缔组织纤维束横跨于沟槽之上。该韧带附着于腕骨掌侧的四处突起，分别是尺侧的豌豆骨和钩骨钩、桡侧的舟骨结节和大多角骨结节。腕横韧带为许多手部内在肌的起点，也是掌长肌——屈腕肌之一的止点。

腕横韧带使腕骨形成的掌侧凹陷形成一通道——腕管。正中神经和手指外在屈肌腱从该通道中通过（第 8 章）。另外，肌腱被限制于腕管内，避免了像掌侧形成弓弦，尤其是在部分屈腕时的抓握动作。

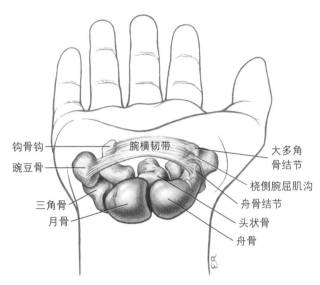

图 7-5　右腕管切线位视图，移除所有内容物，腕管顶部为腕横韧带

特别关注 7-1

舟骨和月骨：容易损伤，临床并发症

关于舟骨和月骨损伤的文章发表得比其他所有腕骨都要多。这两块腕骨位于坚硬的骨性结构之间，前臂远端与远排腕骨之间。像坚果夹在开壳器之间一样，舟骨和月骨容易遭受挤压型的损伤，损伤后发生进展型的缺血性坏死的风险较高。

舟骨，容易发生骨折

舟骨直接位于腕关节应力传导的轴线上，基于此点，舟骨在腕骨中最容易发生骨折。在整个上肢中，其骨折发生率也仅次于桡骨远端。舟骨骨折在年轻男性中发生率最高。最常见的机制为摔倒时手撑地，手腕位于完全旋后、背伸、桡偏的位置。舟骨骨折后舟骨结节和鼻烟窝处压痛阳性。大部分骨折发生于舟骨腰部周围，即远近极中点附近（图 7-6A箭头处）。由于血管大多从远端或腰部进入舟骨，发生于舟骨近端的骨折可能导致骨折延迟愈合或不愈合。如果骨折未进行治疗，舟骨近极可能出现缺血性坏死。舟骨近极骨折通常需要手术治疗，制动

至少 12 周至影像学提示骨折愈合。远极骨折通常不需要手术治疗，尤其是无移位的，一般制动 6~8周。实际的制动时间根据患者和骨折的实际情况，可以有很大的变化。

在手和腕部应力传导的轴线上，舟骨骨折常伴随着其他损伤。伴发伤包括月骨骨折和（或）月骨脱位、三角骨骨折、桡骨远端骨折。

Kienböck's 病：月骨缺血性坏死

Kienbock 在 1910 年首次提出"月骨软化（字面意思为月骨变短）"。现在称原因不明的疼痛，以月骨缺血性坏死为特点的疾病为 Kienböck's 病。该病经常有创伤史，但不是全部都有。创伤史可能是月骨骨折或脱位，或重复的低应力撞击等。目前并不清楚创伤、撞击、缺血性坏死在疾病的进展过程是什么关系。目前清楚的是，随着缺血性坏死的进展，月骨会出现碎片，高度降低，进而改变周围腕骨的相互关系（图 7-6B）。在严重的病例中，月

骨会完全塌陷，改变整个腕关节的结构、生物力学及应力传导。在需要用手进行力量作业的人群中，如气泵钻操作工，该病的发生率更高。

Kienböck's病的治疗可以从保守治疗到根治性治疗，根据功能受限和疼痛的不同程度，即疾病发展的不同阶段。在轻度病变中，月骨出现碎片和硬化之前，治疗包括制动或月骨减压，手部功能锻炼以改善功能、减轻疼痛，一些改善月骨血运的手段等。在更严重的病例中，治疗方式包括腕骨选择性、局限性融合，月骨摘除，近排腕骨切除等。

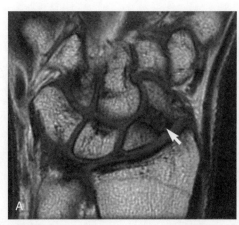
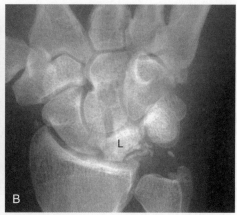

图7-6　A.患者腕部额（冠）状面T₁加权磁共振图像，显示舟骨腰部骨折（箭头）；B. Kienböck病患者的腕关节前后位片。可见月骨（L）硬化、畸形和碎裂（引自 Helms CA: *Fundamentals of skeletal radiology*, ed 4, Philadelphia, 2013, Elsevier.）

关节学

关节结构和腕关节韧带

关节结构

如图 7-1 所示，腕关节主要由桡腕关节和腕中关节组成，此外还包括一些腕骨间关节（图 7-7）。

桡腕关节

桡腕关节近端由桡骨远端的凹面和相邻的关节盘组成（图 7-7 和图 7-8）。如第 6 章所述，关节盘（通常称三角纤维软骨）和远侧桡尺关节是一个整体。桡腕关节远端由舟骨和月骨的凸面组成。三角骨也被认为是桡腕关节的一部分，因为在腕关节尺偏时，三角骨的内侧面与关节盘接触。

桡骨远端关节软骨较厚，与关节盘一起承载和分散通过腕关节的应力。大约 20% 的应力通过软骨盘传向尺骨，其余 80% 的应力直接由舟骨和月骨传导至桡骨。在腕关节部分背伸和轻度尺偏时桡腕关节的接触面积最大。该位置也称腕关节功能位，可以达到最大的抓握力量。

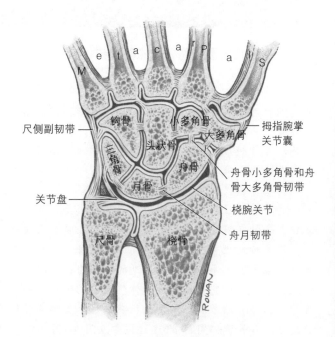

图7-7　通过右腕和前臂远端显示骨骼和结缔组织形态的额状面断层示意图。可显示许多单独的腕骨间关节

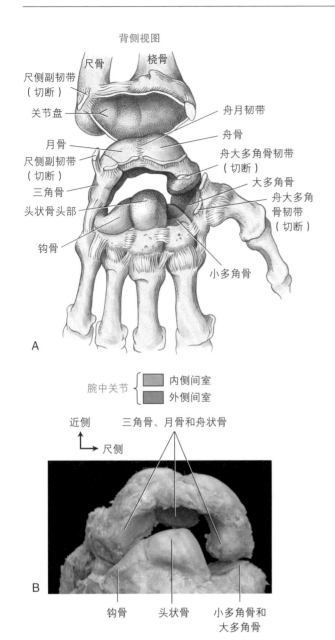

背侧视图

尺骨　桡骨

尺侧副韧带（切断）

关节盘

月骨

尺侧副韧带（切断）

三角骨

头状骨头部

钩骨

舟月韧带

舟骨

舟大多角骨韧带（切断）

大多角骨

舟大多角骨韧带（切断）

小多角骨

A

腕中关节 { 内侧间室　外侧间室 }

近侧

尺侧

三角骨、月骨和舟状骨

B

钩骨　头状骨　小多角骨和大多角骨

图 7-8　A. 右腕解剖后的背侧视图，显示出与桡腕关节和腕中关节相关的几个关键结构。红色和灰色分别显示腕关节的内侧和外侧间室。B. 右腕解剖照片（如图 A），强调腕中关节的关节面（Dissection prepared by Anthony Hornung, PT, Rolandas Kesminas, PT, and Donald A. Neumann PT, PhD, Marquette University.）

腕中关节

腕中关节指远近排腕骨之间的关节（图 7-7）。腕中关节的关节囊和许多腕骨间关节囊相连续。

腕骨间关节可以分为内侧和外侧关节间室。内侧间室更大，由头状骨头部和钩骨尖部构成的凸面坐落于舟骨、月骨和三角骨远端形成的隐窝内（图 7-8）。头状骨头部在隐窝的匹配关系与"球窝"关节类似。

外侧间室由轻度凸起的舟骨远极关节面和轻度凹陷的大小多角骨近端关节面组成（图 7-8）。外侧间室缺乏像内侧间室一样的卵圆形结构。透视下可见外侧间室的活动度要小于内侧间室。基于此，后续关于腕中关节的运动学研究主要集中于内侧间室。

腕骨间关节

算上钩三角关节，腕关节共有 13 个独立的腕骨间关节，远多于将在本章中正式介绍的关节（图 7-7）。关节面从几乎呈平面到凹凸明显，变化很大。作为一个整体，腕骨间关节主要在近排腕骨之间通过微小的滑动和旋转，参与腕关节的活动。同活动度较大的桡腕和腕中关节相比，腕骨间关节的活动度较小，但是对腕关节的活动和手部细微动作的完成至关重要。此外，这些微动会牵拉一些腕骨间的韧带，有助于将通过腕关节的应力分散。

腕关节韧带

腕关节韧带的解剖可通过尸体解剖、关节镜和磁共振成像来研究。许多韧带很小，很难从周围组织中区分开来。虽然这些韧带不显眼，但是并不能忽视其在运动中非常重要的作用。腕关节韧带对于维持腕骨对位和传导应力非常重要。肌肉产生的应力存储于被牵拉的韧带中，为腕关节复杂的运动提供重要的控制。此外，机械感受器已被证实在许多腕关节韧带中存在，尤其是背侧韧带。当有牵拉应力或应力失衡时，韧带中的机械感受器为腕关节提供本体感觉（位置觉和运动感觉）。研究证实韧带内发出的感觉信号传导至相应的肌肉，可反射性地为腕关节提供保护。腕关节韧带因外伤或疾病受损后，感受器与中枢神经系统的交流会受损。这种感觉信息的缺失，再加上机械性不稳定，可导致腕关节更容易进一步损伤，发生畸形和退行性病变。

腕关节韧带分为外在韧带和内在韧带（框 7-1）。外在韧带近端附着于桡骨或尺骨，远端附着于腕关节内。如框 7-1 所示，三角纤维软骨复合体（第 6 章已述）包括与腕关节和远侧桡尺关节的相关结构。内在韧带的远近端附着点均在腕关节内。

外在韧带

腕关节和远侧桡尺关节均被关节囊纤维组织包绕。关节囊上的韧带一般根据起止点的骨骼来命名。除了这些直观的命名方法，文献中还有一些不同的命名法。一部分反映了不同韧带的大小、形状和结

框 7-1　外在和内在韧带

腕关节外在韧带

桡腕背侧韧带

桡侧副韧带

桡腕掌侧韧带

- 桡舟头韧带
- 桡月韧带（长、短）

三角纤维软骨复合体（TFCC）

- 关节盘（三角纤维软骨）
- 远侧桡尺关节囊韧带
- 尺腕掌侧韧带
  - 尺三角韧带
  - 尺月韧带
- 尺侧副韧带
- 包绕尺侧腕伸肌的筋膜鞘管

腕关节内在韧带

短（远排）

- 背侧
- 掌侧
- 骨间

中间

- 月三角韧带
- 舟月韧带
- 舟骨大多角骨和舟骨小多角骨韧带

长

- 掌侧腕骨间韧带（"倒 V"）
  - 外侧支（头状骨至舟骨）
  - 内侧支（头状骨至三角骨）
- 腕骨间背侧韧带（大多角骨 - 舟骨 - 月骨 - 三角骨）

构。应参考更多的资料来理解韧带的不同命名和更详尽的解剖学描述。

桡腕关节背侧韧带较薄，不易与关节囊区分。该韧带向远端、向尺侧延伸，起于桡骨远端，止于月骨和三角骨的背侧面（图 7-9）。桡腕背侧韧带加强桡腕关节背侧稳定性，引导正常的关节运动，特别是近排腕骨的运动。附着于月骨的纤维限制了月骨向掌侧脱位，由于月骨的内在不稳定性，该限制作用非常重要。

尽管较薄，桡腕背侧韧带是腕关节中感觉神经分布最丰富的韧带，含有相当大数量的机械感受器。所以在腕关节本体感觉中桡腕背侧韧带占非常重要的地位。

Taleisnik 第一次把腕关节桡掌侧关节囊的外侧增厚部分称为桡侧副韧带（图 7-10）。最近的解剖研究并未把桡侧副韧带当作独立的解剖结构。不管其被称为什么，这束结缔组织仅为腕关节提供一定程度的外侧稳定性。外在肌，如拇长展肌和拇短伸肌，提供主要的外侧稳定性。

腕关节掌侧有位置较深的、与关节囊分离的一些较厚的坚强韧带，统称为桡腕掌侧韧带。相对于较薄弱的背侧韧带，掌侧韧带为腕关节提供更好的整体稳定性。掌侧韧带由主要的三条韧带组成：桡舟头韧带，长桡月韧带，短桡月韧带（图 7-10）。通常，每条韧带起于桡骨远端的粗糙骨面，向远端及尺侧延伸，附着于几块腕骨的掌侧面。短桡月韧带直接向远端止于月骨，而长桡月韧带更加倾斜，一些纤维与月三角韧带相融合。

在腕关节充分背伸时，桡腕掌侧韧带被拉紧，避免腕骨和桡骨远端背侧缘的撞击。本章后续会举例说明该韧带如何引导腕关节的运动。

尽管在 X 线上尺腕关节显得比较空虚（图 7-11A），实际至少有五个相互关联的结构存在，统称为三角纤维软骨复合体（框 7-2）。这些结构在图 7-11B、C 中详述。三角纤维软骨是复合体中最基本的组成，即前述位于远侧桡尺关节和桡腕关节内的关节盘。

框 7-2　三角纤维软骨复合体的特殊功能

三角纤维软骨复合体

- 是远侧桡尺关节的主要稳定结构
- 加强腕尺侧
- 形成桡腕关节凹面的一部分
- 帮助传导从手到前臂的部分压力。腕关节大约 20% 的压力通过 TFCC 的纤维软骨盘结构传导

有关 TFCC 的内容摘要请参阅框 7-1

三角纤维软骨（TFC）直接或间接地与 TFCC 所有的结构相连，是整个复合结构的支柱（图 7-11B～C）。TFC 是一个双凹面的关节盘，主要成分为纤维软骨。"三角"是根据其形状命名：其基底边附着于桡骨的尺侧切迹，其尖部附着于尺骨远端关节面的小凹（回见图 6-8）。三角形的边（从底边到顶点）通过与远侧桡尺关节囊的掌背侧韧带深层纤维相连而得到显著的加强。软骨盘的近端面承

背侧视图

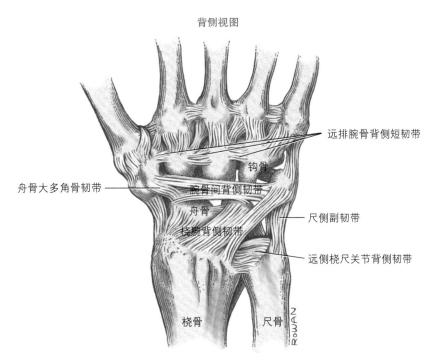

远排腕骨背侧短韧带

钩骨

腕骨间背侧韧带

舟骨大多角骨韧带

舟骨

桡腕背侧韧带

尺侧副韧带

远侧桡尺关节背侧韧带

桡骨　尺骨

图 7-9　右腕关节主要的背侧韧带

掌侧视图

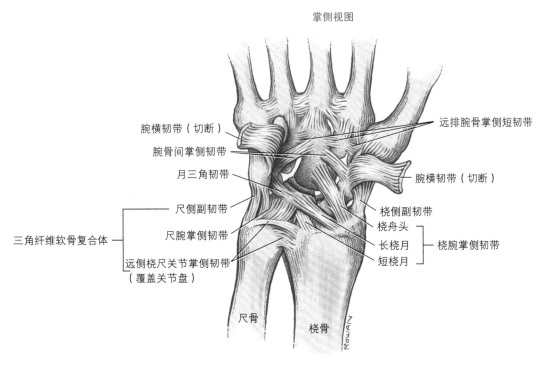

腕横韧带（切断）

腕骨间掌侧韧带

月三角韧带

尺侧副韧带

尺腕掌侧韧带

三角纤维软骨复合体

远侧桡尺关节掌侧韧带
（覆盖关节盘）

远排腕骨掌侧短韧带

腕横韧带（切断）

桡侧副韧带

桡舟头
长桡月　桡腕掌侧韧带
短桡月

尺骨　桡骨

图 7-10　右腕关节主要的掌侧韧带。切断并掀开腕横韧带显示深部的韧带。TFCC，三角纤维软骨复合体

接尺骨头的一部分，其具体接触位置取决于远侧桡尺关节旋前－旋后的位置。远端面承接部分月骨和三角骨的凸起面（图 6-25 和图 7-7）。软骨盘的中间 80% 是无血供的，愈合潜力很差。

尺腕掌侧韧带有两个部分：尺三角韧带和尺月韧带（图 7-11B、C）。这对韧带共同起于部分的远尺桡掌侧关节囊韧带，向内侧延续至尺骨小凹。向远端止于月骨和三角骨的掌侧面。由于其近端与远尺桡掌侧关节囊韧带附着在一起，尺腕韧带间接起到维持 TFC 位置的作用。

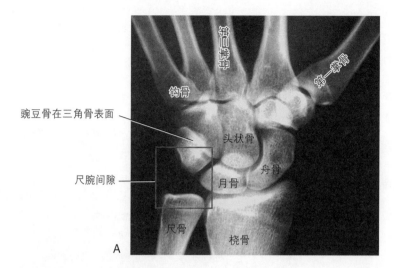

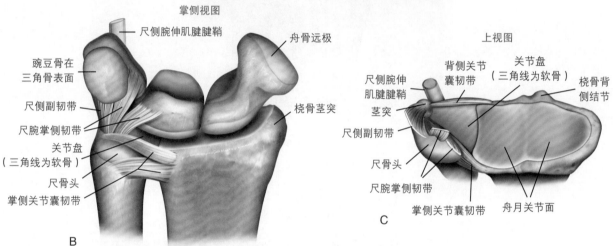

图 7-11　A. 显示右腕关节骨性结构，包括"尺腕间隙"（红色方框）。B 和 C. 分别显示腕关节掌侧视图和上视图，重点显示三角纤维软骨复合体（TFCC），它占据了大部分尺腕间隙。TFCC 的中央结构是三角形纤维软骨（TFC），通常简称为关节盘

　　尺侧副韧带指腕尺侧关节囊的增厚部分（图7-10）。尺侧腕屈肌、尺侧腕伸肌，加上通常融为一体的尺三角韧带和尺侧副韧带，共同加强腕尺侧的稳定性。这些尺侧韧带需有相当大的延展性，才能在前臂旋前和旋后时，使桡骨和手部可以围绕尺骨自由而稳定地旋转。

　　尺侧腕伸肌由伸肌支持带的第六骨纤维间室通过（图7-23）。间室的底面附着于远侧桡尺关节背侧关节囊韧带，因此间室底面及其包绕的肌腱可以间接地起到稳定三角纤维软骨背侧的作用。

　　结构完整的 TFCC 对腕关节和远侧桡尺关节的正常功能至关重要。如第6章所述，TFCC 的退变会导致疼痛和不同程度的关节不稳定，通常是进展型风湿性关节炎的首发症状之一。除了疼痛和不稳定，TFCC 退变或炎性改变的症状还包括握力减

低、弹响、腕关节和前臂的活动范围减少。此外，三角纤维软骨的单纯撕裂会导致关节滑液从桡腕关节流向远侧桡尺关节。中心型的关节盘撕裂可能不能很好地愈合，关节镜的干预可能会获益。

内在韧带

　　实际上每个腕骨间关节都有一条或多条韧带连接和加固。一些韧带相对较厚，容易辨别，另外一些较薄弱而没有命名。本章只阐述一些有明确命名的，结构上有重要意义的内在韧带。更多详细的介绍可参考其他资料。

　　内在韧带根据其相对长度，一般分为三组：短、中间、长（框7-1）。短韧带在远排腕骨的掌背侧或腕骨间连接（图7-9和图7-10）。短韧带将远排腕骨牢固地连接在一起，使其作为一个整体发挥功能。

　　腕关节内有一些中等长度的韧带。月三角韧带，

如图 7-10 所示，为月骨尺侧和三角骨提供稳定性。月骨的主要稳定结构是舟月韧带，是腕关节最重要、最有临床价值的内在韧带（图 7-7 和图 7-8A）。该韧带一般有三个部分：背侧、掌侧和近端。每部分都靠与稳定的舟骨相附着来维持月骨正确的位置。舟月不稳定的话题将在本章后续展开。舟大多角韧带和舟小多角韧带加强舟骨远极和大小多角骨之间的关节联系（图 7-7 和图 7-9）。

腕关节内有两条相对比较长的韧带。腕骨间掌侧韧带起始坚强地附着于头状骨远 1/3 的掌侧面（图 7-10）。向近端分为两股，两股纤维分开形成倒置的 V 形。倒 V 的外侧支附着于舟骨，内侧支附着于三角骨。这两条韧带起到辅助引导腕关节运动的作用。

最后，一条薄弱的腕骨间背侧韧带为腕关节提供横向的稳定性，将大多角骨、舟骨、三角骨，偶尔还有月骨的一小部分连接在一起（图 7-9）。腕骨间背侧韧带的撕裂或强度减低会导致腕关节不稳定，尤其是舟月之间。与桡腕背侧韧带类似，腕骨间背侧韧带也含有不成比例的大量的机械感受器，提示其在腕关节运动中重要的感觉作用。

腕关节运动学

骨的运动学

腕关节的运动在形式上定义为两个维度的自由活动：屈曲 - 背伸和尺偏 - 桡偏（图 7-12）。腕关节的环形转动是上述运动的联合运动，而不是单独的第三个维度的运动。

腕关节运动的旋转轴经过头状骨头部（图 7-13）。在屈伸运动中的轴线接近于内外侧连线方向，桡尺偏运动中的轴线接近于前后方向。尽管描述时轴线是静态的，但在实际全范围运动过程中，轴线存在轻度的偏移。由于第三掌骨基底与头状骨的坚固连接，可通过头状骨的旋转来引导整个手部的运动途径。

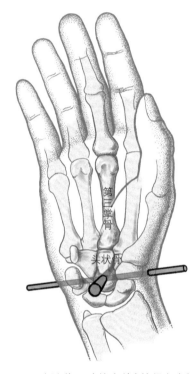

图 7-13　图示腕关节运动的内外侧（绿色）和前后（紫色）旋转轴线穿过头状骨的头部

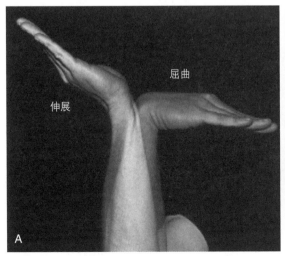
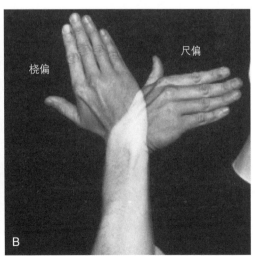

图 7-12　腕关节骨骼运动学。A. 屈曲和伸展；B. 尺偏和桡偏。要注意屈曲范围超过伸展，尺偏范围超过桡偏

特别关注 7-2

腕关节被动轴向旋转：多少度，为什么？

除了屈伸和桡尺偏活动，腕关节在腕骨和前臂之间还存在一部分被动旋转活动。这个额外的活动可以通过用左手紧握握拳的右手来感知。牢固地握住右手不动，右前臂强烈地尝试主动旋前和旋后。右腕的被动轴向旋转表现为桡骨远端相对于手基底部的相对旋转。Gupta 和 Moosawi 测量了 20 例健康的手腕，其平均被动旋转角度为 34°；腕中关节所允许的被动旋转角度平均是桡腕关节的 3 倍。

腕关节轴向旋转的最大程度受限于关节的形态，尤其是桡腕关节的椭圆形匹配关系和斜形的桡腕韧带的张力。由于腕关节潜在的第三维度的自由旋转活动是受限的，手部最终要和桡骨一起旋前和旋后运动，这种限制作用可以使前臂旋前和旋后肌肉的旋转力量通过腕关节传递至手部。

腕关节的额外运动，像所有滑膜关节一样，可以提高关节的整体功能。例如，腕关节的轴向旋转扩大了手部相对于前臂旋前和旋后的总体范围，同时降低了完成这些终末运动范围时关节的压力。比如拧衣服或转动把手这类活动中，该功能很有用处。

腕关节在矢状面的运动范围是 130°~160°（图 7-12A）。平均来讲，腕关节屈曲活动范围是 0° 到 70°~85°，背伸活动范围 0° 到 60°~75°。屈曲活动范围比背伸活动范围多 10°~15°。坚韧的桡腕掌侧韧带在背伸终末期起到限制作用。在一些人群中，大于平均值的桡骨远端掌倾角也可能限制腕关节背伸的范围（图 7-4B）。

腕关节在冠状面的运动范围为 50°~60°（图 7-12B）。桡偏和尺偏是指桡骨与第三掌骨的夹角。尺偏范围 0° 到 35°~40°。桡偏范围 0° 到 15°~20°。主要由于桡骨远端尺偏角，腕关节最大尺偏角度一般是最大桡偏角度的两倍。

Ryu 和同事研究了 40 名受试者在 24 项日常生活中所需的腕关节活动度。这些日常生活包括个人护理、卫生、准备食物、书写、使用不同的工具和器具。研究者总结出可以舒适地完成这些日常生活所需的活动，需要腕关节有 40° 屈曲、40° 背伸、10° 桡偏和 30° 尺偏。腕关节功能活动范围占客观最大活动范围的 50%~80%。

虽然腕关节的运动通常是通过标准的矢状面和冠状面来描述和评估的，但更真实的运动是两个平面运动径线的结合：背伸通常伴随着桡偏，而屈曲通常伴随尺偏。这样就产生了斜行的腕关节运动径线，同投掷飞镖的运动类似。这条特定的运动径线与所要完成的动作不同而变化，但是一般是在纯矢状面的 25°~50° 之间。这种运动是人类所特有的，可能与人类可以投掷物体的独特技能有关。这种不同维度活动的自然结合在完成许多其他功能时也会发生，如系鞋带、打开罐子或梳头。有趣的是，腕关节被动活动阻力最小的路径同投掷飞镖的运动路径一致。此外，据称投掷飞镖的运动能最大限度地增加腕关节内主要关节的接触，限制了舟骨和月骨的旋转（从而减轻了容易受伤的舟月韧带的应力），反映了腕部肌肉的主要活动（后续阐述）。与投掷飞镖相关的腕关节的自然运动机制，在治疗和进行腕手功能评估时要着重考虑。

对于严重疼痛或不稳定的腕关节行手术治疗常常取决于多种因素，如病变的程度或类型，或手术后腕关节的预期生理需求。有些患者可能需要行近排腕骨切除术，使头状骨直接与桡骨相关节。在其他情况下，可能需要部分或全腕关节融合术（手术融合）。为了尽量减少融合手术相关的功能损失，腕关节通常以"平均水平"的静态位置进行融合：10°~15° 的背伸和 10° 的尺偏。虽然永久性（甚至部分地）融合腕关节似乎是一种激进的选择，但这种手术可能是达到关节稳定和减轻疼痛的最佳治疗方法。在某些情况下，关节融合术可能是比全腕关节置换术更可行的选择。这在患有严重风湿性关节炎或有过骨感染史而导致的骨质疏松的患者，或那些可能会因回到体力要求高的职业或生活方式而使假体承受过大压力的人身上尤其如此。

全腕关节置换术最常见的设计是用金属聚乙烯假体替代退变的桡骨远端和近排腕骨。与关节融合相比，关节置换术的一个明显优势是它可以保留手部的一些运动。总的来说，腕关节置换术还没有达到全身其他关节（如髋关节或膝关节）置换术的成熟程度。一个障碍是腕关节固有的机械复杂性；另一个是假体部件的尺寸较小，这使得假体材料承受了较高的应力。随着时间的推移，过高的应力会导致假体早期的松动，尤其是腕骨侧。

随着手术技术、术前和术后管理、生物力学认识和假体设计的不断进步，全腕关节置换术的成功率很可能得以提高。最近的设计尝试模仿手腕自然的飞镖投掷动作，并允许假体内部小的可控制的"额外"运动。允许一些关节假体内的活动可能有助于降低骨－假体界面的应力，其目的是防止或延迟假体的松动。

关节运动学

许多方法已被用来研究腕关节运动学。从使用平片和三维计算机断层扫描（CT）进行解剖研究到使用电机械联动系统。即便使用了复杂的技术，所获得的描述腕关节运动学的数据也是不一致的。精确和可重复的运动学研究因关节界面的复杂性（包括八个小骨头在多平面的旋转和微动）和人类存在的自然变异而变得困难。虽然在过去的三十年里已经进步了很多，但腕关节运动学的研究仍在继续发展。

腕关节运动学研究的一个最基本的前提是腕关节是一个双关节系统，运动同时发生在桡腕关节和腕中关节。下面关于关节运动学的讨论重点是这两个关节之间的动态关系。

腕关节屈伸活动

腕关节在矢状面的基本运动可以将腕关节看作一个铰接式的中心柱来理解，该柱由桡骨远端、月骨、头状骨和第三掌骨相连接而组成（图 7-14）。在该柱中，桡腕关节由桡骨和月骨之间的关节代表，

腕中关节的内侧间室由月骨和头状骨之间的关节代表。腕掌关节是在头状骨和第三掌骨基底之间形成的半刚性关节。

腕关节中心柱内关节间的动态相互作用

腕关节的背伸和屈曲运动是基于桡腕关节和腕中关节的球窝关系同步旋转。桡腕关节处的关节运动在图 7-15 中用红色标出。当腕关节背伸时，月骨的凸面在桡骨上向背侧滚动，同时向掌侧滑动。滚动使月骨的远端面朝向背侧，同背伸方向一致。在腕中关节，如图 7-15 所示的白色，头状骨的头部在月骨上向背侧滚动，同时向掌侧滑动。结合两个关节的运动使腕关节完全伸展。这种双关节系统的优点是，只需要在一个关节发生适度的旋转，就

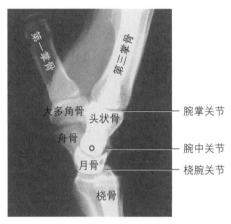

图 7-14　腕关节中央柱的侧位 X 线片。头状骨基底部的一个小圆表示屈伸活动的旋转轴。观察月骨的形状为新月形。为了使图示更清晰，月骨和头状骨被数字化增强

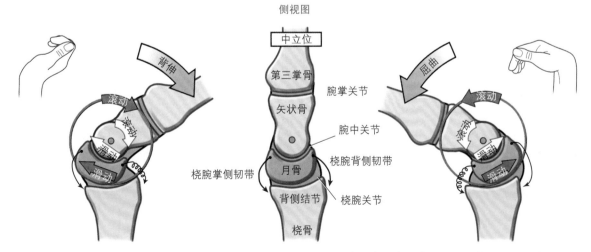

图 7-15　右腕中心柱的模型，显示屈曲和伸展。中间的图为腕关节在休息中立位。发生在桡腕关节的滚动和滑动运动用红色表示，发生在腕中关节用白色表示。在腕关节伸展时（左图），桡腕背侧韧带松弛而桡腕掌侧韧带绷紧。腕关节屈曲时相反（右图）

能产生相当大的总体运动范围。因此，在机械上，每个关节都在相对有限的范围内运动，关节也就更加稳定。

腕关节完全伸展使桡腕掌侧韧带和所有经腕掌侧通过的肌肉被牵拉。这些被牵拉结构内的张力有助于在背伸位对结构紧密的腕关节起到稳定作用。当身体的重量需要通过上肢来承受时，比如用双手跪地爬行、使用助行器及将身体从轮椅转移到床上时，腕关节完全伸展时的稳定性是非常重要的。

腕关节屈曲时的运动学同背伸时类似，但方向相反（图 7-15）。

一些研究试图量化桡腕关节和腕中关节对腕部总矢状面运动的角度贡献。除了少数例外，大多数研究都报告了两个关节在屈伸运动中同步且大致相等的角度贡献。

使用简化的中央柱模型来描述腕关节的屈伸活动是将复杂的情况进行了理想的简单化。然而，该模型的一个局限性是它没有考虑到参与运动的所有腕骨。例如，该模型忽略了桡腕关节内舟骨的运动学。总之，除了一个主要特征外，腕关节屈伸活动时舟骨在桡骨上的运动与月骨相似。根据两块骨头

的大小和弧度的不同，舟骨在桡骨上的滚动速度与月骨不同，最明显的是在运动弧的末端。在运动弧终点时，这种差异导致舟骨和月骨之间发生轻微移位。正常情况下，在健康的腕关节中，由于韧带，特别是舟月韧带的限制作用，位移量非常微小（图 7-7 和图 7-8A）。

腕关节桡尺偏
桡腕和腕中关节之间的动态影响

像屈曲和背伸一样，尺偏和桡偏也是通过桡腕关节和腕中关节的凸凹面同步旋转而发生的。在尺偏过程中，桡腕关节对腕关节的整体活动度贡献较大，而腕中关节贡献较小（图 7-16）。在图 7-16 中标成红色的桡腕关节处，舟骨、月骨和三角骨向尺侧方向滚动，并向桡侧明显滑动。在完全尺偏时，近排腕骨向桡侧的滑动可以通过月骨相对于桡骨的最终位置清楚地显示。腕中关节的尺侧偏移主要表现在头状骨向尺侧的滚动和向桡侧轻微的滑动。

腕关节的桡偏运动同尺偏的关节运动学类似（图 7-16）。桡腕关节的桡偏范围是有限的，因为腕骨桡侧受到桡骨的茎突的阻碍（图 7-16 右上方的 X 线片）。因此，大约 85% 的腕关节桡偏运动发

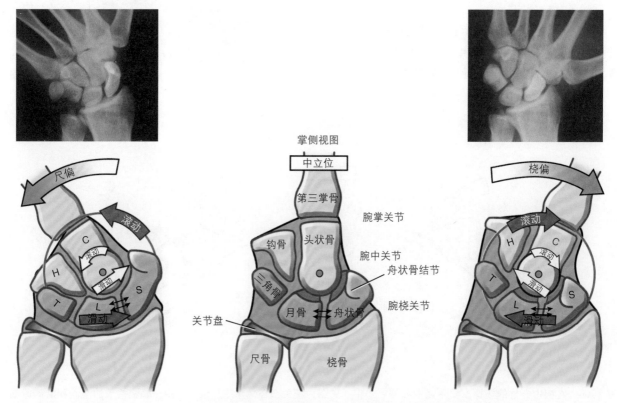

图 7-16 右腕尺桡偏的 X 线片和机械示意图。发生在桡腕关节的滚动和滑动运动用红色表示，发生在腕中关节用白色表示。舟月韧带在每张图中用两个短箭头表示

生在腕中关节处。

近排腕骨的其他运动

仔细观察腕关节桡尺偏运动，可以发现比上述更复杂的关节运动学。在冠状面运动过程中，近排腕骨发生轻微地屈伸"晃动"，而桡尺侧"扭动"的范围更小。"晃动"最明显发生在舟骨上，而月骨的"晃动"范围小于舟骨。在桡偏时，近排腕骨轻度屈曲；在尺偏时，近排腕骨轻度背伸。在图 7-16 中，尤其在 X 线片上，可以发现舟骨结节在极度尺偏和极度桡偏之间的位置变化。Moojen 等研究称，在尺偏 20° 时，舟骨相对于桡骨发生约 20° 的背侧旋转。舟状骨表现得像"站起来"或被拉长，在远端突出其结节。在桡偏 20° 时，舟骨相对于中立位屈曲超过约 15°，表现得像被缩短一样，其结节接近于桡骨。舟骨缩短延后桡骨茎突的骨性阻挡，使桡偏的角度增大。近排腕骨在桡尺偏时发生屈伸活动的确切机制尚不完全清楚，但已有许多解释。最有可能的是，这一机制是由韧带的张力和相邻腕骨之间的压力驱动的。无论其机制如何，舟骨相对于月骨在矢状面的运动使得舟月韧带存在天然的张力（如图 7-16 中的成对箭头所示）。对于正常的腕关节，这种张力通常是可以很好地承受的。然而，在某些情况下，重复和循环的应力可能会削弱或撕裂舟月韧带或其他韧带，特别是当合并损伤病史或风湿性关节炎引起的慢性滑膜炎。这一重要韧带的断裂或薄弱能显著改变关节运动学和近端腕骨内的应力传导。机械不稳定的舟月关节通常会导致其他腕骨间关节的压力增加，可能导致进一步的腕关节退行性病变而引起疼痛。

腕关节不稳定

腕关节不稳定通常存在力线异常，一个或多个腕骨间表现出过多的活动度，导致功能障碍和疼痛。腕关节不稳定的主要原因是腕骨间重要韧带的松弛或断裂。其临床表现取决于受损伤的韧带和损伤的严重程度。不稳定可能是静态的（休息时），也可能是动态的（表现为自主运动或抗阻运动时），或者两者兼而有之。

下面仅举例介绍多种形式的腕关节不稳定中的两种。对这个非常复杂的主题更详细的阐述超出了这本教科书的范围。请通过查询其他资料以获得更详细的信息。

> **腕关节不稳定的两种常见形式**
> 1. 腕关节旋转塌陷：Z 字畸形
>   - 中间体背伸不稳定（DISI）
>   - 中间体掌屈不稳定（VISI）
> 2. 腕骨尺侧移位

腕关节旋转塌陷

腕关节由可活动的近排腕骨嵌入到两个相对坚固的结构之间：前臂（桡骨）和远排腕骨。就像货运列车的车厢容易脱轨一样，近排腕骨受到两端挤压时容易发生"Z"形的旋转塌陷（图 7-18）。通过腕关节的压力来自于肌肉收缩和外部接触。大多数健康人的腕关节在终身保持稳定。关节的塌陷和后续的关节脱位主要是由韧带和肌腱提供的张力、相邻腕骨的形状匹配所限制。

月骨是最容易发生脱位的腕骨。正常情况下，其稳定性是由韧带和相邻近排腕骨（尤其是舟骨）的关节接触所提供的（图 7-19A）。借助于它的两个极，舟骨在月骨和更稳定的远排腕骨之间形成一个重要的机械连接。这种连接的连续性依赖于舟骨及其附着韧带的完好。举个例子，摔倒时手腕背伸撑地，导致舟骨"腰部"骨折，舟月韧带撕裂（图 7-19B）。舟月之间机械连接的中断会导致舟月分离和继发的任一或两骨的力线异常。如图 7-19B 所示，内在稳定性较差的月骨可能发生脱位或半脱位，导致其远端关节面朝向背侧。这种情况在临床上称为中间体背伸不稳定（dorsal intercalated segment instability，DISI）（图 7-20）。DISI 的病理机制往往比刚才描述的更复杂或更多变，例如，舟月韧带以外的其他韧带损伤，如腕骨间背侧韧带或桡腕背侧韧带。此外，在舟骨未发生骨折的情况下，也可能存在导致 DISI 的病理机制。当舟月韧带和舟大多角韧带都受到损伤时，舟骨会过度掌屈（向前翻滚），同时月骨会进展性地向背侧半脱位。除了成角的半脱位，舟月间隙通常还会增宽（图 7-19B）。腕关节放松时，影像学上舟月间隙超过 3～5 mm，临床上以此为基准判断存在可疑的静态舟月分离。当收缩肌肉主动握拳或腕关节负重时，存在 DISI 的腕关节的头状骨近端会位于舟骨和月骨之间，从而扩大先前存在的间隙。

特别关注 7-3

"双 V" 韧带内的引导张力

腕部运动的关节运动学最终由肌肉驱动，但由韧带内的被动张力引导或控制。图 7-17 举例说明了韧带系统如何帮助控制腕关节桡尺偏的关节运动学。在中立位，四条韧带呈两个倒 V 形，称为韧带双 V 形系统。远端的倒 V 由腕骨间掌侧韧带的内侧和外侧足组成；近端倒 V 由共同附着于月骨的尺腕掌侧韧带和桡腕掌侧韧带组成（图 7-10）。即使在中立位，四条韧带也有轻微的张力。在尺偏时，

腕骨间掌侧韧带的外侧边和尺腕掌侧韧带的纤维被牵拉，腕关节的被动张力沿对角线方向增加。在桡偏过程中，腕骨间掌侧韧带的内侧边和桡腕掌侧韧带（特别是长桡月韧带）的纤维被牵拉，沿另一条对角线产生张力。这些韧带内的张力逐渐增加，为关节运动提供控制，也为腕骨提供了动态稳定性。侧副韧带的牵拉张力可以辅助双 V 韧带系统决定桡尺偏的最终范围。

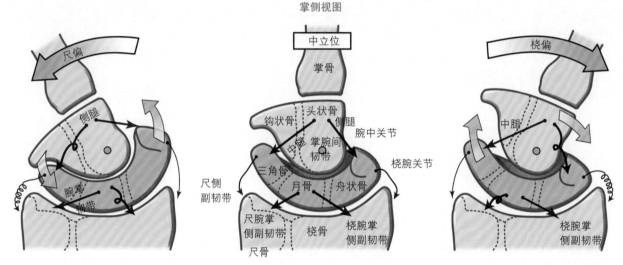

图 7-17　图示腕关节双侧副韧带系统的拉紧和松弛以及侧副韧带。为简化图示，骨连接在一起。箭头线代表张力增加的韧带

其他韧带的损伤，如月三角韧带，可使月骨脱位，使其远端关节面朝向掌侧。这种情况称为中间体掌屈不稳定 [volar (palmar) intercalated segment instability，VISI]。无论旋转塌陷的类型或方向如何，都会继发疼痛和功能受限。异常的关节运动可能造成局部应力增高，可能导致进一步的退变，慢性炎症和骨骼形态的改变。疼痛和不稳定的腕关节不能为手部提供一个稳定的平台。塌陷的腕关节也可能改变跨越该区域的肌肉的长度 - 张力关系和力臂。手术干预以防止进展的舟月分离通常是必要的。一个合格的手部康复师在术后的康复管理中起着重要的作用。康复师必须对潜在的病理机制和手术有足够的理解，使医疗干预的收益最大化。

腕骨尺侧移位

如前所述，桡骨远端关节面向尺侧倾斜约 25°（图 7-4A）。桡骨的尺偏会使腕关节自然地存在向尺侧移位的趋势。图 7-21 显示，腕关节尺偏角 25° 的情况下，轴向总应力的 42% 转化为向尺侧移位的应力。这种移位应力被多条外部韧带（如桡腕掌侧和背侧韧带）的被动张力所限制。类风湿关节炎等疾病可能使腕部韧带变弱。随着时间的推移，腕骨可能向尺侧位移。过度的尺侧移位会显著改变腕部的生物力学特性，可能会引起 Z 形畸形并向远端延伸至手部。

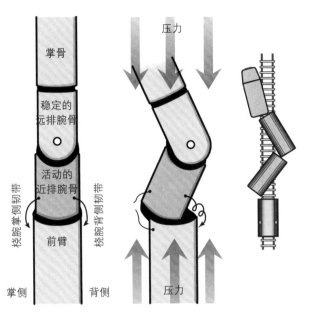

图 7-18　腕关节中央柱被施加巨大压缩力后发生 "Z" 字塌陷的简化示意图

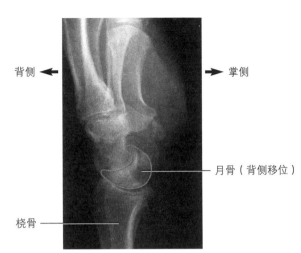

图 7-20　侧位 X 线片显示月骨远端关节面异常朝向背侧，这种情况称为中间体背伸不稳定（DISI）（图片由 Jon Marion, CHT, OTR, and Thomas Hitchcock, MD, Marshfield Clinic, Marshfield, WI. 提供）

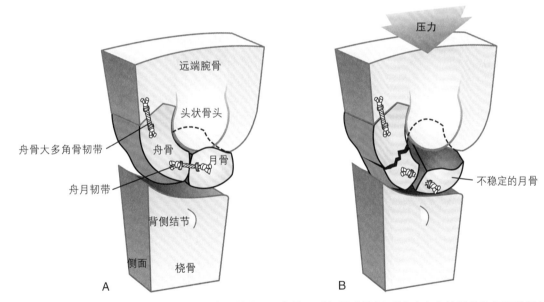

图 7-19　高度简化示意图显示维持月骨稳定的结构。A.舟骨通过韧带连接相对活动度大的月骨和坚固的远排腕骨；B.跌落时通过腕关节的压缩暴力可能导致舟骨骨折和舟月韧带撕裂。失去舟骨提供的机械连接常导致月骨不稳定和（或）脱位。要注意舟月骨间隙的增宽

肌肉和关节的相互作用

腕部肌肉和关节的神经支配

肌肉的神经支配

　　桡神经支配通过腕背侧的所有肌肉（附录Ⅱ，A 部分，图Ⅱ-1b）。主要的伸腕肌是桡侧腕长伸肌、桡侧腕短伸肌和尺侧腕伸肌。正中神经和尺神经支配通过腕掌侧的所有肌肉，包括主要的屈腕肌（附录Ⅱ的 A 部分，图Ⅱ-1C、D）。桡侧腕屈肌和掌长肌受正中神经支配；尺侧腕屈肌受尺神经支配。作为参考，支配上肢肌肉的主要神经根列于附录Ⅱ的 B 部分。此外，附录Ⅱ的 C～E 部分的参考项目，可以帮助指导临床评估 C^5～T^1 神经根及上肢几条主要周围神经的功能。

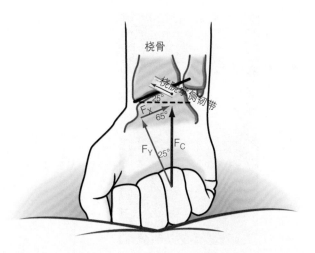

图 7-21 本图显示了桡骨远端尺偏角如何导致腕关节尺侧移位。穿过腕关节的压力（F_C）分解为①垂直于桡腕关节的向量（F_Y）和②平行于桡腕关节的向量（F_X）。F_Y 以 F_C（$\cos 25° \times F_C$）约 90% 的量级压迫和稳定桡腕关节。F_X 倾向于将腕关节向尺侧移位，其大小为 F_C 的 42%（$\sin 25° \times F_C$）。值得注意的是桡腕掌侧韧带的纤维方向阻止了腕关节尺侧的自然移位。尺偏角和（或）腕关节的压力越大，尺侧移位的可能性越大

关节感觉的神经支配

桡腕和腕中关节接受由正中神经和桡神经携带的 C^6 和 C^7 神经根的感觉神经纤维。腕中关节也接受通过尺神经深支携带的 C^8 神经根的感觉神经纤维。

腕部肌肉的功能

腕关节的运动由两组肌肉直接或间接控制。直接控制腕关节的肌群其远端附着于腕骨或相邻的掌骨近端，这些肌肉基本上只在腕部起作用。间接控制腕关节的肌群跨过腕关节，继续向远端附着于手指上。因此，间接肌群同时作用腕关节和手部。本章更关注于直接肌群。第 8 章将详细讨论间接肌群（如拇长伸肌和指浅屈肌）的解剖和运动力学。腕部肌肉近端和远端的附丽及神经支配列于附录Ⅱ的 F 部分。同时，腕关节横断面的肌肉排列可以参考附录Ⅱ的 G 部分。

如图 7-13 所示，腕关节的内外轴线和前后轴线在头状骨内相交。除了掌长肌之外，没有其他肌肉的力线能精确地通过任意一条轴线。因此，至少从解剖位置来看，基本上所有腕部肌肉都存在一定的力臂，在矢状面和冠状面产生扭矩。例如，桡侧

腕长伸肌，从背侧穿过内外轴线，从外侧穿过前后轴线。仅仅收缩这一块肌肉就会产生同时腕关节背伸和桡偏。如果想用桡侧腕长伸肌产生单纯的桡偏运动，就需要激活其他肌肉来抵消其腕部背伸的功能。当进行有意义的动作时，腕部和手部的肌肉很少单独运动。本章和第 8 章将进一步讲述肌肉间协作这一主题。

伸腕肌的功能

肌肉解剖

直接伸腕肌包括桡侧腕长伸肌、桡侧腕短伸肌和尺侧腕伸肌（图 7-22）。指伸肌也能产生明显的腕部伸展力矩，但主要参与手指的伸直运动。其他的间接腕伸肌是示指固有伸肌、小指固有伸肌和拇长伸肌。

伸腕肌

直接伸腕肌（只作用于腕关节）

- 桡侧腕长伸肌
- 桡侧腕短伸肌
- 尺侧腕伸肌

间接伸腕肌（作用于腕关节及手部）

- 指伸肌
- 示指固有伸肌
- 小指固有伸肌
- 拇长伸肌

直接伸腕肌近端附着于肱骨外上髁（"伸腕-旋后"）和尺骨背侧缘（图 6-2 和图 6-6）。桡侧腕长、短伸肌远端相邻附着于第二、三掌骨基底的背侧；尺侧腕伸肌远端附着于与第五掌骨基底的背侧。

跨过腕背侧和桡背侧的肌腱由伸肌支持带固定在特定的位置（图 7-23）。在尺侧，伸肌支持带环绕尺骨茎突，向掌侧与尺侧腕屈肌腱、豌豆骨，以及豌豆骨掌骨韧带相连。在桡侧，支持带与桡骨茎突和桡侧副韧带相连。伸肌支持带可以防止其下面的肌腱在腕部主动活动时向上"弓弦"状改变而远离桡腕关节。

在伸肌支持带和下面的骨骼之间有六个纤维骨间室，容纳着肌腱及其滑膜腱鞘。临床医生经常用罗马数字Ⅰ到Ⅵ来指代这些间室（图 7-23）。每个间室都容纳一套特有的肌腱。腱鞘炎经常发生在

一个或多个这样的间室中，通常是由于重复或强有力的活动，导致相关间室内肌腱张力增高。在第 I 间室内的肌腱和周围的滑膜特别容易受到炎症的影响，这种情况被称为 de Quervain's 腱鞘炎。容易导致这种疼痛的活动包括重复按压电动工具的触发开关，紧握工具的同时弯曲前臂，或者拧衣服。de Quervain's 腱鞘炎通常采用超声波或离子渗透法、皮质类固醇注射法、冰敷法、拇指腕托支具固定和转变引起腱鞘炎的活动等保守治疗。如果保守治疗失败，则可能需要手术松解第 I 间室。

腕部肌肉功能和力矩势的生物力学评估

跨越腕关节的大部分肌肉的相对位置、横截面积，以及内在力臂的长度等数据是可以获取的。通过明确手腕旋转轴的近似位置，这些数据提供了一个有用的方法来评估腕部肌肉的功能和相对力矩势（图 7-24）。例如，尺侧腕伸肌和尺侧腕屈肌。从旋转轴开始观察每根肌腱的位置，可以很明显地看出尺侧腕伸肌可以伸腕和尺偏，尺侧腕屈肌可以屈腕和尺偏。因为这两块肌肉有相似的横截面积，它们可能产生相似水平的最大力量。然而，为了估计这两块肌肉的相对扭矩，每一块肌肉的横截面积必须乘以每一块肌肉特有的力臂长度。因此，认为尺侧腕伸肌的尺偏功能相比伸腕功能更主要；而尺侧腕屈肌的屈腕和尺偏都具备一定的功能。

握拳时伸腕肌的活动

伸腕肌的主要功能是在手指主动屈曲时定位和稳定腕关节。尤其重要的是伸腕肌在握拳或用力抓握时的作用。为了证明这一点，快速握紧和放松拳头，注意伸腕肌强烈的同步活动。外在屈指肌肉，包括指深屈肌和指浅屈肌，具有相当的内在力臂作为屈腕肌。在图 7-24 中，这些肌肉对屈腕的杠杆作用很明显。伸腕肌必须平衡由屈指肌产生的屈腕力矩（图 7-25）。当用力、静态地抓握物体时，如锤子，伸腕肌通常维持腕关节 30°～35° 的背伸和 5°～15° 的尺偏。腕关节背伸优化了外在屈指肌的长度 - 张力关系，从而更容易达到最大的握力（图 7-26）。

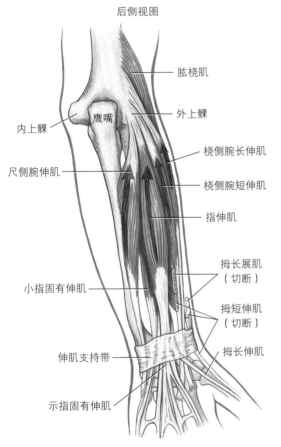

图 7-22　右前臂后侧视图显示直接伸腕肌：桡侧腕长伸肌、桡侧腕短伸肌和尺侧腕伸肌。指伸肌和其他间接腕伸肌也很明显

图 7-23　背侧斜位视图显示伸腕肌和伸指肌通过伸肌支持带的肌腱横断面。前臂完全旋后。所有跨越腕关节背侧的肌腱都在伸肌支持带下的六个纤维骨间室中之一内进行滑动。罗马数字标注特定的纤维骨间室，以及肌腱组。肌腱滑膜用蓝色表示

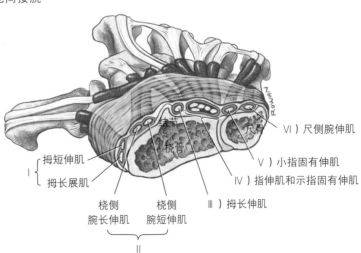

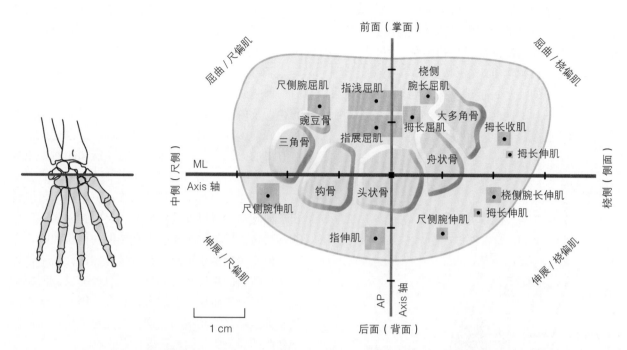

图 7-24　从右腕管远端看的横断面，与图 7-5 所示的透视图类似。该图描绘了在头状骨头部水平跨越腕部的大部分肌肉的横截面积、位置和内在力臂的长度。红框内的面积与肌腹的横截面积成比例，示意产生的最大力的相对值。每个红框内的小黑点表示肌肉肌腱的位置。腕关节的内外侧（ML）旋转轴（深灰色）和前后（AP）旋转轴（红色）相交于头状骨头部。每一块肌肉完成特定动作的力臂等于特定的旋转轴和肌腱位置之间的垂直距离。每一力臂的长度（单位为厘米）由主刻度测量。假设腕关节维持在中立位

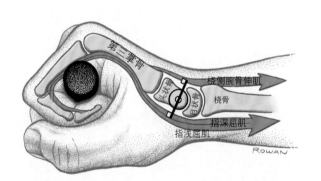

图 7-25　用力抓握的肌肉力学。外源性屈指肌（指浅屈肌和指深屈肌）的收缩使手指屈曲，同时也产生腕关节屈曲扭矩。激活伸腕肌，如桡侧腕短伸肌，对于阻止屈指肌活动引起的腕关节屈曲倾向是必要的。这样伸腕肌就能维持屈指肌的最佳长度，从而有效地弯曲手指。桡侧短腕伸肌和外在屈指肌的内在力臂用黑色粗线表示。头状骨内的小圆圈标示着腕关节的内外侧旋转轴

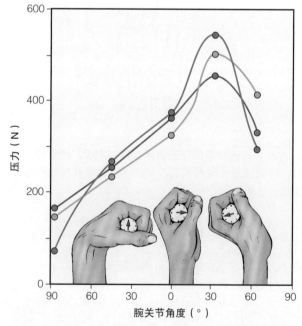

图 7-26　在三个不同的位置（三个被试者）测试用最大力抓握时所产生的握力。最大的握力发生在腕关节背伸约 30° 时（经 Inman VT, Ralston HJ, Todd F: Human walking, Baltimore, 1981, Williams & Wilkins 授权）

特别关注 7-4

伸腕肌过度使用综合征："肱骨外上髁痛"

轻度抓握时最活跃的伸腕肌是桡侧腕短伸肌。随着握力的增强，尺侧腕伸肌和桡侧腕长伸肌也开始收缩。需要重复用力抓握的活动，如捶打或打网球，可能会对伸腕肌近端附着部位造成过度应力。这种情况可能会导致一种疼痛的慢性疾病，称为肱骨外上髁痛，或者更通俗地称为"网球肘"。肘部这个部位的应力可能很大；抓握所需的较大的肌肉力量分布在肱骨外上髁相对较小的附着部位。

肱骨外上髁痛的发病率与腕部和肘部的高体力要求有关，经常发生于工地。症状包括疼痛和握力减弱、腕关节被动屈曲和前臂被动旋前时诱发疼痛，及肱骨外上髁的压痛。传统的保守治疗包括夹板或支具、手法治疗（包括交替摩擦按摩）、非甾体抗炎药物、牵拉和强化伸腕肌和其他肌肉、肌肉离心训练和其他物理疗法，如超声、冰疗、电疗法和离子电泳疗法等。

肱骨外上髁痛的病理生理学还没有完全了解。在过去，这种情况通常被称为肱骨外上髁炎，这反映了人们认为伸腕肌近端肌腱受到应力，尤其是桡侧腕短伸肌，确实存在炎症（因此后缀为 -itis）。然而，有一些不同的研究指出，受影响的肌腱并没有炎症指标，而是发生了退变。传统上被认为是原发性炎症的过程，现在被认为是退行性变的不完全修复过程，类似于衰老的进程中所观察到的血管损伤和重复性微创伤。在某些情况下，炎症和退行性变可能同时起作用。不管实际的病理过程是什么，问题的根源至少有一部分是生物力学的原因：在伸腕肌上施加了很大应力，以平衡外在屈指肌的屈腕作用。

在抓握过程中，对伸腕肌的强大机械力量的依赖可能与一些病理进程有关。解剖学特点提示桡侧腕短伸肌较其他伸腕肌有更多的致病机制。桡侧腕短伸肌近端附丽的一部分与肱桡关节囊和邻近的肘关节桡侧副韧带混合。因此，在此肌肉中施加过度和重复的力量可能使结缔组织过度受力，使其易发生病理或退行性变化。此外，桡侧腕短伸肌近端肌腱在肘关节屈伸时自然地与肱骨小头的外侧缘接触。这种接触可能导致该肌肉的下表面磨损。

从图 7-26 中可以明显看出，当腕关节完全屈曲时，握力显著降低。握力的下降是由两个因素的联合造成的。第一，也可能是最重要的，屈指肌不能产生足够的力量，因为它们在各自的长度－张力曲线中，仅在非常短的长度时发挥功能；第二，过度拉伸的伸指肌，特别是指总伸肌，会在手指上产生被动的伸直扭矩，从而进一步降低有效握力。生理和生物力学机制联合解释了为什么一个伸腕肌麻痹或无力的人（例如由于桡神经损伤）很难产生有效的握力，即使屈指肌有充分的神经支配。试图在伸肌明显减弱的情况下产生最大限度的握力，会导致手指屈曲和腕关节屈曲的异常姿势（图 7-27A）。将腕关节在更多背伸时稳定住，可以使手指握力增加近三倍（图 7-27B）。人为或支具阻挡腕关节屈曲，保持外在屈指肌在一个被拉伸的长度，更有利于产生更大的握力。

通常，图 7-27 所示的人通过佩戴夹板维持腕关节背伸 10°~20°。如果桡神经不能恢复支配伸腕肌，可以通过手术将另一肌腱移位以提供腕关节背伸力矩。例如，由正中神经支配的旋前圆肌缝合在桡侧腕短伸肌腱上。在三个主要的腕部伸肌中，桡侧腕短伸肌位于腕部的中心位置，伸腕的力臂最大（图 7-24）。

屈腕肌的功能

肌肉解剖

三个直接屈腕肌是桡侧腕屈肌、尺侧腕屈肌和掌长肌（图 7-28）。大约 15% 的人掌长肌缺如，尽管其发生率由于种族不同会有很大不同。即使存在，掌长肌的肌腹和肌腱的形态和数量也会存在不同。在肌腱移植手术中，该肌腱常被用作供体。

在前臂远端掌侧，特别是在强等长收缩时，很容易识别出三个直接屈腕肌的肌腱。腕掌侧韧带位于腕横韧带的近端，触诊不易辨认。这个类似于伸肌支持带的结构，稳定屈腕肌腱，并防止腕关节屈曲时弓弦样变。

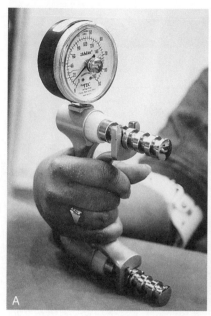
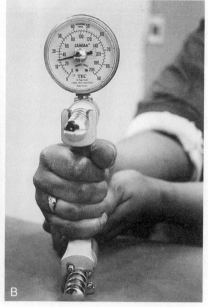

图 7-27　一个右侧伸腕肌麻痹的患者（桡神经受伤后）正在使用测力计进行最大力度的握力测试。A. 尽管屈指肌有正常的神经支配，最大握力只有 10 lb（约 4.5 kg）；B. 同一个患者在抓握时稳定腕关节以防止腕关节屈曲。注意，握力几乎增加了三倍

前面观

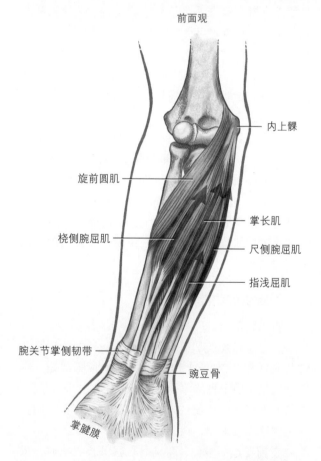

内上髁

旋前圆肌

掌长肌

桡侧腕屈肌

尺侧腕屈肌

指浅屈肌

腕关节掌侧韧带

豌豆骨

掌腱膜

图 7-28　右前臂前侧视图显示直接屈腕肌：桡侧腕屈肌、掌长肌和尺侧腕屈肌。还可以看到指浅屈肌（间接屈腕肌）和旋前圆肌

其他能使腕关节屈曲的间接肌肉是指的外在屈指肌：指深屈肌、指浅屈肌和拇长屈肌（将这些肌肉分类为"间接"屈腕肌并不意味着它们执行这项任务的潜力有限。实际上，根据肌肉的横截面面积和屈腕力臂（图 7-24），外在屈指肌的屈腕力矩势可能超过直接屈腕肌）。当手腕处于中立位时，拇长展肌和拇短伸肌有一个较小的力臂用于手腕屈曲（图 7-24）。

屈腕肌

直接屈腕肌（只作用于腕关节）

- 桡侧腕屈肌
- 尺侧腕屈肌
- 掌长肌

间接伸腕肌（作用于腕关节及手部）

- 指深屈肌
- 指浅屈肌
- 拇长屈肌
- 拇长展肌
- 拇短伸肌

屈腕肌的近端附丽于肱骨内上髁（"屈曲 - 旋前"）和尺骨背侧缘附近（图 6-2 和图 6-6）。从学术上讲，桡侧腕屈肌腱并没有穿过腕管；而是在一个由大多角骨上的沟槽和邻近腕横韧带发出的筋膜形成的单独隧道中通过（图 7-29）。桡侧腕屈肌腱

前面观

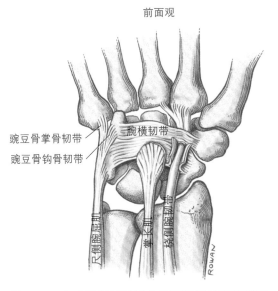

豌豆骨掌骨韧带
豌豆骨钩骨韧带
腕横韧带

图 7-29　右腕掌侧面显示直接屈腕肌的远端附丽。请注意桡侧腕屈肌腱穿过位于腕横韧带浅层纤维的腱鞘。大部分掌长肌远端附丽已连同掌腱膜一并切除

表 7-1	健康男性等长收缩力矩达峰值时的力矩大小及腕关节位置	
腕关节肌群	峰值力矩（Nm）*	峰值力矩时腕关节位置
屈腕肌	12.2（3.7）†	屈曲 40°
伸腕肌	7.1（2.1）	屈曲 30° 到伸展 70°
桡偏肌	11.0（2.0）	0°（中立位）
尺偏肌	9.5（2.2）	0°（中立位）

数据来源于 Delp SL, Grierson AE, Buchanan TS：Maximum isometric moments generated by the wrist muscles in flexion-extension and radial-ulnar deviation, *J Biomech* 29：1371, 1996.

*换算：1.36 Nm/ft-lb
†括号内为标准差

远端与第二掌骨基底部相连，有时也与第三掌骨相连。掌长肌的远端主要附着在较厚的掌腱膜上。尺侧腕屈肌腱向远端延伸，附着于豌豆骨，在腕横韧带浅层，与豆钩韧带、豌豆骨掌骨韧带及第五掌骨基底部相连。

功能相关注意事项

根据力臂和横截面积（图 7-24），尺侧腕屈肌在三个主要的屈腕肌肉中具有最大的屈腕力矩势。在腕关节主动屈曲过程中，桡腕腕屈肌和尺侧腕屈肌共同发挥协同作用，同时对抗彼此的桡偏和尺偏能力。

过度痉挛的尺侧腕屈肌经常导致脑瘫患者的手腕屈曲（和尺偏）畸形。为了恢复腕部的运动平衡，通常要进行手术切断肌腱并将该肌肉的肌腱重新固定至腕关节的伸肌侧。然而，研究表明，即使在豌豆骨水平的尺侧腕屈肌腱完全切断后，肌肉收缩产生的力量仍然能够使手腕屈曲。这种现象可以用前臂上存在的肌筋膜连接来解释，这些肌筋膜连接自然存在于尺侧腕屈肌的肌腹和其他屈腕肌之间，包括指深屈肌和指浅屈肌。这种肌肉间的力量转移可能比通常的认识更为常见，而且可能发生在其他拥有类似近端连接的肌群中。

如表 7-1 所示，最大强度试验表明，屈腕肌比伸腕肌能多产生约 70% 的等长收缩力矩——分别为 12.2 Nm 和 7.1 Nm。屈腕肌（包括外在屈指肌）较大的横截面面积可能是造成这种不平衡的主要原因。腕关节屈曲力矩峰值出现在屈曲约 40° 时，主要是由于腕关节屈曲时整个腕关节屈曲力臂的急剧上升。

桡尺偏肌肉的功能

能使腕关节桡偏的肌肉有桡侧腕长短伸肌、拇长伸肌、拇短伸肌、桡侧腕屈肌、拇长展肌和拇长屈肌（图 7-24）。在腕中立位时，桡侧腕长伸肌和拇长展肌的横截面积和桡偏力臂乘积最大。在所有的桡偏肌中，拇短伸肌力臂最大；然而，由于横截面积相对较小，该肌肉产生的力矩相对较小。拇长展肌和拇短伸肌为腕关节的桡侧提供了重要的稳定性。如表 7-1 所示，桡偏肌产生的等长力矩比尺偏肌大 15%，分别为 11.0 Nm 和 9.5 Nm。

腕关节桡偏肌

- 桡侧腕长伸肌
- 桡侧腕短伸肌
- 拇长伸肌
- 拇短伸肌
- 桡侧腕屈肌
- 拇长展肌
- 拇长屈肌

如前所述，在飞镖投掷动作中，主动的腕关节背伸通常伴有一些主动的桡偏。这种动作的联合在桡偏肌收缩以举起锤子准备用锤钉子时也可以观察到（图7-30）。图中所示有几块肌肉从外侧经过腕关节的前后轴线。图中标出了桡侧腕长伸肌和桡侧腕屈肌的收缩产生的力臂，是一个很好的例子，说明两块肌肉在完成一个动作时是协同肌，而另外一个动作是拮抗肌。这种肌肉协作的最终效果是使腕关节桡偏，在背伸位上很好地稳定，以达到最佳的握锤效果。

可导致腕尺偏的肌肉有尺侧腕伸肌、尺侧腕屈肌、指深屈肌和指浅屈肌，及指伸肌（图7-24）。然而，到目前为止，受限于力臂的长度，能有效进行这种动作的肌肉是尺侧腕伸肌和尺侧腕屈肌。图7-31显示用锤子锤钉子时这对强壮的尺偏肌的收缩。在这对肌肉作用下，腕关节强烈地尺偏同时轻度地屈曲。然而，手腕在击钉时的整体姿势仍然倾向于背伸，这是保持对锤子有力抓握的要求。

由于在主动尺偏时，尺侧腕屈肌和尺侧腕伸肌之间有很强的功能关联，任何一块肌肉的损伤都会使它们的协同作用失效。例如，类风湿关节炎常引起尺侧腕伸肌腱远端附丽处的炎症和疼痛。在尝试主动尺偏时，尺侧腕伸肌因疼痛仅有轻微的收缩或无收缩，而尺侧腕屈肌的活动不受拮抗。由此导致的腕关节屈曲不利于维持有效的握力。

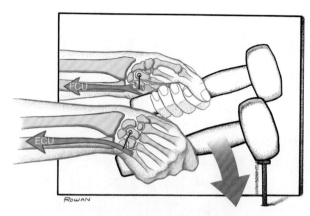

图7-31　用锤子敲钉子时图中显示的肌肉使腕关节尺偏。背景中是腕关节掌侧面的镜面像。旋转轴通过头状骨，显示了尺侧腕屈肌（FCU）和尺侧腕伸肌（ECU）的内在力臂

腕关节尺偏肌

- 尺侧腕伸肌
- 尺侧腕屈肌
- 指浅、深屈肌
- 指伸肌

总结

腕关节由两个主要的关节组成：桡腕关节和腕中关节。桡腕关节连接桡骨远端与近排腕骨；腕中关节连接腕骨的近排和远排。这些关节的旋转和移动产生了冠状面和矢状面的运动，大多数生理运动是这两个平面的运动的结合：如所谓的"飞镖投掷运动"。这个动作有很多用途，包括投掷、锤击和刷洗等。

由肌肉的收缩力和韧带的张力可自然地引导腕关节的运动学。在外伤或疾病发生后，腕关节的韧带可能会失去维持腕骨之间正确位置的能力。随之而来的异常关节运动学和应力的增加通常会导致进一步明显的不稳定、疼痛和畸形。腕关节活动度减少或疼痛会极大地损害手部的功能，从而影响整个上肢。

除了帮助手的功能发挥提供最佳位置之外，腕关节还与上肢的另外两个重要功能有关：接受负荷以及前臂旋转。首先，腕关节必须能够承受冲击上肢远端的巨大压力，就像脚踝在站立或行走时承受压力一样。然而，影响腕关节的压力，不仅来自与

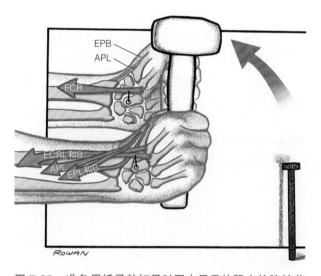

图7-30　准备用锤子敲钉子时图中显示的肌肉使腕关节桡偏。背景中是腕关节掌侧面的镜面像。旋转轴通过头状骨，仅显示了桡侧腕短伸肌（ECRB）和桡侧腕屈肌（FCR）的内在力臂。没有显示拇长屈肌。APL，拇长展肌；ECRL和B，桡腕长、短伸肌；EPL和B，拇长、短伸肌

环境的接触，如扶着椅子站起来，也来自产生握力的肌肉。桡骨远端自然增宽的形态有助于减少与腕骨之间的压力。骨间膜和近排腕骨相对弹性的关节连接进一步分散了腕关节的压力。通常，外力可能超过这些负荷分散机制保护腕关节的能力，导致创伤，如桡骨远端骨折；骨间膜、三角纤维软骨复合体（TFCC），或其他韧带的撕裂；骨折或脱位，如舟骨和月骨。

腕关节的结构也与前臂旋转的运动学密切相关。这个结构的元素出现在腕关节的两侧。在桡侧，桡腕关节限制了腕骨和桡骨之间的轴向旋转。通过这个限制，手部就被强制随桡骨进行旋转。由于腕关节限制其桡侧的轴向旋转，只能选择性地允许尺侧的旋转。较大的尺腕关节间隙和软组织疏松地将腕骨尺侧与尺骨连接。TFCC 作为半弹性条索，使

桡骨（及与其紧密相连的腕骨）可在尺骨远端自由地旋前和旋后。如果腕尺侧没有这种活动的自由，前臂的旋转将受到明显的限制。

基本上所有通过腕关节的肌肉都有多个功能——无论是作用在腕关节本身，还是远端的手指。因此，简单的运动需要相对复杂的肌肉相互作用。例如，腕关节背伸至少需要一对肌肉来微调所需的桡偏。还要考虑到在抓握过程中需要强有力的伸腕肌收缩来稳定腕关节。没有这种近端稳定性，屈指肌可能无法发挥作用。腕关节近端稳定性的丧失可能有几个原因，包括外周或中枢神经的损伤或疾病、或肱骨外上髁区疼痛，这是伸腕肌的近端附丽，或腕背侧六个间室之一的疼痛。了解这些损伤如何影响腕关节的运动学是能够提供最有效治疗干预的基本要素。

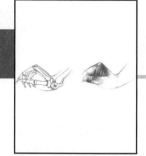

临床拓展

腕关节"尺侧变异"：相关的运动学和临床意义

"尺侧变异"的定义

桡骨远端和尺骨远端在桡腕关节和尺腕间隙两处与腕骨相邻。桡骨或尺骨长度的过度不对称会对腕关节的软组织和骨骼造成较大而有害的应力。通常，特别是与合并过度的体力劳动的情况下，腕关节压力的增加会导致慢性炎症、疼痛、韧带撕裂或变形、骨和关节面形状改变、握力降低和血流动力学的改变。

前臂骨的长度或位置的变异可能是先天的，也可能是由于外伤或疾病造成的。定量两骨在腕部的相对长度的方法称为尺侧变异。该变量通常是在前后位 X 线片上确定的，如图 7-32 所示。图中所示为无症状的腕关节样本，尺侧变异为零，意味着前臂两骨向远端延伸的长度相同。尺侧正变异为尺骨头向参考线远端延伸的距离；尺侧负变异是指尺骨头在近端到这条线的距离。尺侧变异的正常平均值一般在 0~1 mm 之间，标准差约为 1.5 mm。

当在静态 X 线片上测量时，健康人的尺侧有一个接近中性的变异。然而，在某些活动过程中，尺侧变异会有不同程度的波动。例如，如第 6 章所述，前臂旋前肌的收缩使桡骨略微向近端移动。虽然幅度小，但这种移动在肘关节和腕关节处都很明显。如图 6-29 所示，主动旋前时桡骨向近端移动增加了肱桡关节的压力。生理的、肌肉牵拉的桡骨向近端移位可以在腕部产生轻微的尺侧正向变异（例如，尺骨头位于移位的桡骨的远端）。抓握引起的肌肉收缩也可使桡骨向近端牵拉，使尺侧正向变异增加 1~2 mm（虽然尺侧变异是指尺骨移位，但该变异通常是由桡骨移位引起的；稳定的肱尺关

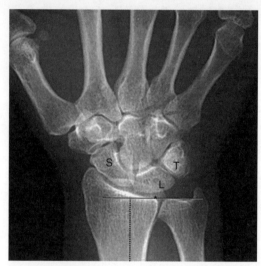

图 7-32　无症状腕关节的后－前（PA）位 X 线片，显示了尺侧变异的测量方法。画一条与桡骨长轴平行的虚线。接下来，在桡骨月骨窝的软骨下骨水平（用星号表示）画一条红色的参考线，垂直于桡骨长轴。参考线与尺骨头最远端之间的距离是尺侧变异的测量值。图示尺侧变异为零，通常称为"中性"尺侧变异。L，月骨；S，舟骨；T，三角骨（照片由 Jon Marion, OTR, CHT, and Thomas Hitchcock, MD, Marshfield Clinic, Marshfield, WI 提供）

节限制了尺骨的移动）。

在前臂旋前和抓握活动中尺侧变异的自然变化确实很小——1~2 mm。三角纤维软骨复合体（TFCC）和邻近关节软骨的柔韧性通常能适应这种小的运动，而不会产生不良的生理后果。然而，尺侧变异如果显著超过生理的 1~2 mm，会导致腕关节和远侧桡尺关节的功能障碍，可能会非常严重而致残。以下各节重点举例介绍这种病例，包括相

关的运动学和对治疗的影响。

异常尺侧变异致病机制相关病例

尺侧正向变异

有一些因素可导致尺骨远端超过桡骨。图 7-33 显示了一位患者因远尺桡关脱位，出现 6 mm 尺侧正向变异。患者出现了长达 9 个月的严重的尺腕间隙疼痛，导致经常失业。患者最终需要手术短缩尺骨，从而重新调整远侧桡尺关节。

过度的尺侧正向变异常与"尺侧撞击综合征"有关，其特征是尺骨远端侵犯三角纤维软骨（TFC）更中央、无血运的部分、三角骨，或月骨。严重时尺侧撞击可进展为 TFC 炎性变和变性。图 7-34 示一位 54 岁的磨坊工人患尺侧撞击综合征。患者的疼痛因主动尺偏和一些增加其尺侧正向变异的活动而加剧，例如上肢负重时或在前臂旋前时用力抓握。该患者在青少年时因桡骨骨折导致桡骨缩短，随后桡骨向近端移位。压缩骨折或手术切除桡骨头导致桡骨缩短是尺侧撞击综合征的常见病因。一般来说，如果骨间膜也撕裂，桡骨近端移位的可能性就会增加。如第 6 章所述，骨间膜的一个重要但微妙的功能是阻止桡骨向近端移位。

尺骨负向变异

图 7-35 显示了因先天性尺骨短小而导致严重的尺侧负向变异。短缩的尺骨改变了远侧桡尺关节的自然匹配性，可能增加关节内压力。关节内压力增加，加上从事体力劳动的职业，最终导致不稳定

和退行性关节炎，包括其 TFCC 大部分结构的撕裂。这位 42 岁妇女的主诉是腕尺侧难以控制的疼痛、不稳定（伴有"砰砰声"），以及前臂旋转功能明显受限，尤其是旋后。

在远侧桡尺关节和腕尺侧严重疼痛、退行性变和功能丧失的情况下，通常是需要手术治疗的。其中一种主要恢复远侧桡尺关节功能的手术是 Sauve-Kapandji 手术。手术的第一步是用螺钉融合不稳定且疼痛的远侧桡尺关节（图 7-36）。随后，在离融合关节近端 1~2 cm 的位置切除一小段 1 cm 的尺骨。由此产生的空间形成"假关节"，作为"新的"远侧桡尺关节。桡骨、腕骨和残余的尺骨远端作为一个固定的整体，围绕尺骨近端旋转。通常使用旋前方肌和尺侧腕伸肌来稳定尺骨近端的"残端"。完整的骨间膜也为尺骨近端提供了稳定性。

一个成功的 Sauvé-Kapandji 手术通常至少能恢复腕尺侧和前臂远端的功能和无痛运动。与完整的 TFCC 一起，短的尺骨远端（融合的）可作为腕尺侧的稳定基础，在负重活动中作用很大。

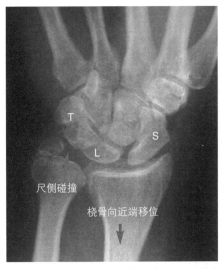

图 7-34　一个被诊断为"尺骨撞击综合征"的患者的腕关节后 – 前位（PA）X 线片。患者有 5 mm 的尺侧正向变异，继发于桡骨短缩（骨折）并随后向近端移位。注意尺骨头向远端延伸至尺腕间隙。同时可观察到①尺骨头远端的大骨赘；②月骨与三角骨之间的关节间隙缺失；③舟月间隙增宽或舟月分离（无骨折分离），可能涉及舟月韧带断裂。L，月骨；S，舟骨；T，三角骨（照片由 Ann Porretto-Loehrke, DPT, CHT, and John Bax, MD, PhD, Hand and Upper Extremity Center of Northeast Wisconsin, Appleton, WI. 提供）

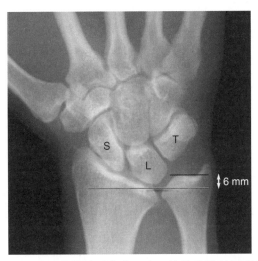

图 7-33　腕关节的前后位（PA）X 线片显示尺侧正向变异为 6 mm。注意远侧桡尺关节脱位。L，月骨；S，舟骨；T，三角骨（照片由 Jon Marion, OTR, CHT, and Thomas Hitchcock, MD, Marshfi eld Clinic, Marshfi eld, WI 提供）

除了远侧桡尺关节和TFCC的退变，尺侧负向变异常与Kienböck病有关，即月骨塌陷（回顾特别关注7-1）。与图7-35中所讨论的患者情况一样，更远端的桡骨挤压月骨，使其发生持续的塌陷和缺血性坏死。Kienböck病的外科治疗可包括尺骨延长、桡骨缩短，严重的病例可部分或完全切除近排腕骨。这些手术的目的都是为了降低对月骨的压力。

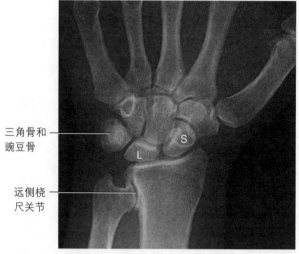

三角骨和豌豆骨

S

L

远侧桡尺关节

图7-35　腕关节后 – 前位（PA）X线片显示尺侧负性变异及远侧桡尺关节退变。L，月骨；S，舟骨；T，三角骨（照片由 Jon Marion, OTR, CHT, and Thomas Hitchcock, MD, Marshfield Clinic, Marshfield, WI. 提供）

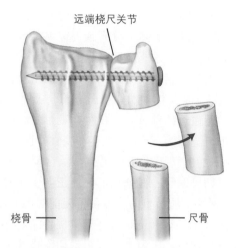

远端桡尺关节

桡骨

尺骨

图7-36　在腕关节行 Sauvé-Kapandji 术。远侧桡尺关节融合，在尺骨上形成假关节（摘自 Saunders R, Astifi dis R, Burke SL, et al: *Hand and upper extremity rehabilitation: a practical guide*, ed 4, St Louis, 2015, Churchill Livingstone.）

临床拓展 7-2

桡骨远端骨折的潜在生物力学影响

桡骨远端骨折是一种常见的上肢损伤，常由跌倒时用手撑地造成。桡骨远端骨折可分为关节内骨折和关节外骨折，移位骨折和无移位骨折。图7-37显示一名40岁女性关节外移位的桡骨远端骨折正位X线片。请注意，每个角度都显示了不同的损伤特点。图7-37A的后前（PA）正位片显示桡骨骨折的横向范围（箭头）：从桡骨茎突近端约2.5 cm到尺骨切迹附近。注意，在正位片上，桡骨移位并不是很明显。然而，图7-37B的侧位片显示，桡骨远端相对于图像横切线（黑线）向背侧倾斜约25°（红线）。由于桡骨远端通常表现为掌倾10°（如插图所示），实际骨折造成的成角要接近35°。需要清楚的是，至少需要两张X线片来评估骨折的真实严重程度和范围；也经常需要第三个斜位图。

如果不予治疗，图7-37所示的桡骨可能会畸形愈合，严重影响桡腕关节和远侧桡尺关节的运动

学和功能。两个关节的自然匹配性降低会造成关节内高应力区域，成为退行性关节炎的潜在原因。如果骨折发生在关节内则这种可能性会更高，约1/4。此外，桡骨远端骨折明显移位或粉碎后，导致功能性缩短，可能对腕关节造成不良后果。生物力学上，可能导致尺侧正向变异，造成月骨和远侧桡尺关节内结构，包括三角纤维软骨（TFC）的压力升高。在生理上，桡骨的永久短缩可能会影响跨越腕关节的肌肉的长度 – 张力曲线，包括外在屈指肌。明显的背侧成角骨折通常会导致腕关节丧失一部分屈曲功能，即使没有软组织挛缩。同样，明显的背侧成角骨折通常会导致腕部背伸功能的丧失。

基于上述原因，恢复正常的力线是桡骨远端骨折骨科治疗的一个重要目标。桡骨远端骨折可采用硬石膏固定或手术治疗。手术治疗常包括使用钢板内固定或经皮外骨固定。治疗的具体选择取决于许

多因素，如骨折是否明显移位或粉碎、患者的年龄和活动水平，以及是否存在合并疾病，如骨质疏松症等。

无论选择哪种治疗方法，最终目标都是使桡骨在最佳的对线状态下愈合。如果骨折仅轻微移位且稳定，则可采用闭合复位后进行简单的石膏固定治疗。这种治疗的优点是避免了手术，但在某些情况下，可能有骨折端不能完全固定的缺点。如果骨折部位没有坚强的固定，过度的主动活动或肌肉收缩或负重（特别是在最初几周）可能会导致远端桡骨"滑动或塌陷"回其石膏固定前的移位。如果出现或怀疑出现这种情况，康复师可能会采取更保守的

方法进行骨折后康复治疗；但是，如果过于保守，患者可能会出现腕关节周围以及骨折远近端肌肉和软组织挛缩。每个患者的情况都是独特的，本章无法详细讨论；桡骨远端骨折的骨科治疗的具体指南可查阅其他资源。

当桡骨远端骨折明显移位或关节内骨折，或用石膏固定不实际或不谨慎时，可能需要进行手术治疗。手术的优点是可以即刻和坚强地固定骨折部位，从而在愈合过程中确保最佳的位置。如果医学上允许，主动的功能锻炼可以比石膏固定更早开始。这种方法能防止因石膏固定而导致的整个上肢的肌肉和软组织的挛缩。

桡骨远端骨折

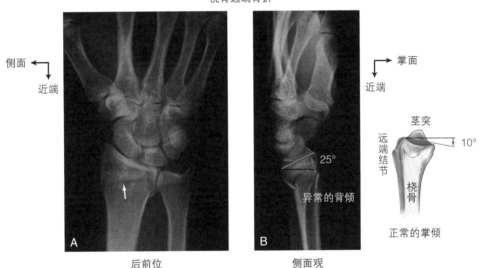

图 7-37　40 岁女性桡骨远端关节外移位骨折（Colles' 骨折）的两张 X 线片：A. 后 – 前位；B. 侧位。注意图 B 中桡骨远端骨折块向背侧移位约 25°（成角移位）。右侧的插图显示桡骨远端正常的掌倾角

⊖ 学习中的问题

1. 桡侧腕屈肌肌腱如何在不真正进入腕管的情况下附着于掌骨基底？

2. 列举腕关节尺偏活动范围大于桡偏的因素。

3. 假设桡骨远端骨折相关创伤造成桡骨远端僵硬性背屈 25°（回顾图 7-4B）。这种不良序列可能导致哪些功能障碍？

4. 描述桡腕关节屈曲和伸展的关节运动学模式。

5. 证明头状骨对于整个腕关节和手掌运动学的重要作用。

6. 以下问题基于图 7-24 中数据。

a. 哪块肌肉能够在腕部产生最大的屈曲力矩：桡侧腕屈肌还是指浅屈肌？

b. 哪块肌肉的尺偏力矩力臂最长？

c. 哪块肌肉是尺侧腕屈肌最直接的拮抗肌？

7. 明确腕关节"飞镖投掷"动作的运动学模式。

8. 拇指的哪两条肌腱在腕关节的伸肌支持带内共用相同纤维通道？

9. 舟状骨在为月骨提供机械稳定性方面提供哪些作用？

10. 如何最大限度地拉伸桡侧腕长伸肌？

11. 哪些韧带能够自然抵抗腕骨向尺骨移位？

12. 一名桡骨近端和邻近骨间膜受到严重损伤的患者，需接受桡骨头部分切除。描述桡骨向近端 6～7 mm 移位可能导致的功能损伤或病理表现。

13. 哪些腕骨通常不接触头状骨？

14. 比较中腕关节内外侧间隔的凹凸关系。描述这些关系如何影响关节在屈伸过程中的运动学原理。

15. 列举所有与肱骨外上髁近端完全或部分连接的肌肉。哪根神经支配这些肌肉？

16. 描述腕关节主动屈曲时尺侧腕屈肌和桡侧腕屈肌间的相互作用关系。

17. 对比 (a) 动态和静态握持锤子时的腕关节的典型姿势和 (b) 使用锤子敲击钉子的准备和敲击阶段腕关节的运动学模式。

⊖ 以上问题的答案可以在 Evolve 网站上找到。

⊖ 附视频课程目录

- 上肢特定关节运动学的洞悉观察
- 尸体标本腕部腕骨解剖概述
- 尸体标本中右手腕关节形状的概述

临床运动学在四肢瘫痪患者中的应用
- C^6 水平四肢瘫痪患者由轮椅移到垫子的分析
- C^6 水平四肢瘫痪患者腕伸肌的功能思考（包括腕部的"肌腱活动"）

扫描右侧二维码可
获得相关视频

第 8 章

手

原著者：Donald A. Neumann, PT, PhD, FAPTA
译者：黄行健　杨　勇　审校者：田　文

与眼睛相似，手作为感受器官，对于周围环境的感知起着至关重要的作用（图 8-1）。手还作为一个首要的效应器官，使我们最复杂精细的运动行为得以实现，并能通过手势、触摸、音乐和艺术来帮助表达情感。

29 块肌肉驱动着手内 19 块骨头及 19 个关节。生物力学上，这些结构以极高的效率协同作用。手部可以以非常原始的方式使用，作为一个钩或是棍棒，或者更常见的是，作为一个高度特化的工具来进行非常复杂的操作，它们常需要不同等级的力量和精准度。

由于手的巨大的生物力学复杂度，它的功能涉及大脑皮质一块不成比例的大区域（图 8-2）。同样，影响手部的疾病或外伤常也造成不成比例的大的功能丧失。例如，因为类风湿关节炎、卒中、神经或骨骼外伤使手部完全失去功能的患者，它们的整个上肢功能会明显下降。本章节描述了在医学和康复环境下常常遇到的许多肌肉、骨骼损害背后的运动学原理。这些原理常常是治疗的基础。

术语

腕部有八块腕骨。手部有五块掌骨。五指的每个手指都包含一组指骨。手指以从 1~5 的数字来命名，或分别称为拇指、示指、中指、环指和小指（图 8-3A）。一块掌骨加上其关联的指骨被称为一"束"。

近端掌骨和远排腕骨形成了腕掌（carpometa-carpal, CMC）关节（图 8-3A）。掌骨和近节指骨

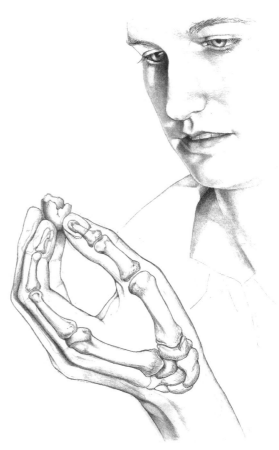

图 8-1　手和眼之间有很强的功能联系

间形成了掌指（metacarpophalangeal, MCP）关节。每个手指有两个指间关节：一个近侧指间（proximal interphalangeal, PIP）关节，一个远侧指间（distal interphalangeal, DIP）关节。

手的每一"束"的关节
- 腕掌关节
- 掌指关节
- 指间关节
  - 拇指有一个指间关节
  - 其余手指有近侧指间关节和远侧指间关节

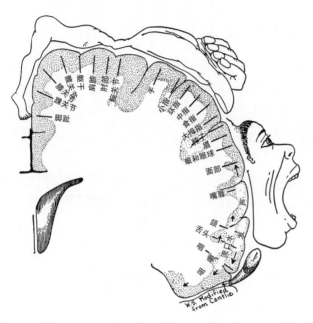

图 8-2　大脑的"运动小人",展示身体部位的特定对应区。"感觉小人"有着相似的呈现（摘自 Penfield W, and Rosnussen T: *Cerebral cortex of man*, New York, 1950, Macmillan, 1950.）

拇指只有两块指骨,故只有一个指间 (interphalangeal, IP) 关节。

图 8-3B 展示了手部外部解剖的一些特点。掌纹存在于手掌皮肤上。它们是皮肤在活动时自我折叠的地方,像是皮肤的"铰链"般工作,它们能增加手部皮肤的贴合度,从而加强抓握的稳定性。在腕部的掌侧（前方）存在着近端和远端腕横纹。有临床意义的是,远端腕横纹标志着其深方腕横韧带的近侧缘。鱼际纹是由拇指跨过手掌活动时的皮肤折叠产生。近端指节纹位于掌指关节实际关节线的远端。中间和远端指节纹则分别位于近侧指间关节和远侧指间关节表面。临床医师常利用这些纹路作为体表标志来协助制作、应用手部矫形器（支具）。

骨学

掌骨

掌骨,如手指一样,从桡侧（外侧）起始以从数字 1~5 命名。

每块掌骨有着相似的解剖特征（图 8-4 和图 8-5）,第一掌骨（拇指）最短、最粗壮;第二掌骨通常最长,其余三块掌骨的长度由桡侧向尺侧（内侧）递减。

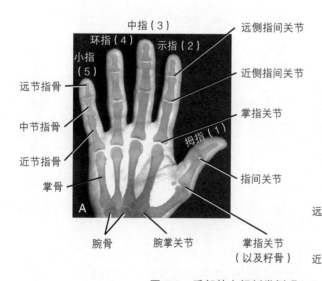

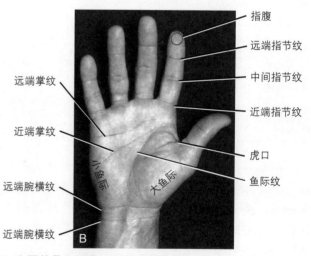

图 8-3　手部基本解剖掌侧观。A. 主要的骨和关节;B. 体表标志

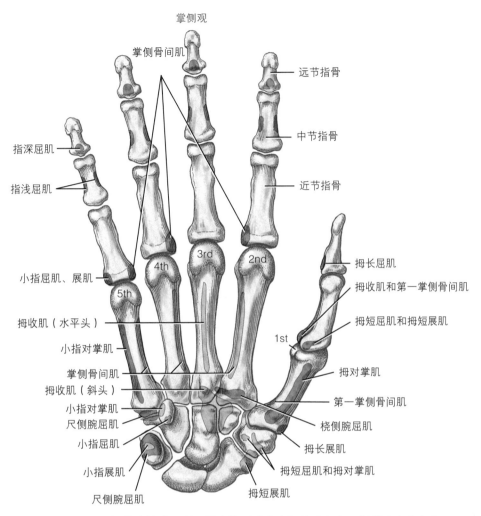

掌侧观

掌侧骨间肌

指深屈肌

指浅屈肌

小指屈肌、展肌

拇收肌（水平头）

小指对掌肌

掌侧骨间肌

拇收肌（斜头）

小指对掌肌

尺侧腕屈肌

小指屈肌

小指展肌

尺侧腕屈肌

远节指骨

中节指骨

近节指骨

拇长屈肌

拇收肌和第一掌侧骨间肌

拇短屈肌和拇短展肌

拇对掌肌

第一掌侧骨间肌

桡侧腕屈肌

拇长展肌

拇短屈肌和拇对掌肌

拇短展肌

图 8-4　右腕、手部骨骼的掌面观。肌肉的近端止点标注为红色，远端止点为灰色

掌骨的骨学特点

- 骨干
- 基底
- 头
- 颈
- 后结节

每块掌骨由伸展的骨干以及两端的关节面组成（图 8-6）。骨干的掌侧面在纵向上微凹，以此适应、容纳该区域的多块肌肉和肌腱。掌骨的近端，或称基底部，与一块或多块腕骨相关节，第二到第五掌骨基底具有小关节面，与邻近的掌骨基底部相关节。

每块掌骨的远端由一大的凸面的头部构成。在握紧的拳头的背侧很明显能看到第二到第五掌骨头形成的"指节"。紧靠头部近端区域称为掌骨颈——骨折的一个常见部位，特别是在第五掌骨。头部有一对后结节。它们是掌指关节的副韧带的连接处。

手部在解剖位置处于休息状态时，拇指的掌骨方向与其他手指不在一个平面上。第二到第五掌骨在大体上并列排列，掌面向前。而拇指的掌骨，相较其他手指，则向内旋转了近 90°。这种旋转将非常敏感的拇指掌面朝向手部中线。适宜的抓握要求拇指屈曲的平面与其他手指屈曲平面产生相交，而非平行。另外，相较其他掌骨，拇指掌骨的位置要明显偏前方，或偏掌侧（图 7-14）。第一掌骨及大多角骨如此的位置很大程度上受到了舟骨远极向掌侧突出的影响。

第一掌骨的位置允许整个拇指自由扫过手掌向其他手指运动。几乎所有的抓握动作，从抓握到捏合再到精准握持，都需要拇指与其他手指的互动。缺少一个健康、活动良好的拇指，手部的总体功能会显著下降。

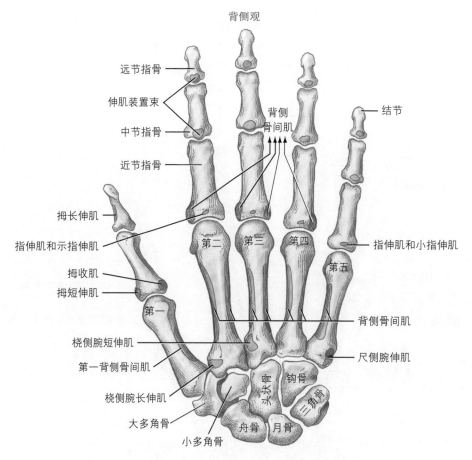

背侧观

远节指骨

伸肌装置束

中节指骨

近节指骨

背侧
骨间肌

结节

拇长伸肌

指伸肌和示指伸肌

拇收肌

拇短伸肌

第一

桡侧腕短伸肌

第一背侧骨间肌

桡侧腕长伸肌

大多角骨

小多角骨

第二

第三

第四

第五

指伸肌和小指伸肌

背侧骨间肌

尺侧腕伸肌

头状骨

钩骨

三角骨

舟骨

月骨

图 8-5　右腕、手部骨骼的背面观。肌肉的近端止点标注为红色，远端止点为灰色

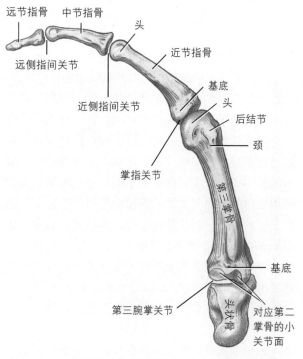

远节指骨

中节指骨

头

近节指骨

基底

头

后结节

颈

掌指关节

第三掌骨

基底

头状骨

对应第二
掌骨的小
关节面

远侧指间关

近侧指间关节

第三腕掌关节

图 8-6　手部第三束骨骼的桡侧观，包括腕部的头状骨

内旋的拇指需要单独的词汇来描述它的运动和位置。在解剖位置，拇指的背侧骨面朝向外侧（图8-7），掌侧面则朝向内侧，桡侧面朝向前方，尺侧面朝向后方。描述腕骨及其他手指骨的词汇则是标准的，掌侧面朝前，桡侧面朝外，以此类推。

指骨

手部有 14 块指骨（源于希腊词根 phalanx，士兵方阵）。每个手指的指骨被称为近节、中节、远节指骨（图 8-3A）。拇指只有近节和远节指骨。

指骨的骨学特点

- 基底
- 骨干
- 头（近节、中节指骨）
- 结节（远节指骨）

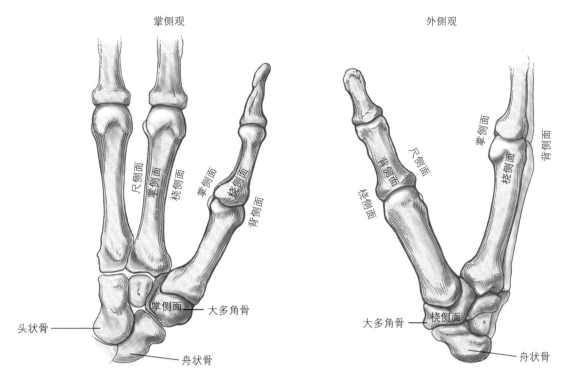

掌侧观

外侧观

尺侧面 掌侧面 桡侧面 掌侧面 桡侧面 背侧面

背侧面 尺侧面 掌侧面 桡侧面 背侧面

掌侧面 大多角骨

头状骨

舟状骨

桡侧面

大多角骨

舟状骨

图 8-7 右拇指诸骨朝向，掌侧和外侧观。注意相对其他腕和手部骨，拇指旋转了约 90°

除了大小的差异，每个手指内的指骨有着相似的形态（图 8-5）。每个手指的近节和中节指骨有着凹陷的基底、骨干，以及凸起的头部。如同掌骨一样，它们的掌侧面在纵向上微凹。每个手指的远节指骨有一凹陷的基底。远节远端有一圆形结节，它是每个手指远端的指腹软组织与骨端锚定的位置。

手的弓

观察你放松的手的掌侧面产生的自然凹陷。对此凹陷的控制允许手部稳定地握持、操控具有不同形状、大小的物体。这个掌侧的凹陷靠三个互相整合的弓系统来支撑：近侧横弓由远排腕骨构成。此为一静态的、坚硬的弓，它同时构成了腕骨结构（第7章）。如同建筑、桥梁的弓结构一样，手部的弓依赖中心的拱顶石结构支撑。对于近侧横弓，头状骨是它的拱顶石，其他骨的多重接触以及强壮的腕骨间韧带加强着头状骨。

远侧横弓经过掌指关节。与坚硬的近侧弓相比，远侧弓的两侧是可以活动的。为了认识这种活动度，试想将你的手从完全平坦转变成手握棒球或西柚时的杯状，周围掌骨（第一、第四、第五）向更稳定的中部（第二、第三）掌骨"折叠"，这种活动是

手内水平方向灵活度的根源。远侧横弓的拱顶石结构是这些中部掌骨的掌指关节。

手的纵弓延循着第二、三"束"的基本形态。此弓的近端经由腕掌关节与腕骨牢固相连，这些关节活动度相对差，较为稳定，为手的纵向稳定性提供了坚实的基础。此弓的远端活动度非常大，主动屈伸手指时即显而易见。纵弓的拱顶石由第二、三掌指关节组成；值得注意的是，这两个关节既是远侧横弓，也是纵弓的拱顶石。

像图 8-8 描绘得那样，手的三个弓全部互相连接着。两个横弓借由第二、三掌骨组成的"刚性系梁"相连接。在健康的手中，这样的机械连接加强了整个弓系统。然而，对于罹患关节疾病的手部，任何一个弓的结构失效都可能削弱其他弓。一个典型的例子是严重类风湿关节炎中掌指关节的破坏。这个话题会在本章的末尾再次讨论。

关节学

在继续进行对关节结构和功能的学习之前，先必须要定义用来描述手指运动的词汇。以下的描述假定某一特定动作从解剖位置开始进行，即伸肘、前臂完全旋后、腕处于中立位。应用身体基平

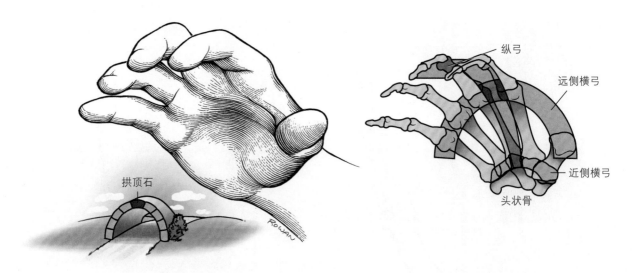

图 8-8　手掌的自然凹陷由三个互相整合的弓系统支撑：一个纵弓和两个横弓

面，我们使用标准方式描述手指的运动：伸直和屈曲发生在矢状面，外展和内收发生在额状面（图8-9A～D）。中指是命名外展和内收的参考手指。中指的侧－侧活动称为桡偏和尺偏。

由于拇指相对于其他手指自然旋转了近90°，描述拇指运动的词汇也与其他手指不同（图8-9E～I）。屈曲是拇指掌面在额状面跨越手掌的活动；伸直将拇指返回其解剖位置。外展是拇指在近矢状面向前并远离手掌的活动。内收将拇指返回其余手指所在平面（虽然未在本文应用，其他常被用以描述拇指运动的词汇包括尺侧内收、桡侧外展、掌侧外展，分别代表屈曲、伸直和外展）。对掌是一个用来描述拇指跨越手掌，与其他任何一指尖进行直接接触的特定词汇。如同后文将描述的，拇指对掌是手部理想功能不可或缺的一部分。这些描述拇指运动的特定词汇也成为命名作用于拇指的肌肉的基础（例如拇对掌肌、拇长伸肌、拇收肌）。

腕掌关节

手部腕掌关节是由远排腕骨和五块掌骨基底部构成的关节。这些关节处于手部相当近侧的位置。

图8-10显示了对腕掌关节相对活动度的一个机械化描绘。第二、三手指坚固地与远端腕骨相连，组成跨过手部稳定、固定的中央柱。对比之下，位置更加边缘的腕掌关节组成了活动性的桡侧、尺侧缘，它们能围绕手的中央柱折叠。腕掌关节的功能使手掌的凹陷能容纳许多物体。这种特点是人类手

部最了不起的功能之一。举例来讲，随着示指和中指就位以加强抓握，圆柱形的物体可以紧贴地塞进手心。没有这种能力，原本灵敏的手部将只能进行原始的铰链式抓握动作。

第二到第五腕掌关节

大体特征及韧带

第二腕掌关节由第二掌骨膨大的基底和小多角骨远端表面，以及头状骨和大多角骨的一小部分相关节（图8-4和图8-5）。第三腕掌关节主要由第三掌骨基底和头状骨远端表面相关节。第四腕掌关节由第四掌骨基底和钩骨远端表面，以及头状骨的一小部分相关节。第五腕掌关节由第五掌骨基底和钩骨远端表面相关节（钩骨同时接受第四和第五掌骨，就像足部骰骨同时接受第四和第五跖骨）。第二到第五掌骨基底具有小关节来与其他掌骨通过掌骨间关节相连接。这些关节帮助稳定第二到第五掌骨基底，从而加强腕掌关节。

手指腕掌关节被关节囊所包绕，并有多条背侧和掌侧腕掌韧带和掌骨间韧带加强。背侧韧带发育最为完善（图8-11）。

关节结构和运动学

第二、第三指的腕掌关节难以分类，范围横跨平面关节到复杂的鞍状关节（图8-12）。它们凹凸不平、相交错的关节面，匹配以强壮的韧带，使它们的活动度非常有限。像此前提到的，这两个稳定的关节构成了手部的中央柱。这些位于桡侧－中部的掌骨具有天然稳定性，它们还为几块重要肌肉提

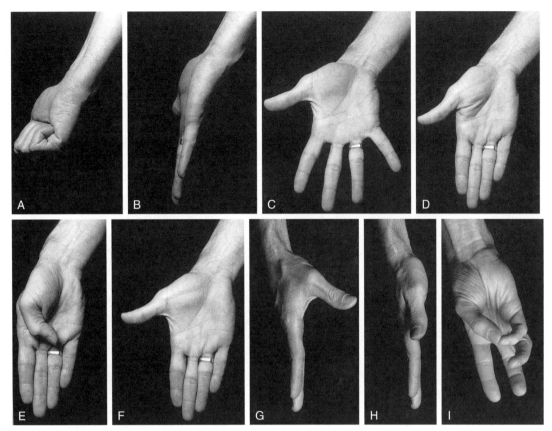

图 8-9 命名手内运动的系统。（A~D）.手指活动；（E~I）拇指活动；（A.手指屈曲；B.手指伸直；C.手指外展；D.手指内收；E.拇指屈曲；F.拇指伸直；G.拇指外展；H.拇指内收；I.拇指对掌）

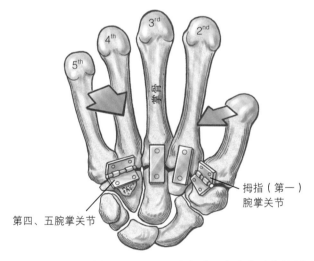

图 8-10 右手掌侧面，显示了对跨过五个腕掌关节的活动度的高度机械化的描绘

供了坚固的止点，包括桡侧腕长、短伸肌、桡侧腕屈肌和拇收肌。

第四、五掌骨微凸的基底部与钩骨微凹的关节面相关节。这两个尺侧的腕掌关节为手部的活动度

提供了微妙但重要的一环。如图 8-10 描绘的，第四、第五腕掌关节允许手的尺侧缘向手的中心折叠，从而加深了手掌凹陷，这样的活动度——亦即使手窝成杯装的活动——主要靠尺侧掌骨的屈曲以及朝向中间手指的内旋。对尸体手部最大被动活动度的测量显示，第四腕掌关节平均能屈曲、伸直 20°，内旋大约 27°。第五腕掌关节（当第四腕掌关节被牢固限制时）能屈伸 28°，内旋 22°。当第四腕掌关节不受限制、可自由活动时，第五腕掌关节伸屈的范围则能扩大到平均 44°。这个研究显示了第四和第五腕掌关节强烈的运动学联系，这可能部分归功于发育良好的掌骨间韧带。当评估、治疗这个区域的手部运动障碍时，应当考虑到这种运动学的联系。

从紧握拳头时第四、第五掌骨头的移动即可看出尺侧腕掌关节的更大的相对活动度（图 8-13）。第四、第五腕掌关节更大的活动度提升了抓握的效果，同时增强了与可对掌拇指的功能协同。常规的滚动－滑动的关节运动学描述对于腕掌关节完全不贴切，这是由于其不规则且形态各异的关节面所致。

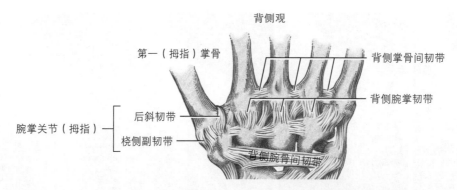

图 8-11 右手背侧观，展示稳定腕掌关节的关节囊和韧带

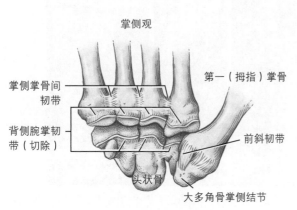

图 8-12 右手掌侧观，展示第二到第五腕掌关节的关节面。关节囊和掌侧腕掌韧带已被切除

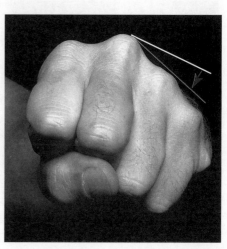

图 8-13 左手尺侧（第四、五）腕掌关节的活动度。白线表示远端掌骨放松时的位置；红线表示远端掌骨在拳头紧握时的位置

拇指的腕掌关节

拇指的腕掌关节位于第一"束"的基底，掌骨和大多角骨之间（图 8-7）。这个关节是目前最复杂的腕掌关节，它使拇指能进行广泛、重要的运动。独特的鞍状形态使拇指能够完全对掌，从而轻易地与其余手指的掌侧指尖相接触。通过这个动作，拇指能够环绕握持在手心中的物体。对掌极大地增强了人类抓握的灵活度。

拇指腕掌关节的关节囊和韧带

拇指腕掌关节的关节囊天然松弛，以便拇指具备一个巨大环形的活动范围。然而，仍有些因素加强了此关节囊，这些因素包括关节囊的韧带所产生的张力，以及横跨的肌肉所产生的力量。

许多名字都被用来描述拇指腕掌关节的韧带，当与它们的功能解剖进行对比时，这曾引发了混淆。跨过拇指基底的被命名的、有特异性的韧带数目在 3 条到至少 7 条间。文献中还就其中不同韧带的功能重要性产生过争议。本文共描述五条韧带，每

一条都是腕掌关节稳定性的独特、重要的贡献元素（图 8-14）。作为一个整体，韧带帮助管理关节运动的程度和方向，保持关节对位和稳定性，并分散被激活的肌肉所产生的力量。表 8-1 总结了第一腕掌关节韧带的主要连接以及牵拉使它们相对紧张的运动。位置相近的桡侧副韧带和后斜韧带是最厚最强健的；发自大多角骨桡侧和后 - 桡侧，这些韧带在腕掌关节处于功能位、并最大限度投入工作时被拉紧；不论是对掌、外展或屈曲。桡侧副韧带和后斜韧带包含丰富的感觉感受器，这一特点可能能强化本体感觉、保护关节、加强对对掌相关重要活动的神经肌肉控制。

第一腕掌关节的骨性关节炎发生频繁，并常导致关节软骨的退变以及关节囊韧带的削弱。虽然所有韧带都可受累，前斜韧带或桡侧副韧带的撕裂通常会引起关节的桡侧脱位，在拇指基底形成特征性的丘型隆起。

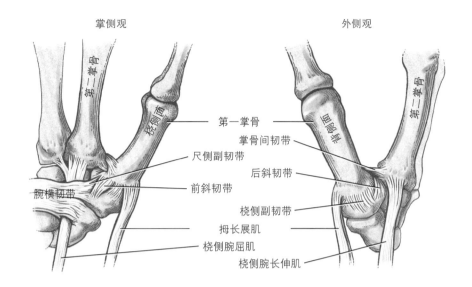

图 8-14　右拇指腕掌关节的
韧带的掌面和侧面观

掌侧观　　　　　　　　　　　　　　外侧观

第一掌骨

掌骨间韧带

后斜韧带

桡侧副韧带

拇长展肌

桡侧腕屈肌

桡侧腕长伸肌

尺侧副韧带

前斜韧带

腕横韧带

表 8-1　拇指腕掌关节的韧带 *

名 字	近端止点	远端止点	评 论
前（掌侧）斜韧带 †	大多角骨掌侧结节	第一掌骨基底掌侧	菲薄；对掌、屈曲、外展时松弛；完全伸直时紧张（"搭便车人"姿势）
尺侧副韧带	腕横韧带桡侧	第一掌骨基底掌尺侧	外展、伸直时紧张
掌骨间韧带	第二掌骨基底桡背侧	第一掌骨基底掌尺侧，协同尺侧副韧带	对掌、屈曲、外展时紧张
桡侧副韧带 ‡	大多角骨桡面	第一掌骨基底背侧（毗邻拇长展肌止点）	相对厚、强壮的韧带；感觉纤维密集；对掌、屈曲、外展时紧张；对掌时腕掌关节的主要稳定结构
后斜韧带	大多角骨后 - 桡侧角	第一掌骨基底掌尺侧	同上

* 多数韧带的命名是依据其在大多角骨表面的连接，而非第一掌骨

† 常描述为存在浅和深（"鸟喙"）纤维

‡ 常被称为背 - 桡侧韧带，或与后斜韧带合称"背侧韧带复合体"

鞍状关节结构

　　拇指的腕掌关节是一个典型的鞍状关节（图 8-15）。鞍状关节的特征在于其关节面在某一维度是凸起的，而在另一维度是凹陷的。大多角骨在掌 - 背方向的纵径一般为凹陷的。这种表面与马鞍在前 - 后方向的轮廓近似。大多角骨的关节面在内 - 外方向的横径通常为凸出的，其与马鞍在侧 - 侧方向的轮廓近似。拇指掌骨近端关节面的轮廓则与上述大多角骨的形态互补对应（图 8-15）。该掌骨关节面在掌 - 背方向的纵径是凸起的，而在内 - 外方向的横径是凹陷的。

运动学

　　腕掌关节的运动主要包含两个自由度。外展和内收主要发生在矢状面，屈曲和伸直主要发生在额状面。各平面运动的旋转轴经过该关节运动中形态凸起的那块骨头。

　　拇指的对掌及复位在机械角度可分解为腕掌关节两个主要平面的活动。对掌及复位的运动学将在描述这两个主要活动后讨论。

拇指腕掌关节的外展和内收

　　腕掌关节处于内收位置时，拇指与手部处于同一平面内。而在最大外展状态时，拇指掌骨位于手掌平片向前 45°。充分外展将打开拇指虎口，从而形成一个宽阔的凹陷以利于抓握大件物品。

　　外展和内收的关节动力学依赖于拇指掌骨的凸起关节面相对大多角骨固定的凹陷径线（纵径）移动。在外展时，掌骨的凸起关节面在大多角骨的凹陷关节面上向掌侧滚动，并向背侧滑动（图 8-16）。

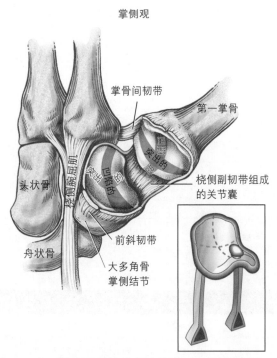

图 8-15　显露右拇指的腕掌关节以展示其鞍状形态。其纵径标记为紫色，横径为绿色

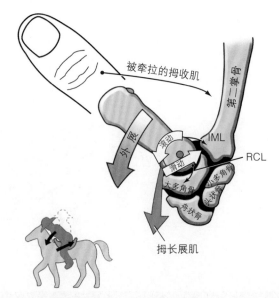

图 8-16　拇指腕掌关节外展时的关节运动学。充分外展将拉伸掌骨间韧带（IML）、桡侧副韧带（RCL）及拇收肌。旋转轴可描绘为位于掌骨基底的一个小圆。主要负责拇指掌骨关节面主动滚动的肌肉是拇长展肌。可以注意到，此外展活动的关节动力学与牛仔在马鞍上前倒近似：当牛仔前倒（外展），其胸部某点向前"滚动"，而其臀部某点则向后"滑动"

腕掌关节完全外展时将拉长拇收肌和大多数腕掌关节的韧带。内收的关节动力学则是上述外展活动的逆过程。

拇指腕掌关节的屈曲和伸直

拇指腕掌关节的主动屈曲和伸直涉及不同程度的掌骨轴向旋转。在屈曲时，掌骨内旋（例如朝向第三指）；在伸直时，掌骨外旋（例如远离第三指）（上述内旋和外旋也被分别称为旋前和旋后）。这种"自动"的轴向旋转可以从拇指指甲在完全伸直和屈曲时朝向的改变看出。由于不能将此旋转运动独立于其他运动剔除出来，故不认为它构成了第三个运动自由度。

在解剖位置，腕掌关节可以过伸额外的 10°~ 15°。拇指掌骨可跨过手掌从完全伸直位屈曲 45°~ 50°。

拇指腕掌关节屈曲和伸直的关节运动学依赖于拇指掌骨的凹陷关节面相对于大多角骨的凸起径线（横径）移动（回顾图 8-15）。在屈曲时，掌骨的凹陷关节面向尺侧（内侧）方向滚动和滑动（图 8-17A）。大多角骨横径上的浅沟可协助引导掌骨此时的轻微内旋。完全屈曲时将拉长桡侧副韧带等组织。

当腕掌关节伸直时，凹陷的掌骨经关节沿横径向外侧（桡侧）方向滚动和滑动（图 8-17B）。大多角骨关节面上的沟协助掌骨轻度外旋。完全伸直时将拉长位于关节尺侧的韧带，例如前斜韧带。表 8-2展示了拇指腕掌关节屈曲-伸直和外展-内收的运动学总结。

拇指腕掌关节的对掌

将拇指向其他指尖进行准确、坚实的对掌也许是健康的拇指——甚至整个手的终极功能体现。手进行捏和强力抓握的效果依赖于拇指的对掌。

对掌这一复杂动作是其他基本动作的组合，在上述介绍腕掌关节运动时已提及。为讨论方便，图 8-18A 将对掌的完整运动分为两期。在第 1 期拇指掌骨外展，在第 2 期外展的掌骨越过掌心，屈曲并朝向小指内旋。图 8-18B 展示了此复杂运动的运动学细节。在外展时，拇指掌骨基底沿大多角骨表面朝掌侧移动。此运动拉伸了跨越腕掌关节的特定韧带，如后斜韧带（见图 8-18B 中的后斜韧带）。这种拉伸，加上诸如拇对掌肌的肌肉激活，引导了接下来屈曲-内收期的大部分运动。在大多角骨表面的沟中，屈曲掌骨的基底部可发生轻度的内旋。肌肉和韧带的力量稳定地引导了屈曲、内旋的掌骨移动到大多角骨关节面的内侧。最后几度的对掌活动

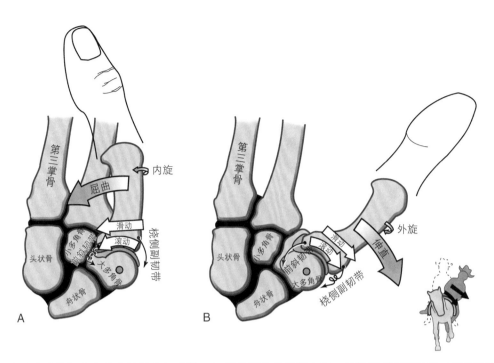

图 8-17 拇指腕掌关节屈曲和伸直的关节运动学。A. 屈曲伴随着轻度内旋，使桡侧副韧带延长。前斜韧带是松弛的。B. 伸直伴随着轻度外旋，使前斜韧带拉长。旋转轴被描绘为经过大多角骨的小圆。可以注意到，此伸直活动的关节动力学与牛仔在马鞍上侧倒近似：当牛仔侧倒（伸直），其胸部和臀部同向外侧发生"滚动和滑动"

表 8-2 影响拇指腕掌关节基本活动运动学的因素 *			
活 动	骨运动学	关节几何学	关节运动学
外展和内收	矢状面运动，围绕经掌骨的内 - 外旋转轴	掌骨的凸起径线（纵径）在大多角骨凹陷面上移动	外展：向掌侧滚动背侧滑动 内收：向背侧滚动掌侧滑动
屈曲和伸直	额状面运动，围绕经大多角骨的前 - 后旋转轴	掌骨的凹陷径线（横径）在大多角骨凸起面上移动	屈曲：内侧滚动滑动 伸直：外侧滚动滑动

* 未显示对掌和复位，因为它们来自上述基本活动的组合（细节见文）

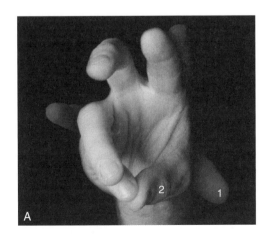
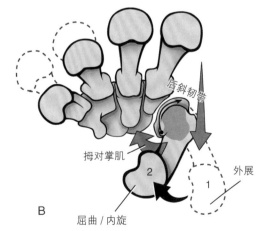

图 8-18 拇指腕掌关节对掌的关节运动学。A. 显示对掌的两期：（1）外展与（2）屈曲和内收；B. 两期活动的详细运动学：后斜韧带紧张；拇对掌肌正在收缩

特别关注 8-1

拇指腕掌关节骨性关节炎：一个普遍且潜在致残的疾病

拇指腕掌关节的良好功能需要其能充分的活动的同时保持良好的稳定性。这看似矛盾的功能需求正常上是由关节囊韧带的张力以及肌肉激活之间的相互作用所调控的。但这种相互作用会在关节界面自然产生压力和剪切力。这些力会随着拇指肌肉力量需求的增加而明显增大。比如，当进行类似用力捏钥匙的动作时，相比在拇指远端实施的接触力，12 倍大的压力将会在拇指的腕掌关节形成。这种关节"反作用"力之大，结合其产生的频率之高，成为了拇指基底骨性关节炎发展的理论诱因。这一常见的退行性改变比上肢其他骨性关节炎相关疾病更受到外科的关注。

腕掌关节骨性关节炎可继发于急性外伤，或可能更常见的，来自于积累性的职业性或爱好相关的低水平创伤。除了应力或过度使用之外，还有其他因素可能造成拇指基底的骨性关节炎，这包括遗传因素或先天的轻微关节面不对称。不论具体的病因，需要临床关注的拇指腕掌关节关节炎患者常主诉疼痛作为其首要症状，同时也可能出现关节松弛和不稳定。疼痛和不稳定的拇指基底将显著降低整个手的功能潜力，从而影响整个上肢。

腕掌关节骨性关节炎相关的退变常起始于关节掌侧区域。严重的骨性关节炎患者常出现捏持力减弱、骨刺形成、肿胀、半脱位或脱位，以及骨擦音。通常，更为进展的腕掌关节骨性关节炎常累及附近

其他关节，包括大三角骨和舟骨间关节，以及大三角骨、小三角骨间的关节。这种更为广泛的退行性病变常被称为拇指的基底关节炎。

文献中强烈提示原发性的腕掌关节骨性关节炎在女性中发病率明显更高，特别是 40~60 岁的群体。这种性别倾向性可能与激素诱导的关节韧带松弛有关。研究还提示女性的大多角骨与第一掌骨匹配程度稍差，其关节面与男性相比较小。这些因素也可能造成了女性中腕掌关节炎的高发病率。

对拇指腕掌关节骨性关节炎常用的保守治疗手段包括矫形器干预；谨慎应用锻炼及活动技术；物理治疗包括冷、热疗；以及应用非甾体抗炎药物和皮质激素注射。此外，应教育患者改变日常生活的活动以保护拇指基底免受不必要的过大应力，减缓退变发展，保存功能。

当保守治疗无效，无法对抗疼痛、功能受限或不稳定的症状时，常应用外科干预。手术常包括关节成形术重建损伤的韧带，例如前斜韧带。常可通过将桡侧腕屈肌腱编织在周围骨的方法将关节稳定。退变的大三角骨可以不做处理，或替换为由盘绕的肌腱或其他材料构成的"间隔物"。虽然术后患者常报告疼痛减轻及明显功能改善，但手术的长期效果可能会受到复杂的关节运动学加之腕掌关节固有的应力压力的影响和阻碍。特定病例存在腕掌关节融合的指征，特别是对于年轻、活动活跃的人群。

继续拉伸若干关节囊韧带比如桡侧副韧带。来自激活肌肉和拉伸韧带的力量都对腕掌关节达到完全对掌时的最大匹配度和稳定性起到重要促进作用。相应地，在完全对掌时，腕掌关节达到"紧密堆积"位置。有趣的是，拇指掌骨在关节即将达到完全对掌时的旋转运动曾被描述为"锁扣扭矩旋转"——类似于膝关节在完全伸直时旋转、稳固锁定的机制。

图 8-18A 提到拇指指甲方向的改变，完全对掌包含了 45°~60° 的拇指内旋。虽然拇指的腕掌关节是此旋转的主要发生部位，但掌指关节和指间关节也会产生一些附属活动，对整体旋转产生程度较小的贡献。X 线和 CT 扫描显示大多角骨也会相对舟骨和小多角骨轻度内旋，从而增加掌骨旋转的

总体程度。小指和环指通过第四、五腕掌关节的握杯式活动间接地协助了对掌。此活动让拇指指间更容易与小、环指的指尖接触。

腕掌关节的复位将掌骨由完全对掌归位至解剖位置。此运动涉及拇指掌骨的内收以及伸直-外旋。

掌指关节

手指

大体特征和韧带

手指的掌指关节是掌骨凸起的头部与近节指骨近端浅凹陷表面组成的相对大的、卵圆形关节（图 8-19）。掌指关节的自主运动主要发生在两个平面：

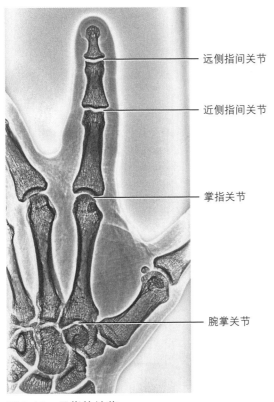

图 8-19　示指的关节

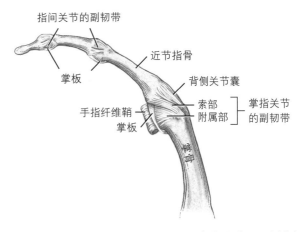

图 8-20　桡侧副韧带两部分，以及掌指关节、近侧指间关节和远侧指间关节相关结缔组织的外侧观

矢状面的屈曲-伸直，以及额状面的外展-内收。

掌指关节的机械稳定性对于手部整体的生物力学和结构稳定性至关重要。如前所述，掌指关节是作为支持手部弓结构的拱顶石。对于健康的手，掌指关节的稳定性是通过复杂的结缔组织相互作用实现的。在每个掌指关节关节囊有一对桡侧和尺侧副韧带以及一个掌板（图 8-20）。每条副韧带的近端止点在掌骨头的后结节附近。该韧带向掌侧斜跨掌指关节，分为两独立部分。更靠背侧的索部厚而强壮，远止于指骨近端掌侧区域。附属部则由细的扇形纤维构成，远止于掌板的边缘。

掌板是位于掌指关节掌侧的韧带样结构（图 8-20）。"板"一词描述其为一致密而厚的纤维软骨结构。掌板的远端连接在近节指骨的基底部，在此区域掌板相对厚且僵硬。更薄且富有弹性的近端连接在掌骨头的近侧。形成手指外在屈肌的通道或滑车的手指纤维鞘锚定在掌板的掌侧（前）面。掌板的主要作用是加强掌指关节的结构，并限制极度过伸。

图 8-21 显示了掌指关节的几个解剖特点。构成掌指关节中凹陷的组分是近节指骨的关节面、侧副韧带（索部和附属部），以及掌板的背侧面。这些组织形成了一个适宜的三面容器来容纳较大的掌骨头部。此结构在增加关节接触面的同时增强了关节的稳定性。连接各个掌指关节掌板的为三条掌骨深横韧带。这三条韧带汇合为一条宽而平的结构，交织并与第二至第五掌骨疏松地连接。

运动学

骨运动学

掌指关节除了有伸直-屈曲和外展-内收的主动活动外，还存在显著的附属活动。当掌指关节放松且接近伸直时，近节指骨相对于掌骨头存在着充分的被动活动度。此关节可被拉伸-压缩、在前-后和侧-侧方向进行位移，以及轴向旋转。其中被动轴向旋转的程度尤其显著。掌指关节丰富的附属活动使手指能更好地适应所持物体的形状，从而更好地控制抓握（图 8-22）。环指和小指的掌指关节被动轴向旋转活动度最大，平均在 30°~40°。

手指掌指关节自主活动主要有两个自由度
- 围绕内-外方向旋转轴，在矢状面上的屈曲-伸直运动
- 围绕前-后方向旋转轴，在额状面上的外展-内收活动

各运动的旋转轴经过掌骨头

掌指关节屈曲和伸直的总体活动度由第二到第五指依次增加：第二指（示指）可屈曲约 90°，第五指可屈曲 110°~115°。与腕掌关节情况类似，偏尺侧的掌指关节有更大的活动度（许多手柄的"枪柄式"设计即体现了偏尺侧关节更大的屈曲能

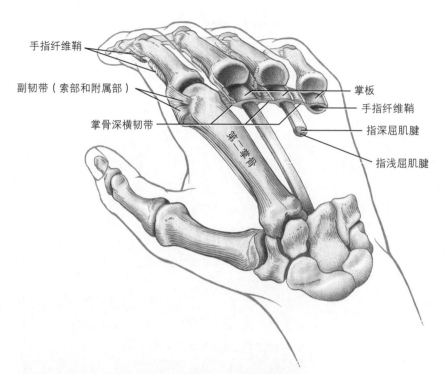

手指纤维鞘

副韧带（索部和附属部）

掌骨深横韧带

第二掌骨

掌板

手指纤维鞘

指深屈肌腱

指浅屈肌腱

图 8-21 手部背侧观，关注掌指关节的关节周围结缔组织。若干掌骨已被移除以暴露多种关节结构

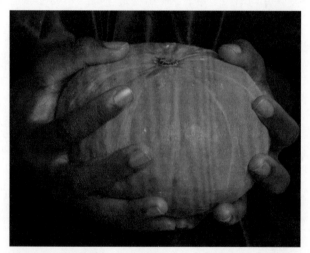

图 8-22 当抓握大、圆形物体时，掌指关节轴向旋转的附属运动很明显

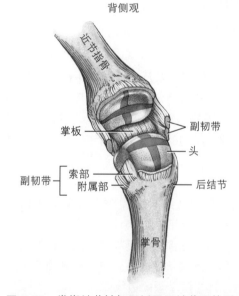

背侧观

近节指骨

掌板

副韧带

副韧带 索部 附属部

头

后结节

掌骨

图 8-23 掌指关节被打开以显示关节面的形态，背侧观。纵径标记为绿色；横径标记为紫色

力）。掌指关节能够从中立位（0°）显著地被动过伸 30°～45°。以第三掌骨为参考中线，掌指关节可向两侧外展、内收约 20°。

关节运动学

每个掌骨头有微小的形态差异，但大体上它们顶端圆、掌侧面几近平坦（图 8-6）。关节软骨覆盖了整个头部和大部分掌侧面。关节的凸出 - 凹陷关系非常直观（图 8-23）。关节的纵径沿矢状面；较短的横径沿额状面。

掌指关节的关节运动学依赖于指骨的凹陷关节

面相对凸出的掌骨头移动。图 8-24 显示了主动屈曲的关节运动学，由外在屈肌之一驱动：指深屈肌。屈曲牵拉继而增加了背侧关节囊及大部分粗壮的副韧带索部的被动张力（后文会提及，副韧带附属部在屈伸活动时几乎保持等长）。在健康状态这种因结缔组织延长而增加的被动张力能协助引导关节的自然运动，如图 8-24A 描绘的，被牵拉的背侧关节囊产生的张力能防止关节背侧不自然的"外翻"。

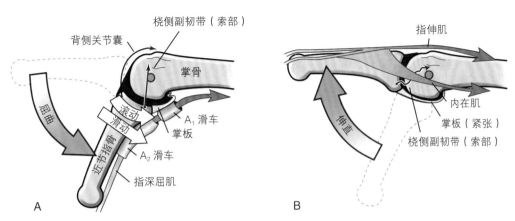

图 8-24　掌指关节主动屈曲和伸直的关节运动学,外侧观。A. 指深屈肌激活时的屈曲。该肌肉的肌腱穿过 A₁ 和 A₂ 滑车(手指纤维鞘中特别命名的滑车)走行。屈曲将背侧关节囊和大部分桡侧副韧带的索部拉紧。可见关节运动为相似方向的滚动和滑动。B. 伸直由指伸肌和一手指内在肌的协同激活所控制。伸直使掌板紧张,同时使桡侧副韧带的索部相对松弛。紧张或被牵拉的组织用细长箭头表示;松弛的结构用波浪样箭头表示。此运动的旋转轴为内–外方向,穿过掌骨头

当近节指骨向掌侧滑动和滚动时,此张力能协助保持关节面间牢固的接触。屈曲的掌指关节增大的固有关节稳定性能协助被激活的肌肉在进行抓握时稳定关节。

图 8-24B 展示了掌指关节的主动伸直,由指伸肌和一手内在肌的协同激活所驱动(本章后文将继续讨论)。伸直的关节运动学与屈曲类似,除了近节指骨的滚动和滑动是向背侧方向。在伸直于 0°时,副韧带索部的主要部分已松弛,掌板则拉长并展开,以支持掌骨头。这种副韧带多数纤维的相对松弛性,部分导致了关节在伸直位被动活动度的增大。超过 0°的过伸通常是被蚓状肌等内在肌的收缩所拮抗的。

掌指关节外展和内收的关节运动学与上述的屈曲和伸展运动类似。例如,示指的掌指关节外展时,近节指骨向桡侧滚动和滑动(图 8-25)。第一背侧骨间肌不仅引导关节外展活动,也在桡侧副韧带逐渐松弛的过程中稳定关节的桡侧。

掌指关节主动外展内收的活动度在关节屈曲时比在关节伸直时要小很多(可以在你自己的手上证实)。这种差异有两方面的原因。首先,大部分副韧带的索部在完全屈曲时处于紧张状态。这些韧带储存的被动张力理论上增加了关节面间的压力,从而减少了可能的活动。其次,在屈曲约 70°位置,近节指骨关节面会接触掌骨头平坦的掌侧部(图 8-24A)。其相对平坦的表面将限制关节运动达到最大程度的外展和内收。

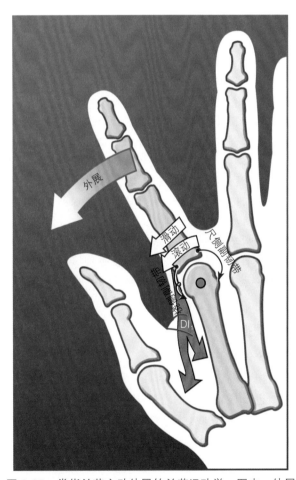

图 8-25　掌指关节主动外展的关节运动学。图中,外展由第一背侧骨间肌(DI₁)驱动。完全外展时,尺侧副韧带紧张,桡侧副韧带松弛。此运动的旋转轴为前–后方向,穿过掌骨头

特别关注 8-2

屈曲位置掌指关节的临床相关

相比伸直状态，屈曲的掌指关节一直被认为更为稳定，存在更少的被动的、附属的运动。换言之，屈曲被认为是掌指关节的紧密堆积位置。在第1章提到过，大多关节的紧密堆积位置为在该位置上附属运动（关节内动作）最少、关节契合度最高的特定位置。掌指关节处于紧密堆积位置时，其周围许多韧带张力增加。总体来说，副韧带提供的张力增强了手指基底部的抓握或捏持，或使用钥匙时的稳定性——这些动作一般在关节屈曲60°~70°时进行。

掌指关节屈曲时增强的稳定性很大程度上归功于副韧带索部大部分纤维的拉伸。这种拉伸是由于掌骨头偏心或"不圆的"凸轮外形造成。因为这样的形态，屈曲增加了韧带近端、远端止点间的距离（图8-26）。因为有不同的远端止点，相对菲薄的副韧带附属部在伸屈活动时几乎保持等长，从而产生更为稳定、低强度的稳定性张力。

在外伤或手术后，手部经常以石膏或支具制动来促进愈合、减轻疼痛。如果制动时间过长，处于缩短（松弛）状态的特定的结缔组织常会于该位置重塑（如适应性地短缩），继而对延长产生更大阻力。相反，在延长状态制动的结缔组织更容易保持它们的正常刚度。例如，第四或五掌骨颈部骨折的患者必须要制动3或4周，医师一般将掌指关节屈曲约70°进行手部制动。掌指关节屈曲能够将副韧带索部相对拉伸，从而防止其短缩。阻止副韧带纤维过紧能减少掌指关节发生"伸直挛缩"可能性。

然而对于某些病例，在屈曲位制动掌指关节是禁忌的。例如，手术重建背侧关节囊后或全关节置换术后，掌指关节需在伸直位（近0°）制动。此位置将减小位于关节背侧待愈合组织的张力。

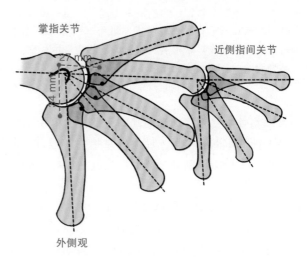

图8-26　由于掌骨头的凸轮形态，掌指关节屈曲增加了大部分副韧带索部远近止点间的距离（伸直时27mm，90°屈曲时34mm）。这与近指间关节的情况不同，后者副韧带的近远端止点距离在屈曲过程中几乎保持一致（摘自Dubousset JF: The digital joints. In Tubiana R, editor: The hand, Philadelphia, Saunders, 1981.）

拇指

大体特征和韧带

拇指的掌指关节由第一掌骨凸起的头部以及拇指近节指骨凹陷的近端表面组成（图8-27）。拇指掌指关节的基本结构和关节运动学与其他手指类似。但其骨运动学有显著的不同。拇指掌指关节的主动和被动活动较其他手指明显更小。实际上，拇指掌指关节只允许一个自由度的活动：额状面上的屈曲和伸直。不同于其余手指的掌指关节，拇指掌指关节的伸直通常仅限于几度。拇指掌指关节主动屈曲的关节运动学在图8-28展示。从完全伸直，拇指近节指骨可越过手心，朝向中指屈曲约60°。

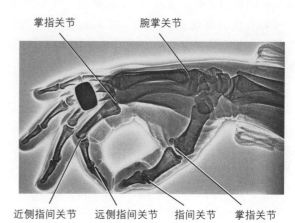

图8-27　腕、掌关节数关节的侧面观。注意拇指掌指关节掌侧的籽骨

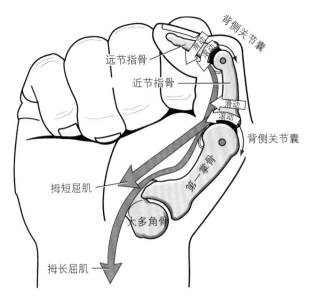

图 8-28 拇指掌指关节和指间关节主动屈曲的关节运动学。屈曲被拇长屈肌和拇短屈肌驱动。屈曲和伸直的旋转轴为前 – 后方向,穿过关节中形态凸起的成员。紧张或被牵拉的组织以细长箭头表示

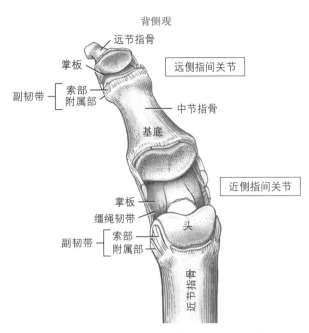

图 8-29 近侧、远侧指间已关节打开以暴露关节面形态,背侧面

拇指掌指关节的外展和内收极其有限,故将其认为附属动作。这种限制在坚定地固定拇指掌骨、试图主动外展或内收近节指骨时可以明显地发现。此限制的主要原因在于副韧带的结构以及该关节的骨性排列——其为整束拇指提供了天然的纵向稳定性。

虽然掌指关节有限的外展和内收为拇指提供了一部分固有稳定性,但通常紧张的关节侧副韧带特别容易因过大的外扭矩受损。相对常见的"滑雪者损伤"是很好的例子,滑雪杖的手柄和系带对摔倒的滑雪者的掌指关节产生了很大的外展(外)扭矩,从而损伤关节的尺侧副韧带。韧带的撕裂点在外展约 45° 时。另外,韧带在掌指关节屈曲约 30° 时最易因外展扭矩撕裂,这与滑雪事故时的场景类似。

指间关节

手指

掌指关节以远是近、远侧指间关节(图 8-27)。每个关节只允许一个自由度的活动:屈曲和伸直。

大体特征和韧带

近侧指间关节是由近节指骨头部及中节指骨基底构成。关节表面呈榫卯样,与木工连接木板相似(图 8-29)。近端指骨头有两个圆形的髁,中间隔

以一浅的中央沟。其对面的中节指骨关节面上有两个浅凹的小关节面,中间隔以一中央嵴。榫卯结构能协助引导屈曲伸直活动并限制轴向旋转。

每个近侧指间关节都被桡、尺侧副韧带加强的关节囊围绕。近侧指间关节副韧带的索部能显著限制外展和内收活动。如同掌指关节一样,副韧带的附属部融入并加强掌板(图 8-29)。掌板和副韧带间的解剖联系为近节指骨头形成了一个稳固的位点。掌板是限制近侧指间关节过伸的主要结构。另外,掌板还是手指纤维鞘基底的连接部位——手指纤维鞘容纳跨越手指的外在屈肌肌腱(见示指、小指,图 8-21)。

近侧指间关节掌板的近 – 外侧区域纵向增厚,形成称为缰绳韧带的纤维组织(图 8-29)。这些组织加强了掌板的近端止点,并辅助限制关节过伸。当其增大时,缰绳韧带一般被认为是病理组织,并常在近侧指间关节屈曲挛缩的外科松解中被切除。

远侧指间关节由中节指骨头部及远节指骨基底构成(图 8-29)。远侧指间关节的结构及周围结缔组织与近侧指间关节类似,除了前者缺失缰绳韧带。

运动学

近侧指间关节能屈曲 100°~120°。远侧指间关节屈曲更少,70°~90°。如同掌指关节,近、远侧指间关节在尺侧能屈曲更多。近侧指间关节通

常允许微量过伸，远侧指间关节则允许超过中立位（0°）约 30° 的过伸。

相似的关节结构决定了近、远侧指间关节相似的关节运动学。例如，近侧直接关节主动屈曲时，在手指外在屈肌牵拉下，中节指骨凹陷的基底向掌侧滚动和滑动（图 8-30）。屈曲时，背侧关节囊产生的被动张力帮助引导和稳定此滚动‑滑动的关节运动。

与掌指关节不同，副韧带在指间关节产生的被动张力在关节活动范围内保持不变。这可能是由于更圆的指骨头使副韧带长度未发生很大变化（图 8-26）。近、远侧指间关节的紧密堆积结构为完全伸直位，这很大可能是由于掌板所受的拉伸。在手部制动期间，近、远侧指间关节固定在伸直位。此位置使掌板拉伸，降低了这些关节屈曲挛缩的可能性。

拇指

拇指指间关节的结构和功能与其他手指相似。运动主要局限在一个自由度，允许主动屈曲大约 70°（图 8-28）。拇指指间关节可超过中立位被动过伸大约 20°。在对拇指指腹和物体间施力时常出现此动作，比如将图钉按下木板。

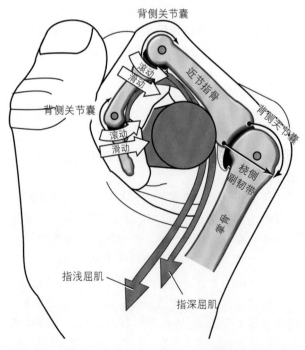

图 8-30　示指近、远侧指间关节主动屈曲的关节运动学。屈曲动作牵拉了指间关节的背侧关节囊。图中，掌指关节、指间关节在指浅屈肌和指深屈肌的作用下屈曲。屈曲和伸直的旋转轴为内‑外方向，穿过关节中形态凸起的一方。紧张或被牵拉的组织以细长箭头表示

肌肉和关节的相互作用

手部肌肉、皮肤、关节的神经支配

手部高度复杂和协调的功能需要肌肉和感觉系统间高度整合的互相作用。试想一位小提琴家准确而精细的手指活动。这种准确背后的一个事实是，到达一个手内在肌的单个轴突，仅能支配 100 个肌肉纤维。这种情况下，一个轴突能同时激活所有 100 个肌肉纤维。相比之下，到达腓肠肌内侧头——该肌肉不涉及精细运动——的单个轴突，能支配大约 2000 个肌肉纤维。这种小的纤维／轴突比例在多数手内在肌中存在，从而使精确的力量水平分层成为可能，最终实现对运动的精细控制。

手指复杂主动活动的精细控制还需要来自手部各个区域的不同神经受体的感觉信息的持续流入，这些区域包括皮肤、肌肉、肌腱、关节囊及韧带。尽管是多年的研究热点，但关于神经系统是如何翻译这些信息从而引导并时常预测复杂而快速的运动还没有完全阐明。试想一个人以很少的视觉接触快速地剥皮并食用一块水果，上述的感觉信息多么重要。这样的动作主要由手的感觉输入所控制；许多肌肉动作是对上述感觉信息的反馈。缺少感觉输入的肌肉激活通常只能引起粗糙而不协调的动作。在一些主要影响感觉系统而保留运动系统的疾病中，可以见到这种现象，比如神经梅毒，它主要影响脊髓中的（感觉）传入神经束。

肌肉与皮肤的神经支配

附录 II，A 部分的图 II-1B~D 显示了手部肌肉和皮肤的神经支配。桡神经支配手指的外在伸肌。这些位于前臂背侧的肌肉包括指伸肌、小指伸肌、示指伸肌、拇长伸肌、拇短伸肌，及拇长展肌。桡神经传到腕和手背侧的感觉，尤其是背侧虎口区域及拇指腕掌关节的关节囊背侧。

正中神经支配手的大多数外在屈肌。在前臂正中神经支配指浅屈肌。正中神经的一支（骨间前神经）随即支配指深屈肌的外侧半以及拇长屈肌。

向远端走行，正中神经经腕横韧带深面腕管进入手部。在手部，其支配大鱼际肌（拇短屈肌、拇短展肌及拇对掌肌）和外侧两蚓状肌。正中神经负责手部掌‑外侧的感觉，包括外侧 $3\frac{1}{2}$ 指的指尖和

特别关注 8-3

腕和手的"功能位"

　　一些疾病，如头部外伤、卒中，或高水平的四肢瘫痪，会导致腕和手的永久畸形。长期的瘫痪、失用或异常的肌肉张力的综合因素导致了畸形。所以，临床医生常使用支具固定手和腕部在某一位置，以最大限度保留其功能潜力。此位置常称为功能位，如图 8-31 所示。在此位置时，手微微打开，呈轻度握杯状，腕部位置则维持了手指屈肌的适宜长度。

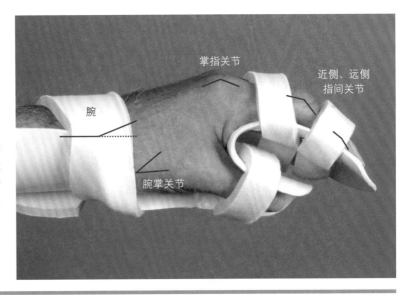

图 8-31　手、腕部的"功能位"支具。此患者存在中风后的迟缓性瘫痪。功能位包括以下几点：腕，20°～30° 伸直并轻度尺偏；手指：掌指关节屈曲 30°～45° ，近、远侧指间关节屈曲 15°～30° ；拇指：腕掌关节屈曲 35°～45° 。上述位置可能随患者具体的身体或疾病情况有所变化（Courtesy Teri Bielefeld, PT, CHT: Zablocki VA Hospital, Milwaukee, WI.）

掌面区域。正中神经的感觉纤维支配拇指腕掌关节的关节囊掌侧。

　　尺神经支配指浅屈肌内侧半。远端，尺神经在腕管浅层穿过手腕。在手部其深运动支支配小鱼际肌（小指屈肌、小指展肌、小指对掌肌及掌短肌）和内侧两蚓状肌。深运动支继续向外走行，在手深部支配所有掌侧及背侧骨间肌，最终支配拇收肌。尺神经负责手部尺侧缘的感觉，包括尺侧 $1\frac{1}{2}$ 指的大部分皮肤。

　　作为参考，附录Ⅱ的 B 部分列出了支配上肢肌肉的主要神经根，附录Ⅱ的 C～E 部分提供了额外参考信息来协助对 C^5～T^1 神经根和上肢几条主要的周围神经功能状态的临床评估。

关节的感觉神经支配

　　通常来说，手的关节由支配其表面皮节的感觉神经纤维接收感觉信号（见附录Ⅱ，E 部分皮节表格）。这些传入纤维汇入脊髓的背侧神经根：C^6 携带来自拇指及示指感觉；C^7 携带来自中指感觉；C^8

携带来自环指和小指的感觉。

手的肌肉功能

控制手指的肌肉可分为手外在肌或内在肌（表 8-3）。外在肌的近端止点位于前臂，或在某些例子中，近至肱骨的上髁水平。内在肌的近、远端止点则都在手内。作为总结和参考，附录Ⅱ的 F 部分记录了详细的手部肌肉解剖和神经支配。附录Ⅱ的 G 部分还列出了手部一些肌肉的横断面图。

　　手部大多数主动活动，如手指的张开和闭合，需要手内、外在肌和腕部肌肉准确的协作。此话题在本章后文讨论。

手指的外在屈肌

手指的外在屈肌的解剖和关节活动

　　手指的外在屈肌是指浅屈肌、指深屈肌，以及拇长屈肌（图 8-32 和图 8-33）。这些肌肉在肱骨内上髁和前臂有着广泛的近端止点。

特别关注 8-4

正常感觉的"保护性"角色

　　手的正常感觉对其免于机械和热损伤至关重要。例如，罹患外周神经病、脊髓损伤，以及不可控制的糖尿病的人群，他们时常缺失肢体感觉，这使他们非常容易受伤。罹患 Hansen 病的人群（早前被称为"麻风病"）在产生皮损的同时，手指可能完全失去感觉。随着时间——特别是对得不到医学治疗的人群——严重或不可控制的 Hansen 病可能导致部分或整个手指的失去。这种现象仅间接归因于感染的细菌；更直接的原因在于不敏感的手指所遭受的不必要的过大、常常是破坏性的接触应力。感觉正常时，人们在进行日常活动时一般对手部使用相对较小的力量——一般是完成某给定任务所需的最小力。但对于 Hansen 病，大大超过正常的力量被使用，以代偿减弱的感觉。虽然对于每次活动，增加的力量或许很轻微，但长时间的反复活动会对皮肤和其他结缔组织造成损伤。不论感觉缺失的病因，医生都必须教育他们的患者，告知其容易受伤，并给予他们保护的方法。

表 8-3　手外在和内在肌肉	
外在肌	
手指屈肌	指上屈肌
	指深屈肌
	拇长屈肌
手指伸肌	指伸肌
	指伸肌
	小指伸肌
拇指伸肌	拇长伸肌
	拇短伸肌
	拇长展肌
内在肌	
鱼际肌	拇短展肌
	拇短屈肌
	拇对掌肌
小鱼际肌	小指展肌
	小指屈肌
	小指对掌肌
	掌短肌
其他	拇内收肌（两个头）
	蚓状肌（四头）
	骨间肌（四个掌侧和四个背侧）

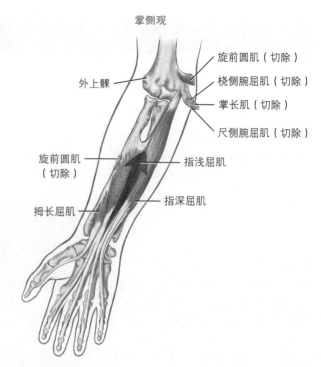

图 8-32　右前臂前面观，显示指浅屈肌活动。近端的腕屈肌和旋前圆肌已切断

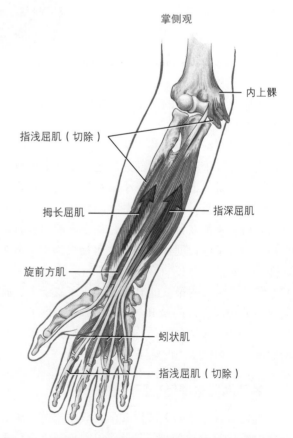

图 8-33　右前臂前面观，显示指深屈肌和拇长屈肌活动。图示蚓状肌连接至指深屈肌肌腱。近、远端指浅屈肌已切断

指浅屈肌的肌腹位于前臂，深于三块腕屈肌以及旋前圆肌（图 8-32）。其 4 根肌腱穿过腕部，进入手部掌侧。在近节指骨水平，每根肌腱分开以使指深屈肌肌腱通过（图 8-34，中指和示指）。每根肌腱分开后部分重新汇合，越过近侧指间关节，连接至中节指骨掌侧面的两侧。

指浅屈肌的主要功能是屈曲近侧指间关节。但此肌肉可屈曲其跨过的所有关节。大体上，除了小指之外，每根肌腱都可与其他肌腱相对独立地被控制。这种功能的独立性在示指尤其明显。

指深屈肌的肌腹位于前臂最深在的肌肉平面，指浅屈肌深面（图 8-33）。一旦进入手指，每根指深屈肌肌腱穿过指浅屈肌分开的肌腱。每根指深屈肌肌腱接着走行至远端，止于远节指骨基底的掌侧面。指深屈肌是远侧指间关节唯一的屈肌，但就像指浅屈肌一样，能协助屈曲其跨越的每一个关节。

拇长屈肌也位于前臂最深在的肌肉平面，紧靠指深屈肌外侧（图 8-33）。拇长屈肌跨越腕部，远止于拇指远节指骨基底的掌侧。拇长屈肌是拇指指间关节唯一的屈肌，其还对拇指掌指关节和腕掌关节施加很大的屈曲扭矩。如未被拮抗，拇长屈肌还能屈曲和桡偏腕关节。

上述三个手指外在屈肌常同时收缩，特别是需要整个手坚实的握持的时候。这些肌肉的活动弯曲手指屈曲，同时辅助第一、四、五指腕掌关节的对掌，当拳头交替握紧松开时此活动最为明显。虽然很微弱，但这些对掌动作能辅助特定的内在肌升起手部边缘，从而增强抓握的有效性和稳定性。

腕管以远，尺侧滑液鞘围绕着指浅屈肌和指深屈肌腱。除了围绕小指肌腱存在其远端连续，此鞘止于掌部近端（图 8-34）。桡侧滑液鞘保持其与拇长屈肌腱的接触直到后者在拇指的远端止点。

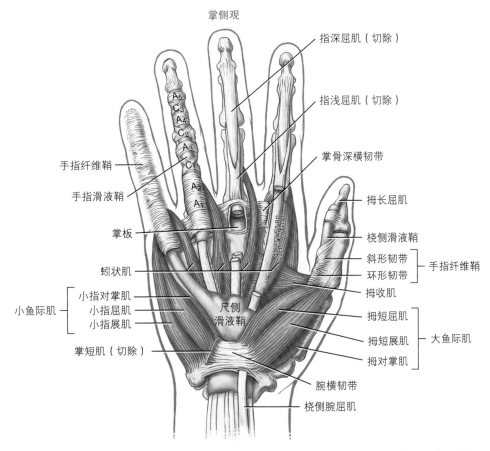

掌侧观

指深屈肌（切除）

指浅屈肌（切除）

掌骨深横韧带

手指纤维鞘

手指滑液鞘

拇长屈肌

桡侧滑液鞘

斜形韧带 　手指纤维鞘
环形韧带

掌板

拇收肌

蚓状肌

小指对掌肌
小指屈肌 　尺侧滑液鞘
小指展肌　小鱼际肌

拇短屈肌

拇短展肌　大鱼际肌

拇对掌肌

掌短肌（切除）

腕横韧带

桡侧腕屈肌

图 8-34　手部几个重要结构的掌侧观。注意小指显示的手指纤维鞘以及包绕外在屈肌腱的尺侧滑液鞘。环指去除了手指纤维鞘，突出显示手指滑液鞘（蓝色）及环状（A₁ 到 A₅）和交叉（C₁ 到 C₅）滑车。中指去除滑车以显露指浅屈肌和指深屈肌的远端止点。示指去除了部分指浅屈肌腱以暴露深在的指伸屈肌腱及其连接的蚓状肌。拇指显示斜形和环形滑车，以及围绕拇长屈肌腱的桡侧滑液鞘（同时显示大鱼际肌和小鱼际肌）

特别关注 8-5

"腕管综合征" 的解剖学基础

　　9条手指外在屈肌腱和正中神经穿过腕管（图8-35）。这些肌腱被湿润的滑液鞘和其他结缔组织包绕，以减少各组织间摩擦力。当正中神经穿过这一拥挤的且相对坚硬的通道时，其可能被挤压或受到机械上的应力。久而久之，腕管综合征就可能形成，其是上肢最常见的卡压性神经病。腕管综合征的特征为正中神经分布区的疼痛、感觉异常，常影响睡眠。大鱼际肌的无力及萎缩也可出现。

　　腕管综合征的病因还未完全明了，其可能是多因素的。三个潜在互相关联的机制可能与其疾病发生有关。第一，肌腱及其保护性腱鞘的过度拥挤会使腕管压力升高，进而挤压正中神经。例如，当腕管的体积过小、全身性水潴留，或肌腱或滑膜的炎症及继发肿胀时，都可出现此情况。第二，向腕部施加的过大机械应力会损伤腕管内正中神经。慢性、反复对腕和手部的使用可出现此情况，这通常是职业相关的。腕管综合征的高危职业因素包括对震动工具的使用、手腕过度屈曲，以及反复或强力的抓握。这些潜在有害的活动可能对腕管内的正中神经施加了直接的应力，或引起其周围组织的炎症和肿胀。

　　第三个可能导致腕管综合征的机制是腕管内滑膜和韧带间的结缔组织的纤维化改变。有趣的是，这种纤维化并不是炎症反应的一部分。在特定腕管综合征人群中的这种纤维化改变的原因还不清楚。但研究者推测异常的纤维化组织阻碍了肌腱和正中神经的自由滑动。这种情况可能在手指活动时造成正中神经过多的形变和张力。久而久之，正中神经的应力可能导致其功能改变。

　　一些保守治疗对减轻腕管综合征的症状有效，比如应用支具以及向患者宣教减少手腕应力的方法。如果保守治疗无效，一般需对腕管进行外科减压，疗效一般较好。

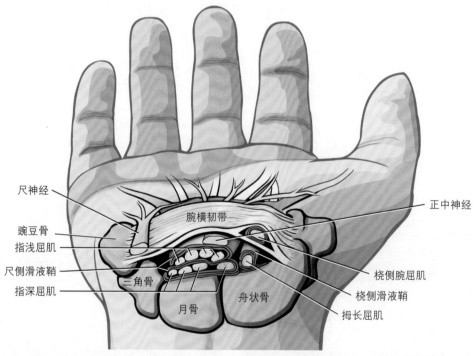

图 8-35　右腕腕管入口的水平面。尺侧滑液鞘（蓝色）环绕指浅屈肌和指深屈肌。桡侧滑液鞘环绕拇长屈肌。注意正中神经和尺神经相对腕横韧带的位置

手指纤维鞘是保护性的纤维 - 骨性通道，手指的外在屈肌在手指纤维鞘中穿行到达其远端止点（图 8-34，小指）。该鞘在近端始于手掌皮下致密筋膜的延续。在每个手指走行过程中，该鞘锚定与指骨及掌板（图 8-21，示指）。在每个手指鞘中存在特殊的组织条带称为屈肌滑车（图 8-34，A_1 到 A_5，环指中 C_1 到 C_3）。滑车深部存在手指滑液鞘，自远侧掌纹至远侧指间关节包绕着屈肌腱，此鞘为其包绕肌腱的营养和润滑来源。鞘中分泌的滑液能降低指浅屈肌和指深屈肌腱间的摩擦。外伤或撕裂后，肌腱和邻近手指鞘间或肌腱之间可能形成粘连。对撕裂肌腱进行外科修复后，治疗师通常会在密切关照与监视的条件下进行帮助肌腱滑动的训练。依据修复的类型和其他参数，治疗将按照严格的时间日程安排，由外科医生和治疗师共同决定。

屈肌腱和环绕其的滑膜可能发生炎症——称为腱鞘炎。相关的肿胀限制了鞘内空间，进而限制肌腱滑动。炎症区域的肌腱还可能形成一个结节，偶然卡压在腱鞘狭窄的区域，从而阻碍手指的活动。加大用力时，肌腱有可能伴随着弹响猛然滑过狭窄位置，这一相对常见的情况被称为"扳机指"。保守治疗对于早期疾病有效，包括活动方式的改变、矫形器治疗，以及皮质激素注射。对于慢性病例，如果保守治疗无效，通常需要手术松解腱鞘的狭窄区域，手术通常涉及 A_1 滑车。

屈肌滑车的解剖和功能

图 8-34 显示屈肌滑车位置手指纤维鞘内。每个手指有五个环形滑车，命名为 A_1 到 A_5。主要滑车（A_2 和 A_4）连接于近节和中节指骨骨干，次要滑车（A_1、A_3 和 A_5）直接连接于手指内三个关节的掌板。还存在三个形态欠明确的交叉滑车（C_1 到 C_3）。这些次级滑车由纤细、灵活的纤维互相交错在屈曲时指鞘弯曲区域的肌腱上方。拇指的环形和斜形韧带作为滑车，是拇长屈肌腱的通道（图 8-34）。

屈肌滑车、掌腱膜，以及皮肤具有共同的功能，即将其深在的肌腱维持在离关节距离相对较近的位置。没有这些组织提供的限制，手指外在屈肌的强大收缩力将导致肌腱远离关节的旋转轴，此现象被称为肌腱的"弓弦现象"。屈肌滑车对防止肌腱的弓弦现象有特别重要的作用。继发于创伤、过度使用，或疾病，滑车可能被过度牵拉或撕裂（26% 的精英攀岩者中存在屈肌腱的过度牵拉及继发的弓弦现象，最常见于环指和中指）。过度拉伸或断裂的

$A2$ 或 $A4$ 滑车将显著改变屈肌腱的力臂，继而改变手指屈曲的生物力学。所以，对此二滑车的保护是手外科医生的主要目标。

手指主动屈曲时近端稳定肌肉的角色

手指外在屈肌从机械上能够屈曲多个关节，从远侧指间关节到肘部（至少从理论上对于指浅屈肌而言）。为了分离这些肌肉对单关节屈曲的潜能，其他肌肉必须与手指外在屈肌协同收缩。试想指浅屈肌进行单独的近侧指间关节屈曲（图 8-36）。收缩一旦起始，指伸肌必须作为近端稳定装置来阻止指浅屈肌屈曲掌指关节和腕关节。由于指浅屈肌的屈肌力臂长度越靠近端关节越不断增加，施放在远端关节的相对较小的力量会在近端关节放大成为更大的扭矩。图 8-36 显示指浅屈肌腱内产生的 20 N（4.5 Ib）的力量在近侧指间关节产生了 15 Ncm

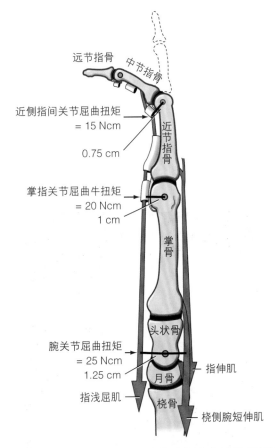

图 8-36 单纯的近侧指间关节屈曲活动所需要的肌肉激活。指浅屈肌产生的 20 N（4.5 Ib）的力量将对其跨过的每个关节产生一个屈曲扭矩。由于力臂长度越靠近端关节越不断增加，屈曲扭矩由远到近增长，由 15 Ncm 增长到 25 Ncm。为了独立产生单纯的近侧指间关节屈曲，指伸肌和桡侧腕短伸肌必须抵抗指浅屈肌产生的屈腕和屈掌指关节效果

的扭矩，在掌指关节产生了 20 Ncm 扭矩，在腕中关节产生了 25 Ncm 的扭矩。指浅屈肌产生的力量越大，近端稳定装置需要的力量就越大。近端稳定装置包括指伸肌，伸腕肌如在需要情况下也会参与。一个单纯的近侧指间关节屈曲所需的肌肉力量和协作实际上比开始预想的更大。近端稳定装置的瘫痪或无力将极大影响更远端肌肉功能的有效性。

手指外在屈肌"肌腱作用"产生的被动手指屈曲

手指外在屈肌——指浅屈肌和指深屈肌和拇长屈肌——从腕前方经过。所以腕部的位置将极大改变上述肌肉的长度，继而改变其被动张力。主动伸腕时可以观察到手指和拇指的被动屈曲（图 8-37）。手指的自动屈曲（伸腕时）是由于被牵拉的手指屈

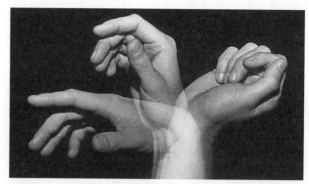

图 8-37　健康人手指屈肌的"肌腱作用"。当手腕伸直，拇指和手指由于手指外在屈肌的牵拉而自动屈曲。这种屈曲是被动的，不需要用力

特别关注 8-6

四肢瘫患者肌腱作用的实用性

手指外在屈肌的固有的肌腱作用有着重要的临床意义。例如，C^6 节段四肢瘫的患者手指屈肌和伸肌几乎或完全瘫痪。这种水平的脊髓损伤患者经常利用肌腱作用实现许多功能，例如握住一杯水。为了张开手抓握杯子，患者先利用重力屈腕。此动作将牵拉部分瘫痪的手指及拇指伸肌（图 8-38A 中的

"紧张"肌肉）。在图 8-38B 中，伸腕肌的主动收缩（显示为红色）松弛了指伸肌，但更重要的是牵拉了瘫痪的手指及拇指屈肌，如指深屈肌和拇长屈肌。对这些屈肌的牵拉产生了足够的被动张力以屈曲手指、抓握水杯。手指屈肌产生的被动张力间接地由主动伸腕的角度所控制。

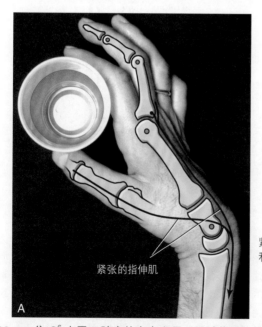

紧张的指伸肌

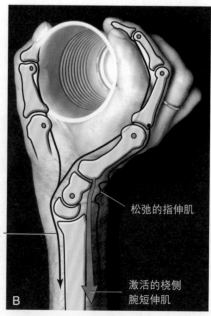

松弛的指伸肌

紧张的指深屈肌和拇长屈肌

激活的桡侧腕短伸肌

图 8-38　一位 C^6 水平四肢瘫的患者应用"肌腱作用"来抓握一杯水。A. 重力介导的屈腕使手张开；B. 存在神经支配的桡侧腕短伸肌主动收缩伸腕（显示为红色）对瘫痪的手指屈肌产生了足够的被动张力以握住水杯。详见上方描述

肌产生的增大的被动张力。对一多关节肌肉在单个
关节牵拉，继而产生其他关节被动活动的作用，被
称为肌肉的"肌腱作用"。

　　上述肌腱作用产生的手指被动屈曲活动十分巨
大；对一个健康人，从屈曲位置完全伸腕将自动屈
曲远侧指间关节平均约 20°，近侧指间关节约 50°，
掌指关节约 35°。图 8-37 还展示了在完全屈腕位置，
手指，特别是示指，会由于类似的因手指外在伸肌
牵拉而产生的肌腱作用而被动伸直。人体几乎所有
的多关节肌肉都会展示某种程度的肌腱作用。

手指的外在伸肌

肌肉解剖

　　手指的外在伸肌包括指伸肌、示指伸肌，以及
小指伸肌（图 7-22）。指伸肌和小指伸肌起自肱骨
外上髁上的总腱。示指伸肌近端止于尺骨背侧面及
附近骨间膜。从横截面积角度考虑，指伸肌是主导
的手指伸肌。除了作为手指伸肌外，指伸肌作为伸
腕肌有着出色的力臂（图 7-24）。

　　切开指伸肌和小指伸肌暴露深在的示指伸肌和
拇指的外在伸肌（图 8-39）。示指伸肌只有一根肌腱，
它支配示指。小指伸肌为一小的纺锤形肌肉，常与
指伸肌互相连接。像图 8-40 描述的，小指伸肌常
有两根肌腱。

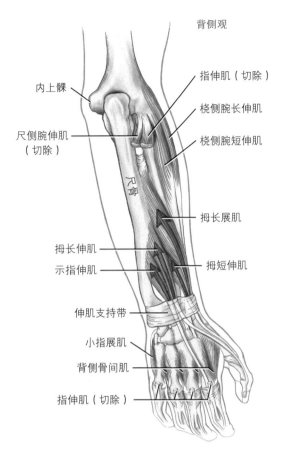

背侧观

图 8-39　右上肢背面，突出显示手指伸肌：示指伸肌、
拇长伸肌、拇短伸肌和拇长展肌。注意尺侧腕伸肌和指
伸肌已切除

图 8-40　右手肌肉、肌腱和伸肌装置背侧观。
滑液鞘（蓝色）和伸肌支持带也已描绘。背侧
骨间肌和小指展肌在背侧亦很明显

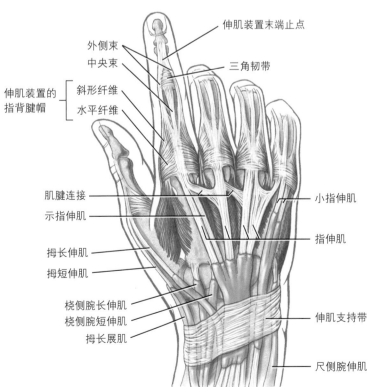

指伸肌、示指伸肌，以及小指伸肌肌腱在伸肌支持带内有滑膜内衬的间室中穿过腕部（图7-23）。伸肌支持带以远，肌腱向手指走行，位于掌骨背侧（图8-40）。指伸肌肌腱借由数个肌腱连接互相联系。这些菲薄的结缔组织条带稳定了肌腱接近掌指关节基底的角度且有可能限制了单个肌腱的独立运动。

手指伸肌腱的解剖组成体系与屈肌有很大差异。屈肌腱走行在边界清晰的手指鞘中并终止于单个骨性止点。相比之下，在腕部以远，伸肌腱缺少一个明确的手指鞘或滑车系统。伸肌腱最终整合为一结缔组织的纤维扩展，分布在指背整个长度（图8-40）。这个结缔组织复合体被称为伸肌装置。伸肌装置是指伸肌、示指伸肌、小指伸肌，及大多数作用于手指的内在肌的主要远端止点。拇指中存在一类似的但缺乏组织的伸肌装置。

手指的伸肌装置

指伸肌腱的一小束止于近节指骨基底的背侧面。其余肌腱扁平化形成中央束，形成每根手指伸肌装置的"支柱"（图8-40和图8-41）。中央束向远端走行止于中节指骨基底的背侧。跨越近侧指间关节之前，两外侧束从中央束中分出。更远端，外侧束融合为单一的终末腱并连接至远节指骨基底背侧。如图8-40中所示外侧束借由菲薄的三角韧带在背侧疏松地互相连接。中央束、外侧束在指骨上的连接使伸直力量能向远端传递至整个手指。

每个手指的伸肌装置都有一对斜形支持带。图8-41展示了示指的桡侧斜形支持带。该纤细纤维近端起自近侧指间关节近端的手指纤维鞘，随后斜形向远方走行，止于外侧束。该韧带可协调手指近、远侧指间关节指间的活动，本章后文中将讨论。

伸肌装置近端最突出的特征是指背腱帽（图8-40和图8-41）。该特化的组织由一近似三角形的薄层腱膜构成，其中包含水平纤维和斜形纤维。水平纤维在两侧走行，几乎与指伸肌腱垂直。更靠近中心（中线）的纤维（一般称为"矢状"束）包绕并稳定伸肌腱相对于掌指关节的位置。其余水平纤维止于掌板，围绕近节指骨基底形成一"吊带"（图8-42）。此吊带能协助指伸肌伸掌指关节。指背腱帽的斜形纤维向远端和背侧走行，主要与外侧束融合（图8-41）。

作为一般规律，手的内在肌（特别是蚓状肌和骨间肌）通过斜形纤维与伸肌装置连接，较小程度

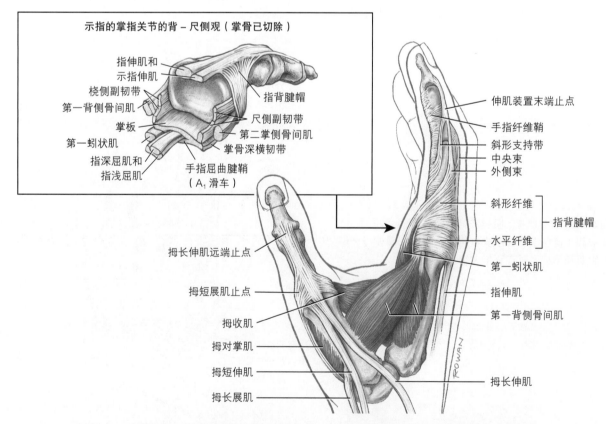

图8-41　右手肌肉、韧带和伸肌装置的侧面观。方块中的图解展示了示指掌指关节的解剖

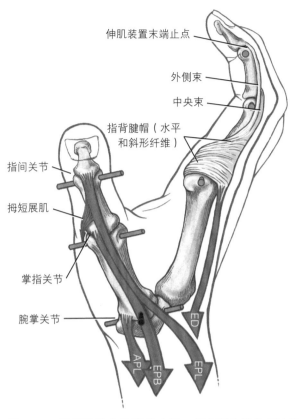

伸肌装置末端止点

外侧束

中央束

指背腱帽（水平和斜形纤维）

指间关节

拇短展肌

掌指关节

腕掌关节

APL

EPB

EPL

ED

图 8-42 图示手外在伸肌的功能。每个肌肉的作用决定于力线相对于每个关节旋转轴的方向（屈曲和伸直的旋转轴标记被绿色，拇指基底外展和内收的旋转轴标记为紫色）。指伸肌的单独收缩使掌指关节过伸。拇长伸肌、拇短伸肌，以及拇长展肌均为拇指主要伸肌。拇短展肌止点汇入拇长展肌腱远端

上还通过指背腱帽的水平纤维与伸肌装置连接。图 8-41 展示了第一背侧骨间肌和示指的蚓状肌的排列。通过这些重要连接，手内在肌可协助指伸肌伸直近侧和远侧指间关节。

伸肌装置的不同解剖和功能组分总结在表 8-4。

手指外在伸肌的活动

单独的指伸肌的收缩使掌指关节过伸。只有当手指内在肌激活，指伸肌才能够完全伸直近侧、远侧指间关节。此要点将在本章后文讨论。

拇指的外在伸肌

解剖考量

拇指的外在伸肌包括拇长伸肌、拇短伸肌和拇长展肌（图 8-39 和图 8-41）。这些桡侧神经支配的肌肉近端止于前臂的背侧区域。这些肌肉的肌腱构成位于手腕桡侧的"解剖鼻烟窝"。拇长展肌腱和拇短伸肌腱共同经过腕伸肌支持带内的第一背侧间室（图 7-23）。伸肌装置以远，拇长展肌肌腱主要止于拇指掌骨基底的桡－背侧面。此肌肉还止于大多角骨并与内在鱼际肌的纤维相融合。拇短伸肌远端止于拇指近节指骨基底背侧。拇长伸肌腱经过位于桡骨背侧结节内侧一沟内的第三间室穿过腕部（图 7-23）。拇长伸肌远端止于拇指远节指骨基底背侧。两个外在伸肌都发出纤维贡献给拇指伸肌装置的中央腱。

成 分	相关解剖	主要功能
中央束	指伸肌腱的直接延续。止于中节指骨基底的背侧	伸肌装置的"支柱"传递指伸肌的伸直力量跨过近侧指间关节
外侧束	由中央束分出形成；两束融合为单一止点，连接于远节指骨背侧；外侧束借由三角韧带在背侧疏松地互相连接	传递指伸肌、蚓状肌和骨间肌的力量跨过近侧指间关节和远侧指间关节
指背腱帽（水平纤维和斜形纤维）	水平纤维：于掌指关节连接伸肌腱和掌指关节的掌板	于掌指关节背侧稳定指伸肌腱 围绕近节指骨近端形成吊带结构，协助指伸肌伸掌指关节
	斜形纤维：向远端、背侧走行与外侧束融合	传递蚓状肌和骨间肌的力量至伸肌装置的外侧束，从而协助伸近、远侧指间关节
斜形支持带	纤细、斜形纤维，将手指纤维鞘和伸肌装置外侧束相连	协调手指近、远侧指间关节间的活动

表 8-4 伸肌装置不同成分的解剖和主要功能

功能考量

拇长伸肌、拇短伸肌和拇长展肌的多种作用可通过认识它们的力线相对于关节旋转轴的位置来理解（图 8-42）。拇长伸肌伸拇指的指间关节、掌指关节和腕掌关节。由于该肌肉经过腕掌关节内 - 外方向旋转轴的背侧，故拇长伸肌还能够内收此关节。拇长伸肌能进行所有三个组成拇指由对掌复位至解剖位置的活动：伸直（伴轻微外旋）以及第一掌骨内收。

图 8-42 还阐明拇短伸肌能伸直拇指的掌指关节和腕掌关节。拇长展肌只能伸直腕掌关节。至少在理论上，拇长展肌还能外展腕掌关节，因其力线经过腕掌关节内 - 外方向旋转轴前方（掌侧）。拇长展肌的伸直 - 外展合并动作与其止于拇指掌骨基底的桡背侧角关系密不可分。跨拇指关节的肌肉作用总结在框 8-1 中。

拇长伸肌和拇长展肌有使腕关节桡偏的潜力（图 7-24）。所以当伸拇指时，必须有尺偏肌肉被激活以稳定腕关节免受桡偏。当快速且完全伸直拇指时，可明显触诊位于豌豆骨近侧的尺侧腕屈肌隆起的肌腱。

手的内在肌

手部包含 20 块内在肌。虽然它们相对尺寸较小，但这些肌肉对于手指的精细控制非常重要。从局部解剖角度，内在肌被分为如下四组：

1. 大鱼际肌肉
   - 拇短展肌
   - 拇短屈肌
   - 拇对掌肌
2. 小鱼际肌肉
   - 小指屈肌
   - 小指展肌
   - 小指对掌肌
   - 掌短肌
3. 拇收肌
4. 蚓状肌和骨间肌

大鱼际肌肉

解剖考量

拇短展肌、拇短屈肌、拇对掌肌组成了大鱼际区域的隆起（图 8-34）。拇短屈肌一般被认为包含两部分：一浅头，其组成肌肉的大部分，和一深头，其由一小部分界限不清、时常缺如的纤维构成

框 8-1　跨拇指关节的肌肉作用	
腕掌关节	
屈曲	**伸直**
拇收肌	拇短伸肌
拇短屈肌	拇长伸肌
拇长屈肌	拇长展肌
拇对掌肌	
拇短展肌 *	
外展	**内收**
拇短展肌	拇收肌
拇长展肌	拇长伸肌
拇短屈肌 *	第一背侧骨间肌 *
拇对掌肌 *	
对掌	**复位**
拇对掌肌	拇长伸肌
拇短屈肌	
拇短展肌	
拇长屈肌	
拇长展肌	
掌指关节 †	
屈曲	**伸直**
拇收肌	拇长伸肌
拇短屈肌	拇短伸肌
拇长屈肌	
拇短展肌 *	
指间关节	
屈曲	**伸直**
拇长屈肌	拇长伸肌
	拇短展肌和拇收肌（因止点汇拇指伸肌装置）

* 继发活动
† 掌指关节只有一个运动自由度
‡ 仅在桡神经损伤时有微弱自主活动

（可能部分来自拇收肌的斜头）。本章在讨论拇短屈肌时只讨论起浅头。拇短展肌深方为拇对掌肌（图 8-43）。所有三个大鱼际肌肉近端止点都在腕横韧带及毗邻腕骨上。短展肌和屈肌的远端止点在近节指骨基底桡侧。另外，拇短展肌部分连接到拇指伸肌装置的桡侧。更深在的拇对掌肌远止于拇指掌骨的整个桡侧缘。

功能考量

掌长肌，通过连接进入腕横韧带，为大鱼际肌

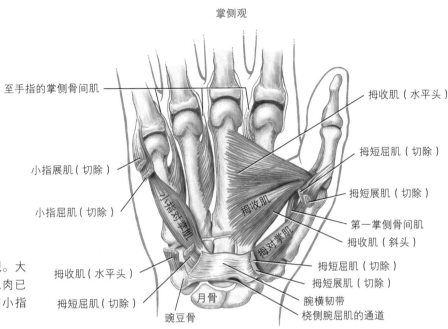

掌侧观

至手指的掌侧骨间肌

拇收肌（水平头）

拇短屈肌（切除）

小指展肌（切除）

拇短展肌（切除）

小指屈肌（切除）

第一掌侧骨间肌

拇收肌（斜头）

拇对掌肌

拇短屈肌（切除）

拇短展肌（切除）

拇收肌（水平头）

腕横韧带

桡侧腕屈肌的通道

拇短屈肌（切除）

月骨

豌豆骨

图 8-43　右手深部肌肉掌面观。大鱼际、小鱼际的外展及屈曲肌肉已切除，以暴露其下方拇对掌和小指对掌肌

肉提供了一些近端稳定性。这些大鱼际肌肉的首要职责是使拇指就位于不同程度的对掌位置以协助抓握。此前讨论过，对掌结合了腕掌关节外展、屈曲及内旋。大鱼际肌中每个肌肉都是其中至少一种运动成分的驱动者，并协助其他运动成分（框 8-1）。

　　通过观察肌肉力线相对于特定旋转轴的位置，跨腕掌关节的大鱼际肌作用可一目了然（图 8-44）。拇对掌肌存在使拇指朝向其他指内旋的力线。由于拇对掌肌远端止于掌骨（位于掌指关节近端），故其整个收缩力量都用以控制腕掌关节。

正中神经损伤的影响

　　中断的正中神经将使大鱼际肌全部三块肌肉瘫痪，即拇对掌肌、拇短屈肌和拇短展肌，结果是拇指的对掌将不再能施行。由于肌肉萎缩，手的大鱼际区域将变平。对掌功能的缺失加上拇指尖和桡侧手指的感觉缺失，将极大减弱精准握持及其他操控性的手部功能。

　　除了拇对掌肌重要的内旋功能外，所有大鱼际的三个肌肉都独立完成腕掌关节屈曲和外展的联合运动。这种运动对对掌时抬起拇指、跨过掌心非常重要。图 8-45 比较了它们和其他跨拇指腕掌关节的肌肉的联合运动。由黑点位置可见，几乎所有的肌肉都完成一种联合运动，屈曲 - 外展肌、屈曲 - 内收肌、伸直 - 内收肌或伸直 - 外展肌。如图所示，正中神经是屈曲 - 外展象限肌肉的唯一神经支配来源。虽然拇指的外展可能仍然是以桡神经支配的拇

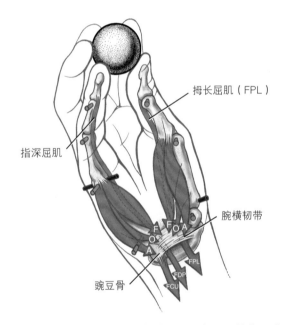

拇长屈肌（FPL）

指深屈肌

腕横韧带

豌豆骨

图 8-44　拇指和小指对掌时大、小鱼际肌的作用（屈曲伸直运动的旋转轴标记被绿色，外展内收运动的旋转轴标记被紫色）。其他的活跃肌肉包括拇长屈肌和小指的指深屈肌。尺侧腕屈肌稳定豌豆骨，以利于小指展肌正常运动

长展肌为主导，但此运动常被尺神经支配的拇收肌（见 ADPo 拇收肌斜头和 ADPt 拇收肌水平头）的强大的内收扭矩剩余潜能所抵消。由于这个原因，正中神经损伤的患者容易产生拇指腕掌关节的内收挛缩。如前所述，拇指的内收偏倚显然不利于其自然的对掌运动。

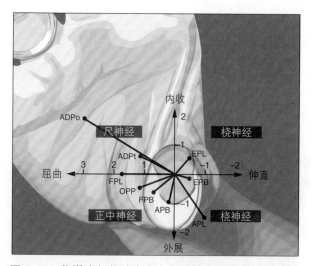

图 8-45　将潜在扭矩（力量）与跨拇指腕掌关节肌肉的联合运动相联系的图示。大多角骨勾勒为淡黄色，位于拇指基底。黑点代表肌肉在参与腕掌关节活动的两个自由度中的相对位置：屈曲 - 伸直和内收 - 外展。除了拇长屈肌，每块肌肉都被分类为屈曲 - 外展肌、屈曲 - 内收肌、伸直 - 内收肌或伸直 - 外展肌。另外，每块肌肉对应的线段长度与该肌肉的最大扭矩潜能成正比，后者同时考虑肌肉的力臂以及横截面积。坐标轴的单位代表扭矩 Nm。注意在同一象限的肌肉有同样的神经支配来源。ADPo，拇收肌，斜头；ADPt，拇收肌，水平头；APB，拇短展肌；APL，拇长展肌；EPB，拇短伸肌；EPL，拇长伸肌；FPB，拇短屈肌；FPL，拇长屈肌；OPP，拇对掌肌（图表源于 Smutz WP, Kongsayreepong A, Hughes RE, et al: Mechanical advantage of the thumb muscles, J Biomech 31: 565–570, 1998. From Neumann DA, Bielefeld TB: The carpometacarpal joint of the thumb: stability, deformity, and therapeutic intervention, J Orthop Sports Phys Ther 33: 386, 2003.)

小鱼际肌肉

解剖考量

小鱼际肌肉由小指屈肌、小指展肌、小指对掌肌和掌短肌组成（图 8-34 和图 8-43）。小指展肌最为表浅，位于其他肌肉的内侧，占据手部的极尺侧缘。相对较小的小指屈肌位于展肌的外侧，并常与其融合。这些肌肉深方是小指对掌肌，它是最大的小鱼际肌肉。掌短肌是一菲薄且相对无足轻重的肌肉，其厚度类似于一张邮票。它止于腕横韧带以及豌豆骨远端的一片皮肤之间（图 8-34）。掌短肌使小鱼际的高度隆起，协助手掌凹陷变深。

小鱼际肌的整体解剖布局与大鱼际肌类似。小指屈肌和小指对掌肌的近端止点都位于腕横韧带和钩骨钩。小指展肌则有广泛的近端止点，止于豆钩

韧带、豌豆骨及尺侧腕屈肌韧带。当进行快速的或外力阻挡的小指外展时，尺侧腕屈肌收缩以稳定小指展肌的止点。可通过触诊豌豆骨就近端的尺侧腕屈肌腱证实此效应。

小指展肌和屈肌远端止点都位于小指近节指骨基底的尺侧缘。展肌的部分纤维还与尺侧伸肌装置融合。小指对掌肌远端止于第五掌骨掌指关节近侧尺侧缘。

功能考量

小鱼际肌的一个日常功能是隆起手部的尺侧缘，将手窝成"杯状"。此动作加深了远侧横弓，加强了手指与所握持物体的接触（图 8-44）。必要时，小指展肌能展开小指以更好地控制握持。小指对掌肌旋转或对掌第五掌骨朝向中指。小指长屈肌的收缩，例如指深屈肌，也参与隆起手部的尺侧缘。框 8-2 中列出了跨小指关节所有肌肉的作用。

尺神经的损伤将完全瘫痪小鱼际肌。小鱼际可因肌肉萎缩变平。隆起手部尺侧缘而将手窝成杯状的动作将显著减少。整个小指的感觉缺失可能会导致其灵活度的下降。

拇收肌

拇收肌为虎口深方具有两个头的肌肉，位于第二、三掌骨掌侧（图 8-43）。肌肉近端连接于手部最稳定的骨性区域。较厚的斜头起自头状骨、第二、三掌骨基底，以及毗邻的结缔组织。较薄的三角形的水平头则连接至第三掌骨的掌侧面。两个头汇合为一，在远端止于近节指骨基底的尺侧；此腱常发出纤维加入拇指的伸肌装置。

拇收肌为腕掌关节一强力肌肉，能产生最强的屈曲和内收力矩。这重要的力矩来源被应用到许多活动中，例如在拇指和示指间捏持物体或合上一把剪刀（图 8-46）。拇收肌的水平头利用很长的力臂来产生拇指基底的屈曲（图 8-46A）和内收（图 8-46B）扭矩。虽然水平纤维在腕掌关节有更大杠杆，但较厚的斜头生成了更大的屈曲和内收扭矩（比较图 8-45 中 ADPo 和 ADPt 肌肉）。

蚓状肌和骨间肌

蚓状肌（源于拉丁词根 lumbricus，蚯蚓）为四纤细肌肉，其在指伸屈肌腱上有可活动的起点（图 8-33 和图 8-34）。具体而言，示指、中指的蚓状肌起自其对应指深屈肌腱的桡侧，虽然存在变异，但环指和小指的蚓状肌常为双羽状，起自其对应深屈肌腱的桡侧以及尺侧。如同指深屈肌，蚓状肌有双

框 8-2　跨小指关节的肌肉作用

腕掌关节

屈曲和对掌　　　　　　　**伸直**

小指屈肌　　　　　　　　　指伸肌

小指对掌肌　　　　　　　　小指伸肌

指浅屈肌和指深屈肌

掌短肌

掌指关节

屈曲　　　　　　　　　　**伸直**

小指屈肌　　　　　　　　　指伸肌

小指展肌 *　　　　　　　　小指伸肌

蚓状肌

掌侧骨间肌

指浅屈肌和指深屈肌

外展　　　　　　　　　　**内收**

小指展肌　　　　　　　　　掌侧骨间肌

近侧指间关节

屈曲　　　　　　　　　　**伸直**

指浅屈肌和指深屈肌　　　　指伸肌

　　　　　　　　　　　　　小指伸肌

　　　　　　　　　　　　　蚓状肌

　　　　　　　　　　　　　掌侧骨间肌

远侧指间关节

屈曲　　　　　　　　　　**伸直**

指深屈肌　　　　　　　　　指伸肌

　　　　　　　　　　　　　小指伸肌

　　　　　　　　　　　　　蚓状肌

　　　　　　　　　　　　　掌侧骨间肌

* 继发活动

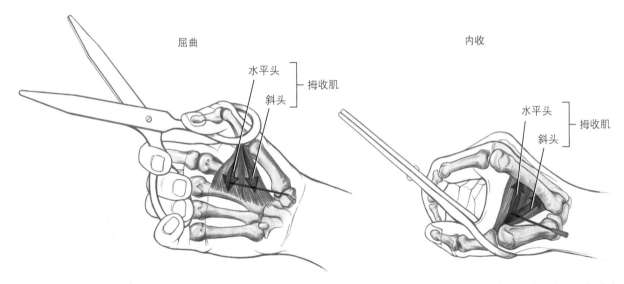

图 8-46　使用剪刀时屈曲（A）和内收（B）拇指腕掌关节时拇收肌的双平面作用。由于其沿前－后（绿色，A 部分）和内－外（紫色，B 部分）旋转轴运动的力臂较长，（A）和（B）动作中拇收肌的水平头产生了很大扭矩。拇收肌的两头还是拇指掌指关节的强力屈肌

重神经支配：外侧二蚓状肌由正中神经支配，内侧二蚓状肌由尺神经支配。

　　四蚓状肌都存在明显的大小和止点的变异。自其腱性的近端，蚓状肌在掌骨深横韧带掌侧走行，随后行于掌指关节桡侧（图 8-41，第一蚓状肌）。在远端，典型的蚓状肌通常通过指背腱帽的斜形纤维止于毗邻的伸肌装置外侧束（图 8-47）。这种远端连接使蚓状肌能够对整个伸肌装置施放一个近侧的拉力。

　　蚓状肌的功能已被研究、争论了许多年。共识是蚓状肌收缩能屈曲掌指关节，伸直近、远侧指间关节。因为蚓状肌经过掌指关节的掌侧而经过近、远指间关节的背侧，使这看似矛盾的活动成为可能（图 8-48）。

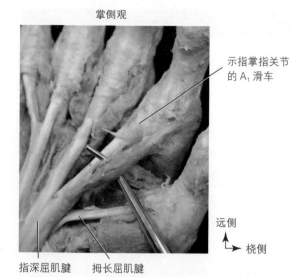

掌侧观

示指掌指关节
的 A₁ 滑车

远侧

桡侧

指深屈肌腱   拇长屈肌腱

图 8-47 一具防腐处理尸体右手的掌侧面，突出显示第一蚓状肌。探针将第一蚓状肌肌腹自其深方拇收肌表面抬起。第一蚓状肌近端起自指伸屈肌腱。远端与示指伸肌装置的斜形纤维相融合

在所有的手内在肌中，蚓状肌有最长的纤维长度 - 肌肉长度比例和最小的横截面积。这种解剖设计表明蚓状肌能跨过相对较长的距离产生小力量。虽然某一肌肉施力潜能较小通常意味着其在控制活动方面作用有限，事实也并不总是如此。除了产生力量，肌肉还有其他重要的运动学功能。例如，第一蚓状肌具有极其丰富的肌梭——严密监测肌肉长度变化的感受器。第一蚓状肌的平均肌梭密度是手

部骨间肌的 3 倍、肱二头肌的 8 倍。高密度的肌梭分布提示了蚓状肌在复杂运动中提供感觉反馈的功能。依靠其与指深屈肌腱相连，蚓状肌还可能参与协调内、外在肌肉的协同作用。

骨间肌因起于掌骨之间的大体位置而得名（图 8-4 和图 8-5），如同蚓状肌，骨间肌形态和止点的变异非常普遍。总体上，骨间肌作用于掌指关节，分开（外展）或并拢（内收）各手指，手部的四块掌侧骨间肌为纤细，通常为单头的肌肉，其占据骨间隙的掌面。手指的三个掌侧骨间肌近端止点为第二、四、五掌骨的掌面和侧面（图 8-43）。肌肉的远端止点常有不同，但通常包含指背腱帽的斜形纤维以及近节指骨基底的侧方。这些肌肉内收第二、四、五掌指关节使其靠近手中线（图 8-49）。拇指的掌侧骨间肌占据第一掌侧骨间隙。该深在肌肉在远端止于拇指近节指骨的尺侧，并常连接至掌指关节一籽骨。此肌肉一般较小或部分形成。虽然解剖相关文献存在争议，但第一掌侧骨间肌可能是拇收肌斜头的一小部分。不论其起源，这块小肌肉可协助屈曲拇指掌指关节，将第一掌骨拉向手的中线。

四块背侧骨间肌占据骨间隙背侧（图 8-39）。与掌侧骨间肌不同，背侧肌呈双羽状。虽然变异常见，但背侧骨间肌通常连接于指背腱帽的斜形纤维以及近节指骨基底的侧方。有些远端连接可能与指背腱帽掌侧的水平纤维以及掌板融合。第一背侧

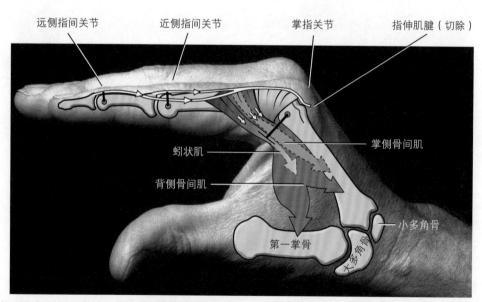

远侧指间关节   近侧指间关节   掌指关节   指伸肌腱（切除）

蚓状肌   掌侧骨间肌

背侧骨间肌

第一掌骨   小多角骨

大多角骨

图 8-48 蚓状肌和骨间肌的综合作用体现为掌指关节的屈肌，指间关节的伸肌。蚓状肌在掌指关节具有最大屈曲力臂。关节的内 - 外旋转轴以小圆表示。力臂以粗黑线段表示，起自旋转轴

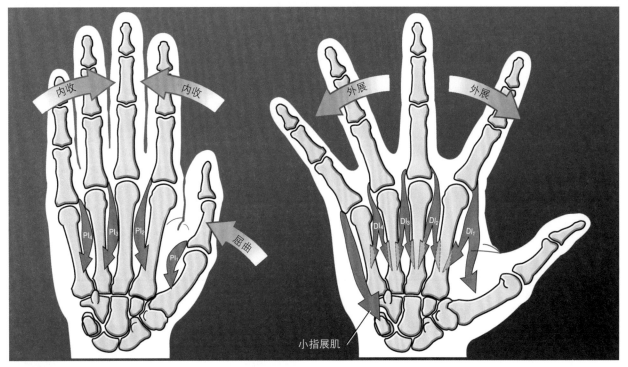

图 8-49　掌侧骨间肌（PI₁ 至 PI₄）和背侧骨间肌（DI₁ 到 DI₄）额状面上在掌指关节的作用。图中小指展肌在外展小指

骨间肌（早前称为示指展肌）是其中最大、临床中最易检查的。固定好示指时，第一背侧骨间肌可协助拇收肌内收拇指腕掌关节（将图 8-48 中第一背侧骨间肌的箭头反转即可体现）。

作为整体，背侧骨间肌外展示指、中指、环指的掌指关节远离经过中指的假想的参考线。第五掌指关节的外展由小鱼际肌群的小指展肌负责。

除了外展和内收手指，骨间肌和小指展肌还是掌指关节动态稳定性的重要来源。当将图 8-49 所示两手重叠，可见每个掌指关节两侧都配备了一对外展和内收肌肉。它们可作为动态侧副韧带为掌指关节提供力量。骨间肌还能成对地工作，控制掌指关节的轴向旋转，

掌侧和背侧骨间肌的力线均经过掌指关节掌侧，特别当掌指关节屈曲时。骨间肌经由其与伸肌装置的连接，经过指间关节的背侧（图 8-48 中示指）。如同蚓状肌，骨间肌的收缩屈曲掌指关节，伸直指间关节。与蚓状肌相比，骨间肌在掌指关节能产生更大的屈曲扭矩。虽然蚓状肌有更大的力臂，但骨间肌明显更大的横截面积使其具有更强的产生屈曲扭矩潜能。相比蚓状肌，骨间肌产生更大的力，但收缩的距离更短（表 8-5）。

手指外在和内在肌的相互作用

如图 8-48 所描述，手指内在肌（蚓状肌和骨间肌）的同时收缩会产生掌指关节屈曲和指间关节伸直的联合运动。此位置被称为手内在肌阳性位置。相反，手指外在肌的同时收缩（指伸肌、指浅屈肌和指深屈肌）会产生掌指关节过伸和指间关节屈曲：手外在肌阳性位置。图 8-50 展示了手指相反的两个位置。手部一个非常重要的运动学原理即是最具功能性或复杂的手指运动需要这两种相反活动的协同融合。此观点将在后文详细介绍。

手外在和内在肌的相互作用能产生许多运动的组合以执行看似近乎无限的功能。下面的分析则旨在阐明一个典型手指在进行两个基本功能时的肌肉相互作用：手的张开和闭合。尽管多年针对解剖、生物力学、肌电图、电脑刺激的建模的研究和学习，实施这些动作时准确的肌肉协作还存在争议且并未完全为人所知。认识肌肉协作的部分障碍在于相似的动作可以被不同组合的肌肉执行，在不同人之间或同一个人上都存在此情况。精确的肌肉协作还依赖于活动的速度和力度、运动实施者的技巧、操纵物体的重量和形状，以及人类运动固有的多变性。

表 8-5　蚓状肌和骨间肌的解剖和功能比较

	蚓状肌	背侧骨间肌	掌侧骨间肌
神经支配	外侧：正中神经 内侧：尺神经	尺神经	尺神经
主要远端止点	指背腱帽斜形纤维，最终止于毗邻的伸肌装置外侧束	指背腱帽斜形纤维（最终止于毗邻的外侧束），以及近节指骨基底侧方	指背腱帽斜形纤维（最终止于毗邻的外侧束），以及近节指骨基底侧方
收缩特点	经相对长距离产生相对小力量	经相对短距离产生相对大力量	无特殊
主要作用	屈掌指关节，伸指间关节	外展手指；屈掌指关节，伸指间关节	内收手指；屈掌指关节，伸指间关节
评论	富含肌梭，提供重要感觉反馈以协助引导运动	远端止点通常包括骨和伸肌装置 常双羽状，近端起始于两头	远端止点通常包括骨和伸肌装置；常为单头 第一掌侧骨间肌（至拇指）协助掌指关节屈曲

有趣的是，目前已完全搞清的内容常来自于对受到影响的神经肌肉系统所导致的手部病理性力学损伤的认真监测。

手的打开：手指伸直

基本肌肉活动

手的打开常是为抓握进行准备。完全伸直掌指关节和指间关节的最大阻力通常不是重力，而是对手指外在屈肌的牵拉所产生的黏弹性阻力。肌肉内被动的"回弹"力量是手部放松时部分屈曲的姿势的主要原因。手指的主要伸肌是指伸肌及内在肌，特别是蚓状肌和骨间肌。总体上，蚓状肌较骨间肌显示出更强且更稳定的肌电图活性。

图 8-51A 展示指伸肌通过伸肌装置施力，将掌指关节拉向伸直。手指内在肌对指间关节伸直的力学施加直接和间接的效果（图 8-51B、C）。直接效果是伸肌装置上受到的近端拉力提供；间接效果是掌指关节产生的屈曲扭矩提供。屈曲扭矩阻止伸肌装置过伸掌指关节——该动作将过早消解伸肌的大部分收缩力。仅当掌指关节免于过伸时，指伸肌才能有效地紧张伸肌装置以完全伸直指间关节。

指伸肌和手指内在肌合作协同以伸直手指。矛盾的是，指伸肌和内在肌在掌指关节相反的作用使其协作伸直指间关节。在尺神经损伤的患者上，这种关系显而易见（图 8-52A）。随着内侧两指所有内在肌瘫痪，指伸肌的激活将造成特征性的手指"爪形畸形"：掌指关节过伸，指间关节保持部分屈曲。

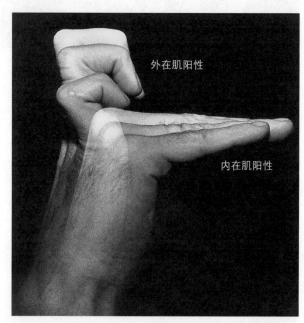

外在肌阳性

内在肌阳性

图 8-50　健康手的手外在肌阳性位置和内在肌阳性位置

由于缺少内在肌作用，这常被称为"内在肌阴性"位置（此姿势在功能上与图 8-50 的外在肌阳性姿势类似）。缺少正常情况下内在肌提供的掌指关节屈曲扭矩，指伸肌只能过伸掌指关节。此姿势牵拉了指深屈肌，从而给指间关节伸直增加了更多阻力。如图 8-52B 所示，当手动对掌指关节给予屈曲扭矩（正常情况下内在肌提供），指伸肌的收缩能够完全伸直指间关节。阻止掌指关节过伸还能松弛指深屈肌腱，从而降低该肌肉对指间关节伸直的被动阻力。阻止掌指关节过伸是手指内在肌瘫痪后的一

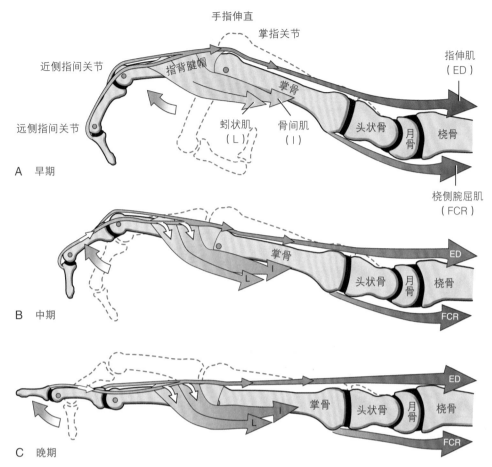

图 8-51　一根手指完全伸直时内、外在肌肉的互相作用，外侧观。A. 早期：指伸肌主要伸直掌指关节。B. 内在肌（蚓状肌和骨间肌）协助指伸肌伸直近、远侧指间关节。内在肌还在掌指关节提供一屈曲扭矩以防止指伸肌过伸指关节。C. 肌肉持续激活到手指完全伸直。注意桡侧腕屈肌激活以轻微屈腕。观察由屈曲到完全伸直过程中指背腱帽向近侧的移位（红色的深度代表肌肉活动的相对强度）

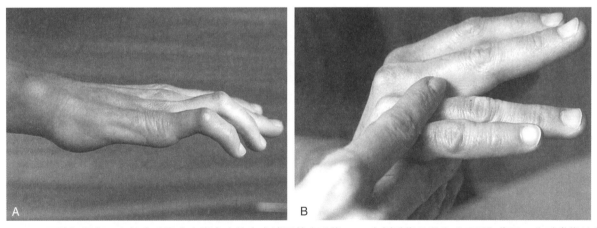

图 8-52　尺神经损伤，大部分手指内在肌瘫痪的患者试图伸直手指。A. 内侧手指呈现为"爪形"位置，此时掌指关节过伸，手指部分屈曲。注意小鱼际和骨间肌的萎缩。B. 通过手动按住掌指关节处于屈曲位置，桡神经支配的指伸肌能够完全伸直指间关节

特别关注 8-7

斜形支持带：从近侧指间关节到远侧指间关节传递被动伸直力量

如图 8-41 所示，斜形支持带走行于近侧指间关节掌侧，至远侧指间关节背侧。虽然它们的相对重要性存在质疑，其斜形跨过近侧、远侧指间关节的特点使它们能协调此二关节的伸直；指伸肌和内在肌通过伸肌装置伸近侧指间关节；此动作牵拉了斜形支持带（图 8-53，步骤 1 到 3）。被牵拉的斜形支持带产生的被动力量向远端传递，协助伸直远侧指间关节（图 8-53，步骤 4）。斜形支持带有时被称为"连接韧带"，这表明其在同步两关节的伸直活动方面的可能作用。

斜形支持带可能由于关节炎、结缔组织疾病或创伤而紧张。这些韧带的紧张可能与掌腱膜挛缩有关，后者是一种原因不明的疾病，它涉及手掌和手指筋膜的进行性增厚和短缩。这个疾病常引起手指的屈曲畸形，特别是在尺侧。斜形支持带也可能受累，从而引起近侧指间关节严重的屈曲挛缩。对于一个紧张的斜形支持带，尝试被动伸直近侧指间关节常引起远侧指间关节被动伸直。

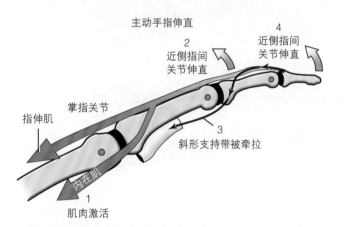

图 8-53　手指主动伸直时被拉伸的斜形支持带的被动力量的传递。数字序列（1 到 4）表明了事件发生的时间顺序

种治疗形式，治疗师可以制作能限制掌指关节伸直的支具；外科医生可通过将一更有力、存在神经支配的肌腱移位至受累掌指关节的屈侧来达成肌肉的拮抗。

手指伸直时腕屈肌的功能

手指伸直时常伴随着腕屈肌的激活，特别是当快速活动时。虽然在图 8-51 中仅描绘了桡侧腕屈肌的相关活动，但其他的腕屈肌也能被激活。桡侧腕屈肌抵消了指伸肌在腕部强大的伸直潜能。当手指快速切完全伸直时，手腕会轻度屈曲（比较图 8-51A 和图 8-51C）。屈腕可协助保持指伸肌在主动手指伸直时的适宜长度。

手的闭合：手指屈曲

基本肌肉活动

手的闭合所需要的肌肉部分取决于需要屈曲的特定关节以及动作需要的力量。以较快速度或克服阻力屈曲手指需要激活指深屈肌、指浅屈肌，以及较小程度的骨间肌激活（图 8-54A）。指浅屈肌和指深屈肌产生的力量能屈曲手指的所有三个关节；屈曲的手指能将伸肌装置拉向远端几个毫米。

虽然在手闭合时通常不活动，蚓状肌仍可能被动辅助此动作。回想一下蚓状肌连接在指深屈肌和伸肌装置之间的伸肌机制。当手指主动屈曲，蚓状肌由于指深屈肌的收缩被牵拉向近端，同时也由于伸肌装置的向远位移被牵拉向远方（图 8-54B，蚓状肌双方向箭头）。从完全伸直至完全主动屈曲，蚓状肌将被拉伸很大距离。此拉伸产生了跨掌指关节的被动屈曲扭矩。虽然不大，该被动扭矩可对骨间肌以及更主要的外在屈肌产生的主动屈曲扭矩进行补充。

尺神经的损伤可造成大多数作用于手指的内在肌瘫痪。在手腕水平进行临时尺神经阻滞的健康人其最大抓握力量降低了 38%。另外，内在肌显著的瘫痪改变了手指关节屈曲的时间顺序。正常情况

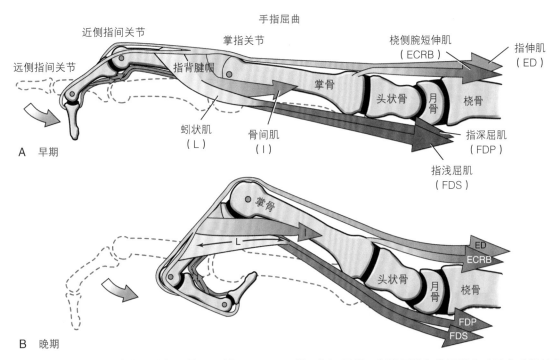

图 8-54 手指强力屈曲时内、外在肌的相互作用，侧面观。A. 早期：指深屈肌、指浅屈肌和骨间肌主动屈曲手指关节。蚓状肌基本无活动。B. 晚期：直到完全屈曲，肌肉激活几乎保持不变地延续。蚓状肌保持无活动，但在近远两端被拉伸。图中桡侧腕短伸肌轻微伸腕。指伸肌协助减速掌指关节的屈曲。注意从早期屈曲到晚期屈曲过程中指背腱帽向远侧位移（红色的深度表示肌肉活动的相对强度）

下，近侧和远侧指间关节先屈曲，随后紧跟着掌指关节的屈曲。内在肌瘫痪时，特别是由于慢性的掌指关节过伸而过度牵拉时，掌指关节的屈曲将明显延后。作为结果，手指以从远端到近端的形式"滚动"成屈曲状态，而失去了正常手的特征性的大幅度屈曲活动。这种不同步的屈曲将影响抓握的质量。由远及近卷起的屈曲模式可能会将一些物体推离抓握手。

在手闭合时指伸肌显示了稳定的肌电图活动。此活动反映了该肌肉作为掌指关节的伸直制动器的作用。这个重要的稳定功能使手指的长屈肌能够向远端的近、远侧指间关节转移它们的作用。没有指伸肌的协同收缩，手指的长屈肌会将其大部分的屈曲潜能耗竭在掌指关节上，从而降低其对远侧关节的活动。

手指屈曲时腕伸肌的功能

坚实握拳需要腕伸肌强力的协同激活（图 8-54，桡侧腕段伸肌）。当握拳时，可触诊前臂背侧以证实腕屈肌的活动。如第 7 章解释的，腕伸肌的主要功能，包括指伸肌，是中和激活的手指外在屈肌的强大屈腕趋势（回顾图 7-25）。大部分手指主动屈曲，伸腕还能协助保持手指外在屈肌的适宜长度。如果

伸腕肌瘫痪，握拳的意图将导致屈腕同时屈指的姿势。此时在过度牵拉的指伸肌产生的被动张力下，激活过度短缩的手指屈肌不能有效地产生有效握持（图 7-27）。

作为效应器官的手

手部作为上肢的主要效应器官进行支撑、操控和把握。作为支撑，手部可以一种非特异的方式支持或稳定某一物体，同时解放另一只手进行更特别的任务。手部也可作为一单纯的平台来转移或接受力量，比如劳累时支撑头部，或协助从坐位站起来。

也许手部最多变的功能是其操控物体的能力。在普遍意义上，手以两种基本方法操控物体：手指活动可以是重复性的、生硬的，如打字、抓痒；也可以是持续性的、流畅的，其中运动的速率和强度受到控制，比如写字或缝纫。许多，甚至大多数类型的手指操控都是这些运动元素的结合。

抓握形容手指和拇指去抓住或抓取，以握持、保护，以及捡起物体。多年来许多不同的词汇被用来形容抓握的不同形式。许多形式的抓握动作可被描述为"抓握"，需要利用所有手指，或被描述为"捏"，

手的功能
- 支撑
- 操控
  - 重复性的、生硬的
  - 持续性的、流畅的
- 抓握和捏
  - 力性抓握
  - 精确抓握
  - 力性捏合
  - 精确捏合
  - 勾拉

主要需要利用拇指和示指。每种形式可以依据所需要的力量（简单定义为需要大力量，少考虑任务精确度）或精确程度（需要高精确度，不需大力量）进一步分类。下文描述的特定抓握动作分类不是为了包含所有手部可能完成的动作，但这些定义对建立一个临床沟通时的基本参照仍很有意义。

基本上，大部分类型的抓握动作可分为以下五类：

1. 当需要稳定性和大力量而不需要精确性时，使用力性抓握。被握持物体形状常为圆形或圆柱形。使用锤子是力性抓握的一个好例子（图 8-55A）。此动作需要强大的力量，这些力量来自手指屈肌，特

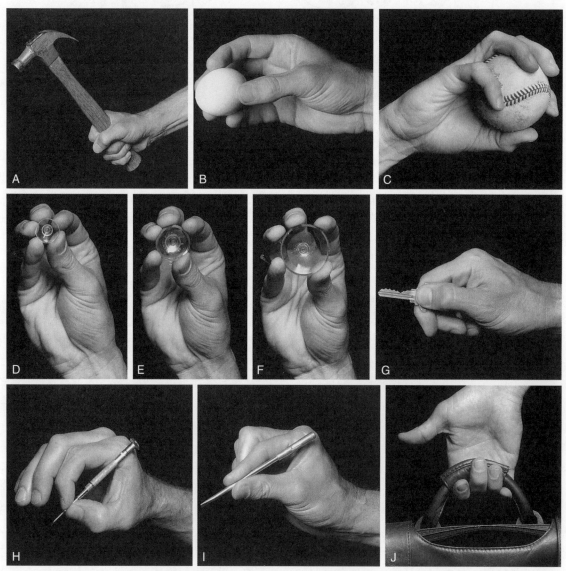

图 8-55　一正常手部在执行常见类型的抓握功能。A. 力性抓握；B. 精确抓握，握持一个鸡蛋；C. 精确抓握，扔一个棒球；D~F. 不同的精确抓握，通过改变远侧横弓的凹陷度；G. 力性钥匙捏合；H. 指尖对指尖精确捏合；I. 指腹对指腹精确捏合；J. 勾拉

别是第四、五指；手指内在肌，特别是骨间肌；以及拇指内收和屈曲肌肉。也需要伸腕肌以稳定腕部。

2. 当需要控制和精细动作时使用精确抓握（图8-55B、C）。拇指通常部分外展，余手指部分屈曲。精确抓握利用拇指以及一个或多个其他手指来增强抓握稳定性，如有需要还可增加不同程度的力。临床上，术语三点捏合形容示指和中指与拇指相接触的情况。通过改变远侧横弓的轮廓，精确抓握可以改良以适应不同大小的物体（图8-55D~F）。

3. 当需要大力量在拇指和示指外侧缘间稳定物体时使用力性（钥匙）捏合（也被称为侧捏）（图8-55G）。力性捏合是一种极其实用的握持方式，结合了拇收肌和第一背侧骨间肌的力量以及拇指和示指的灵敏度和感觉敏锐度。

4. 精确捏合用于为握持于拇指和示指的物体提供精细控制，不需要很大力量。此种捏合有许多形式，如指尖对指尖或指腹对指腹方式握持物体（图8-55H 和 I）。在需要技术和精准度的情况下，指尖对指尖捏合特别适合微小的物体。指腹对指腹捏合为更大的物体提供更大的接触表面积，从而加强握持的稳定性。

5. 勾拉是一种不需要拇指的抓握形式。执行勾拉时近侧、远侧指间关节部分屈曲。这种抓握常以静态形式持续较长时间，例如握持一个行李背带（图8-55J）。

类风湿关节炎引起的典型关节畸形

类风湿关节炎具有破坏性的一面在于慢性滑膜炎。随着时间流逝，滑膜炎倾向降低关节周围结缔组织的抗张强度。足够的组织抗张强度是抵抗来自环境外力以及肌肉激活所产生的源源不断的力量的重要前提。即使敲击电脑键盘这一相对轻量的活动也可生成跨掌指关节超过 11 N（约 2.5 磅）的力量。失去健康的关节周围结缔组织提供的足够限制，这些力量及其他通常更大的力量将削弱、甚至摧毁关节的力学完整性。当结缔组织被疾病和反复的微小创伤削弱，关节结构可能偏离方向、不稳定，常常发生永久畸形。掌握类风湿关节炎手部畸形病理力学的知识是有效治疗的前提。自古这就是真理，许多针对手部畸形的传统治疗也正是试图解决疾病的力学病因。

拇指的 Z 字畸形

进展的类风湿关节炎常导致拇指的 Z 字畸形。如在第 7 章定义的，Z 字畸形由多个互相连接的关节向不同方向塌陷而产生。虽然不同组合形式的畸形被报道过，相对常见的畸形包括腕掌关节屈曲内收、掌指关节过伸、指间关节屈曲（图 8-56）。在这个例子中，塌陷的拇指起始于腕掌关节的不稳定。通常加固关节的韧带——如前斜韧带和桡侧副韧带，可能由于疾病进程被削弱、断裂。进而拇指掌骨基底脱位离开大多角骨的桡侧或桡背侧边缘（图 8-56 第一掌骨基底的箭头）。一些肌肉改变的经腕掌关节的力臂可能会进一步加重脱位。一旦脱位形成，常处于痉挛状态的拇收肌和短屈肌会将拇指掌骨坚固固定，紧贴掌心。随着时间推移，类风湿疾病可能造成肌肉纤维化且永久短缩，使腕掌关节的畸形保持下去。为了伸直僵硬的拇指离开掌心，代偿性的掌指关节过伸畸形常可出现。此关节削弱且过度牵拉的掌板难以拮抗拇长、短伸肌或捏合动作产生的伸直的力量。最终这些肌腱跨越掌指关节的弓弦现象增强了其作为伸肌的杠杆效力，进一步加重

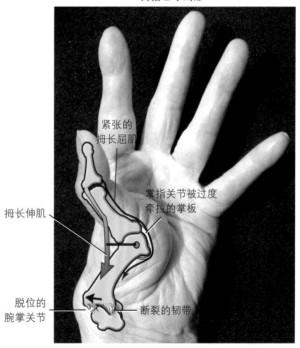

拇指 Z 字畸形

紧张的拇长屈肌

掌指关节被过度牵拉的掌板

拇长伸肌

脱位的腕掌关节

断裂的韧带

图 8-56 类风湿关节炎造成的拇指 Z 字畸形的病理力学。腕掌关节上，拇指掌骨基底向大致桡侧方向脱位，引发一系列事件并导致掌指关节过伸。由于拇长屈肌紧张所产生的被动张力，指间关节保持部分屈曲

了过伸畸形。由于拇长屈肌被牵拉所产生的被动张力，指间关节一般保持屈曲状态。

拇指 Z 字畸形的临床干预取决于关节塌陷的具体机制以及类风湿疾病的严重程度。非手术治疗包括应用支具以鼓励更正常的关节对位、药物治疗仪以减轻慢性炎症，以及对患者进行宣教，告知其代偿所失去功能的方法并尽可能降低关节的应力。如果保守治疗不能减缓畸形的进展，可以考虑手术治疗。

手指掌指关节的破坏

进展的类风湿关节炎常会导致手指掌指关节的畸形。两个最常见的畸形是掌侧脱位以及尺偏畸形（图 8-57）。虽然这两种畸形通常同时出现，但下文将对其分开讨论。

掌指关节的掌侧脱位

当手指在抓握时屈曲，指浅屈肌和指深屈肌的肌腱会在掌指关节向掌侧方向偏转（图 8-58A）。

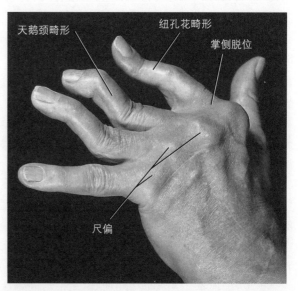

图 8-57 重度类风湿关节炎的常见手部畸形。显而易见的畸形如下：掌指关节的掌侧脱位；尺偏畸形；天鹅颈畸形；纽孔花畸形。见文中详细讨论（Courtesy Teri Bielefeld, PT, CHT: Zablocki VA Hospital, Milwaukee, WI）

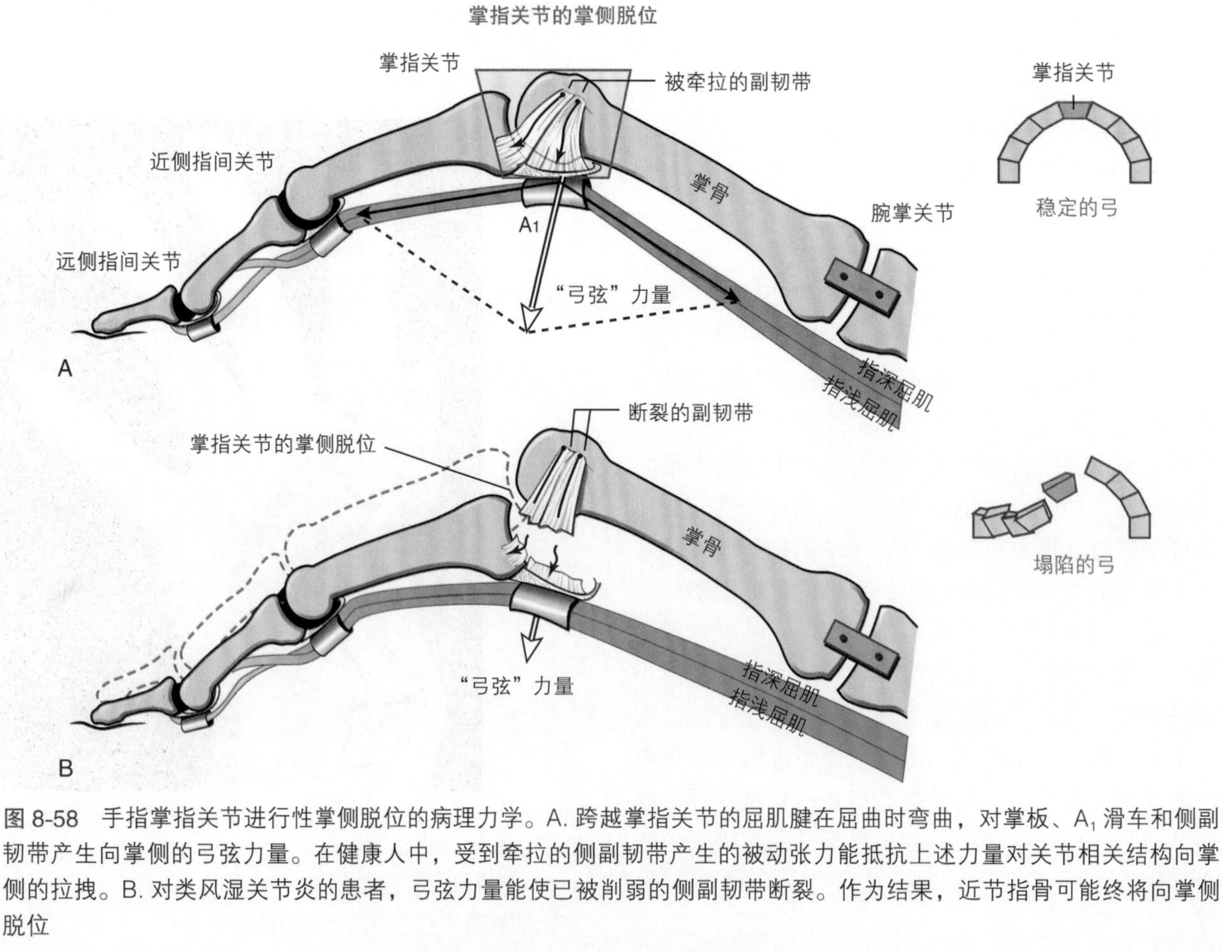

图 8-58 手指掌指关节进行性掌侧脱位的病理力学。A. 跨越掌指关节的屈肌腱在屈曲时弯曲，对掌板、A1 滑车和副韧带产生向掌侧的弓弦力量。在健康人中，受到牵拉的侧副韧带产生的被动张力能抵抗上述力量对关节相关结构向掌侧的拉拽。B. 对类风湿关节炎的患者，弓弦力量能使已被削弱的侧副韧带断裂。作为结果，近节指骨可能终将向掌侧脱位

这种固有的弯曲将产生向掌侧方向的弓弦力量。如图 8-58A 所示，此弓弦力量在多数掌指关节的周围结缔组织中传递：屈肌的 A1 滑车、掌板、侧副韧带，以及掌骨头的后结节。掌指关节的屈曲程度越大，此弓弦力量就越大。在健康的手中，具有自然弹性和力量的组织能将该力量安全地消解。

在重度类风湿关节炎的手中，侧副韧带可能因受到持续的弓弦力量而断裂。久而久之，近节指骨可能向掌侧过度位移，造成完全的掌指关节脱位（图 8-58B）。掌侧脱位能使手的纵弓和横弓全部塌陷，使手部呈扁平外观。

对患者宣教如何"保护"掌指关节免于进一步的掌侧脱位是治疗的一个重要部分。患者将被告知在限制其手指屈肌活动的前提下进行日常活动的方法。

尺偏畸形

掌指关节的尺偏畸形包括近节指骨的过度尺侧偏移及尺侧位移（滑动）。此畸形在进展期类风湿关节炎中常见，常与掌指关节的掌侧脱位同时发生（图 8-57 所示）。

为了完全理解尺偏的病理力学，必须认识到，所有手——无论健康与否——都持续地受制于有利于手指尺偏位置的因素。这些因素包括重力、掌骨头非对称的斜坡，以及在跨掌指关节时外在屈肌腱普遍性的尺侧（内侧）拉拽。但可能最有影响力的因素在于无休止地作用于桡侧手指近节指骨的尺侧朝向的力量。该力量来自于与手持物体的接触，以及拇指屈肌产生的大"捏合"力。图 8-59A 显示这些尺侧朝向的力量会将示指朝尺侧推动。随之而来的掌指关节尺偏增加了指伸肌腱在跨越关节背侧时的尺侧偏转或弯曲。这种偏转对肌腱产生了一个能使关节失稳的弓弦力量。在健康手中，指背腱帽的水平纤维和桡侧副韧带能保持伸肌腱在其旋转轴上方，从而阻止关节进一步尺偏。

以上描述再次强调了健康结缔组织在维持关节稳定性上的重要作用。对于重度类风湿关节炎，指背腱帽的水平纤维或断裂或被过度牵拉，使指伸肌腱滑至关节旋转轴的尺侧（图 8-59B）。在此位置，指伸肌产生的力量将以改变过的力臂进行作用，此力臂能加强尺偏姿势。这种情况起始了一个自我持续的过程：尺偏越大，相关的力臂越大，引起畸形

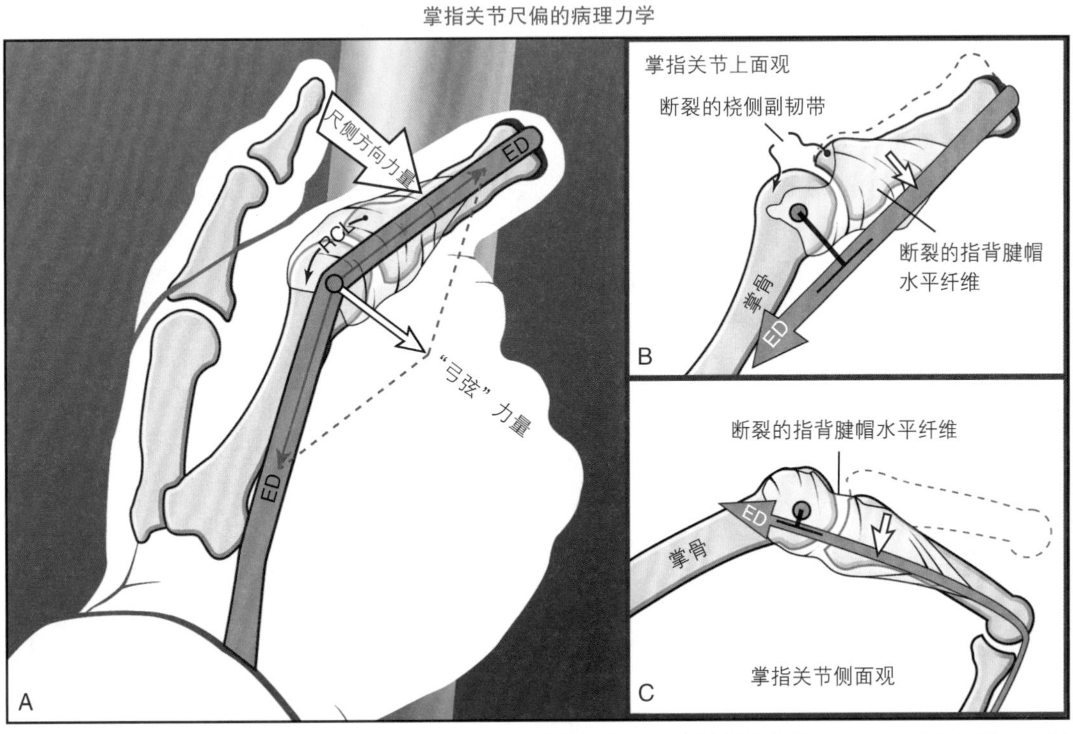

掌指关节尺偏的病理力学

图 8-59 示指掌指关节尺偏的病理力学。A. 拇指生成的尺侧方向力量对偏转的指伸肌腱产生一固有的弓弦力量。B. 上面观。类风湿关节炎中，指背腱帽水平纤维的断裂使指伸肌腱向尺侧迁移。C. 侧面观。一旦不稳定，指伸肌腱还可能移动到掌指关节的掌侧。这种情况下移位的肌腱将对掌指关节产生一个屈曲扭矩——常在尺偏之外导致关节的掌侧脱位。掌指关节的旋转轴显示为掌骨头中心的圆圈（在 B 和 C 中，力臂描绘为起始于旋转轴的粗黑线段）

的尺偏扭矩越大。久而久之，削弱的或被过度牵拉的桡侧副韧带可能断裂，使近节指骨向尺侧旋转、滑动，造成完全的关节脱位。多个手指严重尺偏畸形的患者通常都对其外观和降低的功能最为担忧——特别是对捏合以及力性抓握动作。

尺偏的病理力学常涉及掌指关节的继发性失稳。除了向尺侧迁移，指伸肌腱还可能向掌侧滑动进入突出的掌骨头间的天然"深沟"。这种异常的掌侧位置缩短了指伸肌伸直掌指关节的力臂。如图 8-59C 在侧位中显示的，伸肌腱可能向掌侧移位至内－外旋转轴的掌侧。这种情况下移位的肌腱产生屈曲扭矩；任何主动伸直的意图都会造成掌指关节的反常屈曲。这种异常力学模式有利于造成先前所述的掌侧脱位畸形。

尺偏畸形的治疗通常包括恢复关节正常对位，以及在有可能的情况下最小化造成不稳定或畸形的力学异常。常用的非手术治疗包括支具及专门辅助设备的应用，以及告知患者降低掌指关节致畸力量的方法。试想在拧罐头盖或提水桶时右手掌指关节承受的强大尺偏（外）扭矩。久而久之，此扭矩可能会诱发或加速尺偏的产生。总体上，患者将被告知避免大多数重型抓握以及用力钥匙捏合活动，特别是在类风湿关节炎的急性炎症期或疼痛期。

过度尺偏畸形的外科治疗包括将伸肌腱转位至掌指关节前－后旋转轴的桡侧。对于更严重的病例，受损的掌指关节可进行全关节置换术。这种方法多能缓解疼痛并恢复部分功能，虽然患者通常不能完全恢复活动度。此手术一般同关节周围结缔组织的重建同时进行。由于腕部的对位不良可能产生作用于掌指关节的致畸力量，腕部的融合或关节置换也可能存在指征。不论具体手术的类型，适宜的术后治疗对成功的康复非常关键。此治疗通常由经认证的专精手部康复的治疗师提供。外科医师和治疗师的密切合作至关重要。

手指的 Z 字畸形

与进展的类风湿关节炎相关的两典型手指 Z 字畸形为：天鹅颈畸形和纽孔花畸形（图 8-57）。如前图所示，两种畸形都可与掌指关节的尺偏畸形和掌侧脱位同时发生。

天鹅颈畸形

天鹅颈畸形特征为近侧指间关节过伸，远侧指间关节屈曲（图 8-57，中指）。掌指关节的位置则不定。类风湿关节炎累及的手部内在肌通常会纤维化和挛缩。随着近侧指间关节上的掌板被削弱，内在肌的张力可最终使近侧指间关节过伸(图 8-60A)。近侧指间关节的过伸位置导致伸肌装置外侧束远离关节旋转轴向背侧弓弦。弓弦现象延长了内在肌伸直近侧指间关节的力臂，从而加重了过伸畸形。由于指深屈肌腱在近侧指间关节被牵拉，远侧指间关节一般保持屈曲。

如前所述，天鹅颈畸形通常与类风湿关节炎的病理有关。该畸形还可继发于掌板的急性创伤，或继发于手内在肌的慢性痉挛或肌张力过高，如蚓状肌或骨间肌。不论病因，治疗通常包括应用支具以阻止近侧指间关节过伸，或手术治疗以修复掌板或进行全关节置换。

纽孔花畸形

纽孔花畸形用以形容近侧指间关节屈曲，远侧指间关节过伸（图 8-57，示指）（boutonnière——法语词汇意喻纽扣孔——形容近节指骨头滑过由移位的外侧束产生的"纽扣孔"的样子）。指间关节的塌陷以一种与前述天鹅颈畸形相反的形式发生。纽孔花畸形的主要原因是伸肌装置中央束和互相连接外侧束的三角韧带的断裂或削弱（回顾图 8-40 中正常解剖）。这些结构的病理性无力常是慢性滑膜炎的最终结果。三角韧带的断裂使外侧束滑向近侧指间关节旋转轴的掌侧（图 8-60B）。作为结果，取代正常的伸直，经由滑脱的外侧束所传送的力量（主动或被动来源）可引起近侧指间关节的屈曲。近侧指间关失去了伸直的所有途径。

如同图 8-60 所示，由于被牵拉的外侧束所增加的张力，纽孔花畸形中远侧指间关节保持过伸。远侧指间关节不能屈曲将影响拿起小物体的能力，比如从桌上拿起一枚硬币。

早期纽孔花畸形可以保守治疗，比如固定近侧指间关节于伸直位或注射皮质激素。可能需要手术以修复中央束和（或）将外侧束重置至近侧指间关节的背侧。畸形轻微、活动不多的患者可通过近侧指间关节的硅胶植入恢复一些功能并减轻疼痛。

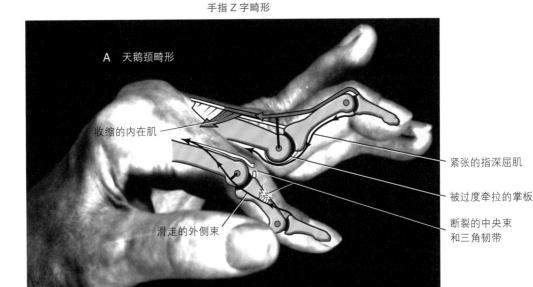

手指 Z 字畸形

图 8-60　重度类风湿关节炎的两种常见的手指 Z 字畸形。A. 中指展示天鹅颈畸形。收缩的内在肌——比如蚓状肌或第二背侧骨间肌（红色）——正在近侧指间关节产生伸直扭矩。久而久之，削弱的掌板被过度牵拉，使近侧指间关节产生畸形，严重过伸。伸肌装置利用的力臂显示为起自近侧指间关节旋转轴的短黑线段。由于被牵拉的指深屈肌腱产生的被动张力，远侧指间关节保持部分屈曲。B. 示指展示纽孔花畸形。中央束和三角韧带的断裂引起外侧束滑向近侧指间关节掌侧；这样关节失去了其伸直的唯一途径。滑走的外侧束所利用的力臂显示为起始于近侧指间关节旋转轴的短黑线段。由于紧张的外侧束产生的被动张力，远侧指间关节保持过伸

总结

　　手部的运动学既迷人又复杂。仔细研究之下，所有的 19 块骨或关节均形态各异，故每块均具备独特的功能。

　　手的关节可分为三组：腕掌关节、掌指关节及指间关节。腕掌关节形成了腕部和手部的功能移行部位。腕掌关节位于手的最近端，它们负责调整手掌的曲线从平坦到深杯状的变化。从这个角度，更靠外周的腕掌关节尤其重要，因为它们使拇指能够接近其余指的指尖，并且使手的尺侧边缘能够隆起。与更稳定的第二、三腕掌关节协作，外周关节使手能稳定握持几乎无限种不规则弯曲的形状。高度特化的肌肉，如拇对掌肌和小指对掌肌，专门控制第一和第五腕掌关节。影响这些关节的创伤或疾病将剥夺手部许多人类抓握独有的姿势动作。

　　体积相对较大的掌指关节构成了每个手指的基底。每个关节依靠于丰富的关节周围结缔组织来稳定——这是必不可少的，考虑到每个关节必须支持一整组指骨的重量。此外，作为手的纵弓和远侧横弓的拱顶石结构，掌指关节会受到很高负荷。诸如掌板和增厚的副韧带等特化结构对于稳定关节同时允许相对广泛的活动不可或缺。创伤或疾病，比如类风湿关节炎，能引起掌指关节的不稳定，后者将打破整个手部的力学完整性。

　　虽然拇指的掌指关节主要只进行屈曲和伸直活动，但其余手指的掌指关节有两个运动自由度。例如，外展和伸直的联合运动最大化了手的宽度，这对握持各种不同曲线的宽的物体十分有利。依靠所有腕掌关节具有的活动性以及掌指关节的被动轴向旋转，物体在手中的贴合度能够进一步加强。

　　手的指间关节位于上肢的最远端，也成为物理接触周围物体最频繁的关节。手指的远端指腹质地柔软以减弱接触力；远端手指还含有极高密度的感受器，将触觉敏感度最大化。讽刺的是，虽然指间关节与操控和握持的关系最为密切，它们的运动学却是手指中最基本的。指间关节只能屈曲或伸直。在其他平面的运动则被关节内的骨性嵌合和关节周围的结缔组织所阻止。所以，指间关节的功能潜力更多地依赖于手部更近端关节具备的更复杂的运动学特点。

特别关注 8-8

掌指关节不稳定：腕部不稳定相关的病理力学

　　由近端到远端，腕部-手部单位由6个主要关节组成。这样长而连续的接连具有天然的不稳定性。通常，近侧关节的不稳定易诱发更远侧关节的不稳定：即所谓的Z字畸形。一个腕部和手部经典的Z字畸形包括掌指关节尺偏以及腕部过度桡偏。

　　作为此讨论的背景，回忆掌指关节有引起畸形能力的尺侧朝向的"弓弦"力量，其通常被指伸肌腱居中的排列所抵消到最小，这在图8-61A中已说明。然而，腕部不稳定能够改变掌指关节与伸肌腱的排列关系。作为慢性炎症或创伤的一个可能后遗症，整个腕骨可能向尺侧方向位移（图8-61B）（这些病理力学在第7章中已描述）。尺侧位移延长了腕部桡偏肌肉的力臂。久而久之，腕骨和掌骨可能采取一更向桡侧旋转的位置。如图8-61C所示，桡侧旋转的掌骨增加了掌指关节的尺侧弓弦扭矩。如果伸肌装置不能稳定指伸肌肌腱，肌腱会向尺侧迁移，延长力臂（显示于中指），这些会加剧掌指关节的尺偏畸形。外科医师和治疗师必须考虑这些病理力学以对尺偏畸形进行评估和治疗。

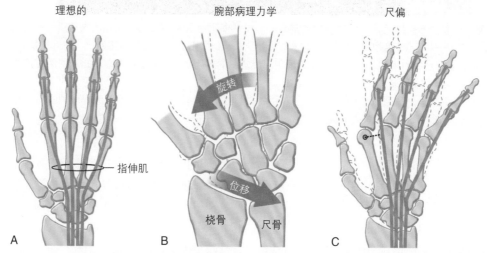

图 8-61　A. 在理想或正常腕部，指伸肌居中位于掌指关节的背侧。B. 由于桡骨远端的自然尺倾，作用于一无力腕部的压迫力量最终能使腕骨向尺侧方向位移。变化的力学常引起腕远端和掌骨向桡侧旋转。C. 腕部病理最终导致掌指关节过度尺偏。旋转轴和延长的尺偏力臂在示指中已描绘出来（来自 Bielefeld TB, Neumann DA: The unstable metacarpophalangeal joint in rheumatoid arthritis: anatomy, pathomechanics, and physical rehabilitation considerations, *J Orthop Sports Phys Ther* 35: 502, 2005.）

　　虽然如此，指间关节的屈曲活动度仍较大——从拇指指间关节的70°到更靠近尺侧的近侧指间关节的120°。当进行完全握拳、握持手提包，以及其他需要最大化手指与物体接触的动作时，需要这样的关节活动。这些关节的完全伸直对于打开手部、准备抓握有着同样的重要性。

　　指间关节位于最远端，易受到直接创伤，比如肌腱的撕裂或关节内的骨折。类似的伤害将极大减少指间关节的功能性活动。此外，中枢神经系统的痉挛性瘫痪也可降低对指间关节运动的控制。无论病因，指间关节控制的减弱或活动度的丧失将显著降低手的功能潜力。

　　手部的29块肌肉被划分为外在肌和内在肌，主要是为了方便解剖上的组织划分。但是，肌肉的运动学更多地体现在两组肌肉的功能互动与协力。单独的某外在肌或内在肌的收缩很难产生有意义的运动。支持此假说的一个简单的例子涉及伸直手指这一运动。一个人可能会顾名思义地认为，名为指伸肌的肌肉可以单独完成这个动作，而实际情况却不是这样。指伸肌的单独收缩只能够过伸掌指关节并导致近、远侧指间关节陷入屈曲。如同此章先前描述，手指三个关节同时伸直需要指伸肌和诸如蚓状肌和骨间肌在内的手内在肌的协同工作。更加复杂、快速的手指活动则需要内在肌、外在肌指间更大的功能互联。

我们可以通过仔细研究创伤、疾病或肌肉瘫痪后的病理力学，习得许多手部正常运动学的宝贵知识。通常某一病理情况——以及其导致的畸形——反映了由某肌肉或结缔组织提供的重要力量的缺失。重建该区域的运动学平衡往往是针对手部损伤的手术和治疗性干预的主要部分。比如，手外科医生可以将指伸肌腱移位至掌指关节更桡侧，以过度

代偿过度的"尺偏"姿势；骨间肌和蚓状肌瘫痪后，治疗师可以设计支具来阻止掌指关节无用的过伸——本质上，即将目前瘫痪的肌肉应当产生的力量予以代替。

最后，应当认识到多数的日常上肢活动的意图都是为了直接或间接地优化抓握。使手部失去功能的疾病或损伤，将显著降低对整个上肢的功能需求。对一经受严重手外伤的患者，其不可避免地会出现近达肩部的肉眼可见的失用性肌肉萎缩和活动受限。对上肢进行临床评估时，应当认识到手与整个上肢强大的功能联系。

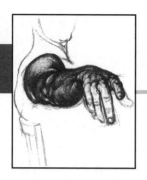

临床拓展

对部分失去神经支配的手的"肌腱移位"手术以重建运动平衡和功能：一些运动学基础

　　正中神经、尺神经和桡神经走行在上肢过程中易受到外伤的影响。神经可能被严重挤压或牵拉、被骨折撕裂，或被异物贯穿，这包括玻璃、刀或子弹。这些神经也可被神经疾病累及。影响这些外周神经的外伤或疾病能引起不同程度的肌肉萎缩、感觉缺失，以及皮肤的营养性改变。

　　周围神经损伤或神经病变对于所涉及的身体区域能产生毁灭性的功能影响。特别是对于周围神经损伤，腕和手部特定肌肉活动可能完全丧失。另外，相关区域的皮肤由于感觉缺失更容易受到伤害。选择性的肌肉瘫痪将引起跨关节的运动失衡，从而增加了畸形的可能。例如，试想在腕部水平正中神经的完全撕裂。大鱼际肌的瘫痪使重要的拇指对掌功能完全丧失。缺少治疗性干预，由于来自①尺神经支配的拇收肌和②桡神经支配的拇长伸肌的不受拮抗的拉力，拇指掌骨也可能出现内收、外旋（旋后）挛缩。这是一种相反于对掌位置的畸形。

　　上肢主要神经的损伤常导致可预计的肌肉瘫痪、感觉丧失，以及潜在畸形（附录ⅡC部分包含的神经解剖图示可作为神经损伤后预测肌肉瘫痪的实用引导）。

　　受损神经的再生以及运动和感觉功能的恢复是生理上可能的；然而，神经生长的程度由许多因素决定，包括环绕个体轴突的结缔组织鞘的连续性（神经内膜管）。虽然轴突破坏但神经内膜管完整的挤压和牵拉伤患者有更好的再生预后。轴突和神经内膜管完全性撕裂后，神经的外科修复是神经再生的必须前提。在理想情况下，周围神经能以1 mm/d（或1 inch/m）的速率进行再生。这段时间中，治疗师充当了重要的治疗角色，包括针对疾病本身对患者进行宣教（包括不敏感皮肤的受伤风险）、为患者提供选择性的增强和拉伸锻炼、训练患者去代偿持续性的肌肉无力，以及为患者提供矫形器干预来减轻畸形，协助或代偿失去的主动功能。

　　当神经损伤引起的瘫痪不可逆转，外科医师可实施"肌腱移位"术。该手术将存在神经支配的肌腱移位，将瘫痪肌肉所失去的全部或部分功能得以重建。当瘫痪显著降低了某一重要功能的表现——比如拇对掌的丧失时，肌腱移位手术的指征强烈。恢复拇指对掌的肌腱移位术被称为对掌成形术。虽然该手术有许多不同类型，一种普遍的方法是将指浅屈肌肌腱（来自环指）通过手术转移至拇指（图8-62A），在拇短展肌止点处。以一结缔组织滑车固定转移的肌腱于尺侧腕屈肌的远端止点，借此模仿瘫痪的大鱼际肌的力线。拇指外展和内旋功能的恢复对手术的成功至关重要（图8-62B）。治疗师必须设计有创意的方式来训练患者应用移位的肌肉肌腱单元来完成其新动作。如果患者的患指保留至少部分感觉，或移位的肌肉与瘫痪肌肉是天然的协同肌，训练效果将大大改善。

　　为应对上肢远端的神经损伤，近年来已设计出多种不同类型的肌腱移位手术。手术的具体选择决定于神经损伤的位置和程度，以及受累关节的被动活动度。同样重要的是用于手术转移的合适的肌肉肌腱单元的可利用性。其中外科医生尤其感兴趣的是被转移肌肉的最大扭矩潜力。由于扭矩是肌肉力量产出和其内力臂的共同产物，两个变量都需要考量。

　　用于转位的肌肉的力量潜能可用其横截面积进

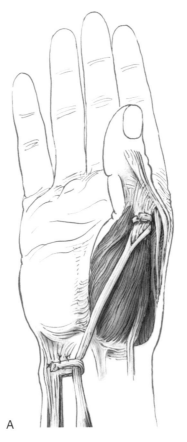

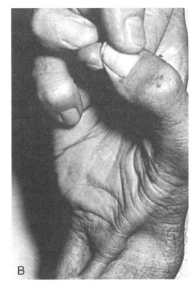

图 8-62 A. 腕部正中神经损伤后，此相对常见的对掌成形术试图重建拇指部分的对掌功能。环指指浅屈肌腱经手术移位至拇指的掌指关节。B. 对掌成形术后结果。指浅屈肌腱在皮下显见

行估计。相关数据已在文献发表。在手术中，难以对转位肌肉在一关节做一给定动作时的力臂做出直接的计算。然而此变量却非常重要。为了优化肌腱移位术的功能结果，外科医师应尽可能匹配移位肌肉与瘫痪肌肉的力臂。如第 1 章介绍的，两块力臂长度不同的同样肌肉将产生不同的跨关节动力学和运动学。例如，如果外科医生使肌腱太过靠近关节旋转轴，减小的力臂会降低肌肉的扭矩潜力；术后肌肉力量就可能不能满足功能需求。反之，如果肌腱太过远离关节旋转轴（即创造一个过大的力臂），既定程度的肌肉短缩就仅能产生一个局限的——可能无效的——关节旋转。

知晓被转移肌肉某动作的力臂至关重要，已故的 Paul Brand 医生——一位超群的手外科医生——设计了一个在术中估算此变量的方法。这个技术的强大之处在于其优雅的简洁性：几何学中弧度的概念。如图 8-63A 所示，一个弧度（θ）被定义为当圆中一段弧长等于半径时此弧对应圆心的角度：一个弧度等于 57.3°。弧度的概念可扩展到旋转滑轮的绳索，如图 8-63B 所示。当滑轮旋转 57.3°，绳索离开滑轮的长度（s）等于滑轮的半径（r）（此概念可用数学公式表示为 $s = \theta \times r$）。Brand 医生使用绳索 - 滑轮系统作为肌腱 - 关节系统的一个模型：滑轮的半径（r）与肌肉的内力臂相似，绳索（s）与活动的肌腱相似。在手术中，Brand 通过测量被动旋转关节约 57° 时肌腱走行的距离来估算转移肌肉和瘫痪肌肉的内力臂（图 8-63C）。57° 关节旋转后，肌腱走行的距离（s）约等于肌肉的内力臂。当其力臂与瘫痪肌肉（或与正常参考数据）近似时，Brand 将移位肌腱缝合在位。如果转移肌肉的力臂不可接受，Brand 则试图通过改变该肌腱拉力方向或选择另一肌腱进行移位的方式解决此问题。

Brand 在假设关节表面的曲率是完美的球体的基础上使用弧度来估计肌肉的内力臂。手的大多数关节的表面可视为近似球体的，这些近似处理会有一些误差；而且这些误差可能较小且对临床影响小，特别是当比较某一患者的同一关节的力臂长度时。通过使用弧度来构建肌腱位移与其瞬时力臂的数学关系仍是一个有重要意义的生物力学技术。这种被称为"肌腱偏移法"的技术已被用于尸体标本测量手部以及身体其他部位肌肉在整个运动过程中的瞬时力臂长度的自然变化。

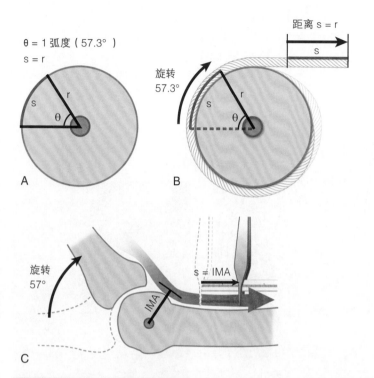

图 8-63　A. 一个弧度（θ）等于 57.3°。一个弧度对应的圆弧（s）等于圆的半径（此概念可数学表示为 s = θ × r。B. 弧度的概念扩展到绳索和滑轮。当 θ = 1 弧度（58.3°），滑轮的半径（r）等于 s。C. 弧度概念应用于解剖性关节，如掌指关节。关节旋转约 57° 时肌腱的走行（s）约等于内力臂的长度

临床拓展 8-2

手部屈肌滑车受损的生物力学后果

　　手部屈肌滑车的一个重要功能在于保持外在屈肌腱在跨过手指关节时恒定的力臂长度。如果滑车被过度牵拉或撕裂，肌肉受损力量将使肌腱远离关节出现弓弦现象。肌腱的弓弦现象显著增加了其力臂，继而增加了肌肉在关节的力学优势。如第 1 章描述的，增加肌肉的力学优势对关节力学产生两方面效果：①增加单位肌肉力量下能产生的扭力以及②减少单位肌肉线性收缩距离下关节的转动角度。撕裂、切断或过度牵拉的屈肌滑车造成的负面临床影响在于第二方面。为了在抓握动作中阐明此效果，假定具有完整的 A$_2$、A$_3$ 和 A$_4$ 滑车；指深屈肌腱的力臂在近侧指间关节为约 0.75 cm（图 8-64A）。基于弧度的几何学原理，缩短长度等于其在关节的力臂的肌肉将产生 1 个弧度（57°）的关节旋转。同样，在滑车完整时，以 0.75 cm 的力臂，指深屈肌 1.5 cm 的收缩理论上将产生 114°（2 弧度）的近侧指间关节屈曲。这样的生物力学情形是合意的，因为其允许相对小的肌肉收缩产生相对大的关节旋转。切断 A$_2$ 和 A$_3$ 滑车，如图 8-64B 所示，理论上指深屈肌的力臂会加倍。此时，收缩 1.5 cm 的肌肉理论上仅能产生大约 57° 的关节旋转（即 1 弧度）——仅为滑车完整时的约一半。假定指深屈肌的最大收缩范围为 2 cm，不管如何努力，滑车断裂的患者将不能完全屈曲。对于功能更加重要的 A$_2$ 和 A$_4$ 滑车损伤，通常存在外科纠正指征。

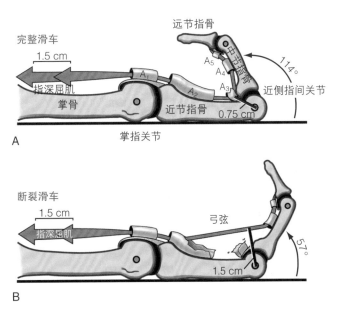

图 8-64　撕裂屈肌滑车的病理力学。A. 滑车完整时，指深屈肌腱的力臂在近侧指间关节为约 0.75 cm。指深屈肌 1.5 cm 的收缩理论上将产生 114°（2 弧度）的近侧指间关节屈曲。B. A$_2$ 和 A$_3$ 滑车断裂，指深屈肌的屈曲力臂会加倍至 1.5 cm。指深屈肌 1.5 cm 的收缩理论上仅能产生大约 57° 的近侧指间关节屈曲

临床拓展 8-3
"钥匙捏合"的肌肉生物力学：第一背侧骨间肌的重要性

在拇指和示指外侧之间捏合物体是一重要的抓握功能，一般被称为"钥匙捏合"。有效的钥匙捏合给第一背侧骨间肌提出很高的力量要求（这种要求可以从捏合时触诊到的其突出肌腹看出，位于示指掌指关节外侧近端约 2.5 cm 处）。第一背侧骨间肌必须在示指掌指关节产生足够强大的外展力量，用以拮抗许多拇指肌肉产生的强大的屈曲力量。这些相对抗的肌肉力量产生了拇指和示指间的捏合力量（在图 8-65，表示为 FT 对 FI）。屈曲作为拇指最强大的运动，主要由拇收肌、拇长屈肌，以及其

他大鱼际肌驱动。如图所示第一背侧骨间肌为稳定示指的掌指关节而利用的内力臂约为 1 cm。另外，拇指产生的作用于示指掌指关节的捏合力（Ft）利用的外力臂约 5 cm（比较图 8-65 中的内、外力臂）。跨掌指关节力臂 5 倍的差异需要第一背侧骨间肌产生大约 5 倍实施在拇指远端的捏合力。由于许多功能性活动需要超过 45 N（10 磅）的捏合力，故第一背侧骨间肌必须能够产生约 225 N（50 磅，指尖捏合力的 5 倍）的外展力量。为了断定此情况是否在生理学上可能，首先考虑一块骨骼肌最多产生 28 N/cm² 的最大力量，一块平均大小的第一背侧骨间肌（横截面积约 3.8 cm²）能期望产生约 106 N（24 磅）的力量——仅为之前估算的一半。所以，尽力的钥匙捏合动作可能还需要另外来源的屈曲扭矩来辅助第一背侧骨间肌稳定示指。此可能来源于第二背侧骨间肌，示指、中指的位置桡侧的蚓状肌也可能参与。

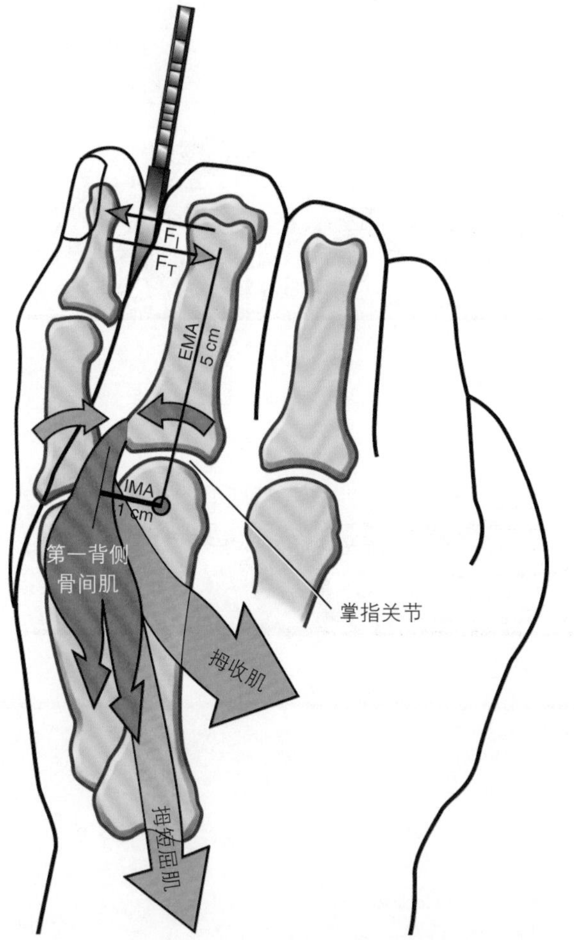

当存在尺神经损伤，拇收肌——拇指主导性的捏合肌肉——及所有骨间肌将被瘫痪。这些肌肉的瘫痪将降低钥匙捏合强度 80%。由于上述肌肉的萎缩，背侧虎口区将凹陷（图 8-66）。尺神经损伤的患者常依赖拇长屈肌（正中神经支配肌肉）来部分代偿钥匙捏合功能的丧失。拇指指间关节增大的屈曲活动是此代偿的明显例证——称为 Froment's 征。然而此种捏合仍无力，部分可能是由于瘫痪的第一背侧骨间肌不能对抗拇长屈肌的屈曲力量。

图 8-65　"钥匙捏合"的肌肉力学，背侧观。拇收肌和拇短屈肌标示为浅红色，通过拇指产生捏合力（FT）。第一背侧骨间肌标示为深红色，通过示指产生力量（FI）。掌指关节的外力臂（EMA）是 5 cm；掌指关节的内力臂（IMA）是 1 cm

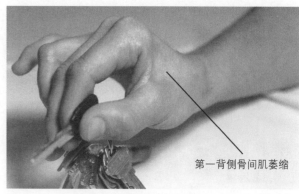

图 8-66　尺神经损伤患者试图进行钥匙捏合。注意第一背侧骨间肌的萎缩。为了代偿瘫痪的拇收肌，拇指指间关节发生屈曲

⊖ 学习中的问题

1. 比较手的近侧、远侧横弓的相对活动度。

2. 列出长时间的（a）尺神经病变和（b）正中神经病变之后你最会预计出现的肌肉萎缩。

3. 拇收肌是一需要稳定近端骨性止点的有力肌肉。看过此肌肉的近端连接后，陈述这种需要是否被满足。

4. 拇指腕掌关节的哪些动作组成了对掌？哪些肌肉对这些单独动作起其主要作用？

5. 描述示指蚓状肌的走行，由近端到远端止点。解释为什么此肌肉能屈掌指关节的同时伸指间关节。

6. 图 8-42 展示拇长伸肌、拇短伸肌和拇长展肌在腕掌关节的力线。在此三块肌肉中，哪块（a）能够内收，哪块（b）能够外展，哪块（c）既不内收也不外展？最后，哪块肌肉能伸腕掌关节？

7. 蚓状肌和骨间肌在手的打开（手指伸直）中起什么作用？

8. 比较天鹅颈畸形和纽孔花畸形的病理力学。

9. 图 8-48 中的哪块内在肌有最大的示指掌指关节的屈曲力臂？

10. 医生常将掌骨骨折患者的手固定在掌指关节屈曲、指间关节伸直的位置，为什么？长期在此位置固定，哪块肌肉会变紧（收缩）？

11. 豌豆骨水平的尺神经损伤患者通常出现拇指腕掌关节内收无力，这是为什么？哪块肌肉能部分代偿此关节缺失的内收功能？

12. 拇指的马鞍状的腕掌关节如何影响屈曲、伸直、外展和内收的关节运动学？

13. 从小到大排列手部腕掌关节的被动活动度，这种活动度特征有什么功能上的重要性？

14. 某患者出现明显的主动外展、内收手指，以及进行"钥匙捏合"时的无力。另外，患者存在小鱼际肌萎缩及手部尺侧及前臂远端的感觉减退。根据附录 Ⅱ B~E 部分中提供的信息，哪个脊髓神经根最可能与这些损伤有联系？

15. 假定某患者在 A4 滑车水平环指的指深屈肌完全断裂，当其试图握拳，其环指远侧指间关节出现伸直，而非屈曲（常被医生称为"反常伸直"）。请给出可能的运动学解释。

16. 描述诊断为"内在肌挛缩"患者的手指位置。手指什么位置能够牵拉紧张的肌肉？

⊖ 课程问题答案可于 Evolve 网站找到。

⊖ 附视频课程目录

- 上肢特定关节运动学的洞悉观察
- 屈指和伸指的运动学（使用尸体手指模型）
- 大型机械手指的原型

临床运动学在四肢瘫痪患者中的应用
- C⁶ 水平四肢瘫痪患者由轮椅移到垫子的分析
- C⁶ 水平四肢瘫痪患者腕伸肌的功能思考（包括腕部的"肌腱活动"）

扫描右侧二维码可
获得相关视频

上肢的肌肉附着、神经支配、肌肉横截面积及皮节

译者：孙俪颖　杨　勇　**审校者**：田　文

A 部分：肘、腕、手部的外周神经走行

下图显示了肌肉神经支配的走行和大致近端到远端的顺序。为了便于说明，有些肌肉的位置稍做了改变。形成每条神经的主要神经根如图所示。

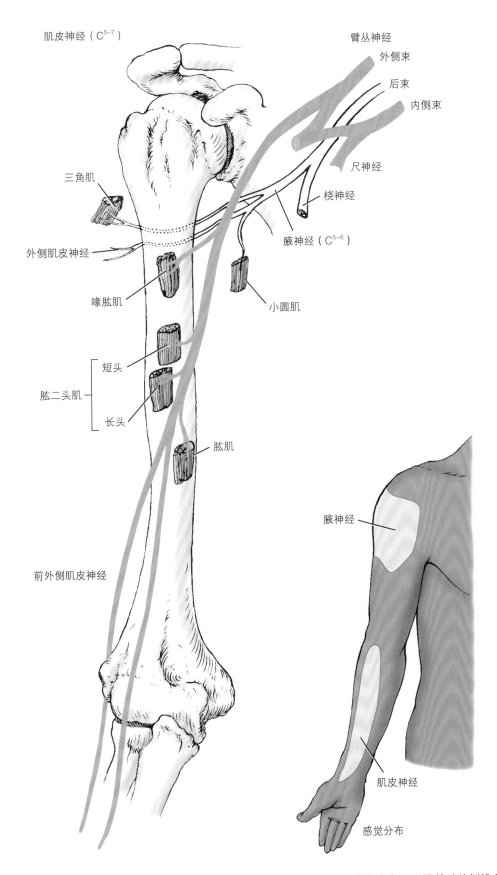

肌皮神经（C$^{5-7}$）

臂丛神经

外侧束

后束

内侧束

尺神经

桡神经

腋神经（C$^{5-6}$）

三角肌

外侧肌皮神经

喙肱肌

小圆肌

短头

肱二头肌

长头

肱肌

前外侧肌皮神经

腋神经

肌皮神经

感觉分布

图 II-1A 肌皮神经的走行显示其支配喙肱肌、肱二头肌及肱肌。该神经的感觉分布区为沿前臂外侧浅色区域。腋神经的运动和感觉成分如图所示

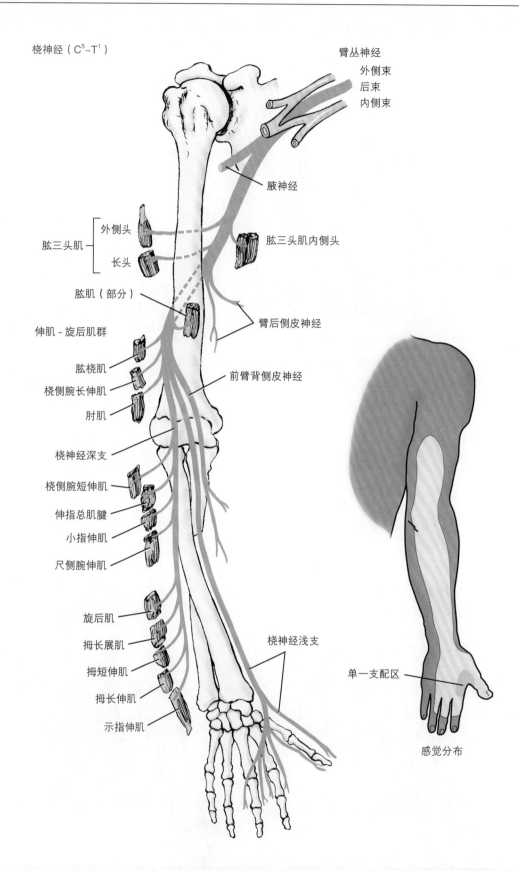

桡神经（C⁵~T¹）

臂丛神经
外侧束
后束
内侧束

腋神经

肱三头肌
外侧头
长头

肱三头肌内侧头

肱肌（部分）

伸肌 - 旋后肌群

臂后侧皮神经

肱桡肌

桡侧腕长伸肌

肘肌

前臂背侧皮神经

桡神经深支

桡侧腕短伸肌

伸指总肌腱

小指伸肌

尺侧腕伸肌

旋后肌

拇长展肌

拇短伸肌

拇长伸肌

示指伸肌

桡神经浅支

单一支配区

感觉分布

图 II-1B　桡神经走行显示其主要支配上臂、前臂、腕和手的大部分伸肌。文中有其从近至远的肌肉神经支配具体描述，请参见正文。上肢背侧浅色区域为其大体感觉支配区。手的背侧虎口区仅由桡神经的感觉分支（绿色）支配。该单一感觉支配区常用于该神经感觉功能的检查

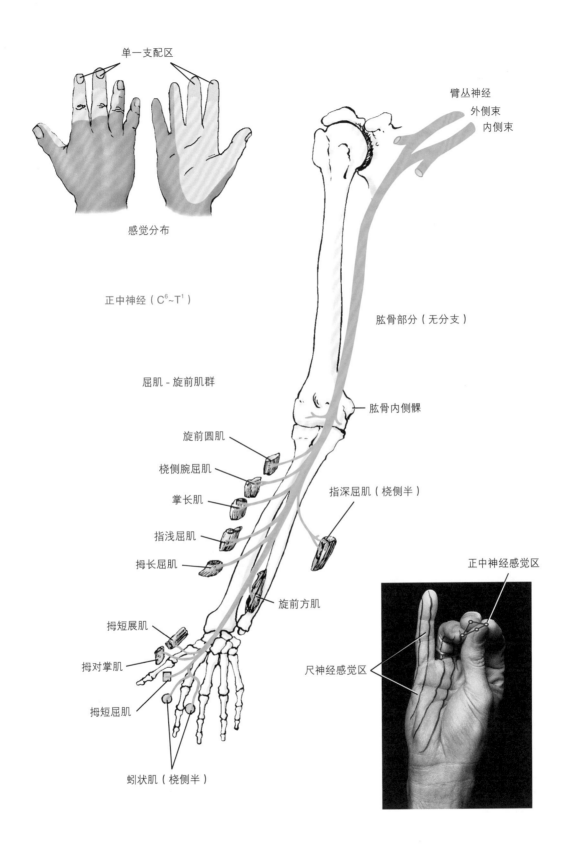

单一支配区

臂丛神经
外侧束
内侧束

感觉分布

正中神经（$C^6 \sim T^1$）

肱骨部分（无分支）

屈肌 - 旋前肌群

肱骨内侧髁

旋前圆肌

桡侧腕屈肌

掌长肌

指深屈肌（桡侧半）

指浅屈肌

拇长屈肌

旋前方肌

正中神经感觉区

拇短展肌

拇对掌肌

尺神经感觉区

拇短屈肌

蚓状肌（桡侧半）

图 II-1C　正中神经走行支配旋前肌群、腕屈肌、指长屈肌群（外在肌）（除外环、小指指深屈肌）、拇指内在肌群和两块桡侧蚓状肌。大体感觉分布如图中浅色区域所示。正中神经单一感觉支配区域如图（绿色）所示，位于示中指指端。拇示指对捏时的感觉为正中神经支配

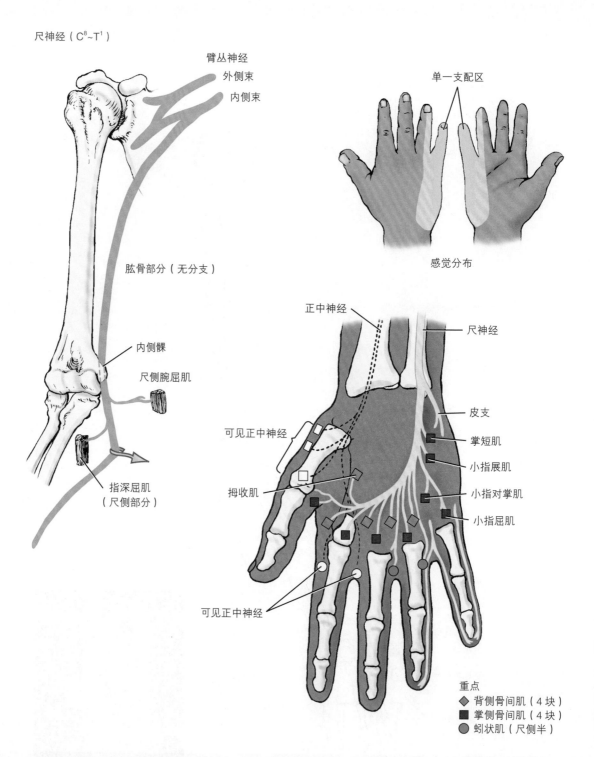

尺神经（C⁸~T¹）

臂丛神经

外侧束

内侧束

单一支配区

感觉分布

肱骨部分（无分支）

内侧髁

尺侧腕屈肌

指深屈肌
（尺侧部分）

正中神经

尺神经

皮支

掌短肌

小指展肌

可见正中神经

拇收肌

小指对掌肌

小指屈肌

可见正中神经

重点
◆ 背侧骨间肌（4 块）
■ 掌侧骨间肌（4 块）
● 蚓状肌（尺侧半）

图 Ⅱ-1D　尺神经走行支配手的大部分内在肌肉，包括尺侧两块蚓状肌。感觉分布覆盖了手尺侧的皮肤，包括环指尺侧和整个小指。尺神经的单一支配区显示为绿色，皮肤区域感觉被描绘成绿色，包括整个小手指尺侧（A~D 图源自 Groot JH: *Correlative neuroanatomy*, ed 21, Norwalk, 1991, Appleton & Lange. Photograph by Donald A. Neumann.）

B 部分：上肢肌肉的脊神经根支配

肌肉	神经根								
	C^1	C^2	C^3	C^4	C^5	C^6	C^7	C^8	T^1
前锯肌					X	X	X	X	
菱形肌（大／小）				X	X				
锁骨下肌					X	X			
冈上肌					X	X			
冈下肌					X	X			
肩胛下肌					X	X	X		
背阔肌						X	X	X	
大圆肌					X	X	X		
胸大肌（锁骨区）					X	X			
胸大肌（胸肋区）							X	X	X
胸小肌								X	X
小圆肌					X	X			
三角肌					X	X			
喙肱肌					X	X	X		
肱二头肌					X	X			
肱肌					X	X			
肱三头肌						X	X	X	X
肘肌							X	X	
肱桡肌					X	X			
桡侧腕长伸肌					X	X	X	X	
旋后肌					X	X			
指总伸肌						X	X	X	
小指伸肌						X	X	X	
尺侧腕伸肌						X	X	X	
拇长展肌						X	X	X	
拇短伸肌						X	X	X	
拇长伸肌						X	X	X	
示指伸肌						X	X	X	
旋前圆肌						X	X		
桡侧腕屈肌						X	X	X	
掌长肌							X	X	X
指浅屈肌							X	X	X
指深屈肌 I、II							X	X	X
拇长屈肌							X	X	X
旋前方肌							X	X	X
拇短展肌							X	X	X
拇对掌肌							X	X	X

（续表）

肌肉	神经根								
	C¹	C²	C³	C⁴	C⁵	C⁶	C⁷	C⁸	T¹
拇短屈肌							X	X	X
蚓状肌Ⅰ、Ⅱ							X	X	X
尺侧腕屈肌							X	X	X
指深屈肌Ⅲ、Ⅳ								X	X
掌短肌								X	X
小指展肌								X	X
小指对掌肌								X	X
小指屈肌								X	X
掌侧骨间肌								X	X
背侧骨间肌								X	X
蚓状肌Ⅲ、Ⅳ								X	X
拇收肌								X	X

数据源于 Kendall FP, McCreary EK, Provance PG, et al：*Muscles：testing and function with posture and pain*, ed 5, Philadelphia, 2005, Lippincott Williams & Wilkins；Standring S：*Gray's anatomy：the anatomical basis of clinical practice*, ed 41, St Louis, 2015, Elsevier；and unpublished clinical observations of persons with spinal cord injury.

　　X，轻度‐中度分布；X，主要分布

C 部分：上肢五大神经及其运动神经支配模式

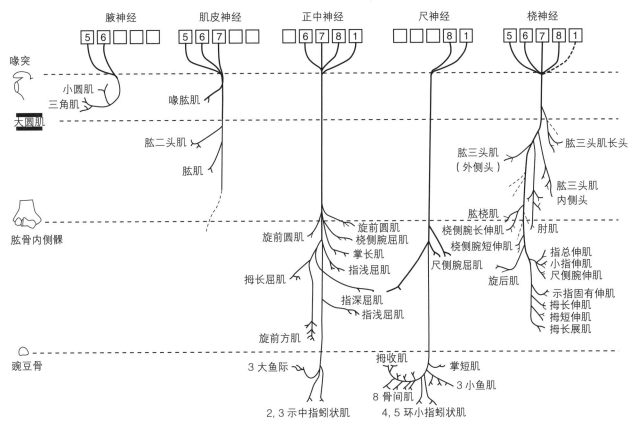

图 II-2　上肢运动神经支配（引自 Swanson AB, de Groot Swanson G: Principles and methods of impairment evaluation in the hand and upper extremity. In American Medical Association: *Guides to the evaluation of permanent impairment*, ed 4, Chicago, 1993, AMA.）

D 部分：检测脊神经根功能的关键肌肉（C^5~T^1）

下表中显示了 C^5~T^1 神经根支配的重点肌肉，肌力减弱提示相关神经根损伤或病变。

重点肌肉	神经根	运动试验
肱二头肌	C^5	前臂旋后屈肘
三角肌中部	C^5	肩外展
桡侧腕长伸肌	C^6	桡偏伸腕
肱三头肌	C^7	伸肘
指总伸肌	C^7	伸指（仅为伸掌指关节）
指深屈肌	C^8	中指屈曲（远指间关节）
小指展肌	T^1	小指外展（掌指关节）

E 部分：上肢皮节

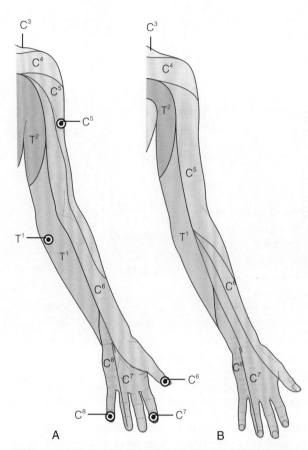

图 Ⅱ-3　上肢的皮节。A. 左上肢前面观；B. 右上肢后面观（背侧）。加粗点表示临床上经常用于测试皮肤的区域，常见变异（修改自 Drake R, Vogl W, Mitchell A: *Gray's anatomy for students*, ed 3, Philadelphia, 2014, Churchill Livingstone. ）

F 部分：上肢肌肉的附着及神经支配

肩部肌肉

喙肱肌

近端附着：喙突的顶端，肱二头肌短头肌腱附着

远端附着：肱骨中段内侧

神经支配：肌皮神经

三角肌

近端附着：

前部：锁骨外侧端前表面

中部：肩峰上表面外侧缘

后部：肩胛骨脊柱后缘

远端附着：肱骨三角肌结节

神经支配：腋神经

冈下肌

近端附着：冈下窝

远端附着：肱骨大结节的中间面；盂肱关节囊的一部分

神经支配：肩胛上神经

背阔肌

近端附着：胸腰椎后部筋膜、棘突和棘上韧带；骶嵴中部；髂嵴后部；下半部四根肋骨；肩胛骨下角附近的小区域，和腹外斜肌

远端附着：肱骨结节间沟

神经支配：胸背（肩胛下中）神经

肩胛提肌

近端附着：C1 和 C2 的横突，C3、C4 横突后结节

远侧附着：肩胛骨的内侧缘，位于肩胛骨上角和脊柱根部之间

神经支配：脊神经腹支（$C^3 \sim C^4$）以及肩胛背神经

胸大肌

近端附着：锁骨头：锁骨内侧半前缘；胸肋头：剑突外侧缘、胸骨体及前六、七肋软骨；肋纤维与腹外斜肌组织交织除

远端附着：肱骨大结节嵴

神经支配：胸外侧和内侧神经

胸小肌

近端附着体：第三至第五肋的外表面

远端附着：喙突内侧缘

神经支配：胸内侧神经

大小菱形肌

近端附着：C7~T5 的颈韧带和棘突

远端附着：肩胛骨内侧缘，从脊柱根部至肩胛骨下角

神经支配：肩胛背神经

前锯肌

近端附着：第一至第九肋骨外侧区的外表面

远端附着：肩胛骨的整个内侧边缘，肩胛骨下角附
　　近有大量纤维

神经支配：胸长神经

锁骨下肌

近端附着：第一肋骨最前端

远端附着：锁骨中 1/3 下方

神经支配：锁骨下神经

肩胛下肌

近端附着：肩胛下窝

远端附着：肱骨小结节；部分盂肱关节囊

神经支配：上、下肩胛下神经

冈上肌

近端附着：棘上窝

远端附着：肱骨大结节上表面；盂肱关节囊的一部分

神经支配：肩胛上神经

大圆肌

近端附着：肩胛骨下角

远端附着：肱骨小结节嵴

神经支配：肩胛下神经

小圆肌

近端附着：肩胛骨外侧缘后表面

远端附着：肱骨大结节下表面；盂肱关节囊的一部分

神经支配：腋神经

斜方肌

近端附着（所有部位）：第七颈椎和全胸椎的颈项
　　上内侧和枕外隆起、颈项韧带、棘突和棘上韧带

远端附着：

上部：锁骨外侧 1/3 的后上缘

中部：肩峰内侧和肩胛骨脊柱侧上唇

下部：肩胛骨脊柱缘最内侧

神经支配：主要由脊髓副神经（颅神经XI）支配；
　　次之由 $C^2 \sim C^4$ 腹支支配

肘和前臂肌肉

肘肌

近端附着：肱骨外上髁后缘

远端附着：在尺骨鹰嘴和尺骨后表面近端

神经支配：桡神经

肱二头肌

近端附着体：

长头：肩胛骨盂上结节

短头：肩胛骨喙突的顶点

远端附着：桡骨肱二头肌粗隆；前臂深部结缔组织

神经支配：肌皮神经

肱肌

近端附着：肱骨前表面的远侧

远端附着：尺骨近端冠状突和结节

神经支配：肌皮神经（少部分源于桡神经）

肱桡肌

近端附着：肱骨外上髁上的上 2/3

远端附着：桡骨茎突附近

神经支配：桡神经

旋前圆肌

近端附着：

肱骨头：肱骨内上髁

尺骨头：尺骨结节内侧

远端附着：桡骨中外侧面

神经支配：正中神经

旋前方肌

近端附着：尺骨远端前表面

远端附着：桡骨远端前表面

神经支配：正中神经

旋后肌

近端附着体：肱骨外上髁，桡侧副韧带和环状韧带，
　　以及尺骨旋后肌嵴

远端附着体：桡骨近端外侧面

神经支配：桡神经

肱三头肌

近端附着：

长头：肩胛骨盂下结节

外侧头：肱骨后方，桡神经沟的上外侧

内侧头：肱骨后方，桡神经沟的内下侧

远端附着：尺骨鹰嘴突

神经支配：桡神经

腕部肌肉

桡侧腕短伸肌

近端附着：肱骨外侧髁旋后肌–伸肌总腱附着处及
　　桡侧副韧带

远端附着：第三掌骨桡背侧

神经支配：桡神经

桡侧腕长伸肌

近端附着：肱骨外侧髁旋后肌–伸肌总腱附着处和

肱骨外上髁远端

远端附着：第二掌骨的桡背侧面

神经支配：桡神经

尺侧腕伸肌

近端附着：肱骨外侧髁旋后肌－伸肌总腱附着处和尺骨中 1/3 后部

远侧附着：第五掌骨基底尺背侧

神经支配：桡神经

桡侧腕屈肌

近端附着：肱骨内侧髁旋前肌－屈肌总腱附着处

远端附着：第二掌骨基底掌侧及第二掌骨基底少许

神经支配：正中神经

尺侧腕屈肌

近端附着：

肱骨头：肱骨内侧髁旋前肌－屈肌总腱附着处

尺骨头：尺骨中 1/3 后部

远端附着：豌豆骨，豆钩和豆掌韧带以及第五掌骨基底掌侧

神经支配：尺神经

掌长肌

近端附着：肱骨内侧髁旋前肌－屈肌总腱附着处

远端附着：腕横韧带中央部肌手部掌腱膜

神经支配：正中神经

手部外侧肌

拇长展肌

近端附着：桡尺骨中段后部和相邻骨间膜

远端附着：第一掌骨基底桡背侧面；偶有附着于大多角骨和大鱼际肌

神经支配：桡神经

指总伸肌

近端附着：肱骨外侧髁伸肌总腱－旋后肌附着处

远端附着：分为四根肌腱，分别止于相应手指的近节指骨基底背侧

神经支配：桡神经

小指伸肌

近端附着：指伸肌腱肌腹尺侧

远端附着：指伸肌腱尺侧，通常可分叉

神经支配：桡神经

示指伸肌腱

近端附着：尺骨中远端后侧和临近骨间膜

远端附着：指总伸肌腱之示指伸肌腱的尺侧

神经支配：桡神经

拇短伸肌腱

近端附着：桡骨中远端后侧和临近骨间膜

远端附着：拇指近节指骨基底背侧及拇指伸肌装置的背侧

神经支配：桡神经

拇长伸肌腱

近端附着：尺骨中段后侧和临近的骨间膜

远端附着：拇指远节指骨基底背侧及拇指伸肌装置的背侧

神经支配：桡神经

指深屈肌腱

近端附着：尺骨近端 3/4 的前内侧和临近骨间膜

远端附着：示中环小指远节指骨基底掌侧

神经支配：

内侧半（尺侧半）：尺神经

外侧半（桡侧半）：正中神经

指浅屈肌腱

近端附着：

肱尺头：肱骨内侧髁指总屈肌－旋前肌群附着处和尺骨冠状突内侧

桡骨头：桡骨粗隆的远端外侧

远端附着：示中环小指中节指骨侧方

神经支配：正中神经

拇长屈肌腱

近端附着：桡骨中段前方和临近骨间膜

远端附着：拇指远节指骨基底掌侧

神经支配：正中神经

手部内在肌

小指外展肌

近端附着：豆钩韧带，豌豆骨和尺侧腕屈肌腱

远端附着：小指近节指骨基底尺侧；小指伸肌装置

神经支配：尺神经

拇短展肌

近端附着：腕横韧带，大多角骨及舟骨结节的掌侧

远端附着：拇指近节指骨基底桡侧缘；拇指伸肌装置

神经支配：正中神经

拇收肌

近端附着：

斜头：头状骨，第二、三掌骨基底及临近的腕掌关节囊韧带

横头：第三掌骨掌侧面

远端附着：两个头均附着于拇指近节指骨基底尺侧，

以及拇指掌指关节内侧籽骨；拇指伸肌装置

神经支配：尺神经

背侧骨间肌

近端附着：

第一：第一、二掌骨近侧

第二：第二、三掌骨近侧

第三：第三、四掌骨近侧

第四：第四、五掌骨近侧

远端附着：

第一：示指掌指关节背侧腱帽斜形纤维的桡侧和示
　　指近节指骨基底

第二：中指掌指关节背侧腱帽斜形纤维的桡侧和中
　　指近节指骨基底

第三：中指掌指关节背侧腱帽斜形纤维的尺侧和中
　　指近节指骨基底

第四：环指掌指关节背侧腱帽斜形纤维的尺侧和环
　　指近节指骨基底

神经支配：尺神经

小指短屈肌

近端附着：腕横韧带和钩骨钩

远端附着：小指近节指骨基底尺侧

神经支配：尺神经

拇短屈肌

近端附着：腕横韧带和大多角骨掌侧结节

远端附着：拇指近节指骨基底桡侧；拇指掌指关节
　　桡侧籽骨

神经支配：正中神经

蚓状肌

近端附着：

内侧两条（尺侧）：临近中环小指指深屈肌腱

外侧两条（桡侧）：示中指指深屈肌腱桡侧

远端附着：通过掌指关节背侧腱帽的斜形纤维连于
　　伸肌装置的桡侧缘

神经支配：

内侧两条（尺侧）：尺神经

外侧两条（桡侧）：正中神经

小指对掌肌

近端附着：腕横韧带和钩骨钩

远端附着：第五掌骨干尺侧缘

神经支配：尺神经

拇对掌肌

近端附着：腕横韧带和大多角骨掌侧结节

远端附着：第一掌骨干桡侧缘

神经支配：正中神经

掌短肌

近端附着：腕横韧带和豌豆骨远端外侧的掌侧筋膜

远端附着：手尺侧缘的皮肤

神经支配：尺神经

掌侧骨间肌

近端附着：

第一：第一掌骨尺侧

第二：第二掌骨尺侧

第三：第四掌骨桡侧

第四：第五掌骨桡侧

远端附着：

第一：拇指近节指骨尺侧缘，与拇收肌相联合；拇
　　指掌指关节内侧籽骨

第二：示指近节指骨基底和示指背侧腱帽斜形纤维
　　尺侧

第三：环指近节指骨基底和环指背侧腱帽斜形纤维
　　桡侧

第四：小指近节指骨基底和小指背侧腱帽斜形纤维
　　桡侧

神经支配：尺神经

G 部分：上肢特定肌肉的生理横截面积

成人上肢肌肉样本的生理横截面[*] （physiologic cross-sectional areas, PCSAs）			
肌肉	PCSA(cm^2) (mean ± SD)	肌肉	PCSA(cm^2) (mean ± SD)
肩部肌群		拇短伸肌	0.5 ± 0.3^2
冈上肌	6.7 ± 0.6^5	拇长伸肌	1.0 ± 0.1^3
冈下肌	10.7 ± 1.0^5	示指固有伸肌	0.6 ± 0.1^3
肩甲下肌	15.5 ± 1.4^5	指浅屈肌 I （示指）	2.5 ± 1.6^1
小圆肌	3.2 ± 0.3^5	指浅屈肌 II （中指）	1.7 ± 0.6^1
喙肱肌	2.0^4	指浅屈肌III （环指）	1.2 ± 0.7^1
肘部前臂肌群		指浅屈肌IV （小指）	0.7 ± 0.4^1
肱二头肌（长头）	2.5 ± 0.2^1	指深屈肌 I （示指）	1.8 ± 0.2^3
肱二头肌（短头）	2.1 ± 0.5^1	指深屈肌 II （中指）	2.2 ± 0.2^3
肱肌	7.0 ± 1.9^1	指深屈肌III （环指）	1.7 ± 0.2^3
肱三头肌（内侧头）	6.1 ± 2.3^1	指深屈肌IV （小指）	2.2 ± 0.3^3
肱三头肌（外侧头）	6.0 ± 1.2^1	拇长屈肌	2.1 ± 0.2^3
肱三头肌（长头）	6.7 ± 2.0^1	手部内在肌群	
肘肌	2.5 ± 1.2^1	拇短展肌	0.7 ± 0.3^2
肱桡肌	1.5 ± 0.5^1	拇短掌肌	1.0 ± 0.4^2
旋前圆肌	3.4 ± 1.5^1	拇短屈肌	0.7 ± 0.2^2
旋后肌	3.4 ± 1.0^1	蚓状肌 I	0.1 ± 0.0^2
旋前方肌	2.1 ± 0.3^3	蚓状肌 II	0.1 ± 0.0^2
腕部肌群		蚓状肌III	0.1 ± 0.0^2
桡侧腕短伸肌	2.9 ± 1.4^1	蚓状肌IV	0.1 ± 0.0^2
桡侧腕长伸肌	2.4 ± 1.0^1	小指展肌	0.9 ± 0.5^2
尺侧腕伸肌	3.4 ± 1.3^1	小指对掌肌	1.1 ± 0.4^2
桡侧腕伸肌	2.0 ± 0.6^1	小指屈肌	0.5 ± 0.4^2
尺侧腕屈肌	3.2 ± 0.0^1	掌侧骨间肌 II	0.8 ± 0.3^2
掌长肌	0.9 ± 0.6^1	掌侧骨间肌III	0.7 ± 0.3^2
手部外在肌群		掌侧骨间肌IV	0.6 ± 0.2^2
指伸肌 I （示指）	0.5 ± 0.1^3	背侧骨间肌 I	1.5 ± 0.4^2
指伸肌 II （中指）	1.0 ± 0.2^3	背侧骨间肌 II	1.3 ± 0.8^2
指伸肌III （环指）	0.9 ± 0.1^3	背侧骨间肌III	1.0 ± 0.5^2
指伸肌IV （小指）	0.4 ± 0.1^3	背侧骨间肌IV	0.9 ± 0.4^2
小指固有伸肌	0.6 ± 0.1^3	拇收肌	1.9 ± 0.4^2
拇长展肌	1.9 ± 0.6^2		

[*] 肌肉按大致由近端到远端的顺序排列。数据源于 five sources (see superscripts)。
Data compiled with the assistance of Jonathon Senefeld.

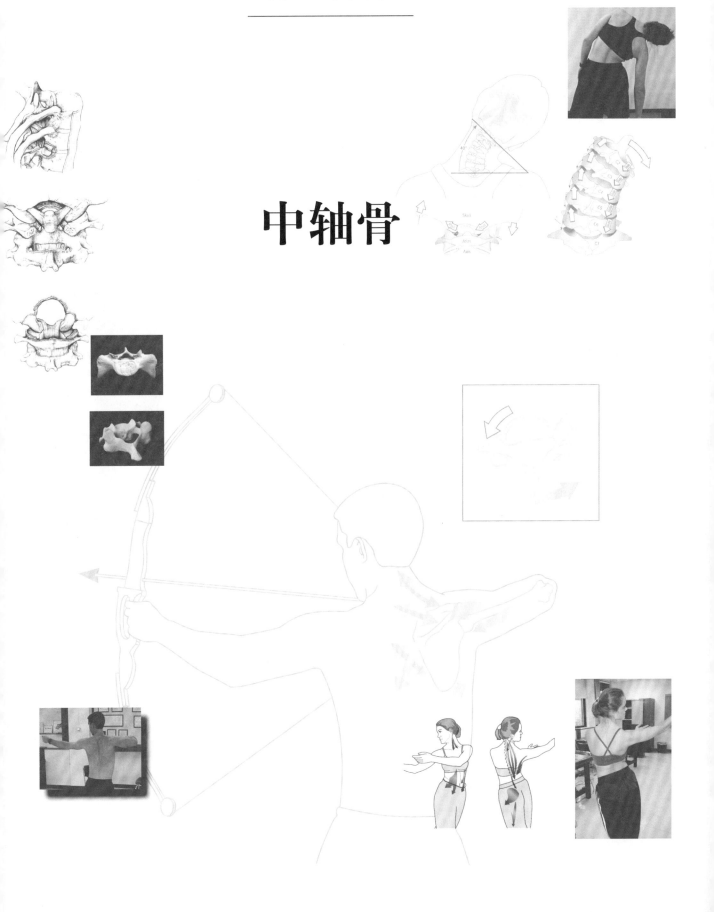

第三部分

中轴骨

中轴骨

视频

　　第三部分重点关注中轴骨的人体运动学：颅骨、椎骨、胸骨、肋骨。该部分共 3 章，每一章描述了中轴骨不同运动学。第 9 章介绍骨与关节学；第 10 章介绍了肌肉与关节间相互作用；第 11 章描述了两个与中轴骨相关的专题：咀嚼和通气的人体运动学。

　　第三部分介绍一些涉及中轴骨的多重功能。这些功能包括：①为躯体提供"核心稳定性"和整体移动性；②为视觉、听觉、嗅觉提供最佳体位；③为脊髓、脑、内脏提供保护；④对身体活动的控制，如通气、咀嚼、分娩、咳嗽和排便等机制。中轴骨的肌肉骨骼损伤可造成以上四种功能中的任一功能受限。

第 9 章

临床相关

　　其他临床联系包括在每一章结尾。本部分旨在突出或扩展与本章所涵盖的运动机能学相关的特定临床概念。

第 10 章

学习中的问题

　　学习中遇到的问题也包括在每一章的最后。这些问题是为了鼓励读者来复习或强化本章所包含的一些主要概念而设计。回答这些问题的过程是学生备考的有效途径。这些问题的答案都在 Evolve 网站上。

第 11 章

第 9 章

中轴骨：骨与关节

原著者：Donald A. Neumann, PT, PhD, FAPTA
译者：段 硕 吴炳轩 张 舵 审校者：崔 维

人体骨骼包含中轴骨和附肢骨两部分。附肢骨由四肢骨、锁骨、肩胛骨和髋骨组成；中轴骨由颅骨、椎骨（脊柱）、肋骨和胸骨组成（图 9-1）。如图 9-1 所示，中轴骨和附肢骨通过上方胸锁关节和下方骶髂关节形成关节连接。

本章重点介绍中轴骨，包括颅颈、脊柱和骶髂关节，讲述这些关节维持稳定、运动，以及负荷转移的作用。肌肉的重要作用在第 10 章介绍。

疾病、外伤、劳损和退变可致中轴骨多种神经肌肉或骨骼肌肉疾患。由于此区域神经（脊髓和神经根）与结缔组织（椎骨和相关韧带，椎间盘和滑膜关节）之间解剖关系紧密，脊柱疾患常伴神经损害。例如椎间盘突出会压迫神经导致局部炎症，出现肌力下降、感觉障碍，以及下肢腱反射减弱。另外，脊柱部分运动和习惯性姿势可能增加结缔组织压迫神经的可能，使病理因素复杂化。详细学习中轴骨的骨与关节解剖有助于了解相关病理力学、临床检查和干预措施的原理。

表 9-1 总结了用于描述轴向骨架内的相对位置或区域的术语。

骨学

中轴骨组成

颅

颅容纳并保护大脑和重要感觉器官（眼、耳、鼻和前庭系统）。在构成颅的众多颅骨中只有颞骨和枕骨与第 9 章和第 10 章中所介绍内容相关。

颞骨和枕骨

两侧颞骨构成颅骨侧面一部分，紧紧围绕并包含外耳道（图 9-2）。在耳后方有一可在体表触及的突起——乳突，此结构为许多肌肉（如胸锁乳突肌）附着点。

枕骨构成颅后下方大部（图 9-3）。枕外隆凸位于枕骨中央体表可触及，作为项韧带和斜方肌上半

相关骨性标志
颞骨
- 乳突

枕骨
- 枕外隆凸
- 上项线
- 下项线
- 枕骨大孔
- 枕髁
- 基底部

表 9-1 描述轴向骨架内相对位置或区域的术语[*]

术语	同义词	定义
后方	背侧	身体背侧
前方	腹侧	身体腹侧
内侧	无	靠近中矢状面
外侧	无	远离中矢状面
上方	颅侧	近头侧
下方	尾侧	近足侧

[*] 人体解剖学姿势定义

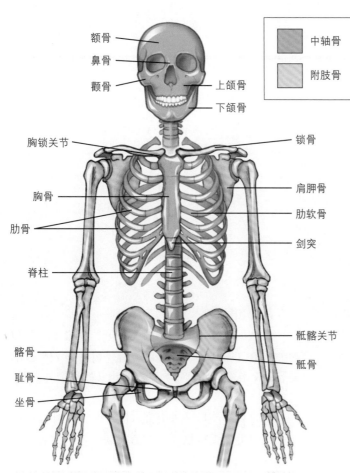

图 9-1   人体骨骼系统。中轴骨蓝色标注（转载自：Thibodeau GA, Patton KT: Structure and function of the body, ed 14, St Louis, 2011, Elsevier. ）

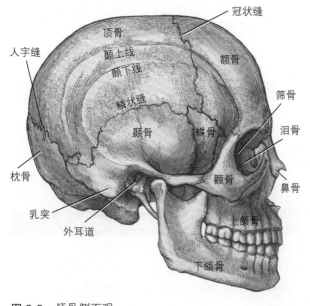

图 9-2   颅骨侧面观

部附着点。上项线细而清晰，从枕外隆凸延伸至颞骨乳突基部，是头和颈部部分伸肌的附着点，如斜方肌和头夹肌。下项线是头半棘肌前缘附着点。

枕骨大孔位于枕骨基部的圆形孔道，有脊髓通过。枕骨髁为枕骨大孔前外侧缘两侧的一对突起，参与构成寰枕关节。枕骨基底部位于枕骨大孔前缘前方。

椎骨：构成脊柱

脊柱不仅为颈部和躯干提供垂直稳定性，还为脊髓、脊神经前后根，以及脊神经根提供保护（图 9-4）。附录Ⅲ-A 部分的图Ⅲ-1 显示了整个脊柱中脊髓与神经根的关系。

中胸椎具备椎骨许多基本解剖和功能特征（图 9-5）。通常典型椎骨可分为三部分：前方是椎体——椎骨主要承重结构。后方是横突、棘突、椎板、关节突，统称为后方附件。椎弓根作为第三部分连接前方椎体及后方附件，能够将施加到后方附件上的肌肉力量分散到椎体和椎间盘。表 9-2 提供了典型中胸椎解剖结构和功能的详细内容。

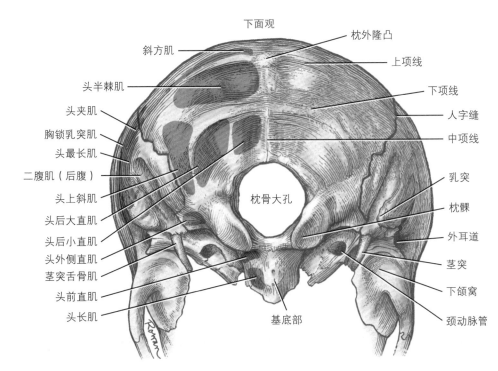

图 9-3　枕骨、颞骨下面观。人字缝将枕骨与颞骨分开。远端肌肉附着以灰色表示，近端附着以红色表示

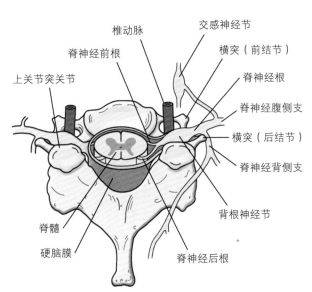

图 9-4　脊髓的横截面如图所示。注意神经组织、颈椎结构和椎动脉之间的关系（经 Magee DL 许可修改：*Orthopedic physical assessment*, ed 3, Philadelphia, 1997, Saunders.）

肋骨

十二对肋骨包绕胸腔形成保护心肺器官的笼状结构。典型的肋骨后端具有肋骨头、肋颈和肋结节（图 9-6）。肋骨头和肋结节与胸椎形成两个滑膜型肋椎关节：肋头关节和肋横突关节（图 9-5B）。此关节将肋骨后端固定于相应椎骨。典型肋头关节将肋骨头连接到两个相邻椎骨及椎间盘的上下肋凹。肋骨的前端由扁平的透明软骨组成。第 1～10 肋直接或间接连接到胸骨构成胸廓前面。第 1～7 肋软骨通过七个胸肋关节直接附着于胸骨外侧缘（图 9-7）。第 8～10 肋软骨通过与紧邻的上方肋软骨融合附着于胸骨。第 11、12 肋因前方未附着于胸骨称为"浮肋"。

胸骨

胸骨前面凸起且粗糙，后面凹陷且光滑，由三部分组成：胸骨柄（拉丁语原意"手柄"）、胸骨体和剑突（希腊语原意"剑"）（图 9-7）。生长发育过程中胸骨柄与胸骨体在胸骨柄胸骨关节处融合形成不活动的软骨连接，而后发生骨化。胸骨柄颈静脉切迹外侧是胸锁关节锁骨面。胸锁关节下方紧邻第 1 胸肋关节，由肋关节面与第 1 肋骨构成。

胸骨侧缘一排肋切迹与第 2～7 肋软骨形成关节。胸肋关节内容将在第 11 章呼吸通气功能中详细讲述。剑突通过胸骨剑突关节与胸骨体下端相连。与胸骨柄胸骨体关节类似，胸骨剑突关节也是通过纤维软骨连接，此关节常在 40 岁后骨化。

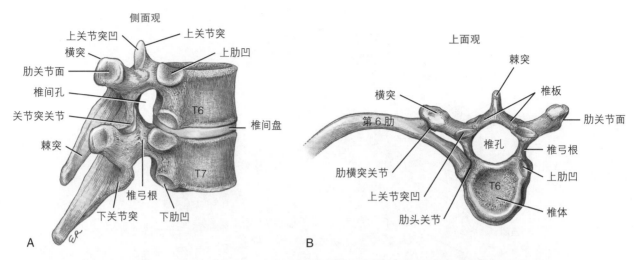

图 9-5 脊柱基本特征。A. 第 6、7 胸椎的侧面观（T6 和 T7）；B. 第 6 胸椎与右肋上面观

部 分	描 述	主要功能
椎体	由薄皮质骨包裹大块松质骨块。骨小梁较轻，仍可提供满意的抗压缩能力	
椎间盘	位于 C2 以下椎体之间的特殊纤维软骨环	每个椎体的主要负重结构
椎体间关节	软骨在椎间盘的上、下终板和邻近椎体间形成的软骨关节	吸收和分布脊柱震荡
椎弓根	从椎体中上部突出的短而厚的骨性突起	椎体间主要连接
椎板	连接棘突基底部和每个横突的垂直薄骨板（左、右两侧）	保护脊髓背侧面
椎管	位于椎体后方的中央管，被椎弓根和椎板包围	容纳和保护脊髓
椎间孔	相邻椎骨之间的侧方开口	脊神经根出行椎管通道
横突	椎板和椎弓根交界处的水平突起	肌肉、韧带及肋骨附着点
肋关节面（椎体）	在胸椎体外侧形成的圆形印痕；大多数胸椎体有上、下关节面（称为半关节面）	骨头附着点（肋脊关节）
肋关节面（横突）	椭圆形切面位于大多数胸椎横突前端	肋骨关节结节附着点（肋横突关节）
棘突	椎板背部中线骨性突起	肌肉和韧带的中线附着点
上下关节突，包括关节面和关节突关节	成对关节突起自椎板和椎弓根交界处；每个突起都有光滑软骨面；通常上关节突关节面向后，下关节突关节面向前	上下关节突成对构成关节突关节。这些滑膜关节引导椎间运动的方向和程度

表 9-2 中胸椎主要结构

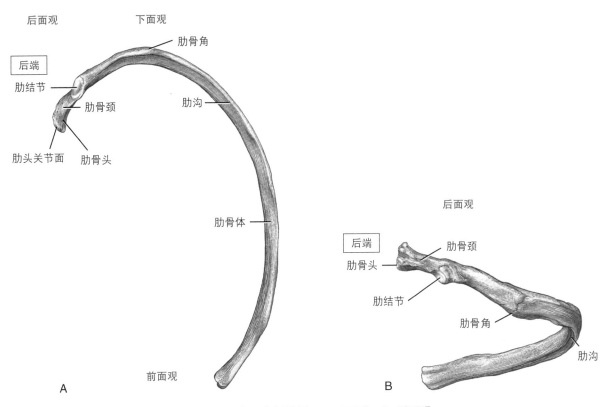

图 9-6　典型右侧肋骨。A. 下面观；B. 后面观

胸骨骨性标志
- 胸骨柄
- 颈静脉切迹
- 胸锁关节锁骨面
- 胸骨体
- 胸肋关节肋骨面
- 剑突

胸骨内关节
- 胸骨胸骨柄关节
- 胸骨柄剑突关节

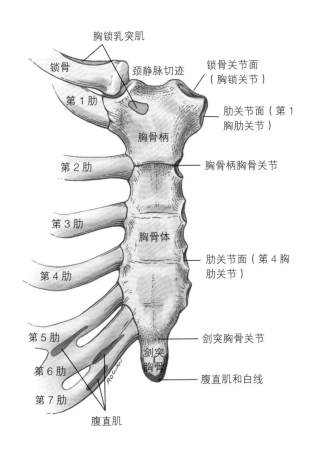

图 9-7　胸骨、右锁骨（部分）和第 1~7 肋前面观。关节连接处可见：①胸骨内关节（胸骨柄和剑突）；②胸肋关节；③胸锁关节。胸锁乳突肌的附着区呈红色。腹直肌和白线的附着区呈灰色

脊柱

脊柱由全部椎骨组成。"躯干"是日常用语，描述人的身体，包括胸骨、肋骨和骨盆，但不包括头部、颈部和四肢。

脊柱通常由33个椎骨组成，分五个区域。有7节颈椎，12节胸椎，5节腰椎，5节骶椎和4节尾椎。骶椎和尾椎正常情况下在成年已融合，形成整块骶骨和尾骨。单个椎骨常规用字母加数字缩写表示；例如第2颈椎为C2，第6胸椎为T6，第1腰椎为L1。脊柱的每个区域（例如颈椎、腰椎）都有独特形态，可反映特定功能和运动潜能。位于颈胸椎、胸腰椎和腰骶交界区的椎骨通常具有过渡区特征。变异并不罕见，例如C7横突有类似胸肋的关节面与肋骨相连，而 L_5 会发生"骶化"（与骶骨融合）。

脊柱生理弯曲

人体脊柱在矢状面呈两个"S"形（图9-8A）。生理弯曲有助于维持站立位脊柱的"理想"姿势。曲度还定义了脊柱不同区域的解剖（或中立）位置。形态上颈椎和腰椎区前凸后凹，称为力线前凸

（lordosis），意为"向后弯曲"。颈椎前凸通常小于腰椎。相反，胸椎和骶尾椎表现为后凸前凹，称为力线后凸（kyphosis）。前凹为容纳胸腔和盆腔脏器提供空间。

大部分脊柱的生理曲度是动态变化的，在运动和调整姿势过程中会改变形状。脊柱后伸会增加颈腰椎前凸，减少胸椎后凸（图9-8B）。脊柱前屈会减小颈腰椎前凸，增加胸椎后凸（图9-8C）。骶尾骨曲度固定在后凸状态。

胎儿的整个脊柱几乎都是后凸的，出生后逐渐形成颈椎和腰椎前凸。但有证据显示在胎儿发育过程中通过磁共振（MR）图像显示腰椎已形成轻微前凸。颈腰椎最终形成前凸与运动功能完善及直立有关。当爬行的婴儿开始观察周围环境时，颈椎的伸肌会抬起头部和颈部。当婴儿开始走路时，更靠尾端发育中的髋部屈肌在骨盆前部施加向下的力，此作用力使骨盆相对于髋关节向前旋转（或倾斜），将腰椎固定在相对前凸的姿势。一旦儿童站立，腰椎的生理前凸就引导身体的重力线穿过或靠近第1腰椎（L1）和骶骨。腰椎生理前凸是人体生物力学最适状态，使维持直立姿势所需局部肌肉力量最小化。

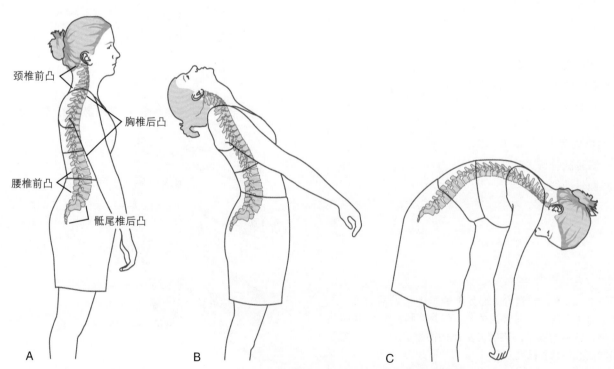

图9-8　脊椎矢状位生理曲度如图所示。A. 站立时为解剖（中立）位；B. 脊柱完全后伸增大颈椎和腰椎前凸，但减小（拉直）胸椎后凸；C. 脊柱屈曲可减小颈椎和腰椎前凸，但增大胸椎后凸

脊柱矢状位曲度也为中轴骨提供了强度和弹性。往复弯曲的脊柱就像柔韧但稳定的弓背。椎骨间垂直压缩力由结缔组织伸展和凸侧肌肉分担。就像股骨等长骨，脊柱强度和稳定性更取决于负重状态下的"弹性缓冲"，而不是静态支撑。

脊柱生理弯曲潜在的负面影响是交界区的剪切力。例如剪切力会导致脊柱融合术后内固定松动，特别是在颈胸交界区和胸腰段。同样在腰骶部一些病理情况下，腰椎可能相对骶骨向前滑移，形成潜在的严重病变——腰椎滑脱。

人体重力线

重力线变化范围很大，以理想姿势站立的人体重力线应起自颞骨乳突附近，经 S2 前方、髋关节后方、膝与踝关节前方到达地面（图 9-9）。重力线常落在脊柱每个生理曲度顶点的凹侧。因此理想姿势下重力线可产生适度矢状位扭矩，有助于维持每个曲度的最佳形态。此外，理想姿势允许重力交替在脊柱主要区域的前屈和后伸方向产生扭矩。交替作用导致部分扭矩抵消，使脊柱整体总净外部扭矩最小。这种力学状态减小了肌肉和韧带所需的总中和扭矩。

图 9-9 中描述的模型比真实模型更理想化，因为每个人的姿势都是独特且不断改变。影响重力线和脊柱间位置关系的因素包括：脂肪堆积、局部脊柱曲度、头和四肢的姿势、肌肉力量和耐力、结缔组织伸展能力、身体姿势和承受负荷的大小。重力线相对于中轴骨的位置会对脊柱产生独特的生物力学效应。例如在腰椎后方传递的重力会对腰椎产生恒定的伸展扭矩，进一步促进生理前凸。在腰椎前方传递的重力产生恒定屈曲扭矩。在这两种情况下，由重力（及其相关的外部力矩臂）产生的外部扭矩须由肌肉主动产生的扭矩和结缔组织被动产生的扭矩抵消。极端情况下这些力量可能极大；如果长时间持续可能因代偿姿势不良及结构变化导致肌肉劳损和疼痛。

解剖学因素影响整体脊柱曲度，包括楔形椎间盘或椎体、关节突关节的空间方向、韧带组成，以及肌肉僵硬程度。例如颈椎和腰椎椎间盘前方稍高，从而有利于这些区域形成前凸。

脊柱正常矢状位力线受多因素影响：疾病，如强直性脊柱病、脊髓灰质炎或肌营养不良；创伤，如严重骨折或脊髓损伤；高龄或运动减少相关，

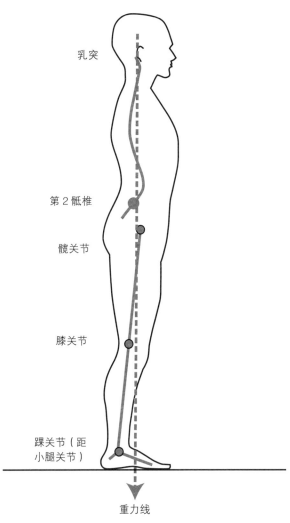

乳突

第 2 骶椎

髋关节

膝关节

踝关节（距小腿关节）

重力线

图 9-9 矢状位模型：描述了标准站立位姿势下的重力线（改编自 Neumann DA: Arthrokinesi ologic Considerations for the aged adult. In Guccione AA, editor: *Geriatricphysicaltherapy*, ed2, Chicago, 2000,Mosby）

如骨质疏松或肌无力。健康人通常出现相对较轻的姿势异常或偏斜。这些不正常多是对身体其他部位异常的代偿且不明显。如图 9-10 所示，增大的腰椎前凸可能是对较大胸椎后凸的代偿，反之亦然。 图 9-10C 展示了过度的腰椎前凸和胸椎后凸造成的"凹背"姿势。其他姿势如图 9-10E 中的"圆背"外观，无法解释胸椎过度后凸合并腰椎前凸减小。无论姿势异常的原因还是位置都会改变重力线与各个脊柱区域间的空间关系。严重时脊柱曲度异常会增加肌肉、韧带、骨骼、椎间盘、关节突关节和出口神经根的应力。曲度异常还会改变体腔容积，过度的胸椎后凸会显著减少深呼吸时肺部扩张空间。

脊柱韧带

脊柱由大量韧带支撑。脊柱韧带限制活动有助于保持生理曲度，并通过稳定脊柱来保护脆弱的脊髓和脊神经根。这些韧带都将在下文和图 9-11 中予以讲述，其强度和功能的不同取决于韧带起止点和位置。表 9-3 总结了每个韧带的基本结构和功能。

黄韧带起于上位椎板的前面，止于下位椎板的后面。黄韧带由一系列成对韧带组成，紧贴脊髓后方延伸整个脊柱，黄韧带和后方椎板形成椎管后壁。

黄韧带字面意思是"黄色的韧带"，表明是浅黄色弹性结缔组织。组织学上黄韧带由约 80% 弹性蛋白和 20% 胶原蛋白组成。韧带高弹性非常适合在整个屈曲范围内施加适度且相对恒定的阻力，可吸收或"减弱"脊柱屈曲过程中近端产生的椎间压缩力。测量表明在解剖（中立）位和过屈位之间，黄韧带的应力（伸展）增加约 35%（图 9-12）。超过限度的剧烈屈曲会导致黄韧带断裂，从而在椎间盘前部产生破坏性压应力。腰椎椎间活动是脊柱中最大，黄韧带也相应最厚。

从功能和结构角度看，黄韧带的高弹性除了在整个屈曲过程中逐步提供阻力，其固有弹性在解剖位也可于椎骨间施加较小但恒定的压应力。弹性可以防止韧带在过伸状态向内褶皱，过度褶皱或折叠可能会挤压并伤害相邻的脊髓。

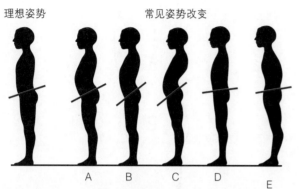

理想姿势　　　　常见姿势改变

A　B　C　D　E

图 9-10　图中展示了脊柱和骨盆在矢状位常见姿势改变。从神经肌肉角度看，图中所有姿势均有代表性。髂嵴上的红线表示不同程度骨盆倾斜（或腰椎前凸）（改编自 McMorris RO: Faulty postures, *Pediatr Clin North Am* 8: 217, 1961.）

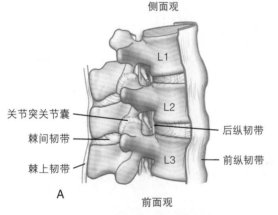

侧面观

L1
L2
L3

关节突关节囊
棘间韧带
棘上韧带
后纵韧带
前纵韧带

A

图 9-11　稳定脊柱的主要韧带。A. 腰椎（L1~L3）侧面观；B. L1~L3 椎体前面观，通过截断椎弓根移除 L1 和 L2 椎体。C. L1~L3 椎体后面观，通过截断椎弓根去除 L1 和 L2 后部。在 B 和 C 中，已去除神经组织

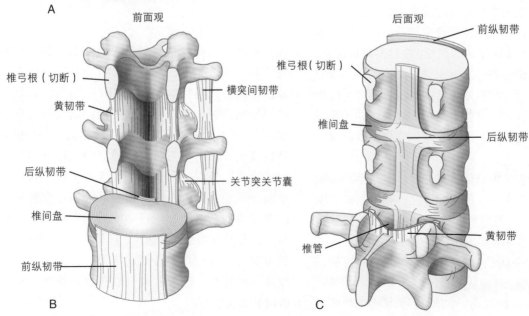

前面观

椎弓根（切断）
黄韧带
后纵韧带
椎间盘
前纵韧带
横突间韧带
关节突关节囊

B

后面观

前纵韧带
椎弓根（切断）
椎间盘
后纵韧带
椎管
黄韧带

C

表 9-3　脊柱的主要韧带

名　称	附着点	功　能	评　价
黄韧带	上位椎板前面和下位椎板后面之间	限制和减缓椎间屈曲	富含弹性蛋白；紧靠脊髓后方；腰椎区域最厚
棘上和棘间韧带	从 C7 到骶骨邻近的棘突之间	限制屈曲	项韧带是棘上韧带在颈部和头部的延伸，为肌肉附着提供中线结构，并支持头部
横突间韧带	邻近横突之间	限制侧屈和前屈	颈段纤维少；胸段韧带与局部肌肉缠绕在一起；腰段韧带薄而膜状
前纵韧带	枕骨基底部和包括骶骨在内的所有椎体前面	限制颈椎和腰椎区域的伸展或过度前凸；加强椎间盘前方	腰椎区发育最好；拉伸强度约为后纵韧带的两倍
后纵韧带	枢椎（C2）和骶骨之间在所有椎体的后面	限制屈曲，加强椎间盘后方	位于椎管内，在脊髓的前方
关节囊	每个关节突关节的边缘	强化关节突关节	在接近中立位（解剖位置）是松弛的，但在其他极端位置会变得越来越紧绷

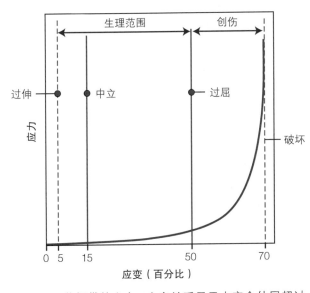

图 9-12　黄韧带的应力 - 应变关系显示由完全伸展超过正常屈曲范围并达到组织破坏临界点。韧带在超出其松弛状态长度 70% 以上时断裂（数据来自 Nachemson A, Evans J: Some mechanical properties of the third lumbar interlaminar ligament, *J Biomech* 1: 211, 1968.）

棘间韧带布满相邻棘突间大部分区域。弹性蛋白含量更高的深层纤维与黄韧带混合交织；浅层纤维含胶原蛋白更多并与棘上韧带交织。棘间韧带的纤维方向和组成因位置而异。例如腰椎棘间韧带斜

向后上方呈扇形排列（图 9-11A）。该区域的纤维仅在极度屈曲的情况下才被拉紧。

棘上韧带附着在棘突尖之间，与棘突间韧带一样，这些韧带抵抗相邻棘突的分离限制屈曲。胶原蛋白比例越高且纤维越强健的韧带抗屈曲能力越大。腰椎棘上韧带不够强健，分布稀疏（尤其是 L4 和 L5 之间），部分被胸腰筋膜或小的肌腱纤维替代。因此极度屈曲时最先断裂的结构是腰椎棘上韧带。

颈椎棘上韧带发达并向上延伸至颅骨称为项韧带，坚韧的筋膜由附着在颈椎棘突和枕外隆凸之间的双层弹性纤维组成。项韧带伸展状态下的被动张力为头部和颈部提供了微小但有效的支撑。项韧带还为斜方肌、头夹肌和颈夹肌等肌肉提供中线附着点。中上颈椎触诊时因项韧带影响难以触及棘突（图 9-13）。横突间韧带定义不明确，呈薄的膜状结构在相邻横突间延伸。组织侧屈时紧张，前屈时影响较小。

前纵韧带是长而结实的带状结构，附着在枕骨基底部和所有椎体（包括骶骨）前缘。深部纤维与椎间盘前部融合并加强椎间盘前方结构。前纵韧带在脊柱后伸时紧张，屈曲时松弛。在颈椎和腰椎前纵韧带的张力有助于限制生理前凸。该韧带在颅骨起点处较窄，尾端逐渐变宽。

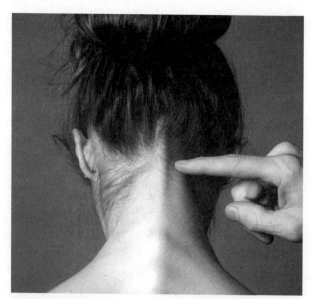

图 9-13 一位体型较瘦健康女性突出的项韧带

后纵韧带是连接整个椎体后表面的连续结缔组织，连接枢椎（C2）至骶骨。后纵韧带位于椎管内靠脊髓前方（图 9-11A）（前、后纵韧带是根据它们与椎体的位置命名，而不是根据脊髓）。后纵韧带深层纤维与椎间盘后方融合并加强。后纵韧带在头端较宽向腰椎逐渐变窄。后纵韧带薄弱影响其限制腰椎间盘向后方膨出（或突出）的能力。与大多数脊柱韧带一样后纵韧带随屈曲而逐渐变得紧绷。

关节突关节的关节囊韧带附着于关节面边缘（图 9-11A）。关节突关节有助于椎间连接和稳定，关节突关节在引导椎间运动方向上也有独特且重要的作用。包绕关节突关节的关节囊韧带含有弹性蛋白和胶原纤维，使其足够坚固，能够保持关节突关节完整性，同时又足够柔韧可实现脊柱运动中椎间平移功能。关节突关节囊由邻近肌肉和黄韧带加固，在腰椎区域最为明显。

在解剖（中立）位置，关节囊韧带相对松弛，部分纤维在关节接近运动极限时逐渐变得紧张。例如在颈部完全屈曲时，两关节面发生最大位移时产生的被动张力最大。脊柱各区域的运动学高度特异，将在本章后续进一步讨论。

最后，了解椎间关节处脊柱韧带与旋转轴的相对位置，有助于深入理解其主要功能。在下一节中，将进一步讲述椎间运动的旋转轴与椎体的位置关系。例如矢状运动时位于椎体后方的各韧带在屈曲过程中都会被拉伸（紧张）。相反，位于椎体前方的韧带在伸展过程中被拉伸。如图 9-11A 所示，除前纵韧带外，所有韧带在屈曲时都呈紧张状态。了解运动和姿势是如何拉伸脊柱韧带，对于理解韧带损伤机制以及韧带如何间接保护脊髓和神经根至关重要，并与临床工作密切相关。因为在临界长度或力量作用下，长期过度拉伸、薄弱的韧带，将松弛无法紧张或断裂。断裂或松弛的韧带不能充分发挥稳定椎间关节的作用。最终导致脊柱失稳。脊柱失稳——在医学、科研和康复文章中广泛使用的术语——由于椎间自然刚度丧失，导致椎间运动异常和范围增加。在实验量化脊柱失稳中使用了运动学中立区的概念。中立区一般指通过尸体或动物研究，确定周围组织被动阻力最小时的椎间运动范围（或"区域"）。这种自然的"最小刚度区"随着周围结缔组织的损伤而增大。明显或慢性脊柱失稳会导致局部韧带进一步损伤，同时还会导致关节突关节、椎间盘损伤，甚至导致脆弱的神经组织损伤。脊柱失稳可能会导致躯干甚至肢体活动时疼痛。情况严重的脊柱失稳可能需要手术干预，如融合手术。根据失稳的性质可进行运动锻炼治疗，旨在通过改善神经肌肉功能、增加特定脊柱区域自然刚度，从而减少特定椎间连接的中立区范围，此部分内容详见第 10 章。

脊柱局部骨性标志

"结构决定功能"非常适用于脊柱研究。椎骨都有共同的基本形态，但每个椎骨都有独特结构以体现独特功能。下一节连同表 9-4，讲述脊柱各部位的特殊骨性标志。

颈椎

所有椎骨中颈椎体积最小但活动度最大。高机动性对于头部所需的大范围活动必不可少。颈椎最独特的解剖特征是横突上的横突孔（图 9-14）。重要血管椎动脉经此孔上行，通过枕骨大孔将血液输送到大脑和脊髓。在颈部椎动脉紧贴脊神经根前方（图 9-4）。

第 3 至第 6 颈椎特征几乎相同，被认为是典型颈椎。寰椎（C1）和枢椎（C2）以及第 7 颈椎（C7）是不典型的，其原因将在后面的章节中讲述。

表 9-4　脊柱骨性标志

	椎体	上关节突关节面	下关节突关节面	棘突	椎管	横突	评价
寰椎	无	凹形，面朝上	平面，面朝下	无，被后方小结节取代	三角形	颈椎中最大	两个巨大的侧块，由前后弓连接
枢椎	高，其上有垂直突起的齿状突	平面略凹，面朝上	平面，面朝前下	颈段最大，末端分叉	大，三角形	起自前后结节	支撑寰椎与颅骨的巨大上关节突
C3～C6	横径比纵径更宽，有钩椎关节	平面，面朝后上	如上所述	未端分叉	大，三角形	止为前后结节	典型颈椎
C7	横径比纵径更宽	如上所述	过渡到典型胸椎	大而突出，易触及	三角形	厚而突出，前结节最明显，可形成"颈肋"	由于巨大棘突，常被称为"隆椎"
T2～T9	横、纵径接近，有附着第2～9肋骨头的上下肋凹	平面，大多面朝后	平面，大多面朝前	长且尖，略向下倾斜	圆形，比颈段小	横向外后，形成肋横突关节	典型胸椎
T1和T10～T12	T1有附着肋1的完整肋凹和附着肋2的半个肋横突关节 T10～T12各有一个完整肋凹	如上所述	如上所述	如上所述	如上所述	无肋关节面	因肋骨附着方式被认为为"非典型胸椎"
L1～L5	横径比纵径更宽 L₅略呈楔形（即前方高度比后方高）	略凹，面朝内侧或后内侧	L1～L4略凸，面朝外侧或前外侧 L5平面，面朝前和稍外侧	坚固且呈方形	三角形，容纳马尾	细长，向外突出	上关节面有乳突
骶骨	融合第1骶椎体	平面，面朝后和略内侧	无	无，被多个棘突结节取代	如上所述	缺如，被多个横突结节取代	
尾骨	由四块未发育椎体的融合	未发育成熟	未发育成熟	未发育成熟	在第1尾骨结束	退化	

上面观

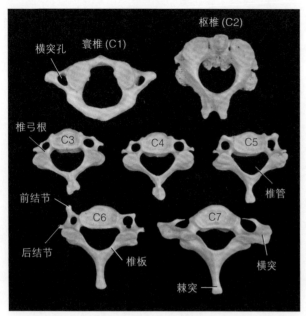

图 9-14 同一标本上所有七个颈椎的上面观

前面观

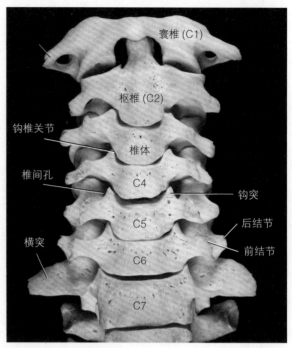

图 9-15 颈椎前面观

典型颈椎（C3~C6）

C3~C6 椎体呈小矩形，由相对致密和结实的皮质壳构成。椎体横径比纵径更宽（图 9-14 和图 9-15）。椎体上、下终板不同于其他椎骨为平面，而是曲面或有凹陷。上终板在冠状面呈凹形，侧方突起被称为钩突（uncus 的意思是"钩子"）。下终板在矢状位呈凹形，前后边缘拉长。钩突和上位椎体侧下缘凹陷之间形成钩椎关节。如图 9-15 所示，钩椎关节是椎间孔内侧壁的一部分。此关节（通常被称为"Luschka 关节"）通常存在于 C2~C3 至 C6~C7 双侧椎间连接处，是否为滑膜关节还存在争议。虽然钩椎关节可能兼具结构和运动功能，但生物力学作用尚不明确。钩突的存在有助于保持相邻椎间盘在轴向旋转过程中保持冠状面（中央）位置。此外，在颈椎区域轴向旋转和侧屈时钩椎关节自然产生"耦合"机制（前面已描述）。临床上钩突异常增大、成角或骨赘生成时，会导致相邻椎间孔变小。钩突或相关骨赘可能撞击或刺激颈椎神经根导致同侧上肢神经症状。

C3~C6 椎弓根后外侧短而弯曲（图 9-14）。薄椎板从每侧椎弓根向中央后方延伸（图 9-17）。颈椎区域三角形椎管宽大，容纳脊髓颈膨大并发出颈丛和臂丛。

在 C3~C6 区域内，连续的上、下关节突形成连续的关节"柱"，并被关节突关节分隔（图 9-18）。每个关节突关节内的关节面平顺光滑，关节面位于冠状面和水平面之间。上关节面朝向后上方，下关节面朝向前下方。

C3~C6 棘突较短，一些棘突呈双叉状（即分叉）（图 9-14，C3）。横突较短横向延伸，终止于形状各异的前后结节。结节是颈椎特有结构，为前斜角肌、肩胛提肌和颈夹肌等提供附着点。

非典型颈椎（C1、C2、C7）

寰椎（C1）

顾名思义寰椎的主要功能是支撑头部。寰椎没有椎体、椎弓根、椎板及棘突，本质上是由前后弓连接的两个大的侧块（图 9-19A）。较短的前弓有连接前纵韧带的前结节。较长的后弓几乎占整个寰椎周长的一半，后结节是后弓中线标志，侧块支撑突出的上关节突，上关节突支撑颅骨。

大而凹陷的寰椎上关节面通常朝向头部，在特定位置承托大而凸起的枕骨髁。下关节面通常为平面或稍凹陷通常朝下，侧缘向下倾斜，与水平面呈角约 20°（图 9-19B）。寰椎有所有颈椎中突起最明显的横突，是几个小而重要的控制颅骨运动肌肉的附着点。

特别关注 9-1

颈椎骨赘引起上肢神经症状：椎间盘退变的可能后果

正常含水的椎间盘是椎体间的天然"隔断"，可减轻钩椎关节部分负荷。由于缺乏实质性的关节软骨，面积较小的钩椎关节不能承受压力和剪切力，特别是反复或较大应力。图 9-16 显示 C3~C4 间健康、含水且完整的椎间盘在 C3~C4 钩椎关节间形成保护。图 9-16 还显示 C4~C5 节段退变、脱水和

变薄的椎间盘增加 C4~C5 钩椎关节处的应力。随着时间的推移，增加的应力会刺激骨赘(骨刺)生长。可见骨赘压迫 C^5 神经根，引起放射(神经根)痛、肌力减低或神经支配区感觉异常，典型支配区是沿手臂外侧向下。健康椎间盘不仅能间接保护周围骨性结构也能保护神经根。

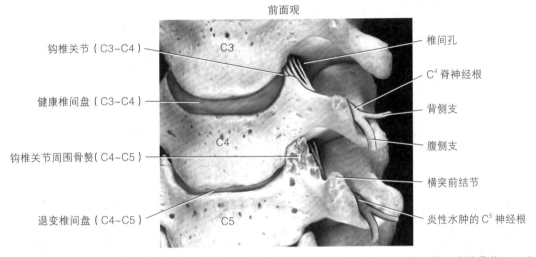

前面观

图 9-16　基于邻近椎间盘健康状况的相对载荷比较的计算机增强图像。C4~C5 钩椎关节形成的骨赘，压迫 C^5 出口根，并使其炎性水肿

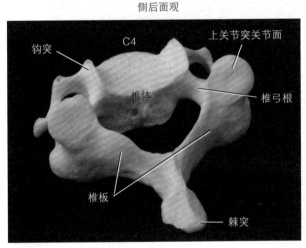

侧后面观

图 9-17　第 4 颈椎侧后面观

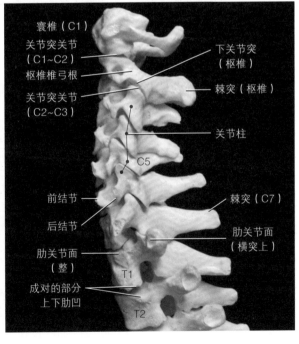

外侧观

图 9-18　颈椎侧面观

枢椎（C2）

枢椎体高大，是向上齿状突起（齿状突）的基底（图9-20）。枢椎体的一部分由寰椎及椎间盘形成。齿状突为寰椎和颅骨提供硬性垂直旋转轴（图9-21）。一对上关节突从椎体侧方突出（图9-20A）。轻微凸出的上关节面与水平面呈20°，与寰椎下关节面倾斜角度相匹配。枢椎上关节突发出一对粗壮椎弓根和一对短横突（图9-20B）。一对下关节突从椎弓根向下突出，关节面朝向前下方（图9-18）。枢椎棘突末端宽且分叉。棘突体表可触及，是颈半棘肌等许多肌肉附着点。

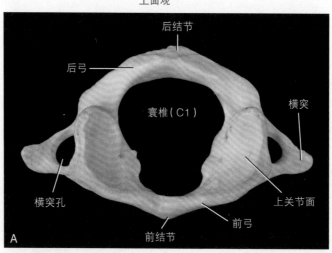

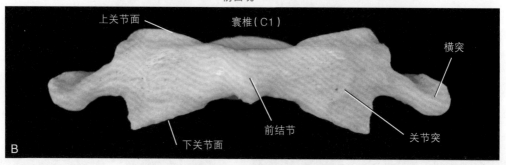

图9-19　寰椎。A.上面观；B.前面观

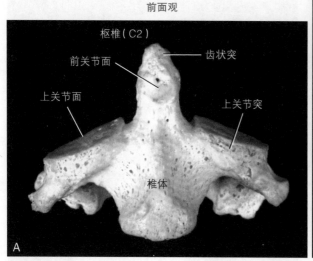

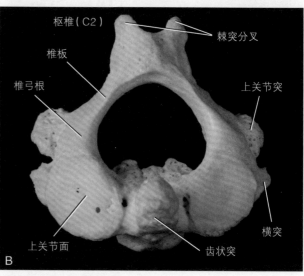

图9-20　枢椎。A.前面观；B.上面观

"隆椎"（C7）

C7 是所有颈椎中最大的，具有胸椎的许多特征。如图 9-15 所示，C7 可以有较大的横突，肥厚的前结节可能会生出颈肋压迫臂丛神经。此椎体棘突较大，类似其他胸椎的特征（图 9-18）。因其典型的大棘突体表易触及，解剖学家经常称其为"隆起的椎骨"。

胸椎

典型胸椎（T2~T9）

第 2~9 胸椎表现出相似的特征（图 9-5 中的 T6 和 T7）。椎弓根从椎体发出后几乎垂直向后，椎管较颈段狭窄。横突较大向后外侧突出，每个横突存在一个与相应肋骨结节相连的横突肋凹（肋横突关节）。短而厚的椎板通过宽基底与斜向下方棘突相连。

胸廓区域的上、下关节面垂直，并轻微向前倾斜（图 9-22）。上关节面朝后，下关节面朝前。上、下关节形成，关节突关节的排列方向接近冠状面。

第 2~9 肋骨的肋骨头与一对跨越胸椎间隙的上下肋凹相连（图 9-22 中第 8 肋的一对上下肋凹），如前所述此关节称为肋头关节。肋间神经走行于相应椎间，孔位于关节突关节前方。

非典型胸椎（T1、T10~T12）

由于特殊的肋骨附着方式，第 1 和最后三个胸椎被认为是非典型的。T1 上有一个完整的肋关节面，可接受第一肋的整个肋骨头，下有一个半关节面，可接受第 2 肋部分肋骨头（图 9-18）。T1 的棘突特别细长，通常与 C7 的棘突一样突出。T10~T12 的椎体可能存在单一完整的肋突关节面，分别与第 10、第 11 和第 12 肋骨头相连。T10~T12 通常不存在肋横突关节。

腰椎

腰椎椎体宽大，能够支撑头部、躯干和手臂的全部重量（图 9-23）。5 节腰椎总质量约为 7 节颈椎的两倍。

多数情况下腰椎具有相似特征。椎板和椎弓根短而厚构成椎管后壁和侧壁，形成近三角形的椎管。横突几乎直向侧方，L1~L4 横突薄且逐渐变细，L5 横突短厚强度大。棘突较宽呈矩形，从两侧椎板连接处水平向后延伸（图 9-24）。这种形状与胸椎区域尖而斜的棘突明显不同。上关节突的后表面有乳突，是多裂肌的附着点。

腰椎关节面几乎垂直。上关节面略凹，面向内侧或后内侧。如图 9-23 所示，腰椎上段上关节突关节面朝向最接近矢状位，而腰椎中下段区域的上关节突关节面介于矢状位与冠状位之间。下关节面与上关节面的形状和方向相匹配，关节面略凸起，一般面向外侧或前外侧（图 9-24）。

L5 下关节面与骶骨上关节面相连，L5~S1 关节突关节通常比其他腰椎关节更接近冠状位。L5~S1 关节突关节是腰骶关节前后稳定的重要解剖基础。

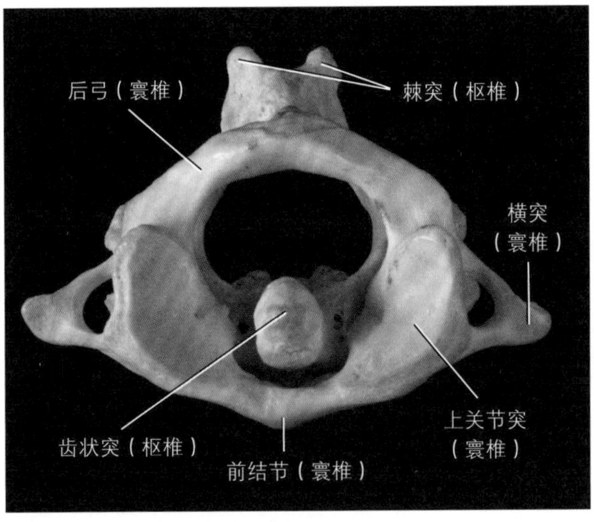

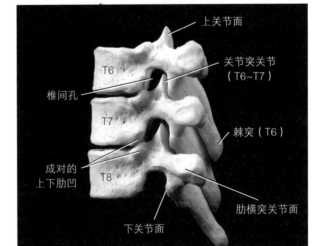

图 9-21　正中寰枢关节上面观

图 9-22　第 6 胸椎到第 8 胸椎侧面观

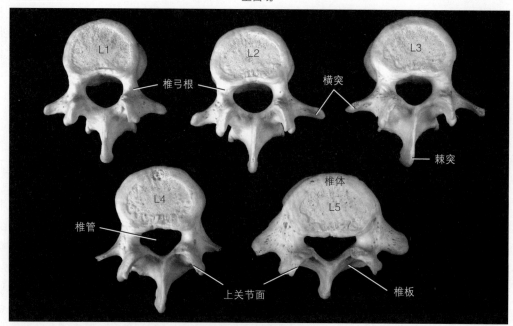

上面观

图 9-23 第 5 腰椎上面观

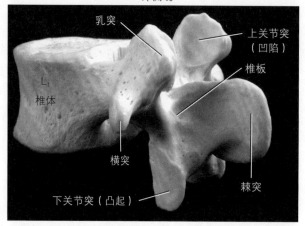

外侧观

图 9-24 第 1 腰椎侧后面观

骶骨

骶骨为底部朝上顶端朝下的三角形骨（图 9-26）。骶骨的重要功能是将脊柱重量传递到骨盆。儿童时期每个独立的骶椎由软骨膜连接，成年时骶骨融合成整体，但仍然保留着一般椎骨的解剖学特征。

骶骨前（骨盆）表面光滑略凹，构成骨盆部分后壁。四对腹侧（骨盆）骶孔走行脊神经根腹侧支，构成大部分骶丛。

骶骨背侧面由于附着肌肉与韧带而凸起粗糙（图 9-27）。棘上及外侧结节是骶骨融合后棘突和横突残留标志。四对背侧骶孔走行神经根背侧支。

骶骨上表面清晰显示出第一骶椎椎体（图

9-28）。S1 椎体前缘锐利称为骶骨岬。三角形骶管容纳并保护马尾神经。椎弓根厚，向侧面延伸称为骶骨翼（双翼）。上关节突粗壮关节面朝向后方。关节面与 L5 下关节面连接形成 L5~S1 关节突关节（图 9-27）。大关节面与髂骨连接形成骶髂关节。骶骨尾部变窄形成顶点，即与尾椎形成的关节顶点。

尾骨

尾骨由四块椎骨融合形成小三角形骨（图 9-27）。尾骨底部参与形成骶尾关节连接骶骨的顶点。骶尾关节有纤维软骨盘，由小韧带支撑。骶尾关节通常逐渐融合。青年时期尾骨内小关节仍存在，成年后通常发生融合。

特别关注 9-2

腰椎关节突关节发育异常

与大多数胸椎关节突关节类似，出生时腰椎关节突关节的关节面排布接近冠状位。从出生到 11、12 岁这段时间里，除了腰椎下段关节突关节外，其余所有关节突排布方向同成人近似接近矢状位（图 9-25）。这种缓慢的结构转化受关节突骨化率影响。Bogduk 认为：这种转化可能受儿童时期不断发展的直立姿势，及包括腰多裂肌在内的特定肌肉功能的影响。尽管在青年时期关节突关节持续生长，但是关节突关节的空间排布在青少年时期之前就已经确定。

儿童期腰椎关节突关节发育的自然变化可以造成结构改变并可延续到成年期。虽然变化程度可能很大，但多数情况下相对较小，例如左右两侧关节面的轻微不对称（图 9-23 显示腰椎上关节突关节面不对称）。20%~30% 的成人腰椎存在轻微的不对称。极端情况下双侧不对称可能会在整个椎间连接处产生不均匀的应力。尽管证据不一，但压力可能造成关节突关节过早退变。

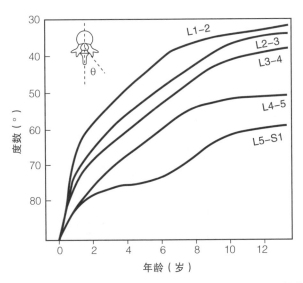

图 9-25 腰椎关节突关节的关节面方向随年龄变化趋势图（依据 Lutz G, Die Entwicklung der Kleinen Wirbel-gelenke Z Orth 104: 19–28, 1967. IN Bogduk N: *Clinical and radiological anatomy of the lumbar spine*, ed 5, St Louis, 2012, Churchill Livingstone）

上面观

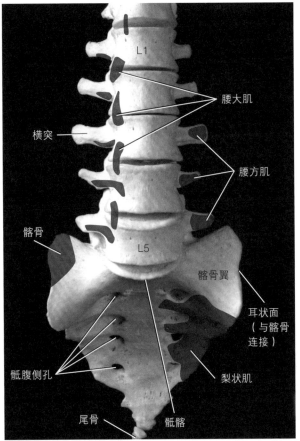

图 9-26 腰骶部前面观。梨状肌、髂骨和腰大肌的附着区呈红色。腰方肌附着区呈灰色

后外侧观

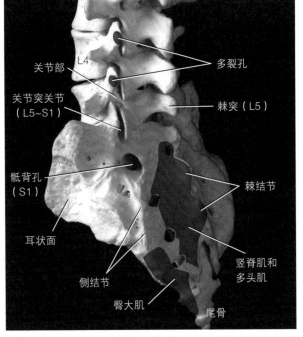

图 9-27 腰骶部后外侧观。多裂肌、竖脊肌和臀大肌附着区呈红色

上面观

棘结节（S1）

椎板

上关节突
及关节面

骶管

椎体

S1

椎弓根

髂骨　　　　　骶岬　　　　　髂骨

图9-28　骶骨上面观。髂肌附着区呈红色

特别关注9-3

马尾

　　出生时脊髓和脊柱近似等长。此后脊柱生长速度略快于脊髓，成人脊髓尾端通常终止于L_1椎体。因此到达相应的椎间孔前，腰骶部脊神经根在尾部走行较长距离（见附录Ⅲ，A部分中的图Ⅲ-1）。神经拉长类似马的尾巴，被称为马尾。

　　马尾神经为一组周围神经，位于腰骶椎管内并漂浮于脑脊液中。腰骶部严重骨折或创伤可损伤马尾神经，但不累及脊髓。马尾损伤导致肌瘫、萎缩，感觉异常，反射减弱（伴有过度反射的痉挛通常伴随脊髓损伤）。马尾神经为外周神经系统的一部分（相比中枢神经系统）。因此即使被切断，神经仍具有再生的生理潜能。

关节学

典型椎间连接

　　典型椎间连接有三个功能结构：①横突和棘突；②关节突关节；③椎间关节（图9-29）。横突和棘突提供机械支点，增加肌肉和韧带的杠杆作用。类似铁路轨道引导火车方向，关节突关节主要负责引导椎间运动。需要强调指出关节突关节面的几何形状、高度和空间方向极大影响椎间运动的主要方向。

　　椎间关节连接椎间盘和一对椎体，主要功能为吸收和分配脊柱载荷。正常情况下，腰椎区域椎间关节承受椎间连接所产生的绝大部分重量。如图9-29所示，脊柱屈曲使椎间关节承受更多的体重。此外，作为旋转轴及可变形的椎间内容物，椎间关节提供椎体间最大的黏性连接。作为间隔物椎间盘约占脊柱总高度的25%。健康椎间盘所具有重要性体现在相对椎间隙越大，椎体相对于另一椎体"摇摆"的能力就越强。如果失去椎间隙，连续椎体间近乎平坦的骨-骨界面将限制矢状位和冠状位旋转，只允许侧屈或平移。椎间盘形成的椎间隙为脊神经根提供充裕的通道。

　　创伤、过劳和应力累积、骨关节炎或其他疾病、高龄等单一或混合因素均可造成骨骺或椎间关节的功能损害。无论哪种原因，累及关节的损伤都会导致运动异常、疼痛、姿势变形、局部骨骼重塑和神经组织的机械性撞击。了解典型椎间连接的神经、骨

图9-29　典型椎间连接的三个功能结构：横突、棘突、关节突关节、椎间盘等。图示为关节突关节关节间间滑动，引导L1~L2关节屈曲运动（粗黑箭头）。内侧-外侧旋转轴通过椎间关节。棘间韧带和棘上韧带呈拉伸状。注意椎间盘前缘压迫，脊髓在L1椎体附近终止后形成马尾

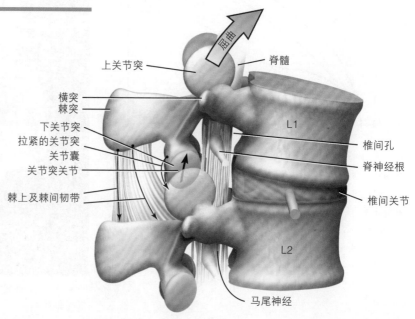

上关节突　　　　　　　　　　　　脊髓

横突
棘突

下关节突
拉紧的关节突
关节囊
关节突关节

棘上及棘间韧带

屈曲

L1

椎间孔

脊神经根

椎间关节

L2

马尾神经

与关节的空间和物理关系，可以大幅提高人们理解和评估治疗脊柱相关疼痛和功能障碍的方法和效果。

描述运动的专业术语

除少数例外，所有单一的椎间关节运动范围都相对较小。当整个脊柱的小范围运动进行累加，可以产生相当大的旋转角度。整个中轴骨（包括脊柱和颅骨）的骨运动可描述为三个基本平面内的旋转。每个平面或自由度与一个旋转轴相关，该旋转轴穿过或靠近椎间关节（图 9-30）。按照惯例，脊柱及头部的运动以位于头侧（上方）的椎体前部一点作为参照，从头侧至尾侧进行描述。例如在 C4~C5 向左侧轴向旋转过程中，虽然 C4 棘突是向右旋转，但 C4 椎体前部一点向左旋转。

椎间活动的关节运动学描述了关节突关节面的相对运动。大多数关节突关节面是平面或近似平面，贴近、分离（或间隙）和滑动等术语可充分表述关节运动（表 9-5）。

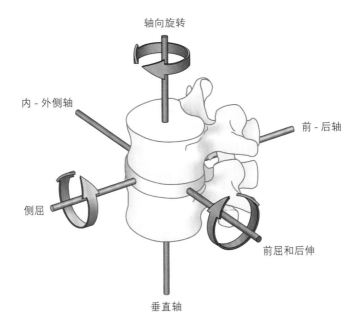

描述中轴骨运动的术语

常用术语	运动平面	旋转轴	其他术语
前屈和后伸	矢状面	内 - 外侧轴	向前或向后弯曲
侧屈 向左或右	冠状面	前 - 后轴	向左或向右侧弯
轴向旋转向左或右*	水平面	垂直轴	旋转 扭转

*脊柱轴向旋转由椎体前缘一点的运动方向所定义

图 9-30　描述脊柱运动的术语；图示为典型腰椎间关节

表 9-5　描述关节突关节的运动学术语

术　语	定　义	功能举例
关节表面贴近	关节面趋向于向它的协同关节面移动；关节逼近通常是由压缩力引起	L1 和 L2 椎体的轴向旋转造成对侧关节突关节的贴近（压迫）
关节表面分离（间隙）	关节面倾向于从它的协同关节面移开；关节分离通常是由牵引力引起	牵引治疗可以减压或分离关节突关节
关节表面滑动	关节面相对于另一个关节面以线性或曲线方向平移；节关节面之间的滑动是由一个与关节面剪切力引起	屈 - 伸下颈椎

关节突关节的结构与功能

脊柱包含 24 对关节突关节，每个关节突关节由相对的关节面构成（图 9-31）。按机制属于平面关节，关节突关节覆盖有关节软骨并由滑膜包裹，关节囊具有良好的神经支配。由关节囊和局部深层肌肉产生的感觉刺激有助于引导椎间运动并保护关节免受过度压力。尽管有异常和自然变异情况，但大多数关节突关节的关节面本质上是平面。轻度弯曲的关节面主要出现在上颈椎和整个腰椎区域。

"关节突"这个词的本意是"长出"，强调其突出性质。作为机械屏障，关节突允许正常运动发生的同时也限制其他运动。胸椎下段、腰部和腰骶部关节突关节接近垂直方向，限制椎体在另一椎体上过度前移。关节突此功能十分重要，过度前移导致椎管容积减小，即容纳脊髓或脊神经根的空间减小。

关节突关节面方向极大程度影响了不同脊柱区域的运动。水平面有利于轴向旋转，而垂直面（在矢状位或冠状位）则限制轴向旋转。但大多数关节突关节面都介于水平面和垂直面之间。图 9-32 显示了颈椎、胸椎和腰椎区域上关节面的典型方向。关节突关节的平面解释了颈椎区域轴向旋转远大于腰椎区域的部分原因。影响脊柱各区域主要运动的其他因素包括椎间盘的大小（相对于椎体）、椎体整体形状、局部肌肉活动，以及肋骨或韧带形成附着区。

椎间关节的结构与功能

C2~C3 至 L5~S1，脊柱包括 23 个椎间关节。每个椎间关节包含一个椎间盘、椎体终板和相邻椎体，解剖学上将此关节归类为软骨连接关节（见第 2 章）。

腰椎间盘结构

大多数关于椎间盘结构和功能的知识来源于腰椎区域的研究，其研究重点反映了腰椎间盘退变较其他部位更易出现，尤指腰椎低位节段。

腰椎间盘由髓核和周围包绕的纤维环构成（图 9-33）。髓核是一种髓样凝胶，位于椎间盘的中后部。年轻人腰椎间盘髓核含水量达 70%~90%。含水量高的髓核使椎间盘具有良好的液压减震作用，能够持续分散和转移上下椎体的负荷。髓核是由较大的分支蛋白多糖构成的类凝胶状组织。每个蛋白多糖是由许多水合黏多糖连接成核心蛋白后聚合而成（见第 2 章）。分散在水合蛋白多糖混合物中的是较薄的 II 型胶原纤维、弹性蛋白纤维和其他蛋白质，这些胶原蛋白形成一个支持蛋白多糖组织的基础结构。极少量的软骨细胞和纤维细胞散布在髓核中，负责蛋白质和蛋白多糖的合成与调节。婴幼儿髓核含有少量软骨细胞，这些细胞是原始脊索的残留。

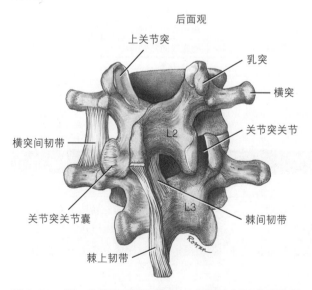

图 9-31　第二和第三腰椎后面观。移除右侧关节囊和相关韧带，以显示关节表面的垂直排列。顶椎骨向右旋转，最大程度暴露右关节突关节的关节面。注意右关节突关节内的间隙

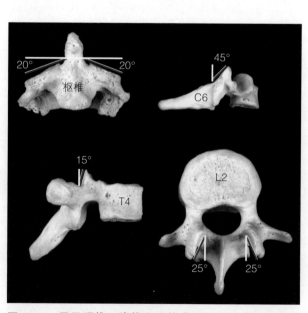

图 9-32　显示颈椎、胸椎和腰椎典型的上关节面（关节突关节）空间方向。红线表示上关节突关节面平面，根据垂直或水平参考线测量

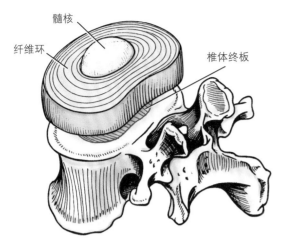

髓核

纤维环

椎体终板

图 9-33　椎间盘从下层椎体终板抬起如图所示（改编自 Kapandji IA: *The physiology of joints*, vol 3, New York, 1974, Churchill Livingstone.）

特别关注 9-4

关节突关节的内部结构

　　一些较小且形状不定的附件结构（内容物）存在于关节突关节边缘，最常见于上颈椎和腰椎。Bogduk 描述了腰椎两种主要附件结构：包膜下脂肪垫和纤维脂肪半月板。包膜下脂肪垫填充了包膜与下层滑膜间所形成的间隙，位于关节上下缘。包膜下脂肪垫通过包膜内非常小的裂隙延伸到关节外。完全成形时腰椎区域内较大的囊外脂肪垫填充于椎板与多裂肌间的部分空间。

　　纤维脂肪半月板是另一种发现于关节突关节周围的结缔组织。这些结构包括沿着关节囊内表面不同位置分布的结缔组织增厚或褶皱，以及包裹小脂肪垫、胶原纤维和血管的滑膜皱襞。较大的纤维脂肪半月板可以延伸进关节突关节内数毫米。

　　关节突关节内容物的作用存在争议。一些作者将其描述为有助于消除关节内压缩力的可形变垫片。据推测这些结构是为了部分覆盖极限运动时裸露的关节软骨。短暂覆盖可以保护并润滑其裸露的表面，直到关节回到自然解剖位置。尽管观点不一，但关节内容物具有重要的临床意义。颈椎区域较大的纤维脂肪半月板由于关节突关节的过度伸展而受到撞击，例如发生在颈椎挥鞭样损伤过程中。由于这些组织具有良好神经支配，其可能是疼痛的来源。半月板样结构通过物理性限制自然关节运动，充填到一定程度后能够暂时"锁定"关节突关节。

　　腰椎间盘纤维环主要由 15～25 个胶原纤维同心层或环组成，胶原蛋白环包绕固定类凝胶状的髓核。纤维环含有与髓核相似的物质和细胞，但主要比例不同。在纤维环中，胶原蛋白约占干重的 50%～60%，而在髓核中仅占 15%～20%。丰富的弹性蛋白与胶原蛋白环平行分布，赋予纤维环周向弹性的特性。

　　纤维环的最外层或外周层主要由Ⅰ型和Ⅱ型胶原组成。这种排列保证了椎间盘的环形强度和灵活性，并将纤维环与前后纵韧带、椎相邻椎体边缘和终板结合（纤维环的外层含有椎间盘唯一的感觉神经；见第 10 章，椎间盘的神经支配）。纤维环深层含有较少的Ⅰ型胶原和更多水分，并逐渐转化为与髓核相似的组织。

　　通常情况下作用在椎间盘上的压力会增大髓核内的静态液压，而静态液压的升高最终吸收、分散至整个椎间连接处。富含水分和弹性的椎间盘不仅保护椎间关节，而且间接地保护了关节突关节。脱水和变薄的椎间盘会增加压力负荷，并影响关节突关节运动。因此，一些专家认为椎间盘退行性疾病（degenerative disc disease, DDD）是关节突关节炎的前兆。

　　椎间盘对脊柱稳定非常重要，这种稳定功能主要源于纤维环内胶原纤维结构。如图 9-34 所示，大多数纤维的几何排布都相当精确。在腰椎区域，胶原蛋白与垂直方向成角平均 65°，相邻层的纤维排布方向与之相反。这种结构排布能够有效对抗

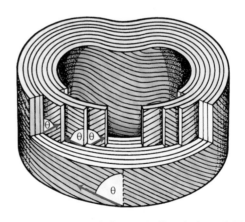

图 9-34　去除髓核以清晰显示纤维环组织。胶原纤维排列成多个同心层，每一层的纤维都朝着特定的方向运动。每个胶原纤维的方向（用 θ 表示）与垂直方向约成 65°（改编自 Bogduk N: *Clinical and radiological anatomy of the lumbar spine*, ed 5, New York, 2012, Churchill Livingstone.）

椎体间牵张力（垂直分离）、剪切力（滑动）和扭转力。如果胶原纤维几乎垂直排布，椎间盘能最有效地抵抗牵张力，但不能抵抗剪切力或扭转力。相反，如果所有纤维几乎平行于椎体，椎间盘能最有效地抵抗剪切力和扭转力，但却不能抵抗牵张。椎间盘纤维环几何学排列的 65° 角使其张力能够适应自然状态的腰椎的各向运动。牵张力是屈曲、伸展和侧屈时的固有部分，它发生在椎体稍倾斜并与相邻椎体分离的过程中。剪切力和扭转力几乎都在脊柱水平面运动中产生。由于纤维环的排布方向，扭转力的存在尤其重要，因为胶原蛋白环的方向与水平面只呈 25°，大约 90% 的扭转力作用在椎间盘上（即余弦为 25°），可能会牵拉纤维环。此外，由于纤维环的交替分层，只有剪切力或扭转力相同方向上的胶原纤维会绷紧，而其他方向的纤维松弛。这至少可以部分解释为什么重复和用力的躯干轴向旋转活动是导致背部受伤的潜在危险因素。

并非所有腰椎间盘纤维环都完全包绕髓核，如图 9-34 所示，有些纤维环不完整并与相邻纤维环融合，这种情况最常出现在椎间盘后外侧。文献也曾报道颈椎不完整的纤维环。从颈椎间盘上面观，纤维环呈近新月形，前缘较厚并向两侧边缘逐渐变薄，而在钩椎关节区几乎没有纤维环。从每个钩椎关节水平向内延伸到椎间盘深部存在一个小裂隙，虽然裂隙的功能尚不明确，但它们可能与钩椎关节一起发挥作用以增加颈椎区域的活动度。

椎体终板

成人椎体终板是指覆盖在椎体上下表面一层菲薄的透明软骨（图 9-33）。刚出生时终板较厚，大约占每个椎间隙高度的 50%。儿童时期终板的功能是椎体的生长骺板；成年人终板变薄后仅占每个椎间隙高度的 5%。

椎体终板朝向椎间盘的一面主要由纤维软骨组成，纤维软骨直接与纤维环内的胶原紧密结合（图 9-35）。这种纤维软骨连接构成了椎体之间的基本连接。相反，终板朝向椎体的一面主要由钙化软骨组成，钙化软骨与椎体连接并不紧密。这个终板-骨界面通常称为椎间关节内的"薄弱连接"，是椎间关节在高压或反复压力负荷下最先断裂的部分。穿孔或断裂的终板会使髓核内的蛋白多糖凝胶泄漏，引起椎间盘结构破坏。

通常只有纤维环的外周有血管分布，因此椎间盘愈合能力有限。必需的营养物质（如葡萄糖和

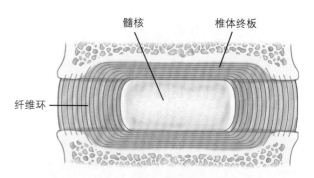

图 9-35　椎间关节的垂直切面图显示椎体终板的相对位置（改编自 Bogduk N: *Clinical and radiological anatomy of the lumbar spine*, ed 5, New York, 2012, Churchill Livingstone.）

氧）必须扩散很远才能到达深层细胞以维持椎间盘必需的低量新陈代谢。这些营养物质来源于纤维环外层血管和储存在邻近椎体中的血液。这些营养物质大部分经过椎体终板扩散并穿过椎间盘的细胞外基质，最终到达椎间盘深层细胞。这些细胞得到营养物质后能制造出必需的细胞外蛋白多糖。老年人椎间盘通常椎体终板通透性降低并有钙化增多，导致营养物质进入椎间盘的血流减少。这种与年龄相关的进程可以抑制细胞代谢和蛋白多糖合成，进而降低髓核吸收和保水能力，从而限制了其有效吸收和分散负荷的能力。

营养物质在椎体终板的扩散减少，髓核营养不良不仅局限于老年人群，年轻人群过度负荷导致椎体终板退化也会降低营养物质向髓核深处流动的能力。一项针对 11~17 岁重度脊柱侧凸患者的矫正手术中收集慢性异常负荷椎体终板的研究显示，广泛变异扩散和髓核基质营养不良。这是一个重要参考因素，因为终板的最佳功能对人一生的健康和椎间盘减震功能至关重要。

椎间盘：静态液压分散器

脊柱是躯干和身体上部的主要支撑结构。人直立状态时，相邻两个腰椎椎体的大约 80% 的负荷通过椎间关节承担，剩下的 20% 由后方附件（椎板及关节突）承担。本章后面和第 10 章将描述，整个椎间连接处的相对负荷很大程度上受到脊柱不同区域和位置的影响。

椎间盘是一种独特的减震装置，可保护脊椎免受体重和肌肉活动引起的潜在有害负荷。胶原基质的纤维环因其扁圆形结构能够分担一大部分椎间负荷。然而人体需要一个更精细的动态负荷分担系

统来保护脊椎免受更大、持续和重复的负荷，这个系统正是基于髓核和纤维环之间生物力学的相互作用。压力负荷将终板向内并向髓核推动，而年轻健康的髓核含水量高，基本上不可被压缩，同时纤维环的变化是缓慢地通过径向和外向变形（图9-36A）。径向变形是由纤维环胶原和弹性蛋白拉伸产生的张

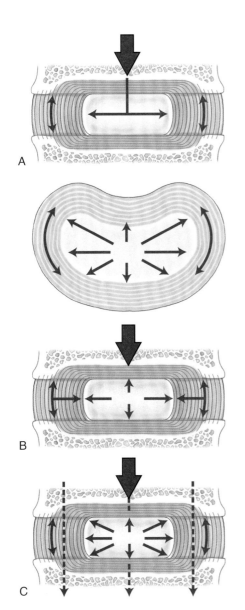

图 9-36　椎间盘的应力传导机制。A. 体重和肌肉收缩产生的压力（直箭头）增大髓核的静态液压。相反，增加的压力增大纤维环张力（弧形箭头）。B. 纤维环增大的张力抑制了髓核径向膨胀。增大的髓核压力也会向上和向下作用于终板。C. 椎间盘内的压力通过终板传递到邻近的脊椎时，均匀地重新分布到各组织中（改编自 Bogduk N: *Clinical and radiological anatomy of the lumbar spine*, ed 5, New York, 2012, Churchill Livingstone. ）

力对抗形成（图 9-36B）。这时整个椎间盘内的压力均匀升高并均匀地传递到邻近椎体（图 9-36C）。当压力从终板上去除时，拉伸的弹性蛋白和胶原纤维会恢复到原来的长度，并为下一次压力做好准备。这种机制允许多个结构共同承担持续的压缩力，从而防止"点状负荷"（即作用于面积较小区域的高度集中压力）。椎间盘具有黏弹性，相比缓慢或轻微的压缩更能抵抗快速或强烈的压缩。因此，椎间盘在低负荷时可以是柔性的，而在高负荷时更加刚性。

髓核压力在体测量

在体研究测量了不同活动状态腰椎下段的髓核压力。普遍认为卧位休息时髓核压力相对较低，但在身体前屈以及躯干肌肉剧烈收缩活动中，髓核压力会显著增加。当椎间盘压力过高时会发生短暂的形变，即使在健康个体中也是如此。腰椎持续屈曲时由于水分被缓慢地向外挤压，椎间盘的高度会稍有降低。相反，持续和充分腰椎后伸可以降低椎间盘压力，这时水分可以重吸收到椎间盘中，从而使其重新膨胀到正常水平。

椎间盘内压力在活动和不同姿势下的数据使人们更好地理解减少椎间盘损伤的方法。图 9-37 比较了两项独立研究得出的结果，这两项研究都强调了三点：①当人在身体前方搬举重物时，尤其是向前弯腰时，椎间盘压力明显增大；②在膝关节屈曲的情况下搬举重物比在膝关节伸直的情况下腰椎间盘上的压力更小，后者通常要求更好的背部肌肉力；③向前放松的坐姿比直立坐姿对间盘产生更高的压力。这些观点为指导人们如何减少椎间盘退变（包括椎间盘突出）提供了可靠的理论基础。

椎间盘内水分每日波动

当健康的脊柱不承受重量（例如卧床休息）时，髓核内的压力相对较低。相对较低的压力加上髓核的亲水性将水吸收到椎间盘内，因此人在睡眠时椎间盘会发生轻微肿胀。然而人在清醒且直立的状态下，体重传递至椎体终板将水挤出椎间盘。椎间盘的自然膨胀和收缩周期会使身高发生平均 1% 的波动。这种每日变化与年龄呈显著负相关。Karakida 和同事利用 MR 成像技术测量了一组 23～56 岁没有下腰痛病史的工作人员椎间盘水分含量的变化，只有 35 岁以下的人群椎间盘水分含量才有明显的每日变化。这些发现与以下事实吻合：椎间盘的保水能力会随着年龄的增长而自然下降；脱水是由于年龄相关的椎间盘蛋白多糖含量下降引起的。

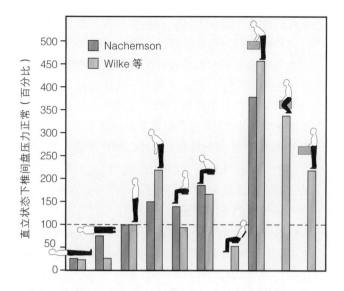

图 9-37　两项椎间盘内压研究数据的比较。每项研究都测量了 70 kg 受试者在一般姿势和活动期间腰椎髓核的在体压力。压力在直立状态为正常(改编自 Wilke H-J, Neef P, Caimi M, et al: New in vivo measurements of pressures in the intervertebral disc in daily life, *Spine* 24: 755, 1999.)

含水量减低髓核在压缩时会产生较小的静态液压，这时椎间盘在受压时向外膨胀，类似于"爆胎"。退变椎间盘无法均匀地缓冲椎体和终板的压力负荷，因此椎间盘退变随年龄增长而不断增加，并在不同程度上影响大多数 35 或 40 岁以上的人。诊断退行性椎间盘疾病最有效的方法是借助磁共振成像：T2 加权像的椎间盘信号强度减弱（表示含水量减少）、纤维环和髓核边界不清、髓核膨出和椎间隙高度降低。图 9-38 中的磁共振成像显示 L4~L5 和 L5~S1 椎间盘信号强度减弱，伴有轻微髓核膨出。此外退变的椎间盘可能在纤维环内显示出环向、径向和周向裂缝（裂隙）。Adams 发现甚至在青少年中也能观察到这种裂隙改变。严重退变也可能与髓核完全减压以及纤维环分层和椎体终板微骨折有关。在某些情况下，纤维环内部断裂可能导致髓核突出（脱出）（典型的情况是向后突出或脱出进入椎管）。值得注意的是，在 MR 图像上有明显椎间盘退变的人群有相当比例没有症状，并且没有持续的功能恶化或功能丧失。本章后序将更详细地描述椎间盘退变包括椎间盘突出。

脊柱的局部解剖和运动学

本节主要介绍脊柱各部位的解剖结构和运动学，每个区域从起始位置或解剖位置到最大范围活动（图 9-39）。文献报道脊柱活动度变化范围很大，反映了受试者的性别、年龄、体型，以及自然个体差异。主动活动和被动活动以及用于测量工具的不同都会引起数据的变化。测量方法主要包括使用测

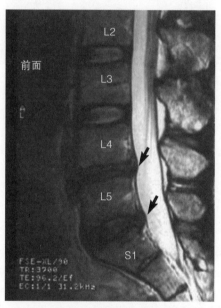

图 9-38　一位 35 岁男性患者，因长期反复腰部屈曲引起复发性腰背痛，矢状位 T2 加权 MRI 扫描成像。椎间盘退变的依据是 L4~L5 和 L5~S1 髓核区信号强度减弱（"黑间盘"）。在 L4~L5 和 L5~S1 处，椎间盘轻微向后突出或"膨出"（箭头所示）（图片由 Paul F. Beattie PT 博士提供）

角仪（手动、电动或光纤测角仪）、软尺、倾角仪或更精密的工具，这些工具采用三维磁共振成像、射线照相、视频透视、超声检查和使用机电、电位、光学或电磁跟踪系统的计算机分析。

脊柱内结缔组织在限制不同区域脊柱活动正常活动度方面起着重要作用；表 9-6 提供了一些典型示例。在疾病、创伤或长时间制动情况下，脊柱内结缔组织可能变得异常僵硬而影响正常的活动。理解脊柱结构的正常功能是制订提高椎间活动度治疗方案的前提。

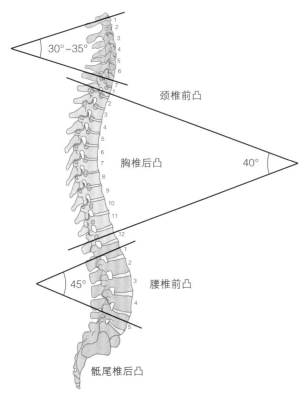

30°~35°

颈椎前凸

胸椎后凸

40°

45°

腰椎前凸

骶尾椎后凸

图 9-39　脊柱各区域正常矢状面曲度。曲度定义反映了每个区域的解剖位置，通常称为站立位时的"理想"姿势

脊柱耦合运动导论

脊柱整体在特定平面内的活动通常与在另一平面内自发的临床上难以察觉的活动有关，这种运动学现象称为脊柱耦合运动。虽然脊柱耦合运动涉及旋转和平移，但旋转运动学在临床上更受关注。

脊柱耦合运动模式的力学原理解释多样但并不清晰，包括肌肉活动、关节突关节内序列、初始姿势、肋骨附着、结缔组织僵硬程度，以及生理曲度几何结构。最后一个学说基于力学而不是生物学，将脊柱理解为具有弹性的棒状结构。在一个平面上将棒弯曲 30°~40°，模拟脊柱特定区域的自然前凸或后凸，保持曲度的同时"侧屈"会发生轻微的轴向旋转。弹性棒状结构的双平面弯曲显然会产生不均等张力，但会随着扭转而消失。然而这并不能完全解释临床上观察到的贯穿整个脊柱的耦合运动模式。

尽管一些手法治疗师将脊柱耦合运动纳入他们对脊柱功能障碍的评估和治疗中，但对于特定区域哪种耦合模式是正常的问题目前还没有达成共识。

表 9-6　可能限制脊柱活动的结缔组织

脊柱活动	结缔组织
屈曲	项韧带
	棘间和棘上韧带
	黄韧带
	关节突关节 *
	纤维环后侧
	后纵韧带
中立位 - 后伸	关节突关节
	颈部器官（食管和气管）
	纤维环前侧
	前纵韧带
轴向旋转	纤维环
	关节突关节
	翼状韧带
侧屈	横突间韧带
	纤维环侧方
	关节突关节

*根据运动过程，由关节突关节产生的阻力可能由关节内过度靠近，关节囊内张力增加或多种因素共同引起

框 9-1　颅颈区关节解剖组织和局部运动学

颅颈区内关节解剖学
- 寰枕关节
- 寰枢关节复合体
- 颈内关节（C2~C7）

矢状面运动学
- 屈伸运动骨骼运动学
- 屈伸运动关节运动学
  - 寰枕关节
  - 寰枢关节复合体
  - 颈内关节（C2~C7）
- 伸缩运动骨骼运动学

水平面运动学
- 旋转运动骨骼运动学
- 旋转运动关节运动学
  - 寰枢关节复合体
  - 颈内关节（C2~C7）

冠状面运动学
- 侧屈运动骨骼运动学
- 侧屈运动关节运动学
  - 寰枢关节
  - 颈内关节（C2~C7）

侧屈与旋转运动间脊柱偶联

一个重要的例外：颈椎侧屈和单侧轴向旋转之间表现出相对一致的耦合运动方式。虽然不明显，但这种耦合运动模式向尾端延伸至胸椎上段。这种耦合运动模式在颅底‐颈椎区运动章节中详细描述。

需要进一步研究来确定中胸椎下段和腰椎是否存在一致的脊柱耦合运动模式。侧屈和轴向旋转运动确实存在耦合，但在多个对照研究中结论并不一致。这种不一致性可能是这些区域的自然个体差异导致，以及不适当的测试方法、不同测试方法或条件及不同的受试者群体，或者更可能是这些因素共同作用。中下胸椎和腰椎使用特定的耦合运动模式指导患者的评估和治疗时，应谨慎并尊重其不一致性以及不确定性。

颅底‐颈椎区

"颅底‐颈椎区"和"颈部"两个术语可以互换使用，二者由三个关节组合而成：寰枕关节、寰枢关节复合体和颈椎关节突关节（C2~C7）。框9-1列举了颅底‐颈椎区解剖和运动学术语。下一节中将对运动平面内解剖学进行概述。

关节解剖

寰枕关节

寰枕关节为颅骨提供相对于寰椎（C1）的独立运动。寰枕关节由凸出的枕骨髁与寰椎上关节凹组成（图9-40），这种凹凸的关节突关系为寰枕关

节提供良好稳定性。

寰枕关节囊在前方与寰枕前膜融合（图9-41），在后方寰枕关节囊被一层菲薄宽大的寰枕后膜覆盖（图9-42）。如图9-42右侧所示，椎动脉穿过寰枕后膜进入枕骨大孔为大脑供血。

寰枕关节的凹凸结构允许两个角度的旋转运动，主要运动是屈曲和后伸。寰枕关节的侧屈活动较小，轴向旋转非常有限，通常不作为第三个活动度。

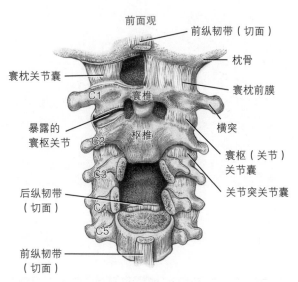

图9-41　前面观显示与寰枕关节和寰枢关节复合体相关的结缔组织：去除寰枕膜右侧以显示寰枕关节囊；去除右侧寰枢关节囊以暴露其关节面；去除脊髓及C3、C4椎体，显示后纵韧带的走行方向

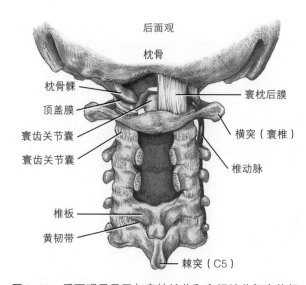

图9-42　后面观显示了与寰枕关节和寰枢关节复合体相关的结缔组织：去除寰枕后膜左侧及其深层寰枕关节囊，C2和C3的椎板和棘突、脊髓、后纵韧带和覆膜也被去除，以暴露椎体和齿状突后侧

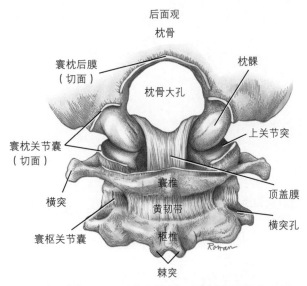

图9-40　寰枕关节后面观：颅骨向前旋转，暴露出关节面。注意跨越寰椎和颅骨之间的顶盖膜

寰枢关节复合体

寰枢关节复合体有两个关节组成部分：正中关节和一对侧方的关节突关节。正中关节由 C2 齿状突和跨越寰椎前弓和横韧带形成的骨 - 韧带环构成（图 9-43）。齿状突作为寰枢关节的轴向旋转轴，寰枢关节通常被描述成旋转枢轴关节。

寰枢关节复合体的正中关节有两个滑膜腔，较小的前侧滑膜腔在齿状突前部和寰椎前弓后侧之间（图 9-43），齿状突前侧关节面为此关节的标志（图 9-20A）。更大的后侧滑膜腔将齿状突后侧和寰椎横韧带软骨连接部分开。寰椎横韧带（长度约 2 cm）非常坚固，对寰枢关节水平面稳定性至关重要。如果没有寰椎横韧带的限制，寰椎（和颅骨）会相对于枢椎向前滑脱并可能损伤脊髓。

寰枢关节的两个关节突关节是由寰椎下关节突与枢椎上关节突的关节连接形成（参见图 9-41 中暴露的右侧寰枢关节）。寰枢关节侧方突关节表面通常接近水平，以最大程度保证寰枢关节轴向旋转的自由度。

寰枢关节复合体有两个角度的活动度，颅底 - 颈椎区大约 50% 的水平面旋转发生在寰枢关节复合体，

这个关节复合体的第二个活动度是屈伸活动。寰枢关节侧屈活动非常有限，通常不作为第三个活动度。

顶盖膜和翼状韧带

回顾寰枢关节复合体的解剖结构必须对顶盖膜和翼状韧带进行简要介绍。顶盖膜和翼状韧带协助连接颅骨和上颈椎。寰椎横韧带与齿状突后侧紧密接触（图 9-43），横韧带的正后方宽大而坚固的片状结缔组织称为顶盖膜（图 9-40 和图 9-43）。作为后纵韧带的延续，顶盖膜附着在枕骨基底部，位于枕骨大孔边缘前方。关于顶盖膜功能的报道有限，然而根据其附着点位置，翼状韧带可能为颅底 - 颈椎区提供广泛多向稳定性。

翼状韧带是坚韧的纤维束，长约 1 cm。如图 9-44 所示，翼状韧带纤维从齿状突尖后外侧区发出，向外侧稍向上走行至枕骨髁。临床上称为"限制韧带"，因翼状韧带限制头部和寰椎相对于齿状突轴向旋转的能力而受到重视。翼状韧带在中立位较为松弛，轴向旋转时逐渐紧绷；轴向旋转方向对侧的翼状韧带紧绷以对抗轴向旋转活动，除了限制轴向旋转外，翼状韧带还可以限制寰枕关节其他潜在活动的限度。

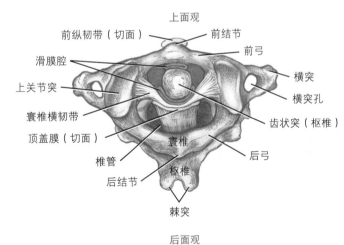

图 9-43　齿状突及正中寰枢关节结构上面观。去除脊髓和翼状韧带，切断顶盖膜被，滑膜呈蓝色

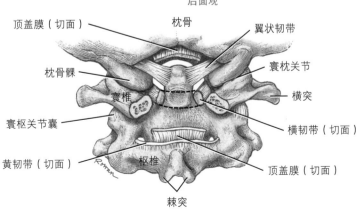

图 9-44　寰枢关节复合体的后面观：虚线表示寰椎横韧带被切除的部分，切除寰椎后弓、顶盖膜和寰椎横韧带，显露齿状突后侧和翼状韧带

颈椎关节突关节（C2~C7）

C2~C7 关节突的关节面在冠状面和水平面间呈 45° 倾斜叠瓦状（见图 9-18，C2~C3 关节），这种关节突排布方向提高了颈椎关节在三个平面的活动度。

矢状面运动学

颅底 - 颈椎区是整个脊柱中活动度最大的区域，颅底 - 颈椎区特有的关节能够精确稳定头颅位置，并与视觉、听觉、嗅觉和平衡相关。颅底 - 颈椎区内各个关节通常以高度协调的方式相互作用。表 9-7 列出了颅底 - 颈椎各区域活动度。由于文献中提供的数据不一致，因此表中列出的数据对于评估颅底 - 颈椎区关节之间的相对运动更加有用，但不建议作为严格评估患者活动度的客观指南。

屈伸骨运动学

整个颅底 - 颈椎区的屈伸活动度为 120°~130°，其解剖前凸（静息前凸）角 30°~35°，后伸角度 75°~80°，前屈 45°~50°（图 9-45 和图 9-46）。尽管结果不一致，但大多数研究数据表明在整个颅底 - 颈椎区后伸角度通常超过前屈角度（比例约 1.5 : 1）。

除肌肉外，结缔组织也限制了颅底 - 颈椎区的活动度。例如，项韧带和棘间韧带能够显著限制前屈活动，同时关节突关节限制了后伸活动。前屈活动还受到纤维环前缘压缩力的限制，而后伸活动受到纤维环后缘压缩力的限制。表 9-6 列出了限制颅

底 - 颈椎区矢状面活动度的结缔组织。

颅底 - 颈椎区 20%~25% 矢状面活动发生在寰枕关节和寰枢关节复合体，其余发生在 C_2~C_7 的关节突关节。前屈和后伸的旋转轴穿过三个关节区呈内 - 外方向：寰枕关节靠近枕骨髁部分，寰枢关节复合体的齿状突，以及 C2~C7 的椎体或相邻椎间关节。

颈椎完全屈曲时颈椎管体积最大，完全后伸时最小。因此颈椎管狭窄患者在颈椎过伸活动中更易出现脊髓损伤。反复的过度后伸相关损伤可能导致颈脊髓病（myelopathy，源自希腊语词根 myo 表示脊髓，pathos 表示病患）和相关神经功能受损。

屈伸关节运动学

寰枕关节

凸出的枕骨髁在寰椎上关节凹内向，后伸时向后滚动，前屈时向前滚动。基于传统的凹凸关节运动，枕骨髁会同时向与滚动相反的方向轻微滑动（图 9-45A 和图 9-46A）。关节囊、寰枕膜和翼状韧带的张力限制了关节活动范围。

寰枢关节复合体

寰枢关节复合体的主要活动是轴向旋转，但寰枢关节结构同时允许大约 15° 的前屈和后伸活动。环形的寰椎位于颅骨和枢椎之间，颈椎前屈时寰椎向前倾斜，后伸时向后倾斜（图 9-45B 和图 9-46B）。倾斜的程度在一定程度上受寰椎横韧带和齿状突之间（完全前屈）、寰椎前弓和齿状突之间的接触（完全后伸）限制。

**表 9-7　颅底 - 颈椎区关节三个平面的活动度*

局部关节	屈伸（矢状面，度）	轴向旋转（水平面，度）	侧屈（冠状面，度）
寰枕关节	屈：5 伸：10 总：15	忽略不计	大约 5
寰枢关节复合体	屈：5 伸：10 总：15	35~40	忽略不计
颈椎区域（C2~C7）	屈：35~40 伸：55~60 总：90~100	30~35	30~35
整体颅底 - 颈椎区	屈：45~50 伸：75~80 总：120~130	65~75	35~40

* 水平面和冠状面活动只为一侧。数据是根据多个来源（见正文）编写，并会受到很大的主体间差异影响

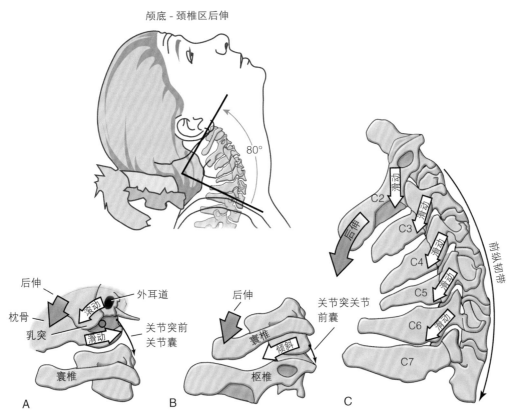

图 9-45　颅底 - 颈椎区后伸运动：A. 寰枕关节；B. 寰枢关节复合体；C. 颈椎区域（C2~C7）。黑色箭头：拉长紧绷的组织

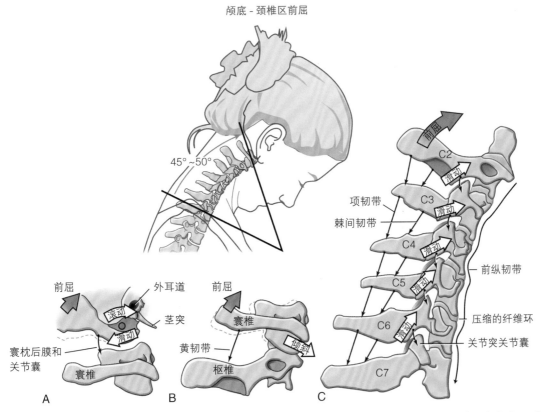

图 9-46　颅底 - 颈椎区前屈运动：A. 寰枕关节；B. 寰枢关节复合体；C. 颈椎区域（C2~C7）。注意在 C 中，颈椎前屈会使前纵韧带松弛，增加相邻椎板与棘突的间隙。黑细箭头：拉长紧绷的组织

颈椎关节（C2~C7）

C2~C7 椎体整体的屈曲和后伸发生在一个沿关节突关节面形成的斜弧形面上。在后伸过程中，上位脊椎的下关节突相对于下位脊椎的上关节突向下-向后滑动（图9-45C）。这些活动主要拉伸前侧和外侧的关节囊，可产生55°~60°的后伸。在完全后伸时，关节突关节向下-向后滑动，应力主要集中在关节突关节的下方。

颈椎的解剖位置或稍后伸体位增加了关节突关节的接触面积，因此这个体位通常被认为是关节突关节的紧密结合体位。事实上，解剖位置或稍后伸的体位是对于整个脊柱关节突关节的紧密结合的体位；适度屈曲是关节突关节松弛或张开的体位（正如大多数滑膜关节，紧密结合体位是一个独特的位置，增加了关节接触面积，并增加周围关节囊韧带的张力。因为至少有些关节突关节在解剖位置或稍后伸体位时，关节囊韧带纤维逐渐紧绷，这些关节与常规不符）。

颈椎关节整体前屈活动与后伸相反，上位脊椎的下关节突相对下位脊椎的上关节突向下-向前滑动。如图9-46C所示，关节突之间的滑动产生35°~40°的屈曲。颈椎前屈使关节突关节囊内所有组成部分牵张，并减少关节接触面积。

总体来说，90°~100°的颈椎前屈和后伸是由颈椎关节突关节内的滑动产生。这种广泛的活动度在一定程度上源于关节突斜行表面所形成相对较长的顺滑的弧形运动轨迹。通常在C2~C3和C7~T1的椎间连接处有大约15°的矢状面活动度。矢状面活动度最大的节段位于C4~C5或C5~C6，这可能是该节段颈椎病和过屈相关骨折发生概率相对较高的原因。

前移和后移的骨运动学

颅底-颈椎区除了前屈后伸外，头部还可以在矢状面内向前（前移）和向后（后移）平移。如图9-47所示，正常情况下从自然休息位开始，前移的整体范围超过后伸整体范围约80%（正常成人分别为6.23 cm和3.34 cm）。自然休息位通常是指从完全后移的位置前移35%左右。

通常情况下，头部前移会使下颈椎前屈，同时颅底-颈椎区上部后伸（图9-47A）。相反，头部后移会使下颈椎后伸，同时颅底-颈椎区上部前屈（图9-47B）。在这两种运动中，下颈椎都会跟随头部移动，头部的前移和后移是正常生理活动，通常与增强视野有关。长时间头部前移可能会导致慢性头部前移姿势，这会增加颅底-颈椎区伸肌的张力。

水平面运动学

轴向旋转的骨运动学

头部和颈部的轴向旋转是非常重要的功能，与

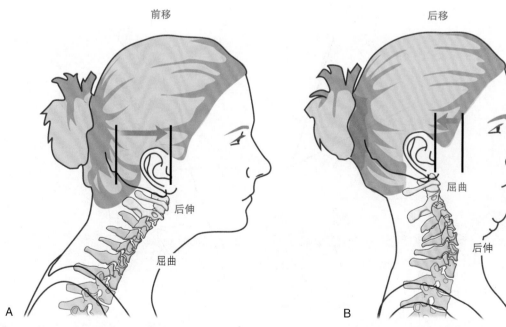

图9-47　颅骨前移和后移：A.颅骨前移过程中，下颈椎前屈，颅底-颈椎区上部后伸；B.颅骨后移过程中，下颈椎颈后伸，颅底-颈椎区上部前屈。注意两种活动中C1和C2棘突之间的距离变化

视觉和听觉及基本安全密切相关。Cobian 及其同事进行的一项缜密的功能运动学研究表明，在倒车或过马路前观察交通情况需要人体最大轴向旋转活动度的 42%~48%。

颅底 - 颈椎区整体旋转活动度是每侧 65°~75°，但随着年龄增长会发生较大变化。例如，3.5~5 岁的健康儿童平均单侧被动旋转活动度为 100°。图 9-48 示年轻成人一侧主动旋转活动度为 80°，双侧活动度为 160°。加上水平面内眼睛的总体视角范围 160°~170°，在躯干固定的情况下，双侧视野可以接近 330°。

研究显示 50%~60% 的颅底 - 颈椎区轴向旋转发生在寰枢关节复合体，其余部分由 C2~C7 完成。由于枕骨髁深陷于寰椎上关节凹内，寰枕关节轴向旋转活动度仅有几度。

轴向旋转关节运动学
寰枢关节复合体

寰枢关节复合体可以完成水平面内的最大程度旋转，枢椎具有垂直的齿状突和近乎水平的上关节突关节面（图 9-32）。寰椎和横韧带围绕齿状突"扭转"，向双侧分别产生 35°~40° 的轴向旋转（图 9-48A）。扁平的寰椎下关节突关节在宽"肩"状的枢椎上关节突关节面上的曲面滑动。由于寰枕关节的轴向旋转有限，颅骨与寰椎的旋转几乎同步，垂直的齿状突是头部和寰椎的旋转轴。

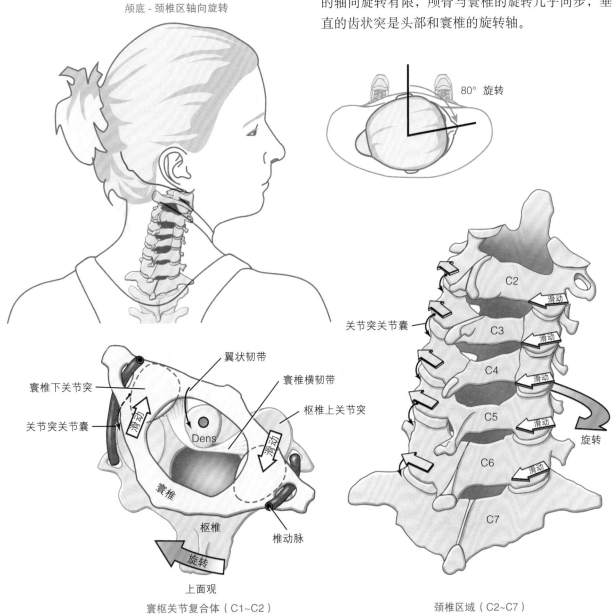

颅底 - 颈椎区轴向旋转

80° 旋转

寰枢关节复合体（C1~C2）

颈椎区域（C2~C7）

图 9-48　颅底 - 颈椎区轴向旋转运动学：A. 寰枢关节复合体；B. 颈椎区域（C2~C7）

轴向旋转活动度主要受以下结构限制：对侧翼状韧带、关节突关节韧带张力和跨越颅底-颈椎区的肌肉（第10章）。充分旋转会牵拉双侧椎动脉（图9-48A）。

颈椎关节（C2~C7）

C2~C7的旋转主要由关节突关节面的空间方向引导，关节突关节面在水平面和冠状面之间程45°角（图9-32）。颈椎旋转时，下关节突在旋转同侧向后-向下轻微滑动，在旋转对侧向前-向上轻微滑动（图9-48B）。这些关节活动导致C2~C7区域每侧产生30°~35°的轴向旋转，几乎等于寰枢关节复合体能达到的旋转范围，其中最大范围旋转发生在靠近颅骨的节段。

冠状面运动学

侧屈的骨运动学

整个颅底-颈椎区每侧有35°~40°的侧屈活动（图9-49）。颈椎侧屈最大范围可以通过尝试将耳朵接触到肩膀尖端来展示。颈椎侧屈活动大部分发生在C2~C7区域，然而寰枕关节存在大约5°侧屈活动范围，寰枢关节复合体的侧屈活动可以忽略不计。

侧屈的关节运动学

寰枕关节

寰椎上关节凹上枕骨髁侧向滚动较少，根据其凹凸关节关系，枕骨髁会向与滚动相反的方向轻微滑动（图9-49A）。

颈椎关节（C2~C7）

图9-49B所示为C2~C7颈椎节段侧屈的关节运动。侧屈同侧的下关节突向下-向后轻微滑动，侧屈对侧的下关节突则向上-向前轻微滑动。

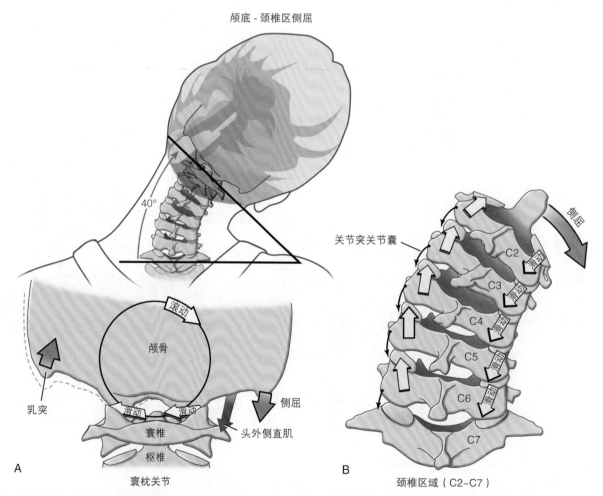

图9-49　颅底-颈椎区侧屈运动学：A.寰枕关节，展示了寰枕关节侧屈时的头外侧直肌；B.颈椎区域（C2~C7），注意轴向旋转和侧屈之间的同侧耦合模式（详见正文）。细黑箭头：拉长紧绷的组织

特别关注 9-5

颈椎运动对椎间孔的影响

颈椎活动可显著影响椎间孔面积。前屈及后伸状态下椎间孔面积差异极大。因为椎间孔内有神经根走行其面积改变具有重要临床意义。核磁影像研究显示从颈椎中立位到前屈 40°，椎间孔横截面积增加 31%；反之由颈椎中立位到后伸 30°，椎间孔面积减少 20%。通过比较 C3~C4 节段中立位（图 9-50A）及前屈位（图 9-50B）相对位置，表明不同解剖位置与椎间孔区面积的力学关系。前屈过程中 C3 椎体下关节突向前上滑动致 C3~C4 节段椎间孔变宽大。因此，颈椎完全屈曲状态给神经根更大空间。

颈椎矢状面上的侧屈及轴向旋转运动同样会改变椎间孔面积。根据关节运动特点，确定颈椎侧屈时对侧椎间孔面积会增加。轴向旋转时对侧椎间孔面积增加，颅底 - 颈椎旋转 40° 时对侧椎间孔面积

增加 20%。

本节重点讲述继发于骨赘增生的椎间孔狭窄（变窄）并导致神经根周围结缔组织水肿产生的力学机制及临床意义。压迫神经根可导致同侧神经根病（影响或阻断运动神经或感觉神经传导）。压迫导致神经根炎症或损伤可引起颈部到上肢对应皮节区疼痛。神经根受压亦可导致支配肌肉无力。这些神经刺激症状的产生及加重与颈椎运动密切相关。例如右侧椎间孔严重狭窄患者，颈椎后伸时尤其合并右侧屈或右旋等耦合运动时（例如男士左做剃下颌胡须时的复合运动），该节段神经根受压。

颈椎机械及手法牵引可用于缓解椎间孔狭窄压迫神经根所产生的症状。理论上正确的颈椎牵引方法：颈椎部分前屈合并部分侧屈，头转向健侧，可扩大椎间孔区面积。

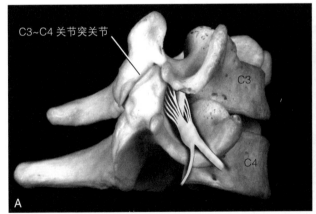
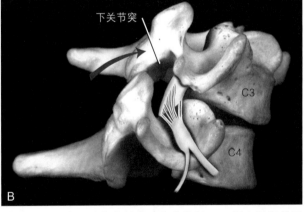

图 9-50 显示 C3 和 C4 中立位和前屈位对椎间孔的影响。A. 解剖中立位，关节突关节面完全接触；B. 最大程度前屈状态下，C3 椎体的下关节突向前上方滑动，这种运动使关节突关节分离，增加椎间孔面积；C4 神经根空间扩大。前屈状态下关节突关节面接触面积减小

脊柱侧屈与轴向旋转的耦合

C2~C7 关节突约 45° 的倾斜角度，决定了冠状面和水平面脊柱运动之间的力学耦合。由于上位脊椎跟随下位脊椎关节突平面，侧屈和轴向旋转的同时发生并组合。因此，下颈椎的侧屈和轴向旋转在同侧进行耦合运动；例如，右侧屈与轻度右轴向旋转同时发生，反之亦然。钩椎关节是下颈椎特有的关节，据推测能增加水平面和冠状面耦合运动的

活动度。

颅底 - 颈椎区的中下段同侧耦合运动是整个脊柱耦合运动中最为认可和争议最小的。通过精确测量发现也存在一些例外情况，但这种耦合运动肉眼观测并不明显。多数人颈椎侧屈时，面部或下颌转向同侧的轴向运动并不明显。寰枢关节及寰枕关节的相对活动会使颈椎的这种耦合运动不易发现。例如，C2~C7 向右侧屈过程中，寰枢关节使头颅和寰椎轻度向左旋转产生对侧耦合运动，而掩盖了

C2~C7 向右侧的旋转。寰枢关节这种代偿机制使头部整体旋转程度最小化,在颈椎侧屈时协助视线注视固定的物体。

　　寰枕关节也存在代偿式的耦合运动,这种耦合运动可以减少颈部旋转时产生的侧屈。寰枕关节和寰枢关节产生的对侧耦合运动主要是由特定肌肉在潜意识下控制(具体将在第 10 章讲述)。翼状韧带的张力在控制枕骨-寰椎-枢椎关节复合体耦合运动中具有重要作用。比如上颈椎向右侧旋转会导致左侧翼状韧带紧张并向下牵拉左侧枕骨髁,引起寰枕关节轻度左侧屈。

胸椎

　　胸腔是由肋骨、胸骨、胸椎及其所属关节韧带组成的相对稳定的胸廓组成。其稳定结构可以:①为控制颅底-颈椎区域的肌肉提供稳定的基座;

②保护胸腔内脏器;③辅助呼吸(第 11 章)。

胸椎关节解剖

　　胸椎共有 24 个关节突关节,每侧 12 个。胸椎关节突方向为冠状面方向,关节面轻度前倾,角度为 15°~25°(例如图 9-32 所示的 T4 椎体)。相邻的肋横突关节和肋头关节限制了胸椎关节突关节的活动,间接将胸椎与前方的胸骨固定。

　　如图 9-51 所示,肋头关节由肋骨头与胸椎体肋凹及椎间盘外缘组成。肋头关节的关节面呈卵圆形,由关节囊和辐状韧带固定。

　　肋横突关节由肋结节与相应胸椎横突肋凹关节面构成,周围由关节囊围绕。长约 2 cm 的肋横韧带将肋骨颈坚强固定在椎体横突上(图 9-51)。每个肋横突关节被坚韧的肋横上韧带固定加强。坚固的韧带附着在肋骨上缘及上位椎体横突下缘(图9-51A)。第 11 肋和 12 肋肋横突关节常缺如。

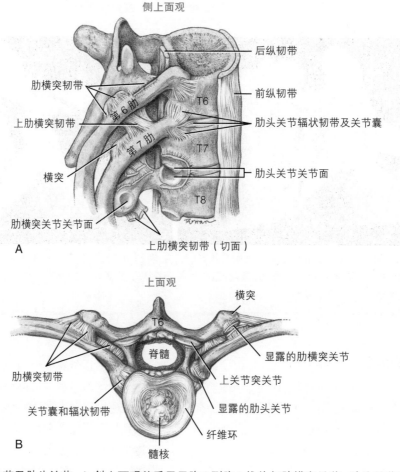

图9-51　中胸段肋横突关节及肋头关节。A.斜上面观着重显示胸6到胸8椎体与肋横突关节、肋头关节及其相连组织结构。图中移除第 8 肋以显露肋横突及肋头关节关节面。B.正上方观左侧肋头关节和肋横突关节关节囊被切开显露关节面。注意髓核、纤维环、脊髓的空间关系

肋头关节和肋横突关节重要解剖结构

肋头关节

- 由肋头关节面与相邻胸椎上下肋凹构成
- 由肋头辐状韧带及关节囊稳定

肋横突关节

- 由肋结节与胸椎横突肋凹组成
- 由肋横韧带和肋横上韧带稳定

肋骨附着在胸椎上，因此胸腔运动与肋头关节及肋横突关节存在关联性。本文重点讨论胸椎关节运动学，与呼吸相关的部分将在第 11 章中讲述。

除骶髂关节外，胸椎是全脊柱最稳定的区域。这种稳定性主要是由于胸椎和肋骨相连导致。胸廓的组成包括肋骨、肋头关节、肋横突关节和胸骨。尸体实验表明，因为胸廓（包括胸骨）的存在，全胸椎 36%~78% 的活动度被限制。尽管尸体研究提供了重要参考，但其研究并没有考虑到生活中存在的其他影响因素，比如主动增加腹腔内压力（通过 Valsalva 动作）以及肋间肌和躯干肌肉活动等影响。但是完整而稳定的胸廓保护着胸椎及其内部的脊髓。例如，跌倒时，对胸椎的冲击会被肋骨及相连的肌肉和韧带部分吸收和分散。胸骨骨折合并胸椎损伤的发病率较高，可以证明此论断。

运动学

健康成人站立时，胸椎通常会出现 40°~45° 的生理性后凸（图 9-39）。从解剖中立位开始，运动可在三个平面上发生。虽然每个胸椎关节运动范围相对较小，但整个胸椎的活动范围是可观的（表 9-8）。在特定平面，胸椎运动的方向和范围受

表 9-8　胸椎三个运动平面的近似运动范围

屈　伸 （矢状面，度）	轴向旋转 （水平面，度）	侧　屈 （冠状面，度数）
屈曲：30~40 伸展：15~20 总计：45~60	25~35	25~30

多因素影响，包括该区域的休息位、关节突关节方向、肋骨作用，以及椎间盘相对高度。与颈椎和腰椎相比，胸椎的椎间盘 - 椎体高度比最小。相对较薄的间盘自然会限制其活动范围（至少在矢状位上和冠状位上），如椎体间相对旋转。间盘因素限制了胸椎活动度，但同时它是该区域整体稳定的重要一环。

屈伸运动学

胸椎区域可有 30°~40° 前屈和 15°~20° 后伸，这些运动学参数在图 9-52 和图 9-53 中分别展示。胸椎前屈活动受椎体后方韧带（棘间韧带，棘上韧带，关节突关节囊韧带）等结缔组织限制。同样，胸椎后伸受前纵韧带限制，也会被后方结构（如椎板间以及斜行棘突）间的物理碰撞所限制。胸椎前屈后伸活动在下段胸椎活动度更大，主要是因为胸椎下段为浮肋，关节突关节方向更偏冠状面。

胸椎关节突关节运动与 C2~C7 相似，在一些细节上存在不同：主要包括椎体形态、肋骨附着，以及关节突关节方向。例如 T5~T6 节段前屈，T5 下关节突相对 T6 椎体上关节突向上滑动，同时会有轻度前移（图 9-52A）。关节突关节面轻度前倾会使整个胸椎呈自然前屈状态。同样，胸椎后伸是一个与之相反的过程（图 9-53A）。

轴向旋转

胸椎整体可以向左或向右旋转 25°~35°，图 9-54 所示运动包括了胸腰交界区轴向旋转。例如 T6~T7 节段轴向旋转，近乎冠状面的 T6 椎体下关节突与同样近乎冠状面的 T7 椎体上关节突之间产生滑动（图 9-54A）。尽管这种运动非常小且难以察觉，但在全胸椎会很明显。胸椎下段轴向旋转自由度降低，是因为该区域关节突关节面变得更接近矢状面、更加垂直。

侧屈运动学

胸椎关节突关节主要呈冠状面，这可以允许胸椎在侧屈上有更大自由度。但由于肋骨的稳定作用，这种运动自由度不会表现出来。在图 9-55 中，以胸腰椎侧屈为例，胸椎侧屈可达 25°~30°。如图 9-55A 所示，在 T6~T7 节段侧屈，T6 椎体下关节突在凹侧下移，对侧上移，肋骨亦然。

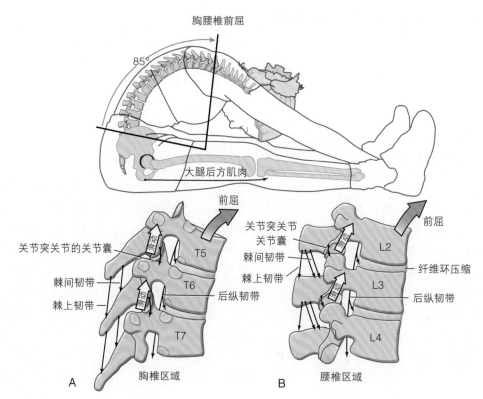

图9-52 胸腰椎前屈85°，其中胸椎贡献35°，腰椎贡献50°。A.胸椎运动；B.腰椎运动。黑色箭头指示伸长及拉紧的组织

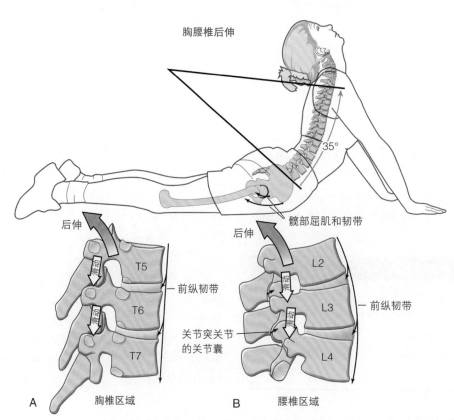

图9-53 胸腰椎后伸35°，其中胸椎后伸20°，腰椎后伸15°。A.胸椎区域运动学；B.腰椎区域运动学。黑色箭头显示被拉长且紧绷的组织

胸腰椎轴向旋转

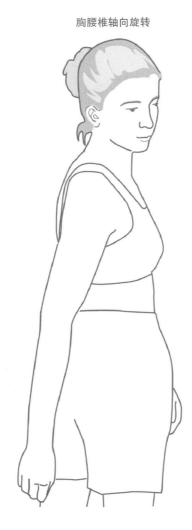

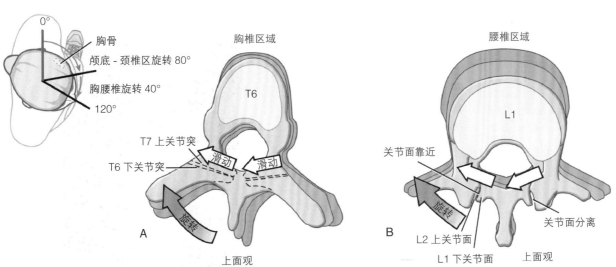

图 9-54　胸腰椎轴向旋转运动学：受试者面部向右转 120°，胸腰椎轴向旋转约 40°，其中胸椎旋转约 35°，腰椎旋转约 5°。A. 胸椎区域运动学；B. 腰椎区域运动学

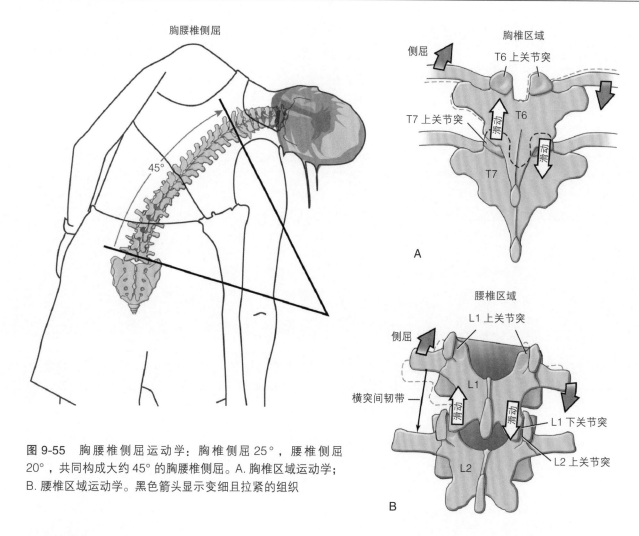

图 9-55 胸腰椎侧屈运动学：胸椎侧屈 25°，腰椎侧屈 20°，共同构成大约 45° 的胸腰椎侧屈。A. 胸椎区域运动学；B. 腰椎区域运动学。黑色箭头显示变细且拉紧的组织

腰椎区域

关节解剖

L1~L4 区域

如图 9-56 所示，大多数腰椎关节突关节面几乎与水平面垂直，且在矢状面有一定程度旋转。例如，L2 上关节突关节面方向与矢状面呈约 25° 角（图 9-32）。这种关节突方向利于腰椎在矢状面运动，但牺牲了轴向旋转。

L5~S1 交界区

与其他脊柱区域一样，L5~S1 节段前方有椎间关节，后方有关节突关节。L5~S1 节段关节突关节面通常比其他腰椎更接近冠状面（图 9-56）。

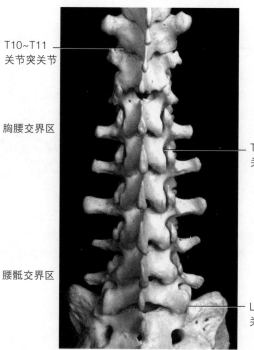

图 9-56 胸椎和腰椎后面观解剖图。注意两个交界区关节突关节方向的改变与过渡。请注意，该标本在 L4~L5 和 L5~S1 处的关节突关节均向冠状面偏斜，这种变化并不罕见

特别关注 9-6

胸腰交界区临床意义

胸腰交界区或者其邻近部分，关节突关节方向由近似冠状面直接转变为矢状面。如图 9-56 所示，这种转变比较明显，通常在胸腰交界区起始第一或第二个关节出现。关节突方向由冠状面向矢状面转变可能会引起矢状面活动度增大及不稳。图 9-57 所示，患有脑瘫的儿童试图用膝盖支撑自己。由于躯干肌肉无力且缺乏控制力，使得胸腰段塌陷至到达骨性结构极限——胸腰段极度后伸，造成胸腰段前凸。

第二个临床实例，前面提到的胸腰段关节突方向改变，部分解释了该区域创伤性截瘫发生率高的原因。在一些引起躯干前屈的高能量损伤中，由于肋骨存在，使胸椎作为一个相对固定的整体与腰椎上段连接。传递到胸椎的巨大前屈扭矩可能集中作用于胸腰段并引起该区域过度前屈。严重者可引起该区域骨折或者脱位，导致脊髓或者马尾神经损伤。与脊柱其他区域相比，在胸腰段手术固定失败的风险更高。

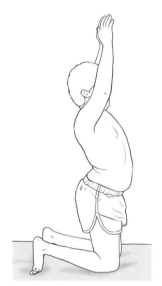

图 9-57　一个患有脑瘫的儿童，躯干肌肉控制力弱。注意胸腰段过度后伸（Courtesy Lois Bly, PT, MA.）

骶骨基部（顶部）自然地向前、向下倾斜，当人站立时会形成约 40° 骶骨倾斜角（图 9-58A）。由于该角度的存在，使得身体重力可以分为垂直于骶骨上终板的压力（BWc）和平行于骶骨上终板的剪切力（BWs）。其剪切力大小等于身体重力乘以骶骨倾斜角的正弦值。骶倾斜角为 40° 时，在 L5~S1 交界处产生的剪切力等于身体重力的 64%。当腰椎前凸加大时，骶骨倾斜角增加，导致 L5~S1 剪切力加大，当骶骨倾斜角达 55° 时，向前的剪切力高达身体重力的 82%。在站或者坐时，可以通过骨盆旋转来增加腰椎前凸（图 9-63A）（骨盆旋转的定义为骨盆相对于双侧股骨头在矢状面以短弧形式旋转，倾斜的方向由髂嵴旋转方向表示）。

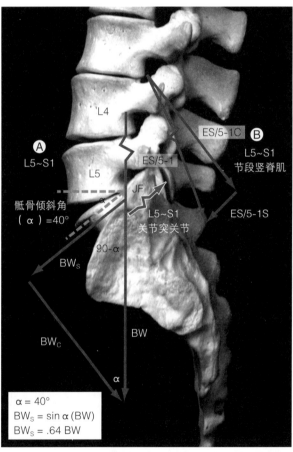

图 9-58　腰椎侧位图显示 L5~S1 椎间关节剪切力的生物力学机制。A. 骶骨倾斜角：L5~S1 节段骶骨上终板与水平线所成角。身体重力（BW）：作用于骶骨上的身体重力。BWC 是垂直于骶骨上终板的重力分力，BWS 是平行于骶骨上终板的重力分力。关节应力（JF）：蓝色箭头所示 L5~S1 节段关节突关节应力。B. L5~S1 竖脊肌力的方向如图所示，其通过 L5~S1 关节（ES/5-1）。ES/5-1C 是指垂直于骶骨上表面的肌肉力量。ES/5-1S 是平行于骶骨上表面的肌肉的剪切力

特别关注 9-7

L₅~S₁ 节段前滑脱

椎体前滑脱是指一个椎体相对于另一个椎体向前滑动或移位。这种情况通常发生在 L5~S1 节段（如图 9-59 所示），但是也可以发生在别的节段，如 L4~L5 节段。椎体滑脱（spondylolisthesis）来源于希腊语，其中 spondylo 是指椎体，lithesis 是指滑脱。这种疾病可以是先天的，也可是后天因病理性或应力过大造成。通常情况下，腰椎椎体前滑脱常合并有峡部骨折或缺失，峡部是指腰椎上下关节突关节中间的移行部位（图 9-27）。获得性 L5~S1 节段滑脱是可进展的，比如在一些重复性体育活动，需要该节段用力后伸或过度后伸时。严重腰椎前滑脱病例可能损害马尾神经，因为 L5~S1 节段有马尾神经经过。

如图 9-58A 所示，腰椎前凸增加会增加骶骨倾斜角，使该处剪切力增大。因此，对于有腰椎前滑脱的患者，尤其是存在腰椎不稳或疾病进展的情况下，禁止做腰椎过伸动作。如图 9-58B 所示，L5~S1 竖脊肌肌肉力量方向可以产生平行于骶骨上终板的前向剪切力（ES/5-1S）。这种前向剪切力由相邻竖脊肌作用方向和骶骨倾斜角共同决定。从理论上讲，更大的肌肉力量会增加 L5~S1 节段前向剪切力，尤其是因肌肉因素腰椎前凸增大的情况下。

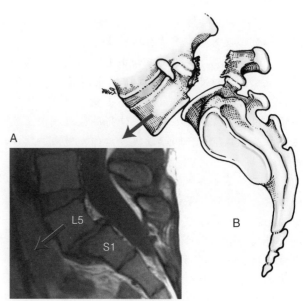

图 9-59 L5~S1 节段核磁 T1 加权像显示 L5 椎体前滑脱，同时该节段椎管扩大（图 A 出自：Krishnan A, Silbergleit R: Imaging in spinal stenosis, *Seminars in spine surgery*, 19: 3，图 B 出自：Canale ST, Beaty JH: *Campbell's operative orthopedics*, ed 11, St Louis, 2008, Mosby. ）

L5~S1 节段有许多结构可以对抗剪切力，包括椎间盘、关节突关节关节囊、宽又厚的前纵韧带、髂腰韧带等。髂腰韧带起自 L4~L5 节段横突上方，与腰方肌相邻，止于髂骨的内侧，骶髂关节前方，骶骨外上方（图 9-70）。骶髂韧带将 L5 横突和骶骨、髂骨稳定固定在一起。

除上述结缔组织外，L5~S1 关节突的关节面宽而坚固，可为 L5~S1 交界提供骨稳定性。关节突关节面近冠状面形态用于对抗剪切力有很大作用，这种对抗力会对 L5~S1 关节突关节产生压力（图 9-58A 蓝色箭头，标记为 JF）。没有足够稳定性，腰椎下段会滑向骶骨前方。这种异常严重状况被称为腰椎前滑脱。

运动学

健康成年人站立状态下，腰椎会有 40°~50° 前凸，尽管不同研究结果显示变化差异很大。腰椎运动在解剖中立位可以有三个自由度。不同研究和不同人群的腰椎运动数据变化很大，表 9-9 中列出了典型数值。以下各节将重点介绍腰椎各平面运动学。

表 9-9　腰椎在三个平面的活动度

前屈及后伸 （矢状面，度）	轴向旋转 （水平面，度）	侧　弯 （冠状面，度）
前屈：45~55 后伸：15~25 共计：60~80	5~7	20

矢状面运动：前屈后伸

正常成年人平均腰椎前屈 45°～55°，后伸 15°～25°，腰椎虽然只有 5 个关节，但矢状面上有 60°～80° 活动潜能。这主要得益于腰椎关节突关节方向近似矢状面。

日常生活中许多重要、常见活动都涉及腰部屈曲和后伸。比如日常生活中穿袜子、穿裤子、爬陡峭台阶或下车，再比如小孩由爬到坐的过程。所有这些活动都涉及躯干与腰椎以及骨盆与股骨（髋）之间的运动学作用。正如本章节所述，这种运动学机制在颅底 - 颈椎区一直存在。本章以下部分重点讨论腰椎矢状面运动学这一主题中的几个子主题。框 9-2 列出了这些子主题的顺序。

腰椎前屈

如图 9-52B 所示腰椎前屈与躯干髋关节屈曲的关系。骨盆旋前增加大腿后方肌肉张力。腰椎下段被骶髂关节固定，腰椎中上段前屈。

如 L3 和 L4 前屈时，L3 下关节面相对 L4 上关节面向上向前滑动约 5 mm。基于腰椎运动总和，椎间应力从关节突关节（承担直立状态下脊柱总载荷的 20%）向椎间盘和椎体转移。具有弹性的前方盘和后方韧带复合体可支撑前屈过程中身体载荷。极度前屈时，关节突关节囊韧带完全伸展限制上方椎体向前移动。关节突关节囊韧带坚固，能承受高达 1000 N（225 lb）的拉力。

腰椎极度前屈会减小关节突关节接触面。尽管此时关节突关节总载荷减小，但因其所承担的载荷分布在更小的面积上，故单位面积下关节突关节应力增加。当然这也取决作用于关节突上总应力的大小。前屈活动时躯干肌收缩会使接触应力增加，进而损害关节突关节，特别是长期弯腰或关节面异常的患者。

腰椎前屈程度与腰椎椎管、神经根管直径存在相关性，弯腰也可改变髓核形态。相对于解剖中立位，腰椎前屈可使神经根管管径增加 19%。因此，腰椎前屈也可作为一种腰椎间盘突出压迫神经根时的治疗方案，以暂时减小神经根所受压力。然而，这种治疗也存在潜在风险，例如长期或过度弯腰会使椎间盘应力增加，最终加重髓核向后方突出。健康人的脊柱，后部形变很小，此时通常不会产生任何后果，髓核移位也因后方纤维环张力增加而受到限制。但如果纤维环后方变弱、破裂或开口会使髓核向后突出，可能会压迫脊髓或神经根（图 9-60）。这通常被称作腰椎间盘突出或脱出，更正式的名称应是髓核脱出。椎间盘突出的人可能会经历下肢剧烈疼痛或感觉异常、肌肉无力，以及下肢腱反射减弱，这与受累神经根的特定运动和感觉分布相一致。

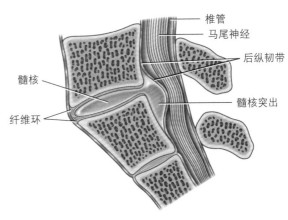

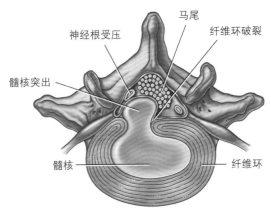

图 9-60　腰椎间盘髓核突出图示（引自：Standring S: _Gray's anatomy_, ed 41, New York, 2015, Churchill Livingstone.）

腰椎后伸

如图 9-53 所示，腰椎后伸与前屈运动相反，后伸时增加腰椎前凸角度。腰椎与髋关节后伸、屈肌张力及臀部韧带张力增加都会使骨盆旋前，从而增加腰椎前凸。例如，L3~L4 之间后伸，L3 下关节面相对于 L4 上关节面稍向后下滑动。

人体从前屈位改变至中立位或者轻微后伸位，会增加关节突关节的接触面积，虽然关节突关节会承载更多的身体重量，但接触面积增加可能会降低关节突内压力。但这种保护不适用于腰椎极度后伸的情况。此时，（上位椎体的）下关节突关节面尖端向下滑动超过下位椎体上关节突关节面。由于下关节突关节面与相邻的椎板的接触区域相对"尖锐"，在后伸过程中腰椎所受应力可能会非常高。因此，腰椎过度前凸的患者可能会导致关节突关节和相邻的区域应力增大。此外，腰椎过度后伸还会压迫棘间韧带，导致腰背疼痛。

与腰椎屈曲一样，后伸同样会影响椎间孔和椎管的直径和髓核形变。相对于解剖中立位，腰椎完全后伸椎间孔面积缩小 11%。因此，患有腰椎神经根管狭窄致神经受压的患者建议减少腰椎充分后伸的运动，特别是已经存在肢体无力或感觉改变时。但是，腰椎完全后伸状态会使髓核向前形变，可能会缓解髓核后移。充分且持续的腰椎后伸可减少椎间盘内压力，在某些患者可以减轻椎间盘对神经的压迫。这种情况的主要证据被称为症状的"集中"，意思是由于神经根压迫产生的下肢疼痛或感觉异常症状向腰部集中。因此，症状的"集中"提示了已移位髓核与神经根之间压力减小。尽管还不确定，但充分腰后伸时，髓核会被推向前方远离神经，又或者因为神经组织被推向后方远离髓核组织，抑或两者均存在。腰椎（以及髋关节）完全伸展也可能会部分减轻或放松局部和邻近神经组织，从而减轻神经源性疼痛的强度。Robin McKenzi 提出要重视腰椎后伸，以减轻髓核突出造成的神经放射痛，这种锻炼方法被称为"McKenzi 锻炼法"。研究表明，持续主动和被动伸展治疗可为已知的后侧或后外侧椎间盘突出症患者提供不同程度的症状缓解和功能改善。但是，这种方法可能并不对每个患有椎间盘突出的人都有益。如果患者在 L5/S1 节段出现急性椎间盘脱出并压迫 S1 神经，此时腰椎后伸会减小椎管容积，进一步压迫已经发炎和肿胀的 S1 神经根，导致下肢放射痛加重。

躯干屈伸过程中的腰椎 - 骨盆节律

腰椎与髋关节为人体提供了屈曲和后伸轴。从站立位到完全前屈后伸的矢状面运动，腰椎和髋关节之间的运动学关系被称为腰椎 - 骨盆节律（这个概念类似于在第 5 章中被描述为肩肱节律）。研究腰椎 - 骨盆节律和伸肌的相对运动模式可以为明确肌肉、关节的异常作用以及相关的运动功能障碍提供线索。这些线索可能为有效治疗潜在的病理力学疾病提供意见。

站立位躯干屈曲时腰椎 - 骨盆节律：运动学分析。想象保持膝盖近乎伸直的同时躯干前屈弯向地面，尽管在整个人群中差异很大，但在健康成年人中，这种运动是由大约 45° 腰部屈曲与大约 60° 髋部（骨盆 - 髋关节 - 股骨）屈曲组成（图 9-61A）（值得注意的是，这些值所对应的是髋总屈曲程度的 50%，腰总屈曲程度的 90%）。对于大多数人来说，屈曲运动的前 25%，腰椎承担负荷较多，而髋关节更多承担后 25% 屈曲运动的负荷。尽管存在其他运动方式，但这些偏离典型运动模式的活动可能有助于将腰椎与髋关节病理或损伤的鉴别。

图 9-61B、C 显示腰椎 - 骨盆节律异常与髋关节（B）或腰椎（C）的活动受限明显相关。在图 B 和图 C 中，总的躯干屈曲度减少。如果需要更大程度的前屈，则髋关节或腰椎可能会相互代偿。这种情况可能会增加代偿区域的应力。如图 9-61B 所示，由于股后方肌肉伸展受限或者髋关节炎造成的髋部屈曲受限，躯干向前弯曲时，腰椎和胸椎下段需提供更多前屈。最终，过度屈曲可能会过度拉伸并削弱该区域的后方结缔组织（包括胸腰椎筋膜），从而降低该组织限制前屈的能力。长期腰椎屈曲会导致椎间盘负荷增加，理论上会加速腰椎退变。

图 9-61C 演示了腰椎屈曲受限时的运动。此时，躯干前屈需要髋关节屈曲度增加，因而对髋部伸肌产生更大要求。结果是髋关节会承受更大应力。在髋关节健康人群中，这种相对较低的应力增加通常是可耐受的。但在患有髋部疾病（例如骨关节炎）的人群中，增加的应力可能会很痛苦，并可能加速髋关节退变。

由前屈位恢复直立位的腰椎 - 骨盆节律：肌肉活动分析。图 9-62A~C 在一系列连续过程中描绘了一个典型地由前屈到后伸的腰椎节律。尽管腰椎伸展和髋部伸展在整个运动过程中同时发生，但通

躯干屈曲过程中腰椎 - 骨盆节律变异：运动学分析

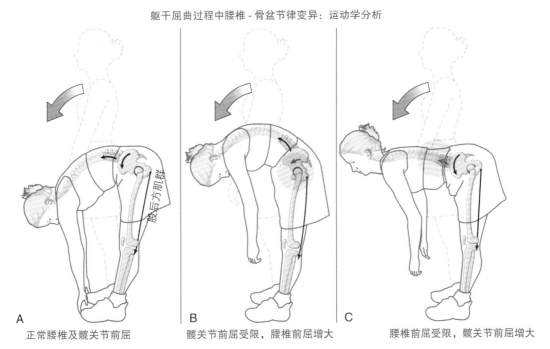

图 9-61　膝关节伸直，躯干前屈的三种腰椎 - 骨盆节律。A.正常腰椎及髋关节前屈活动，包括 45° 的腰椎前屈以及 60° 的髋关节前屈；B.髋关节屈曲受限（例如股后方肌群紧张），腰椎和下段胸椎需要更多的前屈以代偿；C.腰部活动受限，髋关节需要更大的屈曲以代偿。在 B 和 C 中，红色圆和红色箭头指示活动受限区域

躯干伸展过程中的腰椎 - 骨盆节律：肌肉分析

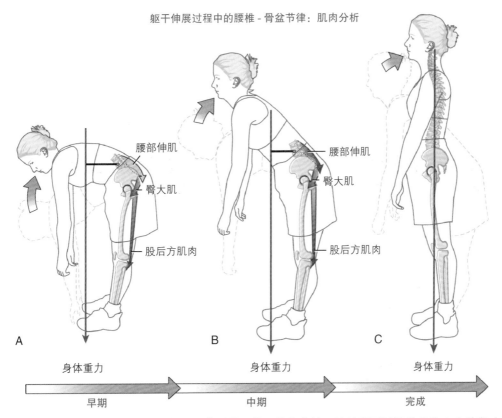

图 9-62　健康人从前屈位向直立位改变时表现出典型的腰椎 - 骨盆节律。该过程可以简单分为 3 个阶段（A~C）。每个阶段的躯干旋转轴都是通过 L3 椎体。A.早期，髋部伸肌（臀大肌和股后方肌群）收缩相对较强，躯干伸展在更大程度上是通过臀部伸展而产生的；B.中期，躯干伸展通过髋和腰伸肌的共同作用而发生；C.终末期，一旦来重力线落在臀部后方，肌肉收缩通常就会停止。重力带来的外部力矩用黑色实线表示。红色的强度越强，表示肌肉活动强度越高

常情况下在后伸早期，髋关节及其伸肌承担更多运动（图 9-62A）。腰部伸肌会在伸展中间阶段起作用（图 9-62B）。当腰椎外部屈曲扭矩最大时，腰后伸的短暂延迟会增加臀部伸肌应力（例如，股后方肌肉和臀大肌）（图 9-62A 中黑线所示为外部力矩）。这种机制可以自然地保护背部肌肉和下方关节免受巨大应力的伤害。这种情况下，当躯干已经充分抬高，并且其外部力矩臂（相对于重力）已最小化之后，对腰部伸肌需求才会增加（图 9-62B）。对于腰痛或腰椎退变的人群，可能存在故意延迟腰伸肌活动，直到躯干更接近直立时再参与。一旦完全站立，只要重力穿过髋关节或其后方，髋部和背部肌肉通常就相对不活动（图 9-62C）。

骨盆倾斜程度对腰椎运动学影响

完成腰椎前屈后伸活动需通过两种不同机制。第一种机制在最大程度将上肢和躯干向前探（相对于下肢），例如捡东西时。如图 9-61A 和图 9-62 所示，这种运动结合了腰椎最大程度屈曲和后伸，骨盆相对股骨发生比较大的活动度变化。第二种是一种更细微的运动机制，涉及骨盆向前或向后的倾斜或旋转，但是其活动度相对较小，躯干几乎保持静止。如图 9-63A~D 所示，骨盆前倾会增大腰椎前凸，而骨盆后倾会减小腰椎前凸。这些姿势在极端情况下，可能会显著改变腰椎管和椎间孔直径，并产生压力梯度，该压力梯度可能会使髓核轻微变形或向远离椎间盘受压侧方向移动。

骨盆旋转轴位于双侧髋关节连线。这种机械关联将髋关节（股骨 - 骨盆）运动与腰椎运动紧密联系在一起。下一节和第 12 章将进一步讨论此关系。

骨盆前倾与腰椎前凸增加之间的运动相关性。骨盆主动前倾是由髋部屈肌和背部伸肌收缩引起的（图 9-63A）。理论上讲，增强这些肌肉的姿势控制有利于维持腰椎前凸。人们能否长期潜意识地接受并保持新的骨盆姿势尚不确定。然而对于某些患有髓核突出的人来说，保持腰椎自然前凸姿势是 McKenzie 所提倡的基本原则。

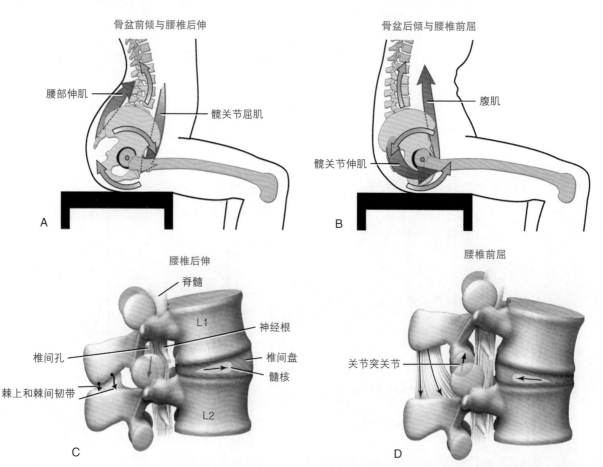

图 9-63　骨盆前倾、后倾对腰椎运动的影响。A 和 C. 骨盆前倾可使腰椎后伸从而增加脊柱前凸。该作用会使髓核前移位并缩小椎间孔的直径。B 和 D. 骨盆后倾使腰椎前凸减小。该作用倾向于使髓核向后移动并增加椎间孔直径。肌肉活动以红色箭头表示

腰椎可能出现前凸过大，此种异常可能是由肌肉无力引起的，例如患有严重肌营养不良的儿童，由于其髋部伸肌和腹肌无力而导致。腰椎前凸过大的病理机制通常包括髋关节屈曲挛缩和髋部屈肌被动张力增加（图 9-64）。如本章前面所述，过大的腰椎前凸可能带来的负面后果包括：腰椎关节突关节内压力增加或腰椎后方附件之间应力增加。此外，腰椎前凸增大会使腰椎和腰骶区剪切力增加，可能会加重腰椎前滑脱。

腰椎前凸减小与骨盆旋后运动学。骨盆旋后由臀部伸肌和腹部肌肉相互作用完成（图 9-63B）。理论上，增强患者对这些肌肉的控制力有助于减少腰椎前凸。这就是曾经流行的"Williams 屈曲练习"，这种训练方法，强调拉伸髋部屈肌和背部伸肌的同时加强腹部和臀部肌肉训练。原则上，这种练习最适合因腰椎过度前凸引起腰背痛的患者。

水平面运动：轴向旋转

腰椎仅仅有 5°～7° 的轴向旋转活动度。临床测量往往比这个值大，主要因其包括了髋关节旋转（骨盆在髋关节上的旋转）和部分胸椎下段旋转。图 9-54B 显示胸腰段 5°～7° 的轴向旋转。例如，L1 和 L2 向右侧轴向旋转，L1 左侧下关节突关节面与 L2 左侧上关节突关节面相互挤压，同时 L1 和 L2 右侧的关节突关节稍分离。

通常腰椎轴向旋转能力有限，L3～L4 节段腰椎轴向旋转能力仅超 1°。腰椎关节突关节近矢面位的方向，限制了其轴向旋转。如图 9-54B 所示，

腰椎对侧关节突关节会进一步限制腰椎的旋转。多数轴向旋转都伴随对侧关节突关节软骨受压（脊柱任何部分的旋转均基于椎体前侧的点，而非棘突）。另外轴向旋转还受到纤维环张力的限制。理论上讲，腰椎任何一节段轴向旋转超过 3° 均会损伤关节突关节面并撕裂纤维环中的胶原纤维。在此临界值下大多数正常的生理运动都是安全的。

腰椎骨性抗旋转能力为整个脊柱下段提供稳定性，而发达的腰肌和相对刚性的骶髂关节加强了这种稳定性。

冠状面运动：侧屈

腰椎左右侧屈角度约为 20°。除却关节突关节的方向和结构差异，腰椎侧屈的关节运动与胸椎区域类似。如图 9-55B 所示，与侧屈方向相反一方的韧带会限制其活动。髓核在远离运动方向会发生轻微形变，或者说，向凸侧变形。

坐姿及其对腰、颅底 - 颈椎区域的影响

对于多数人来说，在工作场所大部分的时间都采用坐姿，如在学校、家里或汽车上。坐姿状态下骨盆姿势对脊柱序列有重要影响。因此，坐姿对整个中轴骨疾病的治疗和预防具有重要意义。下面我们重点讨论骨盆矢状面姿势及其对腰椎和颅底 - 颈椎区域的影响。

如图 9-65 所示，理想坐姿和不良坐姿经典对比图。图 9-65A 中，不良坐姿骨盆后倾，腰椎相对前屈。这种姿势可能导致该区域结缔组织和肌肉短缩，最终致永久性姿势不良。

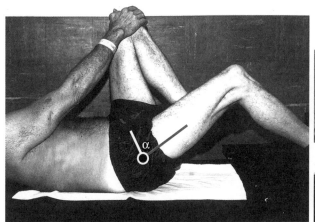
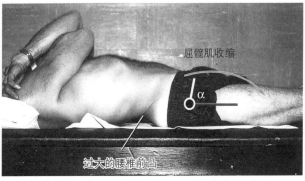

图 9-64　右髋骨关节炎患者髋部屈肌痉挛、骨盆过度前倾和腰椎前凸增加之间的关系。空心白色圆圈为髋关节内侧 - 外侧旋转轴。A. 右股骨屈曲挛缩由股骨（红线）和代表骨盆的白线之间的夹角（α）表示。左髋部保持正常屈曲，以使骨盆尽可能后倾。B. 两腿靠在垫子上，绷紧和缩短的右髋屈肌产生的张力使骨盆向前倾，从而使腰椎前凸变大。腰部凹陷显示腰椎前凸增加。髋屈肌挛缩仍然存在，但被骨盆前倾所掩盖（照片来自：the archives of the late Mary Pat Murray, PT, PhD, FAPTA, Marquette University）

特别关注 9-8

腰椎间盘突出

　　腰椎间盘突出或脱出实际应该称为髓核突出。髓核向后侧或后外侧突出会压迫敏感的神经组织（比如脊髓、马尾、腹侧或背侧神经根或出口神经根）。在体研究表明，突出的物质并非均是髓核，还包括破碎的终板。因此，说髓核突出或间盘突出并不完全正确，但是由于该术语已经广泛应用在文献中，本文将继续使用。

　　并非所有椎间盘突出都如图 9-60 所示。相对较轻的病例，髓核向后移位仍被纤维环包裹；相对较重的病例，髓核尽管还在纤维环内，但已突出到椎体后缘之外。更严重时，髓核完全突出到纤维环外侧或者后纵韧带外侧，到达硬膜囊（图 9-60 所示）。在这种情况髓核突出到椎管内，并滞留在硬膜外——通常称为髓核脱出游离。髓核脱出或游离时可能相对于椎间盘突出或膨出的预后会更好，因为一旦髓核脱出到椎管，就会有巨噬细胞参与进而被吞噬和吸收。即使是少量吸收也可以显著降低神经压力，这种机制可以部分解释为何某些椎间盘突出患者的疼痛，会随着时间流逝而消失，无须手术干预。

　　椎间盘源性疼痛可能是由于椎间盘自身退变或髓核突出所致。腰部疼痛可能与损伤有神经支配的纤维环、后纵韧带或终板有关。下肢疼痛则多由椎间盘突出压迫椎管内神经引起（如图 9-60 所示）。在这两种情况下，局部组织肿胀和炎症会加重疼痛。受累的神经会产生其支配部位的疼痛以及感觉异常，这些改变与下肢皮节分布相关。这些症状通常被称为"坐骨神经痛"，因为突出椎间盘压迫了形成坐骨神经的神经根（L4~S3）。尽管大部分疼痛可能由髓核突出引起，但这并非全部的病理结果。

　　腰椎间盘突出症通常涉及两个相互关联的机制。第一种损伤机制是相对健康的腰椎间盘突然受到较大压力或剪切力。这种机械损伤可能与创伤相关，例如剧烈的咳嗽或呕吐或者搬举重物等。第二种更常见的损伤机制是对腰椎长期施加低强度受力，通常已存在椎间盘退变。退变椎间盘可能有径向龟裂（或裂隙），使其对于髓核突出或脱出的阻力明显减小。

　　反复长期弯腰可能会增加腰椎间盘后侧或者后外侧脆性。弯腰将椎间盘后方纤维环拉伸变薄，同时髓核在高压下被迫向后移动。压力在暴力提举或弯腰活动时增加，这些活动也有躯干肌肉的强烈收缩参与。压力足够高时，髓核会引起纤维环破裂或通过既有裂隙突出。

　　腰椎屈曲合并旋转运动（轴向旋转＋侧屈活动相结合）进一步增加了后侧或后外侧纤维环的脆性。当脊柱旋转时，仅纤维环后部绷紧，降低了其对髓核的抵抗力。计算机模型和尸体研究表明，轴向旋转和侧屈相结合的运动会对纤维环后外侧产生较大张力。随时间推移，该区域更容易产生裂痕或裂纹，从而降低其对髓核脱出的抵抗能力。

　　有学者认为，严重退变（脱水）的椎间盘很少经历典型的椎间盘髓核突出过程。脱水的髓核缺乏足够的静水压力让其通过纤维环。尽管存在例外，但典型髓核突出往往发生在 40 岁以下年轻人，因为髓核能够保留相对较多的水分。此外，椎间盘突出出现在早晨的机会更大，因为清晨是髓核含水最多的时候。

　　腰椎间盘髓核脱出、突出的机械和结构因素：

　　1. 先前存在椎间盘退变，纤维环后部出现放射状裂痕，裂缝或破裂，为髓核脱出提供了路径；

　　2. 含水量高的髓核承担较高的椎间盘内压力；

　　3. 纤维环无法承受来自髓核移动的应力；

　　4. 持续应力施加在侧屈或旋转的腰椎上。

　　图 9-65A 中，前倾坐姿增加了躯干和腰椎外部力矩。此时对于维持正常直立对抗前屈趋势的组织（包括椎间盘等）提出了更高要求。如本章节前面所述，体内压力测试结果显示与直立坐位相比，前屈坐位腰椎间盘承载压力更大。即使在健康人群中，前倾坐姿所增加压力也会使髓核后部轻微变形，尤其是在 L4~L5 和 L5~S1 节段。习惯了这种放松坐姿，可能会导致某些脊柱结缔组织蠕变。例如纤维环后部无力和蠕变将导致其防止髓核脱出的能力下降。这种生物力学改变可能是导致背痛的病理机制之一。坐位时骨盆和腰椎力线会严重影响颅底-颈椎区域力线。腰椎前凸减小、身体前倾，会导致

颅底 - 颈椎区域后伸增加（"头向前探"的姿势）（图 9-65A）。坐位时，腰椎、胸椎和下颈椎向前屈曲。为了保持视线的水平（例如看计算机显示屏通常需要的水平视线），必须通过上颈椎后伸来代偿。随着时间推移，这种姿势会导致枕颈区颈部肌肉以及寰枢关节和寰枕关节适应性短缩。这种不良姿势已被证明与老年人颈椎疼痛和颈椎活动度减少有关。

如图 9-65B 所示，理想坐姿包括：腰椎后伸维持脊柱生理前凸，骨盆前倾增大。脊柱尾端姿势的改变对头端相邻节段姿势影响巨大。较小的胸椎后凸，可使颈椎维持正常前凸位置，从而产生更理想的"下颌"位置。由于下颈椎的伸直，颅底 - 颈椎区域会维持轻微前屈或更接近中立位。

图 9-65B 所示理想坐姿一般很难长时间维持。腰椎伸肌往往先开始疲劳，长时间松散坐姿可能会对其造成职业损伤。除了长期屈曲腰椎可能产生的负面影响外，松散坐姿还可能增加颈椎基底部肌肉压力。头部前倾姿势会增加颈椎圆柱体整体外部屈曲扭矩，迫使伸肌和局部结缔组织产生更大作用力。可以通过多种方式来改善坐姿，例如，提高对力线认识；增强和伸展适当肌肉；调整显示器位置；必要时戴眼镜；改善座椅人体工程学设计，提供充分的腰部支撑。

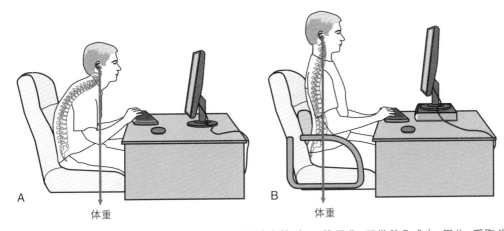

图 9-65　坐姿及其对腰椎和颅底 - 颈椎区力线的影响。A. 松散姿势时，腰椎屈曲，正常前凸减少。因此，采取头部向前（前移）的姿势。B. 理想的坐姿时，腰椎会呈现较为正常的脊柱前凸，有利于头部的"收下颌"（后移）姿势。在某些情况下，调整显示器的高度有利于更理想的坐姿。红线表示重力线

特别关注 9-9

利用运动学知识指导慢性腰痛治疗：示例

目前，治疗慢性腰痛可采取许多非手术方法。治疗方法多样的原因之一是：腰痛确切的机械功能障碍、病理，以及发生根本原因难以确定。腰痛可由多种解剖学因素造成，如腰痛也可能来自髋部或其他部位。根据临床医生所接受培训、临床经验或执业环境不同，治疗方法也有所不同。一些临床医生主要根据病理解剖学（例如引起疼痛的异常组织）指导腰痛非手术治疗。然而，其他人则更多地依据患者主要临床表现和对目前已有治疗方案效果，将患者分为亚组进行治疗。

慢性腰痛各种理疗方法不在本章讨论范围之内。传统方法包括通过训练改善身体整体平衡和控制，进行锻炼增强力量和对局部腰背、躯干肌肉的控制，选择性活动或拉伸肌肉和韧带，优化脊柱运动和力线，改善身体姿势或工作环境，关节活动和控制，牵引，软组织活动，干针疗法和理疗等（例如，热疗、电刺激和超声波治疗）。与腰痛诊断和治疗相关的许多方法都涉及腰椎区域运动。因此，临床医生必须了解其相关的运动学。以腰椎椎间连接的前屈后伸活动为例，很明显，其相关生物力学作用通常是相反的（表 9-10）。相反的生物力学可为疼痛或机械功能障碍的来源提供重要线索，并最终提供最有效治疗方法。

表 9-10 腰椎屈伸运动时运动学对比

结 构	屈 曲	伸 展
髓核	向后变形或移位	向前变形或移位
纤维环	后部拉伸	前部拉伸
关节突关节	关节囊紧张 关节面接触减少 关节负荷减少	关节囊松弛（中立伸展时） 关节面接触增大（中立伸展时） 关节负荷增加
椎间孔	变宽	变窄
椎管	容积略有增加	容积略有减少
后纵韧带	张力增加（拉长）	张力减少（松弛）
黄韧带	张力增加（拉长）	张力减少（松弛）
棘间韧带	张力增加（拉长）	张力减少（松弛）
棘上韧带	张力增加（拉长）	张力减少（松弛）
前纵韧带	张力减少（松弛）	张力增加（拉长）
脊髓	张力增加（拉长）	张力减少（松弛）

脊柱运动学概述

如图 9-66 所示，以下总结了几个脊柱运动学主题。

1. 颈椎允许在三个平面中进行相对较大的运动。最值得注意的是，寰枢椎关节允许高度轴向旋转。必须有足够的活动范围才能使头部最大程度地运动——许多重要功能借此发挥作用，包括听觉、视觉、嗅觉和平衡等。

2. 胸椎允许相对固定的侧屈活动。这种运动学特征体现了关节突关节多为冠状面以及肋骨的稳定作用。胸椎支持并保护胸腔及其内部器官。如第 11 章所述，胸腔的重要功能是作为提供通气的机械风箱。

3. 胸腰椎从近端到远端屈曲和伸展程度逐渐增加，但这种活动是以牺牲轴向旋转为代价的。除此之外，该特征还反映了关节突关节的方向从颈椎-胸椎交界处的水平、冠状面向腰椎区域近矢状面方向逐渐转变。腰椎区域关节突关节近垂直矢状面方向自然有利于屈曲和伸展运动，但限制了轴向旋转。

4. 腰椎与髋部屈伸活动结合，形成整个躯干矢状面运动的主要中心点。

骶髂关节

骶髂关节由骶骨两侧的关节面和髂骨关节面组成（图 9-1）。嵌入两块髂骨中间的骶骨，能够将潜在的巨大作用力在脊柱、下肢和地面间有效传导。如图 9-1 所标示，骶髂关节标志着中轴骨尾端到下肢骨间的过渡。在中轴骨中，头端类似的关节是肩关节复合体中的胸锁关节。胸锁关节和骶髂关节具有独特的结构特征，以满足其独有功能。鞍形的胸锁关节主要用于在三个平面上大范围运动，这是上肢在空间中能够灵活活动的必要条件。相反，较大体积、紧密贴合的骶髂关节主要目的是为了稳定。

虽然难以准确诊断，但通常认为约 25% 的慢性腰痛源自骶髂关节。骶髂关节疼痛可继发于关节或关节周围结缔组织损伤。损伤可由明显的外伤引起，例如摔倒后该部位直接着地、意外掉入洞中，或从陡峭的台阶上摔下。该部位创伤可能与分娩困难有关，所导致的疼痛症被称为骨盆环疼痛综合征。另外，作用在骨盆和腰部的反复、单侧、单向扭力与骶髂关节的损伤有关。例如在花样滑冰或其他需要频繁踢腿或高速投掷的运动中，就会产生上述的扭力。最后，骶髂关节还可能因姿势或结构异常引

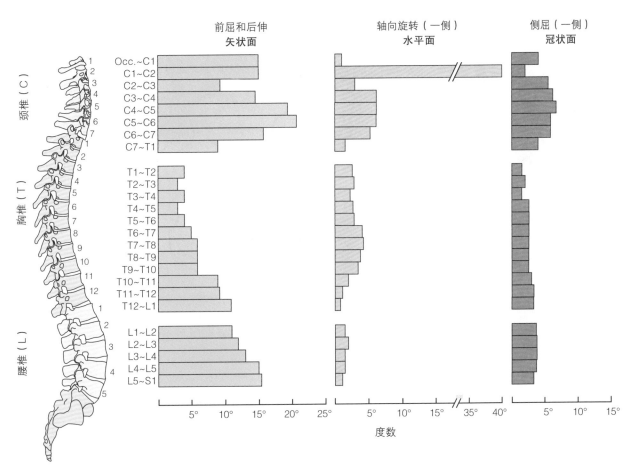

图 9-66　总结了三个平面上整体最大活动范围（以度单位），包括颈椎、胸椎和腰椎区域。数据由多种文献汇总而成（改编自 White AA, Panjabi MM: Kinematics of the spine. In White AA, Panjabi MM, editors: *Clinical biomechanics of the spine*, Philadelphia, 1990, Lippincott.）

起的过度应力而损伤，例如，髂骨偏移、过度腰椎前凸、脊柱侧凸或双下肢不等长等导致骨盆不对称。通过有限元建模分析，在进行主动躯干运动时，腿长不对称达到 1 cm，就可造成骶髂关节压力负荷增加五倍。上述建模研究预测的临床意义，是表明了较长肢体一侧的骶髂关节将承担更多负荷。

骶髂关节疼痛的潜在损伤或者病理机制并不容易显现，需要经过仔细的骶髂关节及相关部位的特殊评估。如果疼痛持续存在，不能简单归因于骶髂关节的病变，需要仔细评估，以排除其他病症，如椎间盘突出、腰椎或腰骶关节突关节感染，或其他更严重的病变。

关于骶髂关节疼痛的临床评估和管理尚有许多知识要学习。关节腔注射麻药后，评估局部疼痛的减轻程度，是确定骶髂关节是否为腰痛来源的最佳依据。但是，文献中报道的临床和医学影像检查的诊断准确性有限。骶髂关节的临床不确定性是由于缺乏一致术语来描述其相关的生物力学。由于所有以上原因，该关节的临床重要性通常被误判。

解剖学因素

应将骶髂关节结构置于整个骨盆环范畴进行考虑。骨盆环由骶骨、双侧骶髂关节、每侧半骨盆的三块骨骼（髂骨，耻骨和坐骨），以及耻骨联合组成（图 9-67）。体重通过骨盆环在躯干和股骨之间双向传导。骨盆环的强度主要取决于两半骨盆与中间骶骨的紧密嵌合程度。骶骨由两个骶髂关节锚定，是骨盆环的关键。耻骨联合关节在前方连接左右耻骨，是加强骨盆环结构稳定性的另一要素。

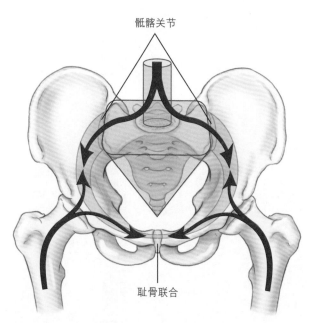

图 9-67　骨盆环组成。箭头表示身体重力在骨盆环、躯干和股骨之间转移时的方向。骨盆环的关键基础是骶骨，它楔入两侧髂骨之间，并通过骶髂关节牢固固定（Redrawn 在 Kapandji IA 之后重画：*The physiology of joints*, vol 3, New York, 1974, Churchill Livingstone.）

关节结构

　　骶髂关节正好位于易触及的髂后上棘正前方。从结构上讲，骶髂关节是相对坚固的关节，由骶骨和髂骨相匹配的耳状（auricular，来自拉丁文 auticle，意为小耳朵）面组成。骶髂关节关节面呈半圆回旋镖状，回旋镖开角朝向后方（图 9-68）。

　　儿童期，骶髂关节具有滑膜关节的所有特征，可相对活动，并被柔软的关节囊包围。然而，在青春期和成年期之间，骶髂关节逐渐从可动（滑膜）关节转变为不动关节。最显著的是，关节表面由光滑变得粗糙。发育成熟的骶髂关节在软骨下骨和关节软骨内，具有许多相对的凸起和凹陷（图 9-69）。这些粗糙区域增加了关节内摩擦系数，增强了关节面间对垂直剪切的抵抗力。随年龄增加，关节囊逐渐纤维化，柔韧性和移动性也越来越差。通过 CT 扫描检查，在 60 岁以上无症状（无痛）人群中，有超过 85% 的人发现了骶髂关节的退行性改变。而到 80 多岁时，约 10% 的人骶髂关节已经完全骨化或融合，男性比女性更多见。老化的关节僵硬，活动度低，再加上骨密度降低，部分解释了为何老年人骶骨骨折的风险增加。人类学家通常使用骶髂关节的结构状况作为确定标本大致年龄的方法。

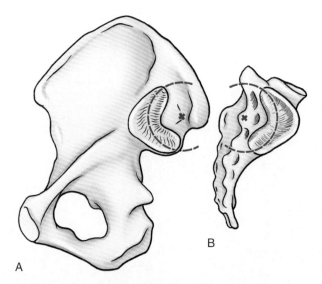

图 9-68　图示为显露的右侧骶髂关节面。A. 髂骨面；B. 骶骨面（修改自 Kapandji IA: *The physiology of joints*, vol 3, New York, 1974, Churchill Livingstone.）

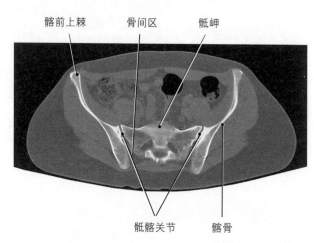

图 9-69　骶髂关节水平 CT 平扫。注意不规则的关节面（引自 Kelley LL, Petersen CM: *Sectional anatomy for imaging professionals*, ed 3, St Louis, 2012, Mosby.）

　　与刚出生的孩子相比，老年人的骶髂关节在关节结构上发生了显著变化，在某些方面类似于骨关节炎。这种退变性的改变更多发生于骶髂关节髂骨侧，但具体原因无法解释。严格意义上讲，这些典型的无症状改变很可能不是病理性的，而是结构上的重塑，以适应与生理成熟相关的负荷增加。但与所有其他关节一样，骶髂关节可能在任何年龄发展为病理性的骨性关节炎，且通常与强直性脊柱炎有关。

韧带

骶髂关节由一组广泛而厚实的韧带加强。这些韧带包括骶髂前韧带、髂腰韧带、骨间韧带和骶髂后韧带。尽管骶结节韧带和骶棘韧带不直接穿过关节，但仍可提供关节稳定性。

> 稳定骶髂关节的韧带
> * 骶髂前韧带
> * 髂腰韧带
> * 骨间韧带
> * 骶髂后短韧带、骶髂后长韧带
> * 骶结节韧带和骶棘韧带

骶髂前韧带是由关节囊前部和下部增厚而构成（图 9-70）。髂腰韧带最早被描述为稳定腰骶关节的韧带，与骶髂前韧带部分融合。上述两条韧带均可以加强骶髂关节前侧。

骨间韧带由一组非常短而致密的纤维组成，这些纤维填充了关节后缘和上缘自然存在的大部分间隙（该间隙在图 9-69 中标注，已被称为骶髂关节的"骨间区域"）。在图 9-70 中，通过除去一部分左侧的骶骨以及部分局部的韧带，使骨间韧带部分暴露。骨间韧带被认为是骶髂关节最坚强的韧带，使骶骨与髂骨牢固结合在一起，类似下胫腓联合。

骶髂后长、短韧带穿过骶髂关节的后侧（图 9-71）。骶髂后短韧带中广泛而相对较薄的韧带集合起于骶骨的后外侧面，该韧带向上方和侧方延伸插入髂骨，止于髂骨粗隆和髂后上棘。这些纤维中有许多与较深的骨间韧带融合。发达的骶髂后长韧带的纤维起于骶骨第 3、第 4 节段，止于髂后上棘。

骶结节韧带较为宽大，起于髂后上棘、骶骨外侧和尾骨，远端止于坐骨结节（图 9-71）。韧带远端与股二头肌（外侧腘绳肌）肌腱融合。骶棘韧带位于骶结节韧带的深面，起于骶骨和尾骨尾端侧缘，远端止于坐骨棘。

神经支配

已在骶髂关节周围的结缔组织中发现了感觉神经纤维。在许多感觉神经纤维中已检测出 P 物质和降钙素基因相关多肽。这些肽的存在强烈暗示着疼痛的传播。然而，文献中尚不清楚神经支配的确切脊髓来源。相关的解剖学检查一致认为其包括 L5~S3 脊神经根背支，而 L4~S2 的腹侧支较少。骶髂关节疼痛的人常合并同侧腰部和髋关节内侧区的症状，即髂后上棘附近和骶髂后长、短长韧带邻近的部位。

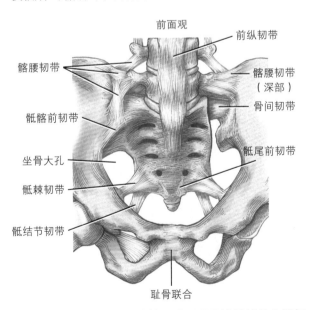

图 9-70　腰骶区和骨盆的前面观显示了该区域的主要韧带，尤其是骶髂关节的相关韧带。在标本的左侧，部分骶骨、浅层部分的髂腰韧带及骶髂前韧带被去除以显露髂骨的耳状关节面和深层的骨间韧带

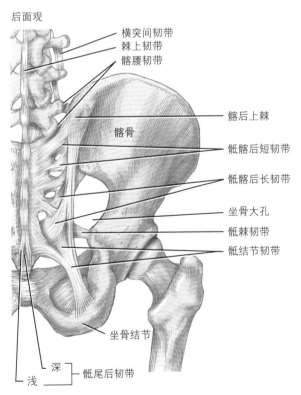

图 9-71　右侧腰骶区及骨盆后面观，显示了强化骶髂关节的主要韧带

胸腰筋膜

胸腰筋膜在腰部，包括骶髂关节在内的脊柱机械稳定性中起着重要作用。该筋膜在腰椎区域分布最广，由前层、中层和后层组成。三层胸腰筋膜部分围绕并分隔了腰部后方肌肉，如图 9-72 所示。

胸腰筋膜的前层和中层是根据它们与腰方肌的相对位置来命名的。这两层向内固定在腰椎横突上，向下方固定在髂嵴上。胸腰筋膜后层覆盖于竖脊肌和多裂肌后表面，以及更浅层背阔肌上。胸腰筋膜后层附着在所有腰椎和骶骨的棘突及髂骨的髂后上棘附近。这些附着结构可为骶髂关节提供机械稳定性。臀大肌和背阔肌的附着更增强了其稳定性。

胸腰筋膜的后层和中层在其外侧缘相互融合，形成一个外侧缝。该组织与腹横肌筋膜融合，少部分与腹内斜肌（内斜肌）融合。这些肌肉附着的功能意义将在第 10 章中详细介绍。

运动学

骶髂关节三维旋转和平移运动的相关描述仍较少。尽管很难测量，但这些运动对于骶髂关节很重要，有报道骶髂关节可旋转 1°～4°，平移 1~2 mm。

尽管没有任何术语可以完全描述骶髂关节处复杂的旋转和平移运动，但通常使用两个术语：章动和反向章动。这些术语描述的运动仅限于矢状面横穿骨间韧带的内外侧旋转轴附近（图 9-73）。章动（nutation）（意思是向前点头）定义为骶骨底（顶

> **描述骶髂关节运动的术语**
> - 章动（nutation）发生于骶骨相对髂骨向前的旋转、髂骨相对骶骨向后的旋转，或两者同时发生。
> - 反向章动（counternutation）发生于骶骨相对髂骨向后的旋转、髂骨相对骶骨向前的旋转，或两者同时发生。

部）相对于髂骨的相对前倾。反向章动（counternutation）是一种反向运动，定义为骶骨底相对于髂骨的相对后倾（请注意上述定义中使用的术语"相对"）。如图 9-73 所示，章动和反向章动可由骶骨对髂骨的旋转（如先前定义）、髂骨对骶骨的旋转或两种运动同时存在而产生。

功能因素

骶髂关节主要执行两个功能：①骨盆环内的应力消除机制；②中轴骨和下肢之间传递负荷的稳定路径。

应力消除

骶髂关节处的运动虽然轻微，但却是整个骨盆环内应力消除的重要因素。这种应力消除对步行、跑步，以及妇女分娩尤其重要。

在行走过程中，下肢的相互屈曲和伸展方式导致骨盆两侧的旋转略微不协调。在正常的步行速度下，前进一侧的足跟会撞击地面，而另一侧的脚趾仍与地面接触。此时，髋部肌肉和韧带的张力在髂嵴的左右两侧产生了相反的扭力。扭力在矢状面上

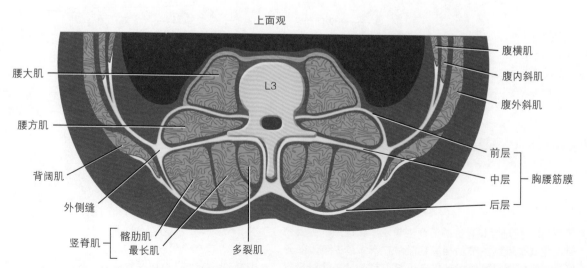

图 9-72　第 3 腰椎水平腰部水平剖面俯视图。显示了胸腰筋膜的前层、中层和后层围绕的各肌肉群

最为明显，如章动和反向章动，但在水平面上也同样如此。随着步行速度增加，骨盆内扭力增大。尽管轻微，但步行过程中每次骶髂关节运动都有助于消除应力，而如果骶髂关节是坚固且连续的结构，应力则会发生在骨盆环中。耻骨联合关节在整个骨盆环的应力消除方面具有相似作用。

在分娩生产过程中骶髂关节的运动增加。在女性妊娠的最后三个月期间，关节松弛度显著增加，而且与第一次妊娠相比，第二次妊娠时尤为明显。分娩时增加章动会使骶骨下部向后旋转，从而增加骨盆出口的大小并有利于婴儿通过。女性骶髂关节的关节表面较光滑，对这些轻微生理运动的抵抗力较小。

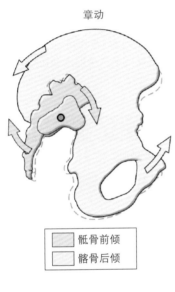

章动

反向章动

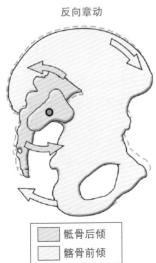

骶骨后倾
髂骨前倾

图 9-73　骶髂关节的运动学。A. 章动；B. 反向章动（有关定义参见正文）。骶骨旋转用较深的棕褐色箭头表示，髂骨旋转用较浅的棕褐色箭头表示。矢状面运动旋转轴由绿色小圆圈表示

女性妊娠期骶髂关节疼痛并不罕见。体重增加，腰椎前凸增加和激素引起的韧带松弛可能会加大骶髂关节和周围关节囊、韧带应力。此外，与骶髂关节松弛对称的孕妇相比，不对称的孕妇更容易出现中度至重度骨盆带疼痛。而骨盆疼痛通常会持续到产后。

载荷转移过程中的稳定性：骶髂关节产生章动扭矩的力学

骶髂关节关节面基本垂直。此方向使关节在垂直方向滑动时易受伤，特别是受力较大时。骶髂关节章动会增加关节面间的压力和剪切力，从而增加关节稳定性。为此，骶髂关节关节面紧密贴合的位置被称作完全章动。故而产生章动扭矩的力被视为骶髂关节的主要稳定力。这种稳定扭矩是由重力、伸展的韧带和肌肉活动产生的。当卸下载荷，例如平卧时，骶髂关节自然会回到不稳定或反向章动的位置。

章动扭矩增加骶髂关节稳定性

该扭矩由三个力产生：

- 重力
- 韧带拉伸产生的被动张力
- 肌肉活动

重力的稳定作用

由体重引起的向下重力穿过腰椎，通常位于两个骶髂关节中点假想连线正前方。同时，股骨头通过髋臼产生向上的压力。这两个力中的每一个都以一个单独力臂起作用，从而产生对骶髂关节的章动扭矩（图 9-74A）。由体重产生的扭矩使骶骨相对于髂骨向前旋转，而由髋关节挤压力产生的扭矩使髂骨相对于骶骨向后旋转。这种章动扭矩通过增加粗糙、凹凸的关节表面之间的摩擦来"锁定"关节。这种锁定机制主要依赖于重力和关节表面协调性，而不是韧带和肌肉等关节外结构。

韧带和肌肉的稳定作用

如前所述，骶髂关节第一道稳定线是由骨盆重力和承重作用产生的章动扭矩产生。这种稳定性对于骨盆和脊柱之间相对较低的静态负荷活动是足够的，如坐或站立等。然而，对于更大、重复和动态的负荷，骶髂关节稳定性依赖于韧带和肌肉产生力的相互作用。如图 9-74B 所示，章动扭矩会拉伸骶

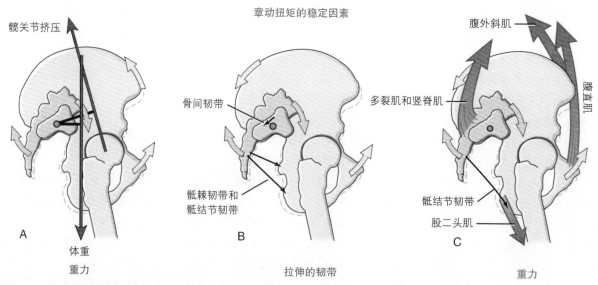

图 9-74 章动扭矩增加了骶髂关节稳定性。A. 两种主要来自重力（红色向下的箭头）和髋关节挤压（棕色向上的箭头）的力在骶髂关节产生章动扭矩。每个力都有一个力臂（黑线）自旋转轴处（关节处的绿圈）起作用。B.章动力矩拉伸骨间、骶棘和骶结节韧带，最终加压并稳定骶髂关节。C.肌肉收缩（红色箭头）在骶髂关节产生的章动扭矩。注意股二头肌通过骶结节韧带传递张力

髂关节的多种韧带组织，尤其是骶结节、骶棘和骨间韧带。这些韧带增加的张力进一步挤压骶髂关节表面，从而增加了关节稳定性。与之形成鲜明对比的是骶髂后长韧带，它因章动而松弛，因反向章动而绷紧。

　　除了韧带之外，一些躯干、臀部和腰椎 - 骨盆肌肉可以加强和稳定骶髂关节（框 9-3）。这种肌源性稳定在慢跑或举重等活动中是必需的。许多肌肉的稳定作用，均附着在胸腰筋膜与骶棘韧带、骶结节韧带结构上发挥作用。框 9-3 中列出了肌肉可以通过以下方式稳定骶髂关节：①产生对抗关节面的主动压力；②增加章动扭矩的大小及随后的主动锁定机制；③牵拉或拉紧结缔组织，直接或间接加强关节稳定性；④上述三种方式的任意组合。例如图 9-74C 中所描述的肌肉相互作用。多裂肌和竖脊肌收缩使骶骨向前旋转，而腹直肌、腹外斜肌和股二头肌（腘绳肌之一）收缩使髂骨向后旋转，这两种元素产生章动扭矩（在举重、拉伸等相对剧烈的活动中，许多上述相同的肌肉及臀大肌活动会自然发生）。通过直接附着，股二头肌（和臀大肌）增加了骶结节韧带内的张力。肌肉相互作用在一定程度上解释了为什么建议加强和改善框 9-3 中列出的肌肉控制来治疗髂关节失稳。此外，增强背阔肌和臀大肌、竖脊肌、腹内斜肌和腹横肌等肌肉的力量或控制力，通过与胸腰筋膜连接，可以提供骶髂关节

框 9-3　加强和稳定骶髂关节的肌肉
竖脊肌和腰椎多裂肌
膈肌和盆底肌肉
腹肌
•　腹直肌
•　腹内斜肌和腹外斜肌
•　腹横肌
臀部伸肌（如股二头肌和臀大肌）
背阔肌
髂骨肌和梨状肌

稳定性。膈和盆底肌的协同激活（作为 Valsalva 动作的一部分）被认为是增加腰椎 - 骨盆区和骶髂关节刚度的一种方式。此外，水平分布较多的肌肉，如腹内斜肌，特别是腹横肌，也可通过向骶骨挤压髂骨而直接维持关节稳定。佩戴骨盆带作为治疗骶髂关节疼痛或失稳的一种方式，其逻辑性和所谓的好处在很大程度上是基于上述肌肉提供的稳定机制。

　　最终，髂肌（部分髂腰肌）和梨状肌，直接附着于骶髂关节囊或边缘（回看图 9-26），是骶髂关节稳定性的另一次要来源。失去框 9-3 中肌肉所提供的足够稳定，骶髂关节可能容易失稳或高度可移动——这两种因素可能引起关节的潜在压力并引起疼痛。

总结

中轴骨包括颅骨、脊柱、胸骨和肋骨。其中脊柱解剖结构最适合承担由体重和肌肉活动产生的载荷。椎间盘主要功能是吸收和分布这些载荷。脊柱的强度和顺应性由韧带和肌肉决定，它们与脊柱生理曲度相一致。

每个椎骨都具有独特形态。例如，枢椎（C2）和 L4 之间的形状对比，它们之间巨大的形态差别与脊柱头尾两端不同的功能需求形成对比。枢椎具有一个垂直的齿状突，一个允许头部和颈部轴向旋转的中心轴。相比之下，L4 的形态是为了支撑巨大的叠加负荷。

典型椎间连接有三个重要元素：用于肌肉和韧带附着的横突和棘突、用于椎间连接和震动吸收的椎间关节，以及用于引导各区域相对运动的关节突关节。而第三个元素对整个中轴骨运动学影响是非常重要的。值得注意的是，脊柱每个区域的多种特征性运动都是由关节突关节的空间方向决定的。请思考一下颈椎区域关节突关节的几何方向。寰枢关节的关节面接近水平方向，而颈椎其余节段的关节突关节方向与水平面和冠状面之间呈角约 45°。这种特殊的几何结构赋予了颅底 - 颈椎区在所有脊柱中进行三维运动的最大潜力——必须考虑到头部是许多特殊感觉器官所在。

虽然胸椎区域的 12 对关节突关节接近冠状面，但由于肋骨的作用，该区域的自由侧屈受到限制。胸廓的相对刚度是机械通气和保护心脏、肺的必要条件。

在腰椎区域内，近矢状面的关节突关节可使腰椎充分屈伸，同时限制水平面旋转。由腰椎和骨盆（相对于髋关节）提供的矢状面联合运动为整个身体提供了一个重要的屈曲和伸展轴点。这个区域表现出的"腰椎 - 骨盆节律"增强了上肢和手的延展性，这对于弯腰捡起地板上的物体或触及高台很重要。

L5~S1 交界区的关节突关节方向转为冠状面，对可能在腰椎和骶骨之间产生的前方剪切力提供了重要限制作用。随着腰椎前凸增加，这种前向剪切力增加，通常与骨盆相对于股骨头的前倾过大有关。

中轴骨最尾端关节是骶髂关节。该关节为末端脊柱和下肢之间巨大应力传递提供了一个相对刚性的连接点。这些相对较大的关节原本就很稳定，尽管它们同样有微小运动用以帮助打开产道，或在走路和跑步时消除骨盆环内应力。

在脊柱序列良好、有健康肌肉和韧带附着时，脊柱和颅底 - 颈椎区域能够为整个身体提供灵活性和垂直稳定性。肌肉在为中轴骨提供垂直稳定性中的重要作用是贯穿第 10 章并反复出现的主题。异常序列会加大重力和肌肉活动导致脊柱畸形，这些可能会对椎体、椎间盘、韧带和神经组织造成过大且经常是破坏性的应力。许多治疗中轴骨损伤的基本原理是改善身体姿势。

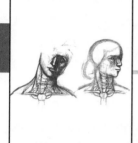

临床拓展

退行性椎间盘疾病：机械因素与生物因素之间相互作用

正如本章所述，椎间盘退变与脊柱许多病理状态有关，例如椎间盘减震作用。其实椎间盘对载荷的吸收和重新分配能力在相对年轻时就已开始下降。因此，椎间盘退变可能最早在人生第二个十年就开始，并影响到大多数人的第三和第四个十年。尽管数据差异很大，但有研究显示，30%~70%的成人核磁共振影像可见椎间盘退变迹象。只是多数基本无症状及功能障碍。因此，椎间盘退变可视为老化过程的自然组成部分。然而，与明显疼痛相关的更严重的椎间盘退变并不是椎间盘衰老的自然组成部分。椎间盘退变伴有明显疼痛及相关功能受限，应该更恰当地称为退行性椎间盘疾病。

退行性椎间盘疾病是重大医疗和经济问题，在美国成人脊柱手术中占90%。研究人员在致力于深入理解、改进退行性椎间盘疾病的治疗。然而，此类疾病流行病学和病因学复杂多样。考虑到许多有明显椎间盘退变的成年人仍然没有症状，且该病定义不明，流行病学研究可操作性低、存在一定困难。此外，很难区分哪些椎间盘退变是随着年龄增长（以及相关磨损和撕裂）自然发生的，哪些是严格意义上的病理变化。

许多退行性椎间盘疾病发病机制研究集中在机械因素和生物因素上。机械因素最直观和最容易理解，毫无疑问，椎间盘过度机械负荷会导致椎间盘退变。继而出现的椎间机械不稳定，可能造成更高应力和椎间盘内生物力学改变，而异常应力进一步导致退变发展。

机械负荷过重可能会引起部分人群椎间盘退变，而有些人则不会，此现象仍无法解释。显然，除机械负荷过重外，其发病机制尚包含其他因素。退行性椎间盘疾病的最大危险因素与遗传相关。继发危险因素包括高龄、椎间盘营养不良（可能与吸烟有关）、职业、人体参数（如身体大小和比例），以及全身震动的长期暴露等。除了遗传因素外，上述几个因素可能同时存在才能显著增加椎间盘退变风险。

> **退行性椎间盘疾病的可能危险因素**
> - 遗传学（主要的）
> - 高龄
> - 椎间盘营养不良
> - 职业（体力劳动史）
> - 人体参数（如身体大小和比例）
> - 全身震动的长期暴露

虽然过度应力传递到部分脱水椎间盘可能有助于解释退行性椎间盘疾病的起因，但并不能解释个体间疼痛、炎症或疾病进展的巨大差异。大量证据表明，椎间盘疾病严重程度和进展与人体对退化过程的生物学反应密切相关。例如，纤维环撕裂后，带血管的肉芽组织长入损伤区域（被称为新生血管化的现象），这是炎症愈合过程的正常组成部分。传入神经元（伤害感受器）也随之长入，甚至蔓延至神经和血管通常不存在的区域。此外，肉芽组织中发现了肥大细胞、巨噬细胞、酶和许多细胞因子（介导和调节特定细胞功能，如组织生长、炎症蛋白质和肽）。通过一个尚不明晰的复杂过程，细胞因子间接促进伤害感受器的生长和敏感性增加，并增加该区域炎症反应。这种炎症反应可能延长和加重某些患者的疼痛（称为外周敏化）。这一过程也可能促进更多促炎性细胞因子释放，从而刺激纤维环中以及邻近脊髓和神经鞘的其他伤害感受器。因此，源于纤维环撕裂的疼痛在临床上也可表现为放射性疼痛，放射至相应下肢皮节。这一过程可能有助于解释为什么椎间盘退变患者在相对无压力的背部运动时，会产生涉及背部和下肢的强烈疼痛反应。

位于椎间盘内的软骨细胞和成纤维细胞能够检测周围物理环境的微小特征，如张力、压力、渗透压和髓核静水压力。例如，研究表明椎间盘的过度压力会产生细胞介导反应，包括蛋白酶、细胞因子和一氧化氮过度释放。这些物质可以改变细胞外基质，包括蛋白多糖和胶原的生物合成和分布。在退变椎间盘中，此过程会产生结构和功能上较差的基质，该基质吸收或分配载荷的安全性较差。如果不加控制，此过程可能会加速退化。然而，如果正常

调节，该过程可能会改变椎间盘结构，使其能够更好地承受人体中不断变化的载荷。图 9-75 总结了一组机械和生物性因素的相互作用，可能参与了退行性椎间盘疾病的发展。

为了增进对退行性椎间盘疾病潜在多因素过程的理解，Adams 和 Roughley 提出了以下定义："椎间盘退变的过程是细胞对渐进性结构衰竭的异常反应"。该定义简要包含了前文所述的机械和生物学因素之间的相互作用，可作为临床研究模型。例如，Beattie 及其同事提出以下假说，即通过牵引、梯度肌肉收缩、关节手法理疗和重复运动等治疗来控制和减轻脊柱载荷，可能会改善中度退变椎间盘的水合作用。更大的水合作用也许可改善受损椎间盘内的机械特性和生化环境，从而减少炎症和进一步退变的循环。此假设需要通过综合退行性椎间盘疾病发病机制和治疗方法进一步研究。最终，更多地了解这种相互作用将有望改善患者治疗。

可能与退行性椎间盘疾病相关的机械和生物因素相互作用

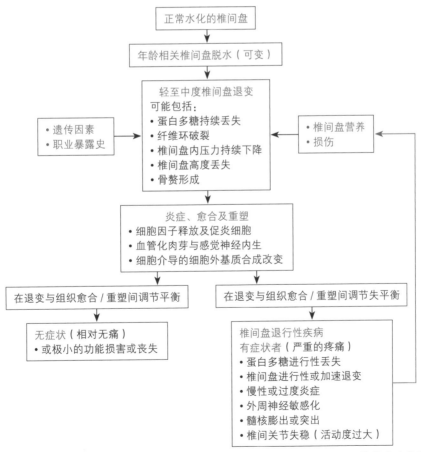

图 9-75 与退行性椎间盘疾病相关的系列机械和生物学因素相互作用。红色箭头表示可能使疾病进程长期存在的反馈回路。详见正文

脊柱侧凸和后凸畸形：涉及胸椎结构畸形的典型案例

人类一生中保持脊柱力线正常，需要肌肉和骨-韧带结构控制的内在力和重力控制的外在力之间保持微妙平衡。当平衡被打破，通常就会出现畸形。胸椎椎间盘突出和神经根受压相对少见。部分原因可能与相对较低的椎间活动和高度稳定的胸廓相关。然而，姿势异常、畸形或力线异常在胸段较为常见。胸椎约占整个脊柱长度的一半，特别容易受到重力、肌肉或结缔组织产生的不对称或过大应力影响。脊柱侧凸和后凸畸形是涉及胸椎严重畸形的典型案例，因此，在此"临床拓展"中分两部分作为专题阐述。

第一部分：脊柱侧凸

脊柱侧凸（源自希腊语，意为弯曲）是一种脊柱畸形，涉及所有三个平面——然而，最明显的是在冠状面和水平面上（图 9-76A）。这种畸形最常累及胸椎；但脊柱的其他区域同样会受到影响（如图 9-76 所示）。脊柱侧凸通常被分为功能性或结构性侧凸。功能性脊柱侧凸可以通过主动改变姿势来矫正，而结构性脊柱侧凸则是一种固定畸形，不能通过主动改变姿势来完全矫正。

在所有结构性脊柱侧凸病例中，约有 80% 被称为特发性脊柱侧凸，这意味着该病无明显生物学或机械原因，病因不明。进行性特发性脊柱侧凸对青春期女性的影响是男性的四倍，尤其是处在脊柱快速生长期的青少年。总的来说，10~16 岁青少年中有 2%~3% 表现出超 10° 的侧凸（冠状面）。

有几种理论试图解释青少年特发性脊柱侧凸的原因，包括身体两侧天生对称的细微差异。结缔组织（例如终板、横突间韧带和纤维环）生长不均或组织学结构异常；椎旁肌不对称活动；以及脊柱载荷的不对称导致椎体异常生长和椎间盘重塑。

大约 20% 的结构性脊柱侧凸是由神经肌肉、肌肉病理、创伤或先天性异常引起。病理原因包括脊髓灰质炎、肌营养不良、脊髓损伤和脑瘫等。在这些情况下，脊柱侧凸主要由作用在脊柱上的不对称肌内力量引起。

通常，脊柱侧凸是通过对冠状面结构性弯（侧弯）所在脊柱的位置、方向和数量来描述的。脊柱侧凸最常见的形态是顶点在 T7~T9 的单弯。其他形态还可涉及继发性或代偿性弯，最常发生在胸腰椎或腰椎区域。主弯方向是由侧弯的凸侧来确定。侧凸大小是通过在 X 光片上绘制 Cobb 角进行测量（图 9-77）。由于胸椎是脊柱侧凸中最常被累及的区域，因此胸廓不对称极为常见。在胸椎凹侧肋骨靠紧，而凸侧肋骨分离。椎体旋转或水平面畸形可在正位 X 光片上观察椎弓根旋转来判定。

结构性脊柱侧凸畸形通常具有明显固定的对侧脊柱耦合模式，涉及侧向屈曲和轴向旋转。受累椎体棘突通常在水平面上存在旋转，朝向结构性弯凹侧旋转，肋骨也随之旋转。这也解释了为何"剃刀背畸形"隆起侧，通常位于侧弯的凸侧（图 9-76A）。造成对侧固定耦合模式的确切机制尚不清楚。

在决定治疗青少年特发性脊柱侧凸的方式时，要考虑几个因素，包括冠状面弯曲角度的大小、进展程度、畸形外观，尤其重要的是，儿童是否处于生长发育高峰。一般来说，儿童冠状面侧凸角度越大，骨骼成熟度越低，畸形进展的可能性越大。治疗选择通常包括密切观察脊柱侧凸进展、物理治疗、支具和手术等方式（图 9-76B 所示，一位女性青少年患者在脊柱前路融合和内固定术后的影像学表现）。

多项研究表明支具和手术可控制或部分矫正青少年特发性脊柱侧凸畸形。支具的目的通常是防止侧凸进一步发展。手术的直接目标是稳定侧凸和提供部分矫正。手术的长期目标是预防将来的疼痛和残疾，尽管这些并发症的确切性和严重程度尚不清楚。手术范围要广，但对儿童也存在内在风险。尽管脊柱侧凸特定锻炼方法被广泛应用，但总体效果仍未得到证实。

已有简单通用的临床指南可指导脊柱侧凸患者治疗。胸椎 Cobb 角不超过 40° 的儿童适用于支具治疗；胸椎侧凸超过 45°~50° 的儿童应当接受手术治疗。Cobb 角在 40°~50° 之间的患儿被认为处于"灰色地带"，即不确定支具或手术哪种更有效。重要的是要认识到上述指南是非常简单的，并受其他多种因素影响，如儿童骨骼成熟度、侧凸进展程度、外观，及多个侧凸同时存在等。鉴于支具无效和肺功能潜在受损的可能，对于明显减少的胸椎后凸（甚至前凸畸形），更应该考虑手术治疗。

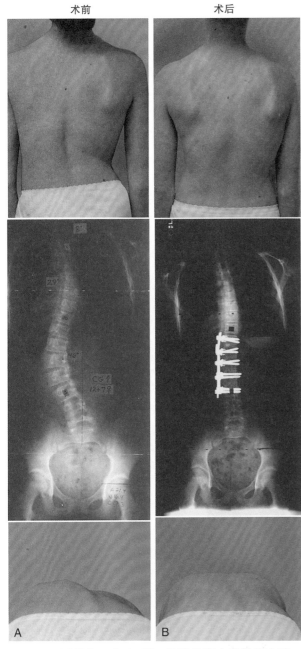

术前　　　　　术后

A　　　　　B

图 9-76　图示为一个 12 岁、骨骼发育未成熟的女孩，患有结构性脊柱侧凸。A. 术前外观像照片及 X 线片显示主弯位于胸腰段。侧弯角度为 46°，凸侧（顶点）在女孩左侧。最下面照片显示女孩腰部屈曲时，"剃刀背"形成。B. 此病例在前路脊柱融合和内固定术后的外观像照片和 X 线片。请注意最下面照片中"剃刀背"的矫正（摘自 Lenke LG: *CD Horizon Legacy Spinal System anterior dual-rod surgical technique manual*, Memphis, TN, 2002, Medtronic Sofamor Danek）

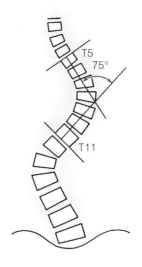

图 9-77　Cobb 角测量脊柱侧凸。在本例中，胸椎 Cobb 角为 75°，弯曲的顶点位于 T8~T9 结合处。Cobb 角是在正位 X 线片上进行测量的（摘自 Canale ST, Beaty JH: *Campbell's operative orthopaedics*, ed 12, Philadelphia, 2012, Mosby.）

第二部分：胸椎过度后凸

日常状态人直立放松时，呈 40°~45° 生理后凸。但仍可能会呈过度胸椎后凸（描述为过度后凸）并导致功能受限。过度后凸可能来源于外伤、脊椎生长发育异常、严重椎间盘退行性疾病或明显骨质疏松及继发椎体骨折，并通常与高龄有关。胸椎后凸轻度增加及与之相关的身高降低是进入老龄后的正常现象，通常不会产生不良后果。

休门病后凸和骨质疏松症是进行性胸椎后凸最常见两大病因。休门病后凸，或"青少年后凸"，是青春期胸椎过度后凸最常见原因。虽然病因不明，但主要表现为椎骨不同部位生长速度不一，导致胸椎和腰椎上段椎体前方过度楔形变。此病似乎具有显著遗传倾向，据报道发病率在普通人群为 1%~8%。发育中的过度后凸畸形是僵硬、不易改变的。程度较轻的病例，支具可能有效减少畸形进展。然而，对于保守治疗无效的严重病例，手术可能是必要的。

脊柱骨质疏松症与继发的压缩性骨折，可能会导致老年女性常见的胸椎后凸畸形。骨质疏松症是一种慢性代谢性骨疾病，主要影响绝经后妇女。这种情况并非正常衰老。

由骨质疏松症引起的多发性椎体骨折可导致椎体前方高度降低，从而加重胸椎后凸进展。分析图 9-78A～C 中所绘姿势，每个都是根据受试者实际 X 线影像建模。在理想的脊柱姿势中，重力线落在正常颈椎和胸椎曲度顶点凹侧（图 9-78A）。因此，重力可以作为外部力臂用以维持正常颈椎和颈椎弯曲。图 9-78A 所示的理想脊柱姿势会产生一个小的颈椎伸展扭矩和一个小的胸椎屈曲扭矩。在胸椎内，椎间关节前方应力通常可以部分抵消进一步后凸的趋势。

因骨质疏松而变差的椎体可能无法抵抗前方压力。随着时间推移，压力可能导致椎体前方过度楔形变，从而使椎体缓慢塌陷，最终发展为过度后凸。

此外，如果存在明显椎间盘退变和髓核脱水，过度后凸姿势可能会进一步压缩椎间盘前方。此时，病理性畸形过程就已启动（图 9-78B）。后凸增加使体重产生的力线更向前移，从而增加了外部力臂（EMA′）的长度和后凸姿势的程度。结果，胸椎和颈椎区域都可能受到屈曲扭矩（图 9-78B）。为了使

躯干、颈部和头部保持直立，需要增加伸肌和后方韧带张力。穿过椎间关节力进一步增加，使得椎体形成压缩性骨折，并形成骨赘。至此，形成恶性循环。

施加在过度后凸胸椎椎体间压力的大小可能很大。通过假设矢状面内的静态平衡条件，可以估算与图 9-78B 中描述的姿势相关压缩力的大小：体重（BW）与外部力臂（EMA′）的乘积等于肌力与内部力臂（IMA）的乘积。假设 EMA 的长度是 IMA 的两倍，那么维持矢状面上的旋转平衡需要两倍于体重的肌力。假设一个体重 180 磅（1 磅 = 4.448 N）的人，其体重 60%（108 磅）位于中段胸椎以上。为了保持现有曲度，需要大约 216 磅（2×108 磅）的伸肌力量。当考虑到叠加的体重时，大约有 324 磅的压力（216 磅的肌肉力加上 108 磅的体重）施加在一个中段胸椎的椎间关节上。将上述情况应用于图 9-78A 所示的理想姿势，可使整体椎间关节压力降低 50%。这种减小是基于理想姿势，该理想姿势的外部力臂约为内部力臂长度的一半。

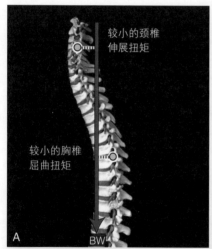

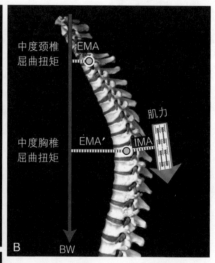

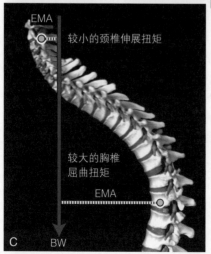

图 9-78 侧面观显示了重力线（BW）与不同程度胸椎后凸之间的生物力学关系。在这三个模型中，每一个的旋转轴都被描绘在胸椎和颈椎近中点的位置（绿色圆圈）。A. 对于具有理想站姿和正常胸椎后凸的正常受试者，体重会产生一个较小的颈椎伸展扭矩和一个较小的胸椎屈曲扭矩。由重力所产生的外部力臂用红色虚线表示。B. 对于中度胸椎后凸的患者，重力会产生中度颈椎和胸椎屈曲扭矩（EMA′，胸椎中段外部力臂；EMA，颈椎中段外部力臂；IMA，躯干伸肌内部力臂）。C. 对重度胸椎后凸的患者，重力会引起较小的颈椎伸展扭矩和较大的胸椎屈曲扭矩。骨骼模型基于实际站立受试者的侧位 X 线影像建立

尽管这个简单数学模型不是绝对准确，也没有考虑到运动时的动态因素，但是它强调了姿势如何对跨椎间关节产生的力发挥深远影响。

　　极端情况下，图 9-78B 所示胸椎姿势可能会向图 9-78C 所示姿势进展。如图所示，来自重力线产生较小的上颈椎伸展扭矩和较大的胸椎屈曲扭矩。请注意，尽管胸椎后凸很大，但该患者仍可伸展上颈椎区，以保持水平视线的水平。然而，图 9-78C 的要点是要了解较大外部屈曲扭矩可能对重度胸椎过度后凸进展产生生物力学影响。事实证明，这种重度胸椎过度后凸会对人的生活质量产生不利影响，如降低肺吸气量和肺活量，还会由于平衡感降低而增加跌倒风险。伴随多处压缩性骨折病史、未经治疗的骨质疏松症、进展性退行性椎间盘疾病和躯干伸肌无力，过度后凸可能进一步发展。肌肉无力可能是由活动减少以及过度伸展的躯干伸肌长度 - 张力关系发生改变造成的。

　　过度胸椎后凸治疗取决于畸形的严重程度、患者年龄和健康状况。可选择的治疗手段包括抗骨质疏松药物治疗、手术和物理治疗，根据情况可采用运动锻炼、改善姿势、支具固定和平衡训练等。

⊖ 学习中的问题

1. 描述颅骨前伸时（从完全缩回的位置），颅底 - 颈椎区的骨动力学。哪些组织在正常完全后伸时是相对松弛的？

2. 黄韧带的自然弹性如何保护椎间关节免受过度和具有破坏性压缩力的影响？

3. 仅基于力臂长度，哪种结缔组织最能有效限制胸腰椎区域内的伸肌扭矩？

4. L3 和 L4 间的横突间韧带，能否限制矢状面旋转？如果是，哪种动作可以？

5. 在向右完全轴向旋转时，L2 和 L3 之间关节突关节的关节运动学。

6. 从前向后依次列出存在于寰枢关节的结缔组织。从寰椎前弓开始，至棘突末端中止。请务必在您的答案中包含齿状突和寰椎横韧带。

7. 定义骶髂关节的章动和反向章动。

8. 骶髂关节哪条韧带因章动而松弛？为什么？

9. 对于有椎间盘向后方突出病史的人，通常不建议搬重物，尤其在出现髓核游离的情况下。你如何证明此建议是合理的？

10. 请描述第 6 肋与相应胸椎间的关节。

11. 请解释严重椎间盘退变是如何导致颈椎骨赘形成的。

12. 假设如图 9-10C 所示的受试者，腰椎前凸增加，主要是由屈髋肌收缩（缩短）引起的。请描述此种情况可能导致的腰椎和腰骶区负性运动学或生物力学后果。

13. 请描述压力穿过椎体连接时，纤维环的力学作用。

14. 请借助图Ⅲ-1（附录Ⅲ，A 部分），解释为何 L4～L5 节段重度椎间盘突出，会压迫 L_4 神经根，但也可能压迫 L_5 和所有骶神经根。

15. 描述关节突关节面从寰枢关节到腰骶连接空间方向的变化。解释这一变化如何影响不同区域运动学。请在你的答案中包括中、下颈椎中最常见的脊柱耦合模式相关运动学。

16. 描述在过伸过程中，C4 和 C5 之间的关节突关节的运动学。

⊖ 以上问题的答案可以在 Evolve 网站上找到。

⊖ 附视频课程目录

• 成年男性颅颈区屈伸的洞悉观察

扫描右侧二维码可
获得相关视频

第 10 章

中轴骨：肌肉和关节的相互作用

原著者：Donald A. Neumann, PT, PhD, FAPTA

译者：朱继超　桑大成　**审校者**：崔　维

中轴骨与关节部分已在第 9 章描述，本章主要介绍中轴骨的肌肉与关节活动。肌肉能够控制姿势并稳定中轴骨，保护脊髓和内脏，产生胸腔、腹腔压力，并维持生理功能，产生机体运动所需的扭矩，使头、颈部具有良好活动度，调节眼、耳、鼻等器官的最佳功能位置。显然，中轴骨相关肌肉具有多重功能。

中轴骨相关肌肉的解剖结构形态各异，其长度、形状、纤维走形、断层结构、关节的杠杆力臂均不相同。这种差异是肌肉对不同功能要求的体现，包括搬举、传递重物、交谈时头面部的精细动作等。

中轴骨相关肌肉跨越全身多个区域，并连接对应的脊椎，如斜方肌止于锁骨和肩胛骨。因此，由于上斜方肌炎症而采取的保护性体位会影响上肢和颅底 - 颈椎区域的运动。

本章主要阐述中轴骨相关肌肉结构和功能，为骨骼肌肉损伤评估和治疗提供重要信息，如姿势不良、畸形或不稳，肌肉损伤、痉挛、僵硬或无力，及颈腰痛。

呼吸和咀嚼的相关肌肉将在第 11 章中介绍。

躯干和颅底 - 颈椎区肌肉和关节的神经支配

要了解躯干和颅底 - 颈椎区肌肉神经支配，首先要清楚脊神经根的组成（图 10-1）。每个神经根是由腹根和背根组成：腹根主要为传出神经轴突，向肌肉和其他与自主神经系统相关的效应器发出运动指令。背根则包含传入的树突，神经元胞体则位于相邻的背根神经节。感觉神经元将来自肌肉、关节、皮肤和其他与自主神经系统相关器官的信息传递至脊髓。

在椎间孔旁或椎间孔内，腹根和背根汇合成神经根（神经根包含感觉和运动纤维，为混合神经）。由于运动和感觉神经元的汇合及背根神经节的存在，导致神经根增粗。

脊柱包含 31 对神经根：8 对颈神经根、12 对胸神经根、5 对腰神经根、5 对骶神经根和 1 对尾神经根。分别以 C，T，L，S 字母及右上角相应数字代表不同神经根，如 C^5 和 T^6。颈椎有 7 节脊椎，却有 8 对神经根。枕下神经（C^1）在枕骨和寰椎（C1）后弓间由脊髓发出，而 C^8 神经根是在第 7 颈椎和第 1 胸椎间发出。T^1 神经根及其以下神经根则从相应椎体内下侧水平的脊髓发出。

神经根自其相应椎间孔发出后，立即分为腹侧支和背侧支（图 10-1），根据其定位，腹侧支主要支配躯干前外侧、颈部和四肢的肌肉、关节及皮肤。而背侧支则主要支配躯干后侧和颈部的肌肉、关节及皮肤。其相关解剖结构见图 10-2。

腹侧支神经支配

脊柱的每个神经根腹侧支参与汇合成神经丛，并形成专有神经。

神经丛

神经丛由神经根腹侧支汇合而成，进而形成外周神经，如桡神经、膈神经和坐骨神经。主要的四个神经丛（不包括小的尾神经丛）均由神经根腹侧

图 10-1 脊髓横断面和典型神经根图示：腹根和背跟从脊髓灰质发出，汇合成神经根，膨大的背根神经节包含传入（感觉）神经元细胞。神经根马上分支成为相对细小的背侧支和相对粗大的腹侧支（改编自 Standring S: *Gray's anatomy: the anatomical basis of clinical practice*, ed41, St Louis, 2015, Elsevier.）

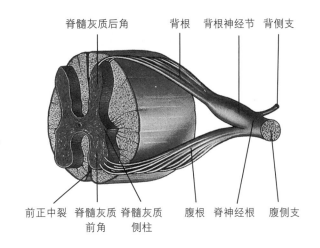

图 10-2 胸部躯干的横断面图示：重点描绘典型的神经根和其腹侧支、背侧支走行路径。腹侧支形成肋间神经，支配躯干前外侧肌肉，如肋间肌和腹部肌肉。背侧支支配躯干伸肌，如竖脊肌和多裂肌。尽管图中未标识，腹侧支和背侧支同样包含支配韧带和结缔组织的感觉纤维（改编自 Standring S: *Gray's anatomy: the anatomical basis of clinical practice*, ed 41, St Louis, 2015, Elsevier.）

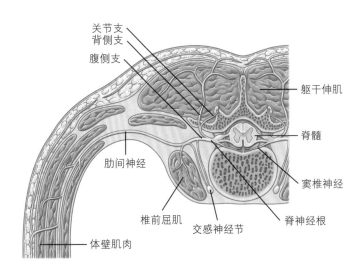

支汇合而成：颈丛（$C^1 \sim C^4$）、臂丛（$C^5 \sim T^1$）、腰丛（$T^{12} \sim L^4$）和骶丛（$L^4 \sim S^4$）。由臂丛、腰丛和骶丛发出的神经支配相应肢体及相关肌肉。而由颈丛发出的神经则主要支配中轴骨相关肌肉。

专有神经

躯干和颅底-颈椎区内的许多神经根腹侧支并不参与构成神经丛，而是形成专有神经。这些神经只支配肌肉或结缔组织的某一部分或某一节段，这就是为什么许多中轴骨相关肌肉有着多重神经支配的原因。最典型的两个是肋间神经和脊膜返神经（窦椎神经）（图 10-2）。

肋间神经（$T^1 \sim T^{12}$）

12 对胸神经根腹侧支分别形成对应的肋间神经，支配肋间皮节和对应的肋间肌（参考图Ⅲ-2 附录Ⅲ B 部分皮节图示）。T^1 神经根腹侧支参与形成第 1 肋间神经和臂丛下干。$T^7 \sim T^{12}$ 神经根腹侧支同时支配躯干前外侧肌肉（如腹部肌肉）。T^{12} 神经根腹侧支参与形成第 12 肋间神经（肋下神经）并与 L^1 神经根腹侧支构成腰丛。

脊膜返神经（窦椎神经）

窦椎神经由神经根腹侧支的近端分支发出，窦椎神经返回椎间孔内（"返"神经由此命名而来，图 10-2）。脊膜及椎间关节结缔组织的感觉和交感神经支配来自窦椎神经。窦椎神经支配后纵韧带和相邻纤维环浅层的感觉。支配前纵韧带的感觉神经由神经根腹侧支的小分支和相邻交感神经组成。

背侧支神经支配

背侧支由神经根发出，通常分段支配躯干后侧结构。除了 C^1 和 C^2 背侧支，其他背侧支均比其相对应的腹侧支细小（图 10-2）。通常背侧支到达所支配躯干后侧相邻肌肉和结缔组织的走行较短（框 10-1）。

C^1 背侧支（枕下神经）主要为运动神经，支配枕下相关肌肉。C^2 背侧支是最大的颈神经根背侧支，支配局部肌肉并参与构成枕大神经（C^2 和 C^3）——构成头皮后侧和上侧的感觉纤维。

躯干和颅底-颈椎区

中轴骨相关肌肉组成躯干和颅底-颈椎区，两区域间存在重叠。区域内的肌肉基于其特殊位置组成相应肌群。

在本章中，区域内肌肉分两部分介绍，第一部分为解剖结构和肌肉活动，第二部分为肌肉之间的相互作用，而骨骼及其附着肌肉的相关内容参见第 9 章。中轴骨相关肌肉解剖和肌肉神经支配参见附录Ⅲ中 C 部分。

在描述躯干肌肉之前，首先回顾人体中轴骨运动学相关基础内容。

内部扭矩的产生

中轴骨的肌肉活动"强度"通常被定义为矢状面、冠状面和水平面内的"内部扭矩"。在每个平面内，内部扭矩等于平行于该平面肌肉的力量乘以内部力臂（图 10-3）。

肌肉收缩方向决定了其产生特定动作扭矩的效能。如腹外斜肌产生的力自胸廓外侧向内下，与垂直方向呈 30°（图 10-4）。该肌肉的合力矢量通过三角函数分割成垂直和水平分力。垂直分力（约肌肉最大力量的 86%）能够产生侧屈或屈曲扭矩。水平分力（约肌肉最大力量的 50%）能够产生轴向旋

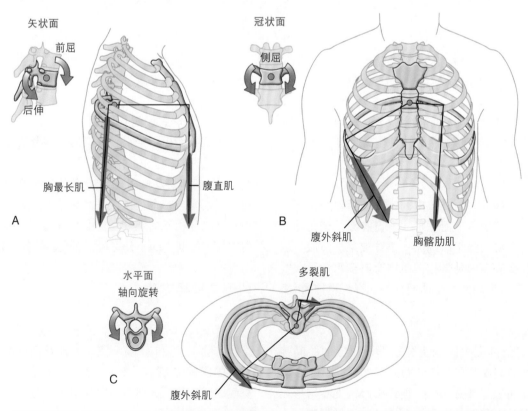

图 10-3　躯干部特定的肌肉在三个基本平面内产生的内部扭矩。内部扭矩等于指定平面内肌肉力量（红色箭头）乘以内部力臂（每个旋转轴的黑线）。以 T6 椎体旋转轴（小圆圈）为例，相关肌肉的活动强度由肌肉力线的长度和方向决定

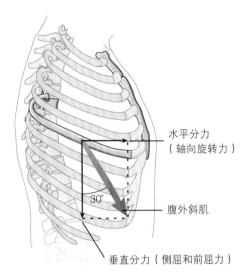

水平分力
（轴向旋转力）

30°

腹外斜肌

垂直分力（侧屈和前屈力）

图 10-4　矢状面上腹外斜肌的力线方向，与垂线成 30°角，所产生的肌力（红箭头）分解成产生侧屈、前屈的垂直分力和产生轴向旋转的水平分力

转扭矩（此评估基于正弦和余弦 30° 的值）。产生躯干旋转的中轴骨肌肉，必须有水平分力（垂直方向的肌肉不能产生轴向旋转力，因为其缺少产生水平扭矩的力臂。在第 1 章中描述过，肌肉力量如果与旋转轴平行则不能产生所在平面内的扭矩）。

控制中轴骨活动的肌肉有其特殊的走行方向，由近乎垂直到近乎水平，这对于某个肌肉或肌群产生特定动作非常重要。如由于躯干部大部分肌肉偏向垂直而非水平，因此，产生的冠状面和矢状面扭矩较水平面扭矩更大。

中轴骨肌肉活动相关研究

要理解中轴骨肌肉的活动，首先应明确肌肉单侧和双侧活动的区别。双侧肌肉同向活动产生中轴骨单纯的屈伸动作，而双侧肌肉反向活动则产生侧屈或旋转。与之相反，单侧肌肉活动则趋向产生中轴骨的侧屈与单侧轴向旋转相结合的屈伸动作（在本章节中，中轴骨的"侧屈"是指同侧的侧向屈曲而非特指名词）。

中轴骨肌肉活动部分取决于肌肉附着点的相对固定度或稳定性，如竖脊肌群部分附着于胸廓和骨盆。骨盆固定时，竖脊肌收缩可扩大胸腔；胸廓固定时，竖脊肌收缩可使骨盆前倾（这些动作均发生于矢状面）。如果胸腔和骨盆均可自由活动，竖脊肌可同时扩大胸腔和前倾骨盆。如无特殊说明，本章节所涉

及肌肉均为上端（头端）活动度较下端（尾端）大。

根据身体的不同姿势，重力可以对中轴骨活动产生协同或拮抗作用，如站立位缓慢低头通常由颈部的伸肌群控制。此时，重力是头部屈曲的原始驱动因素，伸肌群则控制屈曲的速度和程度。尽管如此，快速低头需要颈部的屈伸肌群迅速向心性收缩，其原因是由于快速低头所需的速度比仅靠重力产生的速度更大。除非另有说明，肌肉的运动表现为向心性收缩、旋转身体节段对抗重力或对抗其他形式的外部阻力。

躯干肌：解剖及运动

以下重点介绍躯干肌的解剖结构及其特有活动的关系。肌肉可分为三组：①躯干后部肌肉；②躯干前外侧肌肉；③其他肌肉（表 10-1）。

第 1 组：躯干后部肌肉（背部肌肉）

躯干后部肌肉分为三层：浅层、中间层和深层（表 10-1）。

背部浅层和深层的肌肉

背部浅层肌肉在肩关节研究中描述（见第 5 章），包括斜方肌、背阔肌、菱形肌、肩胛提肌和前锯肌。斜方肌和背阔肌是最表浅的肌肉，其深层是菱形肌和肩胛提肌，前锯肌则位于靠外侧的胸壁上。

浅层大部分肌肉的双侧活动延伸至中轴骨的相邻部分，然而多数情况下肌肉单侧活动可产生侧屈和区域轴向旋转，如右侧中斜方肌辅助产生上部胸廓的右侧屈活动和左侧轴向旋转。

背部中层肌肉包括上后锯肌和下后锯肌，位于菱形肌和背阔肌深层。上后锯肌和下后锯肌菲薄，较少参与躯干稳定性。它们的功能更多是参与通气，详见第 11 章。

背部的浅层和中层肌肉通常被认为是"外在肌"，因为从胚胎学角度来看，它们最初与前部的"肢芽"相关联，在其发育后期迁移到其最终位置。虽然肩胛提肌、菱形肌、前锯肌位于背部，但严格意义上属于上肢肌群。所有背部的"外在肌"由神经根腹侧支支配（如臂丛神经和肋间神经）。

背部深层肌肉

背部深层肌肉包括①竖脊肌群；②横突棘肌群；③短节段肌群（表 10-2）。竖脊肌群和横突棘肌群详见图 10-6。

表 10-1　中轴骨肌肉的解剖结构*		
解剖区域	分　组	肌　肉
躯干肌肉	第 1 组：躯干后部肌肉（背部肌肉）	**浅层** 斜方肌，背阔肌，菱形肌，肩胛提肌，前锯肌 **中层**† 上后锯肌 下后锯肌 **深层** 三组： 1. 竖脊肌群（棘肌，最长肌，髂肋肌） 2. 横突棘肌（半棘肌，多裂肌，回旋肌） 3. 短节段肌群（棘间肌、横突间肌）
	第 2 组：躯干前外侧肌肉（腹部肌肉）	腹直肌 腹内斜肌 腹外斜肌 腹横肌
	第 3 组：其他肌肉	髂腰肌 腰方肌
颅底-颈椎区肌肉	第 1 组：颅底-颈椎区前外侧肌肉	胸锁乳突肌 前斜角肌 中斜角肌 后斜角肌 颈长肌 头长肌 头前直肌 头外侧直肌
	第 2 组：颅底-颈椎区后侧肌肉	**浅层** 颈夹肌 头夹肌 **深层（"枕骨下"肌肉）** 头后大直肌 头后小直肌 头上斜肌 头下斜肌

*根据其附着点位置分为"躯干"或"颅底-颈椎区"肌肉
†这些肌肉在第 11 章中讨论

一般而言，从浅层至深层，肌纤维变得更短更倾斜。竖脊肌群相对浅层的肌肉几乎覆盖脊柱的全长。而竖脊肌群深层肌肉和短节段肌群仅覆盖相邻脊椎。

除少数例外情况，背部深层肌肉多数由神经根背侧支分节段支配。如竖脊肌群内较长的肌肉由多个神经根背侧支支配，而较短的肌肉如多裂肌，是由单一背侧支支配。

从胚胎学上来讲，不像四肢和躯干前外侧的肌肉，背部深层肌肉保留了其在神经轴背侧的原始位置。正因为如此，这些肌肉也被称为背部"固有肌"或"原生肌"。通常来讲多数背部深层肌肉由相邻神经根背侧支支配。

特别关注 10-1

背部浅层肌肉：中轴骨和附肢骨肌肉协同活动示例

第 5 章介绍了背部浅层肌肉活动，其功能主要是将附肢骨（如肱骨、肩胛骨和锁骨）旋转至中轴骨（如头、胸骨、脊椎骨和肋骨）。而这些肌肉也可以进行"反向"活动（如将中轴骨节段向固定的附属骨旋转）。射箭动作可以很好地诠释这种肌肉活动。在图 10-5 中，若干肌肉参与固定肩胛骨位置和维持上肢外展。图中双向箭头所示，上下斜方肌可以同时使颈椎和胸椎上段向左侧旋转。图 10-5 以 C6 "对侧"轴向旋转为例。当肌肉将棘突拉向右侧，椎体前侧则向左侧旋转。斜方肌（和菱形肌）对抗后三角肌、肱三头肌长头和前锯肌的牵拉从而稳定肩胛骨。这些协同活动阐释了骨骼肌系统的固有功能，在此示例中，少数肌肉完成了跨越中轴骨和附属骨的多种活动。

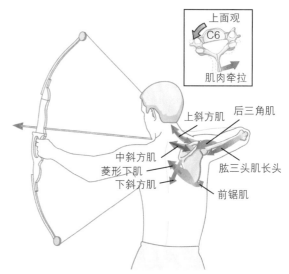

图 10-5　射箭时右肩部和躯干上部肌肉的协同活动。上斜方肌和中斜方肌的双重作用：①将颈椎和胸椎上段向左侧旋转（见小图）；②稳定肩胛骨与胸廓的位置关系。图中双向箭头显示的肌肉能够使棘突向肩胛骨旋转，并同时对抗肱三头肌长头、后三角肌和前锯肌的牵拉而稳定肩胛骨

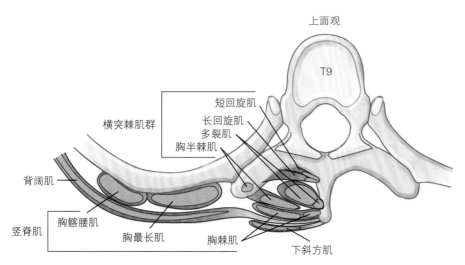

图 10-6　T9 水平横断面图：竖脊肌和横突棘肌群的局部解剖结构，未显示短节段肌群

表 10-2　背部深层肌肉

分组（和相对深度）	单独肌肉	大致纤维方向	注　释
竖脊肌群（浅层）	腰髂肋肌 胸髂肋肌 颈髂肋肌	头侧和外侧 垂直 头侧和内侧	侧屈最有效的杠杆
	胸最长肌 颈最长肌 头最长肌	垂直 头侧和内侧 头侧和外侧	最发达的竖脊肌
横突棘肌群（中层）	胸棘肌 颈棘肌 头棘肌	垂直 垂直 垂直	较少描述，头棘肌通常与头半棘肌融合（汇合）
	半棘肌 胸半棘肌 颈半棘肌 头半棘肌	 头侧和内侧 头侧和内侧 近乎垂直	跨越 6~8 个椎间连接；除了头半棘肌浅层大部分是垂直方向，其肌纤维方向为头侧和内侧
	多裂肌		跨越 2~4 个椎间连接
	回旋肌 回旋短肌 回旋长肌	 水平 头侧和内侧	回旋短肌跨越 1 个椎间连接；回旋长肌跨越 2 个椎间连接回旋肌是胸部最发达的肌肉
短节段肌群（深层）	棘间肌 横突间肌	垂直 垂直	均跨越 1 个椎间连接，是颈部最发达的肌肉 棘间肌与棘间韧带混合

竖脊肌群

竖脊肌群由棘突发出，跨越范围广，走行于脊柱两侧，一般不超过 1 个手掌宽度，但其定义并不清晰（图 10-7）。这些肌肉多数位于胸腰筋膜后层的深部（见第 9 章）和背部肌肉中层和浅层深部。竖脊肌包括棘肌、最长肌和髂肋肌。每个肌肉根据解剖位置被细分为三个部分，共 9 个不同命名的肌肉（表 10-2）。

竖脊肌群多数附着于骶骨区宽厚的总腱（图 10-7），止于不同位置（框 10-2）。棘肌、最长肌和髂肋肌三个垂直方向的肌肉即起自该牢固位置。其他肌肉附着将在后文描述，更多肌肉附着解剖见附

框 10-2　竖脊肌总腱附着点

- 骶骨结节
- 棘突和棘上韧带（胸椎下段和整个腰椎）
- 髂嵴
- 骶结节韧带和骶髂韧带
- 臀大肌
- 多裂肌

录Ⅲ C 部分。

棘肌：棘肌包括胸棘肌、颈棘肌和头棘肌。棘肌较小，解剖上常难以辨认，部分人缺失。棘肌由总腱上部发出，向上走行并附着于相邻胸椎棘突及项韧带。棘肌常与头半棘肌中部混合。

最长肌：最长肌包括胸最长肌、颈最长肌和头最长肌，是竖脊肌最大、最发达部分。胸最长肌纤维由总腱向头侧发出，主要止于肋骨。颈最长肌向内倾斜，止于颈椎横突后结节（图 10-7）。头最长肌向外倾斜，止于乳突后缘。头最长肌和颈最长肌头侧更加倾斜，参与颅底 - 颈椎区轴向旋转。

髂肋肌：髂肋肌包括腰髂肋肌、胸髂肋肌和颈髂肋肌，构成竖脊肌群的外侧部。腰髂肋肌由总腱发出，向上稍斜向外止于低位肋骨。胸髂肋肌继续垂直向上止于中位和高位肋骨。颈髂肋肌继续向头侧并稍向内与颈最长肌共同止于中段颈椎后部结节和横突。

小结：竖脊肌群跨越整个中轴骨（图 10-7），因此，相较于椎间连接的精细动作，竖脊肌更适合控制中轴骨整体运动（如由低位椅子站起时的后伸动作）。竖脊肌群双侧收缩能够使躯干、颈部和头

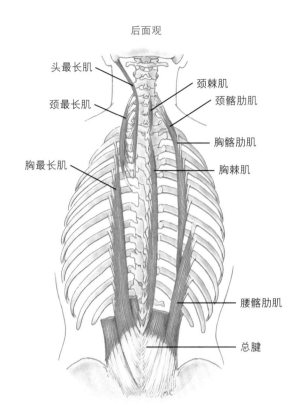

图 10-7　竖脊肌群：为了清晰显示，左侧的髂肋肌、棘肌，右侧的最长肌在其总腱部位切断（改编自 Luttgens K, Hamilton N: *Kinesiology: scientific basis of human motion*, ed 9, Madison, Wis, 1997, Brown & Benchmark.）

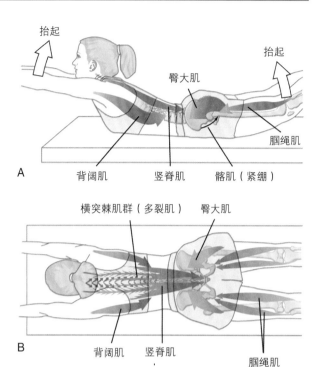

图 10-8　健康人后伸头部和躯干肌肉的活动模式（四肢抬离承重面）：A. 侧面观；B. 上面观。拉伸的髂肌维持骨盆前倾位置

部后伸（图 10-8）。竖脊肌相对宽厚的横截面积有利于在脊柱上产生搬举或搬运重物时所需的伸展扭矩。

　　通过连接骶骨和骨盆，竖脊肌可以使骨盆前倾，从而加大腰椎前凸（骨盆倾斜描述了矢状面上骨盆相对于髋关节的旋转，其倾斜方向由髂嵴旋转的方向显示）。如图 10-8A 所示，髋部屈肌（如髂肌）张力增大会加重骨盆前倾加大。

　　竖脊肌群最有效的侧屈因素是髂肋肌单侧收缩。最长肌和髂肋肌的头颈部分参与单侧轴向旋转，尤其是在头颈部完全对向旋转时。少量腰髂肋肌参与单侧轴向旋转。

横突棘肌群

　　横突棘肌群位于竖脊肌群深层，包括半棘肌、多裂肌和回旋肌（图 10-9 和图 10-10）。其中，浅层为半棘肌，中层为多裂肌，深层为回旋肌。

　　横突棘肌群以起止点命名（如从脊椎的横突到上位脊椎的棘突）。除少数例外，多数肌纤维方向是向上向内。横突棘肌群肌肉形态相近，区别在于

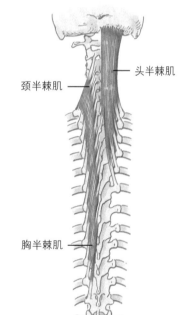

图 10-9　横突棘肌群浅层半棘肌后面观：为清晰显示，仅保留左侧颈半棘肌、胸半棘肌和右侧头半棘肌（改编自 Luttgens K, Hamilton N: *Kinesiology: scientific basis of human motion*, ed 9, Madison, Wis, 1997, Brown & Benchmark.）

后面观

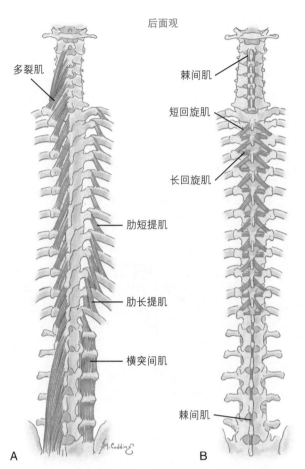

图 10-10 横突棘肌群深层肌肉后面观：左侧多裂肌（A）；双侧回旋肌（B）；分别在图 A、B 显示短节段肌群（横突间肌和棘间肌）。腰椎右侧显示横突间肌。肋提肌参与的通气运动将在第 11 章中介绍（改编自 Luttgens K, Hamilton N: *Kinesiology: scientific basis of human motion*, ed 9, Madison, Wis, 1997, Brown & Benchmark.）

长度和跨越椎骨数目不同（图 10-11）。尽管存在一定简化，但这样定义可帮助理解并掌握该肌肉的解剖与运动。

半棘肌：半棘肌包括胸半棘肌、颈半棘肌和头半棘肌（图 10-9）。总体来说，每个肌肉（或主要肌纤维）跨越 6~8 个节段。胸半棘肌包含许多由长肌腱连接的细小肌束。肌纤维起于 T6~T10 横突，止于 C6~T4 棘突。颈半棘肌比胸半棘肌粗壮、发达，起于胸椎上段横突，止于 C2~C5 棘突。止于枢椎（C2）棘突的肌纤维特别发达，是枕下肌肉重要的稳定结构（见前文）。

头半棘肌位于夹肌和斜方肌深层，起于 C7~T7 横突尖端。头半棘肌深层肌束向头侧和内侧走行，止于中段颈椎关节突后表面。越靠近头端，越

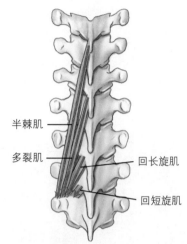

肌　群	相对长度和深度	跨越椎间连接平均数
半棘肌	长；表浅	6~8
多裂肌	中等	2~4
回旋肌	短；深在	1~2

图 10-11 左侧横突棘肌群走行方向简化图，详情参见以上表格（肌肉存在于脊柱双侧，为清晰显示，图中仅保留单侧）

表浅且越厚，止于枕骨，覆盖上项线及下项线间大部分区域（图 9-3）（肌肉深层的附着点未在图 10-9 中展示）。

颈半棘肌和头半棘肌是颈后方最大肌肉，其垂直走行的肌纤维粗壮，体积较大，力臂较长，产生的伸展扭矩占颅底 - 颈椎区总量 35%~40%。头半棘肌在上颈部中线两旁呈现厚圆柱形，在婴幼儿和偏瘦的成人中更明显（图 10-12）。

多裂肌：多裂肌位于半棘肌深层，由多组肌纤维合成，而不是一组单独的肌肉。所有的多裂肌纤维长度和走行方向相似，在骶骨后侧及枢椎之间（C2）。多裂肌由椎骨的横突发出，跨越 2~4 个节段止于棘突（图 10-10A）。

在腰骶部最粗壮、发达的是多裂肌（框 10-3 中列出了多裂肌的起止点）。棘突和横突间凹陷区被多裂肌重叠的肌纤维覆盖，这些肌肉较短，横截面积较大，该解剖结构为脊柱提供了良好的稳定性。

回旋肌：回旋肌是横突棘肌群最深的部分，类似于多裂肌，回旋肌包含了很多独立的肌纤维。回旋肌在胸椎区域最发达（图 10-10B）。肌纤维附着于脊椎横突、椎板和棘突基底，跨越 1~2 个节段。

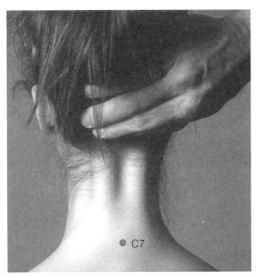

图 10-12 22 岁健康女性，体型较瘦，以手对抗头过伸可显露头半棘肌轮廓。红点指示 C7 棘突

框 10-3 腰骶部多裂肌的多个起止点

起点

- 腰椎乳突
- 腰骶韧带
- 竖脊肌总腱的深部
- 骶骨后方表面
- 骨盆髂后上棘
- 关节突关节囊

止点

- 腰椎棘突

根据定义，回旋短肌跨越 1 个节段，回旋长肌跨越 2 个节段。

小结：横突棘肌群通常比竖脊肌群跨越节段更少，这个特性决定了横突棘肌群主要产生相对精细的动作，并稳定中轴骨。

单侧横突棘肌群收缩引起中轴骨后伸（图 10-8B）。产生的力矩增加颈、腰椎前凸，并减小胸椎后凸。横突棘肌群容积和厚度在中轴骨两端最大。在头端，颈半棘肌和头半棘肌是颅底 - 颈椎区重要的伸肌结构；在尾端，多裂肌是腰椎下段重要结构，占此区肌肉稳定系统的 2/3。

双侧横突棘肌群收缩引起脊柱侧屈，然而由于其紧邻脊柱，产生的杠杆作用有限（头半棘肌例外，它对于头部侧屈有较大的杠杆作用，从而间接影响颅底 - 颈椎区侧屈）。横突棘肌群中较倾斜的

肌纤维辅助单侧轴向旋转。例如，在横突相对固定情况下，左侧多裂肌或回旋长肌收缩会引起上位棘突向左旋转，而椎体前部转向右侧。与躯干肌相比，横突棘肌群紧邻脊柱，产生的旋转杠杆作用较小（图 10-3C 中比较了多裂肌和腹外斜肌）。另外，多数横突棘肌群肌纤维方向为垂直而非水平的，可提供更大的伸展力而非轴向旋转力。

短节段肌群

短节段肌群包括棘间肌和横突间肌（图 10-10），位于横突棘肌群的深层。"短节段"是指其长度较短和分段的组织结构特点。每块棘间肌和横突间肌仅跨越 1 个节段。该肌肉在颈椎区域最为发达，对于控制头部和颈部活动至关重要。

棘间肌为双侧对称分布，通常与相应的棘间韧带汇合。棘间肌具有良好的杠杆作用及理想的纤维走行，但是，由于肌肉较小，可产生的伸展力矩也相对较小。

横突间肌位于相邻两个横突之间，其解剖结构比棘间肌群更复杂。例如，颈部横突间肌被分为小的横突间前肌和横突间后肌，其中有神经根腹侧支和脊神经走行。

横间肌群单侧收缩可使脊柱侧屈，尽管其产生侧屈力矩较其他肌肉小，但对于椎间稳定性至关重要。

小结：棘间肌和横突间肌的节段分布有利于控制中轴骨的运动，原因在于其肌梭密度较高，可为神经系统提供丰富的感觉反馈，尤其是在颅底 - 颈椎区。

第 2 组：躯干前外侧肌肉（腹部肌肉）

躯干前外侧肌肉包括腹直肌、腹外斜肌、腹内斜肌和腹横肌（图 10-13）。这些肌肉常被总称为"腹肌"。腹直肌是位于身体中线两侧长条状肌肉。腹外斜肌、腹内斜肌和腹横肌宽大而扁平，由浅入深覆盖腹部的前外侧区域。

腹部肌肉具有重要的生理功能，包括支撑、保护腹部脏器，增加腹腔、胸腔内压力。增加胸腹腔压力对于肺呼气、咳嗽、排便和生育等的辅助功能将在第 11 章阐述。本章将着重介绍腹部肌肉对躯干运动及稳定的功能。

腹直肌鞘和腹白线

左右腹外斜肌、腹内斜肌和腹横肌在腹部中线通过结缔组织融合，覆盖每块肌肉的双层结缔组织，

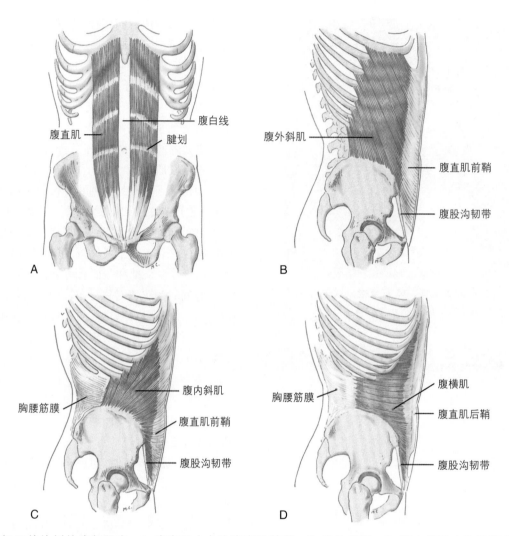

图 10-13　躯干前外侧的腹部肌肉：A. 腹直肌（去除腹直肌前鞘；B. 腹外斜肌；C. 腹内斜肌（位于腹外斜肌深面）；D. 腹横肌（为腹部肌肉最深层）（改编自 Luttgens K, Hamilton N: *Kinesiology: scientific basis of human motion*, ed 9, Madison, Wis, 1997, Brown & Benchmark.）

参与形成腹直肌前、后鞘。如图 10-14 所示，腹直肌前鞘由腹外斜肌、腹内斜肌腱膜形成，腹直肌后鞘由腹内斜肌和腹横肌腱膜形成。两层腱鞘包绕垂直走行的腹直肌并向内侧与对侧的腱鞘继续融合。这个结缔组织增厚并交叉跨过中线形成腹白线［拉丁文"linea"意为"线（line）"，"albus"意为"白（white）"］。腹白线在剑突和耻骨联合及耻骨结节间垂直走行。

腹部肌肉的解剖

腹直肌包含左右两部分，由腹白线分隔（图 10-13A）。两侧腹直肌在腹直肌前、后鞘中垂直上行，逐渐增宽。在所有腹部肌肉中，腹直肌肌束最长，但横截面积最小。腹直肌由三个横向或斜向的纤维带（腱划）贯穿和加强。腱划与腹直肌前鞘

融合*。腹直肌起于耻骨支，向上止于剑突和第 5至第 7 肋软骨，并与长收肌的近端止点融合。因此，这些肌肉过度受力会拉伤附着点附近的结缔组织，导致运动性耻骨痛或运动疝。

腹外斜肌、腹内斜肌和腹横肌的解剖结构与腹直肌不同，位于腹部的更外侧，由躯干外侧发出，经不同方向至中线汇合成腹白线和对侧腹直肌鞘（表 10-3）。

腹外斜肌（又称"外斜肌"）是腹外侧肌最表浅肌肉，向内下走行，似双手斜插裤兜（图 10-13B）。

---

*目前认为，腹直肌"腱划"的功能是将肌肉分节，减少了屈曲时单个肌纤维的相对缩短量。也有学者认为"腱划"是粗略区分肌节的结缔组织分隔

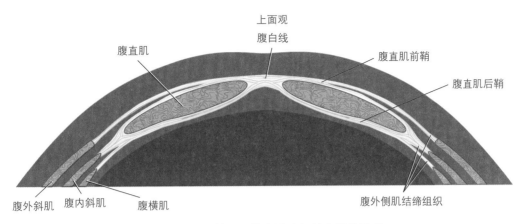

图 10-14　第 3 腰椎水平腹部前方横截面观

表 10-3　腹外侧肌的附着点和独立活动			
肌　肉	外侧附着点	中线附着点	躯干活动
腹外斜肌	第 4~12 肋外侧	髂嵴、腹白线、对侧腹直肌鞘	双侧：屈曲躯干、后倾骨盆 单侧：侧屈和对侧旋转躯干
腹内斜肌	髂嵴、腹股沟韧带、胸腰筋膜	第 9~12 肋、腹白线、对侧腹直肌鞘	双侧：屈曲躯干、后倾骨盆、增加胸腰筋膜张力 单侧：侧屈和同侧旋转躯干
腹横肌	髂嵴、胸腰筋膜、第 6~12 肋软骨的内面、腹股沟韧带	腹白线、对侧腹直肌鞘	双侧：稳定其他腹部肌肉的附着点、腹腔加压、增加胸腰筋膜张力

腹内斜肌（又称"内斜肌"）位于腹外斜肌深层，是腹外侧肌第二层。腹内斜肌横截面积最大，可产生最大等长张力。髂嵴发出的肌纤维在不同程度上与相邻的胸腰筋膜混合。起于外侧的肌纤维向上向内走行，止于腹白线和下位肋骨。如图 10-13C 所示，腹内斜肌下位附着点延伸至腹股沟韧带。腹内斜肌的纤维走行方向基本与其上的腹外斜肌垂直。

　　腹横肌在腹部肌肉最深层（图 10-13D），解剖学上也被称为"束腰肌"，主要作用是维持腹腔压力及连接胸腰筋膜稳定腰椎。在所有腹部肌肉中，腹横肌与胸腰筋膜连接广泛和坚固，其次是腹内斜肌。

腹部肌肉的活动

　　双侧腹直肌和腹内外斜肌的活动可缩短剑突和耻骨联合的距离。双侧腹部肌肉收缩可屈曲胸部和腰椎上段或后倾骨盆，或同时完成，这取决于哪个部位更稳定。图 10-15 演示了对角线仰卧起坐动作，这对腹内外斜肌要求较高，然而在标准的仰卧起坐中，腹部左右两侧肌肉产生的轴向旋转和侧屈相互中和。

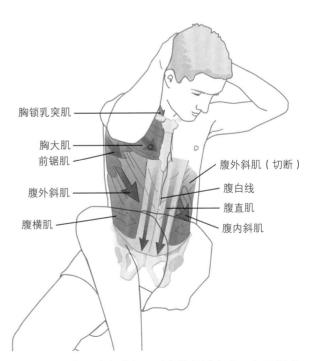

图 10-15　典型健康成年人对角线仰卧起坐：躯干屈曲并向左侧轴向旋转。在此过程中，右侧腹外斜肌与左侧腹内斜肌协同作用，双侧腹直肌和深层腹横肌同时活动

如第 9 章所述，脊柱各向运动的旋转轴位于椎间关节区域。躯干后方的旋转轴使腹部肌肉（尤其是腹直肌）具有良好的杠杆作用，产生较强的躯干屈曲扭矩（图 10-16）。如图 10-16 所示，除腰大肌外，所有的肌肉都可产生矢状面和冠状面扭矩的力臂。

腹部肌肉单侧收缩可以侧屈躯干。因其具有良好的杠杆作用（如长力臂）并且横截面积较大，腹外斜肌和腹内斜肌对于侧屈躯干尤其高效（图 10-16）。在 L4~L5 水平的腹外斜肌和腹内斜肌总横截面积几乎是腹直肌的两倍。

躯干的侧屈常同时涉及躯干的屈肌和伸肌，如，躯干抗阻尼向右侧屈时，需要右侧腹外斜肌、腹内斜肌、腹直肌和腹横肌的收缩。协同作用可以放大冠状面的扭矩，并同时在矢状面上稳定躯干。

腹内斜肌和腹外斜肌是躯干轴向旋转最有效的肌肉。腹外斜肌引起对侧旋转，而腹内斜肌则引起同侧旋转。这些肌肉横截面积较大、力臂较长，能够产生强大轴向旋转力（图 10-3C：腹外斜肌的长力臂）。当机体轴向旋转时，一侧腹外斜肌与对侧腹内斜肌协同作用，产生一条穿过腹白线的对角力线（参见图 10-15 中突出显示的肌肉），拉近了肩关节与对侧髂嵴的距离。

多项电生理研究显示，躯干轴向旋转时腹横肌会产生一定程度的双向活动。而且腹横肌中、下位肌纤维与其上位肌纤维活动次数不同。尽管轴向旋转时腹横肌的作用并不明确，但相对于腹内、外斜肌，腹横肌起更多稳定作用。腹横肌双向活动能够稳定肋骨、腹白线和胸腰筋膜，而这些区域是腹内斜肌和腹外斜肌附着点。

总体来说，躯干旋转扭矩依据活动性质及身体位置不同而不同。高能轴向旋转活动需要扭矩较大，如短跑、摔跤、投掷铁饼或标枪；而缓慢且低阻的躯干旋转活动需要的扭矩较小，如水平面行走。限制在水平面的轴向旋转活动几乎没有重力参与的外部扭矩。在这种情况下，肌肉的主要阻力来自于躯体的惯性以及拉伸其拮抗肌肉被动产生的张力。

躯干屈肌和伸肌峰值扭矩比较

健康成人躯干屈曲最大扭矩通常小于其最大伸展扭矩。尽管数据因性别、年龄、腰背痛病史，以及测试装置角速度不同而不同，但躯干和颅底 - 颈椎区等距确定的屈 - 伸扭矩比在 0.45 和 0.77 之间。尽管躯干屈肌具有更大矢状面扭矩（图 10-16），但躯干伸肌体积更大、垂直方向肌纤维更多。无论是保持直立姿势还是身体前方持重，躯干伸肌的扭矩更大反映了肌肉在抵消重力方面的重要作用。

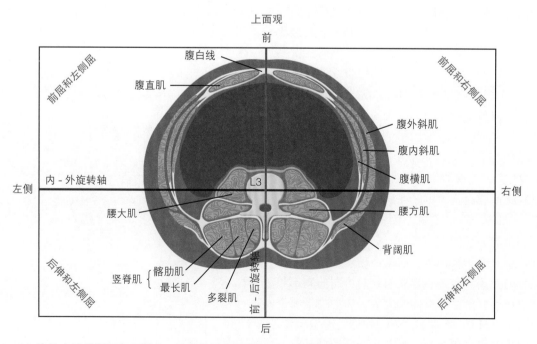

图 10-16　L3 椎体水平横断面躯干肌肉：在矢状面和冠状面可以产生扭矩的肌肉。前 - 后（AP）旋转轴（红线）和内 - 外（ML）旋转轴（黑线）在 L3 椎体中心交叉。位于内 - 外旋转轴前方和后方的肌肉能够屈曲和伸展躯干。位于前 - 后旋转轴左右两侧的肌肉可以引起躯干分别向右和向左侧屈

特别关注 10-2

躯干伸肌对腹斜肌的"旋转增强"作用

腹外斜肌和腹内斜肌是躯干的主要轴向旋转肌。次要轴向旋转肌包括同侧背阔肌、更倾斜的同侧髂腰肌，及对侧横突棘肌。这些次要轴向旋转肌也是躯干有效伸肌。在强有力的轴向旋转运动中，这些伸肌能够抵消或中和腹斜肌的躯干屈曲潜能。如果没有这种中和作用，剧烈轴向旋转动作与躯干屈曲自动耦合。上述伸肌不仅抵抗腹斜肌的屈曲潜能，也有助于增加轴向旋转扭矩。

轴向旋转时，多裂肌为腰椎后伸稳定性重要因素。腰椎关节突关节或椎间盘病理改变，可能与这些肌肉的无力、疲劳或反射抑制有关。轴向旋转时，如果多裂肌没有得到充分激活，部分腹斜肌可能会造成脊柱底部轻微的、不良的屈曲倾斜。

第三组：其他肌肉（髂腰肌和腰方肌）

虽然髂腰肌和腰方肌在解剖学上并非躯干肌，但它们与躯干的运动学密切相关。

髂腰肌

髂腰肌由髂肌和腰大肌两部分组成（图12-27）。和多数髋屈肌一样，髂腰肌受股神经支配，股神经是腰丛发出的最大分支。髂肌起自髂窝和骶骨外侧，位于骶髂关节前面和上面。腰大肌起自T_{12}至L_5横突及椎间盘。两肌向下于腹股沟韧带远端会合，形成一个或多个肌腱，止于股骨小转子及邻近区域。

髂腰肌属于长肌，对躯干、腰椎、腰骶关节和髋关节产生较大动力学影响。髂腰肌位于髋关节前方，是主要的屈肌，使股骨向骨盆屈曲或骨盆向股骨屈曲。在后一运动中，髂腰肌使骨盆前倾，增加腰椎前凸（图9-63A）。在腹肌协助下，双侧髂腰肌收缩可使骨盆旋转，并将躯干稳定于股骨上。基于此，髂腰肌和髋屈肌一样，都是重要的躯干屈肌。具体内容在本章及第12章将进一步阐述。

腰骶部腰大肌的功能

腰大肌具有腰椎侧屈的杠杆作用（图10-16）。轴向旋转的杠杆作用即使存在也很微弱。因此，在躯干对抗侧屈过程中，腰大肌高度活跃。

在腰骶部的不同位置，腰大肌具有不同的屈伸能力。L5~S1连接处，腰大肌屈曲力臂约2 cm（图

10-17）。因此，腰大肌是腰椎远端相对于骶骨的有效屈肌。但腰大肌力线自L5至L1逐渐后移，穿过内外侧旋转轴或位于其后方（图10-16）。肌肉的位置可降低或消除屈肌或伸肌能力。因此，腰大肌既非腰部主要屈肌，也非主要伸肌，而是腰部重要的垂直稳定器（"垂直稳定器"指肌肉在维持中轴骨生理曲度的同时，保持中轴骨某区域近似垂直或纵向状态的能力）。腰大肌在整个腰椎区域缺乏有效杠杆作用，维持腰椎曲度的作用有限，站立时同样如此。而髂腰肌与所有髋屈肌一样，使骨盆前倾超过髋关节，间接增加腰椎前凸。

> **髂腰肌运动**
>
> **髂肌**
> - 主要的髋屈肌，使股骨向骨盆屈曲或骨盆向股骨屈曲
>
> **腰大肌**
> - 主要的髋屈肌，使股骨向骨盆屈曲或骨盆向股骨屈曲
> - 腰部侧屈肌
> - 腰椎下段相对于骶骨的屈肌
> - 腰椎垂直稳定器

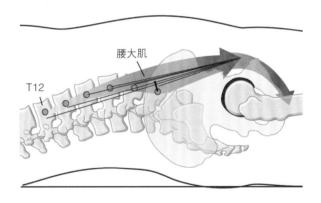

图 10-17　腰大肌侧视图突出显示了相对于T12~L5和L5~S1节段内侧–外侧旋转轴向的多条力线，并突出了除L5~S1外，在轴附近或穿过轴的力线。L5~S1的腰大肌前屈力臂用短黑线表示

腰方肌

解剖学上，腰方肌被认为是腹壁后群肌肉。起自髂腰韧带和髂嵴下部，向上止于第12肋和第1~4腰椎横突（图10-18）。图10-16清晰显示腰方肌相对厚度及相对腰椎的位置。腰方肌受脊神经$T_{12} \sim L^3$腹侧支支配。

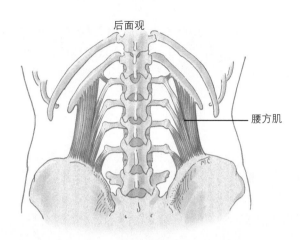

后面观

腰方肌

图 10-18　腰方肌后面观（修改自 Luttgens K, *Hamilton N: Kinessiology scientific basis of human motion*, ed 9, Madison, Wis, 1997, Brown & Benchmark.）

腰方肌双侧收缩时，作用为伸展腰部；单侧收缩时，作用为侧向屈曲腰部。腰方肌轴向旋转能力极弱。

临床上，腰方肌常被称为"髋部助行器"，尤其对于 L^1 神经水平或以下截瘫患者而言。腰方肌通过抬高骨盆一侧，在支撑辅助行走的摆动阶段抬高下肢，使足部离开地面。

腰方肌运动

双侧运动
- 腰椎区域伸展
- 垂直稳定腰椎及腰骶交界区

单侧运动
- 腰部侧屈
- 抬高一侧骨盆（提髋）

腰大肌和腰方肌位于腰椎两侧，几乎为垂直方向（图 10-16）。双侧强力收缩，使整个腰椎及 L5~S1 交界区具有极强垂直稳定性。理论上，有意识的肌肉控制和调节锻炼有利于缓解腰椎失稳相关的疼痛。

躯干肌：肌肉间功能相互作用

目前为止，本章对躯干肌的讨论主要集中于解剖学及其独立运动（表 10-4）。此后的讨论集中于肌肉或肌群间功能相互作用。主要分为两部分内容：

①躯干肌稳定性；②标准仰卧起坐的肌肉运动学。

躯干肌稳定性

有效肌肉力量是维持中轴骨，包括躯干稳定的基本机制。虽然韧带和其他结缔组织也是稳定性的重要来源，但只有肌肉能同时调节力量大小和时长。当躯干肌部分或完全瘫痪，或几乎无任何运动控制时，其作为该区域结构稳定器的基本作用就显得格外重要。严重脊髓损伤、肌肉萎缩症或脑瘫患者可能存在这种严重运动障碍。在极端情况下，因肌肉支持作用缺乏，会导致脊柱在躯干重压下逐渐塌陷。这种姿势性塌陷会导致严重畸形，干扰呼吸或影响坐姿。与极端躯干肌运动缺陷相比，神经肌肉系统完整的个体可能仍然缺乏必要的力量或对躯干肌控制的能力。这种情况可能与失用、继发于现在或过去的潜在疼痛相关，可导致轻度脊柱失稳。这种失稳（及伴随的不良微动）对脊柱和神经造成过度压力。尽管上述严重案例在临床上较少见，但椎间失稳可引起疼痛，干扰日常活动。上述案例表明，躯干肌支持和控制不足具有广泛病理变化，导致相应的临床问题。

躯干肌稳定性通常被称为"核心"稳定性。这种稳定性保证了在不稳定外力影响下，躯干也能保持近乎静止的姿势。例如，在加速行驶的公共汽车或火车上直立或坐立时，整个躯干的肌肉功能被激活。通常，躯干肌能有意识地使躯干与周围环境保持相对稳定的位置。稳定脊柱节段间的相对稳定同样重要。理想情况下，稳定的肌肉"核心"使躯干结构保持完整，优化姿势力线，并限制椎间过度、加压的微动。最后，躯干肌稳定性也是四肢运动的基础。

从解剖角度，将躯干的肌肉稳定器分为两个组。内部肌肉稳定器主要包括附着于脊柱的相对较短、较深节段肌肉。而外部肌肉稳定器包括相对较长的肌肉，此类肌肉部分或全部附着于脊柱以外结构，如头骨、骨盆、肋骨和下肢。

躯干内部肌肉稳定器

躯干内部肌肉稳定器包括横突棘肌群和短节段肌群。此类相对较深、较短肌肉的详细图解见图 10-19A。通常，这些肌肉通过控制较少节段间的精确排列和硬度来稳定脊柱。许多节段肌肉中高密度肌梭增强微调能力。

表 10-4　主要躯干肌的运动 *

肌　肉	伸　展	屈　曲	侧　屈	轴向旋转†
斜方肌	—	XX	XX	XX（CL）
棘肌（作为整体）	—	XX	X	—
胸最长肌	—	XXX	XX	—
颈最长肌	—	XXX	XX	XX（IL）
头最长肌	—	XXX	XX	XX（IL）
腰髂肋肌	—	XXX	XXX	X（IL）
胸髂肋肌	—	XXX	XXX	—
颈髂肋肌	—	XXX	XXX	XX（IL）
胸半棘肌	—	XXX	X	X（CL）
颈半棘肌	—	XXX	X	X（CL）
头半棘肌	—	XXX	XX	X（CL）；颈椎
多裂肌	—	XXX	X	XX（CL）
回旋肌	—	XX	X	XX（CL）
棘间肌	—	XX	—	—
横突间肌	—	X	XX	—
腹直肌	XXX	—	XX	—
腹外斜肌	XXX	—	XXX	XXX（CL）
腹内斜肌	XXX	—	XXX	XXX（IL）
腹横肌 ‡	—	—	—	—
腰大肌	X	X	XX	—
腰方肌	—	XX	XX	—

* 除非另有说明，表中所列动作均为肌肉的上方或外侧相对于其下方或内侧固定的运动。肌肉由解剖位置开始，在对抗外部阻力下运动。根据力臂（杠杆）、横截面积和纤维束方向，肌肉移动或稳定区域的相对潜力分为 X（最小）、XX（适中）或 XXX（最大）；— 表示无有效或决定性运动

† CL，对侧旋转；IL，同侧旋转

‡ 主要作用是增加腹内压，并通过胸腰筋膜的附着来稳定腰部，同时稳定其他两侧腹肌的附着部位

躯干内部肌肉稳定器
- 横突棘肌肌群
  - 半棘肌
  - 多裂肌
  - 回旋肌
- 短节段肌群
  - 棘间肌
  - 横突间肌

如图 10-19B 示，肌肉力线空间方向（α）对脊柱产生独特稳定作用。垂直运动的棘间肌和横突间肌产生 100% 垂直力（F_V）。相反，近水平运动的短回旋肌产生近 100% 水平力（F_H）。其余肌肉产生成角的力，角度在 0°~90° 之间。这些肌肉完全对称，以压缩和控制椎间剪切力。除有效保持垂直和水平稳定性外，这些肌肉还共同影响脊柱整体伸展、侧屈和轴向旋转力矩。如果缺乏这种肌肉精细控制，脊柱将非常脆弱，容易发生过度弯曲、椎间过度活动，某些情况下还会出现疼痛与失稳。

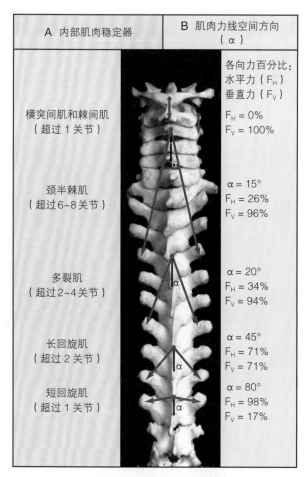

A 内部肌肉稳定器	B 肌肉力线空间方向（α）
	各向力百分比：水平力（F_H）垂直力（F_V）
横突间肌和棘间肌（超过 1 关节）	$F_H = 0\%$ $F_V = 100\%$
颈半棘肌（超过 6~8 关节）	$\alpha = 15°$ $F_H = 26\%$ $F_V = 96\%$
多裂肌（超过 2~4 关节）	$\alpha = 20°$ $F_H = 34\%$ $F_V = 94\%$
长回旋肌（超过 2 关节）	$\alpha = 45°$ $F_H = 71\%$ $F_V = 71\%$
短回旋肌（超过 1 关节）	$\alpha = 80°$ $F_H = 98\%$ $F_V = 17\%$

图 10-19　内部肌肉稳定器肌肉力线空间方向示意图。A. 冠状面肌肉力线。B. 肌肉力线与垂直方向的夹角，以 α 表示。肌力垂直分力比例为 cos α，肌力水平分力比例为 sin α。假设杠杆作用存在，垂直方向肌力导致后伸和侧屈，水平方向肌力导致轴向旋转。图示的肌肉存在于整个脊柱，为清晰起见，简化了它们在图中的位置

躯干外部肌肉稳定器

躯干外部肌肉稳定器主要包括腹肌、竖脊肌、腰方肌、腰大肌和髋部肌群（连接腰椎 - 骨盆区与下肢）。此类肌肉长而厚，在颅骨、脊柱、骨盆和下肢间形成牢固的半刚性连接来稳定躯干。这些肌肉覆盖身体或躯干大部分区域，控制躯干稳定性并不精细。此外，许多肌肉具有相当大的横截面积和杠杆作用，是躯干和髋关节生成扭矩的重要部位。

对躯干上部（和上肢）施加的外力可对中轴骨尾侧或下端产生较多不稳定杠杆作用。因此，外部肌肉稳定功能对躯干下部尤为重要。脊柱下端慢性失稳可致整体脊柱力线不良，并易导致局部损伤，如脊椎滑脱或腰椎关节突关节、椎间关节和骶髂关节的退变。

躯干外部肌肉稳定器
- 前外侧躯干肌（腹肌）
  - 腹直肌
  - 腹外斜肌
  - 腹内斜肌
  - 腹横肌
- 竖脊肌
- 腰方肌
- 腰大肌
- 连接腰椎 - 骨盆区与下肢的髋部肌群

为深入阐述外部肌肉稳定器功能，图 10-20 展示了在面对外部干扰时，外部肌肉稳定器激活过程。注意躯干下部肌肉活动的集中激活。在三个运动平面上，腰大肌、腰方肌、竖脊肌和腹肌的活动均可增强腰椎 - 骨盆区稳定性。腹肌强烈收缩导致腹压增加，有助于稳定腰椎。水平走向的腹横肌对腰椎和骶髂关节产生环形夹板保护效应。

腹肌活动抵抗竖脊肌、腰方肌和臀大肌等伸肌的拉力，同样有助于骨盆稳定。在骨盆和脊柱尾端稳定的情况下，躯干载荷可被有效转移至骶髂关节，继而通过髋关节最终到达下肢。要增加腰部和躯干下端区域肌肉的稳定性，应在三个运动平面上锻炼躯干肌和髋部肌群。

实际上，内、外部肌肉稳定器在功能上有很大程度的重叠。图 10-19 和图 10-20 中假想的肌肉线展示了功能重叠的现象。健康状态下，静态和动态的躯干肌肉均有助于躯干稳定。单一肌肉的特定运动模式取决于其深度、形态学、空间方向、骨骼或结缔组织连接方式。

标准仰卧起坐

大多数全身功能活动需要躯干和髋部肌肉同时活动。如挥舞棒球棒、触地、铲雪或铲土时躯干和髋部的综合运动。本章以标准仰卧起坐为例，介绍这种重要的肌肉协同关系。

仰卧起坐不仅是重要的功能性活动，也常用来锻炼腹部肌肉。一般来说，抗阻训练的目标是增强肌肉力量和控制力，这是提高躯干整体稳定性的方法。广义上，增强腹部肌肉的方法可分为四类（图 10-21）。在图 10-21 中第 1 列，腹肌收缩产生近似等张张力，以保持剑突和骨盆前缘之间相对恒定的

距离。第 2~4 列，腹部肌肉收缩减小剑突和骨盆前缘之间距离（通过偏心运动，腹部肌肉也可缓慢抵抗上述两个区域之间距离的增加）。

　　屈膝仰卧起坐可分为两个阶段。躯干屈曲阶段以双侧肩胛骨离开平面作为结束（图 10-22A）。在髋关节屈曲阶段，腰椎和骨盆－股骨（髋关节）联合产生 70°~90° 屈曲。

　　如图 10-22A 所示，躯干屈曲阶段主要由腹肌收缩驱动，尤其是腹直肌。腹肌收缩使躯干屈曲，旋转轴位于胸腰段中外侧。躯干屈曲常伴有骨盆向后旋转（后倾），而腰椎曲度变直。不论髋、膝关节位置如何，这个阶段髋屈的肌电图水平都相对较低。在做这个练习之前，部分屈曲髋关节可减少髋屈肌的被动张力，同时增加臀大肌的被动张力。这些综合作用协同腹肌维持骨盆后倾。

　　如图 10-22A 示，背阔肌通过胸椎上段前方，协助胸腔屈曲。此外，胸大肌胸骨端协助上肢向骨盆运动。

　　在仰卧起坐的髋关节屈曲阶段，骨盆及躯干向相对固定的股骨旋转。髋关节屈曲阶段的特征是髋屈肌由近端到远端更强的主动收缩。尽管任何髋屈肌均可帮助这一动作，但髂肌和股直肌是主要参与肌（如图 10-22B 所示）。当下肢主动固定在支撑面上，髂肌、缝匠肌和股直肌的肌电图相对水平显著

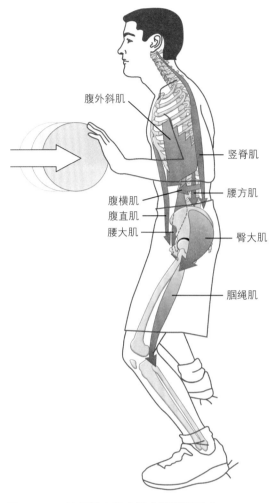

图 10-20　外部肌肉稳定器典型激活模式

#1 等长运动	#2 躯干向骨盆旋转	#3 躯干和骨盆向下肢旋转	#4 骨盆向躯干旋转 [和（或）下肢]
图片案例： 1. 四足支撑时，躯干和骨盆保持固定。在不稳定的表面（如充气球）平衡膝盖后，同时抬起手臂和对侧下肢 其他案例： 2. 坐在相对不稳定的地面上保持躯干直立 3. 固定躯干做平板支撑，肘部屈曲使双手置于肩下。改变支撑肢体与地面的接触程度，变为侧方平板支撑	图片案例： 1. 使用或不使用脚凳做卷腹运动 其他案例： 2. 上述运动结合躯干对角线或旋转运动。增加对抗或在稍倾斜的表面进行锻炼 3. 躯干侧向卷曲（卷腹），必要时增加对抗	图片案例： 1. 传统完整的仰卧起坐动作 其他案例： 2. 对抗下做上述动作，或通过改变手臂位置来改变外部力臂 3. 在稍微倾斜或不稳定的表面进行下图所示的传统仰卧起坐 4. 传统仰卧起坐时增加躯干骨盆的对角线或旋转运动	图片案例： 1. 保持躯干垂直，缓慢而有意识地屈曲单侧或双侧髋关节。之后进行骨盆后倾运动 其他案例： 2. 上述动作加上对角线或旋转运动 3. 单侧或双侧平卧直腿抬高；通过弯曲膝盖调节阻力，进而改变下肢长度
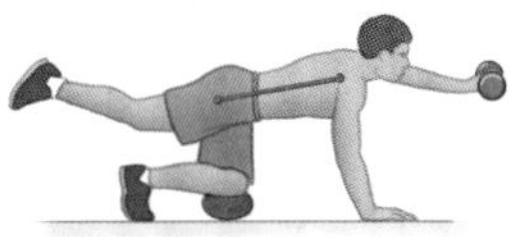	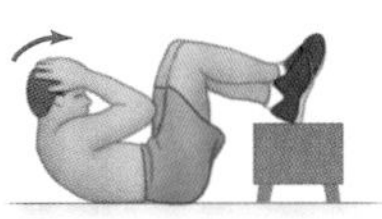	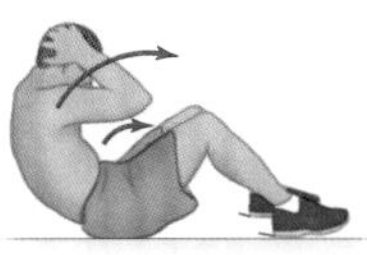	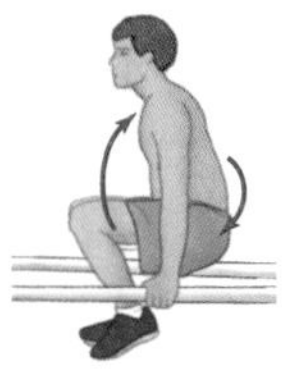

图 10-21　四种腹肌强化训练典型方式。图片案例显示在最后一行

增大。将鞋跟固定于支撑面，是维持下肢与骨盆和躯干固定的重要方式。这种稳定作用使股二头肌（典型的腘绳肌）和腓肠肌适度活动。有趣的是，任何双关节腘绳肌的活动都是偏心型的，因为骨盆在髋关节屈曲方向上有旋转运动。

在完全仰卧起坐的髋关节屈曲阶段，旋转轴最终转移至髋关节。根据特定的运动方式，腹肌在将要完成仰卧起坐时，继续强烈收缩或保持等长活动。

然而，这种活动并不会导致髋关节（骨盆相对股骨）屈曲；相反，这些肌肉将屈曲的胸腰椎区域牢牢地固定在向前旋转的骨盆上。

尝试仰卧起坐时，腹肌较弱者髋屈肌占主导地位，通常会表现出特有的姿势。即胸腰椎屈曲很少，而骨盆相对股骨（髋关节）屈曲过多且过早发生。髋屈肌收缩会加重腰椎前凸，尤其是在运动起始阶段。

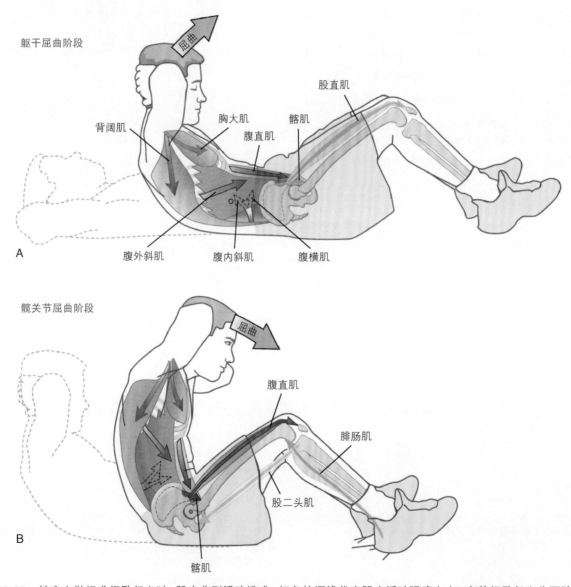

图 10-22   健康人做标准仰卧起坐时，肌肉典型活动模式。红色的深浅代表肌肉活动强度大小。完整仰卧起坐分两阶段：躯干屈曲阶段和髋关节屈曲阶段。A. 仰卧起坐的躯干屈曲阶段涉及强烈的腹肌活动，特别是腹直肌；B. 仰卧起坐的髋关节屈曲阶段涉及腹肌持续活动，但更重要的是髋屈肌。骨盆相对股骨屈曲在仰卧起坐中起重要作用。A、B. 两图中的小圆圈代表旋转轴

特别关注 10-3

卷腹和标准仰卧起坐的比较

仰卧起坐的早期阶段（图 10-22A）在许多方面与增强腹肌的"卷腹"或"收腹"运动相似。卷腹和仰卧起坐均能满足临床上锻炼全腹肌的要求。不同在于，卷腹运动对腹直肌要求更高，而仰卧起坐对腹斜肌要求更高。此外，与完整（屈膝）仰卧起坐相比，卷腹运动（如图 10-22A）对髋屈肌锻炼作用极为有限。最大的临床区别在于卷腹运动只涉及少量腰椎屈曲（可能小于 5°），明显小于完整（屈膝）仰卧起坐时腰椎屈曲程度，因此产生更高椎间盘压力（见第 9 章）。由于卷腹运动对腹肌仍有较高的要求，有椎间盘病史的患者更适合做卷腹运动，这种预防措施很谨慎。

颅底 - 颈椎区肌肉：解剖与运动

以下部分描述颅底 - 颈椎区肌肉的解剖及专有运动。相关肌肉组织分为两组：①颅底 - 颈椎区前外侧肌肉和②颅底 - 颈椎区后侧肌肉（表 10-1）。

图 10-23 介绍颅底 - 颈椎区各肌肉的潜在活动。根据附着点与寰枕关节旋转轴的相对关系，将图中描绘的肌肉分为屈肌或伸肌、左侧屈肌或右侧屈肌。虽然图 10-23 仅描述了寰枕关节的肌肉活动，但肌肉的相对位置为理解颅底 - 颈椎区其他关节活动提供有利指导。后面章节中还将引用此图。

第一组：颅底 - 颈椎区前外侧肌肉

框 10-4 列出了颅底 - 颈椎区前外侧肌肉。除胸锁乳突肌主要由脊副神经（颅神经XI）支配外，这一区域肌肉由发自颈丛腹侧支的无名小神经支配。各颅底 - 颈椎区肌肉的力臂数据参见附录Ⅲ D 部分及图Ⅲ -3。

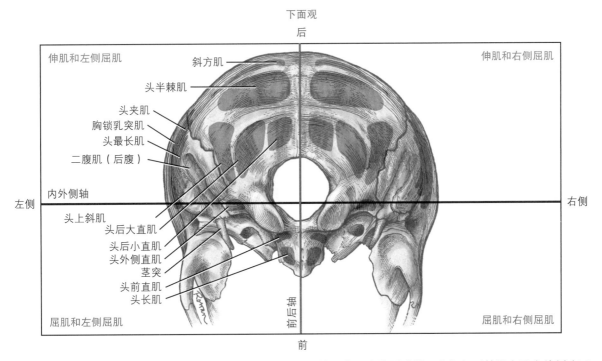

图 10-23　显示附着于枕骨和颞骨下表面肌肉的潜在活动。寰枕关节肌肉的活动基于它们相对枕髁水平内外侧（ML，黑色）和前后轴（AP，红色）旋转轴的位置。注意，大部分肌肉的活动仅存在于某个象限中（灰色区域为肌肉远端附着点，红色区域为近端附着点）

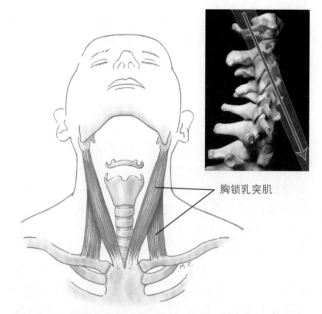

框 10-4 颅底 - 颈椎区前外侧肌肉

- 胸锁乳突肌
- 斜角肌
  - 前斜角肌
  - 中斜角肌
  - 后斜角肌
- 颈长肌
- 头长肌
- 头前直肌
- 头外侧直肌

图 10-24 胸锁乳突肌前面观。右上图示胸锁乳突肌（箭头）穿过颅底 - 颈椎区的侧位图（改编自 Luttgens K, Hamilton N: *Kinesiology: scientific basis of human motion*, ed 9, Madison, Wis, 1997, Brown & Benchmark. 右上图由 Donald A. Neumann 修改）

胸锁乳突肌

胸锁乳突肌是典型的颈前区浅层肌肉，体表可见其轮廓。肌肉下方分为内侧头和外侧头，分别附着于胸骨和锁骨（图 10-24）。肌肉从附着处斜行穿过颈部止于颅骨颞骨乳突和上项线外侧之间。

一侧胸锁乳突肌收缩，是颅底 - 颈椎区侧屈和对侧轴向旋转的主要作用力。根据部位的不同，双侧胸锁乳突肌收缩可屈曲或伸展颅底 - 颈椎区。颈椎中立侧位图显示，右侧胸锁乳突肌力线斜行穿过颈部（图 10-24）。在 C3 水平以下，胸锁乳突肌穿过内外侧旋转轴的正前方；而在 C3 水平上方，胸锁乳突肌刚好穿过内外侧旋转轴的后方。双侧胸锁乳突肌共同作用，为下颈椎提供强有力的外旋力矩，为上颈椎（包括寰枢关节和寰枕关节）提供最小的伸展力矩。值得注意的是，这种矢状面上的联合运动有利于头部前向前（前移）的姿势（见第 9 章，图 9-47A）。

计算机建模证实，胸锁乳突肌不同区域矢状面力矩受颅底 - 颈椎区初始姿势的强大潜在影响。例如，由于力臂改变，下颈椎的屈曲位置使该区域肌肉屈曲力矩几乎增加一倍。头部前移的姿势使下颈椎有更大的屈曲，会导致这类人群生物力学的永久改变。

斜角肌

斜角肌（scalene muscles）附着于下颈椎横突结节与第 1、2 肋骨之间（图 10-25）（scalene 在拉丁语或希腊语词根中指不等边三角形）。斜角肌具体附着位置参见附录Ⅲ C。臂丛在前斜角肌与中斜角肌之间穿过。斜角肌肥大、痉挛或过度僵硬会压迫臂丛，造成上肢运动和感觉障碍。

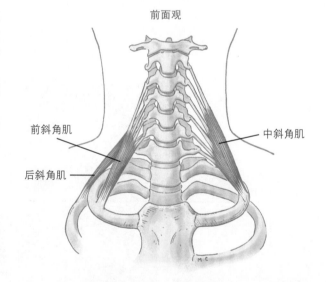

前面观

图 10-25 右侧前斜角肌、后斜角肌及左侧中斜角肌前面观（修改自 Luttgens K, Hamilton N: *Kinesiology: scientific basis of human motion*, ed 9, Madison, Wis, 1997, Brown & Benchmark.）

斜角肌的功能取决于不同附着部位的固定程度。颈椎固定时，斜角肌提升肋骨以协助吸气。第 1、2 肋固定时，斜角肌收缩协助颈椎运动。

单侧斜角肌收缩可使颈椎侧屈。前斜角肌起自第 1 肋前外侧缘，在所有斜角肌中力臂最大，仅次于胸锁乳突肌颅骨端产生的力臂。所有斜角肌轴向旋转潜能均受限，因为其力线几乎穿过垂直旋转轴。有限的研究表明，斜角肌在解剖位置收缩时，产生轻微、小范围的同侧旋转功能。而肌肉的完全轴向旋转潜能可能取决于该区域的整体姿势，更重要的是取决于肌肉收缩的起始位置。斜角肌的一个重要功能似乎是将颅底－颈椎区从旋转的位置恢复至接近中立位。当以中立（解剖）位作为分析肌肉运动起点时，这种更全面且可能是主要的功能可能被忽略。

双侧斜角肌收缩时，前斜角肌屈曲颈椎的力矩有限。双侧肌肉活动最可能与呼吸（如前所述）及颈部稳定性有关。前、中、后斜角肌在颈部分为多个肌束（图 10-25）。斜角肌如同固定天线的绳索，为下颈椎提供牢固的双侧及垂直稳定性。颅底－颈椎区上端的精细控制更多受控于更短、更特殊的肌肉，如头前直肌和枕下肌（如前所述）。

颈长肌与头长肌

颈长肌与头长肌位于颈部（气管和食管）深面、颈椎两侧（图 10-26）。这些肌肉可认为是一种可收缩的前纵韧带，维持颈部垂直稳定性。

颈长肌由多条肌束组成，附着于胸椎上段及所有颈椎前表面。该肌肉通过椎体、横突前结节和寰椎前弓间多个附着点延升至颈椎区域。颈长肌是唯一完整连接于脊柱前表面的肌肉。与斜角肌、胸锁乳突肌相比，颈长肌相对较薄。颈长肌前束位于颈椎前方降低颈椎前屈，颈长肌外侧束与斜方肌共同作用维持颈部垂直稳定性。

头长肌起自下颈椎横突前结节，止于枕骨基底部（图 10-23）。头长肌主要功能是屈曲和稳定颅底－颈椎区，次要功能是侧屈。

头前直肌与头外侧直肌

头前直肌与头外侧直肌为两块短而深的肌肉，起自寰椎（C1）横突，止于枕骨下表面（图 10-26）。头外侧直肌附于枕髁外侧；头前直肌较小，紧靠枕髁前方（图 10-23）。

头前直肌和外侧直肌的活动局限于寰枕关节；每块肌肉控制一个关节的两个自由度（见第 9 章）。头前直肌为前屈肌，头外侧直肌为侧屈肌。

第二组：颅底－颈椎区后侧肌肉

颅底－颈椎区后侧肌肉列于框 10-5，受颈神经背侧支支配。

框 10-5　颅底－颈椎区后方肌肉

- 夹肌
  - 颈夹肌
  - 头夹肌
- 枕下肌
  - 头后大直肌
  - 头后小直肌
  - 头上斜肌
  - 头下斜肌

颈夹肌与头夹肌

头夹肌与颈夹肌是两对细长肌肉，其英文名称为"Splenius"（源自希腊语"splenion""绷带"的意思，图 10-27）。夹肌成对起自项韧带下半部分，止于 C7~T6 棘突，位于斜方肌深面。头夹肌与枕骨相连，位于胸锁乳突肌下方（见图 10-23）。颈夹肌附着于 C1~C3 横突后结节。多数颈夹肌附着点也是肩胛提肌的附着点。

夹肌单侧收缩可引起头和颈椎侧屈及同侧的轴向旋转。头夹肌横截面积更大，斜纤维走行方向更倾斜，是重要的轴向旋转肌肉。而夹肌双侧收缩可引起颅底－颈椎区后伸。

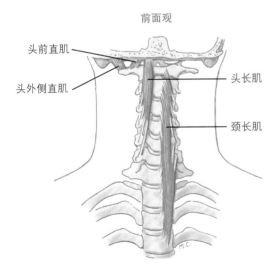

前面观

头前直肌

头外侧直肌

头长肌

颈长肌

图 10-26　颈部深层肌肉前面观。图示右头长肌、右前头直肌、右头外侧直肌和左颈长肌（修改自 Luttgens K, Hamilton N: *Kinesiology: scientific basis of human motion*, ed 9, Madison, Wis, 1997, Brown & Benchmark.）

后面观

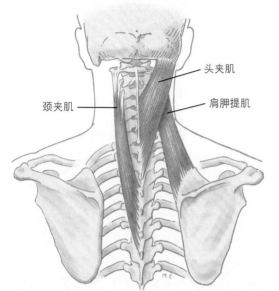

图 10-27　左颈夹肌、右头夹肌及右肩胛提肌后视图（修改自 Luttgens K, Hamilton N: *Kinesiology: scientific basis of human motion*, ed 9, Madison, Wis, 1997, Brown & Benchmark.）

枕下肌

枕下肌由四对位于颈深部、紧靠寰枕关节和寰枢关节的肌肉组成（图 10-28）。这些相对短而厚的肌肉附着在寰椎、枢椎和枕骨之间（肌肉具体附着点见附录Ⅲ的 C 部分）。

枕下肌不易触及，位于上斜方肌、夹肌和头半棘肌的深层（图 10-23）。枕下肌与头前直肌和头外侧直肌具有协同运动，精确控制寰枕关节及寰枢关节。其对于颅底 - 颈椎区众多特殊感觉的最佳功能发挥至关重要。该肌肉相对较高的肌梭密度表明枕下肌在头部位置及运动速度的神经反馈发挥重要作用，从而间接促进平衡及视觉与头部的协调。

如图 10-29 所示，每块枕下肌（加上短直肌）对颅底 - 颈椎区的关节具有独特的控制能力和支配作用。

颅底 - 颈椎区肌肉：肌肉功能相互作用

近 30 对肌肉位于或通过颅底 - 颈椎区域。包括仅作用于颅底 - 颈椎区的肌肉（图 10-29 和表 10-5），及位于躯干但跨越至颅底 - 颈椎区的肌肉（如斜方肌和头长肌）。

本节重点介绍颅底 - 颈椎区肌肉在两种运动中

后面观

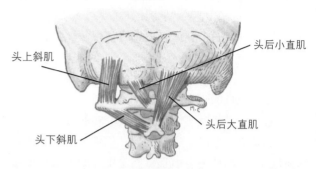

图 10-28　枕下肌后视图。图示左头上斜肌、左投下斜肌、左头后小直肌、右投后大直肌（修改自 Luttgens K, Hamilton N: *Kinesiology: scientific basis of human motion*, ed 9, Madison, Wis, 1997, Brown & Benchmark.）

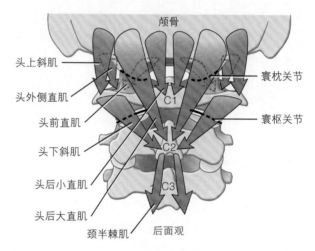

肌肉	寰枕关节			寰枢关节		
	屈曲	伸展	横向屈曲	屈曲	伸展	轴向屈曲
头前直肌	XX	–	X	–	–	–
头外侧直肌	–	–	XX	–	–	–
头后大直肌	–	XXX	XX	–	XXX	XX(IL)
头后小直肌	–	XX	X	–	–	–
头下斜肌	–	–	–	–	XX	XXX(IL)
头上斜肌	–	XXX	XXX	–	–	–

IL= 同侧旋转

图 10-29　寰枢、寰枕关节相关肌肉力线后面观。每块肌肉存在两种自由度。注意到颈半棘肌的附着为头后大直肌和头下斜肌（两块主要的枕下肌）提供稳定的基础。表格总结寰枕、寰枢关节的肌肉运动。肌肉完成一种动作的相对潜力被分为三个级别：X，最小；XX，中等；XXX，最大。破折号表示未产生有效力矩

的相互作用：①颅底 - 颈椎区稳定性；②协调头颈部运动，眼、耳、鼻位置优化。尽管这些肌肉还存在许多其他功能作用，但这两种活动为描述该区域的关键运动学原理提供了一种方式。

表 10-5　颅底 – 颈椎区特定肌肉活动 *

肌　肉	屈　曲	后　伸	侧　屈	旋　转†
胸锁乳突肌	XXX	X‡	XXX	XXX (CL)
前斜角肌	X	—	XXX	X (IL)
中斜角肌	—	—	XX	X (IL)
后斜角肌	—	—	XX	X (IL)
颈长肌	XX	—	X	—
头长肌	XX	—	X	—
头夹肌	—	XXX	XX	XXX (IL)
颈夹肌	—	XXX	XX	XX (IL)

*假定动作发生在解剖（中立）位，并对抗外部阻力。根据肌肉力臂、横截面积和肌纤束方向，肌肉潜在运动或稳定相关区域的能力分为 X（最小）、XX（适中）或 XXX（最大）；— 表示无效
†CL，对侧旋转；IL，同侧旋转
‡胸锁乳突肌延伸至上颈椎、寰枢关节、寰枕关节

特别关注 10-4

控制寰枢关节及寰枕关节的特殊肌肉：颈椎耦合运动实例

图 10-29 示颅底 – 颈椎区特殊肌肉可精细控制该区运动。这种精细控制的好处与颈椎耦合运动有关。如第 9 章所述，下颈椎轴向旋转及侧屈间存在耦合运动。关节突关节面方向改变导致轴向旋转与侧屈运动相耦合，反之亦然。然而，由于控制寰枕关节及寰枢关节的肌肉活动，这种耦合运动可能会被掩盖。如，当颅底 – 颈椎区向右旋，为在整个轴向旋转过程中保持视觉呈水平状态，左侧头外侧直肌对头部产生轻微的左侧屈曲扭矩。在右旋时，这种肌肉运动抵消头部向右侧屈的趋势。同样，下颈椎右侧屈伴随轻度右旋，这种耦合运动被头下斜肌作用于头部的轴向旋转力矩抵消。这两实例中，肌肉运动使头部和眼睛在物体上的视觉效果更加稳定精确。

颅底 – 颈椎区稳定性

颅底 – 颈椎区的肌肉构成颈部的大部分，特别是在颈外侧及后方区域。这些肌肉可保护颈部脏器和血管、椎间盘、关节突关节和神经组织。

运动员常进行颅底 – 颈椎区抵抗性或所谓的"稳定性"训练，是增强该区肌肉组织的一种方法。

然而，单纯的增强肌肉并不一定能预防颈部损伤。例如，挥鞭样损伤的生物力学研究表明，人对于即将发生的损伤做出反应并产生稳定力所需时间，可能超过挥鞭样损伤事件发生的时间。因此，运动员需预判可能受伤的情况，并在其发生前收缩颈部肌肉。肌肉收缩时间和肌肉力量大小对保护颈部同等重要。

除保护颈部，肌肉是颅底 – 颈椎区垂直稳定性的主要来源。颈椎临界负荷（即屈曲前，没有肌肉支撑的颈部所能承受的最大压力）在 10.5～40 N 之间（2.4～9 lb）。显然，这小于头部实际重力。总体而言，颅底 – 颈椎区肌肉相互协调作用产生的力，几乎通过每个椎体的瞬时旋转轴。肌肉产生的力矩穿过或靠近旋转轴，在不屈曲颈椎情况下，向下压缩椎体，从而达到稳定。颅底 – 颈椎区肌肉产生的压缩力相当大：轻度肌肉活动时，如直立时平衡头部，肌力几乎是头部重量的三倍；当肌肉最大程度活动时，可达到头部重量的 23 倍（或身体重量的 1.7 倍）。

颅底 – 颈椎区大部分肌肉稳定功来自相对较短的节段性肌肉，如较粗壮的颈多裂肌。回旋肌、颈长肌、头长肌和棘间肌可提供额外肌肉稳定功能。这些肌肉肌纤维较短，骨性附着点多，可以对该区域起到精细、协调的控制。包括斜角肌、胸锁乳突肌、肩胛提肌、头半棘肌、颈半棘肌和斜方肌等更长、更厚的肌肉可增强该区域稳定性。必要时，这些肌肉可形成广泛而强健的保护系统以确保区域垂

直稳定性，尤其是在冠状面和矢状面上。如图 10-30A 所示，整个颅底 - 颈椎区肌肉维持该区理想前后力线。在理想情况下，屈肌和伸肌共同收缩并相互平衡，从而使该区域取得垂直稳定。请注意，图

10-30A 所示肌肉向下固定在不同结构：胸骨、锁骨、肋骨、肩胛骨和脊柱。这些骨性结构自身必须由其他肌肉稳定，例如下斜方肌和锁骨下肌以分别固定肩胛骨和锁骨。

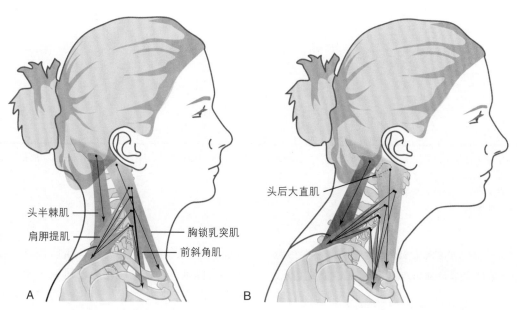

图 10-30　A. 四对肌肉维持颅底 - 颈椎区理想姿势；B. 特别关注 10-5 中讨论的与慢性头部前倾姿势相关力学。颅底 - 颈椎区伸展需要肩胛提肌和半棘头肌产生更大应力。头后大直肌（枕下肌之一）延伸至颅底 - 颈椎区。高度活跃和收缩的肌肉用明亮红色表示

 特别关注 10-5

慢性头前倾相关肌肉失衡

　　如图 10-30A，理想颅底 - 颈椎区域力线由其前方及后方的肌肉系统所共同维持。任何肌肉过度紧张都会破坏该区域的垂直稳定性。其中一种是慢性头部前倾（前伸）姿势（图 10-30B）。慢性头前倾姿势可能由一些相互关联的病理力学因素引起。主要有以下三种可能性。首先，颅底 - 颈椎区过度或剧烈伸展运动可致胸锁乳突肌、颈长肌和前斜角肌等肌肉拉伤。此情况下，肌肉的慢性痉挛或保护性收缩可使颈椎屈曲，从而形成持续的前伸（或前倾）姿势（回顾第 9 章）。与头部前倾姿势相关的是胸锁乳突肌在矢状位平面内的重新排列。肌肉颅骨端由胸锁关节后向前移动至胸锁关节上方（比较图 10-30A 和图 10-30B）。

　　第二种可能的病理机制与颅底 - 颈椎区深部屈肌病变相关，特别是颈长肌和头夹肌的疼痛、无力或疲劳等。这些特定肌肉更易损伤的原因尚不清楚。

但是，作为代偿，胸锁乳突肌或前斜角肌可能成为该区域主要动力来源。深部和浅部颈屈肌的生物力学和神经肌肉控制十分复杂，其机制尚未完全了解，但已成为研究颈部疼痛和相关头痛或颞下颌关节疼痛物理治疗研究的主题。治疗这一损伤的方法是加强颈长肌和头夹肌的收缩，同时降低胸锁乳突肌的收缩。其中一项锻炼是利用肌电生物反馈，患者取仰卧位进行颅颈屈曲（点头）运动（头长肌的一种动作），同时使颈椎曲度变直（颈长肌的一种动作）。如果能在胸锁乳突肌最小收缩时进行上述动作（并通过压力表验证），则表示成功。在头颈部运动时，颈长肌和头夹肌收缩越强越能提供好的内在垂直稳定性，对颅底 - 颈椎区没有明显前倾作用——这是双侧胸锁乳突肌收缩的标志。

　　最后，慢性头前倾可能与人体工程学相关。其中一种情况是，人体有意识地前伸整个颅底 - 颈椎

区以增强视觉功能，比如在看电脑屏幕或电视时头部前倾。如果长时间保持头部前倾的姿势，可能会改变颅底 - 颈椎区肌肉功能，最终将前倾姿势变成人体的"自然"姿势。

头部前倾姿势的病理机制很可能是上述机制的共同结果，而不是某单一原因。抛开其诱发因素，慢性头前倾姿势会增加伸肌负荷，如肩胛提肌和头半棘肌（图 10-30B）。枕下肌，如头直肌后腹，由于需要长时间收缩来维持头和眼的水平位置，可能

会导致疲劳（图 9-47A）。随时间的推移，整个颅底 - 颈椎区肌肉应力增加会导致局部肌肉疼痛性痉挛，或行成一个"触发点"，常见于肩胛提肌和枕下肌。这种情况通常与头痛和累及头皮和颞下颌关节的放射痛有关。治疗头前倾姿势的关键是恢复最佳的颅底 - 颈椎区姿势，包括提高保持正确姿势的意识、选择性的肌肉收缩、工作场所要符合人体工程学，和一些特殊的手法治疗。

特别关注 10-6

软组织挥鞭样损伤

颈椎软组织极易受到与车祸等相关的挥鞭样损伤。颈椎过伸型挥鞭样损伤相对于过屈型损伤对颈部软组织损伤更大。对于过伸型损伤，由于其活动范围较大，会严重损伤颅底 - 颈椎区屈肌、颈部结构和其他位于颈椎前方的组织，并过度压缩颈椎的关节突关节、椎间盘和后方结构（图 10-31A）。相比之下，前屈型挥鞭样损伤由于下颌会撞击到胸部从而部分限制了屈曲的范围（图 10-31B）。理想情况下，大多数汽车的头枕有助于限制头部过度后伸，以减小其造成的伤害。

过伸型损伤在汽车追尾中更常见。通过对人体模型及尸体实验研究表明，挥鞭样损伤时颅底 - 颈椎区在急剧后移后，出现大幅度的后伸运动。短暂的后移通常在颅骨碰到靠枕之前。颈椎前纵韧带在这期间最易受伤。头部旋转拉伸了翼状韧带，使其更接近于机械失效点。

在前伸过伸姿势受到追尾事故碰撞，尤其当头部处于旋转过程中，翼状韧带容易造成损伤。头部旋转会拉伸翼状韧带，使其更接近机械损伤点。

另外，研究显示过伸型挥鞭样损伤引起颈椎屈肌过度牵拉，特别是颈长深肌和头长肌。在一项研究中，

测量出颈长肌张力（拉伸）超过56%可导致组织损伤。通常，过伸性损伤的患者会表现出颈长肌区明显压痛和保护性痉挛。颈长肌痉挛导致颈椎相对变直，或者略微屈曲，缺乏正常前凸。颈长肌紧张的患者会出现耸肩困难——该动作主要是由上斜方肌产生。当颈长肌和其他肌群因疼痛而无法收缩时，上斜方肌失去了稳定的颈部附着，会减弱其主动抬肩的作用。这个临床案例很好地说明了肌肉功能的相互依赖性，一块肌肉的活动依赖于另一块肌肉的稳定力。

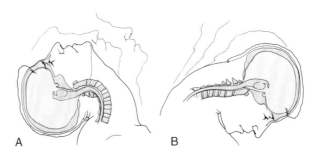

图 10-31　挥鞭样损伤中颈椎过伸（A）颈椎过度屈曲（B）。因此，颈椎前部结构更容易发生拉伤（摘自 Porterfield JA, DeRosa C: *Mechanical neck pain: perspectives in functional anatomy*, Philadelphia, 1995, Saunders.）

协调的头颈部运动：眼、耳、鼻的位置优化

颅底 - 颈椎区在三个平面内均有较大的活动度。该区域足够的活动度，对于优化眼、耳、鼻的空间位置十分重要。虽然所有平面的运动都是十分重要，但本节将重点介绍水平面内的运动。

如图 10-32 所示，整个人体多块肌肉协同作用，

共同将颅颈区向右轴旋转程度达到最大。通过全身的轴向旋转活动，可为眼睛提供远超过180°的视角。如图 10-32A 所示，激活左胸锁乳突肌和左斜方肌驱动机体向右旋转；右侧头夹肌和颈夹肌共同收缩；右侧上竖脊肌，如头长肌；左侧横突棘肌，如多裂肌（图 10-32B）共同收缩产生向右旋转。虽未描述，但一些枕下肌也有效控制着寰枢关节旋转。

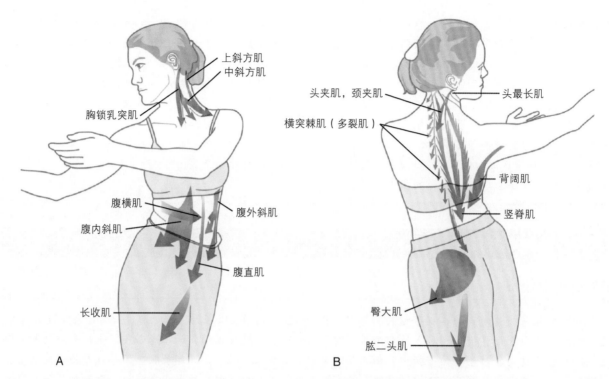

图 10-32　健康人在水平面旋转身体，颅底 - 颈椎区、躯干和臀部特定肌肉的典型收缩模式。A. 前面观；B. 后面观

这些肌肉活动为头颈部活动提供了所需的力矩，同时具有稳定颅底 - 颈椎区冠状面和矢状面的功能。例如，由头夹肌和颈夹肌、斜方肌和上竖脊肌提供的伸展力被前侧的胸锁乳突肌的屈曲力量所平衡。此外，左侧胸锁乳突肌及斜方肌产生的左侧屈被右侧头夹肌和颈夹肌的侧屈趋势平衡。

完整的颅底 - 颈椎区的轴向旋转需要中轴骨肌肉及下肢肌肉的协同作用。以腹斜肌和腹横肌收缩为例（图 10-32A），这些肌肉提供了从颅底 - 颈椎区到下肢远端整个机体的旋转扭矩。如图 10-32B 示，竖脊肌和横突棘肌作用于整个躯干后方，用以抵消腹斜肌产生的屈曲力。在盂肱关节被良好固定的情况下，背阔肌也参与躯干同侧旋转。左侧臀大肌收缩使骨盆及相应骶髂关节相对左股骨向右旋转。右侧长收肌也可协助骨盆相对于右股骨水平旋转。请注意，腹直肌和长收肌之间的力线近乎相连。这种动态相互作用很好地证明了从骨盆到下肢不同区域肌肉的协同作用。

搬举的生物力学问题：减少背部损伤

搬举重物会在全身范围尤其是腰部产生极大压力、张力和剪切力。作用于特定区域的应力达到临界水平可超过局部肌肉、韧带、关节囊、关节突和椎间关节承受能力。继而在宏观或微观水平出现损伤，导致炎症性细胞因子释放，引起急性或慢性腰背痛。搬举重物是腰痛主要风险因素之一，许多职业需要频繁且重复做这一动作。

力量不足及不当的搬举方式易使工作者腰痛：美国约有 30% 工作者常习惯以潜在有害的方式进行搬举。

本章节主题旨在讲述：①为什么腰椎区域在生物力学上易受搬举相关动作的损伤；②如何将腰部应力降至最低以减少受伤概率。本章重点介绍搬举作为腰痛危险因素的机制，但腰痛病因复杂且受多因素影响，包括体重、年龄、吸烟、精神压力、既往腰痛史和工作满意度等，故对其他相关因素没有阐述。

搬举时腰部后伸有关的肌肉力学

搬举过程中躯干后部伸肌产生的力量直接或间接转移到腰部关节和结缔组织（肌腱、韧带、筋膜和椎间盘）。我们重点关注在搬举过程中的肌肉作用，以及如何调整肌肉产生的应力来减少腰部结构负荷。

评估搬举过程中施加于腰部力量的大小

目前有大量定量分析研究搬举或其他剧烈活动中腰部各结构的受力。旨在指导临床医生和政府机构制定工作场合的安全指南和重量限制。研究者关注搬举导致损伤时肌肉产生的峰值力（或扭矩）；韧带拉伸产生的张力；椎间盘和关节突关节所受压力和剪切力。在体测量变量常通过影像或基于计算机模型的间接评估。以下介绍一种基于静力平衡假设、简单且相对准确的评估腰部应力的方法。

以矢状位加载负荷时 L2 椎体所受压力进行静态评估为例，尽管得到的生物力学数据有限，但对研究肌肉产生的力和腰部典型结构的压力相互关系提供了有价值的分析思路。

图 10-33 显示评估搬举过程中 L2 椎体压力所需的数据。在中等负荷（体重的 25%）垂直搬举过程中，矢状位运动旋转轴为内 - 外侧方向，L2 测定点随机设定（见图 10-33 圆圈）。压力评估分两步，假定条件预设为搬举过程中人体处于静态旋转和线性平衡状态。

步骤 1：计算背部伸肌肌肉力量，设定内部和外部力矩之和在矢状位等于零（总扭矩 =0）。两个外部力矩为：外部负载（EL）和 L2 水平以上体重（BW）。MF 定义为腰部（伸肌）产生的力。假定伸肌平均力臂 5 cm，伸肌必须产生至少 2512 N（约565.1 磅）的力对抗外部负荷。

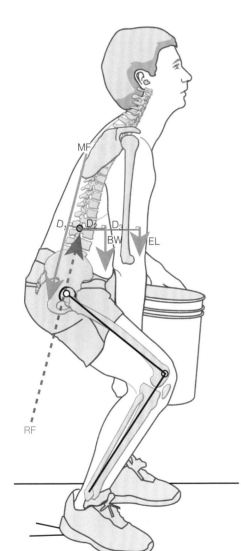

数据计算
- 内部力臂 (D_1) = 5 cm
- 体重 = 800 N（约等于 180 lb）
- L2 水平以上体重（BW）= 65% 的总体重，约 520 N
- 外部负载力臂 (D_2) = 13 cm
- 外部负载（EL）= 25% 总体重 = 200 N，约 45 lb
- 外部负载力臂 (D_3) = 29 cm

第一步：评估肌肉力量 (MF)
假设总扭矩 = 0
内部扭矩 = 外部扭矩
$(MF \times D_1) = (BW \times D_2 + EL \times D_3)$
$(MF \times 0.05\ m) = (520\ N \times 0.13\ m) + (200\ N \times 0.29\ m)$
MF = 2512 N（约 565.1 lb）

第二步：评估作用于 L_2 上的反作用力 (RF)
假设总应力 = 0
向上方向作用力 = 向下方向作用力
RF = MF + BW + EL
RF = (2512 N) + (520 N) + (200 N)
RF = 3232 N（约 726.6 lb）；方向向上

图 10-33　搬举重物时用于评估 L2 椎体上压缩反作用力（reaction force, RF）的步骤。假设在静态平衡条件围绕一个随机设置在 L2 的旋转轴（绿色圆圈）进行矢状位生物力学分析（简化计算假定所有力都作用于垂直方向，计算结果有一定误差。所有力臂方向都指定为正方向）

步骤 2：计算提升负荷过程中施加在 L2 椎体上的压缩反作用力(RF)，表示 L2 椎体必须向上"推"以对抗其他向下作用力。通过假定静态平衡进行粗略计算（简单假定肌肉力量 MF 完全作用于垂直方向，与体重和外部载荷力平行）。RF（图 10-33）假定为方向与 MF、BW、EL 的和力相反、大小相等的矢量。

结果表明施加在 L2 椎体上的压力约为 3232 N（约 727 磅），搬举的外部负荷约为 200 N（约 45 磅）。实际工作中需从两方面看待这个力。首先美国国家职业安全与健康研究所（the National Institute of Occupational Safety and Health, NIOSH）已制定指南来保护工作者避免因搬举和把持重物而造成腰部损伤。NIOSH 建议 L5~S1 节段的安全上限是 3400 N（约 764 磅）。其次腰椎最大承载能力经评估为 6400 N（约 1439 磅），几乎是 NIOSH 推荐最大安全上限的两倍。6400 N 的极限受力对应 40 岁人群，年龄每增长 10 岁承载能力减少 1000 N。但这些承载能力数据并不适用于所有搬举重物的人员。

静态模型可能低估 L2 椎体所受实际压力，实际值比评估值高 20%。两个原因导致这种情况：首先该模型只考虑了后伸肌产生的肌肉力量。特别是腹直肌和腰大肌等接近垂直方向的其他肌肉，肯定会增加对腰椎的肌肉压力。其次该模型假设静力平衡但忽略搬举重物是加速运动，肌肉需要提供额外力量并对腰部关节和结缔组织施加更大压力和剪切力。因此建议缓慢而平稳地搬举重物，但在实际工作中很难实现。

搬举过程中减少背部肌肉力量需求的方法

图 10-33 第 2 步的计算表明，肌力（MF）是决定腰椎压力（反作用力）的最主要变量。因此肌肉力量成比例的减少，对减少腰部结构所受整体压力影响最大。

腰部肌肉在搬举过程中需要较大力量，内部和外部的力臂长度差异是重要因素。图 10-33 所示内部力臂（D_1）长度为 5 cm。因此腰部伸肌在力学上处于劣势，所产生的力必须比被搬举重物的重量大许多倍。搬举一个重量为自身体重 25% 的外部负荷，对 L2 产生的压力是自身体重的 4 倍！

治疗和健康教育的目标是减少在搬举过程极大的伸肌力量，从而降低腰部受伤的可能性。理论上

可以通过四种方式实现。

第一，降低搬举速度。降低搬举速度可成比例减少后伸肌力量。

第二，降低搬举负荷。显而易见但并不总是可行。

第三，减小外部载荷外力矩臂长度。可能是最有效的减少对腰部的压缩应力的方法。如图 10-33 所示，理想情况下负荷应从两膝之间起始，使外部载荷与腰部之间距离最小。根据计算，理想搬举方法在腰椎区域产生的压力仍接近 NIOSH 规定的安全上限。用一个更长的外部力臂来搬举同样负荷会在腰部产生巨大、具有潜在危险性的压力。图 10-34 所示为 L5~S1 椎间盘的预测压力（反作用力）与外部负荷大小及重物到胸腔前部距离呈相关性。极端情况下预测 200 N（约 45 磅）的外部负荷放在躯干前方 50 cm 处将产生约 4500 N 压力，远超 3400 N 的安全上限。

日常生活中从两膝之间或类似方式搬举重物并不现实。护士将大体重卧床患者平移到病床时无法减小外部负荷力臂，会极大危及搬运者安全。

第四，增加腰部伸肌内部力臂长度。更大内部力臂使肌肉提供较少的力，产生相同伸肌力矩。较小的肌肉力量代表脊柱受力较小。腰椎前凸增大可以增加竖棘肌内部力臂，但不能无限增加腰椎前凸

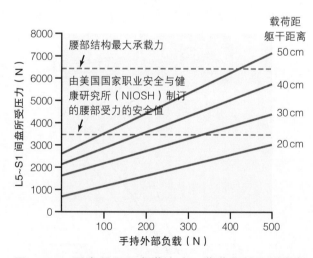

图 10-34　图表显示了负载大小、载荷距躯干距离与 L5~S1 间盘受到压力的关系（1 lb= 4.448 N）。两条红色水平线分别代表①腰部结构最大承载力；②由美国国家职业安全与健康研究所（NIOSH）制定的腰部受力的安全值（图表改编自 Chaffin DB, Andersson GBJ: *Occupational biomechanics*, ed 2, New York, 1991, John Wiley & Sons.）

进行搬举。需要搬举较重物体时常需要屈曲腰椎，腰椎前凸角度减少造成伸肌力臂减小（生物力学角度需要更大的肌肉力量才能产生伸肌扭矩）。即使维持过度的腰椎前凸，也可能对关节突关节和脊柱后部其他结构产生过度压力负荷。

四种方法来减少搬举时所需的背部伸肌的力量
- 降低搬举速度
- 降低搬举负荷的大小
- 减少外部力臂的长度
- 增加内部力臂的长度

搬举过程中腹内压力增加的作用

涉及较重负荷的搬举动作常与 Valsalva 动作有关。Valsalva 动作是通过闭合声门后腹部肌肉有力收缩主动增加腹内压力的动作。Valsalva 动作将腹腔转变为坚固高压圆柱体，向上对抗膈，向前对抗腹深肌群（腹内斜肌和腹横肌），向后对抗腰椎和腹腔后壁，向下对抗盆底肌群（肛提肌和尾骨肌）。如 Bartelink 教授描述，这个坚固气柱就像膨胀的"腹内气球"，在腰椎产生适度的伸展力矩以减少对腰椎伸肌的需求，最终降低腰椎肌肉压力。

多数研究表明搬举时 Valsalva 动作一定程度降低腰椎椎间关节应力，增加腰椎区域肌肉张力和稳定性。因为一些潜在导致偏倚的生物力学因素，Valsalva 动作对腰部负荷具体降低程度尚无一致结论。尽管 Valsalva 动作减少搬举时对腰部伸肌（同时减少对腰椎）力量需求，但突然激活腹部肌肉（增加腹内压力所需）会增加对腰椎的压力。所有腹部肌肉（腹横肌除外）都是躯干和腰椎的主要屈肌，突然激活需要伸肌作为拮抗肌。激活躯干肌肉（屈肌和伸肌）可以抵消腹内压增加所产生的腰椎负荷，尤其是垂直运动肌肉所产生腰椎压力占比更大。尽管无确切数值和肌肉生物力学数据，搬举时进行 Valsalva 动作可使腰椎压力净减少已是共识。

除增加腹内压力，腹部肌肉在人体搬举时强烈收缩，在腰椎‐骨盆区提供支撑作用，有助于抵抗不对称搬举时所产生的不必要扭转力。此外，腹横肌产生的力可以显著稳定在腰椎‐骨盆区。首先腹横肌在胸腰椎筋膜内存在广泛的横向附着点，因此肌肉活动的力量会在整体腰部区域产生圆周束腹效应。其次腹横肌水平方向收缩可以增加腹内压力，但不产生导致腰椎垂直压力增加的屈曲力矩。腹内斜肌横行纤维越多越协助腹横肌完成上述功能。

最后不应忽视膈对腰骶部肌肉的稳定作用。吸气过程中膈收缩将穹顶下拉，使膈更深地进入腹腔，增加腹内压力并引起局部腰部肌肉紧张，同时激活腹部和盆底肌肉可发挥充分作用。多肌肉协同力量不仅加强腰部完成搬举动作，也协助四肢对抗外部阻力。研究表明部分腰痛患者搬举重物或对抗躯干活动时不能有效激活膈，使腰部更易受伤。是膈活动减少或控制不佳引起腰痛，还是腰痛导致肌肉保护，尚不清楚。膈在呼吸中的重要作用将在第 11 章中描述。

搬举后伸力矩的其他来源

正常青年腰部伸肌最大力量约 4000 N（约 900 磅）。假设平均内在力臂 5 cm，可产生约 200 Nm 的躯干伸展力矩（4000 N × 0.05 m）。以最大力量搬举重物时所需伸肌扭矩远超 200 Nm。如图 10-33 中搬举重物的人，如果外部载荷增加到体重的 80%，伸肌力矩将超过 200 Nm。虽然重量很大，但重体力劳动者和举重运动员等可搬举起更大重物。学者提出两种后伸力矩来源以解释这种现象：①后方韧带系统紧张产生被动张力；②通过胸腰椎筋膜传递的肌肉张力。

后方韧带系统紧张产生被动张力

健康韧带和筋膜拉伸时表现出一定程度的自然弹性，此特性使结缔组织暂时储存部分能量。搬举时腰部屈曲会逐渐拉伸腰部结缔组织，产生的张力可协助产生后伸力矩。这些结缔组织统称为后方韧带系统，包括后纵韧带、黄韧带、关节囊、棘间韧带和胸腰椎筋膜。

理论上最大限度拉伸后方韧带系统可产生约 72 Nm 的被动伸肌力矩（表 10-6）。此被动力矩加上 200 Nm 主动力矩可产生总计 272 Nm 的伸展力矩用于搬举。因此完全动员（紧绷）后方韧带系统可产生约 25% 的总伸展力矩。这 25% 的被动力矩储备只有在腰椎最大限度屈曲后才能被释放，在实际生活中罕见。部分优秀举重运动员在举重时腰部尽量维持前凸，避免过度屈曲。学者普遍认为举重过程中应避免腰椎最大程度屈曲，尽量保持在中立位。这种姿势利于关节突关节保持最大接触面积以减少关节应力。此外搬举过程中保持中立位置可使局部伸肌对齐，以最有效地抵抗剪切应力。

表 10-6   在腰椎区域拉伸的结缔组织所能产生的最大被动伸肌力矩

结缔组织	平均最大张力（N）*	后伸力臂（m）†	最大被动伸肌力矩（Nm）‡
后纵韧带	90	0.02	1.8
黄韧带	244	0.03	7.3
关节突关节囊	680	0.04	27.2
棘间韧带	107	0.05	5.4
胸腰椎筋膜的后层，包括棘上韧带和覆盖竖脊肌的腱膜	500	0.06	30
总值			71.7

数据来自 Bogduk N：*clinical and radiological anatomy of the lumbar spine*，ed 5，New York，2012，churchill Livingstone.

* 平均最大张力是指组织受到拉伸至断裂时的张力

† 伸肌力臂是韧带附着点和椎体旋转轴之间的垂直距离

‡ 最大被动伸肌力矩等于最大张力乘以伸肌力臂

搬举时保持腰椎中立位可降低腰部损伤的可能性，但节约的力矩仅占搬举所需总力矩的一小部分。因此大部分伸展力矩必须由肌肉主动收缩产生。腰部伸肌必须足够强壮以满足搬举动作对腰部力量的巨大需求。腰多裂肌的强度尤为重要，如果这些肌肉没有足够力量，腰椎可能会被大负荷的外部力矩牵引导致过度屈曲。搬举重物时腰部过度屈曲是不安全的搬举方式。

通过胸腰椎筋膜传递的肌肉张力

胸腰椎筋膜最强健的区域是腰椎。如图 9-72 所示，胸腰椎筋膜排列分前、中、后三层，大部分附着于腰椎、骶骨和骨盆，位于腰椎区域旋转轴后方。理论上胸腰椎筋膜被动拉伸所产生的内在张力可在腰椎区域产生一个伸展力矩，从而增加腰部肌肉组织产生的力矩。

胸腰椎筋膜可通过两种方式充分紧张产生有效的力矩。首先向前弯腰准备搬举重物时筋膜被动拉伸。其次筋膜主要是由直接附着在胸腰椎筋膜中、后层的肌肉（腹横肌、腹内斜肌和背阔肌）主动收缩而伸展的。但大多数胸腰椎筋膜为水平走行，限制了在腰椎产生的伸展力矩。理论上这三块肌肉最大程度收缩可以紧张胸腰椎筋膜产生 10 Nm 的腰部伸展力矩。虽然这种腰椎伸肌扭矩相对较小（相比理论上最大 200 Nm 的主动力矩），但为腰部稳定提供额外助力。

通过胸腰椎筋膜上的广泛附着点，臀大肌和背阔肌间接提高了腰椎伸展力矩。两块肌肉在搬举过程表现突出但作用不同。臀大肌控制臀部同时稳定

骶髂关节，背阔肌有助于将手臂上的外部负荷转移到躯干。背阔肌除了附着于胸腰椎筋膜后部还附着于骨盆、骶骨和脊柱后部。基于这些附着点及相对力臂（图 10-16），腰椎后伸过程中背阔肌作用明显。因肌纤维走行朝向躯干，当双侧背阔肌激活时可以为骨骼提供扭转稳定性。这种稳定性对非对称方式搬举较大负载非常重要。

有助于安全搬举重物的因素总结

图 10-33 中使用的搬举方式体现了有助于安全完成搬举动作的两个基本特征：①腰椎保持中立前凸位置；②重物从双膝之间搬举。表 10-7 列搬举重物时安全性的影响因素、原理和评价。还需考虑①了解自身极限；②做动作前思考如何安全搬举；③在健康范围内保持最佳身体和心血管状态。

总结

广义上躯干及颅底 - 颈椎区肌肉至少有三个相互关联的功能：身体运动和稳定；协助或优化视觉功能、平衡能力、呼吸、咀嚼吞咽、排便；分娩。本章主要关注运动能力和稳定性。

肌肉通过收缩或对抗拉伸来控制躯干和颅底 - 颈椎区运动。各肌肉的形状、大小、纤维方向和神经支配等独特解剖特征，可极大增强控制的特异性。在上颅底 - 颈椎区头外侧直肌短且直，肌肉收缩是为了对寰枕关节进行小幅度精确控制，协助视线跟

表 10-7　搬举重物时安全性的影响因素		
影响因素	原　理	评　价
搬举的重物应尽可能轻，并尽可能靠近躯干	使外部负载最小化，从而使对背部肌肉的力需求最小化	从双膝之间提升外部负载是减少外部负载力臂的有效方法，尽管实施起来并不总是可行
在腰椎尽可能保持中立位（前凸）的情况下搬举（避免过度的屈曲或伸展）	背部伸肌的剧烈收缩和腰椎最大限度的屈曲可能损害椎间盘，在腰椎最大限度后伸的情况下，背部伸肌的剧烈收缩可能会损伤关节突关节	根据举重运动员的经验，一部分人可以接受腰椎有限屈曲或后伸的搬举活动。不同程度的屈曲或后伸各有其生物力学优势。 • 以最小至中等程度的腰椎屈曲搬举重物，会增加后方韧带系统产生的被动张力，从而减少对伸肌的力量需求 • 在腰椎接近完全后伸的情况下搬举重物，可能会增加某些伸肌的力臂，而关节突关节会保持在或接近其紧贴的位置
搬举重物时，激活髋部和膝关节后伸肌，以尽量减少对腰部肌肉的力量需求	腰部伸肌产生的巨大力量会损伤椎间盘、椎体终板、关节突关节和肌肉本身	患有髋关节或膝关节骨性关节炎的个体可能无法有效利用腿部肌肉来辅助背部肌肉
在工作过程中，将搬举重物的垂直和水平距离最小化	将荷载移动的累积距离最小化，可减少重复搬举的总工作量，从而减少肌肉疲劳；将荷载移动的距离最小化，可减少腰部区域的大幅度移动	手柄或可调高度的工作平台可能会有帮助
尽量减少以非对称方式搬举的重物重量	不对称负荷（例如，单侧负载重心在躯干之外）会使较大的应力集中在相对较少的肌肉或结缔组织上	非对称方式搬举重物也可能破坏人体的平衡
避免搬举重物时腰部旋转运动	施加在椎体上的扭转力会使椎间盘更易受损	设计得当的工作环境可以减少搬举过程中的旋转需求
在条件允许的情况下缓慢平稳地搬举	缓慢而平稳的搬举动作可以减少对肌肉和结缔组织的力量需求	
搬举时双腿稍分开，屈膝以提供弹性基底支撑	一个相对较宽的支撑基底给身体提供了更大的整体稳定性，从而减少了跌倒或滑倒的机会	
借助机械装置或与他人协作搬举重物	在搬举过程中使用辅助装置可以减少对腰部伸肌的需求	在许多情况下，使用机械吊机（Hoyer 吊机）或双人配合是比较明智的选择

踪视野范围内的物体。这种活动本质上是反射性的，与协调视觉和矫正头颈部姿势的神经系统相关联。神经系统可能在头外侧直肌和其他结构（包括其他颅底 - 颈椎肌肉、关节突关节、前庭和眼）间提供充足的神经连接。颅底 - 颈椎区深部小肌肉损伤可能会破坏神经信号传导通路。在颅底 - 颈椎本体感觉减弱的情况下出现运动不协调，并在局部关节上施加高于正常的应力。这种应力会像挥鞭样损伤一样延长及加重伤后疼痛。

与头外侧直肌等小肌肉相比，斜行于中下腹的腹内斜肌体积更大。此肌肉向前延伸至腹白线，向后连接胸腰椎筋膜。在 100 m 短跑中腹内斜肌会被重复强烈激活并加快或减缓躯干旋转。这种肌肉的高度节段性神经支配可使肌肉连续性激活，有助于促进整个腹部和腰部传递"波浪状"收缩力。在短跑时腹部肌肉的强烈激活使膈必须收缩和下降以对

特别关注 10-7

两种不同搬举方式：弯腰搬举和下蹲搬举

弯腰搬举和下蹲搬举代表了不同搬举策略的生物力学极限（图 10-35）。了解这些搬举方式之间生物力学和生理学差异，可以推测其他常见的搬举方式的优缺点。

弯腰搬举主要通过伸展髋关节和腰椎完成，同时膝盖保持轻微屈曲（图 10-35A）。这种搬举方式在动作开始时需要更大腰部屈曲。弯腰搬举在躯干（与重物）和腰部形成了一个较大外部力臂。更大的外部力矩需要腰部和躯干伸肌提供更大的伸展力。结合明显的腰椎前屈姿态，弯腰搬举会在椎间盘上产生极大、甚至是破坏性的压力和剪切力。

下蹲搬举从近乎最大限度屈曲膝关节开始（图 10-35）。由股四头肌和伸髋肌提供动力，膝关节和髋关节在搬举过程中伸展。根据重物的物理性质和下蹲初始深度，腰椎区域可在整个搬举过程中保持后伸位、中立位或部分屈曲位。下蹲搬举最大的优势是允许重物从双膝之间更自然地举起。理论上下蹲搬举可以减少负荷与躯干的外部力臂，从而减少对背部肌肉伸肌力矩的需求。

下蹲搬举被认为是比弯腰搬举更安全的搬举方式，可以减少对腰部的压力防止腰部损伤。目前还没有足够的证据等级可以支持这种临床观念。如许多普遍接受的临床原则一样，一个概念或技术的优势往往被其劣势部分抵消。因为可以减少对腰部伸肌和其他组织需求，下蹲搬举被认为优于弯腰搬举，但下蹲搬举通常会对膝关节产生更大负荷。膝关节屈曲至极限时对股四头肌伸展膝关节的力量要求极高，胫股关节和髌股关节会承受很大压力。健康人可以承受这些关节处的高压而不会产生负面影响；但膝关节骨性关节炎患者可能不能耐受。俗语说用

腿抬重物，"解放背部，伤害膝盖"确有道理。

在比较弯腰搬举和下蹲搬举优缺点时，考虑的另一个因素是搬举重物所需的总工作量。搬举过程中做功总量等于身体与重物总重量乘以身体和重物的垂直距离。在耗氧量相同的情况下，弯腰搬举比下蹲搬举在代谢"效率"上高 23%~34%。下蹲搬举的身体重心的位移距离比弯腰搬举更大，所以能耗更高。

事实上大多数人选择一种个性化或自由式搬举方式，而不是单纯的弯腰搬举或下蹲搬举。自由式搬举允许将下蹲搬举的部分优势与更高效的弯腰搬举结合起来。工人认为使用自由式搬举而不是特定搬举方式能够获得最大的自我安全感。

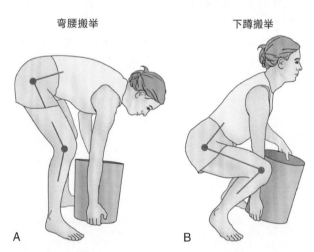

图 10-35　两种搬举方式的对比。A. 弯腰搬举的启动动作；B. 下蹲搬举的启动动作。红圈为髋关节和膝关节旋转轴

抗增高的腹内压力。下一章将进一步探讨这个问题。

除了产生运动所需的力量外，躯干和颅底－颈椎区的肌肉也承担保持脊柱稳定性。脊柱稳定性必须在三维空间中跨越多节段，并适用于多种预期或非预期的情况。在跳跃落地前或试图在摇摆的船上直立时需要稳定的躯干。这种稳定的主要优点是保护中轴骨关节、椎间盘和韧带，更保护脆弱的脊髓和神经根。

可以单纯通过增大肌肉体积达到肌肉稳定性。这在颅底－颈椎区和腰椎－骨盆区尤为明显，这些部位的椎旁肌横截面积最大。如腰椎－骨盆区脊柱被腰大肌、腰方肌、多裂肌和低位竖脊肌等宽厚的斜向垂直肌肉严密包绕。

其他更复杂的肌肉稳定方式存在于整个脊柱，大部分是在神经系统内"预先编程"的。某些躯干部肌肉在上肢迅速活动之前会下意识地轻微收缩。

这种预先的反射活动有助于稳定躯干，对抗可能损害脊柱的非必要反应性运动。在下肢运动中躯干肌肉的激活对于稳定并固定跨越髋关节和膝关节肌肉近端附着点至关重要。肌肉稳定的重要性在病理性腹部肌肉薄弱的患者表现明显。如患有肌萎缩症儿童，髋关节屈肌强烈收缩导致骨盆相对于髋关节过度前倾，继而造成腰椎前凸加大。随着时间的推移这种不正常的姿势会增加关节突关节磨损，并增加腰骶连接部的前向剪切力。

最后涉及中轴骨的损伤及疾病的患者常表现出一系列复杂的肌肉骨骼症状，影响自由舒适活动的能力，并限制施加在脊柱和神经组织上的压力。潜在病理机制的复杂性和不确定性导致这些疾病具有多种治疗和康复选择，特别针对涉及慢性疼痛的疾病。只有在这一领域继续进行临床和实验室研究才能降低其不确定性。

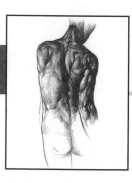

临床拓展

临床拓展 10-1

关注特定腹部肌肉与腰多裂肌在脊柱稳定性上的作用

以下着重讨论由腹部肌肉（尤其是腹横肌和腹内斜肌）与腰多裂肌发挥的脊柱稳定功能。大量研究发现这些肌肉具有（或缺乏）稳定躯干腰椎－骨盆区（包括腰椎、腰骶关节和骶髂关节）的能力。研究人员和临床医生发现腰椎－骨盆区易发生失稳及应力相关退变。

腹部肌肉

已知的腰椎－骨盆区肌肉稳定作用运动学研究大多基于超声影像，或肌电图（electromyographic，EMG）技术，包括表面肌电图（SEMG）或针极肌电图（NEMG）。肌电图研究方法是记录各种躯干肌肉对预期或非预期全身扰动的反应顺序。图 10-36A 显示健康无痛受试者在受到视觉刺激后手臂快速运动过程中，通过肌电图记录下特定腹部肌肉启动顺序。最顶端肌电信号（红色部分）来自肩屈曲（三角肌前束），其余肌电信号分别来自腹外斜肌，腹内斜肌的中、下区域，以及腹横肌的上、中、下区域。与初始的三角肌肌电信号（红色虚线）起始时间相比，所有肌肉记录的反应时间都略有不同（用垂直箭头表示）。图 10-36B 为 11 名健康受试者的实验总体数据。

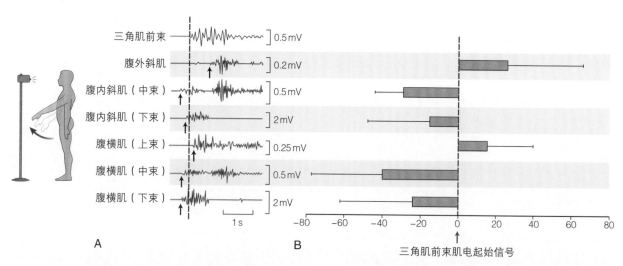

图 10-36　A. 当健康受试者受到视觉刺激后手臂快速运动过程中，特定腹部肌肉肌电图（EMG）。腹部肌肉（垂直黑色箭头）肌电信号不同起始时间与三角肌前束（肩关节屈肌，红色）肌电信号起始时间相比较。B. 实验总体结果显示 11 名健康受试者总计 110 次试验均值（数据来源 Urquhart DM, Hodges PW, Story IH: Postural activity of the abdominal muscles varies between regions of these muscles and between body positions, *Gait Posture* 22: 295, 2005）

此前研究发现，腹横肌和腹内斜肌的中部及下部肌纤维在三角肌激活之前就处于激活状态。这种预期的肌肉反应是由神经系统控制的潜意识前馈机制，可最大限度减少躯体产生的反作用力。这种预期的肌肉反应精细但机制不明确，却有助于保护腰椎－骨盆区域不受潜在剪切力损伤。

腹横肌和腹内斜肌多个区域对快速抬臂动作的响应时间不同。这些肌肉不同区域在解剖上是独立结构。虽然只有极短的时间间隔，但肌肉连续反应可以观察到肌肉的复杂稳定功能。腹横肌的三个区域具有不同功能，腹横肌上部肌纤维收缩有助于稳定胸腔和白线。下部肌纤维紧张有助于稳定骶髂关节。中部肌纤维收缩通过与胸腰筋膜连接将张力直接传递到腰椎棘突和骶骨（见第 9 章）。这个动作是本章前面提到 "束腹"效应的一部分。

双侧腹横肌中部肌纤维收缩（与其他腹部肌肉协同）压缩腹腔能有效增加腹腔内压力（前文 Valsalva 动作）。证据表明，腹腔内压力升高不仅对腰椎施加适度后伸力矩，同时也具有稳定腰椎的功能。为了达到最有效的稳定作用，圆柱形腹腔必须从头尾部同时压缩。通过同时激活膈向下压缩——腹腔顶部——激活盆底肌向上压缩——腹腔底部完成。来自动物和人类的证据表明，肌肉相互作用确以协同的方式发生，从而增加腰椎稳定性。对健康受试者的肌电图研究表明，站立位时腹横肌持续对导致身体重心不稳的任何方向的外力做出反应，腹横肌在核心稳定过程中发挥特殊作用。

图 10-36 所示实验方法也用于研究下肢快速屈曲时腹部肌肉的激活顺序。同前，腹肌（包括腹直肌）在激活髋部屈肌之前会先收缩。腹横肌和腹内斜肌始终是最先激活的躯干肌肉，平均比屈髋肌早 50~100ms。腹部肌肉的整体激活模式反映出两项功能：在腿部运动时稳定躯干下部，同时固定腰椎－骨盆区域以对抗屈髋肌收缩时的拉力。腹横肌和腹斜肌在快速屈髋和髋后伸运动之前产生反应。无论髋部肌肉产生何种方向的力，这些腹部肌肉"致力于"稳定躯干下部。

霍奇斯（Hodges）等使用类似实验方法研究慢性腰痛患者肌肉的贯序激活。研究显示腹横肌肌电信号起始有一致的短暂延迟——提示腹横肌激活常发生于快速肢体运动被最初激活之后。尚不清楚腹部肌肉激活的短暂延迟是否会在腰椎－骨盆区域产生足够的反应性压力从而导致腰痛。尸体研究表明每个腰椎椎间关节仅轴向旋转 2°~3° 就可能损伤关节突关节及椎间关节（见第 9 章）。一次"无保护"的压力事件可能并不严重，但常年累积的多次压力事件易诱发损伤。

腰椎多裂肌

研究表明健康人群中，除腹横肌和腹内斜肌，腰椎多裂肌也对各种身体姿态的干扰作出早期反应。多裂肌是非常重要的腰椎稳定肌，在腰椎下段尤为明显。多裂肌区域的伸肌力量增强与肌肉体积增大相关，约占 L_4 水平所有深部椎旁肌总横截面积的 1/3。除了厚度多裂肌还具有高度特异的节段性形态特征。这些特点有利于精确控制，并在需要时有效控制腰椎节段间稳定性。

考虑到多裂肌在腰椎稳定的重要性，需要注意急性或慢性腰痛患者的多裂肌往往表现为脂肪含量增加、持续性萎缩和神经肌肉抑制。部分腰痛病例出现症状几天内就发现腰多裂肌萎缩明显，横截面积减少达 30%，但萎缩原因尚不明确。

经过 8 周严格卧床休息的无腰痛健康受试者中腰多裂肌出现明显的持续性萎缩。其中一组受试者严格卧床休息的同时允许进行每天两次锻炼（接受全身被动振动时进行抵抗性锻炼）。这些受试者在统计学上表现出较少的多裂肌萎缩，且萎缩的持续时间较非活动对照组短。由此推断腰多裂肌对腰椎区的肌肉骨骼病理变化特别敏感，并通过中轴骨骼减轻体重负荷。无论潜在的机制是什么，我们有理由假设这些肌肉持续性地显著萎缩会降低腰椎机械稳定性，易受压力相关损伤。因此为治疗腰背痛需设计特殊动作，以增强腰椎多裂肌功能。

临床拓展 10-2
运动疗法可提高腰椎－骨盆区稳定性的简要概述

躯干应力相关肌肉骨骼疾病，相当一部分发生在腰椎－骨盆区。该区域包括腰椎、腰骶关节和骶髂关节。"腰椎－骨盆失稳"成为描述一个或多个腰椎节段过度活动导致非特异性疼痛的术语。轻微的过度活动很难通过常规的临床评估来确定。这种情况会对脊柱椎间盘、关节突关节、骶髂关节、脊柱韧带和神经组织等相关结构产生潜在破坏性应力。临床表现往往是复杂的，目前还不确定腰椎－骨盆失稳是否会导致或加重腰部其他损伤，如椎间盘退变性疾病。

长期以来，瘦弱、疲劳或无法确切控制躯干肌肉产生力量的时间或大小被怀疑是导致腰椎－骨盆失稳的潜在原因或相关因素。因此以肌肉为基础的特殊训练常被认为是保守治疗的重要组成部分。这些训练旨在改善以肌肉为基础的腰椎－骨盆区稳定性，但讲述这些特殊训练细节和有效性超出了本章的范围，不过这些信息可以在其他来源中找到。下面将讨论四种不同的强化治疗方法。着重指出任何类型阻抗训练不适用于结构性腰椎－骨盆区不稳(如急性或明显的椎体滑脱)、急性椎间盘突出、明显疼痛或神经症状恶化的情况。以下四种特殊设计的训练方法用来强化提高腰椎－骨盆区肌肉稳定性。随着对这一复杂且重要领域的持续研究，这些方法会持续改进。

1. 训练如何选择性地激活躯干深层稳定肌群，最显著的是腰多裂肌、腹横肌和腹内斜肌。在躯干或四肢意外或突然运动时这些肌肉的激活对于建立腰椎－骨盆区的基础稳定性尤为重要。文献表明部分腰痛患者很难选择性激活这些肌肉，特别是在保持腰椎中立位的情况下。作为初始治疗的一部分，临床医生经常试图指导人们"深呼吸"（或"凹陷"）腹部，这一动作几乎完全是通过双侧腹横肌和腹内斜肌收缩来完成的。实时超声成像表明这些动作可以增强训练者选择性激活这些深层肌肉。一旦训练者学会有选择性激活这些肌肉，下一个关键步骤是在功能性或娱乐性活动中尝试激活其他腹部肌肉——在临床上被称为"核心意识"。

2. 设计阻抗训练以同时激活广泛躯干肌肉。全身活动中有效稳定躯干所需的生物力学极其复杂，要求多肌肉相互协同，而不是单独激活一块肌肉。躯干最佳稳定性需要内层和外层肌肉稳定的相互协调。腰椎－骨盆区稳定性需要深层的节段性肌肉，如多裂肌和腹横肌，以及更多浅层肌肉，如腰方肌、竖脊肌、腰大肌、腹直肌和腹斜肌的协同。

文献中大量数据可帮助临床医生设计针对不同肌肉的训练方法。许多训练对患者或受训者来说相对简单几乎不需要任何器械，但对部分重要躯干肌肉要求相对高。Okubo 等利用肌电图研究这些肌肉的运动需求。躯干和双髋保持伸展，膝关节屈曲90°，即经典的仰卧"桥式支撑"动作。保持这个姿势，同时交替进行单侧膝关节等长伸展动作，竖脊肌和多裂肌产生肌电水平分别为其最大主动等长收缩（MVIC）时肌电水平的 35% 和 50%。躯干和髋关节保持伸直而只有脚趾和前臂接触地面，即经典的俯卧"平板支撑"动作。保持躯干稳定，同时交替抬高上肢和对侧下肢，对腹横肌、腹直肌和外斜肌的要求分别为 30%、35% 和 80% MVIC。改良"桥式支撑"和"平板支撑"动作时，根据运动肢体左右侧不同，相应肌肉左右两侧的需求选择性增加。双侧肌肉收缩不对称最显著的例子是腹横肌。在"平板支撑"动作时，当右腿和左臂同时抬起，左侧腹横肌产生的平均肌电水平是右侧四倍。除去通常推荐的"深呼吸"（凹陷）动作，"平板支撑"动作中一侧抬起的前臂和激活优势肌肉形成的强烈同侧耦合也是对腹横肌进行锻炼的另一种方式。

3. 设计阻抗训练不仅有利于增加肌肉力量（产生的峰值力量），也有利于提高肌肉耐力。在大多数常规活动中，只需要适度的肌肉力量就可以达到腰椎－骨盆区核心稳定性的基线。虽然这种肌肉力量的水平可能相对较低，但通常必须持续几个小时以上。如果脊柱周围的肌肉疲劳，脊柱损伤发生的概率可能增加。

4. 提供姿势控制、平衡性和整体位置意识的训练。与健康对照组相比，部分慢性腰痛患者腰椎－骨盆区本体感觉（位置觉）和站立位平衡觉下降。这些缺陷是否彼此相关，或是否与腰痛的原因有关尚不清楚。一些学者推断，这些缺陷可能与肌肉反应时间延迟和受损的神经肌肉反馈有关。

斜颈与睡姿：有关联性吗？

斜颈（torticollis）（来源于拉丁语扭曲 tortus 与颈部 collum 的组合），描述了一种典型慢性单侧胸锁乳突肌缩短的病理状态。这种情况常发现于幼儿或婴儿，通常是先天性的，但也可能由出生后儿童头部位置引起。无论如何起病，儿童或婴儿斜颈的典型不对称颅颈姿势反映出主要原因时肌肉紧张。图 10-37 所示的儿童左侧胸锁乳突肌过于紧张（如箭头所示），相应导致轻微颅颈区左侧屈曲合并向右轴向旋转姿势。

由于检测斜颈的方法不同以及对斜颈的定义不一致，文献中报告的斜颈发病率差异很大。据估计，先天性斜颈的发病率从 0.4%~3.9% 不等，最高达 16%。

尽管斜颈最常累及肌肉，但它也可能与非肌肉系统有关。最常见的先天性肌性斜颈通常与胸锁乳突肌内纤维组织过多有关。尽管确切原因尚不清楚，但通常与难产、臀位分娩、宫内错位或多胞胎有关。Tomczak 和 Rosman 对斜颈的许多临床表现、病因和治疗方法进行了全面的回顾，发现更严重的非肌肉性斜颈可能与神经系统（包括视觉）或骨骼系统（通常与颈椎发育不良相关）有关。

大约 1/3 的斜颈婴儿会发展成斜头畸形。这种情况是一种不正常的成型以及随后对婴儿自然柔软颅骨形状的持续扭曲。头部外形的扭曲通常是由于婴儿的头部长时间地靠在另一个表面上。一些作者认为，由于持续且集中地挤压婴儿旋转的颅骨，已

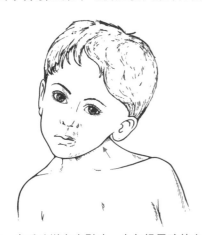

图 10-37　皮质醇增多症影响一个年轻男孩的左侧胸锁乳突肌（箭头）。显示出颅颈区轻微左侧屈伸右旋的姿势。（引自 Herring JA: *Tachdjian's pediatric orthopaedics*, ed 3, Philadelphia, 2002, Saunders.）

经患有斜颈的婴儿在出生前或出生后不久可能会发展成继发性斜头畸形（包括后外侧颅骨）。另外，其他作者推断，仅是因为婴儿在仰卧位睡觉时头部处于一个喜爱的旋转位置，出生时没有斜颈的婴儿最终也可能会发展成斜头畸形伴继发性斜颈。一旦发育成熟，体位性斜头畸形会强化已建立的适应睡眠的不对称（旋转）头部位置。头部恒定的旋转位置导致对侧胸锁乳突肌的长度长期短缩，最终发展为挛缩和典型的斜颈表现。许多由斜头畸形发展为斜颈的婴儿在紧绷的胸锁乳突肌中并没有纤维变性；畸形的发展纯粹是由于颅颈位置异常引起的肌肉紧绷所致。这种婴儿斜颈在临床上常被称为位置性或姿势性斜颈。

20 世纪 90 年代发生的一系列事件进一步强化了斜头畸形会在某些情况下会导致姿势性斜颈的观点。在这 10 年中，美国儿科学会（American Academy of Pediatrics）建议将健康婴儿置于仰卧位睡眠，以减少婴儿猝死综合征（sudden infant death syndrome，SIDS）的发生率。名为"仰卧睡眠（back to sleep）"的建议对美国许多婴儿的睡眠模式产生了巨大的影响。1992–1996 年，被置于俯卧位睡眠的婴儿数量下降了 66%。尽管因果关系尚不明确，但在这一时期 SIDS 的发生率下降了 38%~50%。SIDS 发生率的持续显著下降极大地激励了"仰卧睡眠"宣言（该宣言于 2011 年被更新扩大并更名为"安全睡眠"Safe-to-Sleep）。有力的证据表明，仰卧睡眠频率的增加也导致了位置性斜头畸形发病率增加，最显著的影响是后外侧颅骨。此外，进一步的数据显示，位置性斜头畸形的急剧增加导致了位置性斜颈的同步增加。

毫无疑问，20 世纪 90 年代"仰卧睡眠"运动拯救生命所取得的巨大成功，远超斜头畸形和继发性斜颈发病率增加所带来的潜在负面影响。目前研究者正在努力减少这两种继发情况的发生率。临床医生建议父母或监护人交替仰卧位时婴儿头部的位置。临床医生还主张家长或监护人在婴儿白天清醒时间进行短暂的监督和互动，与婴儿进行几次"俯卧玩耍"（或称为"小肚子时间"），同时仍严格遵守仰卧睡眠原则。在婴儿清醒的时候鼓励他们俯卧，这很可能会降低他们患斜头肌（和继发性斜颈）的

概率，也可能有助于婴儿神经肌肉的自然发育。一些学者认为，在仰卧位上花费过多的时间可能会导致达成某些运动发育的延迟，尽管这些延迟的长期后果（如果有的话）还不清楚。

不管斜颈的确切原因是什么，医疗干预通常是以物理治疗为主的保守治疗。治疗通常包括督促父母教育、拉伸受影响的肌肉同时加强对侧肌群，以及鼓励促进正常运动发育的活动，如滚动或保持对头的控制。儿童斜颈的父母或监护人会被指导如何伸展紧绷的肌肉，如何定位并协助儿童进行相关肌肉的拉伸（鼓励儿童将下巴朝向受影响的肌肉）。较严重的挛缩病例可以注射肉毒杆菌毒素（Botox）或手术松解。

℮ 学习中的问题

1. 描述（a）单侧和（b）双侧胸锁乳突肌痉挛（或短缩）最可能引起的颅底-颈椎区姿势。
2. 为什么背部浅层及中层肌肉被认为"非固有"肌肉？阐述这些肌肉的特殊神经支配与这种分类标准的联系。
3. 描述接受窦椎神经感觉神经支配的组织结构。什么神经为关节突关节的关节囊提供感觉神经支配？
4. 为什么一侧胸半棘肌的收缩可产生对侧轴向旋转，而颈长肌或头长肌的单侧收缩却产生同侧轴向旋转。请参考图10-7和图10-9回答此问题。
5. 假设某患者T8水平脊髓完整损伤。根据你对肌肉神经支配的了解，预测躯干哪些肌肉不会受到影响，哪些肌肉会部分或完全瘫痪。只需考虑腹肌、多裂肌和竖脊肌。
6. 列出三个附着于颈椎横突前结节的肌肉和三个附着于颈椎后结节的肌肉。这些肌肉附着点之间有什么重要的结构？
7. 作为一个整体，躯干伸肌比躯干屈肌（腹肌）产生更大的极限扭矩。请列举两个可以解释这种强度差异的原因。
8. 在躯干完全后伸、右侧屈和右侧轴向旋转运动时，哪些主要的躯干肌会发生显著的伸展（伸长）？
9. 基于图10-16，哪一块肌肉在L3（a）前屈或（b）侧屈时力臂最大？
10. 描述当一个人站立时，过度缩短（收缩）的髂肌如何导致腰椎前凸增加？这种姿势对腰骶交界处的压力有什么影响？
11. 在第3腰椎水平，什么结缔组织形成腹直肌鞘（腹壁）前层？
12. 脊神经根背支和背侧神经根的主要区别是什么？
13. 描述多裂肌与半棘肌结构上的异同点。
14. 如图10-29所示，为什么头后大直肌的轴向旋转功能局限于寰枢关节？
15. 借助可塑化骨骼模型或其他可视化资源，描述右前斜角肌从（a）解剖位置、（B）完全右旋位置、（C）完全左旋位置进行旋转（水平面）的动作。
16. 如本章所述，Valsalva动作常用于举重或其他活动时，增加腰椎-骨盆区的气压稳定性。列出三组直接参与此活动的中轴骨肌肉，并描述它们在该区域通过协同作用增加稳定性的共同机械原理。

℮ 以上问题的答案可以在 Evolve 网站上找到。

℮ 附视频课程目录

视频显示，健康男性在上肢和躯干的各种肌肉上贴附表面肌电信号驱动的灯泡进行锻炼。锻炼主要是为了共同激活上肢和躯干的某些肌肉。练习包括使用 TRX 悬挂训练，身体剑，战斗绳和治疗球。视频

- 划船，TRX 悬挂训练后肌
- 俯卧撑，TRX 悬挂训练前肌
- 使用两个小型身体剑
- 使用一个大型身体剑
- 使用战斗绳
- 抛接治疗球

扫描右侧二维码可
获得相关视频

第 11 章

咀嚼和呼吸运动功能学

原著者：Donald A. Neumann, PT, PhD, FAPTA

译者：苏盈盈　吴瑞卿　张奕杰　金贝贝　审校者：王　昊　张　杰

Ⅰ　咀嚼

　　咀嚼运动是利用牙齿撕裂、咀嚼和研磨食物的过程。这一机械过程涉及中枢神经系统与咀嚼肌间的相互作用，并调动牙齿、舌头和颞下颌关节（temporomandibular joints, TMJ）共同参与，是消化食物的第一步。TMJ 是下颌骨和颅骨的连接关节，是人体最重要、使用频率最高的关节之一，不仅行使咀嚼功能，在吞咽和言语过程中也发挥重要作用。TMJ 的功能减退所伴随的疼痛可对个人的全身健康和生活质量产生重要影响。TMJ 无论从解剖形态或生理功能来看，都是全身最复杂的关节之一，对 TMJ 及其相邻的颅颌面组织机能的充分了解，是有针对性地对颞下颌关节紊乱病进行有效临床干预的前提。本章的第一部分重点介绍 TMJ 在咀嚼过程中的运动机能学。

骨与牙齿

颅面局部解剖（颅面整体观）

　　图 11-1 突出显示了与 TMJ 相关的解剖标志。下颌骨髁突位于颞骨的下颌关节窝内。髁突可以在外耳道（即耳朵的开口）的前方触及。颞肌在颅骨上附着于一个宽阔、略凹的部位，被称作颞窝。颞骨、顶骨、额骨、蝶骨和颧骨均参与颞窝的组成。

　　与 TMJ 相关的其他表面解剖结构还包括颞骨的乳突、下颌角，及颧弓。颧弓由颞骨颧突和颧骨颞突共同构成。

颅面各骨游离观

　　下颌骨、上颌骨、颞骨、颧骨、蝶骨和舌骨都与 TMJ 的结构或功能有关。

下颌骨

　　下颌骨是面部最大的骨骼（图 11-1），在功能活动中灵活性非常大，下颌骨与头颅之间没有骨性连接，主要通过肌肉、韧带和 TMJ 的关节囊悬吊在上颌骨下方。咀嚼肌直接或间接附着在下颌骨上，通过肌肉收缩使位于上下颌骨的牙齿产生紧密咬合。

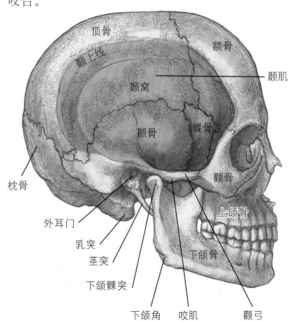

图 11-1　颅骨侧面观（重点展示与颞下颌关节相关的骨性标志）。红色区域为颞肌和咬肌上头的附着部位

下颌骨相关的骨骼特征
- 下颌体
- 下颌支
- 下颌角
- 冠状突
- 下颌髁突
- 下颌切迹
- 下颌颈
- 翼肌窝

下颌骨分为体部及升支部，两侧体部在正中联合（图 11-2）。下颌体是下颌骨的水平部分，容纳成年人下颌的 16 颗牙齿（图 11-3）。下颌升支从下颌体的后缘垂直向上延伸（图 11-2）。每侧升支均具都有内、外表面和四个边界。下颌支后缘与下颌体下缘汇合于下颌角，易于从体外触及。咬肌和翼内肌均是功能强大的咀嚼肌，二者的下头均止于下颌角。

下颌升支部上方是冠状突、髁突和下颌切迹。冠状突是一个三角形的骨性突起，从升支的前缘向上突出。冠状突是颞肌下头的主要附着部位。髁突从升支后缘向上延伸，构成 TMJ 的骨性结构。冠状突和髁突之间的凹陷被称为下颌切迹。下颌颈（髁突颈）是位于髁突正下方的缩窄部位，髁突颈下部前内侧表面有一个小凹陷，称关节翼肌窝，翼外肌下头附着于此（图 11-2，图 11-4）。

上颌骨

上颌骨左右各一，相互对称，在正中融合。上颌骨与相邻骨骼通过骨缝连接，从而固定于颅部（图 11-1）。上颌骨向上方延伸形成鼻腔和眼眶的底部，下缘的水平部分为牙槽突，容纳上颌牙齿。

颞骨

颞骨共两块，左右各一，位于颅骨的两侧。颞骨的下颌窝构成 TMJ 的骨性关节窝，如图 11-5 中的矢状面图所示。关节窝的最高点叫圆顶，通常非常薄且呈膜状（参见图 11-5 中的主要图示）。关节窝的前方为关节结节，后方为关节后结节和颞骨鼓板。大张嘴时，双侧下颌骨的髁突向前向下滑动越过关节结节。

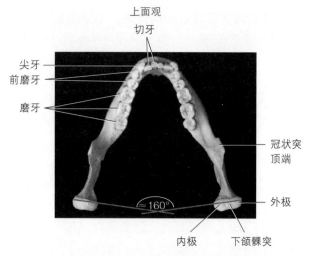

图 11-3　下颌骨上面观。灰色区域显示肌肉的附着部位

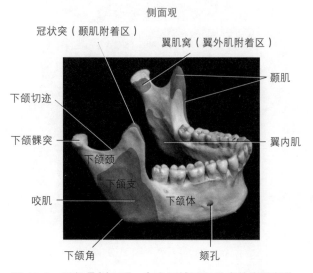

图 11-2　下颌骨侧面观。灰色区域显示肌肉的附着部位

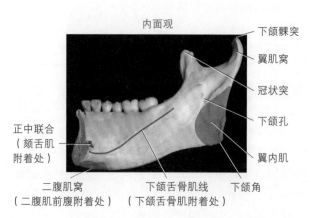

图 11-4　右侧下颌骨内面观。下颌骨在矢状面附近一分为二，下颌舌骨肌和颏舌肌的附着部位以红色表示；二腹肌前腹和翼内肌的附着部分以灰色表示。第三磨牙（"智齿"）缺如

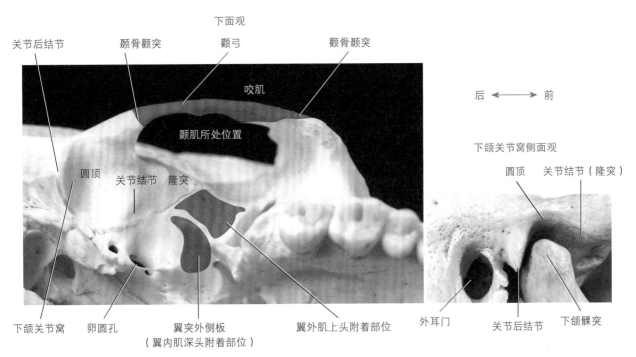

图 11-5　主图：颅骨下面观，重点展示右侧下颌关节窝、翼突外侧板和颧弓。咬肌、翼内肌深头和翼外肌上头的附着部位以红色表示。右侧小图为下颌关节窝及其邻近骨结构的侧面观。关节盘未展示

颞骨相关的骨骼特征
- 下颌窝
- 圆顶
- 关节结节
- 关节后结节
- 茎突
- 颧突

茎突是位于颞骨下部向前下方突出的细而长的骨性突起（图 11-1），是下颌韧带（下文将进一步介绍）和三块小肌肉（茎突舌肌、茎突舌骨肌和茎突咽肌）的附着部位。颞骨的颧突形成颧弓的后半部分（见图 11-5 的主要图示）。

颧骨

左右颧骨组成面颊部的主要骨性支撑，并构成眼眶的侧壁（图 11-1）。颧骨的颞突形成颧弓的前半部分（图 11-5）。咬肌的大部起于颧骨及其相邻的颧弓。

蝶骨

蝶骨不参与构成 TMJ，但翼内肌和翼外肌均起于蝶骨。蝶骨横向伸展于颅底部，分为体、大翼、小翼和翼突四部分，相关的骨性结构包括大翼、翼突内侧板和翼突外侧板（图 11-6）。若将颧弓的一部分移去，即可观察到大翼和翼外板的侧面（图 11-7）。

蝶骨相关的骨骼特征
- 大翼
- 翼突内侧板
- 翼突外侧板

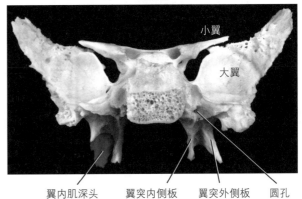

图 11-6　蝶骨后面观。翼内肌深头的附着部位以红色表示

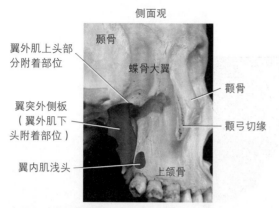

图 11-7　移除颧弓后的颅骨侧面观，可见蝶骨大翼和翼突外侧板。翼肌附着处以红色表示

舌骨

　　舌骨是一个 U 形骨，可以在喉咙的底部、第三颈椎椎体的前部触及（图 11-8）。舌骨体为向前凸的近似椭圆形的扁骨板，两侧的舌骨大角形成略微弯曲的侧面。舌骨不与其他任何骨形成关节，而以韧带及肌肉悬吊于颞骨的茎突。许多附着在舌骨上的肌肉参与舌的运动、吞咽和说话（图 11-21）。

牙齿

　　上下颌骨各有 16 颗恒牙（图 11-3 显示下颌牙齿）。不同牙齿结构上的差异反映了其在咀嚼中功能的不同（表 11-1）。

　　每个牙齿均由牙冠和牙根组成（图 11-9）。通常情况下牙冠表面被覆牙釉质，位于牙龈以上。牙根包埋在相对较厚的牙槽骨中。牙根和牙槽骨之间有一薄层致密的结缔组织被称为牙周膜，牙周膜将牙齿固定在牙槽骨内。

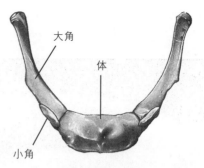

图 11-8　舌骨上面观，舌骨位于咽底（引自 Standring S: *Gray's anatomy: the anatomical basis of clinical practice*, ed 39, St Louis, 2005, Elsevier.）

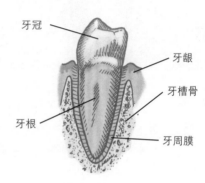

图 11-9　牙齿及牙周支持组织的结构。为了清楚地显示牙周膜，其宽度与实际情况相比被人为放大（引自 Okeson JP: *Management of temporomandibular disorders and occlusion*, ed 7, St Louis, 2013, Mosby.）

　　牙尖是位于牙齿表面的圆锥形凸起。 牙尖交错位是指上下颌牙齿处于最广泛、最紧密接触时下颌的位置，此位也称正中（殆）位。下颌姿势位是指下颌处于休息状态时所处的位置。在此位置时，上下颌牙弓自然分开，从前向后保持着一个楔状的自由间隙（息止间隙）。牙齿通常只有在咀嚼或吞咽时才发生接触（咬合）。

表 11-1　恒牙

命名	功能	数量		结构特征
门齿	切食物	上颌骨：4		尖锐边缘
		下颌骨：4		
尖牙	撕咬食物	上颌骨：2		最长的恒牙；牙冠有一个尖点
		下颌骨：2		
前磨牙	压碎食物	上颌骨：4		牙冠有两个尖头（双尖牙）；下
		下颌骨：4		第二前磨牙可能有三个尖头
磨牙	将食物磨成小颗粒以便吞咽	上颌骨：6		牙冠有四个或五个尖头
		下颌骨：6		

颞下颌关节

颞下颌关节（TMJ）是位于下颌骨髁突和颞骨的下颌窝之间的松弛关节（见图 11-1 和图 11-5，右图）。IMJ 是一个滑液关节，允许较大范围的旋转和移动，关节盘可缓解咀嚼所产生的较大且重复的力。关节盘将关节分成两个滑液关节腔（图 11-10）。较小的下关节腔位于关节盘的下表面和下颌骨髁突之间。较大的上关节腔位于关节盘的上表面和下颌窝与关节结节形成的骨性结构之间。

骨性结构

下颌骨髁突

下颌骨髁突头略呈椭圆形，其内外径是前后径的两倍（图 11-3）。髁突头的内外两侧各有一短突起，分别称为内极和外极，内极较外极更大。开闭口运动时，外极可在耳屏前触及。

髁突的表面覆有一层薄而致密的纤维软骨，该软骨较透明软骨具有更好地缓冲咀嚼产生的力的功能，并且具有更强的修复能力。考虑到 TMJ 功能的特殊性，纤维软骨的这两种特性都极为重要。

下颌窝

颞骨的下颌窝分为两个表面：关节面和非关节面。关节面由关节结节后斜面和嵴顶构成，占据了下颌窝的前斜壁（图 11-5 和图 11-10）。关节结节后斜面和嵴顶是关节的功能区，起到承重的作用，因此由厚实的密质骨组成，内衬纤维软骨。大张嘴时，双侧髁突在关节结节下方或前下方转动。在此界面上，过度的剪切和挤压可能最终导致纤维软骨破裂，这是 TMJ 早期退行性关节炎的常见指征。

关节结节相对水平面的平均倾斜度为 55°。关节斜面的倾斜度部分决定了开闭口时髁突的运动轨迹。

下颌窝的非关节面由非常薄的一层骨头和纤维软骨组成，占据了下颌窝顶（圆顶）和后壁（图 11-5）。Okeson 认为，这一菲薄的区域无法承载力量。对颏部施加较大的向上的力量能够引起该处骨折，甚至可能将骨折碎片推入颅内。

关节盘

TMJ 的关节盘主要由致密的纤维软骨组成，关节盘中央区无血管和神经，而周缘有神经末梢且血管密集。关节盘的组织结构与人体其他负重的关节盘基本一致，例如桡尺关节远端的关节盘和膝盖的半月板。由于其胶原蛋白含量高，TMJ 中的关节盘柔软而坚固。关节盘的整个边缘都附着在关节周围的关节囊上。

关节盘分为三个部分：后带、中间带和前带（图 11-10）。每个部分的形状都与关节结节和关节窝的外形相吻合。关节盘的后带向上突出，而下方

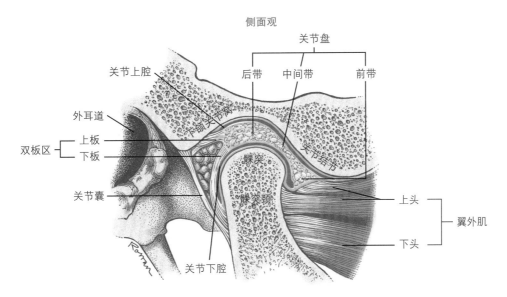

图 11-10　正常右侧颞下颌关节矢状剖面观。下颌骨处于牙尖交错位，此时关节盘处于相对于髁突和颞骨的理想位置

凹陷。下方的凹陷容纳髁突大部，类似一个球窝关节。后带后方为双板区，附着于松散的颞后附着上，含有胶原纤维和弹力纤维。双板区通过周缘的附着与骨骼相连。上下板间含有疏松的结缔组织，富含脂肪、血管和感觉神经。

> 关节盘的后带附着在以下部位：
> • 富含胶原纤维的（双板区）下板，随后附着于髁突颈的上部以及关节囊上
> • 富含弹力纤维的（双板区）上板，随后附着于下颌窝后方的颞骨鼓板

关节盘的中间带下方凹陷，上方相对平坦，前部下方几乎为平面，上方略微凹陷以适应关节结节的突起。关节盘的前带附着于几种组织上。

> 关节盘的前带附着在以下部位：
> • 髁突颈上部周围，以及关节囊的前部
> • 翼外肌上头肌腱
> • 颞骨关节结节前方

关节盘前后带之间的厚度不均一，最薄的中间带只有 1 mm 厚，而前带和后带的厚度分别约为 2 mm 和 3 mm。中间带为关节的负重区。关节盘中部薄而周缘厚，从而在其下表面形成了一个凹陷。牙尖交错位时，关节盘中间带的凹陷部位与髁突的前上斜面和关节结节后斜面相对。在正常开口的末期，髁突头向前滑动并以一定角度越过关节结节，此时关节盘处在正常的位置对于保护髁突至关重要。

关节盘可使 TMJ 上下关节面吻合，以降低接触压力。关节盘还增加了关节的稳定性，并且在开闭口中引导下颌骨髁突的运动。在健康的 TMJ 中，关节盘会随着髁突的移动而滑动。下颌运动受关节内压力、肌肉收缩和将关节盘附着于髁突的韧带的共同控制。

关节囊和韧带结构

纤维关节囊

TMJ 和关节盘被松散的纤维关节囊包裹。关节囊内层由滑膜层构成，外层为纤维层。其上方附着于下颌窝的边缘，上前方附着于关节结节，向下附着于关节盘的周缘和髁突颈部。关节囊和关节盘的前缘向前附着于翼外肌上头肌腱上（图 11-10）。

TMJ 的关节囊为关节提供了重要的支撑。关节囊的中部和侧部相对牢固，在诸如咀嚼时产生的横向运动过程中为关节提供稳定性。但是关节囊的前部和后部相对松弛，允许髁突和关节盘在张嘴时向前移动。

外侧韧带

增强 TMJ 功能的主要韧带是外侧（颞下颌）韧带（图 11-11A）。外侧韧带由水平纤维和斜形纤维组成（图 11-11B）。韧带浅层起于颞骨关节结节的外侧面，斜向后下附着于髁突颈部后缘。深层的水平纤维也起于颞骨关节结节的外侧面，水平向后附着于髁突外极。

外侧韧带的主要功能是稳定关节囊的外侧。外侧韧带的撕裂或过度伸长可能导致关节盘在翼外肌上头无节制的牵拉下向内移位。如在关节运动学的讨论中所述，侧韧带的斜形纤维在张口过程中有助于引导髁突的运动。

副韧带

茎突下颌韧带和蝶下颌韧带是 TMJ 的副韧带，两者都位于关节囊的内侧（图 11-12）。上述两对韧带的主要功能为悬吊下颌，并限制下颌在咀嚼过程中在正常范围内进行运动。

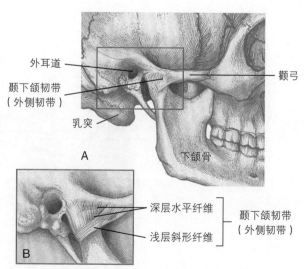

图 11-11　A. 颞下颌韧带（外侧韧带）；B. 外侧韧带主纤维：斜形和水平纤维

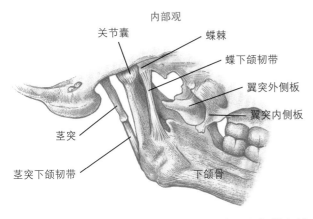

图 11-12　颞下颌关节囊内部观可见茎突下颌韧带和蝶下颌韧带

内部观

关节囊
蝶棘
蝶下颌韧带
翼突外侧板
翼突内侧板
茎突
茎突下颌韧带
下颌骨

支撑颞下颌关节的结缔组织：
- 关节盘
- 纤维关节囊
- 颞下颌韧带
- 茎突下颌韧带
- 蝶下颌韧带

骨运动学

　　下颌运动通常被归纳为前后运动、侧方运动和开闭颌运动三种形式（图 11-13～图 11-15）。上述所有运动都通过不同程度的下颌平移结合转动来完成。平移与转动的组合使咀嚼的机械过程得到优化。关于这些运动的描述详见 Okeson 的教科书。

前伸和后退

　　下颌前伸运动主要是发生下颌向前平移而没有明显的旋转（图 11-13A）。下颌后退则循前伸运动轨迹做相反方向运动（图 11-13B）。如前所述，前伸和后退分别是张口和闭口运动的基本组成部分。

侧方运动

　　下颌侧方运动时主要发生侧向平移（图 11-14A）。工作侧的方向（向右或向左）可以描述为主要肌肉运动侧的对侧或同侧。在成年人，正常的情况下最大侧方运动距离平均为 11 mm（约 1/2 英寸）。下颌侧方运动通常在平移的同时结合相对较小的旋转运动。正常情况下，特定的下颌运动轨迹是由相互作用的多种因素共同引导来完成的，这些因素包括上下牙齿之间的接触（咬合）、肌肉的运动、下颌窝和下颌髁突的形态，以及关节盘的位置。为了评估牙齿的咬合，牙医通常将侧方运动中偏向的一侧称为下颌的"工作"侧。

开闭颌运动

　　下颌的向下运动会导致嘴巴张开，这是咀嚼运动的基本组成部分（图 11-15A）。最大开口运动通常发生在诸如打哈欠和唱歌之类的动作中。成年人大开口时，上下切牙切缘之间的平均距离为 45～50 mm，此时，上下切牙间通常能够容纳三个成年"指关节"（近端指间关节）。但是在正常咀嚼时平均最大开口度约为 18 mm，大概是最大张口

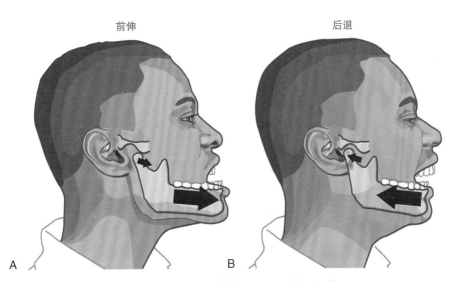

前伸　　　　　　　　　后退

A　　　　　　　　　　B

图 11-13　下颌前伸（A）和后退（B）

侧方运动

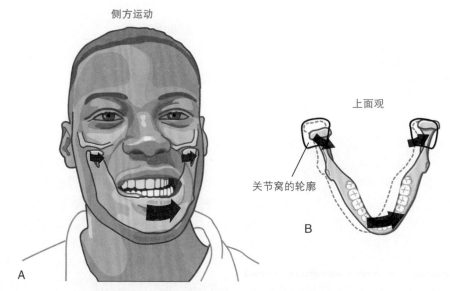

上面观

关节窝的轮廓

图 11-14 下颌侧方运动（A）伴随水平向旋转（B）

开颌运动

闭颌运动

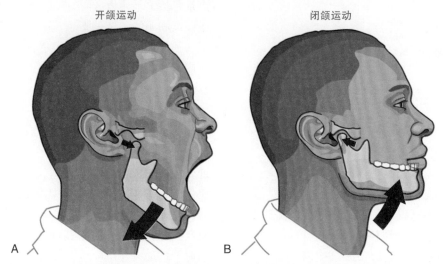

图 11-15 开颌运动（A）和闭颌运动（B）

度的 38%（足以容纳一个成年指关节）。对于平均身材的成年人，上下门牙切缘之间无法容纳两个指关节则被视为开口度异常。

下颌的向上运动使嘴巴关闭，这一动作在咀嚼过程中用来咬碎食物（图 11-15B）。在此过程中，上下颌相对应的牙齿紧密相对。

关节动力学

下颌的运动通常涉及双侧 TMJ 的运动。一侧关节的功能异常自然会干扰另一侧关节的功能。与下颌骨的运动类似，TMJ 的关节运动通常涉及平移和旋转运动相结合的混合运动。通常在旋转运动过程中，下颌骨髁突相对关节盘的下表面发生旋转，而在平移过程中，下颌骨髁突偕同关节盘共同滑动。关节盘的运动方向通常与发生平移的髁突方向一致。

前伸和后退

在前伸和后退的过程中，下颌骨髁突和关节盘相对于关节窝分别向前和向后平移（图 11-13）。健康成年人的髁突沿每个方向的最大平移量约为 1.25 cm（约 1/2 in）。髁突和关节盘沿关节结节后斜面滑动。下颌骨在前伸过程中略微向下滑动，后退时则略微向上滑动。运动的轨迹和范围通常根据开闭口的程度而发生变化（如前所述）。

侧方运动

侧方运动主要涉及髁突和关节盘在关节窝内的侧向平移。侧方移动通常结合轻微的多平面旋转。例如，图 11-14B 显示了侧方运动伴随着轻微的水平向旋转。工作侧的下颌骨髁突作为相对固定的轴心，非工作侧的髁突则发生幅度略大的旋转。

开闭颌运动

开闭颌运动分别通过下颌骨的下降和抬高来实现。这些运动都是通过双侧 TMJ 的下颌髁突和关节盘与关节窝之间发生旋转和平移来完成。人体的其他任何关节都不会经历如此大的平移和旋转。这些复杂的运动是咀嚼（食物的研磨和碾碎）和说话所必需的运动组成部分。因为旋转和平移是同时发生的，所以旋转运动的轴心在瞬息变化着。在理想情况下，双侧 TMJ 的运动在达到最大的开口范围时，作用在关节表面上的应力反而最小。

很难用一个单一的旋转／平移比来描述开闭颌运动中 TMJ 的运动规律。该比值因个体间的运动习惯以及整个颅骨 - 牙齿解剖结构（包括关节盘和关节面的形态）的差异而不同。不过，通过结合文献中的数据和荧光镜的观察结果，我们至少可以描绘出开闭口早期和晚期关节运动的一般轨迹（图11-16）。早期阶段涵盖了关节运动前 35%～50% 的运动范围，主要涉及下颌骨相对于颅骨的旋转。如图 11-16A 所示，髁突在关节盘的凹陷表面内向后转动（转动的方向以其相对于下颌升支上的某个点

的旋转来描述）。转动使下颌体发生前后摆动，旋转的轴心不是固定的，而是在下颌颈和髁突附近变化。髁突转动的同时牵拉了外侧韧带，这可能有助于启动晚期的开口运动。

开口的晚期阶段包括整个运动的后 50%～65% 的运动范围。此阶段的特征是关节运动由以旋转为主逐渐过渡到以平移为主。在开颌运动的全过程中，通过对下颌骨髁突的触摸，可以很容易地感知到这种过渡。整个平移范围很大，在成人为 1.5～2 cm。在平移过程中，髁突偕同关节盘沿关节结节的斜面向前下方滑动（图 11-16B）。在开口末，旋转的轴心下移。轴心的准确位置很难定义，因为它取决于个体所独有的旋转／平移比。在开口的晚期阶段，轴心通常位于下颌骨颈部的下方。

大开口时关节盘受到最大限度的伸展和向前牵拉。下颌向前平移（前伸）的程度有限，部分受限于富含弹性纤维的关节盘双板区上板的牵拉。关节盘的中间带向前平移的同时仍然处于髁突和关节结节之间，这可最大限度地提高关节的吻合度并减少关节腔内压力。

闭口运动循开口运动轨迹做相反方向运动。当下颌处于最大开口位并准备闭口时，关节盘双板区上板的张力开始将关节盘收回，以利于启动闭口运动时关节早期的滑动。闭口末期主要涉及髁突在关节盘内的转动，直至上下颌牙齿发生接触为止。

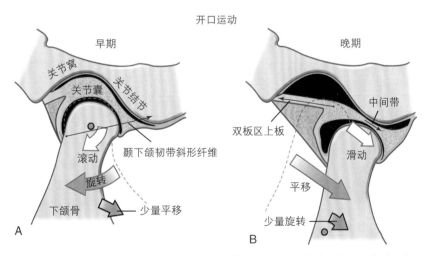

图 11-16　开口时右侧颞下颌关节的运动轨迹，开口早期（A）和晚期（B）

肌肉和关节的相互作用

肌肉和关节的神经支配

咀嚼肌及其神经支配见表 11-2。根据肌肉的大小和作用力，将咀嚼肌分为两组：主要肌群和辅助肌群。主要肌群包括：咬肌、颞肌、翼内肌和翼外肌。许多辅助肌群主要附着在舌骨上，位于下颌骨和下颌牙的下方。咀嚼的主要肌肉由下颌神经支配，它是三叉神经（颅神经 V 支）的一个分支，该神经通过卵圆孔出颅，卵圆孔位于下颌关节窝内侧的稍前方（图 11-5）。

颞下颌关节的感觉下颌神经的两个分支支配：耳颞神经和咬肌神经。颞下颌关节盘中央缺乏感觉神经支配。然而，关节盘外周部分、关节囊和外侧（颞下颌）韧带和关节盘后组织具有痛觉纤维和机械感受器分布。此外，分布于口腔黏膜、牙周韧带和肌肉的机械感受器和感觉神经纤维为

神经系统提供了本体感觉传入和神经刺激。这些感觉信息有助于在咀嚼和说话时，保护舌头和脸颊等口腔软组织，免于牙齿咬伤。此外，这种感觉有助于同步协调颞下颌关节以及头颈部的神经肌肉反射。

肌肉解剖和生理功能

主要咀嚼肌群

主要的咀嚼肌群包括咬肌、颞肌、翼内肌和翼外肌。请参阅附录Ⅲ，附件 C 部分的肌肉附着总结。

咬肌

咬肌是厚而有力的肌肉，在体表的下颌角上方很容易触及（图 11-17A）。整体来看，咬肌起于颧弓和颧骨（图 11-1 和图 11-5），并向下止于下颌支外表面的下半部（图 11-2）。

咬肌分为深、浅两层（图 11-17A）。浅层最大，肌纤维向下和向后走行，附着于下颌角下部。深层较小的部分，肌纤维附着于下颌支的上部和冠状突的基底部。

咬肌的两个部分产生的运动基本相同。双侧收缩上提下颌，使牙齿在咀嚼时接触。肌肉作用力的方向几乎垂直于磨牙的咬合面。因此，咬肌的主要功能是使得磨牙咬合，并提供巨大咬合力以便有效地压碎食物。此外，肌肉收缩也可使得下颌微伸向前，咬肌的单侧收缩，也可使下颌轻微向同侧偏移（图 11-18）。

然而，当下颌骨在肌肉收缩时一侧向对侧方向偏移，使得同侧运动的作用性增强。这种姿势不仅可以拉伸肌肉（或可能增强肌肉运动），还可以增加其在水平面内运动的力量。因此，咬肌收缩产生垂直向的咬合力和同侧的运动，使得在它在磨碎食物时发挥强大的作用。

颞肌

颞肌是扁平扇形的肌肉，位于颞窝内（图 11-17B）。肌肉表面覆盖着颞深筋膜，且其部分纤维附着于此，这为体表触诊肌肉带来困难。从它的颅骨附丽来看，颞肌形成一个扁而宽肌腱，穿过颧弓深面和颅骨外侧形成的空间，并在远端变窄（图 11-5），附着于下颌骨冠状突和下颌支前缘内侧面（图 11-2）。双侧颞肌收缩升高下颌骨，产生非常有效的咬合力。颞肌的后斜纤维也可有后退下颌的功能。颞肌深面的附着与咬肌相似，可产

表 11-2 咀嚼肌主要肌群和辅助肌群以及神经支配	
肌　肉	神经支配
主要肌群	
咬肌	下颌神经分支（颅神经 V 支的分支）
颞肌	下颌神经分支（颅神经 V 支的分支）
翼内肌	下颌神经分支（颅神经 V 支的分支）
翼外肌	下颌神经分支（颅神经 V 支的分支）
辅助肌群	
舌骨上肌群	
二腹肌后腹	面神经（颅神经Ⅶ支）
二腹肌前腹	下牙槽神经（下颌神经分支，颅神经 V 支的分支）
颏舌骨肌	脊神经 C^1 经舌下神经（颅神经Ⅶ支）
下颌舌骨肌	下牙槽神经（下颌神经分支，颅神经 V 支的分支）
茎突舌骨肌	面神经（脑神经Ⅶ）
舌骨下肌群	
肩胛舌骨肌	脊神经 $C^1 \sim C^3$ 腹侧支
胸骨舌骨肌	脊神经 $C^1 \sim C^3$ 腹侧支
胸骨甲状肌	脊神经 $C^1 \sim C^3$ 腹侧支
甲状舌骨肌	脊神经 C^1 腹侧支（经过颅神经Ⅻ支）

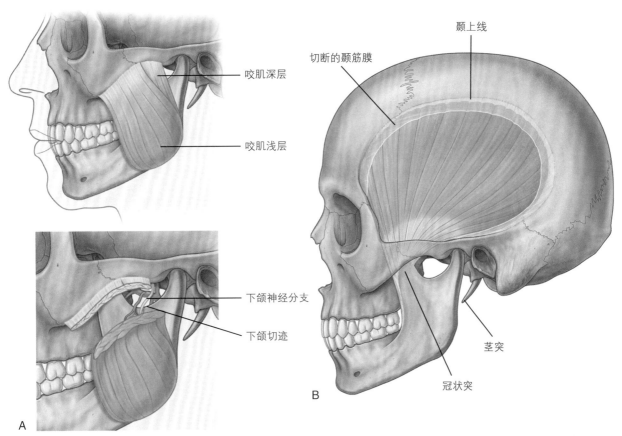

图 11-17 图示左侧咬肌（完整的和移除部分咬肌）（A）以及左侧颞肌（B）（引自 Drake RL, Vogl W, Mitchell AWM: *Gray's anatomy for students*, ed 3, St Louis, 2015, Churchill Livingstone. ）

生稍向内侧的运动。因此，当左右咀嚼时，颞肌的单侧收缩使得下颌轻微同侧偏移（图 11-18）。如上所述，当肌肉从对侧运动位置被激活时，颞肌产生同侧运动效应得到增强——这就是咀嚼运动的动态循环。

翼内肌

翼内肌起源于两个大小不一的头部（图 11-19A）。大者为深头，起于蝶骨翼外板内侧面（图 11-5 和图 11-6）。较小的为浅头，起于上颌骨后侧的上颌结节，上颌第三磨牙上方（图 11-6 和图 11-7）。两个部分走行几乎与咬肌平行，止于下颌角内侧面的翼肌粗隆（图 11-2 和图 11-4）。

翼内肌的两个头运动方式基本相同。双侧同时收缩时产生升颌运动，并辅助下颌前伸运动。由于力的作用线，翼内肌单侧收缩可使下颌有效地向对侧运动（图 11-18）。

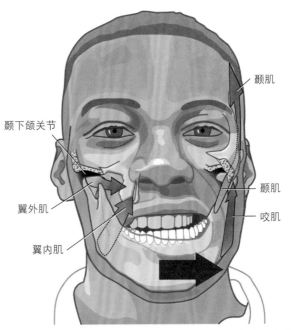

图 11-18 冠状面显示下颌骨左外侧偏颌运动时肌肉的相互作用。这个动作可能发生在咀嚼时左右研磨运动中。肌肉作用方向用红色表示

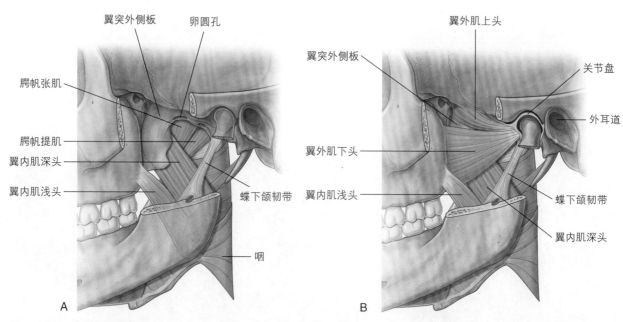

图 11-19　图示左侧翼内肌（A）和翼外肌（B）。为了更好地显露翼外肌和翼内肌，移除了下颌支和颧弓（引自 Drake RL, Vogl W, Mitchell AWM: *Gray's anatomy for students*, ed 3, St Louis, 2015, Churchill Livingstone.）

翼外肌

翼外肌通常被认为是有两个不同头的羽状肌（图 11-19B）。上头起源于蝶骨大翼（图 11-5 和图 11-7）。下头较大，起源于翼外侧板的外侧面和上颌骨邻近区域（图 11-7）。

作为一个整体，翼外肌水平走行，向后外止于颞下颌关节的髁突（回顾图 11-10）。关于翼外肌止点的解剖细节仍有待讨论，但有研究认为翼外肌上头附着于翼肌窝（图 11-2）、关节囊内侧壁和关节盘的内侧。翼外肌下头附着于翼肌窝和邻近的髁突。由于翼外肌远端附着于多个解剖结构，因此也有研究认为翼外肌有第三个头部。

翼外肌在咀嚼过程中的精确动作和功能尚不完全清楚且有争议。此外对肌肉深部位置认识不足，因而为相关肌电图的研究带来技术挑战。尽管如此，一般认为单侧翼外肌两个头的收缩会使得下颌骨偏向对侧（图 11-18）。此外，单侧翼外肌收缩使同侧髁突在水平层面向前或向内侧旋转，这是下颌向对侧偏移的运动学原理（回顾图 11-14B）。通常来讲，左侧或右侧翼外肌在咀嚼运动时与其他咀嚼肌协同收缩。举例来看，如图 11-18 所示，在向左外侧的咬合运动主要是由右侧翼外肌和翼内肌控制，其次是左侧咬肌和颞肌。

双侧翼外肌的两个头同时收缩时，可产生强有力的下颌前伸运动。在前文中关于开闭颌运动肌肉控制的讨论中已有充分描述，翼外肌两个头在开闭颌运动的不同阶段有不同的收缩运动（由于这个和其他形态学上的考虑，一些作者认为翼外侧的两个头实际上是不同的肌肉）。大多数研究表明，翼外肌下头是降颌运动的主要肌肉，特别是在抵抗开颌运动时。相比之下，上头有助于在下颌抵抗闭口运动时，控制关节盘内的张力和位置，即稳定和协调盘‑髁突复合体。这一动作在单侧咬合时尤其重要，例如在咬一块坚硬的糖果时。

特别关注 11-1

咬肌和翼内肌功能的相互作用

翼内肌和咬肌围绕下颌角形成一个功能性的悬带（图 11-20）。这些肌肉的同时收缩可以产生强大的咬合力，直接通过下颌，产生的力最终作用于上下磨牙之间。成年人磨牙区产生的最大咬合力平均约为 422 N（95 磅），是切牙咬合力的两倍。

翼内肌和咬肌分别作用于下颌骨的内、外两侧，在上下磨牙之间产生侧向力。如图 11-18 所示，右侧翼内肌和左侧咬肌同时收缩，使得下颌向左外侧偏颌运动。肌肉以这种协同方式收缩，可以在磨牙和食物之间产生一种非常有效的剪切力，这种联合运动方式有利于吞咽前碾碎和磨细食物。

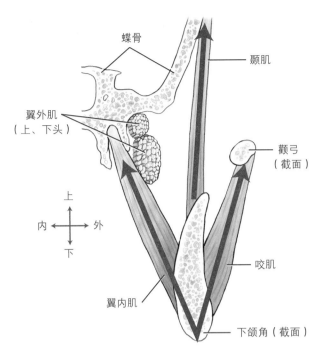

图 11-20　冠状切面显示颧弓中部区域的横断面解剖。包括主要咀嚼肌群（仅左侧）。这些力的作用线显示闭口运动时的主要咀嚼肌群：咬肌、颞肌和翼内肌。咬肌和翼内肌围绕下颌角周围形成功能性肌悬带

特别关注 11-2

关节盘内部紊乱

　　颞下颌关节的机械功能障碍通常会引起关节弹响，同时伴有疼痛、劳损和下颌运动受限。此外，机械功能障碍可能是由于关节盘相对于髁突和窝的位置异常造成的，因此称为关节盘内部紊乱。关节盘紊乱可由病理、创伤或关节其他因素造成，包括关节盘形状改变、关节头髁突的异常斜度、关节囊过度拉伸或关节盘双板区弹性丧失。此外，关节盘内部紊乱可能与肌肉过度活动有关，最常见于翼外肌的上头。由于翼外肌纤维的附着和作用力牵拉，肌肉过度收缩可能导致关节盘过度向前和向内移位。翼外肌功能亢进的原因尚不清楚，但可能与慢性情绪压力和不良姿势和习惯有关，如过度磨牙或紧咬牙。一旦关节盘位置异常，就很容易导致潜在的关节损伤和压力。

辅助咀嚼肌群

　　舌骨上、下肌群被认为是辅助咀嚼肌（图 11-21，表 11-2）。由这些肌肉产生的力直接或间接地作用于下颌骨。舌骨上肌群附着于颅骨、舌骨和下颌骨；舌骨下肌群附着于舌骨上方，以及甲状软骨，胸骨和肩胛骨下方。附着于下颌骨的三个舌骨上肌群分别为——二腹肌前腹、颏舌骨肌和下颌舌骨肌（图 11-4）。舌骨上、下肌群的附着见附录Ⅲ C 部分。

　　舌骨下肌群充分激活可稳定舌骨，舌骨上肌群可参与降下颌和开颌运动。舌骨上、下肌群还参与说话、舌运动和吞咽，以及吞咽前控制食物。

各肌肉运动小结

　　各咀嚼肌参与的运动总结于表 11-3。

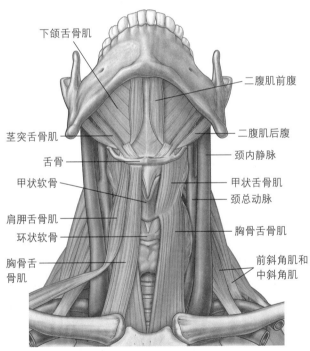

图 11-21　图示舌骨上、下肌群，以及与舌骨附着。颏舌骨肌在下颌舌骨肌深面，图中不可见（引自 Drake RL, Vogl W, Mitchell AWM: *Gray's anatomy for students*, ed 3, St Louis, 2015, Churchill Livingstone.）

表 11-3　咀嚼肌的运动

肌肉	升颌运动（闭口运动）	降颌运动（开口运动）	侧向运动	前伸运动	后退运动
咬肌	XXX	—	X（IL）	X	—
翼内肌	XXX	—	XXX（CL）	X	—
翼外肌（上头）	*	—	XXX（CL）	XXX	—
翼外肌（下头）	—	XXX	XXX（CL）	XXX	—
颞肌	XXX	—	X（IL）	—	XXX（后纤维）
舌骨上肌群	—	XXX	—	—	X†

CL，对侧运动；IL，同侧运动

使得下颌运动的潜在能力评分（分为三个等级）：X＝最小，XX＝中等，XXX＝最大

短横线表明没有有效的肌肉运动

* 稳定或调整关节盘的位置

† 仅仅直接作用于颏舌骨肌、下颌舌骨肌和二腹肌（前腹）

开、闭颌运动的肌肉控制

开颌运动

如图 11-22A 所示，当准备张口咬葡萄时，翼外肌下头是主要的作用肌肉，其次是舌骨上肌。翼外肌下头主要作用为牵拉髁突向前并有开口作用。翼外肌和舌骨上肌群的收缩组成力偶。力偶的作用使得下颌骨绕着长轴旋转，如图中髁突颈部的绿色圆圈所示。虽然在开口末期，下颌旋转减少，但下颌旋转促进了大张口运动。虽然重力有助于开口，但要达到大张口，需要大量的肌肉活动。有趣的是与我们的预期不一致，数学模型显示，与无阻力闭口相比，在大张口时，颞下颌关节会承受更大的载荷。在完全开口时，与无阻力闭口相比，下颌骨髁突的运动使其与颞下颌关节结节更紧密接触。正如预期那样，与完全张口相比，由于有阻力的闭口运动（如咀嚼）需要更大的肌肉咬合力，会使得颞下颌关节产生更大的负荷和关节盘的压缩。

如前所述，在张口末期，髁状突－关节盘复合体一起向前滑动。由于翼外肌下头的牵拉作用，髁突的运动和关节内压力增高，使得关节盘被拉伸和向前移位。虽然翼外肌上头肌纤维直接附着于关节盘，但有不少文献表明，它不参与开口运动。

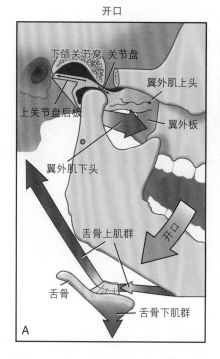

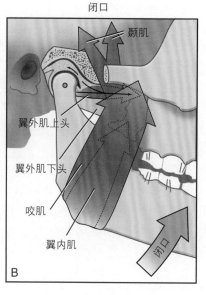

图 11-22　图示开口（A）和闭口（B）时肌肉和关节的相互作用。不同深浅的红色箭头反映了肌肉收缩程度。B 图显示翼外肌上头离心收缩时力的作用方向。在图 A、B 中旋转轴的大致位置以绿色圆圈显示

闭颌运动

有阻力的闭口运动主要是通过咬肌、翼内肌和颞肌的收缩来完成的（图 11-22B）。这些肌肉在闭口运动中都有非常有利的力臂（杠杆）。颞肌倾斜的后纤维向后延伸附着于下颌骨。这些咀嚼肌的收缩使下颌骨向后上运动，并在闭口末期使得髁突重新回到下颌关节窝内。

虽然仍有争议，但翼外肌上头被认为在闭口末期参与闭口运动，翼外肌收缩向前牵拉关节盘和髁突颈部（图 11-22B）。这样的牵拉力有助于稳定和优化盘 - 髁突复合体和关节结节的相对位置。肌肉的收缩活动也有助于平衡由颞肌后纤维产生的强大的向后的牵引力。

颞下颌关节紊乱病

颞下颌关节紊乱（temporomandibular disorder，TMD）是一个广泛而模糊的术语，用于描述许多与颞下颌关节相关的临床疾病。TMD 通常涉及颞下颌关节、肌肉或两者的功能障碍。除了关节运动时的疼痛，TMD 的临床表现还包括异常关节音（弹响）、磨牙区咀嚼无力、张口受限、头痛、耳鸣、咀嚼肌亢进和咀嚼疼痛，颅颌颈部肌肉疼痛（有扳机点），并牵涉头面部皮肤的疼痛。许多因素与 TMD 的发病有关，包括心理因素、压力和情绪异常、不良口腔习惯（如磨牙、咬唇、咬舌习惯）、肌张力不平衡、夜磨牙症、长期低头驼背等不良姿态、颈椎病，或中枢神经系统敏感性增高等。虽然大多 TMD 具有自限性，但有一小部分病例可发展为骨关节炎，最终导致显著的关节退行性变、骨重塑和明显的功能障碍。

TMD 病因学说很多，不论哪一种学说都不能完全解释该疾病诸多症状。其临床特征性的功能障碍可能由于明显的牙合因素或关节负荷过重引起，包括关节盘内部紊乱，或外伤，如摔伤、面部击打损伤，或颈椎过度屈伸损伤。其他诱发因素包括慢性的关节负荷过重和风湿性关节炎。不管怎样，TMD 的确切原因尚未完全清楚。

TMD 的治疗方法有很多，但主要是对症和对病因的治疗。因此，需要一个临床团队进行协作治疗，包括口腔医师、物理治疗师和心理医师。以下框中列出了常见的 TMD 保守治疗方法。

讨论 TMD 不同保守治疗方法的临床疗效不在本章的范围内。简言之，一些临床研究报道，运动疗法、手法治疗、夹板治疗和患者教育可以减轻 TMD 患者的疼痛和改善下颌活动范围。然而，并非所有的研究都与这些发现一致。有关 TMD 治疗有效性的矛盾结果部分源于研究的设计。许多研究没有对混杂变量进行最佳控制，如治疗干预措施的不同或使用疾病严重程度或病理类型大不相同的受试者。

特别关注 11-3

翼外肌上头在调节关节盘位置中的特殊作用

在咀嚼过程中，受到被咀嚼物体所产生阻力的影响，关节盘相对于髁突的相对位置也相应受到改变。当咀嚼较低咬合阻力的物体时，如图 11-22B 所示咬在葡萄上，较薄的关节盘中间带通常位于髁突和关节结节之间的理想位置。然而，在施加较大和不对称咬合力时，关节盘的位置可能需要调整。例如正在咀嚼硬糖时，单侧磨牙咬在糖块上时可以暂时降低同侧颞下颌关节的负荷。在糖块被咬碎之前，糖块作为上下颌之间的间隙可减少关节接触。在此过程中，翼外肌上头产生强烈的向心收缩，使得关节盘向前移动，从而在髁突和关节结节之间向后滑动至关节盘较厚的区域。关节盘较厚的区域增加了关节内运动的一致性，有助于关节稳定，以对抗不均匀的咬合阻力，并使得力量均匀传导至整个下颌骨。

常见的 TMD 保守治疗

运动疗法（治疗性运动）

生物反馈治疗，放松技巧，压力管理

冷敷或热敷

患者宣教（如体位矫正、饮食调整）

手法治疗

超声波，离子导入法，声波导入法，针刺疗法

经皮神经电刺激

行为矫正

药物治疗

关节腔内注射（局部麻醉药或皮质类固醇）

咬合干预治疗（调𬌗或改变颌位）

𬌗板

对于 TMD 手术干预相对较少，通常只有在疼痛严重或关节活动受限，生活质量显著下降时才会进行外科手术。除了关节穿刺外，手术治疗还包括关节镜探查和镜下清除黏连组织；髁突高位切除术，以重新改变髁突和关节盘的相对位置；关节切开术（如关节盘复位术和关节盘摘除术）；颞下颌关节置换术。

总结

本章的第一部分介绍了颞下颌关节的运动机能学。不仅在咀嚼的时候，吞咽、说话、唱歌和其他一些非特异性的、潜意识的活动中，TMJ 每天要进行数千次的运动。由于关节的运动，对关节表面和周围结缔组织产生压力和摩擦力。这些力主要来源于肌肉收缩，大小从很小（如吞咽时）到几百牛顿（如用力咀嚼食物时）不等。肌肉的协同作用，可以完成闭颌运动、下颌侧向运动，和前伸、后退运动——这些动作可以实现压碎和磨细食物。

TMJ 除了产生强大的咬合力和多向作用力，它还可使得下颌骨进行灵活而广泛的运动，从耳语时的几毫米，到准备咬一个大苹果时的张口度 5 cm 的运动。关节独特的结构使得其独特功能得以实现。由于关节松弛地铰接，使得下颌骨髁突可以进行旋转和水平运动，这种"滑动‐铰链"的关节还可使下颌骨进行侧向移动。为了保护关节免受巨大咬合力和重复运动的损伤，骨性关节表面覆盖软骨层，关节腔内有纤维结缔组织组成的关节盘。关节盘的主要功能是引导关节运动，稳定关节，最重要的是减少骨性关节表面的负荷。

在下颌骨的运动过程中，关节盘在髁突和下颌骨窝的骨性关节结节斜面之间的位置不断调整，最大限度地减少咬合产生的接触应力。关节盘的位置受到多种因素的影响，包括来关节囊和关节盘后带产生的被动张力，以及来自髁突、翼外肌上头的主动力。一些患者的关节盘会暂时性或永久性移位，因而使得关节无法免于咬合力负荷的潜在破坏。在更严重的慢性病例中，关节盘内部紊乱可能导致疼痛和下颌运动受限，以及伴有慢性炎症和结缔组织变性。

即使关节盘位置正常，仍有许多颞下颌关节疾病使得患者遭受慢性疼痛。这种情况往往难以诊断和治疗。对于这类疾病的治疗方法差别很大。无论采用何种方法，临床医生都面临着颞下颌关节复杂解剖和运动机能学的挑战。了解 TMJ 解剖和运动原理是搞清 TMD 各种临床表现和治疗的第一步，同时也是保守治疗和外科干预的理论基础。

II   通气

通气是空气通过肺和气道吸入和呼出的机械过程。这种有节奏的过程在休息时每分钟发生 12～20 次，对维持生命至关重要。这一章着重于通气的运动学。

通气使得氧气和二氧化碳在肺泡和血液之间进行交换。这种交换对肌肉纤维内的氧化代谢至关重要。在这个过程中，储存在 ATP 中的化学能转化为移动和稳定身体关节所需的机械能。

根据通气的相对强度可以分为平静和用力通气。在健康人群中，平静呼吸发生在代谢需求较低的久坐活动期间。相比之下，用力呼吸发生在剧烈活动期间，这些活动需要快速和大量的气体交换，例如运动，或者存在一些呼吸系统疾病时。在平静和用力呼吸之间存在着广泛而连续的通气强度范围。

图 11-23 显示了正常成人的肺容量和能力。如图所示，肺总量为 5.5～6 L。肺活量通常约为 4500 ml，是最大吸入量后可呼出的最大呼气量。潮气量是在每个换气周期中进出肺的气量。平静状态下，潮气量约为 0.5 L，约为肺活量的 10%。

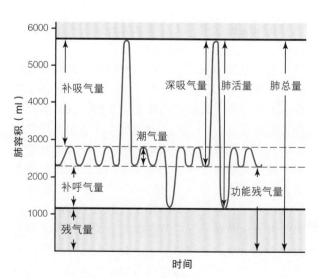

图 11-23   正常成人肺容积及容量（引自 Hall JE: *Guyton and Hall textbook of medical physiology*, ed 13, Philadelphia, 2015, Saunders.）

通气是由主动力和被动力共同驱动的，主动力和被动力改变可扩张胸腔内的容积。胸腔容积的变化引起了波义尔定律所描述的气压变化。这个定律指出，在定量定温的情况下，气体（如空气）的体积和压力成反比。例如，增加活塞腔内的容积，可降低所含空气的压力。由于空气从高压到低压自发流动，腔外相对较高的气压迫使空气进入活塞顶部的开口。换句话说，活塞内产生的负压将空气吸入活塞腔（图 11-24A）。胸腔和活塞的模拟非常有助于理解通气机制。如前所述，人体通气的物理基础是气体体积和压力之间的反向关系。

在吸气过程中，胸腔内的容积是通过与肋骨和胸骨相连的肌肉收缩而增加的（图 11-24B）。随着胸腔的扩张，已经是负压的胸腔内压力进一步降低，形成了肺扩张的吸力。肺的扩张导致肺泡压力低于大气压，最终将空气从大气吸入肺部。

呼气是将空气从肺部呼出到环境中的过程。与前面描述的活塞相似，减小活塞腔内的体积会使压力增加，迫使气体向外运动。人类的呼气过程也类似。减少胸腔容积会增加肺泡压力，从而将空气从肺泡中排出进入大气。

在健康人中，平静呼气基本上是一个被动的过程，不依赖于肌肉的激活。当吸气肌肉收缩后放松时，胸腔内的容积自然会因肺、胸部和伸展吸气肌肉的结缔组织的反弹而减小。用力呼气，如深呼吸或快速呼吸、咳嗽或吹灭蜡烛时所需的呼气，需要由呼气肌肉（如腹部）产生的主动力。

关节学

胸腔

胸腔是一个封闭的系统，起着机械通气的作用。胸腔的内部由筋膜和一些肌肉骨骼组织从外部密封。尽管本章主要从风箱的机械原理来介绍胸腔，但胸腔也保护心肺器官和大血管，是颈椎的结构基础；提供头部、颈部和四肢的肌肉直接或间接的附着部位。

胸腔内关节

在通气过程中，胸廓通过不同程度的胸骨关节运以及其他五组关节改变形状。

胸骨柄胸骨关节

柄状突起在胸骨柄关节处与胸骨体融合（图 11-25）。这种纤维软骨关节被归类为联合关节，类似于耻骨联合的结构。部分椎间盘填充了关节腔，在晚期完全骨化。在骨化前，关节对胸腔扩张的贡献不大。骨化后，可触及的胸骨柄关节部位常被用作辅助心肺听诊和放置心电图电极的体表标志。

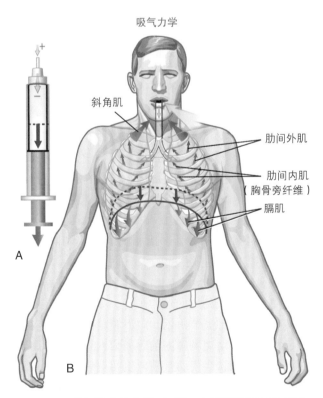

图 11-24　吸气肌肉的力学。A. 用一个膨胀的活塞和空气，用波义耳定律作类比。增加活塞腔内的容积会降低活塞腔内的气压。负压产生吸力，通过活塞顶部的一个孔将外部高压空气吸入活塞。B. 一个健康的成年人展示了参与吸气的主要肌肉（膈肌、斜角肌和肋间肌）的收缩如何增加胸腔容积，进而扩张肺和降低肺泡压力。肺泡负压将空气吸入肺部。一对粗紫色垂直箭头表示横膈膜的下降

吸气力学

斜角肌

肋间外肌

肋间内肌
（胸骨旁纤维）

膈肌

胸腔内关节
- 胸骨柄胸骨关节
- 胸肋关节（包括肋软骨和软骨－胸骨连接）
- 软骨间关节
- 肋椎关节
  - 肋间关节
  - 肋横突关节
- 胸椎关节

胸肋关节

前七根肋骨的软骨两端将胸骨和肋骨连结。广义上，这些关节被称为胸肋关节（图 11-25）。然而，由于肋骨和胸骨之间的中间软骨，每个胸肋关节在结构上分为肋软骨和软骨‑胸骨连接。肋软骨连接代表每根肋骨前端的骨和软骨之间的过渡。没有囊膜或韧带加强这些连接。肋骨的骨膜逐渐转变为软骨的软骨膜。肋软骨连接允许的运动幅度较小。

软骨‑胸骨连接形成于肋骨软骨的中端和胸骨上稍凹的肋骨小平面之间。第一软骨胸骨连接是一个不动关节，提供了一个与胸骨相对固定的连接。然而，第二至第七关节本质上是滑膜，允许轻微的滑动运动。特别是在下部的关节因为没有关节腔，纤维软骨盘有时存在。每个滑膜关节周围都有一个放射状韧带加强的囊状结构。

软骨间关节

第 5~10 肋软骨的相对边界形成小的、滑膜衬里的软骨间关节，由软骨间韧带加强（图 11-25）。第 11 和 12 肋骨与胸骨游离。

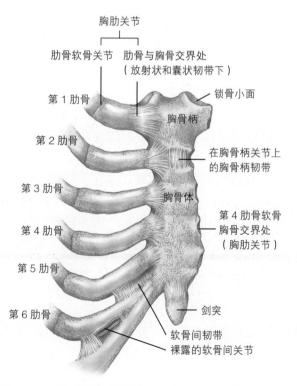

图 11-25 胸壁部分的前视图突出显示了胸骨柄胸骨关节，胸肋关节（具有软骨的肋骨和胸骨交界处）和软骨间关节。左侧的肋骨被去除，露出肋骨小平面

肋椎关节

肋骨的后端通过一对肋椎关节与脊柱相连：肋间关节和肋横突关节。肋间关节将 12 根肋骨的头部与胸椎体的相应侧面连接起来。

肋横突关节是将 1~10 肋骨的关节连接到相应的胸椎的横向过程。肋骨 11 和 12 通常缺少肋横突关节。这些关节的解剖结构和韧带结构在第 9 章中进行了描述和说明（图 9-51）。

胸椎椎间关节

胸部脊柱内的运动主要发生在椎间关节和骨突关节处的区域内。这些关节的结构和功能在第 9 章中进行了描述。

通气期间胸腔容积的变化

垂直变化

在吸气期间，胸腔的垂直直径会增加主要是通过收缩和随后膈顶降低（图 11-24B）。安静期呼气时膈松弛，使膈顶部向上回弹其休息位置。

前后和内侧侧面的变化

肋骨和胸骨的上升和下降会引起胸廓前后径和胸廓内外径的变化。尽管胸腔内的所有关节都参与了这些直径的变化，但在这些运动学中，肋骨和脊椎关节起着主要作用。角度运动发生在脊柱节段的所有三个自由度上，但到目前为止，最大的旋转自由度出现在与肋骨轴的升降相对应的平面上（如下所述）。平均而言，当相应的肋骨完全升高和降低时，一对肋椎关节周围发生大约 15° 的旋转。

在吸气过程中，肋轴沿垂直于旋转轴的路径上升，通常与相关的横向过程平行。如图 11-26 所示旋转轴位于肋椎关节附近。向下倾斜的肋骨轴向上和向外旋转，增加胸廓内前后径和内外侧径。肋骨后端轻微的旋转会使肋骨轴产生相对较大的位移。这种机制有点类似于桶柄的旋转。在用力吸气时，肋骨的运动与整个胸椎的轻微伸展相结合。

特定肋骨的特定运动路径部分取决于其独特的形状，还取决于旋转轴的空间方向和相关的横突。 在上面的六个肋骨中，轴从额面水平移动 25°~35°；在下面的六个肋骨中，轴从额面水平偏移 35°~45°（图 11-26A 用于说明解剖标本显示了距额头表面大约 35° 的水平位移）。这种微小的角度差异会导致上部肋骨在向前方向升高更多，从而促进胸骨的向前和向上运动。

升高的肋骨和胸骨在与胸部关节相连的软骨内产生轻微的弯曲和扭转运动。如图 11-26B 所示，在胸肋关节内的扭曲软骨中产生的扭力存储了一部分能量，用以提升肋骨。在呼出的时候，由于胸腔会恢复到相对收缩的状态，从而重新获得部分能量。

呼气时，吸气肌肉放松，使肋骨和胸骨恢复到吸气前位置。肋骨的下移加上胸骨的下、后运动，使胸腔的前后径和内外径减小。在用力呼气期间，肋骨的运动伴随着整个胸椎的轻微弯曲。

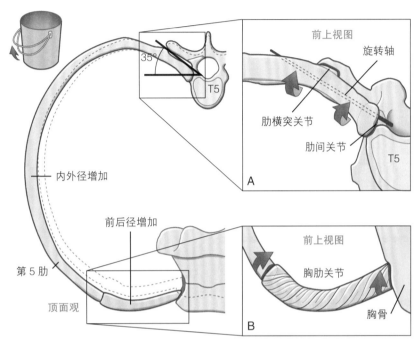

图 11-26 第 5 肋的俯视图显示在吸气的肋骨上升的"桶柄"机制。肋骨的虚线轮廓表明了它在吸气之前的位置。肋骨的抬高增加了胸廓的前后径（AP）和内外径（ML）。肋骨通过脊柱肋间关节（肋横突关节和肋间关节）与脊柱相连（A），通过胸肋关节与胸骨相连（B）。在抬高过程中，肋骨的头部和颈部围绕在肋椎关节附近的旋转轴旋转，与相关横突平行。向上的肋骨在与胸肋关节相关的软骨中产生扭转或扭力

 特别关注 11-4

可能阻碍胸腔扩张的因素

吸气时肌肉必须克服胸腔的肺组织和结缔组织的自然弹性反冲。另外吸入气体时还需克服广泛的气道阻力。到达肺泡的气体量取决于肺泡压力的降低，这在一定程度上是由肌肉收缩的净效应和与胸部扩张反向力学特性决定的。

有几个因素会明显阻碍胸腔的扩张。例如，老年人因构成胸腔的关节和结缔组织的僵硬性增加（顺应性降低）有关。然而，随着年龄的增长，肺组织失去了弹性，变得更加顺从（在这种情况下，依从性是衡量给定的跨肺压力下降所产生的肺的可扩展性）。呼吸系统（胸腔和肺）的净顺应性随年龄增长而下降。因此，需要压力更大程度的降低来激发吸入一定体积的空气。实际上，肌肉在吸气时必须更加用力。这部分解释了为什么老年人的潮气量轻微下降和呼吸频率轻微增加。

疾病、术后黏连、肥胖或异常的肌肉骨骼分布也会阻碍胸部扩张。例如，类风湿关节炎可以增加胸肋关节软骨的硬度，从而使得胸内容积扩张时阻力增大。身体的严重脊柱侧凸或脊柱后凸相关的异常姿势可限制扩张并干扰通气的机制。即使对健康人来说，三个主要平面中任何一个平面内坐姿的极端变化都会对通气运动产生重大影响。

通气时的肌肉活动

通气的运动学是复杂的，涉及大量的肌肉相互作用，遍布整个中轴骨骼。这个强大的系统需要精确地控制不同强度的通气，包括相关的活动，如说话、唱歌、大笑、打哈欠或在游泳时屏住呼吸。此外，换气的肌肉经常同时与躯干和颅颈区域的姿势、运动和稳定性，以及间接与上肢和下肢的控制有关。因此，参与通气的肌肉力量和耐力的降低会对许多功能活动产生负面影响。幸运的是，这些肌肉可以像其他骨骼肌一样得到加强。研究表明，在大多数情况下，膈是吸气的主要肌群，当受到适当的阻力练习的挑战时，膈会增厚并变得更强壮。这已在各种年龄范围内得到证明，包括 60~80 岁的人。

关于参与通气肌肉的特殊功能还有许多需要了解。下面的框中列出了一些研究这个主题的方法。

用于确定通气肌肉功能的常用测量方法

- 肌肉形态（如质量），横截面积，相对于肋骨的力线
- 胸腔通气时的运动学
- 肌纤维类型
- 标准肺功能测量（如用力肺活量、每次用力呼气容积等）
- 通气压力，包括每单位标准化肌力的胸膜压力的变化
- 来自人和动物的肌电图（表面和细线电极记录）
- 透视，超声波和磁共振成像
- 神经刺激效应

此外，脊髓损伤后肌肉麻痹的临床观察对理解通气肌肉的正常功能有极大的帮助。

正如我们将要描述的，任何连接到胸腔的肌肉都有可能改变胸腔内容积，从而辅助通气。更具体地说，增加胸内容积的肌肉是吸气肌；减少胸内容积的肌肉是呼气肌。通气肌的详细解剖和神经支配可在附录Ⅲ的 C 部分中找到，特别是与通气有关的肌肉部分。

平静吸气相关的肌肉

参与平静吸气的肌肉包括膈、斜角肌和肋间肌（图 11-24）。这些肌肉即使在休息时也很活跃，随着工作强度的增加，它们的活跃度也会增加。表 11-4 总结了主要吸气肌的运动和神经支配方式。

膈

横膈是一个圆顶状的薄的肌腱层组织，将胸腔和腹腔分隔开来。上表面凸面为胸腔底，下表面凹面为腹腔顶（图 11-27）。

根据骨骼附着点的解剖结构，横膈膜有三个部分：肋部起源于下六根肋骨的上边缘；胸骨相对较小且易变的部分起源于剑突的后面；而较厚的膈脚部是通过两个不同的腱附着点附着在上三节腰椎上，这两个腱附着点被称为右膈脚和左膈脚。隔膜的脚部分包含最长和最垂直方向的纤维。其中一些纤维与脊柱前纵韧带接合。此外，尸体解剖显示，一些膈角纤维与腰大肌近端附着点接合。

膈的三组附着点会聚在一起，在膈的上穹窿形成一个中心腱。横膈膜的每一半通过膈神经接受神

表 11-4　参与吸气过程的主要肌肉

肌　肉	肌肉活动	神经支配	插图位置
膈	第一：吸气时收缩的膈顶部降低并变平。这个活动增加了胸腔的垂直直径 第二：横膈膜的下降受到腹部的阻力，这反过来又稳定了膈顶的位置。膈进一步收缩可抬高下部肋骨	膈神经（$C^3 \sim C^5$）	第 11 章（图 11-27）
斜角肌	前斜角肌、中斜角肌和后斜角肌通过抬高肋骨和胸骨来增加胸腔内容积	脊神经根腹侧支（$C^3 \sim C^7$）	第 10 章
肋间肌	肋间内肌和肋间外肌的胸骨旁纤维通过抬高肋骨来增加胸内容积。吸气时，肋间肌稳定肋间间隙，防止胸壁向内塌陷	肋间神经（$T^2 \sim T^{12}$）	第 11 章（图 11-28）

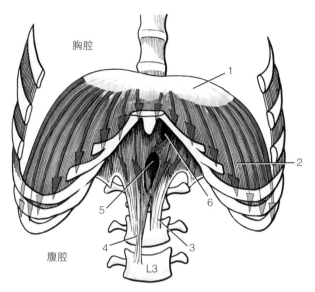

图 11-27　吸气起始阶段膈肌的运动。1. 中心腱；2. 肌肉纤维（肋部）；3. 左膈脚；4. 右膈脚；5. 主动脉开口；6. 食道开口（修改自 Kapandji IA: *The physiology of joints*, vol 3, New York, 1974, Churchill Livingstone.）

经支配，神经根起源于脊神经根 $C^3 \sim C^5$，但主要是 C^4。

　　由于肝在腹部的位置，膈顶的右侧略高于左侧。在安静的吸气时，隔顶下降约 1.5 cm。在用力吸气期间，膈变得平坦，可下降到 6～10 cm。在最大吸气量时，右侧膈下降到身体的 T11 水平；左侧下降到身体的 T12 水平。

　　横膈是参与吸气最重要的肌肉，担任通气过程中中 60%～80% 的工作。吸气时肌肉的作用主要是由于它能通过三种直径：垂直、内外和前后径，从而增加胸腔内容积。因此，在一定的肌肉收缩水平下，胸腔内压会有相对较大幅度的下降。

　　膈是吸气时神经系统最先激活的肌肉。随着下肋稳定，隔膜的初始收缩导致膈顶的下降和变得平坦（图 11-27）。这种活塞下降的活动大大增加了胸腔的垂直直径。这个运动是横膈膜增加胸内容积的主要方法。体积的增加需要克服来自腹部的阻力。横膈膜下降进入腹腔受到腹腔内压力增加的阻力，这些阻力来自于经压缩的腹部内容物以及被动拉伸的腹肌，比如腹横肌。在某些情况下，这种腹部阻力稳定了膈顶的位置，允许继续收缩抬高下六根肋骨。在图 11-27 中，可以通过反转箭头的方向来观察抬高。如前所述，肋骨的抬高使胸腔的前后径和内外径扩张。

　　人们早已认识到膈在通气中发挥主要作用。但是，最近的研究表明该肌肉还可以辅助躯干维持姿势稳定。发挥这种稳定功能的基础是膈与轴向骨骼的广泛附着，以及其在强烈激活腹部和骨盆底肌肉时增加腹内压的能力（在第 10 章中进行了综述）。此外，膈关键纤维的激活可能会给腰椎的中上部分提供一些机械支撑。至少从理论上讲，无力或功能异常的膈可能与腰背痛有关。

斜角肌

　　斜角肌的前、中和后肌附着在颈椎和上两根肋骨之间（参见第 10 章）。如果假定颈椎稳定，该肌肉双侧收缩则可通过抬高上部肋骨和附着的胸骨，从而增加胸腔容积。在每个吸气周期中，斜角肌都会伴随着膈激活。

肋间肌

解剖

　　肋间肌是占据肋间空间的三层薄肌。特定肋间隙内的每层肋间肌均由相邻的肋间神经支配（图 11-28）。

　　肋间外肌是最表面的，在深度和纤维方向上类似于躯干的腹外斜肌（参见第 10 章）。每侧有 11 块，每块肋间外肌起始于肋骨的下缘，止于下一肋骨的

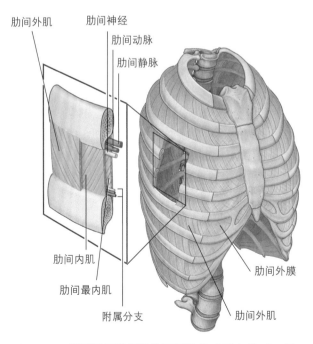

图 11-28　插图显示肋间肌的三层结构（引自 Drake RL, Vogl W, Mitchell AWM: *Gray's anatomy for students*, ed 3, St Louis, 2015, Churchill Livingstone.）

上缘（图 11-28）。肌肉纤维向下向内斜行在肋骨之间。肋间外骨在侧面最发达，在前面胸肋关节区域内，肋间外肌被薄的肋间外膜代替。

肋间内肌位于肋间外肌深面，在深度和纤维方向上类似于躯干的腹内斜肌。每侧也有 11 块，每块肌肉占据 1 个肋间隙，类似于肋间外肌。但是，主要区别在于肋间内肌的纤维走行垂直于肋间外肌（图 11-28）。肋间内肌在前部胸肋关节区域最发达；在后部，肌肉被肋间内膜替代。

主要由于功能上的差异，最近的研究文献通常将肋间内肌分为两组不同的肌束：肋间内肌胸骨旁肌束，占据胸肋关节区域；以及肋间内肌骨间肌束，占据更多的外侧和后外侧肋间空间。此术语将在后续的讨论中使用。

最后，肋间最内肌是最深、最不发达的肋间肌。这些肌肉通常被称为"最内侧肋间肌"，平行地走行于肋间内肌深面（图 11-28）。位于肋骨角附近的肋间最内肌的肌束（通常称为肋下肌）可穿越一个或两个肋间隙。肋间最内肌在下胸部最发达。这些深层且相对难以触及的肌肉的作用尚未得到广泛研究。但是，很容易推测它们的作用类似于相邻的肋间内肌。

肋间外肌及肋间内肌的功能

肋间外肌和肌间内肌通常被非正式地分别称为"外部肋间肌和内部肋间肌"。通气过程中肋间肌的作用尚未完全明确。传统观点是肋间外肌驱动吸气，肋间内肌驱动用力呼气。这些功能在很大程度上取决于穿过肋骨后端的肌肉与旋转轴的对比力线（纤维方向）。从理论上讲，肋间外肌的单独收缩在提高下部肋骨方面，具有比降低上部肋骨更大的优势。相反，肋间内肌的单独收缩则在降低上部肋骨方面比提高下部肋骨具有更大的优势。

尽管提出的相对简单的肋间外肌和肋间内肌的交互作用已通过肌电图和其他研究方法得到了证实，但总体的肌肉运动学似乎更为复杂。德·特罗耶（De Troyer）及同事提出了令人信服的论点，即任何特定的肋间肌的运动不仅会受到其纤维走向和牵拉力线的影响，而且可能还会受到与肌肉所处的特定区域相关因素的影响，这一点可能更为重要。这些特定区域的因素包括局部肌肉的力量和扭矩产生能力（分别基于横截面积和力臂长度）、肋骨曲率、其他肌肉为维持稳定所产生的影响，以及（最重要的）不同强度的神经驱动。

尽管肋间肌具体的运动方式多样，并且还没有被完全掌握，但是在动物和人类研究中，还是达成了一些共识：

- 肋间外肌是负责吸气运动的主要肌肉。它主要在胸部的背侧和上侧（近颅侧）区域发挥作用，其作用向腹侧、尾侧逐渐减小。
- 肋骨内肌的胸骨旁肌束也是负责吸气运动的主要肌肉。然而，它的作用从头侧向尾侧逐渐减低。
- 肋骨内肌的骨间肌束是负责用力呼气的主要肌肉。它的作用在整个胸部持续。

除了参与呼吸运动外，肋间肌（肋间内肌和肋间外肌）在躯干轴向旋转中也发挥重要的作用。就像"腹斜肌"一样（参见第 10 章），肋间外肌在躯干向对侧旋转过程中最活跃，而肋间内肌则在躯干向同侧旋转过程中最活跃。但这些肌肉对躯干轴向旋转的整体生物力学的贡献尚不确定。

除了在吸气过程中扩大胸腔容积外，肋间外肌和肋间内肌的胸骨旁肌束的收缩也为胸廓提供支撑。尽管这个作用经常被忽略，但这种稳定性是肺部通气功能的重要一环。在斜角肌的帮助下，上述肌肉对肋骨的支撑作用防止了胸廓因膈收缩引起胸腔内压力降低而发生部分内陷的可能性。

在吸气过程中，当肋间肌肉收缩以使胸廓扩张时，位于咽部区域的肌肉也会轻微收缩以扩张上呼吸道。扩张上呼吸道的主要肌肉之一是舌肌，它是舌头的主要外在肌肉。舌肌在呼吸过程中的神经支配已经得到了广泛研究，主要是因为它可能在阻塞性睡眠呼吸暂停中发挥作用。

用力吸气肌

用力吸气需要额外的肌肉来辅助主要吸气肌。这组额外的肌肉被称为用力吸气肌或辅助吸气肌。表 11-5 列出了用力吸气肌，包括它们可能的作用方式，每条肌肉都有一组可以直接或间接增加胸腔容积的运动方式。表 11-5 中列出的大多数肌肉在本书的其他章节都有详细阐述。上后锯肌和下后锯肌如图 11-29 所示。

用力吸气肌在健康人群中通常发挥增加吸气频率和吸气量的作用。这些肌肉还可以在静止时辅助疲乏无力、功能减弱的一个或多个主要吸气肌（如膈）。

特别关注 11-5

颈脊髓损伤后的"矛盾呼吸"

在健康人中，呼吸运动通常在胸腔和腹部之间有典型的运动模式。在吸气过程中，胸腔由于肋骨上抬而向外扩展。腹部由于腹内脏器受到下降膈的压力向前移位而引起腹部轻微向外隆起。

C4椎骨以下的完全颈脊髓损伤通常不会使膈瘫痪，因为其神经支配主要来自 C^4 脊神经根。然而，肋间肌和腹肌则通常完全瘫痪。在这个水平脊髓损伤的患者通常表现出"矛盾呼吸"模式。这种呼吸方式的病理力学有助于我们理解吸气过程中膈、肋间肌和腹肌之间重要的相互作用。

没有跨肋间隙的肋间肌的支撑作用，膈顶降低会在胸腔内产生负压，从而导致上胸腔收缩，特别是其前后径。术语"矛盾呼吸"描述的就是在吸气过程中胸廓收缩而不是正常扩张。

如上所述，胸部的矛盾收缩会降低患有急性颈脊髓损伤的人的肺活量。在健康成年人中，肺活量约为4500 ml（图11-23）。其中3000 ml归因于膈的收缩和完全下降。C^4 脊髓急性损伤后患者的肺活量可能会低至300 ml。尽管膈还能正常运作，但收缩（而不是正常的扩张）的胸部限制了2700 ml空气的吸入。然而，在脊髓损伤后数周或数月，无张力

的肋间肌通常变得僵硬。增加的肌肉张力可以充当胸壁的支持，这一点可以被如下事实所证明：在 C^4 或以下水平受伤的平均体型的成年人肺活量通常可以恢复到接近3000 ml。

除了在吸气过程中会收缩上胸部外，急性颈脊髓损伤的人在吸气时通常还会表现出明显的腹部前突。无力和瘫痪的腹肌对腹内脏器的向前移位几乎没有抵抗力。没有这种阻力，膈的收缩也失去了其扩张中下胸廓的能力。这些病理力学也可以解释颈脊髓损伤后肺活量的丧失。

建议患有急性颈脊髓损伤并因此而导致四肢瘫痪的人直立坐时要佩戴弹力腹带。在坐位时，膈顶要比仰卧位时低。通过部分模仿神经支配的腹肌的作用，腹带可有效抵抗膈下降。确实有研究表明，在患有急性（1年）和长期（平均10年）的四肢瘫痪患者中，佩戴腹带可改善通气功能。它可以显著增加肺活量、总吸气量、1秒钟内用力呼气量，以及减少功能残气量等。在刚刚脊髓损伤之后，预期的腹部肌肉力量恢复之前这段时间内，尤其适用于使用腹带。但是，诸如舒适性、皮肤刺激性和难以穿戴之类的实际问题可能会限制腹带的长期使用。

表 11-5　用力吸气肌群

肌　肉	作用模式	神经支配	插图位置
上后锯肌	通过提高上部肋骨增加胸内容量	肋间神经（$T^2 \sim T^5$）	第11章（图11-29）
下后锯肌	为膈初始收缩稳定下部肋骨	肋间神经（$T^9 \sim T^{12}$）	第11章（图11-29）
提肋肌（长短）	通过提高肋骨增加胸内容积	相邻胸脊神经根的后支（$C^7 \sim T^{11}$）	第10章
胸锁乳突肌	通过提高胸骨和上部肋骨增加胸内容积	主要来源：副神经（脑神经XI）	第10章
背阔肌	通过提高下部肋骨来增加胸内容积；需要固定手臂	胸背神经（$C^6 \sim C^8$）	第5章
颈胸部髂肋肌（竖脊肌）	通过延伸躯干增加胸内容积	相邻脊神经根的后支	第10章
胸小肌	通过提高上部肋骨增加胸内容积；需要斜方肌和肩胛提肌的协助以稳定肩胛骨	胸内侧神经（$C^8 \sim T^1$）	第5章
胸大肌（胸肋头）	通过提高中部肋骨和胸骨增加胸腔内容积；发挥此作用需要将手臂固定在至少90°的肩关节屈曲或外展位置	胸内侧神经（$C^8 \sim T^1$）	第5章
腰方肌	在早期用力吸气中为膈收缩稳定下部肋骨	脊神经根前支（$T^{12} \sim L^3$）	第10章

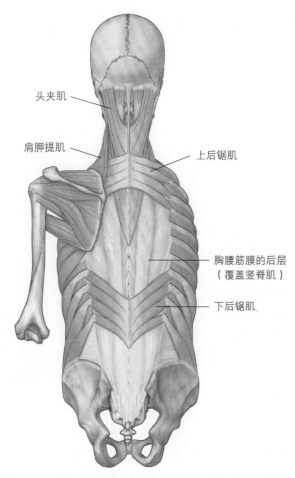

头夹肌

肩胛提肌

上后锯肌

胸腰筋膜的后层
（覆盖竖脊肌）

下后锯肌

图 11-29 显示上后锯肌和下后锯肌。它们位于后躯干肌肉的中间层（参见 Drake RL, Vogl W, Mitchell AWM: *Gray's anatomy for students*, ed 3, St Louis, 2015, Churchill Livingstone.）

图 11-30 用力呼气过程中的肌肉运动。收缩"腹部"肌肉，胸横肌和肋间内肌（骨间肌束）会增加胸腔和腹腔内的压力。膈的被动回缩由一对粗的紫色垂直箭头指示

用力呼气肌

平静呼气通常是一个被动过程，主要由胸腔、肺和松弛膈的弹性回缩力驱动。在健康人群中，肺部平静呼气这一被动过程足以呼出大约 500 ml 气体。

在用力呼气过程中，需要肌肉主动收缩以迅速减少胸腔内容积。用力呼气肌包括四块腹肌、胸横肌和肋间内肌的骨间肌束（图 11-30）。表 11-6 总结了用力呼气肌的作用方式。

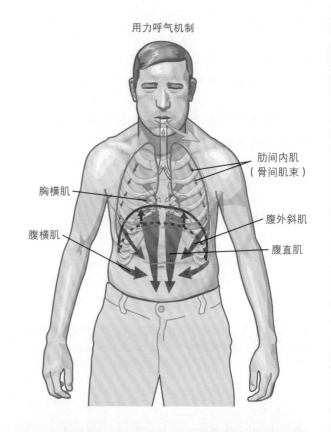

用力呼气机制

肋间内肌
（骨间肌束）

胸横肌

腹外斜肌

腹横肌

腹直肌

肌　肉	作用模式	神经支配	插图位置
腹部肌肉： 腹直肌 腹外斜肌 腹内斜肌 腹横肌	1. 伸直躯干并压低肋骨，以减少胸腔容积 2. 压迫腹壁及其内容物，增加腹腔内压力；结果，松弛的膈被向上推动，从而减少了胸腔内容积	肋间神经（$T^7 \sim L^1$）	第 10 章
胸横肌	通过压低肋骨并将其向内拉（收缩胸腔）来减小胸腔容积	相邻肋间神经	第 11 章（图 11-31）
肋间内肌 （骨间肌束）	肋间内肌的骨间肌束通过压低肋骨来减少胸腔内容积	肋间神经（$T^2 \sim T^{12}$）	第 11 章（图 11-28）

表 11-6　用力呼气肌群

腹部肌肉

"腹部"肌肉包括腹直肌、腹外斜肌、腹内斜肌和腹横肌（请参阅第 10 章）。这些肌肉的收缩对用力呼气有直接和间接影响。通过直接作用，腹部肌肉的收缩使胸腔回缩并压低肋骨和胸骨。这些作用迅速且有力地减少了胸腔容积，例如咳嗽、打喷嚏，或用力呼气至残气量时。间接作用时，腹部肌肉的收缩，尤其是腹横肌收缩，会增加腹腔内压力并压迫腹腔内脏。增大的压力有力地将松弛的膈向上推入胸腔（图 11-30）。以这种方式，腹肌的主动收缩利用了降落伞形状的膈将气体从胸腔排出。如第 10 章所述，增加腹腔压力是 Valsalva 动作的基本组成部分，它也参与许多功能，包括分娩、排便，以及严格的提拉和牵拉。

尽管此处将腹肌描述为用力呼气肌，但其收缩也间接加强了吸气动作。随着膈在最大呼气时被迫向上推移，其在长度 - 张力曲线上将达到最佳点。这为后续膈在下一个吸气周期开始进行有力的收缩做足充分的准备。

胸横肌及肋间内肌

胸横肌（也称为胸骨三角肌）是用力呼气肌。该肌肉位于胸廓内侧，水平和倾斜地覆盖于胸骨下 1/3 和相邻的四或五肋的胸肋关节之间（图 11-

特别关注 11-6

腹肌的重要生理功能

用力呼气主要由腹肌收缩驱动。这些肌肉还参与许多通气相关的功能，包括唱歌、大笑、咳嗽，以及在窒息时对"咽反射"做出适当反应。后两项功能对一个人的健康和安全至关重要。咳嗽或用力"清理喉咙"是清除支气管内分泌物的固有方法，从而减少了肺部感染的风险。腹肌的强力收缩还可以去除滞留在气管中的异物。

腹部肌肉无力或完全瘫痪的人必须学习其他咳嗽方法，或让他人"手动"辅助其咳嗽。例如，一个 T^4 脊髓水平完全损伤的人，由于腹肌（$T^7 \sim L^1$ 的腹支）的神经失去支配，此人可能会腹肌全瘫。腹部肌肉麻痹或非常无力的人必须格外警惕窒息。

31）。在用力呼气期间，它与腹肌和肋间内肌的骨间肌束同步激活。

内部视图

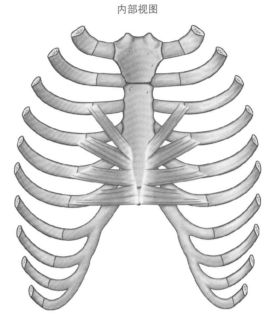

图 11-31　前胸壁的内部视图显示了胸横肌（引自 Drake RL, Vogl W, Mitchell AWM: *Gray's anatomy for students*, ed 3, St Louis, 2015, Churchill Livingstone. ）

总结

呼吸运动必然会产生胸腔内压力梯度，从而导致大量气体进出肺部，同时在肺内进行氧气和二氧化碳的交换。这个气体交换过程维持了细胞的氧化呼吸，为人类活动提供所需能量。本章的第二部分几乎专门讨论了驱动呼吸运动的肌肉和关节的相互作用。

书中介绍了呼吸运动的四个阶段：平静吸气，用力吸气，平静呼气和用力呼气。除平静呼气外的其他每个阶段中，肌肉收缩是改变胸腔弹性容积的主要机制。根据波义耳定律，胸腔内容积的变化与胸腔内压力成反比关系。由于气体自发地从高压区流向低压区，所以增加胸腔内容积的肌肉运动将有助于吸气。相反，减少胸腔内容积的肌肉运动将有助于呼气。

嵌在肌肉、韧带和胸肋关节软骨内的结缔组织牵拉产生的被动张力在呼吸运动，特别是呼气中也起着重要作用。吸气后一旦拉伸，这些结缔组织就会表现出"弹性回缩力"，有助于将气体排出肺部。

病理、外伤、长时间不活动，以及某些人的高龄会严重影响通气功能。举一个例子说明肌肉功能异常所带来的后果。例如，高于 C^4 水平的完全脊髓损伤，可以导致大多数参与呼吸运动的肌肉瘫痪或至少是显著无力，最明显的是膈。如果没有来自膈的足够力量，在吸气过程中扩大胸腔的努力可能只会产生很小的胸腔内压力变化，或者根本不会产生任何变化。结果，吸气时进入肺部气体微乎其微，可能不足以在没有医疗干预的情况下维持生命。通常，这种干预通过呼吸机完成，呼吸机是一种电动设备，它将压缩气体，按照预设的体积、流量、湿度和氧气浓度（通过气管切开术）送入肺部。

另一个肌肉功能异常从而影响通气的例子是在某些脑瘫患者中。尽管这些人可能具有完全的神经支配能力，但肌肉可能会表现出过度僵硬。例如，

腹肌的张力过高可能导致腹腔内压力持续且过度增加，从而在吸气过程中阻止膈下降。如果膈不能克服阻力，那么减少的肺活量可能会限制人在其他活动（包括运动）中的身体耐力，特别是当这些人的步行能力已经因下肢肌肉的僵硬、无力或控制力差而受到影响时，上述作用可能更加明显。

除了肌肉功能异常外，影响胸部的骨骼和其他结缔组织系统的病变也会影响通气机制。 例如中度至重度脊柱侧弯、创伤后胸椎后凸畸形或晚期强直性脊柱炎。所有这些疾病都可以阻止胸廓扩张，从而降低肺活量。通常，这些疾病的后续影响是降低运动耐力并随后难以维持健康的有氧运动水平。在可行的情况下，对这些人的治疗性干预措施必须采用创新性策略，以适当地挑战心肺系统功能，同时重视原发疾病所带来的局限性。

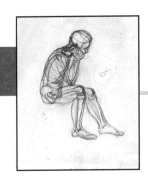

临床拓展

姿势对颞下颌关节潜在应力的影响

　　根据肌肉解剖学，头部和颈部的姿势可能会影响下颌骨的静止姿势。例如，考虑前面第 9 章和第 10 章中描述的慢性前倾姿势。图 11-32 中描绘的人显示了这种姿势的一种类型。观察伸长的（向前的）头部与向前的上胸椎和下颈椎以及延伸的上颅颈区相结合。这种姿势拉伸舌骨下肌肉，如胸骨舌骨和舌骨上的肌肉，可以在舌骨上产生一个向下和向后的拉力。牵引力通过舌骨上的肌肉传递到下颌骨，如二腹肌的前腹。结果，下颌骨被拉向后缩和凹陷的方向。由于肩胛肌附着在肩胛骨上，肩胛区的不良姿势（即过度下压、向下旋转或前伸的肩胛胸廓关节）会对该肌肉产生额外拉伸，从而对下颌骨产生增加的拉力。

　　改变下颌的静止姿势会改变其髁突在颞下颌窝内的位置。理论上，向后移位的髁突会压迫脆弱的椎间盘后组织，造成炎症和肌肉痉挛。翼外肌痉挛可能是下颌从受压的椎间盘后组织中躲避的自然保护机制。然而，肌肉慢性痉挛可能会异常地将椎间盘定位在髁突的前部和中部。这种情况可能会导致人体椎间盘内部紊乱。尽管一些数据表明颅颈姿势异常与颞下颌关节紊乱病（TMJ）有关，但很难找到明确证明这种因果关系的文献支持。

　　在前面的讨论中所支持的一个根本概念是轴向骨骼的一部分运动学改变会影响另一部分。通常这

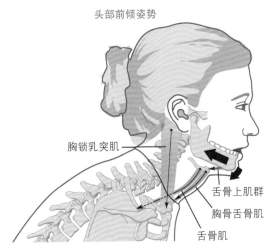

图 11-32　头部前倾姿势显示一种机制，通过这种机制，特定舌骨上和舌骨下肌群被动牵拉改变了下颌骨的静止状态。下颌骨受向下后方向牵拉，改变颞下颌关节内髁突的位置

种运动学上的相互关系是积极的，因为它优化了运动便利和生理效率。然而，不正常的姿势会对这种关系产生负面影响。如前所述，异常的肩胛骨胸廓姿势会影响下颌姿势，并最终增加 TMJ 应力。这一前提加强临床上的观点，即对颞下颌关节紊乱病患者的评估应包括从腰椎到颅颈区对躯干整体姿势的全面分析。

慢性阻塞性肺疾病：改变的肌肉力学

慢性阻塞性肺疾病（COPD）通常包括三个部分：①慢性支气管炎；②肺气肿；③哮喘。症状包括细支气管慢性炎症和狭窄、慢性咳嗽和黏液潴留，及肺泡过度扩张和破坏。COPD 的主要并发症是肺弹性回缩力丧失、细支气管塌陷。结果，在平静或用力呼气末，造成肺内气体陷闭。在进展期病例中，无论实际处于哪个通气阶段，胸腔都处于慢性相对扩张状态。这种并发症称为肺过度充气。因此，患有 COPD 的人的胸部经常出现"桶形"外观，主要是胸部和肋骨在前后径上固定的扩张。

呼气结束时肺中过量的气体会改变吸气肌肉（尤其是膈）的位置和几何形状。在严重的情况下，膈在胸腔中位置相对较低，且膈顶呈扁平状。这种位置和形状的变化会改变肌肉的静息长度和力线。长期以缩短的长度进行做功会降低肌肉的效率，通常以每单位肌肉激活水平的输出功率比率来衡量。此外，膈在胸腔中较低的位置可以将肋骨的力线重新定向到更水平的方向（见图 11-27）。结果，膈失去了其抬高肋骨的部分作用。在足够低的位置，肌肉的力线可能反而能将下部肋骨朝身体中线方向向内拉动，从而抑制了肋骨的横向扩张。这些因素会显著降低吸气过程中膈充盈肺部的效力。

由于膈功能受损以及狭窄的细支气管对气流阻力的增加，患有进展期慢性阻塞性肺病的人在平静吸气时经常会过度使用某些肌肉。诸如斜角肌和其他吸气辅助肌肉（例如胸锁乳突肌和竖脊肌）在吸气阶段呈现过度活跃状态，即使在相对较低的用力情况下也是如此。通常，患有 COPD 的人站立或行走时可能会将身体部分弯曲，并将一只或两只胳膊放在稳定的物体上，例如椅子、杂物推车或助行器的靠背。通过这种办法可以将手臂肌肉的远端附件，例如胸大肌胸肋头和背阔肌，固定在特定的位置上。而上述肌肉在这种固定位置下，则可以通过抬高胸骨和肋骨来发挥辅助吸气的作用。尽管这种方法增加了可用于辅助吸气的肌肉数量，但同时它也增加了站立和行走的负荷，通常会导致疲劳加剧和呼吸困难的恶性循环。

ⓔ 学习中的问题

第一部分　咀嚼运动

1. 解释颞下颌关节内关节盘的中间区域在整个张口晚期保护关节的机制。

2. 比较翼内肌和翼外肌的远端附件。哪些附件与咬肌形成"功能性吊索"？

3. 从理论上解释，过度压低的肩胛骨胸廓关节如何导致 TMJ 关节盘紊乱。

4. 比较咀嚼时对下颌窝穹顶和颞骨关节隆起的不同功能要求。

5. 描述张口时 TMJ 外侧韧带斜纤维的功能作用。

6. 解释颞肌在合口中的作用。

7. 描述咬肌和对侧翼内侧肌在磨牙间产生切（磨）力时的协同关系。

8. 以图 11-22 为指导，描述翼外肌在张口和闭口时的特殊功能。

9. 描述在快速张口时，翼外肌和舌骨上肌的下头是如何协同作用的。

10. 列出组成头盖骨颞窝的骨骼。

第二部分　通气

11. 描述膈在吸气过程中的功能，并解释为什么它是最重要的通气肌肉。

12. 解释为什么胸大肌的胸骨头可以作为用力吸气肌来发挥作用。

13. 长期低平（扁平）的膈是如何不利于通气的？

14. 列出最有可能在通气过程中影响胸廓前后径和内外径的关节。

15. 哪些结构闭合了胸廓的上下两极？

16. 解释腹肌的正常张力是如何参与吸气过程的。

17. 瘫痪患者的肋间肌麻痹是如何造成"矛盾呼吸"的？

18. 描述在用力呼气期间胸腔和腹腔内压力的变化。

19. 解释为何将平静呼气视为"被动"过程。

20. 列出 T4 水平脊髓完全损伤后最有可能完全瘫痪的肌肉。

ⓔ 以上问题的答案可以在 Evolve 网站上找到。

ⓔ 附视频课程目录

• 一名无症状成年男性开合口时颞下颌关节 (TMJ) 的视频解析。

扫描右侧二维码可
获得相关视频

附录 III

马尾神经及中轴骨肌肉附着点、神经支配及特定的肌肉力臂

译者： 王　典　肖博威　**审校者：** 崔　维

A 部分：马尾神经的组成

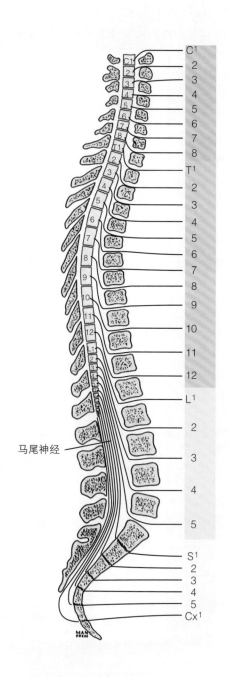

图 III-1　脊髓和脊神经根与脊柱骨性结构的解剖关系。脊髓显示为黄色，脊神经根显示为黑色。脊神经根穿过椎间孔在图右侧显示为多种颜色。成人的脊髓比脊柱短。因此，腰骶神经根在到达相应的椎间孔前须经过相当长的距离。这些穿过腰椎和骶椎椎管的脊神经根被称为马尾神经。注意，脊髓从头颅走行至马尾，终止于 L1~L2 椎间孔（引自 Haymaker W, Woodhall B: Peripheral nerve injuries, ed 2, Philadelphia, 1953, Saunders）

马尾神经

B 部分：躯干胸段皮节区

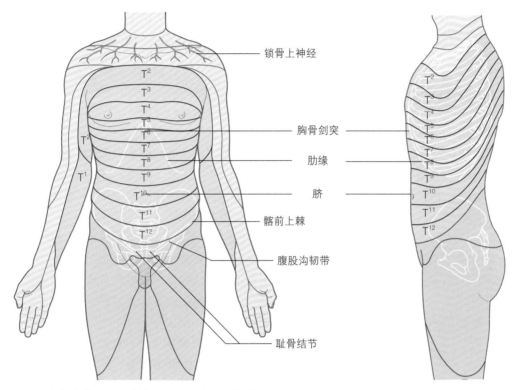

锁骨上神经

胸骨剑突

肋缘

脐

髂前上棘

腹股沟韧带

耻骨结节

图 Ⅲ-2 躯干胸段皮节区。A. 前视图；B. 侧视图（引自 Drake R, Vogl W, Mitchell A: *Gray's anatomy for students*, ed 3, Philadelphia, 2015, Churchill Livingstone）

C 部分：中轴骨肌肉的附着点和神经支配

躯干肌肉

第 1 节：躯干后部肌肉

躯干后部浅层肌（斜方肌、背阔肌、前锯肌等）肌肉的附着点和神经支配见附录 Ⅱ。

竖脊肌群（髂肋肌、最长肌、棘肌）
腰髂肋肌
起点：共同肌腱*
止点：第 6~12 肋骨角
胸髂肋肌
起点：第 6~12 肋骨角
止点：第 1~6 肋骨角

颈髂肋肌
起点：第 3~7 肋骨角
止点：第 C4~C6 横突结节
背最长肌
起点：共同肌腱
止点：第 3~12 肋骨角，T1~T12 横突
颈最长肌
起点：T1~T4 横突
止点：C2~C6 横突结节
头最长肌
起点：T1~T5 横突，C4~C7 关节突
止点：颞骨乳突后缘
胸棘肌
起点：共同肌腱
止点：多数胸椎棘突
颈棘肌
起点：C7、T1 项韧带及棘突
止点：C2 棘突

---

*宽大的共同肌腱将大部分竖脊肌端和轴与中轴骨基底部相连。肌腱的特殊附着点包括骶骨、下胸椎和整个腰椎区域的棘突和棘上韧带、髂嵴、骶结节和骶髂韧带、臀大肌和多裂肌

头棘肌（与头半棘肌混合）

竖脊肌神经支配：相邻脊神经背支支配（$C^3 \sim L^5$）

横突肌群（多裂肌、旋肌、半棘肌）

多裂肌

起点（腰椎）：腰椎乳突、腰骶韧带、竖脊肌共同韧带深部、骶骨后表面、骨盆髂后上棘、腰骶隆起关节囊

起点（胸椎）：T1~T12 横突

起点（颈椎）：C3~C7 关节突

止点：上数 2~4 个椎间关节处

神经支配：相邻脊神经背支支配（$C^4 \sim S^3$）

旋肌（长头和短头）

起点：脊柱全段横突

止点：上一或两节段棘突基部及邻近椎板

注意：长头跨越两个节段，趋于水平走行的为短头，常穿越一个节段

神经支配：相邻脊神经背支支配（$C^4 \sim L^4$）

胸半棘肌

起点：T6~T10 横突

止点：C6~T4 棘突

头半棘肌

起点：T1~T6 横突

止点：C2~C5 棘突，以 C2 为主

颈半棘肌

起点：C7~T7 横突

止点：C4~C6 关节突及枕骨上下项线之间

神经支配：相邻脊神经背支支配（$C^1 \sim T^6$）

短节段肌群（棘间肌和横突间肌）

棘突间肌

这些成对的肌肉有规律地附着在颈椎（C1 和 C2 除外）和腰椎的相邻棘突之间。在胸段，棘间肌只存在于胸椎最上部和最下部。神经支配：相邻脊神经背支支配（$C^3 \sim L^5$）

横突间肌

这些成对的肌肉连接在所有颈椎、下胸椎和腰椎的相邻横突之间。因为走行受到横突位置的影响，在颈椎区域，横突间肌又分为小的前后肌。在腰椎区域，横突间肌又分为小的外侧肌和内侧肌，表明它们在横突之间的相对位置。

神经支配：前、后、外侧横突间肌受邻近脊神经腹支支配（$C^3 \sim L^5$）；内侧横突间肌受邻近脊神经

根背支支配（$L^1 \sim L^5$）

第 2 节：躯干前 - 侧部肌肉：腹部肌肉

腹外斜肌

起点：第 4~12 肋外侧

止点：髂嵴外侧、白线和对侧直肌鞘的前半部分

神经支配：肋间神经（$T^8 \sim T^{12}$）、髂腹下神经（L^1）和髂腹股沟神经（L^1）

腹内斜肌

起点：髂嵴、腹股沟韧带和胸腰椎筋膜前内 2/3

止点：第 9~12 肋，白线，对侧腹直肌鞘

神经支配：肋间神经（$T^8 \sim T^{12}$）、髂腹下神经（L^1）和髂腹股沟神经（L^1）

腹直肌

起点：剑突和第 5~7 肋软骨

止点：耻骨嵴和支持耻骨联合的邻近韧带

神经支配：肋间神经（$T^7 \sim T^{12}$）

腹横肌

起点：髂嵴内侧前 2/3，胸腰椎筋膜，第 6~12 肋软骨内面，腹股沟韧带

止点：白线与对侧直肌鞘

神经支配：肋间神经（$T^7 \sim T^{12}$）、髂腹下神经（L^1）和髂腹股沟神经（L^1）

颅底 - 颈椎区域肌肉

第 1 节：颅底 - 颈椎区域前 - 外侧肌肉

头长肌

起点：C3~C6 横突前结节

止点：枕骨基底部，紧靠头直肌前附着点的前面

神经支配：脊神经根腹支（$C^1 \sim C^3$）

颈长肌

上斜支

起点：C3~C5 横突前结节

止点：C1 前弓结节

垂直支

起点：C5~T3 椎体前面

止点：C2~C4 椎体前面

下斜支

起点：T1~T3 椎体前面

止点：C5~C6 横突前结节

神经支配：邻近脊神经根腹支（$C^2 \sim C^8$）

头前直肌

起点：C1 横突前面

止点：枕骨基底部，下表面紧靠枕骨髁

神经支配：邻近脊神经根腹支（$C^1 \sim C^2$）

头外侧直肌

起点：C1 横突上面

止点：枕骨下表面紧靠枕骨髁

神经支配：邻近脊神经根腹支（$C^1 \sim C^2$）

斜角肌

前斜角肌

起点：C3~C6 横突前结节

止点：第一肋骨前外侧内缘（斜角结节）

中斜角肌

起点：C2~C7 横突后结节

止点：第一肋骨上缘，前斜角肌附着点后

后斜角肌

起点：C5~C7 横突后结节

止点：第二肋骨外侧面

神经支配：邻近脊神经根腹支（$C^3 \sim C^7$）

胸锁乳突肌

起点：胸骨头，胸骨柄上部的前表面；锁骨头；锁
　　骨内侧 1/3 的后上表面

止点：颞骨乳突外侧面与枕上项线外侧半

神经支配：脊髓副神经（颅神经Ⅺ）；第二个神经
　　支配来源是通过中上颈丛神经根腹支，它可能携
　　带感觉（本体感觉）信息

第 2 节：颅底 - 颈椎区域后部肌肉

头夹肌

起点：C7~T4 的项韧带下半及棘突

止点：颞骨乳突和枕骨上项线外侧 1/3

神经支配：脊神经根背支（$C^2 \sim C^8$）

颈夹肌

起点：T3~T6 棘突

止点：C1~C3 横突后结节

神经支配：脊神经根背支（$C^2 \sim C^8$）

枕下肌

头下斜肌

起点：C2 棘突顶点

止点：C1 横突下缘

头上斜肌

起点：C1 横突上缘

止点：枕骨上下项线外侧端之间

头后大直肌

起点：C2 棘突

止点：下项线外侧端的正前方和正内侧

头后直肌

起点：C1 后弓结节

止点：紧靠下项线内侧端，枕骨大孔后方

神经支配：枕下神经（C^1）

腰方肌

起点：髂腰韧带和髂骨嵴

止点：第 12 肋和 L1~L4 横突尖端

神经支配：脊神经根腹支（$T^{12} \sim L^3$）

主要咀嚼肌

咬肌：浅头及深头

起点：颧骨外侧下表面和颧弓下表面

止点：下颌骨的外表面，在下颌角和冠状突正下方
　　之间

神经支配：下颌神经的分支，脑神经Ⅴ的一个分支

颞肌

起点：颞窝和颞筋膜深面

止点：下颌骨冠突的顶面和内面及下颌支的整个前
　　缘

神经支配：下颌神经的分支，脑神经Ⅴ的一个分支

翼内肌：浅层及深层

起点：翼外板的内表面；后外侧上颌骨上的小区域，
　　第三磨牙的牙槽上方

止点：下颌角与下颌孔之间的内表面

神经支配：下颌神经的分支，脑神经Ⅴ的一个分支

翼外肌（上头）

起点：蝶骨翼外侧

止点：颞下颌关节囊内侧壁、关节盘内侧和下颌骨
　　翼窝

翼外肌（下头）

起点：翼外板外侧及上颌骨毗邻区

止点：翼窝与下颌颈

神经支配：下颌神经的分支，脑神经Ⅴ的一个分支

舌骨上肌

二腹肌：后腹

起点：颞骨乳突切迹

止点：附着在舌骨外侧的筋膜

神经支配：面神经（脑神经Ⅶ）

二腹肌：前腹

起点：附着在舌骨外侧的筋膜

止点：下颌骨中线附近的基底部（二腹窝）

神经支配：下颌舌骨肌神经（下颌神经的分支）

颏舌骨肌

起点：下颌骨内表面前部中线的小区域（颏联合）

止点：舌骨体

神经支配：C^1 经舌下神经（脑神经XII）

下颌舌骨肌

起点：下颌骨的内表面，两侧在下颌舌骨线上

止点：舌骨体

神经支配：下颌神经的分支（脑神经V的一个分支）

茎突舌骨肌

起点：颞骨茎突基部

止点：舌骨角前缘

神经支配：面神经（脑神经VII）

舌骨下肌

肩胛舌骨肌

起点：肩胛骨上缘近肩胛切迹

止点：舌骨体

神经支配：脊神经根腹支（$C^1 \sim C^3$）

胸骨舌骨肌

起点：锁骨内端后表面、胸骨柄后上部分和胸锁韧带后表面

止点：舌骨体

神经支配：脊神经根腹支（$C^1 \sim C^3$）

胸骨甲状肌

起点：胸骨柄后部和第一肋软骨

止点：甲状软骨

神经支配：脊神经根腹支（$C^1 \sim C^3$）

甲状舌骨肌肉

起点：甲状舌骨

止点：甲状软骨与舌骨角连接处

神经支配：脊神经根腹支（C^1）（脑神经XII）

与呼吸相关主要肌肉

膈

起点：

肋部：第 6 ~ 12 肋软骨邻近肋骨区内表面；一些纤维与腹横肌融合

胸骨部：剑突后侧

腰部：两个腱膜弓覆盖腰方肌和腰大肌的外表面；左右脚，起源于 L1~L3 椎体及其椎间盘

止点：靠近肌肉穹隆中心的中央肌腱

神经支配：膈神经（$C^3 \sim C^5$）

肋间外肌

起止点：每侧 11 块；每一块肌肉从上位肋骨的下缘发出，止于下位肋骨的上缘。肋间外肌是肋间肌中最浅层的肌肉，侧面肌肉最发达

肋间内肌

起止点：每侧 11 块；每一块肌肉从上位肋骨的下缘发出，止于下位肋骨的上缘。肌纤维在一个平面上走行，至肋间外肌深面。肋间内肌纤维呈下偏侧分布，几乎垂直于肋骨面，肋间内肌在胸骨旁最发达

肋间最内肌

起止点：每一块都是从上位肋骨的下缘发出，止于下位第二或第三肋骨的上缘。肌纤维平行并深入到肋间内侧。肋间最内肌位于肋骨角附近，可穿过两个肋间空间。肋间最内肌在胸腔下部最发达

神经支配：肋间神经（$T^2 \sim T^{12}$）

肋提肌（长肌和短肌）

起点：C7~T11 横突末端

止点：肋骨的外侧面，在肋骨结节和肋骨角之间。肌肉可以止于下一个肋骨（肋提短肌），或者，胸腔下段，止于下两个肋骨（肋提长肌）

神经支配：脊神经根背支（$C^7 \sim T^{11}$）

下后锯肌

起点：第 9~12 肋后表面

止点：T11~L3 棘突及棘上韧带

神经支配：肋间神经（$T^9 \sim T^{12}$）

上后锯肌

起点：C6~T3 的棘突，包括棘上韧带和项韧带

止点：第 2~5 肋后表面

神经支配：肋间神经（$T^2 \sim T^5$）

胸横肌

起点：胸骨体下 1/3 的内表面和剑突的相邻表面

止点：第二（或第三）至第六胸肋关节的内表面肋骨

神经支配：邻近肋间神经

D 部分：颅底 – 颈椎区域特定肌肉的力臂数据

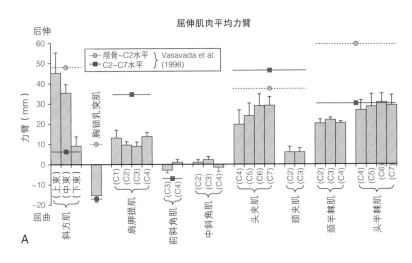

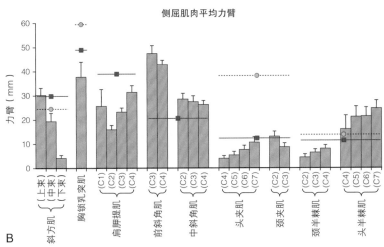

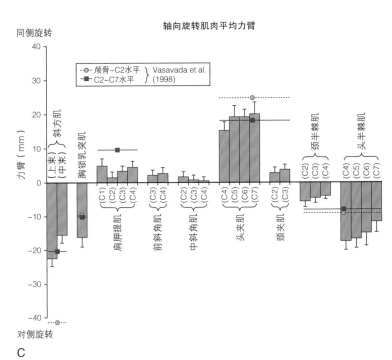

图 III-3 颅底 - 颈椎区域特定肌肉的平均力臂（mm），用于 A. 屈曲和后伸；B. 侧屈；和 C. 轴向旋转。柱状图数据（Ackland 等，2011 年）基于对五具成人尸体标本的分析。附在肌肉名称旁边的标签代表正在阐述的肌肉组的分区；例如，前斜角肌（C4）代表该肌肉与 C4 相连。图中还显示了 Vasavada 等（1998 年）的力矩臂数据。这些额外的数据显示了肌肉（或部分肌肉）连接颅底至 C2 水平（棕色圆圈）和 C2~C7 水平（红色方块）的力矩。与正方形或圆形相关的水平线内的是被纳入的肌肉（Ackland DC, Merritt JS, Pandy MG: Moment arms of the human neck muscles in fl exion, bending and rotation, *J Biomech* 44[3]: 475–486, 2011）（附加数据来自：Vasavada AN, Li S, Delp SL: Infl uence of muscle mor-phometry and moment arms on the moment-generating capacity of human neck muscles, *Spine* 23: 412–422, 1998.）

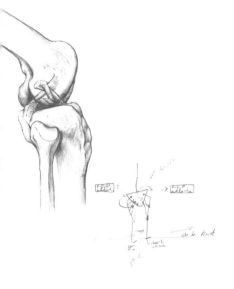

第四部分

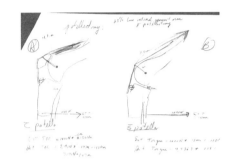

下 肢

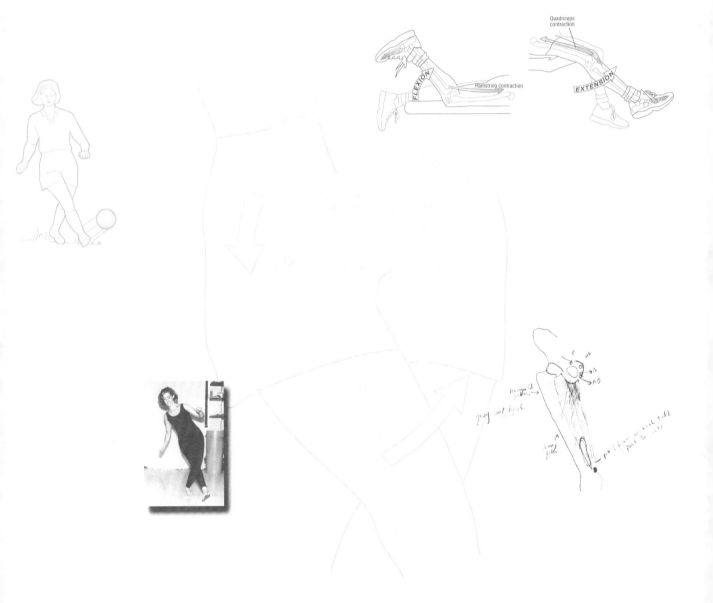

下 肢

视频

第四部分共分为五章。第 12~14 章介绍了下肢从骨盆到脚趾的关节运动学。第 15 章和第 16 章介绍了步行和跑步的运动学，即下肢运动学的最终功能表现。第 12~14 章从两个角度（即下肢远端固定时和不固定时）阐述了下肢肌肉和关节的功能。对这两类动作的理解，可以极大地提高欣赏人体运动美感和复杂性的能力，并有助于诊断、治疗和预防肌肉骨骼系统相关损伤。

第 12 章

网络教学材料

第 12~16 章提供了很多电子图和电子表格，旨在加强对第四部分的理解。这些材料包括尸体解剖和演示、编者和其他讲师的教学演讲、特殊的教学模型、展示步行和跑步运动学和动力学的动态骨骼模型、健康人在跑步机上行走和跑步时的 EMG 激活肌肉影像等等。

部分与正文特别相关的内容和电子图会在文中标记ⓔ索引。此外，每章末尾还提供了未在正文索引的附加网络教学材料列表。

如何浏览？标有ⓔ的内容和电子图可登陆 http：//evolve.elsevier.com/Neumann 获取。您也可以使用手机或平板电脑扫描每章右侧或末尾的二维码来获取所有网络教学材料。

第 13 章

第 14 章

临床拓展

每章末尾提供了附加的临床拓展案例，旨在强调或扩展与本章运动学相关的临床概念。

第 15 章

学习中的问题

每章末尾还提供了习题，旨在鼓励读者复习、强化本章的主要概念。练习题是学生准备考试的有效方法。参考答案可在 Evolve 网站获取ⓔ。

第 16 章

第 12 章

髋关节

原著者：Donald A. Neumann, PT, PhD, FAPTA

译者：高冠英 吴睿麒 董寒梅 **审校者**：徐 雁

髋关节由股骨头和骨盆髋臼组成（图 12-1）。由于该关节处于身体的中心部位，思考下述问题顺理成章：髋关节究竟扮演了什么样的角色，是下肢的"基础关节"，还是承载其上叠加的骨盆、躯干的"基底关节"？随着本章内容的展开，答案愈加清晰——髋关节的作用涵盖了上述两个方面。因此，髋关节在身体大幅度运动中起着主要作用，髋部的病理改变或创伤常常导致广泛的功能受限，包括行走、穿衣、开车、负重和爬楼梯的困难。

髋关节有许多解剖学特征，来帮助身体在站立、行走和跑步时保持稳定。股骨头稳定在一个深窝内，并由大量的结缔组织（即关节囊韧带和髋臼盂唇）包绕密封。髋周大而有力的肌群既可以提供向前、向上加速运动所需的力矩，又可以帮助躯体可控地减速。若这些肌肉过于薄弱，则整个躯体的运动性、稳定性都会受到深刻影响。

髋关节的疾病、损伤常见于婴幼儿和老年人。在婴幼儿中，发育不正常的髋关节易于脱位。在老年人中，髋关节易发生退行性病变。另外，骨质疏松严重程度的增加和跌倒风险的升高也使老年人易于发生髋部骨折。近年来，部分归功于髋关节镜技术的进步，越来越多的目光投向许多可能影响青少年和中年人的髋部病变。例如，某些股骨近端或髋臼存在细微的解剖学变异，无论先天性或后天性，这些形态变异都会导致关节在接近极限位置的过程中发生碰撞，长此以往，将引起疼痛，某些人甚至会发生早期的骨关节炎。

本章会对髋关节结构、相关的关节囊和韧带、周围肌肉进行系统阐述，这些信息是髋部肌肉骨骼疾病诊治的基础。

骨学

髋骨

每侧髋骨（innominate，源自拉丁语 Innominatum，意为"难以形容的"）由三块骨头组成：髂骨（ilium）、耻骨（pubis）和坐骨（ischium）（图 12-1 和图 12-2）。左右两髋骨以前方的耻骨联合和后方的骶骨相互连接。上述结构共同构成一完整的骨韧带环，称为骨盆（pelvis，源自拉丁语，意为"盆"或"碗"）。骨盆的重要作用主要体现在三方面：一是提供下肢和躯干众多肌肉的附着点；二是将上身的重力向下传导，坐位时传导至坐骨结节，直立行走时传导至下肢；三是在盆底肌肉和结缔组织的协助下，支撑肠、膀胱、生殖系统等内脏器官。

骨盆的外表面有三个显著特征。髂骨翼（ala）构成髋骨的上部，其下是深杯状的髋臼（acetabulum），髋臼下内侧为闭孔（obturator foramen）——人体内最大的孔状结构，上覆闭孔膜（obturator membrane）（图 12-1）。

直立位时，正常的骨盆角度应使髂前上棘与耻骨结节的连线垂直于地面（图 12-2）。

髂骨

髂骨外表面隐约可见后、前、下三条臀线（posterior, anterior, and inferior gluteal lines）（图 12-2），这些线条有助于确定臀肌的附着位置。

髂骨的骨性标志
外表面
- 臀后线、臀前线、臀下线
- 髂前上棘
- 髂前下棘
- 髂嵴
- 髂后上棘
- 髂后下棘
- 坐骨大切迹
- 坐骨大孔
- 骶结节韧带和骶棘韧带

内表面
- 髂窝
- 耳状面
- 髂粗隆

在髂骨最前方，可轻易触及髂前上棘（anterior-superior iliac spine）（图 12-1 和图 12-2），下方为髂前下棘（anterior-inferior iliac spine）。髂骨上缘称为髂嵴（iliac crest），向后延伸，止于髂后上棘（posterior-superior iliac spine）（图 12-3）。髂后上棘被覆软组织，表面皮肤常有一凹陷。髂后下棘（posterior-inferior iliac spine）不甚明显，是坐骨大切迹（greater sciatic notch）的上缘。坐骨大切迹连同骶棘韧带（sacrospinous ligament）、骶结节韧带（sacrotuberous ligament）共同构成坐骨大孔（greater sciatic foramen）。

髂骨的内表面有三个显著特征（图 12-1）。在前方，有一光滑的凹面称髂窝（iliac fossa），由髂肌填充。在后方，耳状面（auricular surface）和骶骨以骶髂关节相连。耳状面后方是大而粗糙的髂粗隆（iliac tuberosity），骶髂韧带附着于此。

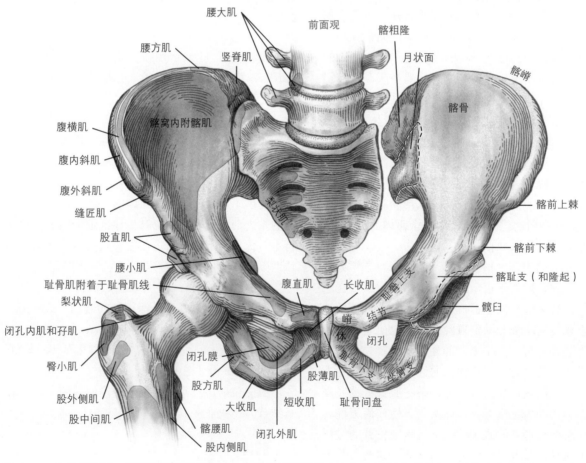

图 12-1　右股骨近端、骶骨和骨盆的前面观。红色示近端附着点，灰色示远端附着点。骶骨左边被移去一部分以暴露骶髂关节的月状面。虚线示骶髂关节囊附着点

侧面观

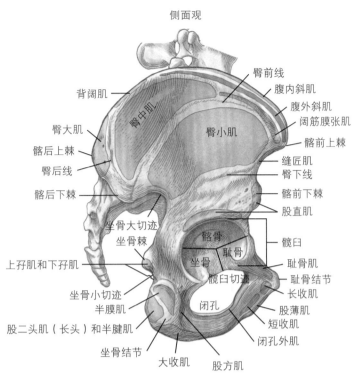

图 12-2　右髋骨的侧面观。红色示近端附着点，灰色示远端附着点

耻骨

耻骨上支 (superior pubic ramus) 从髋臼前方的髂耻支 (iliopubic ramus) 原点向内侧延伸至大而扁平的耻骨体 (body) (图 12-1)。耻骨体上界为耻骨嵴 (crest)，是腹直肌的附着部位。耻骨上支的上缘为耻骨梳 (pectineal line)，是耻骨肌的附着部位。耻骨结节 (pubic tubercle) 是耻骨上支向前方的突起，附着有腹股沟韧带。耻骨下支 (inferior pubic ramus) 发自耻骨体，向后延伸与坐骨接合。

左右两侧耻骨在中线上组成耻骨联合关节 (pubic symphysis joint)，该关节可进行微小的运动，但一般将其归为不动关节。关节面内衬透明软骨，且表面高低不平以抵抗剪切力。耻骨联合关节的紧密连接还得益于纤维软骨构成的耻骨间盘 (interpubic disc) 以及周围韧带。耻骨间盘由交错的胶原纤维和腹直肌远端共同加强。耻骨联合关节可发生高达 2 mm 的平移和非常轻微的旋转。耻骨联合参与构成的骨盆环在行走时、女性妊娠分娩时起到缓解应力的作用。有些妊娠或刚刚分娩的妇女出现的疼痛症状，就可能源于关节支持韧带生理性松弛所致的耻骨联合不稳。

耻骨的骨性标志

- 耻骨上支
- 髂耻支 (髂骨和耻骨的连接处)
- 体
- 嵴
- 耻骨梳
- 耻骨结节
- 耻骨联合关节和耻骨间盘
- 耻骨下支

坐骨

在坐骨大切迹之下，坐骨后方有一尖锐的突起称坐骨棘 (ischial spine) (图 12-3)。坐骨棘下方为坐骨小切迹 (lesser sciatic notch)。坐骨小切迹、骶棘韧带 (sacrospinous ligament)、骶结节韧带 (sacrotuberous ligament) 末端共同围成坐骨小孔 (lesser sciatic foramen)。

髋臼后下方，体表可扪及的，是大而肥厚的坐骨结节 (ischial tuberosity) (图 12-3)，它是许多下肢肌肉的近端附着点，如腘绳肌、部分大收肌。坐骨支 (ischial ramus) 自坐骨结节向前延伸，止于与耻骨下支的交界处 (图 12-1)。

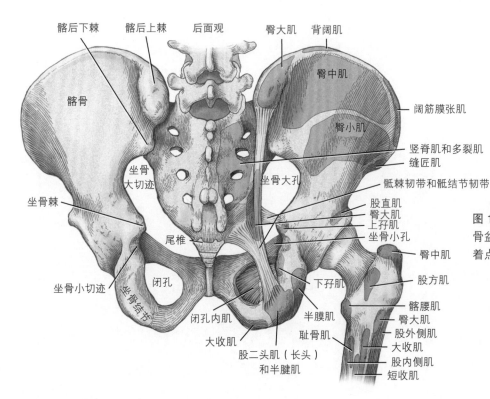

图 12-3 右股骨近端、骶骨和骨盆的后面观。红色示近端附着点，灰色示远端附着点

坐骨的骨性标志
• 坐骨棘
• 坐骨小切迹
• 坐骨小孔
• 坐骨结节
• 坐骨支

髋臼

髋臼正居闭孔之上，是一体积较大的杯状结构（图 12-2），构成髋关节的陷窝部分。髋臼由髂骨、坐骨、耻骨共同组成，前两者约占 75%，后者约占余下的 25%。有关髋臼的进一步讨论详见关节学部分。

股骨

股骨是人体内最长的骨头（图 12-4），其长而强健的外形反映了强大的肌肉力量和保证了行走的步幅。股骨近端的股骨头（femoral head）突向内侧，并稍向前倾，与髋臼相关节。股骨颈（femoral neck）连接头与干，并将股骨干向侧方推移，远离髋关节以减小和骨盆撞击的可能性。在颈的远端，股骨纵轴稍向内侧倾斜，有效地使膝、足靠近身体中线。

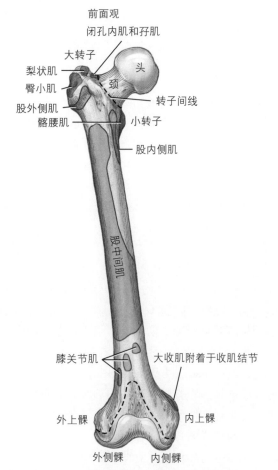

图 12-4 右股骨的前面观。红色示近端附着点，灰色示远端附着点。虚线示髋关节囊和膝关节囊附着点

股骨干向前稍微弯曲，是一偏心荷载的长柱体（图 12-5A）。在体重的作用下，股骨会发生轻微的弯曲，沿骨走行的应力可通过骨后轴的压缩和骨前轴的张力来分散，因此可比完全笔直的股骨承受更大的负荷。

前面观，转子间线（intertrochanteric line）是关节囊韧带的附着部位（图 12-4）。大转子（greater trochanter）起自股骨颈干交界处，向后外方延伸突出（图 12-5B），体表易扪及，是许多肌肉的附着部位。大转子的内侧面有一小的凹陷称转子窝（trochanteric fossa）（图 12-5A 和图 12-6），闭孔外肌附着于此。

后面观，股骨颈干交界于隆起的转子间嵴（intertrochanteric crest）（图 12-5B）。转子间嵴上有一轻微突起，正居转子窝下方，称为方形结节（quadrate tubercle），是股方肌的附着点。小转子（lesser trochanter）由转子间嵴下端形成，朝向内后方，较为锐利，是髂腰肌的附着点。髂腰肌对于屈髋和维持腰椎垂直向稳定具有重要意义。

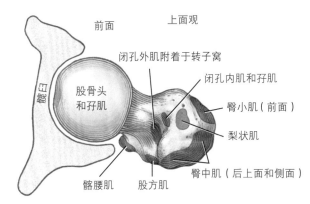

图 12-6　右股骨的上面观。灰色示远端附着点

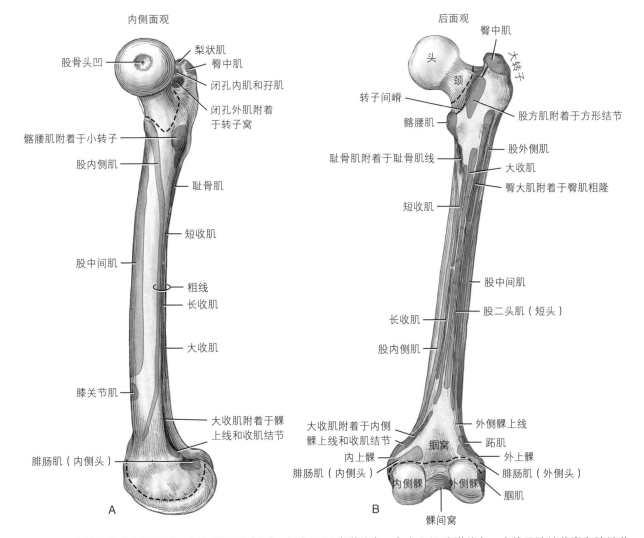

图 12-5　右股骨的内侧面观（A）和后面观（B）。红色示近端附着点，灰色示远端附着点。虚线示髋关节囊和膝关节囊附着点

股骨后面中三分之一段清晰可见沿骨干走行的粗线 (linea aspera，源自拉丁语，linea 意为"线"，aspera 意为"粗糙的"），这一骨质隆起线是许多结构的附着部位，如部分股四头肌、部分内收肌群、肌间筋膜。粗线向股骨两端延伸并分离，在近端分为内侧的耻骨肌线 (pectineal line) 和外侧的臀肌粗隆 (gluteal tuberosity)（图 12-5B），在远端分为内侧髁上线 (medial supracondylar line) 和外侧髁上线 (lateral supracondylar line)。内侧髁上线的终末点为收肌结节 (adductor tubercle)。

股骨的骨性标志
- 股骨头
- 股骨颈
- 转子间线
- 大转子
- 转子窝
- 转子间嵴
- 方形结节
- 小转子
- 粗线
- 耻骨肌线
- 臀肌粗隆
- 外侧髁上线和内侧髁上线
- 收肌结节

近端股骨的形状

股骨近端的生长发育和最终形状受诸多因素影响，如骨化中心的分化生长、肌肉运动和体重负荷的作用力、循环血供等。不正常的生长发育会形成畸形的股骨近端，一般将其称为股骨发育不良 (dysplasia，源自希腊语，dys 意为"患病的"或"不适的"，plasia 意为"生长发育"）。创伤和其他全身因素亦会影响股骨近端的形状，而后者对关节的适配性、稳定性、受力情况都有重要影响。这部分内容将在后面进行讨论。

近端股骨存在两个特殊的角度来帮助描述其形状：内倾角 (angle of inclination) 和扭转角 (torsional angle)。

内倾角

在冠状面上，股骨颈长轴与股骨干纵轴的夹角为内倾角（图 12-7），出生时平均 165°~170°。由于肌肉运动的作用，以及行走时股骨颈的负重，内倾角在 2~8 岁期间每年递减 2°，并在之后以不同的速度继续减小，直至达到正常成人约 125° 的水平。如图 12-7A 中的一对红点所示，内倾角优化了髋关节面的对线关系。

以 125° 为基准，内倾角过大或过小分别称为髋外翻 (coxa valga，源自拉丁语，coxa 意为"髋"，valga 意为"向外弯曲"）和髋内翻 (coxa vara，源自拉丁语，coxa 意为"髋"，vara 意为"向内弯曲"），都是不正常的（图 12-7B 和 C）。异常的内倾角改变了髋关节的结构，从而对其生物力学造成显著影响。严重的对线不良可能导致关节脱位，或机械应力分布失衡引起关节退行性变。尽管存在差异，但脑麻痹患者典型的髋外翻畸形远超图 12-7C 所示。相比于可行走活动、神经肌肉系统正常发育的儿童，脑麻痹患者髋关节负重异常或减轻，明显干扰了内倾角的减小。

股骨扭转

股骨扭转 (femoral torsion) 指股骨颈和股骨干之间的相对旋转。从上面观察，股骨颈相对于股骨内外髁连线有向前的角。图 12-8A 所示的正常前

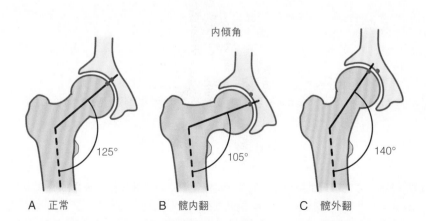

图 12-7　近端股骨：正常内倾角（A）；髋内翻（B）；髋外翻（C）。红点示髋关节面对线。图 A 为最佳对线

内倾角

A　正常　125°　　B　髋内翻　105°　　C　髋外翻　140°

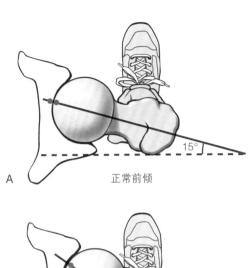

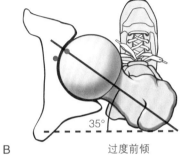

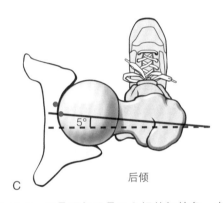

图 12-8　股骨颈与股骨干之间的扭转角。虚线示股骨髁连线，其与股骨颈轴线的夹角即为扭转角。图 A 为正常，图 B 为过度前倾，图 C 为后倾。红点示髋关节面对线。图 A 为最佳对线

倾角（anteversion angle）约 15°，其他文献报道自 8°~20° 不等。在正常内倾角（前已述）的配合下，15° 左右的前倾角（angle of anteversion）保证了髋关节的最佳对线和适配（参见图 12-8A 红点位置）。

　　股骨扭转显著偏离 15° 都视为异常，远超 15° 称为过度前倾（excessive anteversion）（图 12-8B），明显小于 15°（即，靠近 0°）称为后倾（retroversion）（图 12-8C）。由于股骨扭转在人群中存在自然差异，临床上对"正常"和"异常"的界定往往不甚清晰甚至十分随意。有些著者建议，股骨扭转异常值的界定应至少偏离平均值一个标准差。

　　一般来说，健康婴儿的股骨前倾约 40°。随着骨骼生长、体重增加和肌肉运动，这一角度常逐渐变小（或"逆转"），到了 16 岁时约 15°。成人股骨过度前倾会提高关节脱位和不适配的可能性，增加接触应力，加重关节软骨和髋臼唇的磨损，最终可能导致髋关节继发性骨关节炎。

　　儿童股骨过度前倾可能与"内八字"这种不正常的步态相关联，此时下肢过度内旋，为改善过度前倾的股骨头与髋臼的对线而作出代偿（图 12-9）。另外，阿诺德及其同事指出，行走过程中夸张的内旋位置有助于增加重要的髋外展肌的力臂——股骨过度前倾时杠杆作用是减弱的。长期在髋内旋的情况下行走，最终可能导致部分髋部肌肉、韧带在结构上变短，从而限制了髋外旋的范围。随着时间的推移，步态模式通常有所改善，这是因为前倾情况好转或下肢其他部位——最常见胫骨联合代偿。迄今为止，没有证据表明非手术治疗可以纠正股骨过度前倾。

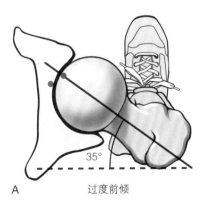

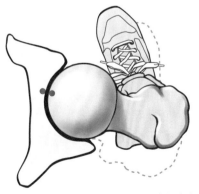

图 12-9　同一个股骨近端过度前倾患者在两种情景下的髋关节对线。图 A 示，以解剖学姿势直立时，髋关节对线不良。图 B 示，髋内旋（"内八字"）时关节适配性提高

特别关注 12-1

股骨的自然前倾：反映了下肢的产前发育

在产前发育过程中，上下肢均发生明显的轴向旋转。受孕后约 54 天的时间里，下肢内旋了约 90°。这种旋转使得膝盖最终朝向身体前方。从本质上讲，下肢的"旋前"是永久性的，这有助于解释为什么出生后伸肌——如股四头肌、胫骨前肌朝向前方，屈肌——如腘绳肌、腓肠肌朝向后方。出生时典型的髋关节前倾角约 40°，这可能是下肢内旋的迹象。如前所述，随着新生儿的生长发育，股骨干逐渐去旋转（向内或向外），最终达到成人约 15° 的前倾角水平。有趣的是，股骨的去旋转过程与肱骨的十分相似，但方向相反。如第 5 章所述，出生前肱骨经历了充分的扭转（retroversion），出生时扭转角（retroversion angle）约 60°，随后逐渐去旋转，最终在 16~20 岁时达 30° 水平。

在功能方面，下肢内旋使脚掌呈跖行姿势，便于行走。足部的固定内旋可通过下肢踇趾所处的内侧位置表现出来，类似于拇指在完全旋前的前臂中的位置。某些解剖学特征揭示了这种发育性内旋的证据，如胸 12 至腰 5 皮节的螺旋状分布（参见附录Ⅳ，C 部分）、髋部韧带的扭转（前已述）、缝匠肌的斜行

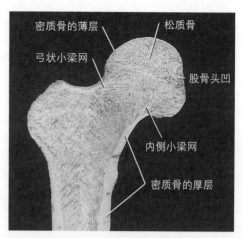

图 12-10 冠状截面示股骨近端的内部结构。可以观察到，密质骨更厚，环绕骨干，松质骨位于髓质部分（内部）。还可观察到，松质骨的两种小梁网（来源于 Neumann DA: *An arthritis home study course. The synovial joint: anatomy, function, and dysfunction*, LaCrosse, Wisc, 1998, Orthopedic Section of the American Physical Therapy Association.）

在脑麻痹患者当中，股骨前倾 25°~45° 是很常见的，事实上，曾有高达 60°~80° 的报道。"内八字"步态通常存在于能够行走的脑麻痹儿童当中，可能与髋内旋内收肌群的紧张痉挛，及骨盆过度旋转有关。在某些情况下，股骨旋转截骨术被考虑用于纠正过度内旋步态。

近端股骨的内部结构

密质骨和松质骨

行走过程会对近端股骨造成张力、压缩、弯曲、剪切和扭转。这些作用力往往较为强大甚至超出体重。在一生中，股骨近端通常抵抗并吸收这些重复的作用力而不引起损伤，这是由两种截然不同的骨成分完成的。密质骨（compact bone）十分致密，不易弯曲，能够承受很大的荷载，厚植于股骨颈下面和股骨干全段的皮质部分（图 12-10）。这些部位

刚性支承剪切力和扭转力，与松质骨（cancellous bone）形成对比。如图 12-10 所示，松质骨具有海绵状的、多孔隙的三维网架结构，有一定的弹性，是反复吸收外力的理想材料。松质骨倾向于沿着应力线集中分布，形成小梁网（trabecular networks）。在图 12-10 中可见股骨的内侧小梁网（medial trabecular network）和弓状小梁网（arcuate trabecular network）。若股骨近端长时间受到不正常的作用力，小梁网的整体结构会发生变化。

关节学

髋关节的机能解剖

髋关节是典型的球窝关节，由大量结缔组织和肌肉固定在髋臼内。股骨近端的松质骨、厚层关节软骨，以及肌肉的离心作用都能够帮助减小髋部日常承受的作用力。由于疾病、先天性或发育性排列不整或畸形、创伤，这些保护机制中的任何一种失效都可能导致关节结构恶化。

股骨头

股骨头位于腹股沟韧带中 1/3 的下方。平均而言，成人两股骨头的中心相距 17.5 cm（6.9 in）。

股骨头的形状接近 2/3 的完美球体（图 12-11），在其中央稍偏后的位置有一小凹——股骨头凹(fovea)（图 12-5A）。除了股骨头凹，股骨头的整个表面都被关节软骨覆盖，股骨头凹上方和前方较大范围内的软骨是最厚的（约 3.5 mm）（参见图 12-11 高亮部分）。

圆韧带（ligamentum teres，又名"股骨头韧带"）是一管状的、内衬滑膜的结缔组织，连于髋臼横韧带和股骨头凹之间（图 12-11）。在新生儿中，此韧带的主要作用是以鞘管的形式保护小凹动脉（闭孔动脉的髋臼支）。然而，成人的小凹动脉血供很少（成人股骨头、颈的主要血供来源是旋股内侧动脉和旋股外侧动脉，它们在邻近股骨颈的地方穿入关节囊）。有人推测，当髋臼较浅、髋关节相对容易脱位时，圆韧带也可能帮助稳定胎儿髋关节。

圆韧带在维持成人髋关节稳定中所起的作用尚不清楚。使该问题复杂化的地方在于，不同运动组合会将圆韧带明显拉伸并变得紧绷。以往认为，包括屈曲、内收、外旋在内的运动组合会拉伸圆韧带，在这些姿势下髋关节囊相对松弛（前已述）。近来，更多的尸体研究报道，无论内旋或外旋髋关节都会使圆韧带绷紧，尤其当叠加不同程度的屈曲时。另一项研究表明，圆韧带起着吊索的作用，当髋关节

屈曲、外展时，比如在采取蹲姿时，它可以支撑股骨头的下部。尽管圆韧带无疑为髋关节提供了一定的功能稳定性，但其重要性尚不清楚，而且很可能远低于关节囊韧带和周围肌肉。因为圆韧带含有机械感受器，所以它可以通过提高本体感觉来间接稳定髋关节。

由于医学影像学和髋关节镜技术的进步，近年来人们对圆韧带的研究兴趣日益上涨。当受到损伤或机械应力时，圆韧带可能成为髋关节内部疼痛的来源。对于撕裂的圆韧带，可以使用外科清创术或重建术使患者获得至少短期的疼痛缓解。

髋臼

髋臼（acetabulum，源自拉丁语，意为"醋杯"）是一较深的半球形的臼杯，用于包容股骨头。髋臼的边缘形成了一个不完整的环，在下方有 60°～70° 宽的缺口称为髋臼切迹（acetabular notch）（图 12-2）。

正常情况下，股骨头仅接触髋臼的月状面（lunate surface）（图 12-11）。月状面呈马蹄形，被关节软骨覆盖，前上方部位的软骨最厚（约 3.5 mm），基本对应着行走时的最大受力部位。在行走过程中，髋关节的受力浮动于体重的 13%（摆动相中期）～300%（支撑相中期）。支撑相受力最大，此时月状面有一定的变形，髋臼切迹轻微变宽，从而增大接触面积，减小峰值压力（图 12-12）。这一缓冲机制有助于将软骨下骨所受的应力维持在生理耐受水平内。

髋臼窝（acetabular fossa）是位于髋臼底部深处的凹陷，正常情况下不接触股骨头，因此不存在软骨，而为圆韧带、脂肪、滑膜和血管留出了空间。

髋臼盂唇

髋臼盂唇（acetabular labrum）是一强健而有弹性的纤维软骨环，环绕着髋臼的绝大部分边缘（图 12-11）。其缺口由髋臼横韧带（transverse acetabular ligament）填补，后者横跨髋臼切迹。

髋臼盂唇的横切面近似三角形，其尖端（apex）从髋臼边缘向外突出约 5 mm（接近 1/4 in）。盂唇的基底（base）附着于髋臼边缘的内外侧面，其内侧面部分与髋臼的关节软骨相接并融合，临床上将此交界部位称为盂唇软骨连接处（labro-chondral junction）。

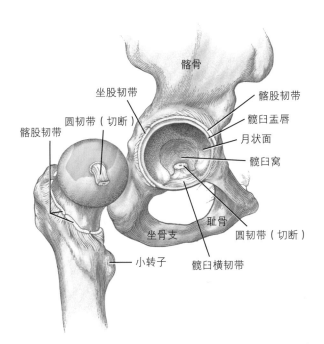

图 12-11　右髋关节被打开以暴露其内部结构。蓝色高亮示关节面软骨最厚的部分

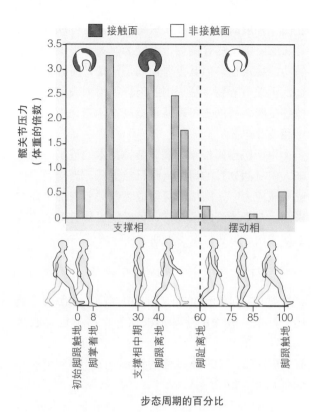

图 12-12 下图示步态周期中髋关节所受压力的计算机模型评估，以体重的倍数来表述。支撑相处于 0~60% 之间，摆动相处于 60%~100% 之间（两相分界如虚线所示）。上图示髋关节三个特定级别的接触面积，由文献数据估计得到。摆动相月状面接触约 20%，支撑相中期约 98%

髋关节的解剖学特点
股骨头
- 股骨头凹
- 圆韧带

髋臼
- 髋臼切迹
- 月状面
- 髋臼窝
- 盂唇
- 髋臼横韧带

髋臼盂唇一方面"紧握"股骨头，另一方面加深髋臼窝，大大提高了髋关节的机械稳定性。完整的盂唇围绕髋关节形成机械密封（mechanical seal），使关节内部保持负压，从而形成所谓的吸力密封（suction seal）。现已证明，吸力密封能够比关节囊更有效地对抗关节最初 1~2 mm 的分离。除

此之外，完好的盂唇能够围绕髋关节形成液体密封（fluid seal），防止关节滑液渗漏到外周。负重表面的滑液能够增大润滑，减小摩擦，分散接触应力。

一般而言，与大多数纤维软骨一样，髋臼盂唇血供很差，尤其是在远离关节囊（血供更为丰富）的部位。因此，撕裂的盂唇自我修复能力很差。和稀少的血供形成对比，盂唇分布有密集的传入神经，能够反馈本体感觉和痛觉。髋部病变常常涉及髋臼盂唇，如退行性骨关节炎、急性创伤、发育性髋关节发育不良、髋关节撞击综合征。

髋臼对线

解剖学姿势中，髋臼从骨盆侧面突出，略微朝向前下方。先天性或发育性疾病都可能造成髋臼形状异常。畸形或发育不良的髋臼（dysplastic acetabulum）无法精确覆盖股骨头，可能引发慢性脱位，增大应力，出现疼痛、退变或骨关节炎。借助医学影像技术，临床医生有许多方法可用于判断髋臼的形状、结构、与股骨头的相对位置。这些测量方法有助于确定发育不良的严重程度，协助手术或非手术治疗的决策。其中两个为 CE 角（center-edge angle，CE 角）和髋臼前倾角（acetabular anteversion angle）。

CE 角

CE 角用于评价髋臼覆盖股骨头的程度。图 12-13A 显示了前后位片上的 CE 角。以往研究报道的普通人群中的 CE 角平均 25°~35°（标准差为 4°~6°）。CE 角过小意味着髋臼对股骨头覆盖不足（reduced coverage），此时髋关节脱位风险升高，关节面的接触面积减小。例如，当 CE 角仅为 15° 时，接触面积下降了 35%。在行走的单足支撑相，这个变小了的接触面积理论上会使关节内的压强（力／面积）增大约 50%。如果这种情况持续多年，可能导致早期退行性变或骨关节炎的发生。尽管 CE 角通常用于测量髋臼覆盖不足，但是过大的 CE 角（如大于 45°）同样存在，此时髋臼过度覆盖（excessive coverage），可能导致撞击，因此在做某些相对极端的动作时会损伤髋关节。

髋臼前倾角

髋臼前倾角用于描述髋臼开口朝向前方的程度，可以在骨盆的水平面计算机断层摄影（computed tomography，CT，）片上测量得到。正常来说，髋臼前倾角约 20°（图 12-13B），股骨

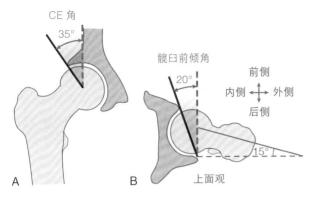

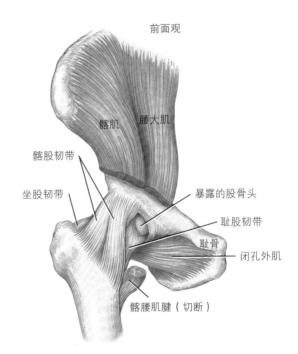

图 12-13　A. 在冠状面上，CE 角用于测量髋臼在骨盆上的固定朝向，确定髋臼对股骨头顶端的覆盖程度。CE 角是固定参考线（红色虚线）和髋臼参考线（黑色实线）的夹角。前者过股骨头中心，与地面垂直。后者为股骨头中心和髋臼上外侧缘的连线。髋臼参考线越接近垂直，CE 角越小，髋臼对股骨头顶端的覆盖越少。B. 在水平面上，髋臼前倾角用于测量髋臼在骨盆上的固定朝向，确定髋臼对股骨头前面的覆盖程度。髋臼前倾角是前后参考线（红色虚线）和髋臼参考线（黑色实线）的夹角。后者为髋臼前、后缘的连线。髋臼前倾角越大，髋臼对股骨头前面的覆盖越少（已知股骨前倾角正常为 15°）

图 12-14　右髋关节囊和韧带的前面观。髂腰肌由髂肌和腰大肌组成，在图中被切断以暴露髋关节前面。可观察到，股骨头恰好突向髂股韧带内侧，该区域由关节囊覆盖，有时还存在滑囊

头前面有部分暴露区域（图 12-14），此暴露区由较厚的关节囊前韧带和髂腰肌腱覆盖并支持。当髋臼过度前倾（excessive acetabular anteversion）时，暴露区扩大，严重者甚至在强力外旋时发生髋关节前脱位或半脱位。若患者同时合并股骨过度前倾，则髋关节前向暴露和不稳定的问题会更加严重。

　　相反，如果髋臼前倾角接近 0°（即，髋臼朝向外侧）或实际上为负值（髋臼朝向后侧），称为髋臼后倾（retroverted acetabulum），此时关节面上有异常应力。

髋关节的关节囊和韧带

　　髋关节的关节囊内衬滑膜（synovial membrane），外由髂股韧带、耻股韧带、坐股韧带加强（图 12-14 和图 12-15）（由于组织的紧密融合，韧带和关节囊常被视为一个整体——关节囊韧带（capsular ligaments））。一般而言，每个韧带都是根据其近端在髋臼骨性边缘的附着点来命名的，附着点平均距离髋臼边缘顶点内侧约 5 mm。如本章后面所述，关节囊前面还附着了髂囊肌、臀小肌和股直肌反折头，得到再次加强。拉伸的韧带、邻近的关节囊，以及周围肌肉中的被动张力有助于确定髋关节运动的终末范围（表 12-1）。增加关节囊各部位柔韧

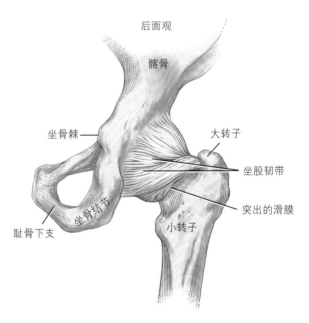

图 12-15　右髋关节囊和韧带的后面观

性是治疗髋关节运动受限的物理疗法的重要组成部分。

　　髂股韧带（iliofemoral ligament，又名"Y 形韧带"）是一层厚而强大的结缔组织，形状类似于倒 Y。髂股韧带近端附着在髂前下棘附近以及邻近的髋臼边缘。韧带的纤维形成了明显的内侧束和外

表 12-1 髋关节终末范围被动运动时拉伸的结缔组织和特定肌肉

终末位置	紧张的组织
屈髋（伸膝）	腘绳肌
屈髋（屈膝）	关节囊后下方，臀大肌
伸髋（伸膝）	髂股韧带（主要），关节囊前方，耻股韧带和坐股韧带的部分纤维，髂腰肌
伸髋（屈膝）	股直肌
外展	耻股韧带，内收肌群
内收	髂胫束，外展肌群如阔筋膜张肌和臀中肌
内旋	坐股韧带，外旋肌群如梨状肌和臀大肌
外旋	髂股韧带和耻股韧带，内旋肌群如阔筋膜张肌和臀小肌

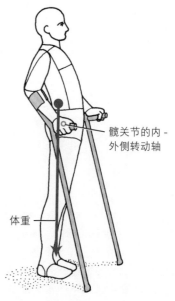

髋关节的内-外侧转动轴

体重

图 12-16 图示一截瘫患者借助支具直立。他的骨盆和躯干向后倾斜，使体重矢量（红色箭头）落在髋关节（绿色小圆圈）后方，从而拉伸髂股韧带。这种伸展在臀部提供了一个被动的屈曲力矩，有助于平衡重力产生的伸展力矩。一旦达到平衡状态，这些相反的力矩可以在站立时使骨盆和躯干相对于股骨保持稳定（改自 Somers MF: *Spinal cord injury: functional rehabilitation*, ed.3, Norwalk, 2010, Pearson. ）

侧束，远端分别附着于股骨转子间线的两末端（图12-14）。髋关节完全伸展时可以拉伸到髂股韧带和关节囊前面。髋关节充分外旋时亦能拉长髂股韧带，特别是外侧束。

髂股韧带是髋关节最坚韧强大的韧带。直立位时髋关节完全伸展，股骨头的前表面紧靠髂股韧带和叠加的髂腰肌，此时这些结构中的被动张力形成了一股重要的稳定力量，以抵抗髋关节的进一步伸展。截瘫患者可能依靠拉紧的髂股韧带所形成的被动张力来帮助站立（图12-16）。

耻股韧带和坐股韧带虽不如髂股韧带厚实，却与关节囊相交融并加强后者。耻股韧带（pubofemoral ligament）附着于髋臼前下缘和邻近的耻骨上支、闭孔膜（图12-14）。其纤维与髂股韧带内侧束相交，在髋关节外展、伸直时绷紧，外旋时亦有一定的紧张度。

坐股韧带（ischiofemoral ligament）部分附着于髋臼后下部，主要附着于邻近的坐骨（图12-15）。其浅层纤维是主体，呈螺旋样绕过股骨颈，自后方向上、向外走行，止于大转子顶点附近（图12-14）。尽管这些浅层纤维在髋关节完全伸直时仅被轻微拉紧，但其可在髋关节内旋时被过度拉伸甚至发生损伤，尤其易出现在合并10°～20°外展的情况下。坐股韧带的部分深层纤维和邻近的关节囊后下方的环状纤维相交融，后者常被称为轮匝带

（zona orbicularis）。当髋关节极度屈曲时，这些关节囊的深部结构将被拉伸。

髋关节的拉紧位

表12-1总结了可显著延长关节囊韧带各组成部分的特定动作。然而，从一个稍微不同的角度来看，设想这样一个动作，它结合了髋关节的充分伸展（即，超中立位约20°）、轻微内旋和轻微外展（图12-17），能够同时拉伸到大部分关节囊。这在治疗方面具有重要意义，因为这些联合动作可用于拉伸髋关节囊的大部分。终末位置被认为是髋关节的拉紧位，因其扭转、绷紧了大部分关节囊韧带。被动张力，尤其是充分伸展所产生的被动张力，给予了关节稳定性并减少了被动的附属运动（passive accessory movement）或关节内活动（joint play）。髋关节是身体里极少数的拉紧位不与最大关节整体性相联系的关节之一。髋关节在屈曲90°并适度外展、外旋时关节面完全吻合。在这个位置上，关节囊及相连韧带能够最大程度的放松，对关节仅产生适度的被动张力。

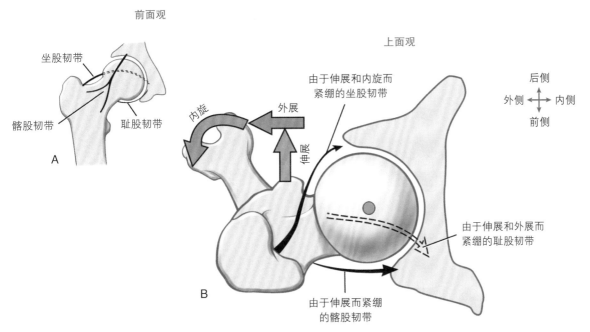

前面观

坐股韧带

髂股韧带

耻股韧带

A

上面观

由于伸展和内旋而紧绷的坐股韧带

内旋

外展

伸展

后侧

外侧 — 内侧

前侧

由于伸展和外展而紧绷的耻股韧带

由于伸展而紧绷的髂股韧带

B

图 12-17　A. 中立位髋关节及三条囊韧带。B. 拉紧位髋关节的上面观（即，充分伸髋，轻度外展，轻度内旋）。这一位置至少能够拉伸到三条囊韧带的部分纤维

骨运动学

本节描述了成人髋关节允许的运动范围，包括支持、限制运动的各种因素。无论是髋关节还是身体其他部位，活动减少都可能是疾病或创伤的早期指标。髋关节运动受限会对很多日常活动造成明显的功能限制，如行走、舒适地直立、捡起地上的物品等。

有两个术语用于描述髋关节的运动学。第一个术语是股骨 - 骨盆髋关节骨运动学（femoral-on-pelvic hip osteokinematics），骨盆被认为是固定的，研究股骨相对于骨盆的转动。第二个术语是骨盆 - 股骨髋关节骨运动学（pelvic-on-femoral hip osteokinematics），与第一个术语恰恰相反，此时股骨被认为是固定的，研究骨盆及叠加的躯干相对于股骨的转动。无论运动环节是股骨还是骨盆，骨运动学的相关描述都是基于解剖学姿势。动作的命名如下：矢状面上的屈曲（flexion）和伸展（extension），冠状面上的外展（abduction）和内收（adduction），水平面上的内旋（internal rotation）和外旋（external rotation）（图 12-18）。

本章以解剖学姿势为 0° 位置或中性参照点来报道髋关节的运动范围。例如，在矢状面上，当股骨向前转动时，无论是朝向 0° 参考位置还是超出 0° 参考位置，股骨在骨盆（髋关节）上都会发生屈曲。伸展动作与此相反，指无论朝向或超出 0° 参考位置，股骨做出的后向转动。过伸不包含在本章所描述的髋关节的正常运动范围内。

如图 12-18 所绘，每个运动平面都关联了一根转动轴（axis of rotation），此轴被假定穿过或靠近股骨头。虽然这实际上只是一个粗略的估计，但对于大多数常见的临床分析，如手工测量角度、帮助评估肌肉动作，它通常是可以接受的。在给定的运动弧中，要想更准确地估计转动轴的位置，需要更多深入的生物力学分析来支持。

内旋或外旋的转动轴常被称为纵轴（longitudinal axis）或垂直轴（vertical axis）（垂直是指假设受试者以解剖学姿势呈直立位）。纵轴是股骨头中点和膝关节中点的连线，由于近端股骨的前倾和股骨干的前弯，纵轴和股骨重合的部分很少（图 12-18A 和 B）。这一髓外的轴线与髋部肌肉的某些活动也有关，将在本章后面讨论。

除非另有说明，以下讨论涉及的均指被动运动范围（passive ranges of motion）。表 12-1 总结了一些限制运动的结缔组织和肌肉。用于产生和控制髋关节运动的肌肉将在本章后面讨论。虽然股骨 - 骨盆运动和骨盆 - 股骨运动经常同时发生，但在此处分开论述。

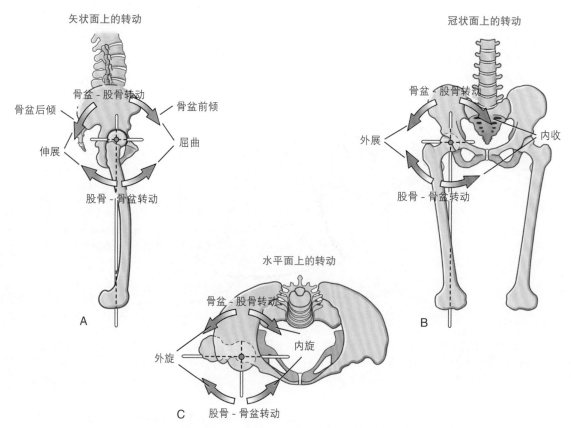

图 12-18 右髋关节的骨运动学。三个平面上的股骨-骨盆转动和骨盆-股骨转动。每个运动平面的转动轴都用有色圆点标出，位于股骨头中心。图 A 为侧面观，矢状面上绕内-外侧轴的转动。图 B 为前面观，冠状面上绕前-后轴的转动。图 C 为上面观，水平面上绕垂直轴的转动

股骨-骨盆骨运动学

矢状面上的股骨转动

平均来说，屈膝时，髋关节可屈曲约120°（图12-19A）。像舒适地蹲下或系鞋带这样的任务通常就需要这种充分的屈曲才能完成。一般来说，屈曲髋关节可以松弛三条主要关节囊韧带的大部分纤维。然而，髋关节极度屈曲却会拉伸关节囊后下方的部分深层纤维。因此，髋关节极度屈曲的最后几度通常包含了股骨的旋转、适度的且可观察到的骨盆后倾以及相关的腰部弯曲。实际上，当髋关节被动地接近极度屈曲位时，骨盆会"跟随"股骨的转动方向有所后倾，这是因为包括臀大肌在内的伸髋肌以及关节囊深部受到了张力作用。在膝关节完全伸直时，腘绳肌群张力增加，髋关节的伸展范围常被限制到70°~80°。此数值的个体差异很大，因为不同个体的腘绳肌柔韧度不同。

正常情况下，髋关节的伸展范围可超出中立位约20°。髋关节极度伸展时，大部分关节囊韧带的被动张力都会升高，尤其是髂股韧带和屈髋肌。若在膝关节充分屈曲的条件下逐渐伸髋，股直肌被拉伸，产生穿过髋关节和膝关节的被动张力，此时髋关节的伸展范围缩小至中立位。

冠状面上的股骨转动

平均来说，髋部外展范围40°~45°，主要受到耻股韧带和内收肌群的限制（图12-19B）。髋部内收范围可超过中立位约25°。

水平面上的股骨旋转

髋关节内外旋范围个体差异显著。平均来说，髋关节可自中立位内旋约35°（图12-19C）。当髋关节伸直时，做最大程度的内旋可以拉长外旋肌群，如梨状肌、部分坐股韧带。

伸直的髋关节外旋范围约45°。坐股韧带外侧束的过度紧张会对充分外旋产生阻碍，因其会提高内旋肌群的紧张度。

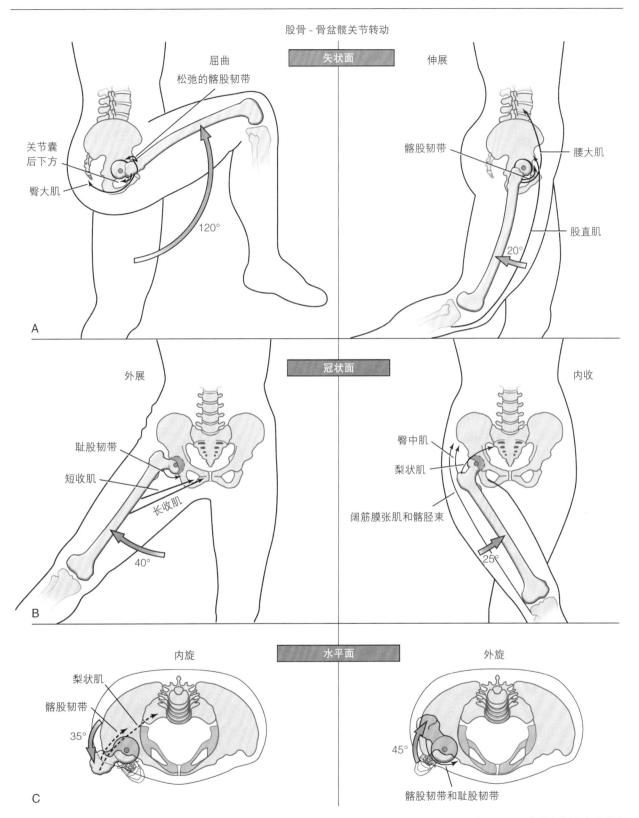

图 12-19 图 A、图 B、图 C 分别描绘了矢状面、冠状面、水平面上的股骨 - 骨盆运动的最大范围。黑色直线（实线或虚线）标出的是被拉伸的组织，黑色曲线标出的是松弛的组织

特别关注 12-2

髋关节囊内压

如前所述，健康髋关节的囊内压正常来讲是小于大气压的。这一相对的低压产生了局部吸力，有助于维持髋关节的稳定。

Wingstrand 和同事研究了关节位置和关节囊肿胀对尸髋囊内压的影响。在屈曲和伸展过程中，除了极限位置，大多数时候关节囊内压保持相对较低的水平。若向关节内注入液体以模拟关节囊肿胀，囊内压的水平会整体显著上升（图 12-20）。然而，无论注入液体量的多少，在运动中程，关节囊内压始终保持最低。这些数据有助于解释为什么髋关节囊炎和髋关节囊肿胀的患者在髋关节部分屈曲位感觉最舒适。囊内压降低可能会减轻关节囊炎的肿胀症状。不幸的是，随着时间的推移，持续的屈曲可能会使伸髋肌群和关节囊韧带发生适应性缩短，最终造成挛缩。

因此，髋关节囊肿胀伴滑膜炎的患者易发生屈曲挛缩。通过药物和理疗来减轻炎症和肿胀，可以使患者更加耐受一些有利于伸展的活动。运动的设计应有助于加强伸髋肌群，同时拉伸屈髋肌群和关节囊前面。研究强烈表明，关节囊积液（肿胀）后，紧接着会发生臀大肌（一个主要的伸髋肌）的神经抑制，因此在治疗方面，鼓励伸髋肌群积极运动尤为重要。

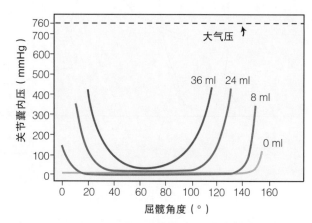

图 12-20 尸髋关节囊内压随屈髋角度变化的函数。四条曲线显示了在向髋关节囊内注入不同量的液体后，关节囊内压力与屈髋角度之间的关系

骨盆 - 股骨骨运动学

腰盆节律

中轴骨的尾端与骨盆以骶髂关节的形式牢固连接。因此，骨盆相对于股骨头的旋转亦会改变腰椎形态。这一重要的运动学关系被称为腰盆节律（lumbopelvic rhythm），在第 9 章已介绍过。这一概念在本章再度提及，重点在于讨论髋关节的运动机能学。

图 12-21 显示的是在骨盆相对于股骨屈曲时，经常出现的两种相反类型的腰盆节律。虽然只描绘了矢状面上的运动学图示，但是腰盆节律这一概念在冠状面和水平面上同样适用。图 12-21A 为同向腰盆节律（ipsidirectional lumbopelvic rhythm）的示例，此时骨盆和腰椎向同一方向转动。这种运动的意义在于使整个躯干相对于下肢的角位移最大化，从而有效地扩大上肢的活动范围。同向腰盆节律的运动学详论请见第 9 章。与上述概念相反的是反向腰盆节律（contradirectional lumbopelvic rhythm），此时骨盆和腰椎同时向相反方向转动（图 12-21B）。这一运动的重要意义在于使腰上躯干（即，第一腰椎以上的身体）能够在骨盆绕股骨转动时几乎保持静止。反向腰盆节律常见于行走时，此时腰上躯干（包括头部和眼睛）需要在空间位置上保持相对固定，与骨盆转动各自独立。通过这种方式，腰椎起到了"机械解耦器"的作用，允许骨盆和腰上躯干独立移动。因此，腰椎融合患者的腰上躯干无法保持相对独立，行走时常可观察到其随着骨盆的转动而移动。

图 12-22 显示了不同平面上的骨盆 - 股骨运动。这些运动都基于反向腰盆节律。在许多情况下，骨盆相对于股骨的转动受到来自腰椎的自然限制。

矢状面上的骨盆转动：骨盆前倾和骨盆后倾

骨盆前倾（anterior pelvic tilt）时髋关节有一定的屈曲（图 12-22A）（如第 9 章所述，骨盆倾

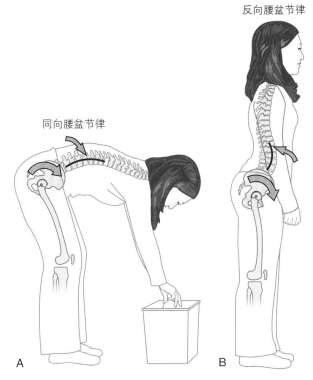

同向腰盆节律

反向腰盆节律

图 12-21　骨盆绕固定的股骨转动时，两种相反类型的腰盆节律。图 A 为同向腰盆节律，腰椎和骨盆同向转动，扩大了整体躯干的运动范围。图 B 为反向腰盆节律，腰椎和骨盆反向转动。进一步讲解参见正文

斜是指骨盆绕相对静止的股骨在矢状面上做出的短弧度的转动。其方向命名取决于髂嵴绕横穿两股骨头的水平轴的转动方向）。骨盆前倾常伴腰椎前凸加剧，两者在很大程度上抵消了腰上躯干想要跟随骨盆向前转动的趋势。正常成人在屈髋 90° 的坐姿下，在腰椎极度伸展产生阻碍前，骨盆还能绕股骨额外屈曲 30°。骨盆充分前倾可以松弛大部分髋部韧带，尤其是髂股韧带。任何伸髋肌（如腘绳肌）的显著紧张，理论上都可以限制骨盆前倾的极限。然而，如图 12-22A 所绘，若膝盖弯曲，则腘绳肌部分松弛，此时一般不会对骨盆前倾产生明显阻力。另一方面，若膝盖充分伸展，人体直立，则腘绳肌被拉长，因此能够更好地抵抗骨盆前倾。不过这种阻力通常很小，除非肌肉受到生理性损伤，后者才会产生对抗伸长的实质性阻力。

　　如图 12-22A 所绘，在屈髋 90° 的坐姿下，骨盆后倾（posterior tilt of the pelvis）可以使髋关节伸展 10°~20°。在坐位，骨盆发生的这种短弧度的转动会将髂股韧带和股直肌轻微拉长并使其紧张。若股骨固定，骨盆后倾会微屈腰椎，减小腰椎前凸的程度。如第 9 章所述及图 9-63 高亮部分所示，改变腰曲（lumbar flexion）或腰椎前凸（lumbar lordosis）的程度会影响椎间孔的直径和髓核流压梯度的方向（这些和其他对腰椎的影响可在表 9-10 中进行回顾）。髋关节和腰椎之间存在解剖学和运动学上的联系，这些联系对于评估、治疗身体这一区域的疼痛或功能障碍具有重要的临床意义。

冠状面上的骨盆转动

假设受试者单足站立，呈反向腰盆节律，我们在这样的背景下对冠状面和水平面上的骨盆转动进行恰当描述。在上述背景下，负重肢体以支撑髋关节（support hip）的名字贯穿本章。

支撑髋关节的外展要靠非负重侧髂嵴的升高来实现（图 12-22B）。假设腰上躯干几乎保持静止，则腰椎必须向骨盆转动的反方向弯曲。因此，腰部会轻凸向负重侧。

骨盆-股骨髋外展范围限制在 30° 左右，主要原因在于腰椎侧弯的自然限制，另外还受到同侧内收肌群和耻股韧带明显紧张的影响。在内收肌显著挛缩的情况下，非负重侧的髂嵴可能比负重侧的低，妨碍行走。

支撑髋关节的内收要靠非负重侧髂嵴的降低来实现。这一动作使腰部轻凹向负重侧（图 12-22B 右边）。有许多因素都可能减小这一动作的幅度，比如腰部动度减小或疼痛、髂胫束延展性变差、髋内收肌群（如臀中肌、梨状肌、阔筋膜张肌）伸展受限。

水平面上的骨盆转动

在水平面上，骨盆-股骨转动围绕着一个纵向旋转轴（参见图 12-22C 股骨头上的绿色圆点）。支撑髋关节内旋时，非负重侧髂嵴会在水平面上向前转动。相反，支撑髋关节外旋伴随着非负重侧髂嵴水平面上的后转。如果骨盆在相对静止的躯干下转动，此时腰椎必须朝着骨盆转动的反方向旋转（或扭转）。当试图保持躯干的前向位置时，腰椎通常仅允许少量的轴向旋转，这显著限制了支撑髋关节在水平面上的转动幅度。若想最大程度地转动骨盆，则必须带动腰椎和躯干一起，这一运动策略更符合同向腰盆节律。

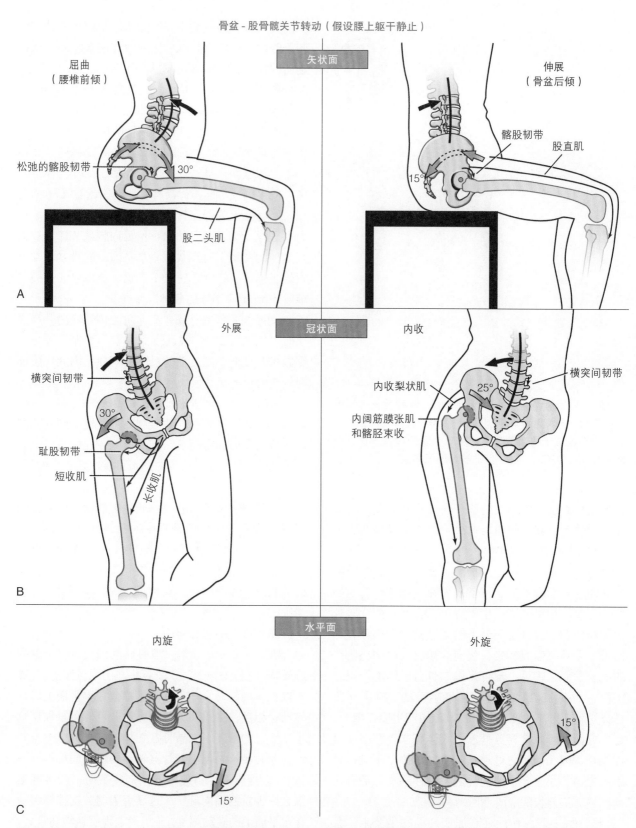

图 12-22 图 A 和图 B 分别显示了矢状面、冠状面上骨盆 - 股骨运动的最大范围。假设腰上躯干几乎保持静止（即，反向腰盆节律的背景）。大的彩色和黑色箭头标出的是骨盆转动及相连的腰部"抵消"运动。黑色细直箭头标出的是被拉伸的组织，黑色细弯箭头标出的是松弛的组织。图 C 显示了水平面上的骨盆 - 股骨内旋和外旋的最大范围。假设腰上躯干在髋关节运动时几乎保持静止（即，反向腰盆节律的背景）。大的彩色和黑色箭头标出的是骨盆转动及相关的腰部"抵消"运动

特别关注 12-3

标准运动范围：儿童髋关节的运动范围是怎样的呢？

髋关节（或任何关节）的标准运动范围通常由测角仪测定。一般来说，这些规范的测量工作由经验丰富的临床医生在相对较大样本量的受试者中进行，且受试者往往是成年人。这些运动学数据有许多用途，比如评估潜在的病理改变、确定自理能力（如穿鞋）、设计医疗器械和假肢。尽管不是很普遍，但标准运动范围也适用于儿童。与成人的情况一样，这些正常值可以帮助确定儿童存在的潜在医疗问题。例如，患有髋关节炎性关节病的儿童常常内旋受限。同样，股骨头骨骺滑脱症（slipped capital femoral epiphysis，SCFE）的患儿存在内旋受限和过度外旋，因其股骨骨骺相对于股骨干向后下方滑脱。

表 12-2 列出了 252 名年轻患者（2~17 岁）的平均（被动）活动范围，这些受试者的下肢不存在潜在的病理改变。对数据的分析显示，随着年龄的增长，大多数受试者的髋关节活动范围呈下降趋势，且男孩的这一趋势更为明显，结果造成，在年龄较大的儿童中，髋关节活动范围的性别差异更加显著。例如，在 2~5 岁期间，男女童的髋关节活动范围没有显著差异，但在年龄最大的分组中，男孩在矢状面和冠状面上的运动范围，以及伸髋外旋的幅度，都比女孩要小。这些信息在临床医生收治不同年龄段的儿童时具有重要的参考价值。

表 12-2　下肢无病理改变患儿的平均被动运动范围*

动作	男性			女性		
	2~5 岁	6~10 岁	11~17 岁	2~5 岁	6~10 岁	11~17 岁
屈曲	118 (12)	118 (9)	113 (12)	121 (10)	122 (13)	120 (8)
伸展	21 (5)	19 (4)	15 (5)	21 (5)	21 (5)	22 (3)
外展	51 (11)	43 (12)	34 (10)	53 (15)	51 (12)	44 (14)
内收	17 (5)	15 (5)	14 (5)	18 (5)	18 (6)	17 (5)
内旋（屈曲）	45 (13)	40 (10)	35 (11)	47 (11)	41 (11)	35 (10)
内旋（伸展）	47 (9)	42 (10)	36 (11)	51 (9)	47 (10)	42 (9)
外旋（屈曲）	51 (11)	44 (11)	40 (12)	49 (12)	48 (5)	46 (3)
外旋（伸展）	47 (10)	42 (12)	39 (11)	50 (12)	45 (12)	44 (8)

数据来源于 Sankar WN, Laird CT, Baldwin KD: Hip range of motion in children: what is the norm? *J Pediatr Orthop* 32 (4): 399-405, 2012.

*平均值和标准差（圆括号内）以度为单位列出，按性别各自划分三个年龄组（样本量为 163 位男性和 89 位女性）。在测量期间，所有患儿正接受上肢骨折的护理

关节运动学

在髋关节运动中，接近球形的股骨头通常紧密包容于髋臼内。髋臼壁深而陡峭，紧连髋臼唇，两者共同限制了关节面之间的生理性移动范围，平均约 2 mm 或更少。然而，髋关节运动学的讨论仍基于传统的凹凸定律（参见第 1 章）。

图 12-23 显示了一个高度机械化的髋关节内部图，可以看到关节的运动轨迹。假设从解剖学位置开始运动，外展和内收发生在关节面的纵径上，内旋和外旋发生在关节面的横径上。屈曲和伸展是发生在股骨头和髋臼月状面之间的旋转，旋转轴穿过股骨头。

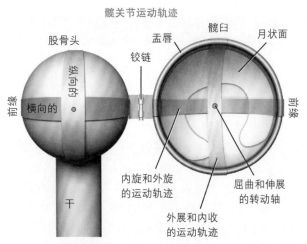

图 12-23　右髋的机械图。将髋关节像"门"一样打开。冠状面和水平面上的髋关节运动轨迹分别落在纵径（紫色）和横径（蓝色）上。考虑股骨-骨盆和骨盆-股骨运动共用该轨迹

肌肉和关节的相互作用

肌肉和关节的神经支配

肌肉的神经支配

　　腰丛和骶丛由 $T^{12} \sim S^4$ 脊神经的前支组成。腰丛神经支配股前、内侧肌肉，包括股四头肌。骶丛神经支配髋后、外侧肌肉，股后区，以及整个小腿。

腰丛

　　腰丛由 $T^{12} \sim L^4$ 脊神经前支组成，发出股神经和闭孔神经（图 12-24A）。股神经（femoral nerve）是腰丛最大的分支，由 $L^2 \sim L^4$ 神经根构成。其肌支（motor branches）支配大部分屈髋肌和已知的所有伸膝肌。在骨盆内，腹股沟韧带以近，股神经支配腰大肌和髂肌；腹股沟韧带以远，股神经支配缝匠肌、部分耻骨肌、股四头肌。股神经具有广泛的感觉分布（sensory distribution），覆盖了大腿前内侧的大部分皮肤。隐神经由股神经发出，支配小腿前内侧皮肤。

腰丛起源的下肢运动神经
- 股神经（$L^2 \sim L^4$）
- 闭孔神经（$L^2 \sim L^4$）

　　和股神经类似，闭孔神经（obturator nerve）也由 $L^2 \sim L^4$ 神经根发出。其肌支（motor branches）支配髋内收肌群。闭孔神经在穿过闭孔时分为前支和后支，后支支配闭孔外肌和大收肌前侧头，前支支配部分耻骨肌、短收肌、长收肌、股薄肌。另外，闭孔神经还负责大腿内侧皮肤的感觉。

骶丛

　　骶丛位于骨盆后壁，由 $L^4 \sim S^4$ 脊神经前支组成。骶丛的大部分神经由坐骨大孔离开骨盆，支配髋后部的肌肉（图 12-24B）。

　　髋部有六块"短外旋肌"，其中五块由骶丛发出的三条分支支配，这些神经是由它们所支配的肌肉来命名的。梨状肌神经（nerve to the piriformis）来源于 $S^1 \sim S^2$ 脊神经。在骨盆外，闭孔内肌神经（nerve to the obturator internus）和上孖肌神经（nerve to the gemellus superior）来源于 $L^5 \sim S^2$ 脊神经，而股方肌神经（nerve to the quadratus femoris）和下孖肌神经（nerve to the gemellus inferior）来源于 $L^4 \sim S^1$ 脊神经。

　　在骨盆外侧，闭孔内膜神经和孖肌神经（$L^5 \sim S^2$）及股方肌神经以及孖肌下神经（$L^4 \sim S^1$）穿过并支配各自的肌肉。

　　臀上神经和臀下神经根据其出坐骨神经大切迹时相对于梨状肌的位置而得名。臀上神经（$L^4 \sim S^1$）支配臀中肌、臀小肌和阔筋膜张肌。臀下神经（$L^5 \sim S^2$）为臀大肌提供唯一的神经支配。

　　坐骨神经是体内最宽、最长的神经，由 $L^4 \sim S^3$ 神经根形成。该神经通过坐骨大孔，通常在梨状肌下方。坐骨神经由两条神经组成：胫神经和腓总神经（腓神经），均包绕在一个结缔组织鞘内。在大腿后侧，坐骨神经的胫神经部分支配腘绳肌群内的所有双关节肌肉和大收肌的后侧头。坐骨神经的腓总部分支配股二头肌短头。

骶丛起源的下肢运动神经
- 梨状肌神经（$S^1 \sim S^2$）
- 闭孔内肌神经和上孖肌神经（$L^5 \sim S^2$）
- 股方肌神经和下孖肌神经（$L^4 \sim S^1$）
- 臀上神经（$L^4 \sim S^1$）
- 臀下神经（$L^5 \sim S^2$）
- 坐骨神经（$L^4 \sim S^3$），包括胫神经和腓总神经

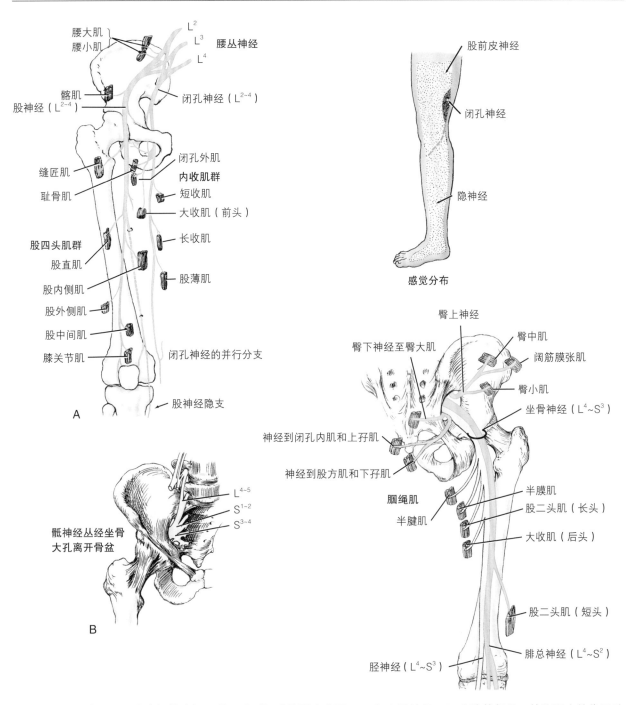

图 12-24 股神经和闭孔神经的路径及从近端到远端的肌肉支配。A. 和坐骨神经；B. 为清楚起见，某些肌肉的位置略微改变。括号中显示了每条神经的脊神经根。A 右侧的图显示了股神经和闭孔神经皮支的感觉分布（改编自 deGroot J: *Correlative neuroanatomy*, ed 21, Norwalk, Conn, 1991, Appleton&Lange.）

坐骨神经通常在膝关节近端分叉成单独的胫骨和共同的腓骨部分。然而，在骨盆附近更近端发生分支并不常见。在坐骨大孔近端分支可能导致腓总神经在神经出骨盆时刺穿梨状肌。

作为参考，附录Ⅳ的 A 部分列出了供应下肢肌肉的主要脊神经根。此外，附录Ⅳ的 B 部分和 C

部分还包括其他参考内容，以帮助指导 L² ~S³ 神经根支配的结构状态的临床功能评估。

髋关节感觉神经支配

一般而言，髋关节囊、韧带和部分髋臼盂唇，通过被覆肌肉的相同神经根而受到感觉神经支配。

关节囊前部的感觉主要受股神经和闭孔神经的支配。关节囊后部的感觉受来自骶丛神经根的支配，主要通过坐骨神经和臀上神经，及股方肌的神经。髋关节前内侧和膝关节内侧的结缔组织都受到来自闭孔神经的感觉神经纤维支配，特别是 L_3 神经根；这可以解释为什么髋关节炎症可能被认为是膝关节内侧区域疼痛。

髋关节肌肉功能

在本章中，各种肌肉的作用力线相对于髋关节的某些旋转轴进行了说明。例如，图 12-25 显示了髋关节屈曲和伸肌的矢状面。尽管图 12-25 提供了几种肌肉潜在功能的有用见解，但必须考虑两个局限性。其一，每条肌肉的力线并不代表矢量力，而是描述了矢状面内肌肉作用力的总体方向。因此，该图没有提供比较肌肉之间"强度"——或力矩——所需的信息。这种比较需要额外的信息，如肌肉到

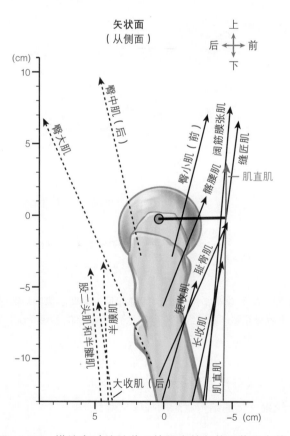

矢状面
（从侧面）

上
后 ← → 前
下

(cm)
10

5

0

-5

-10

臀大肌
臀中肌（后）
臀小肌（前）
阔筋膜张肌
缝匠肌
髂腰肌
肌直肌
股二头肌和半腱肌
半膜肌
短收肌
耻骨肌
长收肌
大收肌（后）
肌直肌

5   0   -5 (cm)

图 12-25　描绘穿过髋关节几块肌肉的矢状面作用力线的侧面视图。旋转轴通过股骨头朝向内外侧方向。屈肌用实线表示，伸肌用虚线表示。股直肌的内部力臂用粗黑线表示

髋关节的三维方向及其横截面积。其二，图 12-25 所示，力线及之后瞬时的力臂长度仅适用于髋关节处于解剖位置时。一旦髋关节移出该位置，每条肌肉的作用方向和力矩可能会发生相当大的变化。这在一定程度上解释了为什么肌群的最大作用力内力矩在整个活动范围中的变化。

此外，在本章中，肌肉的作用被认为是主要的或次要的（表 12-3）。肌肉作用的名称是基于诸如力臂长度、横截面积、整体肌纤维方向等数据，及基于肌电图（EMG）和麻醉研究的已发表报告（如可用）。除非另有说明，肌肉的作用是基于从解剖位置产生的同心收缩。具有相对微不足道或固有微弱作用的肌肉，或仅在麻醉位置以外有实质作用的肌肉，不包括在表 12-3 中。更详细的髋关节所有肌肉的附着物和神经支配列表，请参见附录Ⅳ的 D 部分。此外，作为参考，在附录Ⅳ的 E 部分中列出了髋关节选定肌肉的横截面积。

髋关节屈肌

主要的屈髋肌有髂腰肌、缝匠肌、阔筋膜张肌、股直肌、长收肌和耻骨肌（图 12-26）。图 12-25 显示了许多肌肉的良好屈曲杠杆作用。次要的髋屈肌包括短收肌、股薄肌和臀小肌前部纤维。腰小肌虽然本身不是髋屈肌，但在本节中也进行了讨论。

解剖学和个体作用
髂腰肌和腰小肌

髂腰肌大而长，横跨最后一个胸椎和股骨近端之间的区域（图 12-26）。在解剖学上，髂腰肌由两块肌肉组成：髂肌和腰大肌。髂骨附着在髂窝和骶骨的极外侧缘，正好在骶髂关节上方。腰大肌主要附着在最后一个胸椎和所有腰椎的横突上，包括椎间盘。部分腰大肌的近端附着点与膈的椎体附着点混合。

在最终连接至股骨小转子之前，髂肌纤维和腰大肌肌纤维在股骨头前方部分融合（图 12-27）。在到达其远端止点的路径上，髂腰肌的宽而多肉的肌腱在经过骨盆的前边缘（靠近髂耻支和耻骨上支的交界处；回顾图 12-1）时向后偏转 35°～45°。髋关节伸展时，这种偏转增加了肌腱与股骨的插入角度，从而增加了肌肉对髋关节屈曲的杠杆作用。当髋关节屈曲 90° 时，力臂进一步增加，这可能有助于补偿由于其显著缩短而导致的肌肉作用力损失。

表 12-3　髋关节肌肉，根据主要或次要作用 *

	屈肌	内收肌	内旋肌	伸肌	外展肌	外旋肌
主要	髂腰肌 缝匠肌 阔筋膜张肌股直肌 内收肌长肌 耻骨肌	耻骨肌 内收肌长肌 股薄肌 短收肌 大收肌	无	臀大肌 股二头肌（长头） 半腱肌 半膜肌 大收肌（后侧头）	臀中肌 臀小肌 阔筋膜张肌	臀大肌 梨状肌 闭孔内肌 上孖肌 下孖肌 股方肌
次要	短收肌 股薄肌 臀小肌(前部)	股二头肌（长头） 臀大肌（下部、后部） 股方肌 闭孔外肌	臀小肌和臀中肌（前部） 阔筋膜张肌 长收肌 短收肌 耻骨肌	臀中肌（中部和后部） 大收肌（前侧头）	梨状肌 缝匠肌 股直肌 臀大肌（前、上部纤维）	臀中肌和臀小肌（后部纤维） 闭孔外肌 缝匠肌 股二头肌（长头）

* 每一个动作都假定肌肉收缩起源于解剖位置。当这些肌肉从解剖位置以外的位置收缩时，其中一些肌肉可能具有不同的动作（或动作强度）

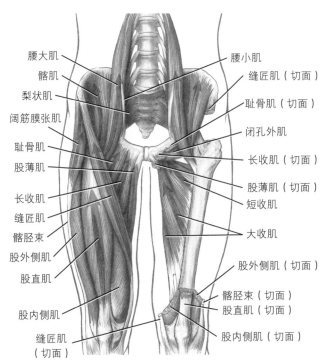

图 12-26　髋关节前部的肌肉。身体右侧可见屈肌和内收肌。左侧许多肌肉已切断以显露短收肌和大收肌

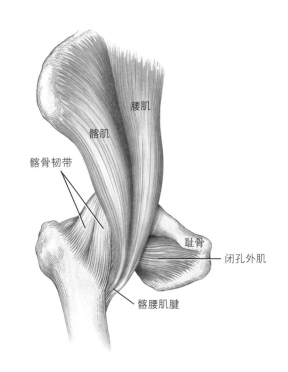

图 12-27　右侧髂肌和腰大肌的前视图，汇入髂腰肌肌腱

在髋关节和小转子之间的区域，髂腰肌由约 50% 的肌腱和 50% 的肌肉组成。然而，仔细观察发现，髂肌外侧的大量纤维在下行插入小转子和稍远端时仍为肌性。这种更偏肌肉的附着物与腰大肌形成的更腱性的附着物形成鲜明对比。深达髂腰肌并与髂腰肌远端分离的是一组较细且通常边界不清的

肌纤维，与髋关节前内侧关节囊混合，在文献中通常称为髂关节囊。这种小肌肉可能为关节囊前部增加一些稳定性，尤其是在髋臼发育不良和髋臼缺损的髋中。

当髂腰肌远端越过髋关节指向小转子时，突出显示了髂腰肌远端的肌腱解剖。髋关节的这一区域

在临床上很重要。尽管这一问题未被完全掌握。因为当髂腰肌远端在髂耻粗隆（回顾图 12-1）、髋关节囊、股骨头或骨盆前缘向远端移动时，它可能会发生机械性磨损。这种磨损的一种临床表现被称为"内部弹响髋"综合征。当疼痛和致残时，一些医生对髂腰肌远端肌腱进行部分手术松解或延长，以减少肌腱和更深的骨性结构之间机械刺激。 保留肌腱单位更多的肌纤维，通常认为是保持肌肉连续性和髋关节最大屈曲强度的一种方式。

在动力学上，髂腰肌长期以来被认为是重要的股骨 - 骨盆髋屈肌。这一肌肉活动在行走和跑步的每个摆动阶段都有不同程度的变化。据推测，基于肌肉的位置定向和肌腱的插入角度，髂腰肌在行走的摆动阶段对股骨头产生大部分的前向关节反作用力。从解剖位置来看，髂腰肌不是有效的旋转肌，尽管髋关节外展时髂腰肌改变了其对股骨的入路，因此可能有助于外旋。

宽阔的腰大肌在整个身体中段（从胸腰椎连接处到髋关节）产生主要的动力学影响。腰大肌除了在固定的大腿上成为躯干和骨盆的主要屈肌外，当双侧活动时也有助于腰椎的冠状面稳定性。这种对腰椎稳定性的作用是明显的，这是基于对腰大肌双侧强烈激活时的肌电图观察，健康受试者进行了单侧抗阻直腿抬高。如果没有这种双侧激活，理论上腰椎将被牵拉到强烈收缩的腰大肌一侧，进行抵抗性的髋关节屈曲。

腰小肌位于腰大肌肌腹的正前方，尽管它可能仅存在于 60%~65% 的人中。这种纤细的、典型的双侧肌肉附着在第 12 胸椎和第 1 腰椎的外侧体上，远端附着在骨盆的内侧缘，正好在髋臼和髂耻粗隆的内侧（图 12-1）。肌腹仅占据整个肌肉肌腱结构近端的 35%~40%（其他形态类似的肌肉包括掌长肌和跖肌）。除了与骨盆的骨性连接外，腰大肌极长的肌腱也附着在更远端髂筋膜的宽带中，覆盖远端髂腰肌和股神经。

尽管腰小肌的功能仍有待明确，但其与髂筋膜的连接表明，腰小肌可在穿过髋关节和骨盆前缘时稳定下方髂腰肌的位置。这种稳定可以通过防止髂腰肌在髋关节运动过程中自由滑过下方骨盆来保护髂腰肌免受损伤。通过调整髂筋膜内的主动张力，在髋关节大范围屈曲时，腰小肌也可能限制髂腰肌远离髋关节的"弓弦"。关于腰小肌详细解剖和生物力学功能的更多信息，可参见 Neumann 和

Garceau 发表的论文。

其他的主要髋关节屈肌

缝匠肌是人体最长的肌肉，起始于髂前上棘（图 12-26）。该薄梭形肌肉横跨大腿向远端和内侧走行，附着在胫骨近端的内侧面 （图 13-7）。缝匠肌 （sartorius） 这个名字是基于拉丁语的根 sartor，指的是一个裁缝的盘腿坐姿，它恰好描述了肌肉的屈髋、外旋和外展的联合作用。

阔筋膜张肌在缝匠肌外侧附着于髂骨 （图 12-26）。其相对较短的肌肉远端附着在髂胫束的近端部分，向远端延伸穿过膝关节，与胫骨外侧结节相连。

髂胫束是更延展的结缔组织，被称为大腿阔筋膜。在外侧，阔筋膜被来自阔筋膜张肌和臀大肌的附着物增厚。阔筋膜的其余部分环绕大腿，位于皮下脂肪深处的平面内。在多个部位，大腿阔筋膜在肌肉之间向内翻转，形成明显的筋膜片，称为肌间隔。这些间隔根据神经支配将大腿的主要肌群分开。大腿的肌间隔最终附着在股骨后表面的粗线上，同时附着大部分内收肌和数块 vasti 肌上 （股四头肌的组成部分）。

从解剖位置来看，阔筋膜张肌是髋关节的主要屈肌和外展肌。该肌肉通常被认为是第二种内旋肌，尽管其对该动作的杠杆作用可能仅在从外旋位置激活时才具有功能意义。正如其名称所提示的，阔筋膜张肌可增加阔筋膜的张力。虽然推测，阔筋膜张肌的激活（理论上是臀大肌，在较小程度上是腰大肌）可以在大腿周围和肌群之间传递力。在某种程度上，阔筋膜内的张力可能影响下面大腿肌肉的功能。阔筋膜张力一定会通过髂胫束向下传递，可能有助于稳定伸展的膝关节。髂胫束内的反复牵张可能在其靠近胫骨外侧结节的插入部位引起炎症。做一些拉伸紧缩的阔筋膜张肌（可能包括髂胫束和邻近组织）的手法，通常在膝关节伸展时进行，并结合髋关节内收和伸展的各种组合。

股直肌的近端部分起始于缝匠肌和阔筋膜张肌形成的倒 V 形 （图 12-26）。这种大的两股状肌肉的近端附着在髂前下棘上，沿着髋臼的上缘，并包在相邻的关节囊内。由股直肌"反射"肌腱形成的相对稳健的关节囊附着，被描述为关节囊前部的重要稳定器。

与股四头肌的其他成员一起，股直肌通过髌腱与胫骨相连。股直肌约占髋关节等长屈曲总力矩的

1/3。此外，股直肌是主要的伸膝肌。在第 13 章中考虑了该重要肌肉的联合双关节作用。耻骨肌和长收肌的解剖和功能在髋关节内收肌部分中描述。

整体功能

骨盆 - 股骨髋关节屈曲：骨盆前倾角

通过屈髋肌和伸腰肌之间的力偶进行骨盆前倾（图 12-28）。固定股骨后，屈髋肌围绕穿过双侧髋关节的内外侧轴旋转骨盆。虽然图 12-28 仅显示髂腰肌和缝匠肌作为髋屈肌，但任何能够进行股骨 - 骨盆屈曲的肌肉同样能够让骨盆向前倾斜。临床上，前倾角很重要的一点是与腰椎前凸的增加有关。较大的脊柱前凸增加了腰椎骨突关节的压缩负荷，并增加了腰骶连接处的前方剪切力。如果过度并长期存在，这些负荷可能会对局部骨组织施加过度应力。

具有正常或典型腰椎前凸量的腰椎骨盆姿势可优化整个脊柱的力线（参见第 9 章）。然而，有些人难以维持腰椎前凸，因此腰椎相对平坦（即轻微屈曲）。这种异常的姿势可能是由几个相互关联的因素引起的，包括习惯、避免疼痛、不良的坐姿、身体另一个姿势不良部位的代偿、腰椎周围结缔组织僵硬增加，以及在极端情况下髋关节伸肌产生的过度张力。

股骨 - 骨盆髋关节屈曲

股骨 - 骨盆髋关节屈曲常与膝关节屈曲同时发生，作为在行走或跑步的摆动阶段缩短下肢功能长度的一种手段。中至高功率髋关节屈曲的动作需要屈髋肌和腹肌的共同激活。当抬腿同时保持膝关节伸展时（即，"直腿 - 抬高"），这种肌间合作很明显。这一动作要求腹直肌（典型的"腹部"肌群）产生足够强的骨盆后倾角，以中和屈髋肌施加的骨盆前倾角（图 12-29A）。腹肌实际中和骨盆前倾角的程度取决于活动的需要和参与肌肉群产生的相对力。然而，由于没有足够的腹肌稳定性，屈髋肌的收缩不能有效地将骨盆向前倾斜（图 12-29B）。如别处所述，骨盆过度前倾加重了腰椎前凸。

图 12-29B 所示的病理机制在腹肌明显减弱但屈髋肌保持相对强健的情况下最为严重。这可能是由许多原因导致的——从腹肌的失用性萎缩到更严重的病理改变，如脊髓灰质炎或肌营养不良。在这种情况下，髋屈肌将腰椎进一步拉入脊柱前凸，由于慢性过度前凸腰椎内骨突关节的压迫增加，可能出现腰痛。

髋关节内收肌

主要的髋内收肌有耻骨肌、长收肌、股薄肌、短收肌和大收肌（图 12-26）。次要内收肌为股二头肌（长头）、臀大肌，尤其是下（后）纤维、股方肌和闭孔外肌。这些肌肉的作用力线如图 12-30 所示。注意在上图中，许多主要髋内收肌（如股薄肌和长收肌）有相对较大的力臂长度。

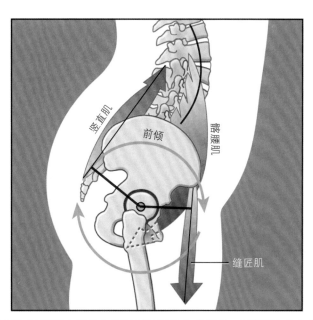

图 12-28　两个代表性的屈髋肌和竖脊肌之间的力偶显示了骨盆向前倾斜。竖脊肌和缝匠肌的力臂用深黑色黑线表示。注意腰椎前凸增加

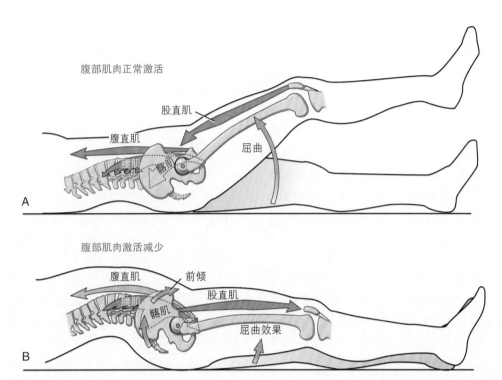

图 12-29　单侧直腿抬高时显示了腹肌的稳定作用。A. 在腹肌（如腹直肌）正常激活的情况下，通过屈髋肌的强力下拉使骨盆稳定并防止向前倾斜；B. 随着腹直肌的激活减少，屈髋肌的收缩引起骨盆明显的前倾。注意伴随骨盆前倾角的腰椎前凸增加。腹部肌肉中的激活减少用浅红色表示

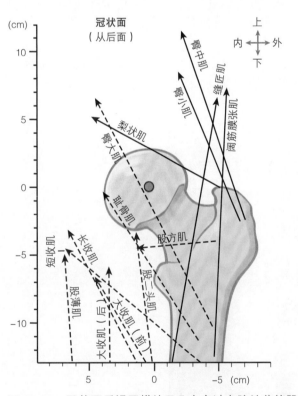

图 12-30　冠状面后视图描绘了几个穿过右髋关节的肌肉力线。旋转轴通过股骨头朝向前 - 后方向。外展肌用实心表示，内收肌用虚线表示（图像的实际比例显示在图形的垂直轴和水平轴上）

功能解剖学

内收肌群占据大腿内侧象限。从形态分布上看，内收肌分为三层（图 12-32）。耻骨肌、长收肌和股薄肌占据浅层。在近端，这些肌肉沿耻骨上下支和邻近的耻骨体附着。在远端，耻骨肌和长收肌附着在股骨的后表面——靠近和沿着粗线的不同区域。细长股薄肌远端附着于胫骨近端内侧（图 13-7）。内收肌群的中层被三角形的短内收肌占据。短收肌附着于耻骨下支上的骨盆，沿粗线近端 1/3 附着于股骨。

内收肌群的深层被大块三角形内收肌占据（图 12-26 左侧和图 12-39 右侧）。顾名思义，大收肌是内收肌中最大的，占整个内收肌群总横截面积的 60%。作为一个整体，大收肌两个头附着在骨盆的近端：一个来自坐骨支的前侧头和一个来自坐骨结节的后侧头。然而，目前已经提出了其他解剖学分类。大收肌前侧头有水平和斜形方向的纤维。相对较小（通常边界不清）的一组水平方向纤维从耻骨下支穿过，到粗线的极近端，常称为小收肌。较大的斜向纤维从坐骨支走形到粗线附近，远至内侧髁上线。两部分的前侧头均由闭孔神经支配，是典型的内收肌。

特别关注 12-4

完全伸展的髋关节的功能重要性

长时间保持屈曲的髋关节更容易发生屈曲挛缩。这种情况可能与屈髋肌痉挛、伸髋肌无力、髋关节囊疼痛或发炎或坐位受限有关。随着时间的推移，屈肌和关节囊韧带发生适应性短缩，从而限制了全髋关节的伸展。

髋关节屈曲挛缩的一个后果是正常生物力学破坏，从而破坏行走和站立的代谢效率。健康人的直立，通常可以通过激活相对较少的肌肉来维持。伸展的髋关节可以通过两个相对力矩的相互作用实现被动的稳定：体重和拉伸关节囊韧带（尤其是髂股韧带）的被动张力（图 12-31A）。如图所示，站立

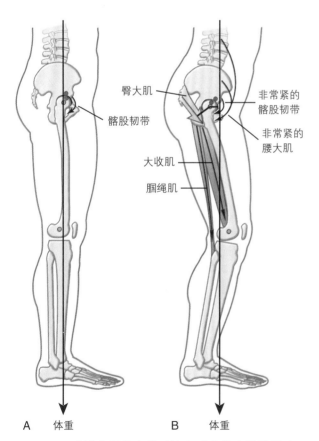

图 12-31 髋关节屈曲挛缩对站立时生物力学的影响。A. 理想的站立姿势；B. 尝试直立，髋关节屈曲挛缩。髋关节伸肌显示不同程度的活动（红色），以防止进一步髋关节屈曲。肌肉和体重的力臂表示为源自髋关节旋转轴的短黑线。在 A 和 B 中，股骨头中心的绿点代表旋转轴。这对红色圆圈表示关节软骨相对较厚区域的重叠（更多描述见正文）

位髋关节接近完全伸展，通常体重作用力通过身体或更典型地稍微靠向髋关节内外侧旋转轴后方（小绿色圆圈）。当位于轴线前方时，体重作用力产生非常小但有用的髋关节伸展力矩。通过拉伸的关节囊韧带（如髂股韧带）和髋屈肌产生的被动屈曲力矩，防止髋关节进一步伸展。图 12-31A 中的一对红点表示覆盖股骨头和髋臼的关节软骨相对较厚区域的大致位置。正常的直立姿势倾向于使髋臼和股骨头对线，使其较厚的关节软骨区域重叠，从而对软骨下骨产生最大的保护作用。

重力和拉伸组织之间形成的静态平衡最大限度地减少了安静站立时代谢"膨胀"肌肉激活的需要。当然，髋关节的肌肉可以强烈收缩，以便在需要时提供更大的稳定性，特别是当身体受到潜在的不稳定外力时。

由于髋关节屈曲挛缩，当患者尝试直立时，髋关节保持部分屈曲。重力和拉伸组织之间形成的静态平衡最大限度地减少了安静站立时代谢"膨胀"肌肉激活的需要。当然，髋关节的肌肉可以强烈收缩，以便在需要时提供更大的稳定性，特别是当身体受到潜在的不稳定外力时。

由于髋关节屈曲挛缩，当患者尝试直立时，髋关节保持部分屈曲。该姿势重新分布体重在髋关节前方的作用力，形成髋关节屈曲力矩（图 12-31B）。而站立时重力一般会促使髋关节伸展，这种情况下重力使髋关节屈曲。为了防止髋关节和膝关节完全屈曲，需要髋关节伸肌施加主动作用力，因为髋关节的关节囊韧带无法对髋关节屈曲产生显著的抗阻。肌肉需求的增加，反过来又增加了站立的代谢成本，在一些人中，随着时间的推移，这增加了坐的欲望。通常，长时间坐着会使屈曲挛缩的情况持续存在。

站立时髋关节屈曲挛缩会干扰关节以最佳方式缓冲整个髋关节的压缩负荷的能力。髋关节作用力增加是为了响应更大的肌肉需求，以维持屈曲姿势。此外，如图 12-31B 中的一对红点所示，站立时髋关节部分屈曲，使两个关节面对齐，使其最厚的关节软骨区域不再最佳重叠。理论上，这种排列增加了髋关节的应力，随着时间的推移，可能会增加关节表面的磨损。

图中标注：
臀大肌
髂股韧带
非常紧的髂股韧带
非常紧的腰大肌
大收肌
腘绳肌
A 体重
B 体重

大多数髋关节损伤的治疗目标应包括（如适用）最大限度地激活髋关节伸展肌。根据一项研究显示，75~86 岁之间的健康个体行走时髋关节伸展平均比更年轻组少 30%，这可能与老年人特别相关。治疗策略应包括加强髋关节伸肌和伸展、拉伸屈髋肌和

关节囊韧带，特别是髂股韧带。通过骨盆向后倾斜激活腹肌也可促进髋关节伸展。当伸展合并轻微外展和内旋（髋关节的紧密填塞位置）时，髋关节的关节囊韧带可能进一步拉伸。

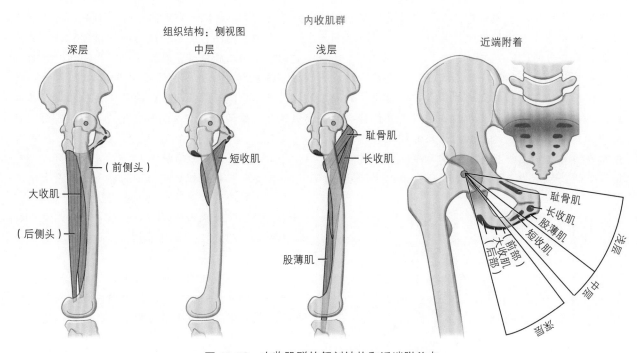

图 12-32　内收肌群的解剖结构和近端附着点

大收肌后侧头由一粗大的纤维团组成，纤维团起自邻近坐骨结节的骨盆区域。从后方附着处，纤维垂直走行，作为肌腱附着在股骨远端内侧的内收肌结节上。大收肌的后头部由坐骨神经的胫支支配，大部分腘绳肌也是如此。由于位置、神经支配和作用与腘绳肌相似，后侧头也可称为大收肌伸头。

整体功能

内收肌的作用力线从不同方向靠近髋关节。因此，在功能上，内收肌在髋关节所有三个平面上均产生力矩。下一节考虑了内收肌在冠状面和矢状面的主要作用。这些肌肉作为次级内旋肌的作用将在本章后面讨论。了解内收肌在所有三个运动平面上产生力矩有助于证明其较大的尺寸和对应力相关损伤的易损性。

冠状面功能

内收肌最明显的功能是产生内收力矩。该力矩控制股骨 - 骨盆和骨盆 - 股骨髋关节内收的运动学。图 12-33 显示了选定的内收肌双侧收缩以控制两种

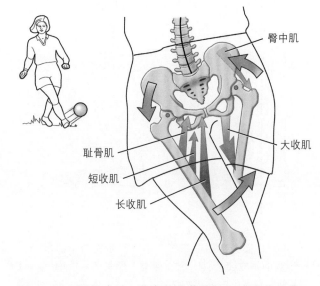

图 12-33　踢足球时，选定的内收肌的双边合作动作。左侧大收肌主动产生骨盆 - 股骨内收。几个右侧内收肌主动产生骨盆 - 骨盆内收力矩，这是加速球所需的。注意左侧臀中肌的偏心激活，以帮助控制左侧髋关节内收的速度和下降程度

运动形式的示例。在右侧，显示几个内收肌加速股骨对足球的冲击。增加该动作的力量是通过向下旋转或降低右髂嵴——左髋关节骨盆－股骨内收产生的。虽然左侧仅显示大收肌，但其他内收肌也协助此动作。左侧髋关节的整体内收通常包括臀中肌的偏心激活，以帮助减速，从而帮助控制骨盆－股骨运动的动力学。足球踢腿时髋关节外展肌的无力可能会对膝关节造成过度的外翻张力，理论上认为这会增加女性足球运动员前交叉韧带损伤的风险。

矢状面功能

无论髋关节位置如何，大收肌的后纤维是强大的髋关节伸肌，类似于腘绳肌。然而，有趣的是，在髋关节屈曲 40°～70° 的弧度内，其他大部分内收肌的作用力线直接通过或接近髋关节内外侧旋转轴。此时，内收肌作为一组，在矢状面上失去了产生力矩的大部分潜力。然而，当在 40°～70° 屈曲位置之外时，单个内收肌作为髋关节的显著屈肌或伸肌重新获得杠杆作用。例如，在快速冲刺过程中，长收肌作为典型的内收肌（图 12-34A）。从髋关节屈曲约 100° 的位置开始，长收肌的作用力线位于关节内外侧轴的后方。在该位置，长收肌具有伸肌力臂，能够产生伸展力矩——类似于大收肌的后侧头。然而，从接近伸展的髋关节位置来看，长收肌作用力线位于内外侧旋转轴的前方（图 12-34B）。内收长肌具有屈肌力臂，产生的屈曲力矩在性质上与股直肌相似。因此，内收肌是髋关节屈曲和伸展力矩的重要来源。这种双向力矩在高功率、循环的

运动中很有用，如短跑、骑自行车、上陡坡、深蹲后蹲起。当髋关节接近完全屈曲时，内收肌将最大机械性地增强伸展肌。相比之下，当髋关节接近完全伸展时，它们将最大机械地增强屈肌。内收肌的这种功能可能部分解释了它们在跑跳过程中相对较高的酸痛或劳损易感性，尤其是在快速改变方向的情况下。

髋关节内旋肌

功能

髋关节"理想"的主要内旋肌，理论上在站立时的水平面上，与髋关节垂直轴旋转有一定的线性距离。然而，从解剖位置来看，没有主要的内旋肌，因为没有肌肉的方向能接近水平面。然而，存在几种次级内旋肌，包括臀小肌和臀中肌的前束纤维、阔筋膜张肌、长收肌、短收肌和耻骨肌。图 12-35 显示了这些肌肉的作用力水平线。联合许多次级内旋肌肉产生的力矩充分满足了髋关节的典型功能需求。其他章节描述了每一个内旋肌的解剖结构（图 12-26 和图 12-43）。

与下肢所有肌肉一样，内旋肌在运动过程中具有独特的功能。在步态的站立阶段，内旋肌在相对固定股骨上的水平面。图 12-36 显示了前 30% 步态周期的骨盆－股骨运动学。左侧髂嵴向前旋转显示了右侧髋关节的骨盆旋转（见上文）。因此，右内旋肌可以为对侧（左）摆动肢体提供一些动力，特别是在上坡或增加步长时有用。如本章后面所述，

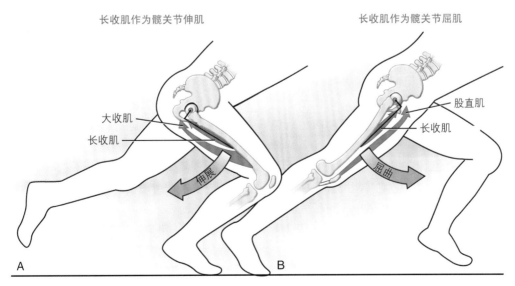

长收肌作为髋关节伸肌　　　　　　　　　长收肌作为髋关节屈肌

图 12-34　在短跑过程中证实了长收肌在矢状面的两种作用。A. 髋关节屈曲时，长收肌与大收肌一起伸展髋关节；B. 髋关节伸展时，长收肌与股直肌一起屈曲髋关节。这些相反运动是基于长收肌相对于髋关节内外侧旋转轴的作用力线变化

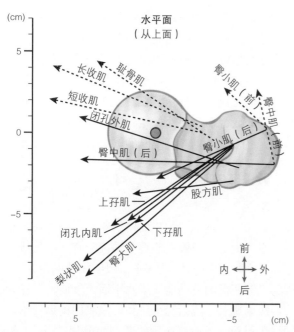

图 12-35 俯视图描绘了横跨髋关节的几块肌肉的水平面作用力线。旋转纵轴通过股骨头的上下方向。为清楚起见，未显示阔筋膜张肌和缝匠肌。外旋肌用实线表示，内旋肌用虚线表示（图像的实际比例显示在图形的垂直轴和水平轴上）

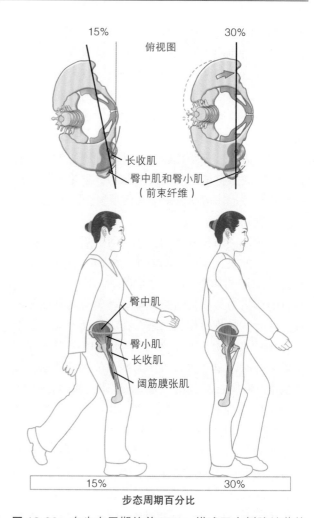

图 12-36 在步态周期的前 30%，描述了右侧髋关节的几块内旋肌的激活模式（鲜红色表示肌肉激活程度更大）。具体而言，显示了阔筋膜张肌、臀小肌和臀中肌的前束纤维以及长收肌在相对固定的右侧股骨上，使骨盆沿水平面旋转（比较底视图和顶视图）

在步态周期的这一部分，阔筋膜张肌、臀小肌和臀中肌也作为髋关节外展肌发挥作用。在步态周期中，这些肌肉的激活对于稳定冠状面的骨盆是必要的。

主动内旋力矩随髋关节屈曲而增加

当髋关节接近 90° 屈曲时，内旋肌的内旋力矩势能显著增加。借助骨骼模型和一根模拟肌肉作用力线的细绳（如臀小肌或臀中肌的前束纤维），这样演示很清晰。髋关节屈曲接近 90°，使这些肌肉的作用力线从几乎平行到几乎垂直于股骨纵轴的方向重新定向。这是因为旋转的纵轴与重新定位的股骨干保持平行。Delp 及其同事报告，例如，臀中肌前束纤维的内旋力臂在屈曲 0°～90° 时增加 8 倍（图 12-37A）。甚至一些外旋肌，如臀中肌的后束纤维（图 12-37B）、梨状肌、臀大肌的前（上）纤维和臀小肌的后束纤维，在髋关节屈曲约 60° 及以上时发生转换，成为内旋肌。随着髋关节屈曲度的增加，许多旋转肌的生物力学偏差——包括其力臂的幅度和极性的变化——有助于解释为什么健康人的最大内旋力矩在髋关节屈曲至约 90° 时比伸展时大 35%～55%。

动力学特点仅部分解释了脑瘫患者中常观察到的旋转和屈曲（"蜷缩"）步态。髋关节伸展主动

控制不良（尤其是合并髋屈肌挛缩时），髋关节的屈曲姿势增强了髋关节许多肌肉的内旋力矩。尽管如此，推测蜷缩步态（以及相关的内收肌和内旋肌张力增加）可能导致非卧床的脑瘫患者持续存在过度的股骨前倾角。通过激活或增大臀大肌（一种有效的伸肌和外旋肌）力量，蜷缩步态模式可能会更好控制。

内收肌作为髋关节内旋肌的生物力学

一般而言，当身体处于或接近解剖位置时，大多数内收肌能够在髋关节处产生适度的内旋力矩。然而，考虑到大多数内收肌沿粗线附着在股骨后侧，这一动作可能难以协调。在髋关节解剖结构正常的情况下，这些肌肉的缩短似乎会使股骨向外而不是向内旋转。然而，必须考虑的是股骨干自然向前弯

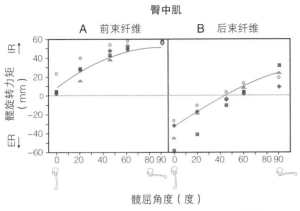

图 12-37　臀中肌前束和后束纤维的水平面旋转力臂，并绘制髋关节屈曲的函数：A. 前束纤维；B. 后束纤维（IR 内旋力臂，ER 外旋力臂）。水平（X）轴上的 0° 屈曲角度标记了髋关节的解剖（中间）位置（经 Neumann DA 许可修改：Kinesiology of the hip: a focus on muscular actions, *J Orthop Sports Phys Ther* 40: 82–94,2010. 数据基于 4 个髋关节尸体标本和计算机模型，最初由 Delp SL, Hess WE, Hungerford DS 等人发表的研究：Variation of rotation moment arms with hip fl exion, *J Biomech* 32: 493–501, 1999.）

曲对肌肉作用力线的影响。弓曲使大部分粗线位于髋关节旋转纵轴的前方（图 12-38A）。如图 12-38B 所示，内收肌的水平力分量，如内收长肌，位于旋转轴的前方。因此，该肌肉的作用力与力臂共同作用，产生内旋。

髋关节伸肌

解剖学和个体作用

主要的髋伸肌是臀大肌、腘绳肌（即股二头肌长头、半腱肌和半膜肌）和大收肌后侧头（图 12-39）。臀中肌中后束纤维和大收肌前束纤维为次级伸肌。当髋关节屈曲至少 70° 及以上时，大多数内收肌（耻骨肌可能除外）能够协助髋关节伸展。

臀大肌有大量来自髂骨后侧、骶骨、尾骨、骶结节和骶髂后韧带的近端附着点，并邻近胸腰筋膜。肌肉附着在阔筋膜的髂胫束（连同阔筋膜张肌）和股骨的臀肌结节上。臀大肌是髋关节的主要伸肌和外旋肌。如第 9 章和第 10 章所述，臀大肌也是通过该区域广泛的韧带和筋膜附着点稳定骶髂关节和腰部区域的重要肌肉。

三条双关节的腘绳肌近端附着于坐骨结节后侧，远端附着于胫腓骨。基于这些，腘绳肌伸展髋

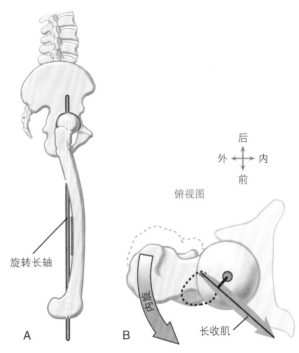

图 12-38　内收肌作为髋关节的次级内旋肌。A. 因股骨干前弓，大段粗线（短红线）走行于旋转轴纵轴（蓝棒）前方；B. 右髋关节的俯视图显示了长收肌的水平作用力线。肌肉通过产生穿过旋转轴前方的力（股骨头处的蓝色小圈），产生内旋力矩。长收肌使用的力臂用粗黑线表示。椭圆形黑色虚线表示长收肌远端附着区域的股骨中段轮廓

关节并屈曲膝关节。大收肌后侧头的解剖和功能，一个经常不被重视的髋关节伸肌，在髋关节内收肌部分描述。

图 12-25 所示为主要的髋关节伸展肌的作用力线。在伸展位置，大收肌后侧头具有最大的伸展力臂。在所有伸肌中，大收肌和臀大肌的横截面积最大。

整体功能

骨盆 - 股骨髋关节伸肌

以下章节描述了髋关节伸肌控制骨盆 - 股骨伸展的两种不同情况。

髋关节伸肌导致的骨盆后倾　在保持腰上部相对静止的情况下，髋关节伸肌和腹肌作为力偶向后倾斜骨盆（图 12-40）。后倾略微延长髋关节，减少腰椎前凸。

骨盆后倾所涉及的肌肉力学与骨盆前倾所描述的相似（比较图 12-28 和图 12-40）。在两种倾斜动作中，髋关节和躯干肌肉形成一个力偶，通过股骨头周围相对较短的弧度旋转骨盆。在站立过程中，

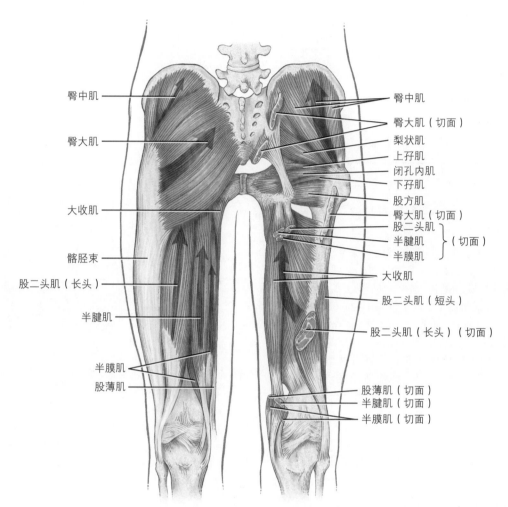

图 12-39 髋关节后部肌肉。左侧突出臀大肌和腘绳肌（股二头肌长头、半腱肌和半膜肌）。右侧显示切断的臀大肌和腘绳肌，显露臀中肌、6 个短外旋肌中的 5 个（即梨状肌、上下孖肌、闭孔内肌和股方肌）、大收肌和股二头肌短头

髋关节囊韧带和髋屈肌施加的张力通常决定了骨盆向后运动的最大范围，与腰椎如何限制骨盆前倾斜的最大范围形成鲜明对比。

　　髋关节伸肌控制身体的前倾角　站立时身体前倾是一种非常常见的活动。例如，在水槽边刷牙时身体的前倾。髋关节的肌肉维持这种接近静态的姿势主要是由腘绳肌负责。考虑向前倾斜的两个阶段如图 12-41 所示，轻微向前倾斜时（图 12-41A），体重在髋关节内外侧旋转轴正前方移位。这种轻微屈曲的姿势受到臀大肌和腘绳肌的最小激活限制。然而，更明显的前倾会将体重转移到髋关节前方更远处（图 12-41B）。支持这种明显屈曲的姿势需要更大的腘绳肌力量激活。然而，臀大肌在这个位置保持相对不动——这一点可通过触诊验证，并根据肌电图数据推断。腘绳肌的作用明显增加（与臀大肌相比）可以从生物力学和生理学上解释。前倾角

增加了髋关节伸展肌腘绳肌的力矩，而它减少了臀大肌的伸展力臂（比较图 12-41 中的 15°和 30°点）。因此，向前倾斜，可在力学上优化腘绳肌肌腱的伸展力矩势能。显著的前倾也拉长了横跨髋关节和膝关节的腘绳肌。这些拉长的双关节肌肉被动张力的增加，有助于维持髋关节的部分屈曲位置。由于这些原因，腘绳肌似乎是唯一的肌群，以支持臀部有一个向前倾斜。显然，神经系统让臀大肌储备部分更强大的髋关节伸展活动，如快速爬楼梯。

　　股骨 - 骨盆髋关节伸展

　　作为一个群体，髋关节伸肌经常需要产生大且强大的股骨－骨盆髋关节伸展力矩，以加速身体向前和向上。例如，当一个人爬上陡坡时，右侧髋关节伸肌的需求（图 12-42）。当登山者搬运重物时，右侧髋关节的屈曲位置在髋关节处施加了较大的外部（屈曲）力矩。然而，屈曲位置有利于髋关节伸

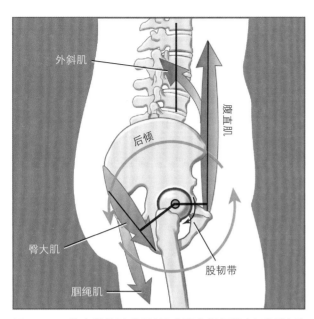

图 12-40 代表性的髋伸肌（臀大肌和腘绳肌）和腹肌（腹直肌和腹外斜肌）之间的力偶用于向后倾斜骨盆。每个肌群的力臂用黑线表示。注意腰椎前凸减小。髋关节的伸展拉伸了髂股韧带

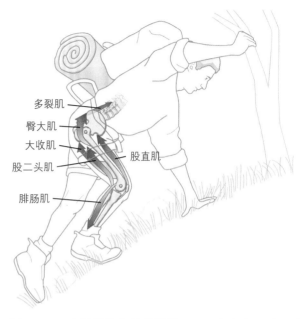

图 12-42 在承受外部载荷的情况下，当爬上山时，对横跨髋关节、膝关节和踝关节的许多肌肉的要求相对较高。腰背部伸肌（例如，下多裂肌）也需要激活，以稳定骨盆的位置。标记髋关节和膝关节的内外侧旋转轴

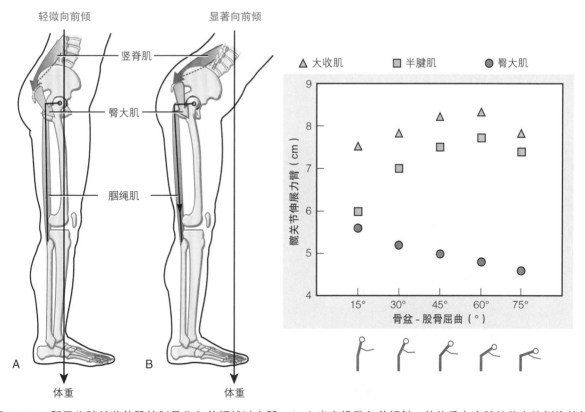

图 12-41 所示为髋关节伸肌控制骨盆向前倾越过大腿。A. 上半身轻微向前倾斜，使体重力在髋关节内外侧旋转轴的稍前方移位；B. 更显著的前倾会使重力线向前移动更远。髋关节的较大屈曲使坐骨结节向后旋转，从而增加腘绳肌的髋关节伸展力臂。拉紧线（在拉伸的腘绳肌内有箭头）表明被动张力增加。在 A 和 B）中，对肌肉的相对需求用红色的相对阴影表示。该图显示了所选髋关节伸肌的髋伸展力臂长度，作向前倾斜的函数

肌产生更大的伸展力矩。此外，髋关节明显屈曲时，许多内收肌可产生伸展力矩，从而辅助主要的髋关节伸肌。激活腰背部伸肌有助于支持屈曲的躯干，也可稳定骨盆，使强烈激活的髋伸肌具有安全的近端附着。

图 12-42 强调了下肢许多肌肉之间的功能相互依存关系，特别是那些涉及髋膝伸展和踝关节跖屈的活动，如攀爬、短跑、骑自行车或跳跃。例如，考虑股直肌和臀大肌之间的动力学相互作用——进行攀爬活动所必需的两块主要肌肉，如图 12-42 所示。股直肌需要较大的膝关节伸展力矩，以抵消不仅由体重（和支撑的外部载荷）产生的较大膝关节屈曲力矩，还由同时激活的腘绳肌和腓肠肌产生的较大的主动膝关节屈曲力矩。由于股直肌的双关节排列，该肌肉伸展膝关节所产生的较大作用力也必然导致较大的髋关节屈曲力矩：该力矩似乎在力学上与髋关节伸展运动适得其反。因此，臀大肌和大收肌等肌肉必须匹配并超过股直肌主动产生的髋关节屈曲力矩。只有这样，髋关节伸肌才会加速身体向上和向前。

如图 12-42 所示，在多关节运动中，对臀大肌的要求确实非常大。该肌肉较大的横截面积通常足以满足这些需求。无论什么原因，该肌肉无力均可破坏整个下肢运动的质量和强度。对于病理运动学问题，如坐位起身困难、脑瘫患者常见的蜷缩步态

和髌股关节疼痛综合征，建议进行治疗性锻炼，以增强或促进臀大肌的减弱或反应不佳。

髋关节外展肌

解剖学和个体作用

主要的髋外展肌包括臀中肌、臀小肌和阔筋膜张肌——通常简称为"髋外展肌"。梨状肌、缝匠肌、股直肌和臀大肌前（或上）纤维可视为次要的髋外展肌。

臀中肌是一种宽大的扇形肌肉，附着在臀前线上方的髂骨外表面。远端，腱性更强，部分肌肉附着到大转子上（图 12-39），特别是其上 - 后面和外侧面（图 12-6）。远端连接到外侧凸出的大转子，为臀中肌提供了执行髋关节外展的极佳杠杆作用（图 12-30）。臀中肌是髋外展肌中最大的，占主要外展肌横截面积的 60%～65%。宽而扇形的臀中肌被认为有三个功能纤维束：前、中和后。所有纤维束均可产生髋关节外展；然而，从解剖位置上，前、后束纤维在其水平面作用中是拮抗肌。当从解剖位以外的位置开始激活肌肉时，其中某些杠杆作用可能会发生很大变化。

臀小肌位于臀中肌的深部及稍前方（图 12-43）。臀小肌近端附着在髂骨上——在臀前线和臀下线之间——远端附着在大转子的前关节面上（图 12-6）。远端附着也与髋关节囊混合。这些肌肉附

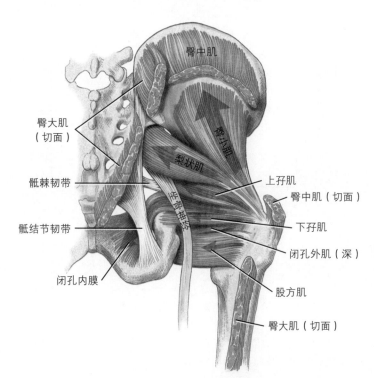

图 12-43　髋关节后部和外侧区域的深层肌肉。切断臀中肌和臀大肌，显露更深的肌肉

着物可在运动中将关节囊的这一部分从关节中缩回——这一机制可防止关节囊撞击。

臀小肌小于臀中肌，占主要的髋外展肌横截面积的20%~30%。尽管臀小肌比臀中肌小，但其作用同样很重要。在行走的站立阶段稳定髋关节。臀小肌的所有纤维束均有助于外展。更多的前束纤维也有助于内旋和屈曲，后束的纤维有助于外旋。臀小肌的肌电图分析显示，在行走的站立阶段，前屈肌纤维和后屈肌纤维在略有不同的时间段最为活跃，表明它们在稳定髋关节方面具有不同的作用。

阔筋膜张肌是三个主要的髋外展肌中最小的，仅占主要外展肌横截面积的4%~10%。阔筋膜张肌的解剖结构在本章前面讨论过。

有趣的是，所有的髋关节外展肌都有髋关节内旋肌或外旋肌的作用。因此，产生单纯冠状面外展力矩需要外展肌完全中和彼此的水平面力矩。

髋关节外展肌机制：行走过程中骨盆冠状面稳定性的控制

髋关节外展肌产生的外展力矩，对于行走过程中冠状面骨盆-股骨运动学的控制至关重要。在大多数站立阶段，髋外展肌在相对固定的股骨上稳定骨盆（图12-36）。因此，在站立阶段，髋外展肌在冠状面和水平面（如前所述）控制骨盆中起作用。

髋关节外展肌产生的外展力矩在步态的单足-支撑阶段尤为重要。在此阶段，对侧腿离开地面并向前摆动。如果站立侧没有足够的外展力矩，骨盆和躯干可能会无法控制地向摆动肢体一侧下降。通过在大转子正上方触及臀中肌，可以很容易地识别髋关节外展肌的激活。例如，当左腿抬离地面时，右侧臀中肌变得坚硬。

髋外展肌的冠状面稳定功能是行走中非常重要的组成部分。此外，站立时外展肌产生的作用力占髋臼和股骨头之间产生的压缩力的大部分。

髋关节外展肌机制：在髋关节产生压缩力中的主导作用

图12-44显示了在单足支撑过程中维持右髋冠状面稳定性的主要因素，与行走中期所需的因素相似。主动髋关节外展肌和体重产生的作用力产生了相反的力矩，控制骨盆在股骨头上的位置和稳定性（冠状面内）。在单足支撑过程中，骨盆与跷跷板相当，股骨头代表支点。当跷跷板平衡时，右侧髋关节外展肌作用力（hip abductor force, HAF）产生的逆时针（内部）力矩等于体重（body weight, BW）引起的顺时针（外部）力矩。这种相反力矩的平衡称为静态旋转平衡。

在单足支撑过程中，髋外展肌——特别是臀中肌——在整个髋关节上产生大部分垂直压缩力。图12-44中的模型证实了这一点。注意，髋关节外展肌使用的内部力臂（D）约为体重使用的外部力臂（D_1）长度的一半。考虑到这种长度差异，髋外展肌必须产生两倍于体重的力，以便在单足支撑过程中达到稳定。因此，在每一步上，髋臼都是通过髋关节外展肌产生的联合作用力和体重的重力牵拉对抗股骨头。为了达到静态的线性平衡，这种向下的作用力被同等大小但方向几乎相反的关节反作用力（JRF）抵消（图12-44）。关节反作用力方向与垂直方向成10°~15°——该角度受到髋关节外展肌作用力向量方向的强烈影响。

图12-44中提供的样本数据显示了如何估计髋关节外展肌作用力和髋关节反作用力的量级（为简单起见，假定所有作用力均垂直作用，如跷跷板模型所示）。如计算所示，当体重为760.6N（171 lb）的人通过右侧肢体进行单足支撑时，出现向上关节反作用力（JRF），即1873.8N（421.3 lb）。这种反作用力约为体重的2.5倍，其中66%来自髋外展肌。在行走过程中，由于骨盆对股骨头的加速度，关节反作用力更大。基于三维计算机建模或植入髋关节假体的应变计直接测量的数据显示，行走过程中关节压缩力达到体重的3~4倍。这些力量在跑步或上下楼梯或坡道时，至少可以增加到体重的五倍或六倍。关节反作用力随着步行速度或有显著的步态偏差而增加。

虽然在单足支撑时，髋外展肌对关节产生很大的压力，但这些肌肉和其他肌肉在非卧床活动期间也对髋关节作用力有显著贡献。膝关节从仰卧位伸展主动抬起下肢（即"直腿抬高"）已被证明可产生约1.4倍体重的髋关节反作用力，或在水平面上行走时自然产生的约50%的关节作用力。此外，进行单侧（仰卧位）髋关节"臀桥"运动可产生约为体重3倍的髋关节反作用力，与行走时产生的作用力相似。在为髋关节手术后的患者开具锻炼处方时，例如全髋关节置换术或骨折修复，必须记住这些力的大小。

在大多数情况下，髋关节外展肌或其他肌肉对健康髋关节产生的作用力起着重要的生理功能，如稳定髋臼内的股骨头、帮助营养关节软骨、为生长

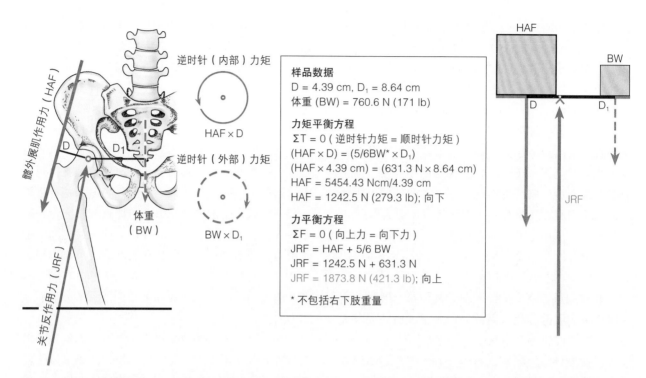

图 12-44 冠状面图显示了右髋单侧支撑时右髋外展肌的功能。左侧插图假定骨盆和躯干在右侧髋关节周围处于静态（线性和旋转）平衡状态。逆时针力矩（实心圆）是右髋关节外展肌作用力（HAF）乘以内部力臂（D）的乘积；顺时针力矩（虚线圆）是体重（BW）乘以外部力臂（D_1）的乘积。由于假定系统处于平衡状态，冠状面的力矩大小相等，方向相反：$HAF \times D = BW \times D_1$。跷跷板模型（右）简化了单肢支撑过程中的主要的动力学事件。关节反作用力（JRF）直接通过跷跷板（髋关节）的支点。框中的样本数据用于力矩和力平衡方程。这些方程式可以估算单肢支撑期间所需的髋关节外展肌作用力和关节反作用力的大小（为了简化计算，假设所有力都是垂直方向的。该假设在结果中引入了适度误差。同样，为简单起见，所有力臂方向均指定正值）（摘自 Neumann DA: Biomechanical analysis of selected principles of hip joint protection, *Arthritis Care Res* 2: 146, 1989. 经 *Arthritis Care and Research*, American College of Rheumatology 许可转载）

期儿童的正常发育和关节结构的形成提供刺激。关节软骨和骨小梁通常通过安全地分散大的作用力来保护关节。然而，患关节炎的髋关节可能不能提供这种保护。

最大外展力矩根据髋关节角度而变化

肌肉群的内部力矩和关节角度之间的独特关系可以洞悉肌肉自然形成的功能需求。例如，图 12-45 所示的图形清楚地表明，外展肌在伸长时产生其峰值力矩（最大强度）。当髋关节内收刚好超过髋关节中间（0°）位置时，产生最大力矩。当身体处于或接近行走的单肢支撑阶段时，冠状面髋关节角度自然发生：正是需要这些肌肉为髋关节提供冠状面稳定性时。从本质上讲，外展肌在与最大功能需求相对应的肌肉长度（和关节角度）上具有最大的力矩储备。

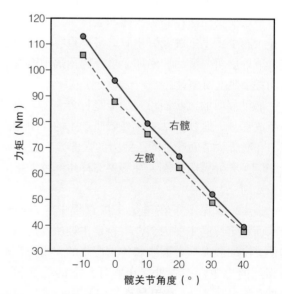

图 12-45 该图显示了髋关节冠状面运动范围对最大力、等长髋关节外展力矩的影响（对 30 名健康人进行测试）。–10° 髋角度代表肌肉最长的内收位置。分别显示了右侧和左侧的数据

髋关节内收位也增加了自然状态下僵直的髂胫束的被动张力。这种被动张力虽然可能相对较小，但仍可增加步行单侧 - 支撑阶段所需的外展力矩。

相比之下，髋关节外展的力矩势能至少接近完全缩短的肌肉长度，相当于外展 40°（图 12-45）。有趣的是，尽管臀中肌的内（外展）力臂在完全外展时相对较大（与内收位置相比），但该位置肌肉长度大大缩短显著降低了其主动作用力（因此降低了力矩）输出。具有讽刺意味的是，髋关节外展近乎最大程度的髋关节，通常建议手动测试髋关节外展肌的"力量"。

特别关注 12-5

大转子疼痛综合征

大转子疼痛综合征（greater trochanteric pain syndrome，GTPS）涉及臀中肌和臀小肌远端肌腱附着点的退化性变化，在某些情况下，涉及相关滑囊炎。GTPS 可成为髋关节外侧疼痛的主要原因，最常累及 40 岁以上女性。典型体征包括大转子附近或大转子上（臀肌附着处）的疼痛或点压痛、髋关节外展减弱、步态偏斜、与髋关节外展肌无力或疼痛一致（本章后面描述）。症状常因需要髋关节外展肌高度、持续或重复用力的活动而加剧，如单肢站立、爬楼梯或爬山或长时间行走。与所有髋关节疼痛一样，必须排除相关共性病及从腰部牵涉到的疼痛。

GTPS 的主要病理学基础被认为是臀中肌和臀小肌肌腱病。MRI 常显示受累肌腱增厚或变薄以及部分或全层撕裂。当臀中肌肌腱附着于大转子的外侧和上 - 后关节面时，撕裂更常发生在臀中肌肌腱。在高达 20% 的病例中，滑囊炎可能与 GTPS 相关，或者在臀中肌和臀小肌远端附着点下方的滑囊中，或者更频繁地在大转子后下方和臀大肌正下方的滑囊中。

臀中肌或臀小肌肌腱病具有与肩袖病理相似的特征。为此，GTPS 已被宽泛地称为"髋关节旋转袖综合征"。冈上肌和臀肌肌腱在紧贴骨时，均倾向于在肌腱底部显示退行性变化。疼痛在 GTPS 和肩袖综合征中通常是隐匿和慢性的，通常涉及磨损变性或撕裂，而不是急性的单一事件导致撕裂。在某种程度上，这些肌肉中容易发生的退行性变化与组织不能吸收和耐受机械应力有关。每次在步态的中间站立阶段，来自臀肌的力量对各自的肌腱施加相对较大和重复的应力。这样的应力通常被描述为张力，因为它将肌腱拉离骨，但在该肌腱的最远端被直接拉入骨内时，该应力也是一种局限性压缩。

压缩应力的大小可能同时受到作用于大腿上阔筋膜作用力的影响，部分作用力由阔筋膜张肌施加。该复合体变硬可能会对下方的臀肌肌腱产生向内推力，因为它们在大转子上方 - 内侧缠绕，放大了对臀肌肌腱的局部压迫。随着时间的推移，重复的压缩应力可能会降解和削弱肌腱止点的组织基质。随后肌腱中的小撕裂或擦伤理论上会对肌腱的完整性、健康部分施加更大的应力，从而使这些组织也容易退化。GTPS 的精确病理和相关的臀肌肌腱病变尚不十分清楚。

尽管从理论上讲，导致 GTPS 的一个因素可能与既往臀肌无力病史或臀中肌和臀小肌的外展力矩减少有关。臀肌无力可能会增加对更浅表的外展肌（即阔筋膜张肌和相关的大腿外侧筋膜）的补偿需求。如果这种补偿发生在每个步态周期，可能会使臀肌肌腱磨损到发生退化甚至衰竭的程度。需要更多的生物力学和组织学研究来更好地理解 GTPS 的发病机制，以便更好地治疗这种疾病。

GTPS 的保守治疗已有描述，包括使用抗炎药物、皮质类固醇注射、患侧髋关节使用对侧手杖和物理治疗。Grimaldi 和 Fearon 提出了一种物理治疗方法，限制涉及髋关节内收的活动或练习（骨盆 - 股骨，反之亦然）。由于阔筋膜张肌和相关外侧筋膜在髋关节外侧被拉伸，该预防措施被认为可最大限度地减少臀肌腱止点上的压缩应力。此外，最初的物理治疗可能包括：在限制髋关节内收的位置做无疼痛激惹的等长外展练习。正如 Grimaldi 和 Fearon 所概述的，如果可以忍受，可以审慎地采用非等长类型的锻炼来增加抗阻力的方法。

当保守治疗不成功时，可能需要手术修复肌腱。开放手术和关节镜手术均显示出较好的结果。

特别关注 12-6

髋外展肌无力

几种疾病与髋关节外展肌无力相关。这些可能包括肌营养不良、格兰巴雷综合征、不完全性脊髓损伤、大转子疼痛综合征、髋关节炎或退化、脊髓灰质炎、腰痛或不明确的病理改变。髋关节疼痛或不稳定的患者经常会出现外展肌"失用性"无力和萎缩——这是故意避免其强烈的肌肉激活，以最小化关节内压缩力的结果。

髋关节外展肌无力的典型指标是 Trendelenburg 征。要求患者在疑似髋关节无力侧以单足支撑站立。如果骨盆下降到无支撑腿的一侧，则该体征为阳性；换句话说，薄弱的髋关节"落下"进入骨盆 - 股骨内收状态（图 12-22B）。但是，临床医生在解释和记录该检测结果时需要谨慎。例如，右髋外展肌无力的患者，当被要求仅用右侧肢体站立时，确实可能会使骨盆左侧下垂。然而，躯干向右代偿性倾斜可掩盖无力，特别是当无力明显时。躯干偏向无力侧可通过缩短外力臂长度减少外展肌对外部力矩的需求（图 12-44，D_1）。当观察患者行走时，这种向无力侧的代偿性倾斜被称为"臀中肌跛行"或"代偿性头低脚高位步态"。在弱化的髋关节外展肌对侧使用手杖，可以显著改善这种异常的步态模式。

由于通常无法解释的原因，髋关节手术后或病理原因，髋外展肌的无力通常比其他肌群持续更长的时间。无论术中是否切开臀中肌和臀小肌，这种现象都会发生。髋关节外展肌无力的持续存在类似于前交叉韧带修复或损伤后膝关节处股四头肌无力的持续存在（见第 13 章）。

无论何种原因，长时间髋外展肌无力的功能和病理机制影响是广泛的，特别是考虑到它们在直立、负重活动中的重要运动学意义。持续的髋关节外展肌无力与许多损伤或状况相关，包括步态偏离、单侧站立困难、姿势不稳、髌股疼痛综合征、腰痛、踝关节扭伤风险增加、膝关节不稳和老年人的跌倒。

由于这些以及其他的关联，重要的肌电图研究已经致力于发现哪些训练是最特定的，从而潜在地加强髋关节外展肌，特别是臀中肌。假定从臀中肌产生最强烈 EMG 反应的运动反映了对该肌肉的更大需求，研究数据明确表明，较高的"需求"训练具体涉及髋关节外展（从股骨对骨盆或骨盆对股骨的角度）与髋关节伸展、内旋或外旋。根据表 12-3 中所列臀中肌各种纤维的主要或次要作用，这些结果是可以预期的。然而，请注意，Philippon 及其同事报告单腿"臀桥运动"（对侧下肢保持"直腿抬高"的位置）产生的臀中肌 EMG 水平略高于任何涉及侧卧髋关节外展的运动。在单腿臀桥运动中对臀中肌的高要求可以帮助我们了解进行这种看似简单的单平面运动的肌肉复杂性。为便于讨论，假设单腿臀桥运动由右髋提供动力，而左下肢保持在"直腿抬起"位置。这项运动挑战了右臀内侧的中束和后束肌纤维以提供伸展支撑，而中束纤维抵消了右侧大收肌的强内收作用。此外，对右臀中肌的前束进行挑战，以帮助抵消右臀大肌的外旋以及右髋关节的外旋（骨盆 - 股骨）重力力矩。有趣的是，这项相同的 EMG 研究报告在双侧臀桥运动期间，臀中肌激活明显减少。将两个髋关节的髋伸展力矩分开，可将每个单独臀中肌的需求降低至最大自主收缩的 11%（与之相比，单侧臀桥运动为 35%）。

髋外旋肌

髋关节的主要外旋肌包括臀大肌和 6 个"短外旋肌"中的 5 个。在解剖位置上，被认为是次要外旋肌的肌肉有臀中肌的后束纤维和臀小肌、闭孔外肌、缝匠肌和股二头肌长头。闭孔外肌被认为是次级旋转肌，因为在解剖位置，其作用力线仅位于旋转纵轴后方几毫米处（图 12-35）。

臀大肌和缝匠肌的附着点，之前分别在髋伸肌和髋屈肌的主题下描述过。

"短外旋肌"的功能解剖学

髋关节的六个"短外旋肌"是梨状肌、闭孔内肌、上孖肌、下孖肌、股方肌和闭孔外肌（图 12-14、图 12-39 和图 12-43）。这些肌肉的作用力线主要位于水平面。该方向是产生外旋力矩的最佳方向，因为每块肌肉的大部分分力与垂直旋转轴具有垂直交叉点。类似于肩部冈下肌和小圆肌的方式，短外旋肌也可以很好地对齐压缩，从而有助于稳定关节。

梨状肌近端附着在骶骨的前表面，在三个最头侧骶孔发出的神经根之间（图 12-1 和图 12-26）。通过坐骨大孔向后离开骨盆，梨状肌通过肌腱附着于大转子的上方（图 12-43）。梨状肌除有外旋的作用外，还是次级髋外展肌。相对于髋部旋转轴的肌肉力量线，可以明显看出这两种动作（图 12-30 和图 12-35）。

　　坐骨神经通常在梨状肌下方离开骨盆。如本章前面所述，坐骨神经可通过梨状肌腹。缩短、增厚或"紧密"的梨状肌可能压迫和刺激坐骨神经，这种情况被称为"梨状肌综合征"。

　　闭孔内肌是扇形的肌肉，起源于闭孔膜的内表面和闭孔周围的相邻骨（图 12-43）。虽然在图 12-43 中没有看到，但大部分肌肉的近端附着点在坐骨内表面向上和稍微向后延伸，在坐骨棘上方 2~3 cm。从这个广泛的起源，肌纤维会聚到肌腱后，通过坐骨小孔离开骨盆。坐骨小切迹内有透明软骨，在接近大转子内侧面时将闭孔内肌肌腱偏转约 130°，起到滑轮的作用（图 12-46A）。例如，站立时股骨牢固固定，右侧闭孔内肌强烈收缩可使骨盆（和多余的躯干）相对于股骨头向左对侧旋转（图 12-46B）。除旋转骨盆外，近水平走行的闭孔内肌所产生的力也可有效地压迫关节。Hodges 及其同事对 10 名人类受试者的闭孔内肌和其他几种外旋肌进行了细丝、超声引导的 EMG 分析。闭孔内肌通常是在逐渐增加的等长力量外展和外旋髋关节过程中最先活动的肌肉。这种早期激活可能反映了它在其他肌肉激活之前微调关节位置稳定性的作用。

　　闭孔筋膜，常描述为一层相对致密的结缔组织，覆盖和黏附到闭孔内肌内侧（骨盆内）表面的一部分。该筋膜作为肛提肌（盆底的主要肌肉）附着的一部分（有关盆底肌肉的附着、神经支配和作用，请参见附录Ⅳ的 F 部分）。由于这种直接的解剖联系，盆底疼痛综合征或功能障碍的一些治疗方法，包括改变闭孔内肌主动或被动张力。

　　上、下孖肌（来自拉丁语的双生根，意为双生）是两块大小几乎相同的小肌肉，近端附着在坐骨小切迹两侧（图 12-43）。每条肌肉与闭孔内肌的中央腱混合，共同附着于股骨。紧靠下孖肌的下方是股方肌。该肌起自坐骨结节外侧，止于股骨近端后侧。在骨形态异常的情况下，该肌可能会在小转子和坐骨间撞击，通常涉及外旋到极限的运动中。如果是慢性和反复性的，这种临床上称为"坐骨股撞击症"，可能引起腹股沟和臀部疼痛以及股四头肌的异常 MR 信号。

　　闭孔外肌起自闭孔膜的外侧和邻近的髂骨（图 12-14）。切除内收长肌和耻骨肌后，可从骨盆前侧看到该肌腹（图 12-26，左侧）。肌肉向后附着在股骨转子窝处（图 12-6）[基于其内收作用、位置和神经支配的杠杆作用，闭孔外肌在解剖学上与内收肌群的联系比与其他 5 个短外旋肌的联系更多。闭孔外肌由起源于腰丛的神经根支配（通过闭孔神经），其他大多数内收肌也是如此。而其他小的外旋肌则通过骶丛支配，神经根低至 S^2]。

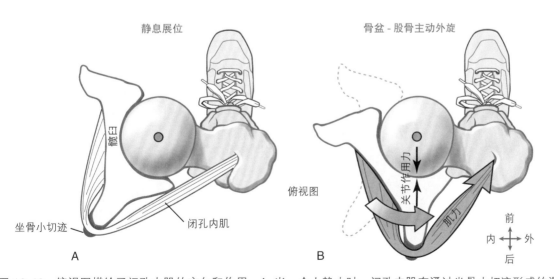

图 12-46　俯视图描绘了闭孔内肌的方向和作用。A. 当一个人静止时，闭孔内肌在通过坐骨小切迹形成的滑轮上发生 130° 偏转；B. 站立时固定股骨，该肌肉收缩引起骨盆 - 股骨（髋关节）外旋（通过减小大转子后侧与骨盆外侧之间的距离，髋关节外旋明显）。注意由肌肉收缩产生的关节压缩力

整体功能

外旋肌的功能潜能在股骨盆旋转时最为明显。例如，考虑外部旋转肌收缩以使骨盆在股骨上旋转（图 12-47）。右下肢刚与地面接触时，右外旋转肌的收缩会加速骨盆的前侧，并使躯干向左（固定股骨的对侧）加速。踩脚并"割向"另一侧的这种动作是跑步时突然改变方向的自然方法。如图 12-47 所示，激活右侧臀大肌，例如，在此动作中，能够向髋关节施加伸展和外旋的推力。如果需要，可以通过内部旋转肌的偏心作用来降低外部旋转力矩。例如，长收肌和短收肌的突然偏心激活，当骨盆向对侧摆动时，它们可能会使骨盆减速——这一动作可能会对这些肌肉造成"拉伤"。损伤机制可能部分解释了许多体育活动中内收肌拉伤发生率相对较高，涉及跑步时骨盆和躯干的快速旋转。

髋关节肌肉产生的最大力矩

髋关节肌肉最大作用力力矩的规范数据，可能有助于评估康复和训练计划参与者的进展和目标设定。图 12-48 所示为健康男性样本产生的平均最大内力矩。观察三个运动平面上峰值力矩的排序是有趣的。最大力矩产生于矢状面，伸展力矩略微超过屈曲矩。与所有其他肌肉群相比，髋伸肌的力量占主导地位并不奇怪：这些肌肉必须向上或推动身体向上（并经常向前）对抗重力或控制身体的下降。髋屈肌相对较大的力量反映了跑步过程中需要迅速加速下肢，此外相对于固定的下肢，还需要控制整个躯干和骨盆。例如，在后一种情况下，考虑力量

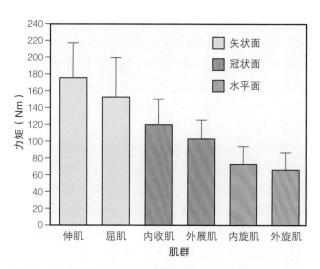

图 12-48　髋部的六个主要肌群产生的平均最大力矩（Nm）（标准差用误差线表示）。在 35 例健康男性（平均年龄 28 岁）中，以 30°/s 的速度进行等动力测量，并在整个活动范围内取平均值。获得了受试者髋关节伸展站立时的矢状面和冠状面力矩数据。获得受试者坐位（髋关节屈曲 60°，膝关节屈曲 90°）的水平面力矩数据

较大的髂腰肌——该肌肉可能在髋关节屈曲力矩中占相当大的比例。

内收肌和外展肌在冠状面内产生相似的峰值力矩大小，但组合幅度低于屈肌和伸肌。在髋关节的所有肌肉群中，内外旋肌产生的力矩幅度最小。这样的评级很可能是由于以下原因：在直立位置，这些肌肉会在股骨和骨盆之间的平面中产生旋转力矩，该旋转力矩通常不抵抗重力。

髋关节病理学示例及治疗和手术干预

髋关节疼痛和相关损伤的最常见原因之一是骨关节炎。本节介绍了这种通常致残的情况，然后讨论了与选定的治疗和手术干预相关的临床生物力学。

髋关节骨关节炎

髋关节骨关节炎是一种主要表现为关节软骨退化、关节间隙缩小、关节囊增厚、软骨下骨硬化和出现骨赘的疾病。如果没有足够的抑制机制来消散关节作用力，髋关节可能会发生明显退化和形变。几年前，美国风湿病学会推荐以下诊断髋关节骨关节炎的标准（无 X 线片）：髋关节疼痛、髋关节屈曲小于 115° 和内旋小 15°。活动范围的减小可能

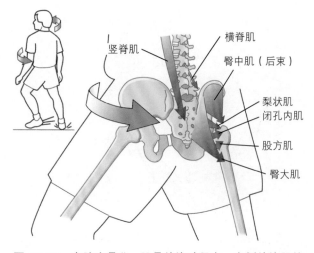

图 12-47　右髋在骨盆 - 股骨外旋过程中，右侧外旋肌的运动。也显示背部伸肌将下部躯干向左旋转

是由于软组织的限制（如后、下关节囊或部分坐骨股韧带），在更严重的情况下，可能是关节对线不良和骨赘形成。其他症状可能包括髋部肌肉萎缩和无力、晨僵、捻发音、软组织炎症和异常步态模式（如代偿性 Trendelenburg 步态）或步长改变。与晚期髋关节骨关节炎相关的损伤可导致功能严重丧失，包括爬楼梯、行走、洗澡、下肢穿衣物、进出汽车和从低矮的椅子上站起困难。

髋关节骨关节炎可分为原发性或继发性疾病。原发性或特发性髋关节骨关节炎是一种无已知或明显原因的关节炎疾病。相比之下，继发性髋关节骨关节炎是由已知或相对明显的关节机械破坏导致的关节疾病。这可能由创伤或高负荷的暴露引起；结构损坏，如股骨头骨骺滑脱或股骨头缺血性坏死（如 Legg-Calvé-Perthes 病）；明显的解剖不对称或发育不良，如髋臼或股骨过度前倾；或反复脱位和慢性不稳定。通常机械破坏的来源并不明显，骨结构中相对细微的解剖变异可能是骨关节炎的前兆。由此产生的关节不协调（即使轻微和无症状），如果结合某些习惯性和通常极端的运动，可导致关节反复撞击和应力，达到可能触发骨关节炎的程度。

尽管进行了数十年的临床和基础科学研究，原发性髋关节骨关节炎的确切根本原因仍不清楚。尽管任何关节骨关节炎的发生频率随着年龄的增长而增加，但疾病并不仅仅是由衰老过程引发的。如果是这样，那么所有的老年人最终都会患上这种疾病。骨关节炎的发病原因比较复杂，不完全基于简单的磨损现象。尽管物理应力可能会增加髋关节的磨损率和磨损量，但这并不总是导致骨关节炎。可能与骨关节炎有关的其他因素包括软骨基质代谢改变、体重指数增加、遗传、免疫系统因素、神经肌肉疾病和生化因素。

髋关节疼痛、退变或机械不稳定的外科治疗

使用拐杖和适当的方法承担外部负重

严重的髋部骨折或骨关节炎可导致慢性疼痛和机械不稳定。这些潜在的致残性损伤也可能发生在髋部感染、严重骨质疏松症或是明显的发育不良中。对这种情况的保守治疗可以包括指导步态和功能活动、减轻疼痛的方式，以及在适当的情况下分级有氧训练。此外，临床医生经常就如何限制可能加剧或进一步使潜在病变复杂化的力量的大小提供

建议。关于髋部"关节保护"的建议可能包括：减轻体重；以较低的速度、节奏和步幅行走；使用拐杖等辅助设备；以及使用特定的负重方法。

减少行走过程中髋部所受压力的最实用和有效的方法之一是患髋对侧手握拐杖。以这种方式使用拐杖主要是通过减少髋外展肌的激活来减少关节反作用力。图 12-49 显示，用左手施加拐杖力（CF）会导致右髋关节反作用力为 1195.4 N（268.8 lb）。这比不使用拐杖时低 36%（见图 12-44 比较）。实质上，施加在手杖上的力（左手握着）会产生一个围绕右髋的扭矩，该扭矩与髋外展肌产生的旋转方向相同。因此，挂拐杖可以代替髋外展肌通常需要的部分力量；在单腿支撑期间对髋外展肌的需求减少，等于髋关节的压力减少。

承受外部负重的方法显著影响对髋外展肌及髋关节的需求。对于髋部疼痛、不稳定或手术复位的患者，应注意患髋对侧相对较大的手持负重。如图 12-50 所示，对侧负重具有非常大的外部力矩臂（D_2），在右髋部产生一个顺时针方向的扭矩。为了冠状面稳定，右髋外展肌必须产生一个足够大的逆时针扭矩，以平衡外部负重（$CL \times D_2$）和体重（$BW \times D_1$）引起的顺时针扭矩。由于髋外展肌（D）的力矩臂相对较小，单腿支撑时的髋外展肌力非常大。如图 12-50 中的计算所示，对侧承受 15% 体重（114.1 N 或 25.7 lb）产生 2897.6 N（651.1 lb）的关节反作用力。一个健康的髋关节通常能承受如此大的力量而不会有困难，但是，如果髋部的结构稳定性受到影响，则必须小心。

一般来说，髋关节不稳或疼痛的人应避免或限制承受任何外部负重。然而，对于大多数可活动的人来说，这个建议是不切实际的。更实际的情况是，当必须搬运重物时，应尽可能轻，用背包或用患侧手，或分成两半并进行双侧搬运。研究表明，对侧握手杖与同侧提重物（≤ 15% 体重）比单独实施这两种方法更能减少对髋外展肌的需求。

前面的讨论集中在减少对髋外展肌的力量需求的方法上，以此来减少作用于疼痛或不稳定髋的力量。同样的方法也适用于保护与全髋关节置换术（关节置换术）相关的不稳定髋关节。尽管这些方法可能有其预期的效果，但对髋关节功能需求的减少也可能使髋外展肌长期薄弱，进而导致步态的偏差。一项研究报告，等待关节置换手术的髋关节骨性关节炎患者的平均髋外展力矩比年龄相仿的对照组低

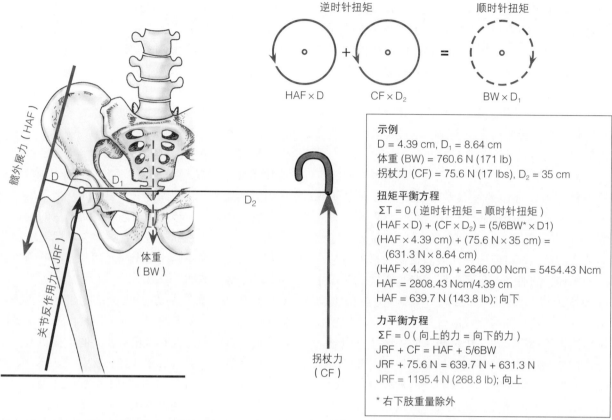

图 12-49　冠状面平面图显示了在单腿支撑中，左手施加的手杖力（CF）如何产生围绕右髋的冠状面扭矩。骨盆和躯干被假定处于关于右髋的静态（线性和旋转）平衡中。拐杖产生的扭矩使右髋外展肌所需的扭矩和力最小化。注意，由体重（BW×D₁）引起的顺时针扭矩（虚圆）与由髋外展肌力（HAF×D）和拐杖力（CF×D₂）引起的逆时针扭矩（实心圆）是平衡的。文中给出的数据用于力矩和力平衡方程，以估计髋外展肌力和关节反作用力（JRF）的近似大小。拐杖力使用的力矩臂用 D₂ 表示。其他缩写和背景见图 12-44（为了简化数学，计算假定所有力都在垂直方向上作用。这个假设在结果中引入了适度的误差）（摘自 Neumann DA: Hip abductor muscle activity as subjects with hip prosthesis walk with different methods of using a cane, *Phys Ther* 78: 490, 1998. 得到美国物理治疗协会的许可）

31%。这种力量的丧失超过了髋屈肌、伸肌和内收肌。临床医生必须面对一个悖论，如何保护易受伤害的髋部免受外展肌过度和潜在的破坏力，同时增加这些肌肉的功能力量和耐力？这就需要了解髋关节的正常和异常的冠状面力学、患者特定情况的病理学，及表明髋关节受到潜在破坏力的症状。这些症状和体征包括过度疼痛、明显的步态偏差、髋关节不稳和下肢位置异常。

全髋关节置换术

　　全髋关节置换术通常是在髋关节疾病（最常见的是骨关节炎）患者出现疼痛或无法活动时进行的，这些疼痛或无法活动严重限制了患者的功能和生活质量。这种常见的手术用相对生物惰性的材料，通常是陶瓷、金属或聚乙烯的某种组合，替换患病或退变的髋臼和（或）股骨头（图 12-51）。人工髋关节可以用骨水泥固定或通过骨生长入假体的生物固定。尽管全髋关节置换术是一个成功率很高的手术，但有一小部分患者可能会出现股骨和（或）髋臼假体的松动、失败或脱位。假体和骨界面之间的巨大扭转载荷可能导致固定丢失。此外，假体磨损而脱落的碎片可能会导致并发症，导致骨溶解和周围骨质疏松。尽管有这些潜在的并发症，全髋关节置换术在减轻疼痛和改善功能方面仍然是一项备受推崇的手术。在临床试验产生足够的长期数据之前，关于最耐用和安全的材料、有效的固定和植入方法，以及最成功的手术入路（例如，髋关节前入路对比后入路）的争论仍在继续。

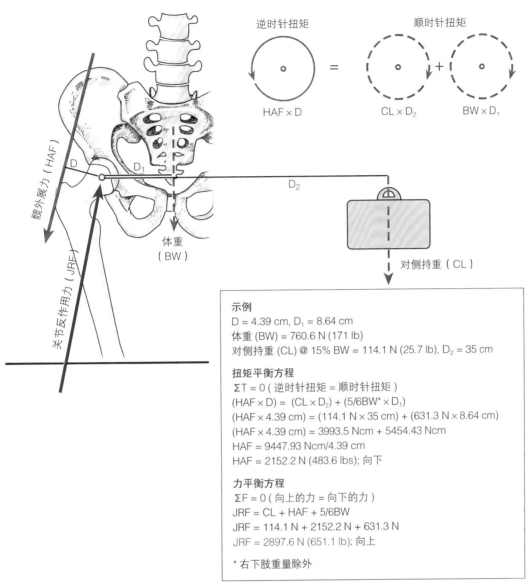

示例
D = 4.39 cm, D₁ = 8.64 cm
体重 (BW) = 760.6 N (171 lb)
对侧持重 (CL) @ 15% BW = 114.1 N (25.7 lb), D₂ = 35 cm

扭矩平衡方程
ΣT = 0（逆时针扭矩 = 顺时针扭矩）
(HAF × D) = (CL × D₂) + (5/6BW* × D₁)
(HAF × 4.39 cm) = (114.1 N × 35 cm) + (631.3 N × 8.64 cm)
(HAF × 4.39 cm) = 3993.5 Ncm + 5454.43 Ncm
HAF = 9447.93 Ncm/4.39 cm
HAF = 2152.2 N (483.6 lbs); 向下

力平衡方程
ΣF = 0（向上的力 = 向下的力）
JRF = CL + HAF + 5/6BW
JRF = 114.1 N + 2152.2 N + 631.3 N
JRF = 2897.6 N (651.1 lb); 向上

* 右下肢重量除外

图 12-50 冠状面平面图显示了在单腿支撑过程中，左手所承受的负重如何显著地增加了右髋外展力（HAF）。由于对侧持重（CL × D₂）和体重（BW × D₁），右髋产生两个顺时针扭矩（虚线圆圈）。对于右髋关节的平衡，顺时针力矩必须由髋外展肌力（HAF × D）产生的逆时针力矩（实心圆）来平衡。文中给出的数据用于力矩和力平衡方程，以估计髋外展肌力和关节反作用力（JRF）的近似大小。D₂ 表示对侧持重（CL）使用的力矩臂。背景和其他缩写参见图 12-44（为了简化数学计算，计算假定所有力矢量都在垂直方向上作用。这个假设在结果中引入了适度的误差（摘自 Neumann DA: Hip abductor muscle activity in persons with a hip prosthesis while carrying loads in one hand, Phys Ther 76: 1320, 1996 得到美国物理治疗协会的许可）

髋内翻和髋外翻的生物力学

　　如本章先前所述，股骨颈的平均倾角约为 125°（图 12-7A）。髋关节骨折的外科修复或假体髋关节的特殊设计可能会改变角度。此外，一种称为髋内翻（或外翻）截骨术的外科手术有意改变先前存在的倾斜角度。这个手术包括从股骨近端切下一个楔形骨，从而改变股骨头到髋臼的方向。这种手术的目的通常是改善髋关节负重表面。

　　不管髋关节手术的类型和原理如何，改变股骨近端的倾斜角度可以改变关节的生物力学。这些改变，特别是如果显著的话，可以有积极或消极的生物力学影响。图 12-52A 显示了髋内翻的两个潜在的积极生物力学效应。内翻位置增加髋外展肌力量的力矩臂（用 D′ 表示）。杠杆作用越大，每单位髋外展肌产生的外展力矩越大。这种情况可能有利于髋外展肌薄弱的人。此外，增加外展肌的杠杆作用，

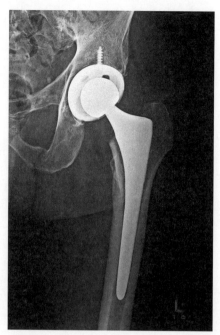

图 12-51　创伤后骨关节炎患者的无骨水泥全髋关节置换术。关节置换术包括一个带钛柄的陶瓷股骨头和一个聚乙烯臼杯（髋臼）。一个螺丝钉帮助把臼杯固定在骨盆上（Surgery performed by Joseph Davies, MD, Aurora Advanced Orthopaedics, Milwaukee, Wisc.）

可以使步行的站姿阶段所需的外展力矩由较少的肌肉力量产生。这种基于肌肉的关节力的减少有助于保护关节炎或不稳定的人工髋关节在行走过程中免受过度磨损。内翻截骨术在某些患者中可以通过将股骨头更直接地对准髋臼来改善关节的稳定性。

髋内翻的潜在负面影响是股骨颈的弯曲力矩（或扭矩）增加（图 12-52B）。随着倾斜角接近90°，弯矩臂（由 I′ 表示的虚线）增大。增加弯曲力矩会增加股骨颈上部的张力。这种情况可能导致股骨颈骨折或假体结构失效。明显的髋内翻增加了股骨头和邻近骨骺之间的垂直剪切力。在儿童中，这种情况可能导致一种称为股骨头骺滑脱症的病变。髋内翻还可能减少髋外展肌的功能长度，从而降低这些肌肉的产力能力，增加"臀中肌跛行"的可能性。肌肉力量的丧失可能抵消髋外展肌力矩臂增加所获得的外展力矩潜能的增加。

髋外翻可能是由外科手术或髋关节发育不良等病变引起的。外翻位置的潜在积极影响是通过股骨颈的弯曲力矩臂减少（参见图 12-52C 中的 I′）。

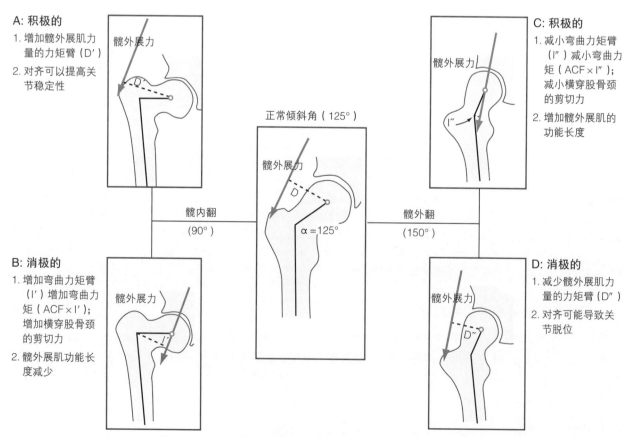

图 12-52　比较了髋内翻和髋外翻的消极和积极生物力学效应。作为参考，正常倾斜（α=125°）的髋关节显示在中心。D 是髋外展肌力量所使用的内力矩臂；I 是横穿股骨颈的弯曲力矩臂

这种情况也降低了股骨颈的垂直剪切力。外翻位还可以增加髋外展肌的功能长度，从而提高其产力能力。相反，髋外翻的一个潜在的负面影响是髋外展肌力量可用的力矩臂减小（在图 12-52D 中用 D′表示）。在极度髋外翻时，股骨头可能更侧向地位于髋臼，可能增加脱位的风险。

总结

髋关节是中轴骨和下肢的基础关节。因此，髋关节是整个身体共同运动的中心轴心点，特别是那些涉及屈曲和伸展的运动；举个例子，抬腿爬上陡峭的楼梯，或者弯下腰从地板上捡起一个物体。两种运动都需要在股骨近端和骨盆之间进行大量的运动和产生肌肉力量。因此，髋关节的薄弱、不稳定或疼痛通常会导致在整个生命周期内进行各种活动的显著困难——这些活动包括学习走路、上下椅子、从事高水平运动或只是进行适度的有氧运动。

健康的髋关节骨科和关节科设计更多地是为了确保稳定性，而不是为了提供足够的活动性，这种情况基本上与肩关节（上肢的类似关节）的情况相反。一个由厚的关节囊韧带和肌肉包围的深部和完整的股骨头，确保了稳定性，特别是在步行的负重阶段，这个阶段占据了步态周期的 60%。

假设一侧或两侧髋关节完全伸展，当一个人以直立放松的姿势站立时，稳定髋关节所需的肌肉活动量要少得惊人。这种姿势通常将身体的重心线指向髋关节的内侧-外侧旋转轴的后方。因此，重力有助于保持髋被动伸展。髋关节韧带相对拉紧或接近全髋关节伸展，创造有用的张力，进一步稳定髋关节伸展。偶尔需要肌肉力量来增强或重新调整髋的稳定性去轻松站立，但这种积极的机制通常被用作储备或第二来源。然而，这并不适用于髋关节屈曲挛缩的情况；当一个人站立在部分屈曲状态时，需要髋伸肌的显著和持续的活动。这种情况不仅代谢上"昂贵"，而且会在髋关节上施加过大的肌肉力量。这些力，随着时间的推移可能是有害的，在一个不对齐的关节中不能适当地消散压力。

理解髋关节对全身运动的充分贡献需要了解股骨-骨盆和骨盆-股骨运动学。骨盆上的股骨运动通常与身体整体相对于周围环境的位置变化有关，例如行走时。另一方面，骨盆对股骨的运动，通常是为了改变骨盆的位置，而且相对于固定的下肢，通常是整个重叠的躯干。骨盆-股骨运动有多种表现形式，从每个步态周期的站姿阶段骨盆的细微摆动到花样滑冰运动员在冰上旋转时腰部向前弯曲时骨盆（和躯干）更明显的大弧度旋转。增加骨盆-股骨运动的复杂性是与腰椎的运动学密切相关。因此，临床评估髋关节运动减少或异常的原因必须包括评估腰椎区域的灵活性和主要姿势。腰椎或髋的运动限制改变了整个躯干和下运动链近端的运动顺序。若能够将异常运动的来源定位在身体的这一广阔区域，肯定会提高临床诊断和干预成功的可能性。

近 1/3 横穿髋关节的肌肉附着在骨盆的下部和胫骨或腓骨的上部。这些肌肉之间的力量不平衡，不管是主动产生的还是被动产生的，都会影响多个节段的姿势和运动范围，特别是腰椎、髋和膝。临床医生定期评估和治疗这些肌肉和其他协同肌肉损伤可能引起的功能限制。治疗需要彻底了解肌肉如何在身体的一个机械相关的区域相互作用。

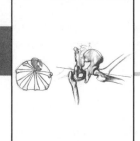

临床拓展

髋关节双关节肌肉的治疗伸展

临床医生经常采用拉伸肌肉的方法来治疗或预防肌肉骨骼疾病。髋关节的双关节肌肉，特别是腘绳肌和股直肌，受到了特别的临床关注。这些肌肉伸展性的降低可以改变包括腰椎、髋关节和膝关节在内的多个节段的姿势、运动范围和运动的流畅性（或放松性）。一些证据支持伸展肌肉可以预防损伤。例如，已经证明制订一个定期的腘绳肌拉伸计划可以降低军事基础训练人员受伤的发生率。

因为这些肌肉穿过许多关节，所以可以使用不同的主动运动和静态姿势组合来拉伸它们。一个人如何增强这些双关节肌肉的自我伸展？

作为两个例子中的第一个，考虑一下如何拉伸腘绳肌。一种更为传统的方法是采用一种静态位置，即近全膝关节伸展，髋关节屈曲程度不同（图 12-53A）。如图所示，拉长的腘绳肌张力的增加将坐骨结节向前拉，从而增加骨盆的后倾，减少受试者腰椎的前凸。从理论上讲，骨盆后倾会降低肌腱拉伸的效果。作为增加伸展范围的一种方法，可以指导受试者主动收缩与收紧的腘绳肌对抗的肌肉，如股直肌和多裂肌（图 12-53B）。这些肌肉被认为是腘绳肌的拮抗肌，因为它们能够通过相对于固定股骨向前旋转骨盆来执行骨盆对股骨（髋）的屈曲。这对肌肉的主动收缩拉长了右腘绳肌，如图 12-53B所示，这是腰椎前凸增加的证据。

通过收缩股四头肌，股直肌可以弯曲髋关节(从骨盆到股骨的角度)，同时在伸展时稳定膝关节。

股四头肌的这种稳定作用可以抵抗拉紧的腘绳肌可能产生的屈膝反应，这可能会降低拉伸的效果。

接下来是第二个例子，包括类似的策略，用于增强股直肌的自我伸展。图 12-54A 所示为一位女性，通过保持髋关节伸展和膝关节屈曲的组合位置来伸展股直肌。在伸展的股直肌中增加的被动张力使骨盆向前旋转，从而增加骨盆前倾和腰椎前凸。如图 12-54B 所示，受试者的腹部肌肉和臀大肌（以及其他髋伸肌）的主动收缩可用于拉伸所有髋屈肌，包括股直肌。这两种被激活的肌肉都是股直肌的拮抗肌，因为它们能够通过相对于股骨向后旋转骨盆来完成骨盆对股骨（髋）的伸展。骨盆后倾也有助于伸展髋关节的大部分关节囊，特别是髂股韧带。

这两个例子演示了拉伸髋关节多关节肌肉的方法。在每种情况下，标准的拉伸程序都是通过肌群的主动收缩来增强的，这种肌群被认为是与紧张的肌肉对抗的。这种治疗方法需要对多种肌肉如何直接或间接影响髋部有一个合理的理解。尽管提出了一个有趣的问题，但与标准的被动拉伸相比，以上述方式激活这些拮抗肌是否能在收紧的双关节髋部肌肉中产生更大或更长的柔韧性尚不确定。潜在的答案可能超越简单的机制。拮抗肌的强烈收缩可能通过相互抑制而抑制收缩肌的抵抗力。这种治疗方法的一个更确定的好处是，患者或客户更积极地参与治疗，这可能会增强他或她的学习能力，从而更好地控制此区域和身体其他区域的生物力学。

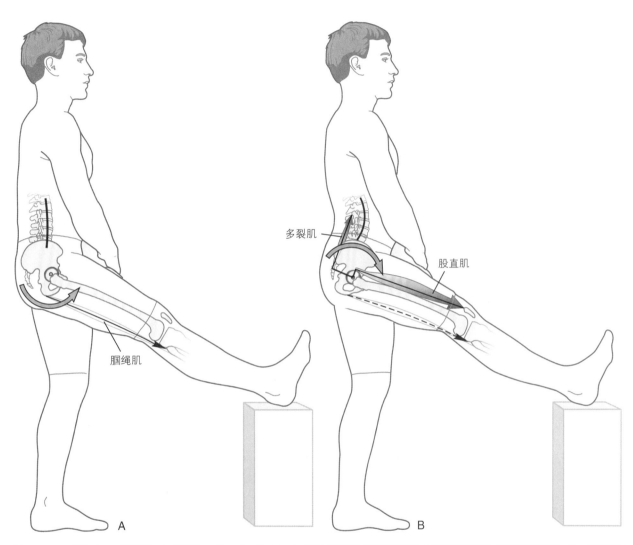

图 12-53　增强双关节腘绳肌伸展的方法。A. 传统的伸展腘绳肌的起始姿势结合了髋关节屈曲和膝关节伸展。绿色的逆时针箭头描绘了被动的，后骨盆倾斜引起的腘绳肌拉伸。B. 股直肌和多裂肌的主动收缩产生骨盆的前倾（绿色顺时针箭头），增加腘绳肌的伸长和随后的拉伸（虚线箭头）。激活肌肉的力矩臂显示为黑线，起源于髋关节旋转轴（股骨头处的绿色小圆圈）

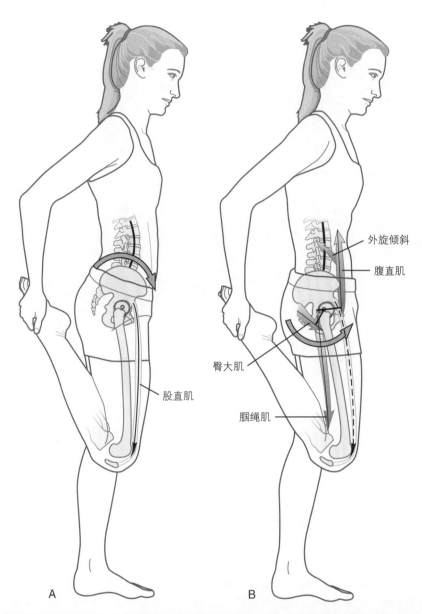

图 12-54 增强股直肌自我伸展的方法。A. 通常用于伸展股直肌的位置结合了髋关节伸展和膝关节屈曲。绿色的顺时针箭头描绘了被动的、由拉伸的股直肌张力引起的骨盆前倾。B. 代表性髋伸肌和腹部肌肉的主动收缩导致骨盆后倾（绿色逆时针箭头），增加股直肌内的伸展（虚线箭头）。激活肌肉的力矩臂显示为黑线，起源于髋关节旋转轴（股骨头处的绿色小圆圈）

梨状肌拉伸标准方法的论证

　　梨状肌伸展受限可能限制髋关节内旋，压迫坐骨神经，或对骶髂关节产生异常应力。一些临床医生认为，梨状肌发炎和紧张也可能在髋部深处造成疼痛的"激发点"。髋部疼痛通常会扩散到臀部、大腿后部或小腿近端。这种定义不清的症状常被称为"梨状肌综合征"。

　　紧张梨状肌的治疗可能涉及伸展。在许多伸展这种肌肉的方法中，一个共同的主题是将髋关节的完全屈曲和外旋结合起来，典型的是膝屈曲以减少来自腘绳肌的张力。起初认为，梨状肌伸展位置的外旋部分是违反直觉的，因为此肌肉是髋关节的

主要外旋肌。然而，进一步的运动学考虑，可以帮助证明这种拉伸方法的合理性。如本章前面所述，在髋关节屈曲的情况下，梨状肌将其动作从外旋肌（髋关节中立位伸展）切换到内旋肌。这可以通过骨骼模型和模拟肌肉力线很好地显示出来（图 12-55A）。因此，髋关节屈曲超过 90° 时，允许髋关节的外旋，从而导致梨状肌进一步延长（图 12-55B）。

　　最后，尽管梨状肌在屈曲时会改变旋转动作，但拉伸肌肉的原理并没有被违反：拉伸肌肉需要将肌肉置于与其主要动作相反的位置。

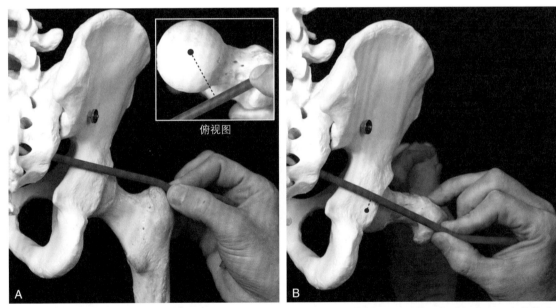

图 12-55　梨状肌在髋关节屈曲时的变化动作。A. 随着髋关节的伸展，梨状肌（红索）有一条力线向外旋转髋关节。从插图中的俯视图可以看出，肌肉的牵引线在垂直旋转轴的后面。此动作的肌肉力矩臂显示为虚线。B. 随着髋关节屈曲，梨状肌的力线将其位置移到旋转纵轴的对侧。虽然运动时力矩相对较小，但梨状肌现在是髋关节的内旋肌

临床拓展 12-3
髋臼盂唇损伤：功能和结构

　　躯干和下肢所做的绝大多数功能性运动，至少会对髋臼盂唇产生一定的压缩、拉伸或剪切力。因此，盂唇特别容易受到机械性病变的影响。此外，组织在损伤后显示出不良的愈合潜力，导致病情变为慢性和疼痛的可能性增加。由于关节镜手术和成像技术的进步，如磁共振关节造影（图 12-56），对髋臼盂唇病变的临床认识有所提高。

　　髋臼盂唇损伤的机制有很大的不同，据报道发生在不同年龄段。虽然特发性病例很常见，但盂唇相关病变常与外伤或过度磨损、发育性髋关节发育不良或其他儿童髋关节疾病有关，或通常只是髋臼或股骨近端的轻微畸形。

　　在老年髋关节中，盂唇退变非常常见，而且很可能与关节的累积磨损有关。然而，儿童、青少年和青年人的髋部往往会在盂唇处造成更为急性和局部的创伤，通常与活动或运动有关。这种联系往往是在从事旋转、重复，或近端范围髋部运动的人，如舞蹈、武术、长跑、篮球或足球。机械症状与盂唇撕裂往往包括弹响、"交锁"或腿软的感觉。疼痛通常发生在腹股沟部位。

　　盂唇损伤的其他机制可能涉及单一的创伤事件，如髋关节脱位、用力提举或从完全下蹲姿势拉出，或机动车辆事故。然而，通常撕裂盂唇引起的疼痛症状是隐匿的，与特定事件无关。不幸的是，盂唇撕裂可能很难诊断，除非在关节镜下观察或用 MR 成像（或 MR 关节造影）观察，否则可能会多年都无法明确诊断。更复杂的临床情况是，髋臼盂唇病变可能引起关节外疼痛，如骨盆内疼痛。尽管目前还没有很好的了解或证实，盂唇病变可能改变闭孔内肌的状态，如前所述，作为肛提肌附着的一部分，这种功能改变可能影响盆底肌肉的控制，并导致盆底疼痛综合征。

　　尽管任何年龄段的人在盂唇损伤后可能仍然没有症状，但许多人会出现疼痛和相关的髋关节内病变。这种病变通常与骨结构畸形有关，这种畸形会降低股骨头和髋臼之间的匹配度和间隙，从而直接将重复的压力施加在盂唇和关节。以下段落描述了可能导致关节损伤性应力的骨病理形态学示例。

　　髋关节的正常骨结构通常使股骨近端和髋臼边缘之间的接触最小化。然而，骨形态上相对轻微的偏差会影响这两个区域之间的动态间隙。股骨近端对髋臼边缘的异常凸起（或反之）可损伤相对脆弱的髋臼盂唇，这种情况常被称为髋关节撞击综合征（FAI）。随着时间的推移，反复压迫不仅会损伤盂唇，还会损伤关节软骨和软骨下骨。直到最近，FAI 才被认为是髋关节骨性关节炎的危险因素。FAI 可能解释了许多早发性髋关节骨性关节炎的病例，这些病例在过去几十年中被诊断为"特发性"。

　　髋关节的两种主要骨病理形态与 FAI 相关（图 12-57）。如图 12-57A 所示，在股骨头颈交界处的前上区域形成额外的骨，形成凸轮型畸形。畸形改变了股骨头的球形，导致股骨头 - 颈部连接处自然逐渐变细改变。缺乏自然逐渐变细通常被称为"股骨头 - 颈偏移"的减少。凸轮型撞击发生在迫使股骨头不协调的凸起撞击髋臼的运动中。随着时间的推移，这种撞击会影响到盂唇，最常见的是前上区域。损伤可能会向内延伸至盂唇软骨连接处。内旋屈曲髋关节会最大限度地撞击；因此，这种运动通常是痛苦的、功能受限的。尽管存在例外，但在运动员和活跃的年轻男性中，尤其是那些经常从事频

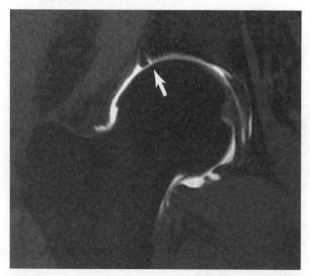

图 12-56　冠状面（T1 脂肪抑制）磁共振（MR）关节造影显示髋臼盂唇撕裂（箭头）。MR 关节造影包括关节内注射钆造影剂。在关节镜手术中确认并切除了盂唇撕裂（Courtesy Michael O'Brien, MD, Wisconsin Radiology Specialists, Milwaukee, Wisc.）

繁内旋和屈曲髋关节的运动,如足球和冰球的人中,凸轮型撞击相对常见。

凸轮型畸形涉及股骨近端的病理形态,钳形畸形涉及髋臼的异常形态(图 12-57B)。钳形畸形是指髋臼前外侧缘的不正常骨延长,即髋臼过度覆盖股骨头。钳形畸形通常通过至少 45°~50° 的中心 - 边缘角来量化(参见图 12-13A 中的正常 CE 角)。尽管髋臼是可变的,但髋臼过深或过度后倾可能会模拟或放大股骨头颈近端区域的过度前外侧覆盖。无论原因如何,髋关节的屈曲和内旋往往会导致股骨近端过早地抵住突出的髋臼边缘和盂唇。这种潜在的损伤性病理力学通常被称为钳形撞击,反映了髋臼边缘和盂唇"拥抱"股骨头颈近端区域。凸轮型撞击在男性中更常见,钳夹型撞击在女性中更常见,这似乎是由于骨盆人体学测量所致。实际上,患有 FAI 的男性和女性都经常表现出凸轮型和钳夹型撞击。

FAI 与髋关节退行性骨关节炎之间的假设联系通常是基于涉及关节过度微损伤的几个相关因素。首先,也可能是最明显的,是退行性过程源于反复的"外入"机械损伤,由骨撞击力引起,随后转移到关节内更深的组织。或者,关节软骨的损伤可能是由于试图移动关节对抗外部(骨)阻力而引起的关节炎的改变和应力。最后,考虑退行性病变和继发性骨关节炎可能是由于受损的盂唇未能提供足够的机械以及流体密封(如本章前面所述)。虽然很难研究和确定地陈述,但这三个因素很可能同时与 FAI 和退行性骨关节炎之间的关联有关。

FAI 的生物力学研究主要集中在 cam 型撞击的筛查、病理力学和治疗上,这可能是由于其与盂唇软骨病变和骨关节炎的相关性相对较强。通过测量股骨头的形状偏离球形的程度,典型的凸轮畸形

是通过磁共振成像或 X 射线照相术(X 射线)来诊断的。偏移通常是根据 AP X 线片(图 12-58)测量的 α 角。尽管定义不同,α 角等于或大于 60° 的髋通常被指定为有凸轮畸形,而 α 角等于或大于 80° 的髋则被认为是病理性凸轮畸形。后者在统计上有很高的风险发展为盂唇软骨病变和潜在的骨性关节炎。虽然凸轮畸形的确切患病率在一般人群中尚不确定,但据报道这是相当普遍的,在 15%~25% 的男性和 5%~15% 的女性范围内。当然不是每个人 cam 畸形必然会发展为盂唇病变。FAI 和相关盂唇病变的诊断通常需要额外的信息,如疼痛史和加重活动史、刺激性被动试验再现疼痛(通常涉及髋关节过度屈曲和内旋的因素),以及诊断成像。

一般人群中特发性 cam 畸形的原因尚不清楚,尽管有几个因素与之相关,包括既往创伤或感染、遗传学,或股骨头骨骺滑脱(slipped capital femoral epiphysis,SCFE)或由于以前股骨近端过度负重导致骨增生(即 Wolff's 定律)。过度负重系数是基于研究表明,高水平男性运动员的凸轮型畸形频率更高。据报道,在这个通常是精英的亚组中,凸轮型畸形的频率高达 50%~90%。有人推测畸形与股骨近端在骨骼成熟的关键时期的高冲击活动造成的增生反应有关。高负重也可能改变股骨近端生长板闭合的生理学。然而,显而易见的是,作为一个群体,高水平的男性运动员更容易发展成

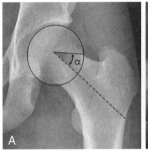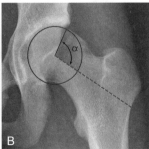

用 α 角来量化凸轮畸形

图 12-58 根据正位(AP)片测量凸轮畸形的 α 角。A 中所示的 α 角 41° 被认为在正常范围内。图 B 所示的 98° α 角过大,被认为是一种病理性凸轮畸形(见正文)。α 角是指从股骨头中心(圆心)延伸至股骨颈(红色虚线)的线与从股骨头中心开始至头颈交界偏离圆心的线之间形成的角度(经 Agricola R, Waarsing, JH, Thomas GE 等许可修改 Cam impingement: defining the presence of a cam deformity by the alpha angle: data from the CHECK cohort and Chingford cohort, *Osteoarthr Cartilage* 22[2]: 218–225, 2014)

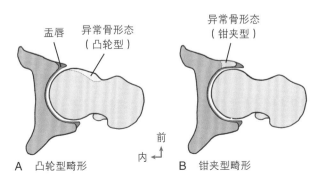

盂唇　异常骨形态(凸轮型)　异常骨形态(钳夹型)

前
内

A 凸轮型畸形　B 钳夹型畸形

图 12-57 右髋凸轮型畸形(A)和钳夹型畸形(B)的俯视图

cam 型畸形，也更容易发生 FAI 和相关的盂唇损伤。这个活跃人群不仅更可能有潜在的 cam 发育畸形，但也更可能从事极限和重复的运动，可能会引发撞击。经过多次过度挤压，机械疲劳的盂唇可能会撕裂和破碎。若不经治疗，股骨头和髋臼的关节软骨和软骨下骨会暴露于损伤性创伤中。未来需要更多的研究来全面了解凸轮畸形的成因，更好地了解这一过程可以为父母和教练在骨骼发育的关键时期调整某些高强度运动活动提供指导。

FAI 的保守治疗包括非甾体抗炎药、关节内类固醇注射、减少炎症的物理治疗方式、加强髋部和"核心"躯干肌肉，及最重要的是，教导如何改变造成撞击的动作。FAI 患者可能下意识地在某些活动中改变自己的运动，以最小化撞击。例如，与对照组相比，一个患有凸轮型撞击的成年男性样本在仰卧时进行髋关节屈曲（从大腿到胸部）运动，同时使用相对较大的骨盆后旋。这种改变的骨盆–股骨节律可以允许髋关节屈曲的整体运动发生在股骨头屈曲减少的情况下，从而最大限度地减少前撞击。

FAI 的手术干预可能包括清理或修复撕裂的盂唇、使用微骨折技术刺激受损软骨的生长，以及利用骨成型术重塑或重新排列畸形骨（e- 图 12-2 显示了关节镜术前和术后的 X 线片在患有凸轮畸形和 FAI 的患者中，股骨成型术可从股骨颈头交界处磨除过多的骨质）。物理治疗在术后康复过程中起着重要作用。

临床拓展 12-4
发育性髋关节发育不良：常为进展性疾病

发育性髋关节发育不良（developmental dysplasia of the hip，DDH）是影响髋关节的最常见的骨科疾病之一，通常在出生时或出生后的头几年内出现。这种情况涉及一系列与构成髋关节骨骼结构发育和生长异常（如发育不良）有关的疾病。由于髋关节在出生后和整个儿童期都会自然发育，因此并不总是对新生儿进行特定的 DDH 诊断和预后判断。新生儿髋关节脱位、半脱位或异常不稳定表明有 DDH 的可能。

大多数与轻度 DDH 相关的症状在其他健康儿童中会在很少或没有治疗的情况下自然消失。不幸的是，试图在早期预测哪些儿童症状会消失，哪些不会消失，是不太可行的。那些症状持续或恶化的人可能会呈现出一种不断演变的临床过程，这种过程会持续到青春期。如果治疗不当，更明显的 DDH 病例可导致年轻人永久性身体损害。理想情况下，DDH 在出生时通过体格检查进行诊断，并在适当时通过超声等成像技术进行诊断。如果错过了最初的诊断，这种情况可能在儿童、青少年或成年后出现，通常是由于不明原因的髋关节疼痛或步态偏差。

发育异常、关节接触不良的髋关节是 DDH 的基本和持续特征。主要的病理机制通常从关节的髋臼侧开始。发育不良的髋臼在股骨头上提供了一个短而浅的"屋顶"，阻止形成与股骨头自然一致的关节。如果一个真正稳定的关节无法形成，股骨近端失去了正常发育的主要刺激，通常表现为头部略微扁平、过度前倾、髋内翻或髋外翻。

尽管 DDH 的确切病因尚未完全被理解或普遍认同，但以下因素被认为是导致这种情况的主要风险：家族史、臀位分娩和女性性别。人类 DDH 的总体倾向可能与胎儿髋发育的自然过程间接相关。在 12 周大的人类胎儿中，发育中的股骨头被完全覆盖并固定在发育中的髋臼内。然而，覆盖率在出生前自然降低，然后随着出生后的正常发育逐渐增加。在围产期，髋关节可能不稳定，包括浅而相对平坦的髋臼和暴露在外的股骨头，两者主要由软骨组成。随后髋关节的正常生长和发育受到一个中心良好的股骨头所产生的接触力的强烈影响，这种接触有助于将可弯曲髋臼的凹面塑造成股骨头的球形，反之亦然，最终有助于形成正常而稳定的关节。

在可塑和脆弱的围产期发育过程中，髋关节的异常作用力和接触方式会直接影响关节的最终形态。在生命早期，这些潜在变形力的来源将在下面的段落中进一步描述。

关节过度松弛
髋关节关节囊和韧带的过度松弛会导致关节表面之间的剪切力增加。在严重松弛的情况下，不稳定的髋关节表现出更多的平移和关节"活动"，通常导致更大的脱位和半脱位风险。髋关节不正常的排列或脱位缺乏正常的动力刺激来引导其生长发育。

儿童结缔组织松弛程度的增加常与遗传倾向有关。松弛度的增加也可能是由于对母体激素松弛素的过度反应引起的，这种反应通常是为了在分娩时引起母亲的盆腔松弛。女性对松弛素的作用更敏感，这可能部分解释了女性婴儿 DDH 的高发病率。

宫内胎位异常

胎儿在子宫内的不正常位置可能会对发育中的髋关节施加不正常的力。这种关系是由这样一个事实所暗示的，即臀位分娩的儿童发生 DDH 的频率增加，特别是当双膝伸直时（理论上，伸展的膝盖会增加腘绳肌的张力，从而在发育中的关节产生更大的力量）。一些证据也表明，长子患 DDH 的风险更高，可能是因为母亲子宫尚未伸展，施加在孩子身上的力较大。此外，患有 DDH 的孩子可能会有稍微高一点的斜颈发生率（见第 10 章），这也被认为与异常的产前胎位有关。

产后体位

产后体位也可能对婴儿髋部的结构发育有一定影响。这种相关性可以在一些文化中找到证据，在这种文化中，婴儿被以保持髋部相对不动并内收伸展的方式包裹着，这在很长一段时间内可能会对髋关节产生异常的压力。一些人因此建议，应让襁褓中的孩子的髋关节自然地进入屈曲和外展状态。

神经肌肉发育异常

有神经肌肉系统病变的儿童 DDH 的发生率高于正常儿童。例如，这种联系存在于脑瘫儿童中，可以用肌肉张力异常、原始反射保留和缺乏正常的负重活动来解释。图 12-59 显示了严重脑瘫的青春期女孩的髋关节发育不良。

持续或严重的未经治疗的 DDH 可在发育成熟的儿童中造成明显的功能问题，特别是与行走有关的问题。如果髋关节不稳定，股骨头可能会从髋臼上下两侧"漂移"。脱位或半脱位的关节通常为肌肉，特别是髋外展肌群的活动创造一个不稳定的支点。在行走的中间阶段，骨盆失去了稳定性，导致了特征性的代偿式 Trendelenburg 步态。此外，在严重或未经治疗的 DDH 病例中，形态不良或长期脱位的髋关节可产生异常力量和结构异常或代偿，从而导致脊柱侧凸或前凸。

DDH 的具体治疗取决于患者的年龄、患者的功能限制和疾病的自然进展。在很小的孩子中，在屈曲和外展时用 Pavlik 吊带夹住髋部通常是为

了让股骨头更直接地"坐"进髋臼。随着时间的推移，这个位置刺激形成一个更正常的髋臼。如果正确及时地使用，据报道 Pavlik 吊带的成功率为 85%~90%。

可能需要对骨盆和（或）股骨近端进行外科调整，以提高稳定性和增加负重的表面积。外科和非外科治疗的基本目标是恢复稳定的关节和促进关节的最佳生长和发育。与未经治疗或未发现的 DDH 相关的残余骨异常是导致以后发生早发性髋关节骨性关节炎的主要原因（图 12-60），通常需要进行全髋关节置换。

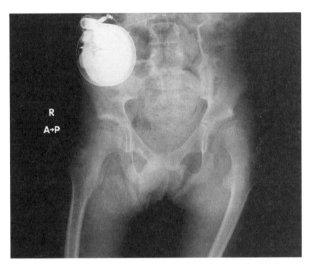

图 12-59　重度脑瘫少女左髋发育不良半脱位的骨盆 X 线片，该患者平时不步行（Courtesy Jeffrey P. Schwab, MD, Department of Orthopaedic Surgery, Medical College of Wisconsin.）

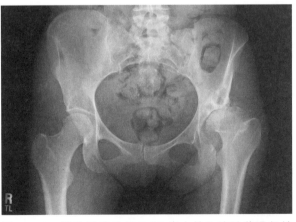

图 12-60　骨盆 X 线片显示 38 岁女性左髋关节退行性关节炎，继发于婴儿期髋关节发育不良的残余影响。注意股骨头的侧向移位和扁平，以及髋臼的覆盖不足。右髋关节正常，无症状（Courtesy Michael O'Brien, MD, Wisconsin Radiology Specialists, Milwaukee, Wisc.）

ⓔ 学习中的问题

1. 是什么结构把坐骨大切迹变成了孔状结构？列出三个贯穿其中的结构（神经或肌肉）。

2. 患者股骨和髋臼过度前倾，哪一种极度的髋关节运动（在水平面上）最可能与自发性前脱位相关？

3. 什么特征定义了髋关节的受阻位？这些特征与身体大多数其他滑膜关节有何不同？

4. 解释为什么髋关节囊内有炎症的患者容易发生髋关节屈曲挛缩。

5. 描述坐骨股韧带在髋部完全内旋和伸展时如何变得绷紧。描述应包括股骨－骨盆视角和骨盆－股骨视角。

6. 一个人在站立情况下保持躯干基本静止的同时进行骨盆后倾。描述这种运动是如何改变腰椎前纵韧带和黄韧带的张力的。

7. 使用尺子和图 12.30 作为参考，哪块肌肉在髋外展时的力矩最大？

8. 由图 12.35 可知，哪块肌肉 (a) 产生内旋力矩的杠杆最小、和 (b) 产生内旋力矩的杠杆最大？

9. 1 名患者发生严重股骨头和髋臼骨折，关节面接触面积明显减少。作为重建手术的一部分，医生决定稍微增加髋外展肌的内力矩臂。这个操作的基本原理是什么？

10. 解释髋臼中心边缘角度的减少对髋关节脱位的影响。

11. 对比（股骨－骨盆）髋关节屈伸和内旋和外旋的关节运动学。

12. 如图 12.12 所示，在行走的摆动阶段，臀部所经历的（压缩）力为体重的 10%～20%。是什么导致了这种力？

13. 显示一个坐着的人正在进行 30° 骨盆前倾运动，什么结构最有可能限制这个运动的范围？

14. 一例马尾神经损伤导致 L^3 及以下脊神经根功能减退。如果没有适当的物理治疗干预，会造成什么类型的肌肉萎缩？（请参阅附录Ⅳ的 A 部分，协助回答此问题。）

15. 证明双侧长收肌和短收肌的收缩如何导致站立时过度的腰椎前凸。

16. 人们伸展自己的股直肌的标准方法是在伸髋的同时屈膝。在做这种伸展时，有些股直肌收缩的人也会稍微外展伸展的髋关节。为什么会这样？

17. 图 12.33 中动态双侧髋内收动作中哪一块肌肉是主动偏心运动的？请证明你的回答。

ⓔ 以上问题的答案可以在 Evolve 网站上找到。

ⓔ 附视频课程目录

- 尸体标本髋关节前部区域
  主要特征：髋关节前部肌肉和邻近关节囊区域、圆韧带和闭孔外肌
- 尸体标本大腿阔筋膜

主要特征：阔筋膜、阔筋膜张肌和臀大肌的广泛解剖，阔筋膜张肌和臀大肌附着于阔筋膜，髂胫束与膝外侧髌韧带交叉和融合

- 下肢特定关节运动学的洞悉观察

扫描右侧二维码可
获得相关视频

第 13 章

膝关节

原著者：Donald A. Neumann, PT, PhD, FAPTA

译者：郑佳鹏　张　华　董江涛　审校者：王海军　李春宝　马　勇

膝关节由胫股关节和髌股关节的外侧和内侧间室构成（图 13-1）。膝关节的活动分为两个平面，可进行屈伸和内外旋转。然而，在功能上，膝关节的活动很少独立于其他下肢关节的活动。例如，可以想象在跑步、攀爬或坐下起立时臀部、膝关节和足踝之间的相互作用。下肢关节之间强大的功能联系反映了一个事实，即约 2/3 的肌肉跨越膝关节，也跨越髋关节或踝关节。

膝关节具有重要的生物力学功能，步行和跑步时可充分体现。在步行的摆动阶段（步行分为支撑阶段和摆动阶段，译者注），膝关节屈曲以缩短下肢的功能长度。否则脚不容易离开地面。在支撑阶段，膝关节保持轻微弯曲，允许减震、节约能量和通过下肢传递肌力控制。跑步要求膝关节的活动度范围比步行大，尤其是在矢状面上。此外，在步行或跑步过程中快速改变方向时则要求膝关节有足够的内外旋转。

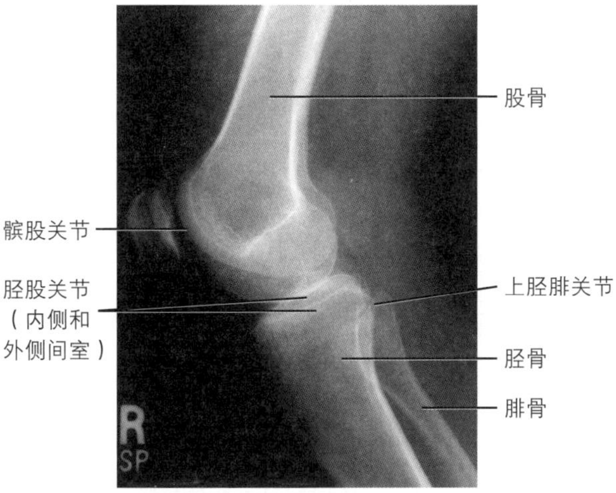

膝关节的稳定性主要依靠关节内部及周围软组织结构，而非其骨骼结构。胫股关节由较大的股骨髁半球形关节面与胫骨相对平坦的近端关节面构成，但由众多的韧带、关节囊和半月板以及肌肉共同维持稳定。日常活动或者运动过程中足部直接受到地面的反作用力并向上传导，这些软组织经常受到来自肌肉和外部的巨大力量。一旦这些力量超过了膝关节承受范围，韧带、半月板和关节软骨常常发生损伤。认识膝关节的解剖学和运动学是了解大多数损伤机制和有效治疗的必要前提。

骨学

股骨远端

股骨远端为大的外髁和内髁（来自希腊语 kondylos，指关节）（图 13-2）。外上髁和内上髁突出，分别为外侧副韧带和内侧副韧带提供止点。一个大的髁间窝将外髁和内髁分开，交叉韧带穿行其中。

股骨髁向前连接形成滑车沟（髁间前方）（凹槽状结构，译者注）（图 13-2）。该凹槽与髌骨面形成髌股关节。滑车沟从内侧到外侧呈凹形，侧面看则整体向前微凸。滑车沟从中央往外侧和内侧的斜面形成外侧和内侧关节面。外侧关节面比内侧关节面明显的向近端和前方延伸。外侧小关节面的陡坡有助于膝关节在活动时将髌骨稳定在滑车沟内。

图 13-1　X 线片所示膝关节以及相邻关节骨结构

（图中标注）股骨　髌股关节　胫股关节（内侧和外侧间室）　上胫腓关节　胫骨　腓骨

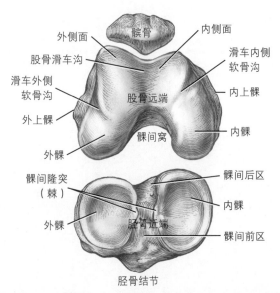

滑车和内外侧间室交界处软骨分别有内侧和外侧凹槽，股骨髁大部分被关节软骨覆盖，但这两个凹槽隐约可见（图 13-2）。当膝关节完全伸直时，胫骨平台前缘与这些凹槽对齐。凹槽的位置表明股骨远端内侧和外侧关节面形状的不对称性。正如本章后面所解释的，股骨髁形状的不对称性会影响膝关节的矢状面运动学，特别是膝关节接近完全伸直时。

膝关节囊横跨胫股关节和髌股关节的所有关节边缘（见图 13-3 中的虚线）。从后面看，关节囊附着在股骨髁近端与股骨干骺面的远端的交界处。

图 13-2　右膝髌骨、股骨远端和胫骨近端关节面的骨骼解剖

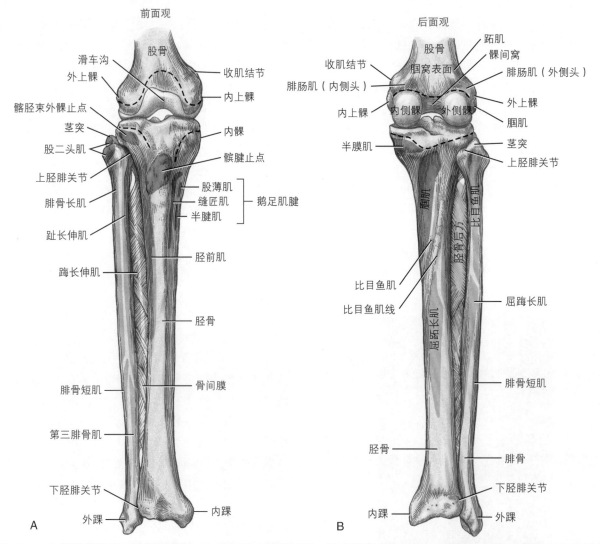

图 13-3　右侧股骨远端、胫骨及腓骨。A. 前面观；B. 后面观。肌肉近端止点标红，远端止点标灰。虚线标出膝关节关节囊的止点

股骨远端的解剖结构
- 外侧和内侧股骨髁
- 外侧和内侧股骨外上髁
- 髁间窝
- 滑车（髁间前方）沟
- 外侧和内侧关节面（髌骨）
- 外侧和内侧软骨沟（滑车软骨与内外侧股骨髁交界）
- 腘窝面

胫腓骨近端

腓骨对膝关节没有直接功能，但细长的腓骨通过腓骨头支撑胫骨外侧，有助于分担其负重力线。腓骨头提供股二头肌和外侧副韧带的附着点。腓骨通过上下胫腓关节与胫骨外侧相连（图 13-3）。第 14 章讨论了这些关节的结构和功能。

胫骨承担膝关节和踝关节之间的主要负荷。胫骨近端为内侧和外侧髁，与股骨远端形成关节面（图 13-3）。胫骨髁的上表面为一个相对平坦的区域，谓之胫骨平台。平台内外侧有两个光滑的关节面，接触股骨内外髁，形成胫股关节的内侧和外侧间室。较大的内侧关节面稍凹，而外侧关节面则相对平坦乃至微凸。关节面由髁间隆起沿中线分开，髁间隆起由不规则形状的内侧和外侧髁间棘组合而成（图 13-2）。髁间前区和髁间后区，位于隆凸的前后。交叉韧带和半月板止点位于胫骨平台的髁间隆起区域。

胫骨结节比较突出，位于胫骨干近端的前面（图 13-3A）。股四头肌远端通过髌腱附着于胫骨结节。在跑步和跳跃活动中，股四头肌的强烈收缩可在髌

腱附着处产生较大的张力。在某些人群，特别是在快速成长的青少年，髌腱反复密集紧张会造成局部炎症和胫骨结节增生，形成一个明显的肿块，就在髌腱的远端。这种病变称为 Osgood-Schlatter 病。

在胫骨近端的后侧是一条粗糙的比目鱼肌线，从近端外侧向远端内侧的方向走行（图 13-3B）。

髌骨

髌骨（来自拉丁语，"小板"）是嵌入股四头肌腱内的三角形样骨，是人体最大的籽骨。髌骨上方为基底部，圆钝，下部顶端相对尖（图 13-4 和图 13-5）。厚的髌腱附着在髌骨的下部和胫骨结节

胫腓骨近端的解剖结构
腓骨近端
- 腓骨头
胫骨近端
- 内侧和外侧胫骨髁
- 胫骨髁间隆突（髁间棘）
- 胫骨髁间前区
- 胫骨髁间后区
- 胫骨粗隆
- 比目鱼肌线

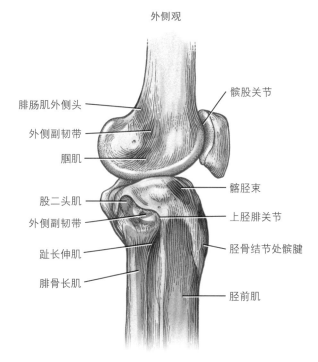

图 13-4　右膝关节外侧观。外髁关节面的标注，肌肉近端止点标红，远端止点标灰

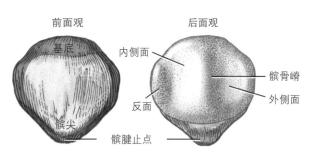

图 13-5　右膝髌骨的前面和后面。股四头肌肌腱的止点标灰；髌腱近端止点标红；注意光滑的关节软骨覆盖在髌骨后面

髌骨的解剖结构
- 基底部
- 髌骨尖
- 前面
- 髌骨关节面
- 髌骨嵴
- 外侧关节面、内侧关节面和"反"面

的上部。站立位置股四头肌放松时，髌骨尖就在膝关节线的近端。髌骨前表面微凸。

　　髌骨后方为关节面，覆盖有厚达 4~5 mm 的关节软骨（图 13-5）。这个关节面的部分与股骨滑车沟形成髌股关节。厚软骨有助于分散关节面的较大压力。一个光滑的垂直脊从上到下纵向走行于髌骨的后表面。脊的两边是外侧和内侧关节面。较大且稍凹的外侧关节面与股骨滑车沟外侧关节面的大致轮廓相匹配（图 13-2）。内侧面的解剖则有变异。有时候会出现第三个"反面"（"odd"facet），在内侧关节面的最内侧边缘。

关节学

解剖学和下肢力线概述

　　股骨下行至膝关节，轴线稍向内侧倾斜。这种倾斜方向是股骨近端自然倾斜 125° 的结果（图 13-6A）。因胫骨近端关节面几乎水平，所以下肢在膝关节外侧形成 170°~175° 的侧角。这种冠状面内的正常力线一般称为生理性膝外翻。

　　下肢冠状面力线变异并不罕见。侧角小于 170° 的称为过度膝外翻或"内八脚"（图 13-6B）。反之，侧角超过 180° 的称为膝内翻或"弓形腿"（图 13-6C）。

　　髋关节的纵向或垂直轴在第 12 章中定义为连接股骨头和膝关节中心的线。如图 13-6A 所示，该纵轴可从膝关节向下延伸至足踝。此轴线将整个下肢主要关节在水平面内的运动从力学上联系在一起。例如，负重时，髋关节发生的水平平面旋转会影响整个下肢关节的姿势，直至足部关节的远端，反之亦然。

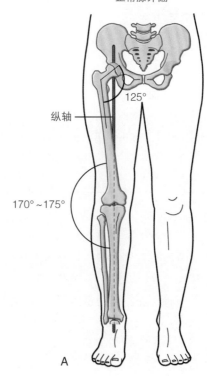

正常膝外翻

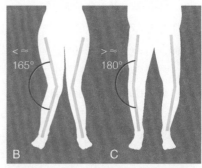

过度内外翻前面观

过度膝外翻
（外翻膝）
膝内翻
（弓形腿）

图 13-6　膝关节前面观偏差。A. 正常膝外翻。还展示了股骨近端正常 125° 倾斜角和整个下肢的纵轴。B. 和 C. 阐释了过度内外翻的前面观

关节囊和周围韧带

　　膝关节的纤维性关节囊包围着胫股关节和髌股关节的内侧和外侧室。关节囊在骨的近端和远端止点可见图 13-3A，B 中的虚线表示。膝关节囊周边有肌肉、韧带和筋膜加强。下面将描述关节囊的五个加强区域，并在表 13-1 中进行总结。

表 13-1　加强膝关节囊的韧带、筋膜和肌肉

关节囊部位	韧带筋膜结构	肌肉肌腱
前方	髌腱 髌骨支持带	股四头肌
外侧	外侧副韧带 外侧髌骨支持带 髂胫束	股二头肌 腘肌腱 腓肠肌外侧头
后方	腘斜韧带 弓形韧带	腘肌 腓肠肌 腘绳肌，特别是半膜肌
后外	弓形韧带 外侧副韧带 腘腓韧带	腘肌腱
内侧	髌骨内侧支持带 * 内侧副韧带 后内侧关节囊 增厚 †	半膜肌腱筋膜延续 缝匠肌腱，股薄肌腱， 半腱肌腱

＊ 常称作内侧髌股韧带

† 常称作后内侧关节囊或者后斜韧带

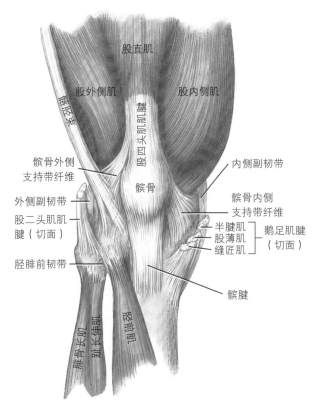

图 13-7　右膝关节前面观。突出很多肌肉和结缔组织，鹅足肌腱被切断用来暴露内侧副韧带和髌骨内侧支持带

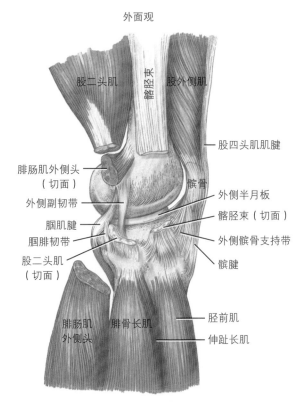

图 13-8　右膝关节外面观展示很多肌肉和结缔组织。髂胫束、腓肠肌外侧头及股二头肌被切断，用来更好地暴露外侧副韧带、腘肌腱和外侧半月板

　　膝关节前关节囊附着在髌骨和髌腱的边缘，由股四头肌和髌支持带内、外侧纤维加强（图 13-7）。支持带纤维是覆盖股外侧肌、股内侧肌和髂胫束的结缔组织的延伸。大量网状纤维连接到股骨、胫骨、髌骨、股四头肌和髌腱、侧副韧带和半月板。

　　膝关节外侧关节囊由外侧（腓侧）副韧带、髌骨外侧支持带纤维和髂胫束加强（图 13-8）。股二头肌、腘肌腱和腓肠肌外侧头提供肌性稳定。

　　后关节囊由腘斜韧带和弓状韧带加强（图 13-9）。腘斜韧带起源于后内侧关节囊和半膜肌腱的内侧。在外侧和上方，纤维与股骨外侧髁附近的关节囊融合。该韧带在膝关节完全伸展时拉紧，此时胫骨相对于股骨有轻微外旋。弓形韧带起源于腓骨头，分为两束。大而突出的一束弓形穿过（因此被称为"弓状"）腘肌腱，附着于胫骨后髁间区。不一致且较小的一束附着于股骨外侧髁的后侧，通常附着于嵌入腓肠肌外侧头内的籽骨（或 fabella，意为"小豆"）。后关节囊由腘肌、腓肠肌和腘绳肌进一步加强，半膜肌腱纤维的延伸尤其发挥重要作用。与肘关节不同的是，膝关节没有骨性结构阻止过伸。肌肉、韧带和后关节囊限制了过伸。

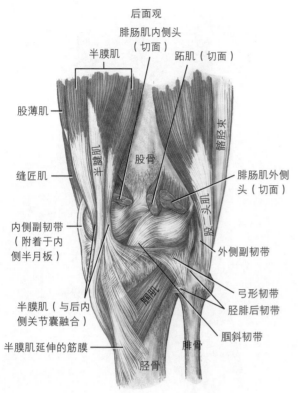

图13-9 右膝后面观强调后关节囊的主要构成：腘斜韧带和弓形韧带。腓肠肌内、外侧头和跖肌被切断用于暴露后关节囊。注意腘肌纵行于腘窝深方，部分被半膜肌延伸的筋膜覆盖

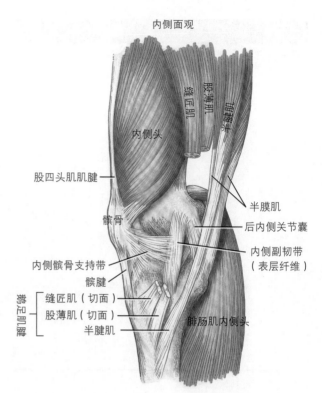

图13-10 右膝关节内侧面观可见很多肌肉和结缔组织。缝匠肌和股薄肌的肌腱被切断，以便更好地暴露内侧副韧带的表层部分和后内侧关节囊

膝关节后外侧关节囊由弓形韧带、外侧副韧带和腘肌腱加强。此外，附着在腘肌腱和腓骨头之间的大小不一的腘腓韧带（图13-8）为膝关节的这一区域提供了显著的稳定性。后外侧关节囊和相关的肌腱韧带稳定结构通常被称为膝关节后外侧角。LaPrade和他的同事估计，在所有膝关节损伤中，16%与膝关节后外侧角的结构有关，此类损伤通常与其他韧带（如内侧副韧带或交叉韧带）的损伤有关。

膝关节内侧关节囊从髌腱到后关节囊的内侧缘，厚度不等。其前1/3由内侧髌骨支持带加强的较薄筋膜组成（图13-10）。内侧关节囊的中间1/3由内侧髌骨支持纤维的延续和内侧副韧带的浅层和深层纤维加强（图13-10中未显示深层纤维）。内侧关节囊的后1/3相对较厚，起源于收肌结节附近，与半膜肌的腱性扩张和相邻后关节囊混合。内侧关节囊的后1/3是相对明确的，通常被称为后内侧关节囊（如图13-10所示），或者更具体地说，是后斜韧带。后内侧关节囊由缝匠肌、股薄肌和半膜肌的扁平连合肌腱加强，统称为鹅足（来自拉丁语"鹅脚"）肌腱。内侧关节囊后2/3及其相关结构为膝关节提供了重要的稳定作用。

滑膜、滑囊和脂肪垫

膝关节囊的内表面衬有一层滑膜。这层滑膜的解剖结构复杂，因膝关节的胚胎发育错综复杂。

膝关节有多达14个滑囊，在运动中起到润滑组织间摩擦的作用。这些组织涉及肌腱、韧带、皮肤、骨骼、关节囊和肌肉（表13-2）。虽然有些滑囊只是滑膜的延伸，但有些滑囊是在关节囊外形成的。活动过度和重复活动可能导致滑囊炎，包括滑囊本身的炎症。

脂肪垫通常与膝关节周围的滑囊有关。脂肪和滑液减少运动时解剖结构之间的摩擦。膝关节内脂肪垫分布广泛，与髌上和髌下滑囊都存在解剖联系。

表 13-2　膝关节各种组织连接处滑囊一览	
组织连接处	举　例
韧带和肌腱	外侧副韧带和股二头肌腱间滑囊
	内侧副韧带和鹅足（股薄、半腱和缝匠）间滑囊
肌肉和关节囊	腓肠肌内侧头和内侧关节囊间未命名滑囊
骨和皮肤	髌骨下部和皮肤之间的髌前皮下滑囊
肌腱和骨	半膜肌腱和股骨胫骨间的半膜滑囊
骨和肌肉	股四头肌和股骨之间的髌上滑囊（膝关节最大滑囊）
骨和韧带	髌腱和胫骨间的髌下滑囊

特别关注 13-1

膝关节滑膜皱襞的形成

在胚胎发育过程中，膝关节发生了显著的生理变化。间充质组织变厚，然后重新吸收，形成原始关节腔、韧带和半月板。间充质组织在发育过程中的不完全吸收形成称为皱襞的组织。滑膜皱襞或滑膜皱褶，在滑膜上表现为皱襞。皱襞可能很小，无法辨认，或者很大，几乎把膝关节分成内侧和外侧间室。文献报道膝关节内存在皱襞的范围很广，从 20%~70%。皱襞可能有助于加强膝关节滑膜，尽管只是推测。除膝关节外，身体的其他关节也可能有滑膜皱襞。

膝关节最常见的三个滑膜皱襞是①上方或髌上皱襞；②髌下皱襞，16 世纪 Vesalius 首次称之为黏膜韧带和③内侧皱襞。最典型的内侧皱襞有 20 个名字，包括翼韧带、髌骨滑膜和关节内束带等。皱襞异常大，若因刺激或外伤而增厚，可引起膝关节疼痛。因为这种病变最常发生在内侧，疼痛常在膝前内侧区。如果特别大，一些内侧皱襞可顶起皮肤或在皮肤下可触及。关节镜下，内侧皱襞扩大可导致股骨内侧髁关节软骨磨损。内侧皱襞的炎症和疼痛很容易与髌腱炎、内侧半月板撕裂或髌股关节疼痛混淆。治疗包括休息、消炎药、物理治疗，必要时可关节镜手术。

胫股关节

胫股关节由大的、凸出的股骨髁和几乎平坦的、相对小的胫骨平台组成（图 13-4）。股骨髁的大关节面允许膝关节在矢状面上进行广泛的活动，如跑步、蹲下和攀爬。关节的稳定性不是靠骨骼的配合，而是靠肌肉、韧带、关节囊、半月板和体重提供的力量和生理防护。因此，膝关节的创伤往往涉及多个软组织结构的损伤。

半月板

解剖学概述

内侧和外侧半月板是膝关节内新月形的纤维软骨结构（图 13-11）。半月板作为垫片，将胫骨关节面转变为较大的股骨凸髁的浅座。这种转变最重要的意义在外侧，因为胫骨外侧关节面的形状为扁平到稍凸。

半月板通过前后两端（即前角和后角）固定在胫骨髁间区（图 13-11B）。每个半月板的滑膜缘通过冠状（或半月板胫骨）韧带连接到胫骨和邻近的关节囊上（图 13-11A）。冠状韧带相对较松，从而允许半月板，特别是外侧半月板，在运动时自由旋转。一条细长的膝横韧带在前方连接两个半月板。

一些肌肉在半月板有第二止点。股四头肌和半膜肌在内外侧半月板上均有止点，而腘肌在外侧半月板上有止点。通过这些止点连接，肌肉有助于稳定半月板的位置，最大限度地提高关节的运动一致性。

半月板外周 1/3 接受膝动脉血管网（腘动脉的分支）供血，这些动脉贯穿周围的关节囊。两个半月板的这一区域常被外科医生称为"红区"。相反，偏游离缘 2/3 的半月板本质上是无血管的；这个所谓的"白区"只接受来自滑液的营养。红区和白区之间的狭窄连接常被称为"粉红区"，因为与"红区"相比，血管明显减少。半月板在损伤后愈合的可能性与其供血和损伤的严重程度直接相关。

内外侧半月板形状不同，在胫骨上的止点也各有特殊性。内侧半月板呈"C"形，滑膜缘附着于内侧副韧带及邻近关节囊的深部表面；外侧半月板多呈圆形，滑膜缘仅附着于外侧关节囊。腘肌腱在外侧副韧带和外侧半月板滑膜缘之间穿行（图 13-12）。

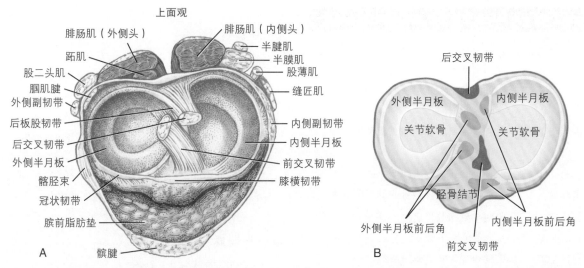

图 13-11　A. 右膝胫骨上表面显示了半月板和其他结构：侧副韧带、交叉韧带和后板股韧带，以及肌肉和肌腱（这个标本没有前板股韧带）；B. 右膝胫骨上面观标记了半月板和交叉韧带在髁间区域的止点

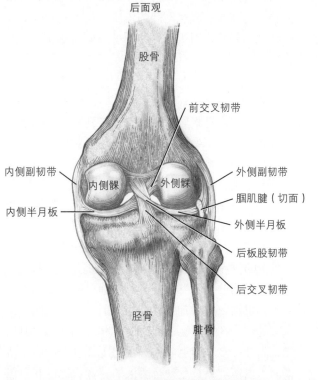

图 13-12　右膝关节在去除所有肌肉和后关节囊后的深方结构的后面观。观察半月板，侧副韧带和交叉韧带。注意腘肌腱穿行于外侧半月板和外侧副韧带之间

功能概述

半月板的主要功能是降低胫股关节的应力 *。半月板的其他功能包括在运动时稳定关节、润滑关节软骨、提供本体感觉和协助膝关节运动。

---

* 在本章节中名词：应力和张力可以互换，它们都是对力的一种定义，应用在不同区域。

特别关注 13-2

半月板股骨韧带

外侧半月板的后角一般通过前或后板股韧带附着在股骨内侧髁的外侧。板股韧带因其相对于后交叉韧带（PCL）的位置而得名，与后交叉韧带在股骨止点相近。图 13-11A 所示的标本中仅存在后板股韧带。

尸体研究显示，92% 的膝关节至少有一条板股韧带，32% 的膝关节有两条。后板股韧带常见也更结实。从外侧半月板的后角起，后板股韧带附着在股骨上，正好位于 PCL 的后部和稍内侧（图 13-12）。板股韧带有时是外侧半月板后角的唯一骨附着物。板股韧带的确切功能尚不确定。此韧带与腘肌协同作用，有助于在膝关节活动过程中稳定外侧半月板的后角。此外，这些韧带可能为膝关节提供次级（可能相对较小的）矢状面动力稳定性，这是基于研究的假设，研究表明前板股韧带在屈曲时更紧，后板股韧带在伸直时更紧。

半月板使关节接触面积增加近三倍，显著降低了关节软骨的压强（即单位面积的力）。这种降低最大压力的方法对于膝关节的保护至关重要，特别是膝关节在人的一生中会经历相对较大和重复的应力。例如，膝关节处的压力通常在行走时达到体重的 2.5～3 倍，在上楼梯时超过体重的 4 倍。一些非负重的活动，如以中等功率骑固定自行车，膝关

节压力几乎是体重的 1.2 倍。外侧半月板完全切除术已被证明可使膝关节接触压力峰值增加 230%，从而增加应力性关节炎的风险。即使是撕裂或部分半月板切除术也会显著增加局部应力，从而导致关节软骨过度磨损和破裂。因此，最佳的治疗方案应是尽量修复半月板而非切除受损区域，即使撕裂累及血管较少的区域。在完全半月板切除术后，某些病例可能需要进行同种异体半月板移植（即来自同一物种供体的半月板），以延缓关节软骨退变。

尸体膝关节的动力学和运动学研究表明，行走过程中起步时应力主要集中在半月板后角附近。半月板的所有区域被股骨髁和胫骨平台挤压，从而向外周变形以分散行走时产生的压力。这种压力衰减机制允许膝关节处的部分应力作为周向张力（称为环向应力）被吸收到每个半月板上。研究表明，内侧半月板撕裂，尤其是后角撕脱，失去了最佳抵抗环向应力的功能，从而降低了保护关节软骨和骨的能力。

常见损伤机制

半月板撕裂是膝关节最常见的损伤，运动员和普通人群都较常见。根据 Lohmander 及其同事引用的研究，50% 的前交叉韧带急性损伤累及半月板。半月板撕裂一般发生在负重屈膝时，因股骨髁产生过度轴向旋转应力导致。膝关节负重轴向扭转可以挤压和移动半月板。半月板的撕裂瓣发生折叠移位

（通常被称为"桶柄状撕裂"）可以将膝关节锁住使之活动受限。

内侧半月板损伤的概率是外侧半月板的两倍。如前所述，内侧半月板撕裂的损伤通常因轴向旋转导致，也可能因施加在膝关节外侧的暴力导致。这种力——通常被称为"外翻力"——可导致膝关节外翻过大，从而对内侧副韧带和后内侧关节囊产生较大牵张力。由于内侧半月板和这些结构之间解剖紧密，一个比较大的外翻力传递到膝关节可以间接地作用于内侧半月板，从而导致其损伤。

如果膝关节力线不良或有韧带尤其是前交叉韧带不稳定，半月板撕裂的风险增加。

胫股关节的骨骼运动学

胫股关节具有两个自由度：矢状面内的屈曲和伸直，并且只要膝关节至少轻微弯曲，就可以内外旋转。冠状面上膝关节的活动度仅限于被动活动（6°~7°）。

屈伸

膝关节的屈曲和伸直发生在内侧‑外侧旋转轴上，无论是胫骨相对于股骨还是股骨相对于胫骨（图 13-13）。活动度因年龄和性别而异，但一般来说，健康的膝关节可屈曲至 130°~150°，伸直或者过伸 5°~10°。

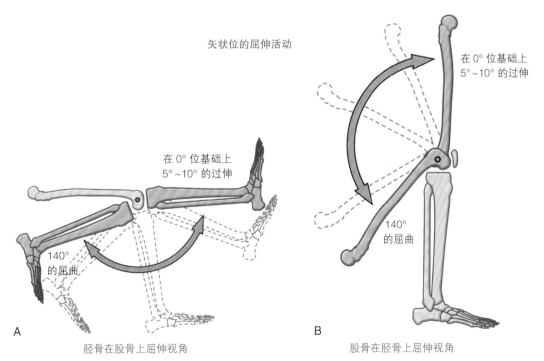

矢状位的屈伸活动

在 0° 位基础上 5°~10° 的过伸

140° 的屈曲

A 胫骨在股骨上屈伸视角

在 0° 位基础上 5°~10° 的过伸

140° 的屈曲

B 股骨在胫骨上屈伸视角

图 13-13　膝关节活动的矢状面观。A. 胫骨在股骨上屈伸的视角（股骨固定）；B. 股骨在胫骨上屈伸的视角（胫骨固定）。在每个视角中，旋转轴中心都用一个股骨髁上的小圆形显示

膝关节屈伸活动的轴心线（内髁到外髁）在解剖上并不固定，而是在股骨髁内移动。在矢状面上，轴心随着屈伸活动在股骨髁内移动形成一个弯曲路径称为"渐屈线"（图 13-14）。轴心的移动路径受股骨髁偏心（股骨髁外形非完全圆形）曲率的影响。如第 2 章所述，屈伸过程中其解剖轴心在关节会移动是规律而非例外。第 2 章还说明了一种利用一系列正位片估计膝关节屈伸轴的方法。

轴心移动有生物力学和临床意义。生物力学上，移行轴改变了膝关节屈伸肌力臂的长度。这在一定

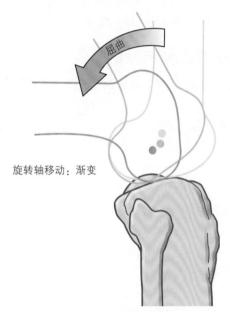

图 13-14　内外旋转中心随这膝关节屈曲而改变（图中 3 个小圈展示），这种旋转中心的迁移称之为"渐变"

程度上可以解释为什么最大作用力内扭矩在整个活动范围内变化。临床上，许多运用在膝关节的外部设备，如测角仪、等速测试设备或铰链式膝矫形器，都是围绕固定的轴设计。因此，在膝关节活动时，外部装置的屈伸轴会与膝关节存在差异。因此，在膝关节活动过程中，外部装置比如铰链式矫形器与关节活动步调不一，会导致皮肤摩擦和磨损。为了尽量减少这一后果，必须注意将外部设备的固定轴尽可能靠近膝关节的"平均"旋转轴，该轴靠近股骨的外上髁。

内外旋转

膝关节内外旋转可以描述成胫骨绕着股骨转和股骨绕着胫骨旋转两种情况（图 13-15）。这种运动发生在一个平面内的旋转，该平面垂直于平行胫骨干的纵轴。平行于胫骨的旋转轴的精确定位尚不清楚，尽管其定位似乎受膝关节矢状面上的旋转影响。

"旋转轴"经常被用来描述骨运动学，见图 13-15。当膝关节完全伸直时，就算有，在股骨和胫骨之间也很少有明显的旋转轴存在。这种旋转被膝关节紧张的韧带和关节囊造成的被动张力和关节骨形合度所阻挡。然而，当膝关节被动屈曲时，旋转轴的自由度显著增加。比如，膝关节屈曲至 90°时，可以旋转 40°～45°。膝关节外旋活动度一般超过内旋，比率约为 2：1。

就像在图 13-15 中描述的，膝关节轴向的旋转发生在胫骨绕着股骨或者股骨绕着胫骨旋转。膝关节轴向旋转为整个下肢提供了一项非常重要的活动

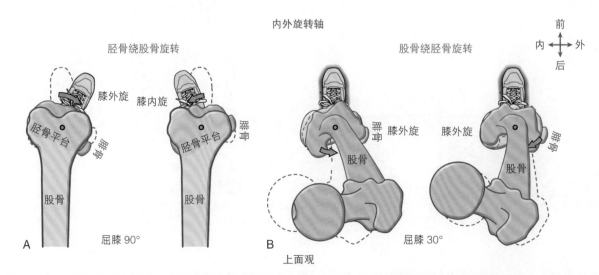

图 13-15　右膝内外轴向旋转。旋转轴用小圈在关节中心附近表示。A. 胫骨绕着股骨旋转。这例膝关节内外旋转方向和胫骨的活动是相同的，股骨是静止的。B. 股骨绕着胫骨旋转。这例胫骨是静止的，股骨是在屈伸活动时旋转的。膝关节内外旋转的方向和股骨的旋转活动方向是相反的：股骨内旋时膝关节外旋，膝关节内旋时股骨外旋

功能元素。对描述膝关节轴向旋转的术语的理解非常重要。从规则上来说，膝关节轴向旋转的命名是基于胫骨结节的位置相对于股骨远端前份而言的。比如膝关节外旋，定义为当胫骨结节位于股骨远端前份的外侧时。但是这种规则没有规定股骨或胫骨是否是活动的骨骼，仅仅规定了旋转的膝关节对合的相对位置。相对于图 13-15A 和 B 部分的膝关节外旋来说，要证明膝关节外旋时胫骨绕着股骨旋转其实就是证明胫骨相对于静止的股骨产生的相对外旋活动。另一方面，膝关节股骨绕着胫骨外旋发生在股骨绕着静止内旋的胫骨（或足）旋转。这两个例子都适用于膝关节外旋的定义，因为这两种活动导致了相似的关节对合：胫骨结节位于股骨远端前份外侧。骨骼（股骨和胫骨）的旋转和膝关节的旋转必须区别清楚，避免理解错误。这点在描述股骨和胫骨的骨运动学时尤其重要。

胫股关节的关节运动学

膝关节伸直

图 13-16 描述了膝关节主动伸直最后 90° 的关节运动学。在胫骨绕着股骨伸直时，胫骨关节面在股骨髁上滚动和滑动（图 13-16A）。半月板也同时被收缩的股四头肌拉向前方。

在股骨绕着胫骨伸直时，比如从深蹲到站起的过程中，股骨髁同时在胫骨关节面上向前滚动和向后滑动（图 13-16B）。这种离心的关节运动限制了股骨在胫骨上的前移程度。股四头肌引导了股骨髁的滚动，并且稳定半月板，对抗股骨滑动引起的水平剪切力。

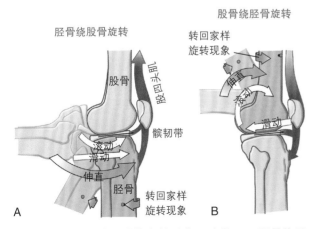

图 13-16　膝关节主动伸直的关节运动学。A. 胫骨绕着股骨旋转；B. 股骨绕着胫骨旋转。在图 A 和图 B 中，半月板被拉向收缩的股四头肌

膝关节的旋转"转回家"样机制

膝关节锁定在伸直位需要 10° 左右的外旋。基于膝关节在最后伸直 30° 观察到膝关节的扭转活动，历史上将这一膝关节旋转锁定动作称为转回家样旋转机制。这里描述的外旋和图 13-15 中所说的轴向旋转具有本质的不同。"转回家"样外旋动作一直以来都是指联合旋转，重点是指伸屈活动不能独立完成，一定是机械偶联的。膝关节伸直时联合外旋会最大化成人膝关节的接触面积：内侧胫股关节是 375 mm^2，外侧胫股关节是 275 mm^2。伸直的最后位置增加了关节的匹配度和稳定性。

为了观察膝关节上的转回家现象，让助手屈膝大约 90° 坐着。在胫骨结节和髌骨下极之间的皮肤划线连接。在助手完全伸直胫骨 - 股骨后，重新在上述体表标记处划线，并且记录胫骨外旋的位置变化。一个相似但不太明显的锁定机制也在股骨 - 胫骨伸直过程中发挥了功能（图 13-16，对比图 A 和图 B）。例如，当一个人从下蹲位置站起时，胫骨固定，股骨内旋，此时膝关节锁定为伸直位。不管活动的部分时大腿还是小腿，膝关节伸直运动都在图中描绘出来了。图 13-16A、B 显示膝关节完全伸直时，膝关节相对外旋。

转回家样旋转机制至少被三个因素影响：内侧股骨髁的形状、ACL 的被动张力，以及股四头肌轻微的向外的侧向拉力（图 13-17）。最重要的因素（至少很明显的因素）是内侧股骨髁的形状。图 13-17B 中显示，股骨内侧髁关节面在它接近滑车凹槽的时候向外弯曲约 30°。因为股骨内侧髁关节面比外侧髁更靠前。所以胫骨被迫跟随向外侧的股骨屈曲轨迹进入胫骨围绕股骨的伸直轨道。在股骨围绕胫骨伸直过程中，股骨随胫骨内侧屈曲轨迹移动。不管是哪种情况，结果都是在膝关节完全伸直时膝关节外旋。

膝关节屈曲

如图 13-16 所示，膝关节屈曲通过反向运动机制描述。对于一个完全伸直的膝关节来说，想要不被锁定，关节必须先轻微内旋。这个动作由腘肌率先启动。腘肌既能外旋股骨以启动股骨围绕胫骨的屈曲活动，也能内旋胫骨以启动胫骨围绕股骨屈曲活动。

膝关节（轴向）内外旋转

如前所述，膝关节必须屈曲以最大化胫骨和股骨之间独立的轴向旋转。一旦膝关节屈曲，内外旋

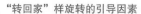

"转回家"样旋转的引导因素

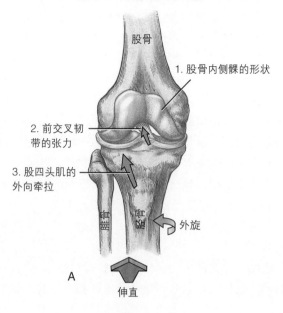

股骨

1. 股骨内侧髁的形状

2. 前交叉韧带的张力

3. 股四头肌的外向牵拉

腓骨　胫骨　外旋

A

伸直

胫骨在股骨髁上的轨迹

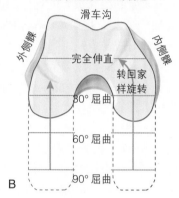

滑车沟

外侧髁　内侧髁

完全伸直

转回家样旋转

30°屈曲

60°屈曲

90°屈曲

B

图 13-17　膝关节"转回家"样旋转锁定机制。A. 在胫骨绕着鼓鼓伸直的终末阶段，有三个因素贡献了膝关节的锁定机制。每个因素都贡献了胫骨相对于股骨的外旋。B. 两个箭头指示了在膝关节伸直的最后 90°，胫骨在股骨上的轨迹。注意股骨内侧髁的弯曲，帮助引导了胫骨的外旋和锁定

转的关节运动学就主要发生在半月板和胫股关节面之间的旋转。股骨在胫骨上的轴向旋转会引起半月板的轻微变形，这是由于半月板被旋转的股骨髁挤压所致。半月板是由活跃的肌肉，如腘肌和半膜肌之间的联系来稳定的。

内侧和外侧副韧带

解剖性因素考虑

内侧（胫骨）副韧带是一个跨越关节内侧的扁平结构。尽管关于内侧副韧带存在不同的专业术语，

本章节将从内侧副韧带浅层和深层来描述。最大的浅层结构是由一组长约 10 cm 的平行纤维组成的（图 13-10）。浅层纤维起于股骨内上髁，向远端延伸与内侧髌骨支持带纤维融合，然后附着至内侧胫骨近端。该纤维的胫骨附着点位于缝匠肌和股薄肌紧密排列的肌腱远端附着点的后方。

内侧副韧带深层结构由一组较短且较倾斜的纤维组成，紧靠在浅层纤维近端附着点的远端后方深部。尽管图 13-10 中不可见，但深部纤维远端附着于后内侧关节囊、内侧半月板，以及半膜肌肌腱。

外侧（腓骨）副韧带是一个相对较短的条索状结构，走行几乎垂直于股骨外上髁和腓骨头（图 13-8）。有意思的是，虽然内侧副韧带的抗拉强度是外侧副韧带的两倍，但这两种结构表现出几乎相同的断裂刚度（抗伸长性）。

外侧副韧带远端与股二头肌肌腱融合。与内侧副韧带不同，外侧副韧带通常不与相邻的（外侧）半月板附着（图 13-12）。如前所述，腘肌腱位于外侧半月板和外侧副韧带之间。

功能性因素考虑

侧副韧带的主要功能是限制膝关节在冠状面内的过度运动。随着膝关节几乎或完全伸直，内侧副韧带提供了一个抵抗外翻（外展）力的主要阻力。另一方面，外侧副韧带提供了抵抗内翻（内收）力的主要阻力。表 13-3 列举了其他几种对抗施加在膝关节上内翻、外翻应力的组织。

内、外侧副韧带的第二个功能是对几乎伸直或完全伸直的膝关节提供广泛的稳定张力。尽管构成非常宽大的内侧副韧带的一些纤维在膝关节屈曲和伸直的整个宽阔的弧度内是拉紧的，但大多数纤维位于膝关节的内 - 外旋转轴稍后的位置，因此在完全伸直或接近完全伸直时被拉得最紧。这种膝关节完全伸直位更多来源于内侧副韧带的自然张力，为膝关节提供了一定的保护性稳定性，比如行走时早期承重期。在完全伸直时其他变得更加紧张的结构有后内关节囊、腘斜韧带（代表后方关节囊）、膝关节屈肌群和前交叉韧带（anterior cruciate ligament，ACL）。图 13-18 描述了这些组织在屈曲时相对松弛（A），但在股骨绕着胫骨完全伸直锁定时更加紧张（B）。完全伸直位——包含转回家样旋转运动——侧副韧带在最大长度状态下还拉长近 20%。尽管在完全伸直时是重要的稳定结构，伸直时紧张的内侧副韧带和后面的关节囊在足固定承受

表 13-3　冠状面上为膝关节提供主要和次要限制力的组织结构*

	外翻应力	内翻应力
初级限制的结构	内侧副韧带 • 屈膝 20°~30° 时，浅层纤维 • 完全伸膝时，深层纤维	外侧副韧带
次级限制的结构	后内关节囊（包括半膜肌腱）	膝关节后外侧角（包括后外侧关节囊、弓状韧带、外侧副韧带、胭腓韧带和胭肌腱）
	前、后交叉韧带	髂胫束
	外侧关节接触	股二头肌肌腱
	外侧半月板的压缩	内侧关节接触
	内侧支持带纤维	内侧半月板的压缩
	鹅足（即缝匠肌、股薄肌和半腱肌）	前、后交叉韧带
	腓肠肌（内侧头）	腓肠肌（外侧头）

*：表示一个接近或完全伸直的膝关节

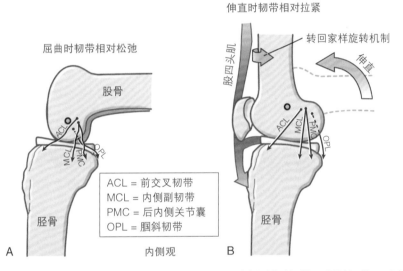

图 13-18　描绘了在股骨绕着胫骨伸直的时候膝关节的内侧观，包括内侧副韧带、胭斜韧带、后方关节囊和 ACL 的部分纤维拉长。A. 在膝关节屈曲的时候，这些结构显示出相对的松弛或不太紧张的状态；B. 股四头肌收缩的时候，膝关节主动伸直，这些结构被拉长。注意膝关节的终末角度的转回家样旋转。膝关节外旋和伸直的联合运动将后内侧关节囊和胭斜韧带（包含在后方关节囊中）确切拉长

外翻应力时是很容易受伤的。这对于内侧副韧带是常见的损伤机制，就像美式足球中的违规"别脚"导致的 ACL 损伤一样。

侧副韧带和邻近的关节囊在膝关节极限内旋和外旋时，也提供了一定的阻挡稳定作用。在这一点上值得注意的是，膝关节内旋和外旋时内侧副韧带的纤维被拉长，继之被动张力增加。比如，把右足牢牢固定在地面上，把身体和大腿强力的向左旋转就可能损伤右膝内侧副韧带的浅层纤维。如果外旋膝关节（如内旋股骨）的同时给予较大的外翻暴力，这种损伤的潜在可能就会增加。表 13-4 提供了膝关节主要韧带这些功能和常见损伤机制的总结，包括后内侧和后方关节囊。

前后十字（交叉，译者注）韧带

概述

十字，十字形之意，描述了 ACL 和后交叉韧带在股骨髁间窝内交叉的空间关系（图 13-19）。交叉韧带位于关节囊内，有广泛的滑膜覆盖。韧带的血供相对较差，主要源于膝内侧动脉。大部分到达韧带的血液通过沿韧带排列覆盖的滑膜内小血管供应。

表 13-4　膝关节韧带的功能及常见损伤机制

结　构	功　能	常见损伤机制
内侧副韧带（及其后的关节囊）	1. 对抗外翻（外展） 2. 对抗膝关节伸直 3. 抵抗极度的轴向旋转（尤其是膝关节外旋）	1. 足固定在地面时产生的外翻应力（如足球运动中的"铲球"） 2. 膝关节过伸
外侧副韧带	1. 对抗内翻（内收） 2. 对抗膝关节伸直 3. 抵抗极度的轴向旋转	1. 足着地产生的内翻应力 2. 膝关节过伸
后方关节囊	1. 对抗膝关节伸直 2. 腘斜韧带抵抗膝关节外旋 3. 后外侧关节囊对抗内翻	膝关节过伸或膝关节过伸合并外旋
前交叉韧带	1. 大多数纤维抵抗伸直（要么是胫骨的过度前移，要么是股骨的后移，或者两者的结合） 2. 抵抗极度的内翻外翻和轴向旋转	1. 足固定在地面时产生较大的外翻力量 2. 足固定状态时，作用于膝关节的较大的轴向旋转力量（在任何一个旋转方向） 3. 以上的任何组合，特别是涉及强烈的股四头肌收缩，膝盖完全或接近完全伸直 4. 膝关节过伸
后交叉韧带	1. 大多数纤维抵抗膝关节屈曲（胫骨过度后移或股骨过度前移，或两者的结合） 2. 抵抗极度的内翻、外翻和轴向旋转	1. 以完全弯曲的膝盖（踝关节完全弯曲的足底）着地，使胫骨近端先着地 2. 任何导致胫骨后侧强烈移位的事件（如"仪表板"损伤）或股骨前移位，特别是当膝盖弯曲时 3. 足部固定时，膝关节承受大的轴向旋转或内翻力量，特别是当膝盖弯曲时 4. 严重的膝关节过伸，造成关节后侧的巨大间隙产生

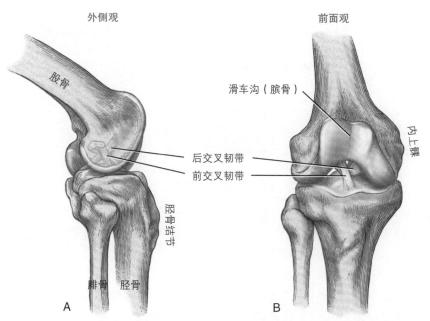

图 13-19　膝关节 ACL 和后交叉韧带。A. 侧面观；B. 前面观。ACL 中的纤维束在 A 图中非常明显

交叉韧带是根据其附着在胫骨上的位置而命名的（图 13-11）。两根韧带都粗壮，在提供膝关节稳定性方面发挥着重要的作用。例如，年轻人的 ACL 在断裂前可以承受大约 1800 N（405 磅）的拉力，断裂可以发生在韧带内部或腱 - 骨交界处。

ACL 和后交叉韧带协同作用，可以抵抗膝关节的所有极端运动（表 13-4）。最重要的是交叉韧带抵抗了胫骨和股骨之间产生的大部分的前后向剪切力。这些是行走、跑步、蹲和跳跃过程中在膝关节矢状面上自然产生的运动应力。此外，韧带斜向和交叉方向排列还能阻抗来自冠状面和水平面运动中的潜在应力，从而稳定膝关节，如在扭转和横向"抢断"动作中可能发生的运动。

除了为膝关节提供基本的动态稳定性，ACL 和后交叉韧带的张力有助于引导膝关节的关节运动。此外，由于交叉韧带含有机械感受器，间接地向神经系统提供本体感觉反馈。除了帮助控制运动之外，这些感觉感受器还可能发挥保护作用，因为它们会反射性地限制肌肉的活动，而肌肉活动可能会对韧带造成巨大的、潜在的损害。

前和后交叉韧带的一般功能
- 为膝关节提供多平面动态稳定性，尤其是矢状面
- 引导膝关节运动，特别是胫骨和股骨前后向的滑动
- 有助于膝的本体感受

前交叉韧带

解剖和功能

前交叉韧带（anterior cruciate ligament，ACL）附着在胫骨平台髁间凹区域内。始于这个附着点，ACL 斜向后、上、外走行，附着在股骨外侧髁的内侧面（图 13-19）。ACL 中的胶原纤维相互扭曲交织，形成分散的螺旋束，这是初级的 Ⅰ 型胶原。尽管对韧带束和外形有不同的报道，但大多数作者认为 ACL 内有两个不同的纤维束：前内束和后外束，这是根据它们在胫骨上的附着来命名的。

膝关节屈伸角度不同时，ACL 中的纤维的张力、扭转和总的空间排列方向也不同。在矢状面上屈伸角度的任一点上，ACL 中的部分纤维总是相对紧张。然而，大多数纤维，特别是在后外束中的纤维，在膝关节接近或达到完全伸直时，变得越来越紧，

这些纤维在膝关节屈曲时，慢慢变得松弛。此外，ACL 的大部分纤维、后方关节囊、侧副韧带的部分纤维和所有的膝关节屈曲肌群，在膝关节伸直时也变得相对紧张，这有助于稳定膝关节，特别是在做一些负重运动时（图 13-18B）。当膝关节超过中立解剖位置时这些组织都被进一步延展拉长。

在膝关节伸直的最后 50°~60°。由股四头肌收缩产生的主动应力把胫骨拉向前方，因此产生了向前滑动的关节运动（图 13-20A）。ACL 纤维拉伸所产生的张力，帮助限制了胫骨向前滑动的程度。临床上。这对于理解由股四头肌收缩产生的作用在 ACL 上向前应力和临床医生做前抽屉试验时向前拉胫骨所产生的前向应力具有普遍的相似性（图 13-20B）。这个试验是临床医生用来评估怀疑有 ACL 损伤膝关节时的前向松弛度所常用的试验之一。这个试验的基本要素包括在膝关节屈曲 90°时向前拉胫骨近端。正常膝关节的 ACL 可以抵抗近 85% 的胫骨前向移位。相比于对侧膝关节，如果前向移动超过 8 mm（1/3 英寸），提示 ACL 可能损伤。就像图 13-20B 中所描述的那样。腘绳肌的保护性痉挛，可能限制胫骨的前移，从而掩盖损伤的 ACL。

临床中，股四头肌通常被称为"ACL 拮抗肌"。这个命名反映出一个事实，在相对较小屈曲角度下，来自股四头肌的收缩力拉伸（或拮抗）ACL 的大部分纤维。研究报道称，在屈曲 15° 时，股四头肌最大效率的等长激活后，ACL 有 4.4% 应变（相对延长）。由于股四头肌的强力收缩，膝关节突然完全伸直，这种程度的应变将增加。在完全伸直时股四头肌对 ACL 的拉伸力最大，因为此位置髌腱相对于胫骨的夹角（髌韧带胫骨夹角）最大（见图 13-20A 的 α 角）。髌韧带胫骨夹角越大，将胫骨相对于股骨前移的股四头肌肌力比例越大。随着膝关节屈曲增大，髌韧带胫骨夹角逐渐减小，从而降低肌肉使胫骨向前滑动和拉伸 ACL 的能力。在考虑导致 ACL 损伤的机制或者如何保护修复或重建术后的 ACL 时，了解自然拉紧 ACL 的因素变得非常重要。这些问题将在本章的其他地方重新讨论。

常见损伤机制

ACL 倾斜的空间走行方向和其中包含的大量纤维束允许至少其部分结构能抵抗膝关节的所有基本运动的极限。虽然这种解剖结构是提供大范围稳定性的理想方法，但这也使韧带在许多极端运动组

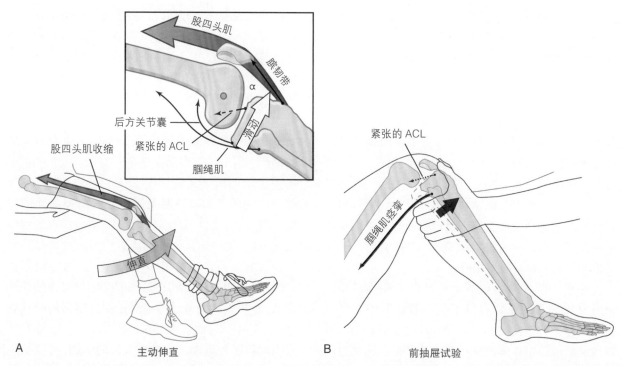

图 13-20   肌肉收缩和 ACL 张力改变之间的关系。A. 股四头肌收缩，可以伸直膝关节，并且将胫骨相对于股骨拉向前方。膝关节伸直也将 ACL、后方关节囊、腘绳肌腱、侧副韧带和邻近关节囊的大部分纤维拉长（最后两个结构图中没有显示）。注意在膝关节伸直的终末阶段，股四头肌和 ACL 相互拮抗。髌韧带和胫骨干之间的夹角，称为 α 角。B. 前抽屉试验评估 ACL 的完整性。注意腘绳肌的收缩产生胫骨的后向应力，可以限制 ACL 的张力

合中容易受伤。ACL 在这些极限的关节运动中拉紧，并且与身体中的大多数韧带一样，在高速拉伸到这种预张状态时非常容易受伤；当张应力超过其生理强度或长度时，韧带就会断裂。从病理力学的角度看这个大小，ACL 的最终失效点估计发生在应变长度拉长 11%～19% 时。然而许多常见的活动，如爬楼梯、蹬固定脚踏车，或蹲下会在 ACL 上产生不到 4% 的应变。有趣的是，在人类尸体膝关节上的试验表明，在韧带受到重复的、快速的应变后，撕裂 ACL 所需的张力减小了。这些数据可以为预防 ACL 损伤的项目提供重要的理解。

与 ACL 在任何时刻的张力或应变大小相关的生物力学因素确实是相互关联而又复杂的，这些因素包括：地面反作用力的方向和大小、胫股关节压力、剪切力的大小和方向；肌肉力量的大小、控制和精确排序、周围组织的完整性和强度；以及下肢和躯干关节的对线和位置。

ACL 是膝关节中最常见的易完全断裂的韧带。在所有 ACL 损伤中，约有一半发生在 15～25 岁的活跃人群中，通常发生在高速运动中，如美式足球、高山滑雪、长曲棍球、篮球和足球。大多数 ACL

撕裂时会发生短暂的膝关节半脱位，引起其他组织的继发性损伤，包括骨骼、关节软骨、半月板或 MCL。ACL 的损伤可导致膝关节明显的不稳定。慢性不稳定和相关的运动学改变会对其他组织造成进一步的应力和退变，尤其是半月板，最终是关节软骨。

大约 70% 的 ACL 运动相关损伤发生在非接触或至少最小接触的情况下。许多非接触性损伤常发生于跳跃后着地时，或在急停变向急转单侧下肢时。导致患者受伤的机制往往是不可预测的，而且发生的非常迅速。因此受伤时施加在膝关节的力的确切位置和主要方向并不总能确定。许多关于非接触性 ACL 损伤相关机制的知识都是通过受伤球员的报告、受伤视频的分析、尸体韧带的应力与形变关系、ACL 植入物的应力计量，以及生物力学模型而知晓的。研究表明，至少有 3 个危险因素与非接触性 ACL 损伤相关：①在轻度屈膝或膝关节伸直时股四头肌的剧烈收缩；②膝关节明显的"外翻滑倒"；③膝关节过度外旋（例如：股骨相对于固定的胫骨在髋部过度的内旋）。图 13-21 中展示了这三种要素。多项研究证实，在图 13-21 描述的动力学和运动力

图 13-21　如图显示一位年轻的健康女性起跳后马上下落。注意右膝，极度的外旋和外翻（通过胫骨固定，股骨内旋实现）。注意一个负重位的姿势，右髋和右足的姿势，极强地影响了股骨和胫骨的位置。特别右髋内收和内旋的位置极大地贡献了右膝极度的外翻和外旋。髋关节外展肌和外旋肌动力不足，可能造成髋关节的这种位置。左边的小图，显示 ACL 的张力和股四头肌方向上的应力增高。注意髌骨相对于股骨滑车向外侧相对移位（紫色箭头显示过度的外翻力线，蓝色箭头显示股骨的过度内旋）

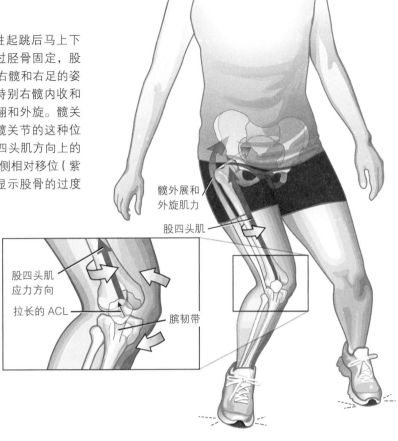

髋外展和
外旋肌力

股四头肌

股四头肌
应力方向

拉长的 ACL

腘韧带

学情况，当组合出现或者其中某一项走向极端时，可使 ACL 的拉伸强度过载。尽管没有在图 13-21 中描述，但膝关节的过度内旋（当合并相对伸展和极度外翻时）同样被证明是 ACL 损伤的因素之一。

　　另一种 ACL 损伤的机制是当脚完全着地时膝关节的过伸。理论上，正常的伸膝运动涉及股骨相对于胫骨的后向滑动（图 13-16B）。然而在膝关节过伸时，股骨相对于胫骨向后滑动可能会过度拉伸 ACL 并导致其断裂。股四头肌的大量同时激活可能会将胫骨相对于正在后滑的股骨向前牵拉，从而增加韧带撕裂的可能性。通常，过伸性 ACL 损伤常与较大的轴向旋转或外翻应力相关，从而进一步增加了 ACL 的张力。除了对 ACL 的损伤外，过度伸膝同样可导致后关节囊以及 MCL 的损伤。表 13-4 总结了许多可能与 ACL 相关的常见损伤机制。

　　如图 13-15 先所定义，从股骨于胫骨上（承重）的角度，膝关节内旋发生在股骨相对于固定的胫骨上的外旋动作

后交叉韧带

解剖和功能

　　后交叉韧带（PCL）起于股骨内髁的外侧面，止于胫骨髁间后部，比前交叉韧带（ACL）稍粗（图 13-11，图 13-12 和图 13-19）。PCL 的具体解剖结构通常被描述为有两个主要的束：较大的前侧部分（前外束），形成韧带的大部分，和较小的后侧部分（后内束）。

　　膝关节屈曲时，PCL 的长度和方向发生复杂的扭转和变化，对这种动态变化明确的生物力学作用还不完全了解。由于 PCL 损伤的发生率相对较低，因此对 PCL 功能的研究落后于对 ACL 的研究。我们已经知道的是，虽然随着屈膝角度增大，韧带大部分纤维（包括前外束和后内束）变得越来越紧张，但一些纤维在屈膝和伸直过程中始终保持紧张。在膝关节完全伸直和屈膝 30°~40° 时，PCL 大部分纤维相对松弛，屈膝 90°~120° 时张力最大。核磁共振（MR）检查发现，完全伸直和屈膝 90° 时，PCL 大部平均拉长约 30%，屈膝角度每增加 10°，韧带长度增加约 3%。PCL 张力的急剧增加，

特别关注 13-3

ACL 重建手术：一项逐步演变的科学

ACL 损伤后果严重，可能导致膝关节不稳定、膝关节功能受损，以及整体运动能力的降低。除了对运动的质量和信心的影响之外，膝关节的动力不稳定还会对半月板及膝关节软骨产生损伤性应力，进而导致膝关节的早期退变。一些数据还表明，ACL 损伤后膝关节炎性细胞因子的变化可能是导致骨性关节炎发展的另外一个因素。此外，血液供应的相对不足导致损伤的 ACL 无法自行愈合。因此，患者 ACL 一旦撕裂，尤其是对于希望恢复运动或积极的生活方式的年轻人，常需要进行手术重建。大多数重建手术采用自体移植物（患者自身髌腱、腘绳肌腱或者股四头肌腱）或者同种异体移植物（他人的移植物）来替换撕裂的 ACL。相对保守的人可能不选择手术治疗，而是进行神经肌肉为基础的强化运动康复，旨在增强膝关节的力量和稳定性。

考虑到膝关节不稳定的潜在后果和发病率，ACL 重建手术被认为是一种经济有效的治疗方式。尽管 ACL 重建手术在恢复膝关节的基本稳定性和功能方面已相当成功，但在某些情况下它并不能有效地恢复膝关节受伤前的生物力学以及肌肉力量。即使在重建术后，存在 ACL 损伤的人在其一生中都被归类为发生膝关节骨性关节炎的高危人群。其发病风险与受伤时膝关节相关结构的损伤程度有关，尤其是半月板。如果没有完整的半月板的保护，其下方的关节软骨很容易退变，特别是在一个运动异常且只能部分控制的关节中。

为了提高 ACL 重建的有效性，尤其是恢复 ACL 损伤前的运动学和稳定性，众多学者已经积累了大量的研究成果。研究者感兴趣的一些因素是 ACL 移植物的最佳固定张力、固定方式、固定位置和类型。目前普遍的逻辑是，纤维束方向与人体解剖更为接近的话，移植物就能更好地控制膝关节的运动功能。如前所述，原始的 ACL 通常被描述为拥有两个独立的纤维束：前内和后外。这种解剖学上的区别即使在胎儿阶段也是十分明显的（一些作者甚至描述了 ACL 内部的第三种不同的纤维束）。尽管有几项研究报道了令人困惑的数据，但可以明确的是，不同的束在控制膝关节运动方面确实不同，甚至可能有十分重要的功能。例如，因为后外束纤维比前内束纤维更短，所以它们在膝关节活动时将会承受更强的应力，尤其是在伸膝的终末期。此外，前内束纤维在膝关节 0°~90° 时通常保持等长。相关研究还推测了不同束在功能上的生物力学差异。

虽然在美国进行的大多数 ACL 重建手术在移植物固定方面通常采用单束重建技术，但人们在特定的患者中使用双束甚至三束重建的兴趣与日俱增，以求更好地模拟 ACL 复杂的解剖学与生物力学功能。然而，到目前为止，大多数研究表明，单束重建和双束重建技术在患者术后功能评分上并没有显著性差异。尽管相关证据较弱且存在争议，但一些数据表明，双束重建技术能更好地控制膝关节的轴向旋转。但在这方面仍需开展更多的研究才能对这两种手术的有效性提供更具说服力的陈述。外科医师进行特定术式的经验和舒适性以及患者的特定病史在最终单束或者双束 ACL 重建术式的决策中起到至关重要的作用。

部分解释了为什么许多 PCL 损伤时会显著影响膝关节屈曲。PCL 除了屈膝时紧张，还对膝关节内翻负荷、外翻负荷和过度的轴向旋转起次要的限制作用。

当主动抗重力屈膝时（如俯卧），膝关节屈肌（如腘绳肌）主动使胫骨（连同腓骨）相对于股骨向后方滑动，部分由于 PCL 的被动张力，胫骨后移范围有限（图 13-22A）。由于这个原因，腘绳肌通常被称为 "PCL 拮抗肌"，尤其是在屈曲角度接近 90° 时，腘绳肌几乎垂直于胫骨长轴，腘绳肌收缩

时股四头肌强力收缩可以减少 PCL 的张力。

最常采用的评估 PCL 完整性的检查方法之一是后抽屉试验，检查时膝关节屈曲约 90° 向后推胫骨近端（图 13-22B）。此时，限制胫骨后移阻力约 95% 由 PCL 提供。在膝关节屈膝 0°~30° 之间时，PCL 对胫骨后移的被动限制力可忽略不计，主要是由后关节囊和大部分侧副韧带纤维限制其后移，膝关节接近伸直时侧副韧带自然被拉紧。

PCL 的另一个功能是限制股骨相对于固定小腿的前移，如快速深蹲等动作可导致股骨相对于胫

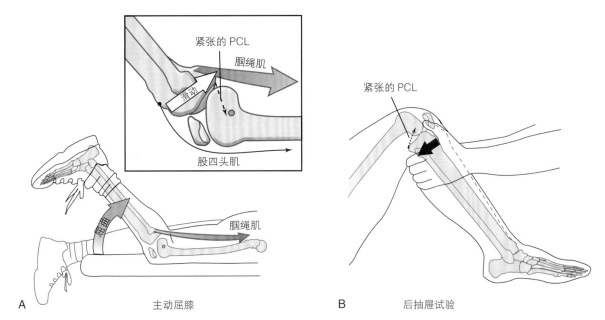

图 13-22　A. 腘绳肌收缩屈曲膝关节，使胫骨相对于股骨向后滑动。膝关节屈曲拉长了股四头肌和后交叉韧带（PCL）的大部分纤维。B. 后抽屉试验评估 PCL 的完整性。被拉紧的组织用黑色细箭头表示

骨的前移。PCL 张力限制股骨滑出胫骨前缘，周围关节囊以及重力和肌肉协同作用对胫股关节的压力也限制股骨的前移。如图 13-8 所示，粗壮的腘绳肌腱斜穿过膝关节后外侧，可以限制股骨相对于胫骨的前移（或反过来说，胫骨相对于股骨的后移）。从临床的角度看，腘绳肌的限制作用在 PCL 断裂的患者尤其明显。

常见的损伤机制

大多数 PCL 损伤都与高能量外伤有关，如车祸伤或美式橄榄球等接触性运动损伤。单纯的运动相关的 PCL 损伤相对较少，一般占所有膝关节损伤的 2%～10%。大约有一半 PCL 损伤还累及膝关节其他结构的损伤，包括半月板、ACL 和后外侧关节囊的损伤。

已经描述了几种 PCL 损伤机制。相对常见的一种机制是"屈膝跪地损伤"（同时足踝屈曲），使胫骨近端先撞击地面。其中一个最常见的 PCL 高能量损伤是"仪表盘损伤"，乘客在车头碰撞时，膝关节撞击到仪表盘，导致胫骨相对于股骨后移造成 PCL 损伤。其他损伤机制在表 13-4 中列出。

通常在 PCL 损伤后，当小腿受到重力的牵引，如图 13-22B 所示的仰卧屈膝位时，胫骨近端相对于股骨向后下垂明显。这一体征加上后抽屉试验阳性，提示 PCL 断裂。通常情况下，单纯 PCL 损伤可以保守治疗，无须肌腱移植重建手术。然而，如果有明显后向不稳或半脱位，且伴随其他韧带损伤时（这种情况常见），通常建议进行手术治疗。缺乏 PCL 损伤后膝关节长期功能的数据，大多数研究表明，PCL 损伤的膝关节更容易发生创伤后骨性关节炎。PCL 损伤后重建是否能防止膝关节后期出现明显的不稳和退变，仍然是有争议的话题。

髌股关节

髌骨关节面与股骨滑车接触形成了髌股关节，该关节的局部稳定因素包括股四头肌、关节面的对合和周围软组织的被动限制作用。髌股关节运动轨迹异常和常常伴有的关节不稳在临床上比较常见的问题，常与慢性膝前痛和关节退变有关，这些病理力学问题将在本章后文中全面阐述。作为本专题的背景，下面的章节将介绍髌股关节的正常运动学。

当膝关节在屈伸时，髌骨关节面和股骨滑车之间会发生滑动。在胫骨对股骨运动过程中，髌骨相对于固定的股骨滑车滑动。由于髌腱牢固地附着在胫骨结节上，在膝关节屈曲时，髌骨被拉向胫骨移动的方向。在股骨对胫骨的运动过程中（如下蹲时），股骨滑车相对于固定的髌骨滑动。通过股四头肌离心收缩的牵拉力和相对不易弯曲的髌腱之间的力量平衡，使髌骨相对固定。

髌股关节运动学

髌骨与股骨接触的路径和面积

来自体内和体外研究的数据对髌股关节在负重和非负重屈伸运动中的运动学和接触区域的描述基本一致。从历史上看，数据的收集是通过 MRI、X 线检查、计算机建模、皮质内针的放置、压敏膜或专门的染料、光学或视频跟踪系统，及使用尸体标本模拟肌肉操控等方法进行的。Goodfellow 及其同事使用的测量技术帮助构建了图 13-23 所示的模型，在屈膝 135° 时，髌骨与股骨接触的位置主要是在其上极附近（图 13-23A），在这个近乎完全屈曲的位置，髌骨处于股骨滑车下方，桥接股骨髁间窝（图 13-23D），髌骨外侧面的外侧缘和髌骨的奇面与股骨的关节面接触（图 13-23E）。当膝关节向 90° 屈曲时，髌骨上的主要接触区域开始向下极移动（图 13-23B），屈曲到 90°~60° 之间时，髌骨通常会很好地与股骨滑车吻合，在这个运动弧内，髌

骨和股骨之间的接触面积最大（图 13-23D、E）。然而，即使在最大的时候，接触面积也只有髌骨关节面总面积的 1/3 左右。因此，在股四头肌强烈收缩时，髌股关节的压力（即单位面积的压力）可以增加到非常大的水平。

当膝关节屈膝到最后的 20°~30° 时，髌骨上的主要接触点会移至下极（图 13-23C），在这个运动弧内，髌骨大部分与股骨滑车没有吻合，接触面积减少到膝关节屈曲 60° 时的 45% 左右。一旦膝关节完全伸直，髌骨就完全在滑车的近端，对应着髌上脂肪垫，在这个位置，随着股四头肌的放松，髌骨可以相对于股骨自由移动，髌骨在股骨滑车内总的吻合度降低，这在一定程度上解释了为什么大多数慢性髌骨外侧脱位（或半脱位）都发生在这个位置。典型的髌骨外侧脱位的原因主要是股四头肌总的作用力线相对于髌腱长轴偏外——这个专题将在接下来描述股四头肌的结构和功能的章节中介绍。

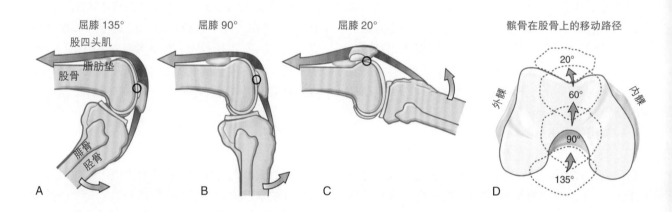

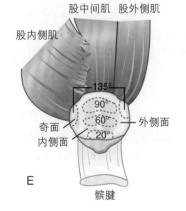

图 13-23　胫骨对股骨主动伸膝时髌股关节的运动学。图中 A~C 的圆圈表示髌骨和股骨之间的最大接触点。随着膝关节的伸直，髌骨上的接触点从上极移到下极。注意髌上脂肪垫深达股四头肌。D 和 E 显示了髌骨在股骨滑车上的移动路径和接触部位。数值 135°、90°、60° 和 20° 表示膝关节的屈曲度数

特别关注 13-4

髌骨运动学

核磁共振成像和双正交透视技术的进步为研究人员提供了测量体内髌股关节运动学的能力，比图13-23 中所描述的相对的髌骨总体运动更加详细。更详细的髌骨运动学包括髌骨倾斜（绕近垂直轴旋转至近水平面）、旋转（绕前后轴在冠状面旋转）和外侧-内侧移动（平移度），其他运动学术语也被使用，这些相对轻微且经常被忽视的髌骨运动伴随着所有髌股关节的活动。引起髌骨运动的因素很多，例如，胫骨对股骨的主动屈膝过程中从完全伸直开始，移动的胫骨相对于股骨向远端牵拉髌腱和髌骨，使髌骨在髌股关节的不规则轮廓内轻微起伏运动。此外，胫骨同时的轴向旋转（与膝关节的解锁有关），及髌骨支持带（比如前面已讲述的内侧髌股韧带）、髂胫束和拉紧的股四头肌也会引起髌骨运动的改变。

髌骨运动的程度和方向因不同的人、运动类型（胫骨固定与股骨固定）、肌肉激活或活化的类型（偏心、等距等）、骨骼的解剖形状，以及施加在肌肉上的外部负荷的大小而有很大的不同。报道的差异性很大也反映了用于测量这些复杂运动的方法不同和标准化很差，因此，很难对不同研究或负荷条件下的髌骨运动学进行有意义的比较。难以为许多报告的髌骨运动学的程度和方向提供生物力学支撑。

在膝关节屈伸时，也许对髌骨运动学最一致的描述是髌骨在滑车内向内侧或外侧的移动。利用 MRI，Nha 及其同事研究了 8 名健康受试者屈膝 90° 的负重弓步运动，以膝关节完全伸直为起点，数据显示，平均而言，屈膝 30° 时髌骨先向内侧移动 2.8 mm，然后当屈膝 90° 时又向外侧移动 2 mm。正如其他使用无症状受试者的研究所证实的那样，在整个屈膝范围内，髌骨净移位可以忽略不计，一般约为 3 mm。在另一项使用相当于负重运动的研究中，MacIntyre 和同事比较了健康受试者和慢性膝前痛患者的髌骨运动学，两组髌骨运动学数据的趋势相似，只是与对照组相比，有症状（疼痛）组髌骨的外侧移位在统计学上更大，最明显的是在屈膝 20° 左右。正如本章进一步探讨的那样，膝关节运动过程中髌骨的过度外侧移位可能会导致髌股关节压力相关的病理改变和疼痛。

总之，髌骨运动学通常伴随着所有的膝关节运动，虽然还没有很好的理解或预测，但很可能存在髌骨运动学的最佳数量和模式，这有助于最大限度地减少髌股关节的压力。需要更多的临床和基础研究来更好地定义和识别正常人和疑似髌股关节退变或不稳的人的髌骨运动学模式，更好地理解这一主题将使人们更清楚地了解髌股关节潜在的与压力有关的病理改变，并有助于治疗。

肌肉和关节的相互作用

肌肉的神经支配

股四头肌由股神经支配（图 12-24A），与肘部的肱三头肌一样，唯一的伸膝肌群也仅受一根外周神经的支配，因此，股神经完全损伤可导致伸膝肌肉完全瘫痪。膝关节的屈肌和旋转肌由来自腰丛和骶丛的几条神经支配，但主要由坐骨神经的分支胫神经支配（图 12-24B）。表 13-5 列出了支配所有膝关节周围肌肉的运动神经。

作为另外的参考，支配下肢肌肉的主要脊神经根被列于附录IV的 A 部分。此外，附录IV的 B 和 C 部分还包括另外的参考项目，以帮助指导临床评估 $L^2 \sim S^3$ 脊神经根的功能。

膝关节的感觉神经支配

膝关节和相关韧带的感觉神经主要由 $L^3 \sim L^5$ 的脊神经根支配，主要通过胫后神经、闭孔神经和股神经传递到神经根并到达脊髓。胫后神经（坐骨神经的胫神经的一个分支）是膝关节最大的传入神经，它支配膝关节后关节囊、相关的韧带、膝关节的大部分内部结构，以及远至前部的髌下脂肪垫的感觉。闭孔神经的传入纤维支配膝关节内侧、部分后侧和后内关节囊的皮肤感觉。来自股神经的传入纤维支配大部分前内侧和前外侧关节囊的感觉。

膝关节的肌肉功能

　　膝关节的肌肉被描述为两组：膝关节伸肌（即股四头肌）和膝关节屈曲——旋转肌，其中许多肌肉的解剖结构已经在第 12 章中介绍。关于膝关节肌肉的附着点和神经支配，请参考附录Ⅳ的 D 部分。此外，作为参考，附录Ⅳ的 E 部分中列出了选定的膝关节肌肉的横截面。

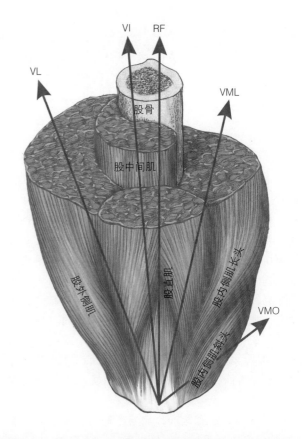

图 13-24　右侧股四头肌的横截面。箭头表示股四头肌每部分的大致力线：股外侧肌（VL）、股中间肌（VI）、股直肌（RF）、股内侧肌长头（VML）和股内侧肌斜头（VMO）。股内侧肌和股外侧肌的大部分都起自于股骨后面的粗线

肌　肉	功　能	神经支配	神经丛
缝匠肌	髋屈曲、外旋和外展 膝屈曲和内旋	股神经	腰丛
股薄肌	髋屈曲和内收 膝屈曲和内旋	闭孔神经	腰丛
股四头肌 股直肌 股肌群	伸膝和屈髋 伸膝	股神经	腰丛
腘肌	膝屈曲和内旋	胫神经	骶丛
半膜肌	伸髋 膝屈曲和内旋	坐骨神经（胫神经支）	骶丛
半腱肌	伸髋 膝屈曲和内旋	坐骨神经（胫神经支）	骶丛
股二头肌（短头）	膝屈曲和外旋	坐骨神经（腓总神经支）	骶丛
股二头肌（长头）	伸髋 膝屈曲和外旋	坐骨神经（胫神经支）	骶丛
腓肠肌	屈膝 踝跖屈	胫神经	骶丛
跖肌	屈膝 踝跖屈	胫神经	骶丛

表 13-5　跨越膝关节肌肉的功能和神经支配 *

* 涉及膝关节的功能以粗体字显示，肌肉按神经根神经支配的递减顺序排列

膝关节的伸肌群：股四头肌

解剖学上的考虑

股四头肌是一块巨大而有力的膝伸肌，据报道其横截面积是腘绳肌的 2.8 倍。股四头肌由股直肌、股外侧肌、股内侧肌和深层的股中间肌组成（图 13-7 和图 13-24）。伸膝总力矩的 80% 由大的股肌肌群产生，而股直肌产生约 20%。股肌收缩只能引起伸膝，而股直肌的收缩则会导致屈髋和伸膝。

股四头肌的所有头合并成一条有力的股四头肌腱，附着在髌骨的上极和两侧，髌腱连接髌骨下极和胫骨结节，股外侧肌和股内侧肌通过髌骨支持带连接到关节囊和半月板（图 13-7）。股四头肌、髌骨和髌腱一起被称为膝关节伸膝装置，这些相互连接的组织结构能够产生和传递非常大的力。虽然可能是一个极端的例子，但据估计，训练有素的年轻男性的股四头肌可产生 6000 N（几乎 1350 lb）的最大力。当然，一个人在进行大多数普通的功能活动时，所需的力量要小得多。然而，伸膝装置、胫股和髌股关节，以及某些韧带经常会受到相对较大和重复性的作用力，从而使这些结构在人的一生中容易受到损伤。这种认识在临床上具有重要的意义，无论是对提供预防损伤的建议，还是对伤后或病变后的康复锻炼计划都有重要意义。

股直肌附着在髂前下棘附近、紧靠髋臼上方的骨盆上，然而，股肌附着在股骨的大部分，特别是股骨干前外侧和粗线（图 12-5）。虽然股四头肌的外侧头的横截面积最大，但股内侧肌却延伸到膝关节的较远侧。

股内侧肌由两个不同方向的纤维组成，较远处的斜向纤维（股内侧肌斜头）在股四头肌腱的内侧以 50°～55° 角附着在髌骨上（图 13-24），其余更多的纵向纤维（股内侧肌长头）在股四头肌腱内侧以 15°～18° 角附着在髌骨上，股内侧肌斜头比股四头肌的其他部分向更远处延伸。虽然斜头仅占整个股内侧肌横截面积的 30%，但当髌骨在股骨滑车内滑动时，其产生的斜向牵拉力对髌骨的稳定和移动方向有重要的影响。

最深的股四头肌即股中间肌，主要位于股直肌和股外侧肌的深处。在股中间肌的深处是定义不清的膝肌，膝肌包含几条纤维，附着在股骨远端的前侧，然后向远侧进入关节囊。在膝关节主动伸直时，膝肌向近端牵拉关节囊和滑膜。膝肌类似于肘部定义不清的肘肌。

功能方面的考虑

一般来说，膝关节伸肌产生的扭矩要比屈肌产生的扭矩大 2/3 左右。通过肌肉等长、离心和向心收缩，伸肌扭矩可用来完成膝关节的多种功能。通过等长收缩，股四头肌可以稳定膝关节，并有助于保护膝关节；比如当坐下、下蹲或跳起落地时，股四头肌通过离心收缩可以控制身体重心的下降速度，也对膝关节起减震作用。在步行的站立相阶段，膝关节会轻微地弯曲，以适应地面的反作用力。股四头肌离心收缩可以控制膝关节的屈曲程度，类似弹簧的作用，有助于减轻负荷对关节的冲击。这种保护作用在高强度负荷时特别有用，比如跳起落地、跑步着地期或从高台阶迈下时。膝关节佩戴支具或僵直时，就缺乏这种天然的减震机制。

在前面的例子中，股四头肌离心收缩可以降低膝关节的屈曲速度。相反，股四头肌向心收缩可以增加膝关节伸直的速度，比如在跑步上坡、跳跃或由坐位站起时，股四头肌向心收缩常常可以提高身体的重心。

膝关节股四头肌作用：了解外力和内力之间的生物力学相互作用

在许多直立活动中，有一个外力（屈肌）矩作用于膝关节，这个外力矩等于被移动或支撑的外部负荷，乘以其外力臂。相对立的内力（伸肌）矩通常必须达到或超过外力（屈肌）矩，内力矩是股四头肌力乘以内力臂的乘积。了解这些对立的力矩是如何产生和功能上如何相互作用的，是本节的重点。把增强股四头肌作为康复计划的一部分有许多方面介绍，这个主题是其中一个重要的组成部分。

对股四头肌外力矩的要求：对比"胫骨对股骨"和"股骨对胫骨"的膝关节伸直方法

许多旨在强化股四头肌的练习都是依靠重力作用在身体上所产生的抵抗性外力扭矩。外力矩的大小，在很大程度上取决于膝关节伸直的具体方式。这些差异如图 13-25 所示，在胫骨对股骨的伸膝过程中，随着膝关节从屈曲 90° 伸直到 0°，小腿重量的外力臂（图 13-25A～C）在增大。与此相反，在股骨对胫骨的伸膝过程中（如蹲下站起时），随着膝关节从屈曲 90° 伸直到 0°，上身重量的外力臂在减小（图 13-25D～F）。图 13-25 对比了膝关节从屈曲 90° 到完全伸直的过程中，两种方式的外力矩与膝关节角度的关系。

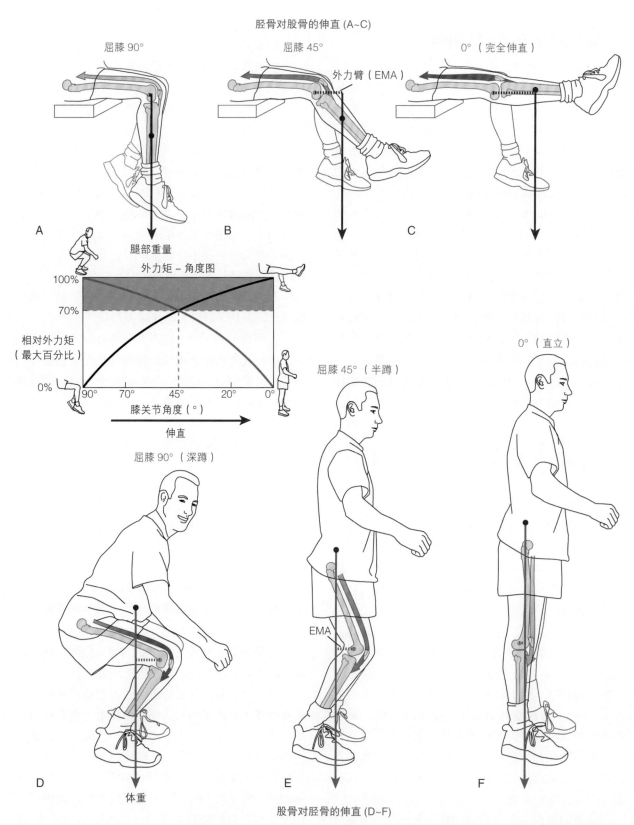

图 13-25　膝关节屈曲（90°）和完全伸直（0°）过程中施加在膝关节上的外力（屈肌）矩。A~C 显示的是胫骨对股骨的伸膝，D~F 显示的是股骨对胫骨的伸膝。外力矩等于身体或腿部重量乘以外力臂（EMA）的乘积。股四头肌的颜色越来越红，表示对肌肉和关节的要求越来越高，以应对不断增加的外力矩。该图显示了外力矩——每种伸膝方法都标化为最大（100%）扭矩——与选定的膝关节角度之间的关系（胫骨对股骨的伸膝方式用黑色表示，股骨对胫骨的伸膝方式用灰色表示）。每种伸膝方式的外力矩大于 70% 时，用红色阴影表示

特别关注 13-5

髌腱腱病或"跳跃膝"：一些病因和生物力学的考虑

髌腱腱病或"跳跃膝"是指髌腱的慢性疼痛，目前对其还不太了解。从事爆发性和重复性跳跃运动（如篮球和排球）的运动员最常发生这种腱病，据报道，髌腱腱病会使 40%~50% 的优秀排球运动员的运动能力降低，有时甚至会导致退役。

超声、核磁共振和直接组织学检查表明，髌腱腱病有过度使用和磨损的迹象，表现为胶原组织破坏和血管增生。在存在炎症的情况下，"肌腱炎"一词是最合适的，然而，通常情况下，损伤的肌腱缺乏与炎症相关的典型指标（例如，前列腺素 E_2 增加或存在炎症细胞），因此首选使用腱病（或肌腱变性）这个术语。

Backman 及其同事列举了几个被认为与髌腱腱病的病因有关的因素。外在因素包括训练强度、比赛场地和运动鞋，内在因素则包括力量、耐力、柔韧性、技术水平、肌腱弹性、男性、人体测量学（包括体重和身高）、髌骨活动度过大和高位髌骨。使用特殊的落地或起跳技术时肌腱受力比较大，也被认为是发生髌腱腱病的一个危险因素，落地时髌腱所承受的力量通常很大，可达体重的 7 倍。虽然还没有得到普遍的理解，但髌腱腱病的发病机制可能与跳跃和落地时肌腱承受力量的大小和重复受力有关，再加上上述的一些内在和外在因素。

髌腱腱病原因的研究方向之一是集中在起跳落地的生物力学上、踝关节背伸的速度和幅度，以及下肢肌肉，尤其是股四头肌和足底屈肌的离心收缩，这两个重要的因素涉及起跳落地时动能的耗散。有理论认为，有限的踝关节背伸（如跟腱僵硬）会降低足底屈肌的负荷吸收能力，因此，吸收的总负荷中转移到股四头肌上的比例比较大。在多次重复运动中，股四头肌额外的离心收缩力可能会导致肌腱的微损伤，从而引起髌腱腱病的发生。对 90 名年龄在 14~20 岁之间的瑞典青少年优秀篮球运动员的纵向研究支持这一理论，最终出现髌腱腱病的运动员，平均踝关节背伸角度比没有该病的运动员小 5°，差异具有统计学意义。这项研究表明，对活动度相对减少的运动员，增加踝关节背伸的练习可能有助于预防或减少髌腱腱病的严重程度。涉及跳跃的运动中会相对经常地出现踝关节扭伤，考虑到扭伤后踝背伸活动度降低的可能性，这是一种切实可行的治疗方法。这项研究提供了一个例子，说明生物力学研究如何为改善与压力相关的肌肉骨骼疾病的治疗和预防提供有用的线索。

图 13-25 的信息对设计增强股四头肌的锻炼方法很有帮助。显著增强股四头肌的锻炼方法必然也会对膝关节、髌股关节和关节周围结缔组织如前交叉韧带等造成压力。在临床上，这种压力可能被认为会造成潜在的损伤或有潜在的治疗作用，这取决于锻炼者的基础病变（如果有的话）。例如，有明显的髌股关节疼痛或疼痛性膝关节炎的人，通常建议不要对膝关节产生较大的肌肉压力。相反，一个完全健康的人或处于 ACL 术后康复后期的高水平运动员，实际上可能会从对膝关节施加的肌肉压力中受益。

根据膝关节的角度和肢体移动的方向，施加在膝关节上恒定负荷的外力矩可以预测的方式变化。如图 13-25 中的红色阴影所示，在股骨对胫骨的伸膝过程中屈膝角度从 90° 到 45° 时，以及在胫骨对股骨的伸膝过程中从屈膝 45° 到伸直时，外力扭矩相对较大。减少这些外力扭矩可以通过几种策略来实现，例如，在胫骨对股骨的伸膝过程中，特别是在屈膝 90°~45°，可以在踝关节处施加一个外力，随后在从屈膝 45° 到伸直时，可以使用股骨对胫骨伸膝方式的半蹲站起锻炼。将所描述的这两种锻炼方法结合起来，在整个膝关节连续的活动范围内，可以产生中等到最小的对抗股四头肌的外力扭矩。当试图加强股四头肌锻炼的同时还要最大限度地减少对髌股关节的压力时，这种应用外力扭矩的策略已被认为是适当的。

股四头肌的内力矩 - 关节角度的关系

最大伸膝（内力）力矩通常发生在膝关节屈曲 45°~70°，在接近完全屈曲或伸直时力矩较小。然而，力矩－角度曲线的形状根据髋关节的激活类型和速度以及位置的不同而不同。从健康男性受试者获得的最大发力力矩与关节角度的代表性曲线显示在图13-26中，在这项研究中，受试者在髋部固定在伸直时所产生的最大发力（等距性）的伸膝力矩。如图13-26中的红线所示，在屈曲80°~30°，膝关节的伸膝力矩仍能保持最大力矩的至少90%，结合股骨对胫骨的伸直方式，股四头肌在这个活动度内的高扭矩势能可以完成许多功能活动，如上高台阶、从椅子上站起，或在参加篮球或速滑等运动时保持半蹲姿势等。请注意，当膝关节角度接近完全伸直时，内力扭矩势能会迅速下降。大多数研究报告说，当膝关节接近完全伸直时，最大内力扭矩会减少50%~70%。有趣的是，在股骨对胫骨伸膝方式的相同活动度内，对膝关节施加的外力扭矩也迅速下降（图13-25）。在完全的股骨对胫骨的伸膝过程中的最后大约45°~70°活动度内，股四头肌内力扭矩势能和对抗股四头肌的外力扭矩之间似乎存在着常见的生物力学匹配。这种匹配在一定程度上解释了"闭合式运动链"锻炼的流行，这种锻炼的重点是，在股骨对胫骨的伸膝过程中，站立着移动身体可以对股四头肌施加阻力。

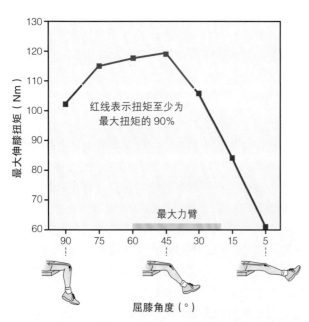

图 13-26 这张图显示在屈膝 90°~5° 所产生的最大发力的伸膝扭矩。在屈膝 60°~20°，股四头肌的内力臂（杠杆）最大。在髋关节伸直时，通过最大发力产生等长的伸膝力矩。数据来自 26 名健康男性，平均年龄 28 岁（Data from Smidt GL: Biomechanical analysis of knee flexion and extension, *J Biomech* 6: 79–92, 1973.）

特别关注 13-6

股四头肌无力："伸直滞迟"的病理力学

股四头肌明显无力的人，通常在坐着的时候，很难完成膝关节胫骨对股骨的完全伸直，即使在外部负荷仅限于小腿的重量时伸直也存在困难。虽然膝关节可以被动地完全伸直，但主动伸直时最后的 15°~20° 通常受限。在临床上，这种股四头肌无力的特征性表现被称为"伸直滞迟"。

在手术后或创伤后膝关节的康复过程中，膝关节伸直滞迟往往是一个持续存在并令人困惑的问题。在坐位时产生这种情况的力学作用如下，当膝关节接近最后伸直时，股四头肌的最大内力矩势能最小，而相反的外力（屈肌）矩最大（比较图 13-25 和图 13-26）。这种自然的差异在股四头肌力量正常的人身上是观察不到的，然而，在肌肉明显无力时，这种差异往往会导致伸直滞迟。

膝关节肿胀或积液会增加伸直滞迟的可能，肿胀使关节内压力增加，可从生理上阻碍膝关节的完全伸直，关节内压力的增加也会反射性地抑制股四头肌的神经激活，因此，减轻关节肿胀对于膝关节的治疗性康复锻炼具有重要作用。在坐位时，跨过屈髋的腘绳肌的被动牵拉阻力，也可以限制膝关节的完全伸直。

髌骨的功能性作用 髌骨在股骨和股四头肌之间起着"间隔"的作用，增加了伸膝装置的内力臂（图 13-27）。根据定义，伸膝的内力臂是指膝关节旋转的内外轴线与肌肉力线之间的垂直距离。因为扭矩是力和力臂的乘积，所以髌骨的存在增强了伸膝扭矩。

研究表明，伸膝的内力臂在整个膝关节的屈伸活动中变化很大。根据所采用的研究方法和自然变异，虽然发表的数据有很大的不同，但大多数研究报告，在屈曲 20°~60°，膝关节的伸膝力臂最大（见图 13-26 中横轴上的条形图），这个相对较高的力臂范围部分解释了为什么在同样的活动范围内伸膝力矩通常是最高的。最大用力的伸膝力矩通常在伸直的最后 30° 时急剧下降，这可能是伸膝力臂降低和肌肉长度缩短共同作用的结果。

至少有三个因素会影响整个矢状面活动范围内伸膝力臂的长度。这些因素包括：①髌骨的形状和位置；②股骨远端的形状（包括滑车的深度和斜度）；③膝关节旋转的内外轴的移动（本章前面提到的演变）。内力臂长度的变化究竟如何影响伸肌扭矩 - 关节角度曲线的形状（如图 13-26 所示），目前还

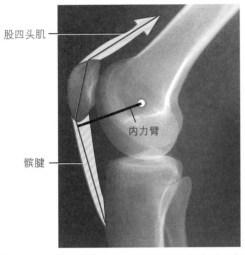

图 13-27 股四头肌利用髌骨增加其内力臂（粗黑线），旋转轴线显示为股骨外髁的空心圆

不确定。从技术上讲，很难将力臂作用与肌肉长度变化的影响分开，这两个因素在整个运动范围内同时发生变化，而且都直接或间接地影响伸膝力矩。

髌股关节动力学

髌股关节通常承受着较高的压力。例如，平路行走时承受了约 1.3 倍体重的压力，直腿抬高时承受了约 2.6 倍体重的压力，爬楼梯时承受了约 3.3 倍体重的压力，而在"膝关节过度弯曲"或深蹲时其承受的压力可达到 7.8 倍体重。髌股关节所受压力主要来自于股四头肌产生的作用力，其大小也受到肌肉活动时膝关节屈曲角度的影响。该相互作用力可以参考部分蹲姿时髌股关节的压力（图 13-28A）。伸肌装置产生的力像滑轮的缆绳一样通过股四头肌腱(quadriceps tendon,QT)和髌腱(patellar tendon，PT）向近端和远端传递。这些力的合力作为关节压力（compression force，CF）直接作用于股骨滑车沟。深蹲可以增加膝关节屈曲，通过整个伸肌装置增加力学需求，并最终影响髌股关节（图 13-28B）。一次同时，深蹲导致的膝关节屈曲增加也减少了 QT 和 PT 力矢量所形成的角度。如

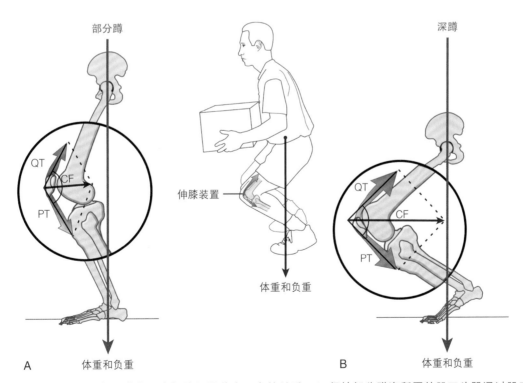

图 13-28 显示股四头肌发力、蹲姿深度与髌股关节内压力的关系。A. 保持部分蹲姿所需的股四头肌通过股四头肌肌腱（QT）和髌腱（PT）传递力。QT 和 PT 的矢量相加提供了髌股关节压缩力（CF）的估计。B. 深蹲需要股四头肌更大的力量，因为膝盖有更大的外（屈）力。此外，更大的膝关节屈曲（B）减少 QT 和 PT 之间的角度，从而产生更大的髌骨和股骨之间的压力

矢量相加所示，减小这些力矢量的角度则增加了髌骨和股骨之间的关节压力（CF）。理论上，如果 QT 和 PT 矢量共线且方向相反，则髌股关节所受肌肉的作用力为零。

两个与髌股关节压力相关的因素
1. 股四头肌的力量
2. 膝关节屈曲角度

膝关节屈曲时，髌股关节的压力和关节接触面积均增大，在 60°~90° 达到最大值。如前所述，在进行下蹲或弓步的姿势时压力可以上升到很高的水平。相对于关节接触面积的相对增加，膝关节屈曲角度的增加与压力的增加有更强的相关性，因此在膝关节屈曲度为 60°~90° 时，髌股关节的应力（力／面积）也最大。如果没有相对较大的接触面积来分散四头肌产生的巨大压力，关节内的应力可能会上升到无法忍受的生理水平。髌股关节中由肌肉收缩产生最大压力的区域，具有先天保护关节免受应力引起软骨退化的能力。这一特性使得大多数健康的具有正常对合关系的髌股关节在一生中能够承受较大的压力，很少或不会发生明显的关节软骨或软骨下骨的不适或退化。然而，对于大多数人来说，髌股关节先天的高压力环境是导致髌股关节疼痛综合征的主要原因。

影响髌骨运动轨迹的因素

髌股关节可以很好地耐受正常活动产生的巨大压力，前提是这些力可以均匀地分散在关节面最大面积上。如果此时髌股关节对合度差，或者存在细微的结构异常，就可能会出现髌骨异常的"轨迹"。因此，较高的关节接触应力作用于髌股关节，增加了其发生退行性病变和疼痛的风险。这种情况可能会导致髌股关节疼痛综合征，或作为潜在危险因素导致骨关节炎的发生。

股四头肌在髌骨运动轨迹中的作用

对髌股关节生物力学影响最大的是股四头肌产生的力的大小和方向。随着膝关节的伸直，收缩的股四头肌在股骨滑车沟内向上牵拉髌骨，同时还向外侧和后方牵拉髌骨。股外侧肌具有强大的肌纤维，导致股四头肌的作用合力偏向外侧。传统观点认为，髌股关节疼痛与髌骨过度外移（可能的脱位）之间

具有相关性，因此，评估股四头肌相对于髌骨的整体外移拉力具有重要的临床意义。该评估指标被称为股四头肌角，通常称为：Q 角（图 13-29A）。其测量方法如下：首先通过髂前上棘和髌骨中点画出一条直线，这条直线可以大致体现股四头肌不同头的合力矢量。其次，通过胫骨粗隆最高点与髌骨中点画出第二条直线，这条线表示髌腱长轴。两条线的夹角（锐角）即为 Q 角。在健康的成年人中正常值是 13°~15°（±4.5°）。Q 角因其与髌股关节病理关系差、标准测量方案不完善，以及无法测量动态轨迹而受到争议。然而，Q 角仍然被作为一种流行且简单的临床指标用以评估股四头肌对髌骨的相对外侧拉力。下一节将介绍自然抵消或限制髌骨向外移动的因素。如果这些因素不能相互协调进行，

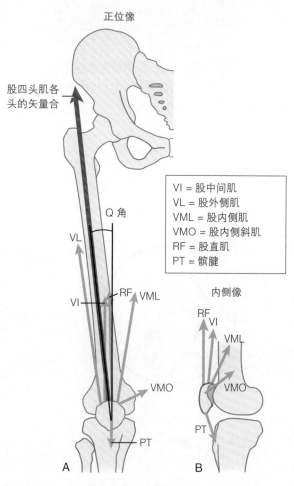

图 13-29　A. 所示为股四头肌的整体力线，以及股四头肌各肌肉成分的单独力线。股内侧肌分为两个主要纤维群：斜肌和长肌。股四头肌对髌骨的外侧拉力用 Q 角表示。Q 角越大，髌骨外侧肌牵拉越大。B. 从内侧观察几个肌肉成分的力线，强调股内侧斜肌的后拉力

髌骨可能在滑车沟运动中出现更外侧的轨迹（移位和倾斜），从而减少接触面积，增加髌股关节应力和出现疼痛，并增加髌骨慢性外脱位的可能性。

股四头肌整体发力时，可以同时牵拉并将髌骨压向后方股骨，从而稳定其相对于远端股骨的运动轨迹。这种稳定效果随膝关节屈曲角度的增加而增加（图 13-28）。然而，即使是在膝关节完全伸直时，股四头肌的部分纤维也会使髌股关节产生向后的压力。通过观察股内侧斜肌的侧面观，可以凸显该特征（图 13-29B）。尽管其产生的压力相对较小，但这种对髌骨的后稳定作用在膝关节伸直的最后 20°~30° 尤为明显，此时①髌骨不再完全处于股骨滑车沟和②股四头肌对髌股关节的压力最小。

与股四头肌对髌骨的外向拉力相拮抗的因素

下肢的几个因素相互拮抗，从而限制了股四头肌相对于髌股关节的外向拉力。这些因素对于优化髌骨轨迹非常重要。在这种情况下，最佳轨迹被定义为髌骨和股骨在关节面最大可能区域内以最小可能的应力移动。了解有利于最佳轨迹的因素，有助于深入了解大多数的病理改变和许多治疗髌股关节疼痛和其他功能障碍的方法。我们将从局部和整体两方面进行描述。局部因素是那些直接作用于髌股关节的因素。另一方面，整体因素与下肢骨骼和关节的排列有关。尽管这些因素被描述为单独的存在，但在现实中，它们在优化髌骨轨迹中的有效性是基于它们的综合影响。

局部因素

如前所述，股四头肌的总体力线通常由 Q 角来评估（图 13-29A）。从生物力学角度看，股四头肌的整体外向拉力对髌骨产生了外向"弓弦"力（图 13-30）。由图 13-30 中的矢量加法可以明显看出，Q 角越大，外向弓弦力越大。较大的外向弓弦力可以将髌骨向外拉，导致接触面积减小，从而增加其关节表面的应力，并增加脱位的可能性。

如图 13-30 所示，髂胫束或与其连接的髌外侧支持带过度紧张可增加对髌骨的自然外向拉力。尽管髌外侧支持带松解术存在争议，但一些外科医生仍然通过该手术来减少髌骨过度的外侧运动。

图 13-30 右侧示与髌骨外侧弓弦力相反的结构。股骨滑车沟外侧关节面通常比内侧关节面陡峭（比较图 13-23D 所示的关节面）。这个更陡的斜坡自然会阻挡，或者至少是抵抗，逐渐靠近的髌骨，从而限制了它过度的外移。髌骨要想向外侧脱位，

就必须完全向上并越过这个相对陡峭的斜坡。研究人员通过实验将尸体标本的滑车沟外侧小平面扁平化，结果显示，膝关节在活动过程中，髌骨内侧稳定性平均下降 55%；换句话说，髌骨外移所需的力比滑车沟外侧面扁平化前小 55%。正常情况下，股骨滑车沟外侧的陡坡是限制髌骨过度外移的最重要的唯一局部阻力来源。滑车发育不良，即"扁平"股骨滑车沟被认为是导致髌骨过度外移或慢性脱位的危险因素之一。异常高位髌骨（"高位髌骨"）也与髌骨过度的外移运动有关。当膝关节伸展到最后的 30°~40° 时，高位髌骨过早地被拉到滑车沟的近端，从而失去了髌骨在滑车上的骨性稳定的因素。

股内侧肌的斜束［通常缩写为 VMO（vastus medialis obliquus）］可能是唯一定向的、用以拮抗部分股四头肌对髌骨施加的外向拉力的结构（复习图 13-24）。在尸体标本中有选择地切断 VMO 的纤维，使得髌骨内侧稳定性丧失约 27%。这一发现可能难以应用于临床，因为一个人发生孤立性 VMO 瘫痪的情况极为罕见。然而，数十年来，临床数据表明，在患有慢性髌股关节疼痛或慢性脱

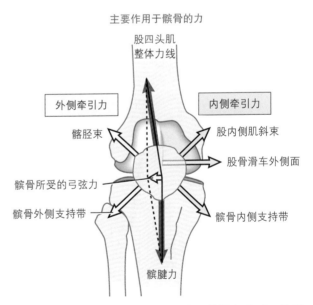

图 13-30　示意图显示当髌骨通过股骨滑车沟时，作用于其上的局部产生的力的相互作用。每一种力都有向外或向内拉髌骨的趋势（或在股骨滑车沟的侧突凸起的情况下为推）。理想情况下，反作用力相互抵消，使膝在屈曲和伸展过程中保持最佳状态。注意，外侧弓弦力的大小由矢量加法的平行四边形法确定（见第 4 章）。理论上，如果四头肌的力线与髌腱力线共线，外侧弓弦力为零。向量不是按比例画的

位病史的患者中，VMO 最先出现萎缩，这显然是由于失用或神经源性抑制所致。然而，最近的数据质疑或驳斥了这种观点，即观察到的 VMO 萎缩比整个四头肌经常观察到的萎缩更为明显。明确支持 VMO 神经肌肉功能异常是髌股关节疼痛综合征或慢性外侧脱位的原因这一论点的研究是有争议的，而且普遍缺乏证据。然而，对于优先性萎缩、抑制或 VMO 延迟发力的质疑导致了多种治疗方法的发展，旨在选择性地激活、加强或以其他方式增强这部分四头肌的活动。虽然这种治疗方法的基本原理在生物力学上是合理的，但是有选择地改变四头肌的控制、发力时间或强度的能力仍然是一个有争议的话题。

最后，髌内侧支持带纤维从髌骨内侧边缘向内侧和远心端走行（图 13-7）。临床和研究文献通常将这些纤维称为内侧髌股韧带，包括一组宽而薄的纤维，连接髌骨内侧、股骨、胫骨、内侧半月板和 VMO 的下表面。该韧带在医学上是众所周知的，它通常会在髌骨完全外脱位时发生断裂。从生物力学角度来说，该韧带因其限制髌骨外移的能力而备受推崇。在尸体标本中有选择地切断内侧髌股韧带，在测试的膝关节活动范围内平均造成 27% 的内侧髌骨稳定性损失。值得注意的是，当膝关节完全伸直时，内侧髌骨稳定性的丧失急剧增加至 50%。内侧髌股韧带在伸直时最后 20°～30° 拉得最紧。Bicos 和他的同事们认为，VMO 收缩可以使韧带部分被拉紧。这些主动和被动的联合动作为髌骨提供了一个有用的内侧稳定性来源，在膝关节的运动范围内，髌骨是最不稳定的，因为在某种程度上，它与股骨滑车沟的骨性"阻挡"相对分离。

总体因素

作用于髌骨的外侧弓弦力的大小主要取决于伸膝装置以及髌股关节在冠状面和水平面上的力线结构。总体上，抵抗外翻过度或胫股关节最大轴向旋转的因素有助于形成最佳髌股关节的活动轨迹。之所以给予这些因素一个特定的名词"总体"，是因为它们不仅限于膝关节，而且与远离髌股关节的关节有关，远至髋关节和足的距下关节。

动态负重活动导致的过大膝外翻可增加 Q 角，从而增加髌骨外侧弓弦力（图 A、B 部位对比，如图 13-31）。如果持续作用，髌骨的外向力可以改变其排列，从而增加对髌股关节的应力，尤其是外侧面的应力。膝关节外翻的增加可能是由于膝关节 MCL 的松弛或损伤造成的，但也可能是由于髋部的动态姿势间接造成的，包括股骨（髋）在直立时内收增加。髋关节外展肌无力或髋关节内收肌紧张，可使股骨在站立时向中线过度倾斜，从而使膝关节内侧结构过度紧张，这通常是膝关节过度外翻的先兆。此外，在要求相对较高的活动中，如单腿深蹲、髋外展肌较弱的人可能会将躯干向肌群较弱的一侧

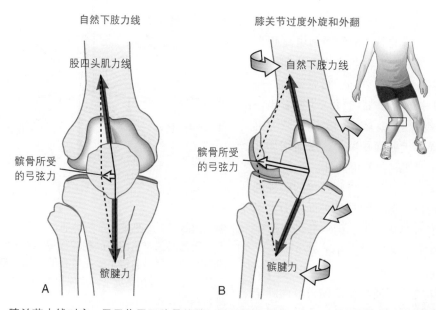

图 13-31　A.膝关节中线对齐，显示作用于髌骨的特征性外侧弓弦力；B.过度的膝关节外翻及膝关节外旋可增加 Q 角，从而增加髌骨外侧弓弦力。蓝色箭头表示骨骼运动可增加膝关节外旋，紫色箭头表示膝关节外翻负荷增加。注意，膝关节外旋的增加可能是由于股骨内旋过大和胫骨外旋过大共同造成的

特别关注 13-7

髌股关节疼痛综合征：一种非常常见的影响膝关节功能的疾病

髌股关节疼痛综合征（patellofemoral pain syndrome，PFPS）是运动医学门诊最常见的骨科疾病之一。这种潜在的致残性疾病占女性膝关节疾病的30%，男性膝关节疾病的20%。PFPS 最常影响相对年轻和活跃的人，并与过度运动有关。而对久坐不动的人或没有过度运动或创伤史的人影响较少。

PFPS 患者通常出现弥漫性髌周或髌后疼痛，起病隐匿。蹲位或爬楼梯，或长时间屈膝坐位都会加重疼痛。PFPS 的病例可以是表现轻微的，仅涉及膝前的一般性疼痛，也可能严重到影响日常活动。

PFPS 的确切发病机制尚不清楚，可能涉及神经、遗传、神经肌肉或生物力学因素，这些因素可能单独存在，也可能联合作用。本章主要关注 PFPS 的生物力学原因，并假设该疾病主要由关节软骨和受神经支配的软骨下骨的应力耐受所致。过度的压力通常是由滑车沟内髌骨的异常运动（轨迹）和对合造成的。使这些病理机制复杂化的是髌股关节的运动学和动力学与下肢其他关节之间的强烈关系，尤其是在负重情况下。此外，对于髌股关节内压力增加及相关不适的主要原因或后果是否为病理机制尚不清楚。由于缺乏对 PFPS 的确切病因和潜在病理的了解，这一疾病成为物理和运动医学中最困难的治疗挑战之一。随着本章的深入，许多传统 PFPS 治疗方法背后的生物力学原理将变得清晰起来。

倾斜（单足独立实验在第 12 章有描述）。这个同侧躯干倾斜可以将地面反力侧向移动到站立膝关节，从而产生膝外翻（外部）扭矩。最后，距下关节过度内旋（外翻），尤其是在起跳着陆时，会造成膝关节外翻负荷和姿势过度。距下关节与膝关节之间的较强运动学关系在第 14 章中有更详细的描述。

如图 13-31B 中女子的膝关节所示，膝关节的过度外旋常与过度外翻负荷同时发生。膝关节的外旋使胫骨粗隆和附着的髌腱相对于远端股骨处于较外侧的位置。对比图 13-31A、B 部分可知，膝关节过度外旋也会增加 Q 角，从而增大髌骨外侧弓弦力。如图 13-31 中的一对蓝色箭头所示，结合股骨对胫骨和胫骨对股骨的角度，可以实现膝关节的外旋。然而，只有小腿被地面固定住或接近完全固定，股骨才发生内旋，膝关节的过度外旋常常在负重时发生。膝关节在负重状态下，股骨之所以维持在内旋姿势可能是由于髋部外旋肌的力量下降或神经肌肉控制减弱所致，或者由于内旋肌的紧张，或者是股骨过度前倾的补偿（见第 12 章）或过度的胫骨（外旋）扭转力。当髋部肌力弱或控制力差时，髋部过度内旋的姿势常伴有不同程度的髋内收。虽然这种体位的不良改变很轻微，但当一个人被要求慢慢地下一步台阶或单腿下蹲的姿势时，常常会观察到这一点。在这个动作中，远端可能被观察到轻微的向内"滚动"，尽管受试者会有意识地通过髋部肌肉发力来抵制这种运动。

根据文献报道，女性髋关节外旋肌和外展肌无力或控制力减弱更为明显，可能增加患髌股关节疼痛或发生髌骨外侧脱位的风险。为了探索这种相关性，Powers 和他的同事使用动态 MRI 来评估一组患有髌股关节痛年轻女性的髌骨运动学。受试者需要完成单腿下蹲的姿势，从 45° 屈曲到膝盖完全伸直，自主地站起来。平均而言，在整个膝关节伸直的最后 20° 中，髋部的股骨内旋表现相当明显。通过仔细的个体分析，图像显示股骨滑车沟在髌骨下内侧旋转，股四头肌的强烈收缩使其固定。这种股骨 - 髌上运动学使伸肌装置和嵌入的髌骨更向外侧移动，更靠近隆起的外侧股骨滑车沟的小平面。这种不稳定的排列可能使髌骨更接近于外侧脱位点。此外，这些结果提示，髌骨过度外移轨迹的病理机制可能是由于股骨在髌骨下内侧移位，也可能是由于髌骨在股骨上外侧移位。

膝关节行走时的过度内旋也是髌股关节疼痛的诱发因素。在临床上，胫骨的过度内旋常与行走的早期和中期距下关节过度旋前有关（第 14 章）。尽管胫骨（膝关节）的过度内旋在理论上会降低髌骨的 Q 角和相关的外侧弓弦力，但理论上会导致股骨代偿性过度内旋，从而增加髌股关节的应力。因此，对于髌股关节疼痛综合征患者，使用足部矫形器控制距下关节可能是一种合适的治疗选择。

如前所述，数据显示女性髌股关节异常运动及相关病理的发生率高于男性。例如，一家大型运动医学诊所收集的数据显示，复发性髌骨外脱位占女性关节脱位的 58.4%，而男性仅占 14%。据推测，在一些慢性髌骨脱位患者中，性别差异可能在生物力学上与女性患者中增大的 3°～4° 的 Q 角有关。Q 角越大，女性的骨盆宽长比越大。女性明显增大的 Q 角（以及假定髌骨上的外侧弓弦力更大）是否改变了髌骨的运动轨迹和应力，从而导致脱位和应力相关疼痛的发生率增加，虽然在逻辑上是合理的，但这一点很难证明。

总结

髌骨的异常运动轨迹是一个复杂的话题，原因有很多。首先，轨迹运动学是微妙的，高度变化的，很难测量。其次，异常轨迹和病理之间的联系还没有很好地建立或被普遍认同。虽然一般认为异常轨迹可导致应力相关的软骨损伤，最终导致髌股关节疼痛综合征（PFPS），但其在慢性髌骨外侧脱位中的作用尚不明确。对于一个典型的 PFPS 患者来说，没有急性或慢性髌骨脱位的病史是比较常见的。同样，患有慢性髌骨不稳定的人（即有多次脱位病史）除了在脱位期间和刚刚脱位后，可能相对无痛和可

以活动。通常，有多重脱位病史的髌骨不稳定源于最初的高度创伤性事件，其中髌骨脱位严重到足以损伤髌股关节的软组织稳定结构，例如内侧髌股韧带。这种损伤可能会使一个人发生多次脱位，每次脱位都会使髌股关节更加不稳定。更加复杂的是，一个人同时出现 PFPS 的典型症状和有慢性脱位病史并不罕见。

尽管 PFPS 与髌骨不稳之间的病理机制关系尚不清楚，但至少需要考虑髌骨的异常轨迹是其潜在原因之一。表 13-6 列出了导致髌骨过度外向移位的潜在的间接和直接原因。虽然表 13-6 中列出的许多原因被认为是单独存在的，但实际上许多因素是结合在一起的。因此，对髌股关节病变患者的临床评估必须考虑可能导致该问题的几个相互关联的潜在因素。对于髌股关节疼痛和慢性脱位的保守治疗和手术治疗仍需进一步的临床研究。

膝关节屈曲及旋转肌群

除腓肠肌外，所有横跨膝关节后方的肌肉都有屈曲和内外旋转膝关节的功能。所谓的膝关节屈曲及旋转肌群包括腘绳肌、缝匠肌、股薄肌和腘肌。与由股神经支配的伸膝肌群不同，屈曲及旋转肌群有三个神经支配来源：股神经、闭孔神经和坐骨神经。

表 13-6　髌骨过度侧位的潜在间接和直接原因

结构或功能原因	具体的例子
骨发育不良或其他异常	股骨滑车沟发育不良（"扁平"沟） 高位髌骨
关节周围结缔组织过度松弛	髌内支撑纤维（髌股内侧韧带）松弛 膝关节内侧副韧带松弛或摩擦 足部内侧纵弓松弛和高度降低（与距下关节过度内翻有关）
关节周围结缔组织和肌肉过硬或过紧	髌外侧支持带或髂胫束紧密性增强 髋内旋转肌或内收肌的紧密度增加
骨排列或关节对合的畸形	髋内翻 股骨过度前倾 外部胫骨扭转 Q 角过大 过度膝外翻
肌肉无力	控制不了的 • 臀部外旋肌和外展肌 • 股内侧肌（斜纤维） • 胫后肌（与足内翻有关）

特别关注 13-8

髌股关节异常轨迹及慢性脱位的传统治疗原则

对于髌骨的轨迹异常和慢性外侧脱位，许多骨科保守治疗和物理治疗重点关注了本章所述的许多潜在的病理机制。但可惜的是，治疗的金标准仍然存在争议。然而，一般情况下，临床的治疗原则是尝试改变胫股关节和髌股关节的力线和匹配，以减小髌骨外侧弓弦力的大小。这一般包括加强髋关节外展肌和外旋肌、躯干肌、股四头肌（特别是股内侧肌的斜肌）和其他正常支撑足内侧纵弓的肌肉的训练。此外，物理治疗还包括牵伸髋关节和膝关节关节周围致密结缔组织、活动髌骨、使用髌骨支撑或使用足矫形器来减少足的过度旋前。髌腱带也被用于更好地改善髌骨的运动轨迹，改变股四头肌内侧头的发力方式，或提供更多来自该区域的生物反馈。

保守治疗髌骨过度外侧移位和慢性脱位的有效性存在争议。最简单有效的方法就是建议患者减少对髌股关节造成不必要的巨大压力的体育活动。例如，当出现膝前疼痛时，通常建议限制需要增加股四头肌力量的运动或功能活动，特别是在膝关节屈曲度较高的情况下。一般来说，弯曲或蹲坐等活动在可能的情况下应该进行调整，以将股四头肌的力量部分地转移到髋伸肌。

手术的目的是减少髌骨过度的外侧拉力。术式包括外侧支持带松解、滑车成形术、内侧髌股韧带撕裂或松弛的修复术、伸肌结构的重新排列，特别是股内侧肌的斜束，以及胫骨粗隆的内侧转移或抬高。上述术式可根据患者情况有选择的联合应用。在极端情况下，如过大的股骨前倾，可以考虑去旋转截骨术，以减少髋关节的内旋畸形。与保守治疗减少髌股关节损伤的方法一样，许多手术方法在解决这个问题时仍有争议。治疗方法的多样性在一定程度上反映了人们对该问题潜在的复杂发病机制缺乏了解。

功能解剖

腘绳肌（即半膜肌、半腱肌和股二头肌的长头）的近端附着在坐骨结节上。股二头肌短头的近端附着在股骨粗线的外侧唇上。腘绳肌远端跨越膝关节，附着在胫骨和腓骨上（图 13-9 和图 13-10）。

半膜肌远端附着于胫骨内髁的后部。该肌肉远端的其他附着部位包括内侧副韧带、半月板和腘斜韧带。大多数情况下，发达的半腱肌腱位于半膜肌的后面。然而，在膝关节的近端，半腱肌腱走行通过胫骨平台前内侧的前方到达其远端附着处。股二头肌的两个头主要附着在腓骨小头上，并有少部分组织与外侧副韧带、胫腓关节囊近端和胫骨外侧结节融合。

除了股二头肌的短头，所有的腘绳肌群都横跨髋、膝关节。如第 12 章所述，三组跨双关节腘绳肌组成了非常有效能的髋关节伸肌群，对于控制骨盆和躯干相对股骨的位置十分重要。

除了屈膝之外，腘绳肌内侧束（即半膜和半腱肌）还能使膝关节内旋。股二头肌可以屈膝并使膝关节外旋。在膝关节部分屈曲的情况下，主动内旋和外旋活动度最大。当小腿做内外旋转动作时，可以通过在膝关节后侧触诊半腱肌和股二头肌肌腱来观察腘绳肌的轴向旋转动作。这需要在受试者屈膝 70°～90° 时进行。随着膝关节逐渐伸直，旋转小腿的轴心点从膝关节上移至髋关节。在完全伸直时，膝关节主动旋转受限，大多数韧带被拉紧，形成机械锁定。此外，在完全伸膝时，腘绳肌内外旋膝关节的力矩也显著减小。

缝匠肌和股薄肌的近端附着在骨盆的不同部位（见第 12 章）。在髋关节，两块肌肉都是屈髋肌，但它们在矢状面和水平面上的动作是相反的。在远端，缝匠肌和股薄肌的肌腱并排穿过膝关节内侧，附着于胫骨近端的前内侧轴上，邻近半腱肌（图 13-10）。缝匠肌、股薄肌和半腱肌的联合肌腱通过一种常见的、宽结缔组织 [称为鹅足（pes muscles）] 附着在胫骨上（图 13-1）。"鹅足肌群"作为一个整体，组成膝关节的强效内旋系统。结缔组织将鹅足肌腱固定于膝关节旋转轴的后方。因此，三组鹅足肌肉即可屈膝，也可使膝关节内旋。

鹅足肌群显著增强了膝关节内侧的动态稳定性。除了内侧副韧带和后内侧关节囊，鹅足肌群的主动张力也可抵抗膝关节外旋和外翻负荷。

腘肌是一个三角肌，位于腘窝内腓肠肌的深处（图 13-9）。腘肌近端通过强大的囊内肌腱，附着在股骨外侧髁的下部，位于外侧副韧带和外侧半月板之间（图 13-8 和图 13-12）。在膝关节下方，部分腘肌腱的纤维和外侧半月板后缘以及腓骨头相连（通过腘腓韧带，图 13-8）。在更远端，腘肌广泛附着于胫骨后侧。

腓肠肌、跖肌的解剖及功能包含在第 14 章。

屈曲旋转肌群的运动

膝关节屈曲旋转肌群的许多功能在行走和跑步活动中都有所体现。这些功能的示例分别考虑了膝关节运动过程中，胫骨相对股骨、股骨相对胫骨的运动。

胫骨相对股骨的骨运动学控制

屈曲旋转肌群的一个重要功能是在行走或跑步的摆动阶段使小腿加速或减速。这些肌肉通常仅产生较低至中等的力量，但对加速和减速十分重要。

例如，腘绳肌一个更重要的功能就是在步行的最后摆动阶段减缓小腿的前进；并通过偏心的动作，减少膝关节完全伸直时的冲击。同理也有益于短跑和快速步行（在第 16 章中有更详细的描述）。这些肌群迅速收缩，加速屈膝，以缩短摆动阶段下肢的功能长度。这个功能对于短跑的生物力学是必不可少的，因为它可以减少整个弯曲下肢的质量力矩。

股骨相对胫骨的骨运动学控制

在膝关节运动中，控制股骨相对胫骨运动相较于大多数普通的胫骨相对股骨运动，所需的肌力更大、也更复杂。以缝匠肌为例，需要同时控制 5 个维度的运动（即膝关节 2 个维度，髋关节 3 个维度）。当一个人跑步接球时，膝关节屈曲旋转肌群的动作（图 13-32A）。当右脚固定在地面上时，右股骨、骨盆、躯干、颈部、头部和眼睛都向左旋转。注意右腓骨和颈部左侧之间肌肉的对角线动作。肌肉动作是肌肉间协同作用的缩影。在这种情况下，股二

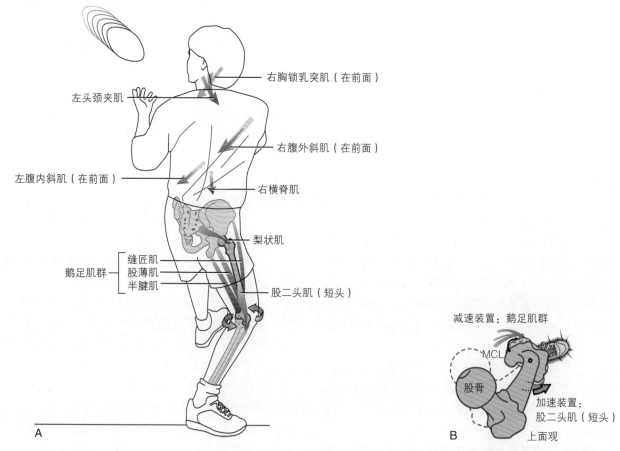

图 13-32 A. 显示一些肌肉控制头部、颈部、躯干、骨盆和股骨朝球的方向旋转。因为右脚固定在地面上，所以右膝起着重要的支点作用。B. 右膝的轴向旋转控制如上图所示。股二头肌的短头收缩使股骨加速内旋（即膝关节外旋）。鹅足肌群的主动张力以及内侧副韧带（medial collateral ligament, MCL）和腘斜韧带（未显示）的被动张力有助于减缓、限制膝关节的外旋

特别关注 13-9

腘肌："膝关节的钥匙"，以及更多内容

尽管研究可以追溯到几十年前，但腘肌的确切功能仍然没有得到充分的认识。在手术重建膝关节后外侧复合体的情况下，对腘肌的研究近期受到了骨科医师的更多关注。由于腘肌的位置很深，所以很难通过浅表肌电图进行研究，尽管已经有人尝试这样做过。故本文所提及的腘肌功能主要是基于其解剖和力线。

一般认为腘肌是膝关节的内旋肌和屈肌。当完全伸直、锁定的膝关节准备弯曲时，腘肌提供了一个重要的内旋扭矩，可以解除膝关节的机械锁定（回想一下，膝关节是通过伸展和外旋动作的结合完成机械锁定的）。例如，解锁膝关节使其弯曲成蹲姿，需要股骨在相对固定的胫骨上稍微向外旋转。通过观察其斜跨膝关节后侧的力线，可以明显看出腘肌能够外旋股骨（从而内旋膝关节）（图 13-9）。

由于腘肌力线是倾斜的，当膝关节伸直时，在所有屈膝肌中，腘肌使膝关节轴向旋转的杠杆作用

是最强的。当膝关节伸直时，其他屈肌的力线几乎是垂直的，这大大降低了它们的轴向旋转力矩。由于腘肌的杠杆作用较强，可以使锁定膝关节内旋，启动屈膝过程，因此被称为"膝关节的钥匙"。

腘肌的另一个功能是辅助膝关节内、外侧的动态稳定。与膝关节后外侧角内的其他组织一样，腘肌通过其强韧的囊内肌腱，对施加在膝关节上的内翻负荷具有显著的抵抗作用。通过抑制膝关节过度外旋，可以使膝关节内侧更加稳定。此外，通过偏心激活，可以减少对内侧副韧带、后内侧关节囊和前交叉韧带的压力。

长期以来，腘肌一直被认作是膝关节半屈位时的静态稳定结构之一。这已经通过置入式肌电图和表面肌电图的研究进一步证实。腘肌可以在膝关节半屈位时协助后交叉韧带抑制股骨相对于胫骨向前滑动。

头肌的短头将对角运动链的底部固定在腓骨上。反过来，腓骨主要通过骨间膜、胫腓近端和远端关节固定在胫骨上。

膝关节的稳定和控制需要周围肌肉和韧带的相互作用，这对于控制水平面和矢状面的高速运动尤其重要。参考图 13-32B。右脚着地时，股二头肌的短头使股骨加速内旋。鹅足肌群则通过偏心激活减缓股骨在胫骨上的内旋。鹅足肌群不仅能抵抗膝关节的外旋，而且能抵抗任何外翻负荷，可被视为"动态内侧副韧带"。鹅足肌群有助于弥补内侧副韧带或后内侧关节囊的薄弱、松弛。尽管图 13-32B 中没有描述，但是腘肌的偏心激活可以帮助鹅足肌群减缓膝关节的外旋。

屈曲旋转肌群的最大力矩

屈膝有效力矩通常在伸膝最后 20° 时最大，然后随着膝关节逐渐屈曲力矩逐步下降。如图 13-33 为健康男性力矩数据折线图。297 名受试者在保持髋关节伸直的情况下产生的最大等长屈膝力矩。依据广泛的数据报告，腘绳肌群在屈膝 50°~90° 时，屈膝力臂（杠杆）最大（见图 13-33 水平轴上的

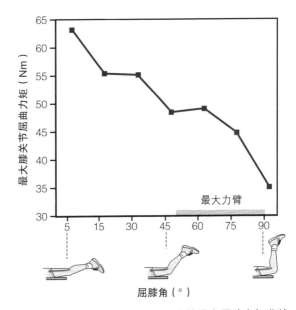

图 13-33　显示了屈膝 5°~90° 产生的最大屈膝力矩曲线。屈膝肌（腘绳肌群）的力臂（杠杆）在屈膝 50°~90° 时达到最大。髋关节伸直时，屈膝肌群收缩力最大时扭矩最大。资料来自 26 名健康男性，平均年龄 28 岁（数据来自 Smidt GL: Biomechanical analysis of knee flexion and extension, *J Biomech* 6: 79-92, 1973.）

标注）。如图 13-33 所示的力矩‑屈膝角度相关数据清楚地表明，腘绳肌群（可能还包括其他屈膝肌）在相关肌束伸展至收缩力最大时产生最大的力矩，而不是在力臂最大时（如图 13-26 所示，这就与股四头肌有所区别，股四头肌伸膝力矩最大时的屈膝范围与力臂最大时的屈膝范围是部分重叠的）。髋关节屈曲使腘绳肌群拉长，可以增加屈膝力矩。肌肉长度‑收缩力相关性似乎是决定腘绳肌群屈膝力矩的一个重要影响的因素。

关于膝关节内外旋肌群最大力矩的文献资料很少。当屈膝 90° 时，膝关节内外旋系统产生几乎相等的峰值力矩。初步看来，考虑到膝关节内旋肌的数量远远多于外旋肌（仅有一个，即股二头肌），结果令人惊讶。这种明显的矛盾可以通过这样一个事实来解释：当屈膝 90° 时，股二头肌的轴向旋转力臂比所有内旋肌的平均值大三倍。股二头肌远端止点附着于腓骨小头外侧，明显增加了肌肉的旋转力臂。

几乎所有膝关节旋转肌群的平均轴向旋转力臂，在膝关节屈曲至 70°~90° 时最大，肌肉的力线几乎垂直于胫骨的纵向（垂直）旋转轴。唯一例外的是腘肌，在屈膝 40° 时内旋力臂最大。

膝关节力线异常

正位力线

膝关节力线通常在外翻 5°~10° 时与矢状面成一直线。偏离这条力线称为膝外翻或膝内翻。

膝内翻伴单间室膝骨关节炎

在平地上正常步行时，膝关节承压为体重的 2.5~3 倍，压力在步态周期的 15% 和 45% 附近达到峰值（对应步态周期中起始和终末时的直立阶段）。该压力主要由下肢肌肉产生的力和地面反作用力相互作用产生。实际上，在整个站立阶段，地面反作用力通常仅从脚跟外侧起始，然后向上传递至膝关节内侧，然后继续向上至身体重心。如图 13-34 所示，地面反作用力线通过膝关节前后轴的内侧，在步行时产生内翻力矩（并伴随 2°~3° 膝内收）。因此，行走时，膝关节内侧间室的反作用力通常是外侧间室的几倍。在整个生命周期中，这种重复性内翻负荷，部分被包括外侧副韧带和髂胫束在内的结构所产生的张力吸收。

大多数人都能耐受膝关节的非对称动态负荷。

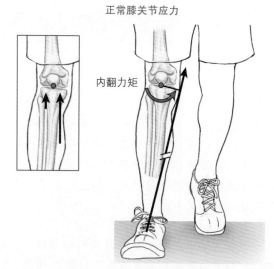

正常膝关节应力

内翻力矩

图 13-34　地面反作用力（来自地面的长直箭头）通过膝关节内侧，步行时在膝关节处产生内翻力矩。图示为地面反作用力的力臂，在膝关节前后轴（小紫色圆圈）和地面反作用力线之间。如左插图中的箭头所示，在关节内侧关节面产生更大的压缩力

然而，有些人的关节软骨不能承受不对称负荷和继发的过度磨损，最终发展为（内侧）单间室骨关节炎。文献证实，步行时膝关节内翻力矩峰值增加 20%，发生内侧间室骨关节炎的风险相应增加 6 倍。内侧关节软骨变薄可使膝关节倾斜形成内翻、屈曲畸形（图 13-35A）。这种畸形会引发一个恶性循环：内翻畸形会增加内侧关节间室的负荷，导致内侧关节间隙进一步狭窄、膝内翻幅度更大、外侧副韧带的张力增加、内侧关节负荷进一步增加，等等。图 13-35B 示双侧膝内翻的 X 线平片。双膝有内侧间室骨性关节炎的征象（即内侧关节间隙丧失和内侧间室周围的反应性骨增生）。严重的膝内翻通常需要手术，如胫骨高位（楔形）截骨术。这项手术的最终目的是矫正内翻畸形，减少内侧关节腔潜在的破坏性应力（图 13-35C）。

除了手术外，还有其他更为保守的措施来减少膝内侧关节炎患者的关节压力。这些干预措施包括膝外翻支撑、矫形鞋、步态调整、降低步行速度、加强臀大肌和阔筋膜张肌，通过牵拉髂胫束增加膝外翻力矩。此外，鞋内垫一个横向楔形的鞋垫已经证实在站立阶段会在膝关节上产生外翻力矩。这反过来又减少了步行的净内翻力矩和膝内收，从而减少了膝关节内侧室的压力负荷。虽然减轻关节负荷和穿侧楔式鞋垫的理论有效性

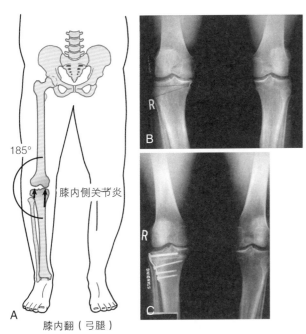

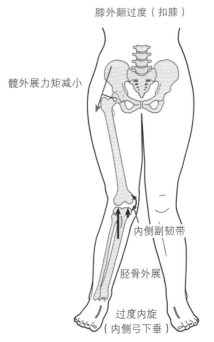

图 13-35 双膝内翻伴右膝内侧间室骨关节炎。A. 右膝内翻畸形表现为内侧关节间室压力增大。B. 受试者（43岁男性）站立正位 X 线片，显示双侧膝内翻和内侧间室骨关节炎。双膝内侧关节间隙减小，内侧间室周围骨质增生。为了矫正右膝的畸形，将通过一种叫做胫骨高位截骨术的手术楔形切除胫骨。C. X 线平片显示右膝术后。注意比较图 B 中同侧膝关节的力线变化（数据来自 Joseph Davies, MD, Aurora Advanced Orthopedics, Milwaukee, Wisc.）

图 13-36 右膝过度外翻。本例外翻畸形可能由于下肢不正常力线或任意一端力矩减小所导致。膝关节处的一对垂直箭头表示外侧间室上的压缩力较大。有关详细信息，请参见正文

发病率更高。膝关节置换术可用于矫正外翻畸形，对进行性外翻、畸形导致的疼痛或功能丧失尤其有效。

矢状位力线

膝关节过伸

膝关节完全伸直并轻度外旋时最紧密、最稳定的位置。膝关节可以过伸 5°~10°，尽管这在人群中是高度变异的。通常膝关节完全伸直站立时，身体重心线将通过膝关节内-外侧旋转轴稍前方。因此，重力产生的轻微伸膝力矩，自然有助于膝关节锁定，使股四头肌在站立时间歇性放松。正常情况下，这种重力辅助的伸膝力矩主要由膝后侧关节囊和屈膝肌群（包括腓肠肌）的被动张力抵抗。

过伸超过中立位 10° 通常被称为膝关节过伸（genu recurvatum，来自拉丁文 genu + recurvare）。健康人群也可以有轻度膝关节过伸，通常由于膝后侧结构的松弛导致。严重的膝关节过伸则主要由于长期的、（净）膝伸肌力矩过大，最终导致膝关节后侧结构过度拉伸所引起。站姿不良、神经肌肉疾病所引起的股四头肌痉挛、屈膝肌麻痹，都可导致膝伸肌力矩过大。

仍受到质疑，但研究报告指出，这种简单的干预措施可以有效减轻内侧间室骨关节炎患者的疼痛症状并改善关节功能。

膝过度外翻

有一些因素会导致膝外翻过多或扣膝（图 13-36），包括既往损伤、遗传、肥胖、韧带松弛。膝外翻也可由于异常力线或下肢任一端肌无力所导致。如图 13-36 所示，降低髋关节外展力矩，理论上会增加膝关节的外翻负荷。在某些情况下，过度的足内旋可能会使胫骨远端倾斜（"外展"）远离身体中线，从而增加膝关节的外翻负荷。随着时间的推移，内侧副韧带和邻近关节囊上的张力可能使组织变薄弱。如前文所述，膝关节过度外翻可能会对髌股关节轨迹产生负面影响，并对前交叉韧带产生额外的负荷。

站立位时膝关节比正常外翻约 10°，就会将大部分关节压力导向外侧关节间室。这种局部压力的增加可导致外侧单间室骨关节炎，且已被证实女性

特别关注 13-10

病例报告：重度膝关节过伸的病理机制及治疗

图 13-37A 所示为 30 年前因脊髓灰质炎继发松弛性肌肉麻痹引起的左膝重度过伸。在过去的 20 年里，由于患者坚持在没有膝关节辅助支撑的情况下行走，畸形进展缓慢。她的左股四头肌和屈髋肌部分瘫痪，但左膝屈肌完全瘫痪。患者左踝完全瘫痪，保持跖屈约 25 行踝关节融合。

一些相关因素导致了图 13-37A 所示严重畸形。由于踝关节跖屈位融合，胫骨必须向后倾斜，使脚底与地面充分接触。这项手术是 30 年前设计的，目的是为膝关节提供更大的伸直稳定性。然而，持续多年的胫骨后倾导致了膝关节后方结构过度拉伸，最终导致膝过伸畸形。更重要的是，患者膝关节屈肌群完全瘫痪，不能对过伸畸形的进展产生直接的肌肉阻力。此外，过伸畸形越大，重力导致的外力矩臂（external moment arm，EMA）就越长，从而使畸形进一步发展。在缺少膝关节支撑的情况下，过伸畸形会产生一个恶性循环，使得膝关节后部结构持续拉长，外力臂长度增加、力矩增大，致使畸形持续进展。

本章中反复讨论的一个主题是，膝关节作为下肢的中间环节，下肢任一端骨骼肌肉的病理改变，都会导致膝关节负荷产生影响。本篇病例报告描述了，踝关节融合跖屈角度过大时是如何经年累月导致膝关节过伸的。如图 13-37B 所示，一些简单、廉价的矫形鞋或鞋垫可用于治疗膝关节过伸畸形。穿着网球鞋和"组合"的高跟鞋，可以很好地缓解膝关节过伸。抬高的足跟使胫骨和膝盖向前倾斜，从而显著缩短膝关节异常的外力矩臂的长度。使体重在膝关节产生的过伸力矩变小，由胫骨前倾和踝关节融合产生的刚性来抑制过伸。

膝关节过伸

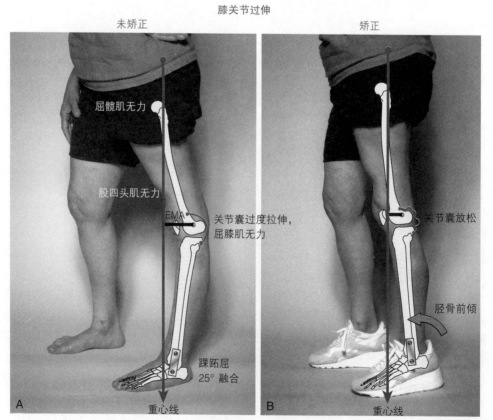

图 13-37 显示脊髓灰质炎继发左膝重度过伸的受试者。除了左下肢部分肌肉无力外，左踝关节在行手术融合。A. 当受试者赤脚站立时，在体重作用下，伸膝外力矩臂（EMA）异常增大。由此产生了过强的伸膝力矩，最终导致膝关节过伸畸形。B. 受试者可以通过穿有高跟的网球鞋来缓解过伸畸形。鞋跟使她的胫骨和膝盖向前倾斜（绿色箭头所示），从而减少膝关节过伸力矩臂的长度

总结

在许多涉及整个下肢的活动中可以观察到膝关节的独特运动。例如，一个人跳高时，在准备跳跃阶段，屈髋、屈膝和脚踝背屈使身体降低。这个动作使双关节肌群适当拉伸，以便增强其收缩力，如髋、膝伸肌和踝足底屈肌。当时机最佳时，这些动作使身体拉长，以增加跳跃距离。运动受限、关节疼痛或髋、膝或踝肌肉明显无力的人自然很难进行这种运动。

尽管膝关节的轴向旋转对于正常的步态模式是必不可少的，但这种运动在股骨相对胫骨的活动中最为明显，在这种活动中，股骨（和上身的其他部分）相对于固定的小腿旋转。这个动作是跑步和快速改变方向的基础，也是包括舞蹈在内的许多体育活动的基础。股骨相对胫骨运动是通过肌肉收缩、体重、股骨髁和半月板之间的关节匹配，以及多个韧带的张力共同协调来保持稳定的。如下一章所述，胫骨和距骨通常也在固定的跟骨旋转来参与这一动作。下肢任何一个关节的疼痛、肌无力或活动受限，都需要由一个或多个其他关节进行一系列骨骼肌肉代偿。这种代偿往往给病理机制的起源提供重要线索。

与下肢其他关节相比，膝关节的稳定性对其骨性匹配的依赖性较小，而对关节周围肌肉和结缔组织的依赖性较大。膝关节大多数运动缺乏骨性限制，这一方面增强其运动范围，但也使膝关节更易受伤。下肢负重状态时，受到作用于膝关节外侧的力，如大幅度外翻和轴向旋转力，特别容易损伤内侧副韧带、后内侧关节囊和前交叉韧带。尤其是在膝关节处于或接近完全伸直的情况下。膝关节伸直时，关节处于锁定位置，使大多数组织绷紧。虽然这种韧带的预张力对膝关节提供了更大的保护，但韧带更接近其机械损伤点，因此在进一步牵拉时更容易受伤。

膝关节损伤的预防是运动医学的一个重要课题，需要持续关注和研究。虽然某些非接触性运动可以减少膝关节损伤的发生率，但在某些高速冲击性运动中，如美式足球或橄榄球，完全避免膝关节损伤几乎是不可能的。然而，通过提高运动员吸收冲击的能力，或者在可行的情况下避免完全承受冲击，可以最大限度地保护运动员。这可以通过设计更好的护具和比赛环境，完善增强力量和协调性的训练计划，增加对特定动作的控制和灵活性，并提升运动员的本体感觉来实现。确定这些预防方法是否有效以及如何实现，需要广泛的健康、体育和医疗专业人员进行系统和受控的研究。

如前文所述，膝关节的生物力学受到其在髋关节和踝关节的中间位置的强烈影响。在负重过程中，髋关节的位置直接影响膝关节的位置。这种强烈的运动依赖性具有重要的临床意义。例如，当足部固定时，臀大肌收缩可以间接帮助膝关节伸展。当教一个穿戴含膝关节假肢的截肢患者爬楼梯时，这个概念是很重要的。许多其他的临床病例也证实，髋外展肌和外旋肌对于控制膝关节的冠状面和水平面力线有重要作用。这一概念在预防或治疗前交叉韧带损伤、髌骨轨迹异常或膝关节骨性关节炎方面有广泛应用。下一章将着重描述足踝的骨骼和关节如何影响小腿的力线，这最终也会影响膝关节内部结构之间的应力。

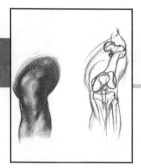

临床拓展

文献报道，在相对相似运动水平的比赛中，女性运动员前交叉韧带（ACL）损伤的可能性至少是男性运动员的三到五倍。特别是在非接触运动中风险最大，包括跳跃、着陆和强力的旋转运动，如篮球、足球和体操中的一些动作。此外，据报道，与先前受伤的一侧相比，女性患第二次 ACL 损伤的风险更高。一般而言，由于女性受伤的风险较高，再加上参加高中和大学运动的年轻女性人数不断增加，导致这一人群中 ACL 受伤的人数显著增加。

大量的研究集中在 ACL 损伤中性别差异的根本原因上。了解女性受伤的风险为何增加是制订有效预防措施的重要步骤。这些研究关注了众多危险因素，其中主要的因素列于表 13-7。虽然有些实际或理论因果关系已被众多学者所引用，但一个明确的因果关系仍很难建立。在这方面需要进行更多的研究，以便制订治疗策略，防止女性和男性的 ACL 损伤。

与神经肌肉控制相关的危险因素已受到体育医学界的重视。特别是研究人员已经研究了女性和男性在跳跃过程中着陆方式的具体差异。几项研究表明，女性通常在着陆过程中与男性相比有更大的膝外翻。这一着陆特点在先前的图已有显示（图13-21）。以这种方式着陆，特别是如果意外发生而且不受特定激活肌肉的保护，可以导致在 ACL 以及内侧副韧带上施加更大的潜在的损伤性拉伸载荷。这种在着陆或切线变向活动中潜在有害的膝关节姿势可能产生于膝关节肌肉（即股四头肌和腘绳肌的不同组成部分）的控制或力量降低，或者由于髋外展肌和外旋肌的控制或力量降低。如图 13-21所示，髋外展肌和外旋肌无力或控制不良导致髋关节（股骨）承担一个相对内收和内旋的应力，进而强烈促进膝外翻和过度的膝外旋。

表 13-7　与女性 ACL 损伤发生率较高有关的可能危险因素

环　境	解剖学	生物力学	生理学
鞋类	骨关节力线（例如 Q 角、足内旋）	肌肉力量、僵硬和疲劳（特别是腘绳肌、臀大肌、髋外展肌和外旋肌）	物理成熟（青春期前）
场所地面条件	体重指数	腘绳肌／股四头肌力量比	荷尔蒙波动
运动设备	股骨髁间窝宽度	在着陆和切线机动过程中对身体的神经肌肉控制	肢体优势
天气	胫骨外侧平台后倾角	ACL 的横截面积（强度）	本体感觉或运动觉整体关节松弛程度遗传倾向

　　此外，大多数研究表明，女性在跳跃着陆过程中，其躯干、臀部和膝关节的伸展略大于男性（较少弯曲），通常被称为"更硬"或"直立"着陆。肌电图（EMG）研究也一直表明，与男性相比，女性在着陆时或着陆后，显示出较低的腘绳肌 – 股四头肌激活比。理论上，女性股四头肌的相对激活增加了胫骨的前向位移，从而增加了 ACL 的应力，特别是当受试者的膝关节过伸时。这种情况与膝关节受到巨大和意外的外翻和轴向旋转应力相结合是一种对 ACL 潜在的有害因素。

　　研究者已经制订了预防方案，旨在减少女性运动员 ACL 损伤，最常见的是在足球运动中。除了传统的注重提高下肢和"核心"（躯干）肌肉的力量、灵活性、有氧调理和运动特有的技能外，许多项目还将本体感觉和"神经肌肉"协调性纳入训练和热身活动中。这些训练内容包括更复杂和严格的敏捷性和弹性训练，以及教育运动员更安全的着陆、旋转和侧倾技术。教育运动员注意力集中在以"更软"的方式着陆，包括更大的躯干、臀部和膝关节屈曲。这种着陆策略的一个所谓的好处是增加了腘绳肌相对股四头肌的激活或力量模式。这可以在图 13-38 的帮助下进一步解释。图 13-38 对比了两个极端的着陆模式，可能被认为相对不安全（A）或安全（B）。在图 13-38A 中，运动员的躯干更垂直，髋关节和膝关节屈曲相对适度。特别要注意，由此产生的身体结构会影响臀部和膝关节体重的（屈曲）外矩臂的长度；具体而言，即体重矢量（i）相对较大的膝关节屈曲扭矩和（ii）相对较小的髋关节屈曲扭矩（见图中外矩臂的差异）。臀部和膝关节肌肉对这些外部扭矩的大小和方向作出相应的反应。因此，用更直立的躯干着陆需要股四头肌（作为膝关节伸肌）的相对较高的激活（和假定的力量），而只有来自腘绳肌和臀大肌（作为髋关节伸肌）的相对中等的激活。这种所谓的"股四头肌优势"着陆模式

从跳跃中着陆

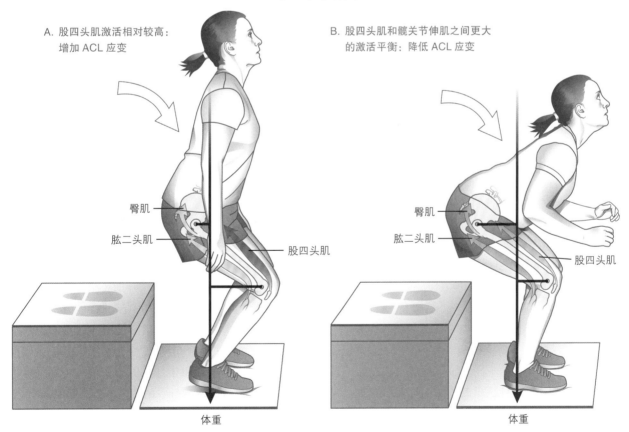

A. 股四头肌激活相对较高：
　　增加 ACL 应变

臀肌

肱二头肌

股四头肌

体重

B. 股四头肌和髋关节伸肌之间更大
　　的激活平衡：降低 ACL 应变

臀肌

肱二头肌

股四头肌

体重

图 13-38　两种不同的跳跃着陆模式被认为相对不安全（A）或安全（B）。在 A 中的着陆模式，髋关节外（屈曲）矩臂较小，膝关节外（屈曲）矩臂较大（见起源于髋和膝关节旋转的内侧 – 外侧轴的黑线）。相反，B 中的着陆模式导致髋关节和膝关节外部矩臂的相对长度发生逆转。肌肉的相对激活由不同程度的红色表示；在 A 中看到股四头肌的过度高激活。体重矢量显示与各种外部矩臂相交。注：股二头肌显示为腘绳肌群的代表

如图 13-38A 所示。在女性中观察到更多胫骨前剪切力及更大的 ACL 上相关应力，此外，由于腘绳肌的激活减少，限制了女性运动员抵抗相对较强大的股四头肌牵拉力，从而增加 ACL 前向应力。

虽然可能存在例外情况，但一般来说，运动员被指示避免以图 13-38A 中所示的方式着陆。这种不安全着陆的一个标志是膝关节落在脚趾前面。这种对齐反映了小腿相对于足的过度向前旋转（即踝关节背屈过度）。作为保持着陆平衡的手段，必须保持支撑（脚）底部和体重矢量相一致。过度的背屈通常会增加跟腱的张力，这往往会使脚跟稍微从地板上抬起。

图 13-38B 中描述了一个更优选和典型的安全着陆方式。这种着陆方式理论上导致 ACL 的应变较小。请注意，运动员的躯干、臀部和膝关节的屈曲比图中所示的要大。与图 13-38A 相比，图 13-38B 这种更柔软、更弯曲和更多的"给予"着陆方式改变了外矩臂的相对长度，使体重（i）相对较小的膝关节屈曲扭矩和（ii）相对较大的髋关节屈曲扭矩（注意膝关节是如何直接在脚趾上方或后面

着陆的——通常是安全着陆的线索）。肌肉相应的反应是，通常较少的股四头肌激活和更大的腘绳肌肌腱或臀肌激活。较大的腘绳肌-肌四头肌激活（或力比）限制了膝关节的前剪切和 ACL 的相关前应力。更平衡的肌肉协同活动和力量在膝关节也能防止过度外翻。

这些生物力学的好处被描述为着陆时减少 ACL 的应变。但是，应当强调的是，这一原则一般可适用于"更安全"的蹲下活动方式。最重要的原则是将肌肉需求从股四头肌转移到臀部伸肌。这一原理也可用于减轻髌股关节的压力。Teng 等分析了 24 名无症状的休闲跑步者，并计算在跑步时，比他们自己选择的躯干角增加 10° 可导致髌股应力峰值减少 13.4%。

许多针对女运动员的 ACL 预防计划已被证明降低了受伤率。虽然结果是有希望的，但女性 ACL 损伤的总体率仍然很高。需要更严格的研究，以更好地理解拟制订的干预措施背后的神经肌肉和生物力学机制。这将导致进一步改进预防战略，并有望使其面向更广泛的运动员群体。

临床拓展 13-2
髌骨功能的进一步生物力学考虑

正如文中所描述的，髌骨使股四头肌肌腱向前移位，从而增加了膝关节伸肌装置的内矩臂。这样，髌骨可以增加股四头肌的扭矩。图 13-39 显示了机械起重机和人的膝关节之间的类比。两者都使用"衬垫"来增加旋转轴与内部"支撑"力之间的距离。内矩臂越大，由人膝股四头肌（或由起重机中的电缆传递）产生的每一级力产生的内扭矩越大。

在疾病或创伤的情况下，髌骨可能需要手术切除。一项研究表明，如果髌骨被切除，在整个运动范围内，膝关节的内矩臂平均从 4.7 cm 降低到 3.8 cm。根据患者的不同，临床医生可以从以下两种方式之一考虑这种减少的力矩臂（杠杆）的功能影响。首先，是降低杠杆率，理论上表明，如果髌

骨缺失，最大膝关节伸肌扭矩电位可降低约 19%，尽管肌肉肥大或其他神经肌肉适应可能会尽量减少这种扭矩不足。第二个考虑因素是如果没有髌骨，一个人将需要更多付出 23.5% 的力量，才能产生一个等效的前引导伸肌扭矩。增加肌肉力量是为了补偿杠杆的比例损失所必需的。因此，在胫股关节上产生更大的基于肌肉的压迫力，从而在关节软骨上产生更大的磨损（图 13-40）。因此，髌骨的一个微妙但重要的功能是减少日常活动中股四头肌力所需的大小，例如提脚行走。这种力量需求的减少间接降低了膝关节软骨和半月板的压缩负荷。如果考虑到长期性，这种减少将限制膝关节的机械磨损。

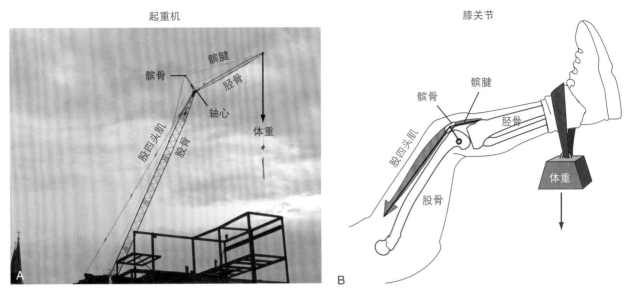

图 13-39 在起重机（A）和人的膝关节（B）之间作了类比。在起重机中，矩臂是轴与金属件尖端之间的距离，其作用方式与髌骨相似

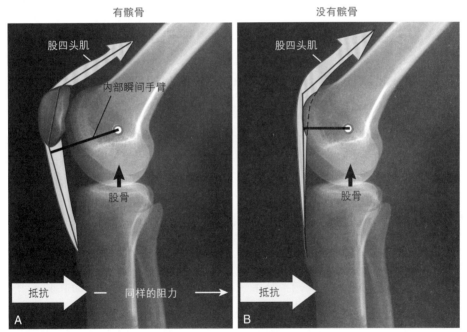

图 13-40 股四头肌在有髌骨（A）和没有髌骨（B）时的收缩。 在每一种情况下，股四头肌通过响应外部阻力（扭矩）来维持膝关节的静态平衡。外阻（转矩）的大小在 A 和 B 中假定相等。矩臂（黑线）在 B 中由于髌骨缺失而减少。因此，B 中的股四头肌必须产生较大的收缩力来平衡外部阻力。股四头肌的更大的收缩力会产生更大的关节(反作用)力，反作用力施压于胫股关节

临床拓展 13-3
前十字韧带手术重建后膝关节运动时的生物力学考虑

康复是成功的 ACL 修复的一个重要组成部分，大量的材料已经发表在不同的康复方案上。在研究文献中受到相当关注的话题列在下框中。

术后康复治疗的一个普遍目标是增加控制膝关节肌肉的力量、调制和激活模式。理论上，完成这些目标可以提高关节周围肌肉的稳定性，这有助于保护移植肌腱，改善步态运动学，防止再损伤，并限制骨关节炎的发生。

术后 ACL 康复文献的一些兴趣话题

- 即刻与延迟运动，负重时间
- 闭链练习和开链练习
- ACL 移植物在膝关节屈伸运动范围中的应变
- 跳跃着陆的安全方法
- 支具使用
- 神经肌肉与传统力量训练
- 神经肌肉电刺激
- 康复时间（加速与传统）
- 重建对股四头肌的自主控制，同时增强腘绳肌的激活
- 重返体育运动标准
- 连续被动运动（CPM）机器
- 步态运动学的正常化
- 对运动的恐惧和相关的再伤害

大量的研究集中在 ACL 损伤和重建后膝关节肌肉功能的变化上。一个特别的问题是股四头肌相对频繁的持续抑制、萎缩和无力，可能对膝关节的运动学产生负面影响。虽然这种术后肌肉无力的确切发病机制尚不清楚，但一些数据表明，萎缩诱导的细胞因子肌抑素可能增加。无论原因如何，解决股四头肌持续无力一直是术后康复的重要因素。

临床医生必须能够设计强化练习方案，这些练习能提供有效的阻力，以恢复股四头肌肌力，但又不重复拉伸 ACL 移植肌腱。Escamilla 和同事的研究表明，过度（或中度但重复）应变会导致移植物的永久变形或移植物固定的失效，从而影响膝关节的稳定性和手术的效果。一般来说，ACL 重建后应关注的是避免在运动过程中股四头肌的强烈或重复收缩，从而导致胫骨过度或重复的前移（或股骨的后移），特别在早期康复阶段，ACL 移植材料最容易受到伤害或过度拉伸。虽然这个问题一直需要被关注，但关注的程度将取决于患者的病史、手术后的时间、移植物或手术的类型、骨科医生、物理治疗师或运动训练师的培训和经验。

以下两个原则作为理解膝关节肌肉的激活如何影响 ACL 或移植替代材料中的应变（和前张力）的基础：①当股四头肌作用力线与 ACL 主要作用力线方向相反时，ACL 应变增加；②对于许多练习，ACL 应变的数值通常与股四头肌力的大小（相对于腘绳肌）成正比。正如将要描述的，ACL 提供的作用力线随着膝关节屈伸角度的变化而变化。

正如前面描述的，加强股四头肌是术后 ACL 康复的重要组成部分。随着膝关节完全伸直，Herzog 和 Read 报告说，股四头肌（髌腱）的力线相对于胫骨的长轴大约是 20°（图 13-41A）。理论上，股四头肌产生的 34% 的力（20° 正弦）会向前拉动胫骨，直接对抗 ACL 的主要作用。一个基于数字计算机模型使用不同的数据将这一概念扩展到膝关节屈曲 80° 情形下，通过绘制由股四头肌单独的、最小的收缩所产生的力引起的 ACL 中的张力变化，以及股四头肌和腘绳肌的联合协同收缩产生 ACL 中的张力变化（图 13-41）。在这个计算机模型中，注意在股四头肌的孤立收缩期间 ACL 张力从屈膝 30°~40° 和全膝伸直之间有多大的增加。在股四头肌收缩时，ACL 的张力在膝关节伸直时最大，因为膝关节伸直时股四头肌与髌腱到胫骨结节的夹角最大（20°）（图 13-41A）。虽然在图 13-42 中没有显示，但应该清楚的是，ACL 的张力会随着股四头肌肌力大小的增加而成比例地增加。理论上，在没有股四头肌活动的情况下，不管膝关节位于何角度，ACL 中的大部分纤维不会受到明显的拉伸载荷。

重要的是，图 13-42 表明，在膝关节最后 20°~30° 伸直时，股四头肌和腘绳肌的协同活动减少但不能消除股四头肌产生的前向拉力。在膝关节的这些活动角度中，腘绳肌的收缩力线相对垂直，这降低了它们抵消股四头肌对 ACL 强力前拉的能力。

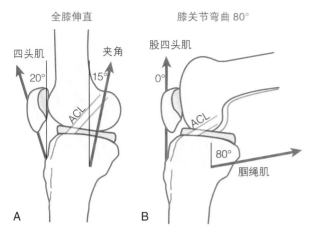

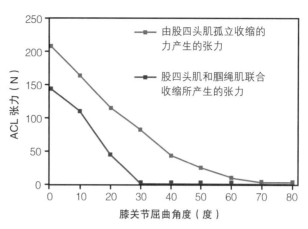

图 13-41　膝关节完全伸直（A）和屈曲 80°（B）时股四头肌和腘绳肌相对于前交叉韧带（ACL）的力线。绘图是基于 Herzog 和 Read 的工作（五具尸体的平均数据）。注意，关节角度的变化显著改变了肌肉的力线和 ACL 的方向。肌肉的力线夹角表示相对于胫骨的长轴（From Herzog W, Read LJ: Lines of action and moment arms of the major force-carrying structures crossing the human knee joint, *J Anat* 182: 213–230, 1993.）

图 13-42　前交叉韧带张力的关系。前交叉韧带（ACL）和膝关节屈曲角在①股四头肌孤立收缩和②股四头肌和腘绳肌联合收缩时产生的张力（Data based on the work of Mesfar W, Shirazi-Adl A: Knee joint mechanics under quadriceps—hamstrings muscle forces are influenced by tibial restraint, *Clin Biomech* [Bristol, Avon] 21: 841–848, 2006.）

前面几段描述的概念为一些患者术后康复提供了指导意见，特别是 ACL 重建术后早期阶段的康复练习，其中涉及应避免和限制股四头肌的强烈和孤立收缩，特别是在最后伸膝 30°~40° 时。例如，通常建议坐在治疗台边缘时，应避免胫骨相对股骨的完全（膝关节）伸直（通过开链运动）。这种练习不仅需要股四头肌的孤立收缩，而且施加在股四头肌上的外部扭矩要求在全膝伸展中是最大的。当膝关节接近并达到完全伸直时，股四头肌必须在膝关节产生相对较高的力，在这个角度上，肌肉力量最大限度地对抗（拉伸）ACL。这种类型的运动，特别是如果在足部附近施加显著的外部负荷，将在 ACL 中产生相对较高的应变。虽然这种运动在康复的后期可能会被很好地耐受，但它应该谨慎地进行，并充分了解对 ACL 的潜在影响。

当分析更大角度的膝关节屈曲时，前面所描述的关于股四头肌与 ACL 张力的生物力学变化很大。例如，当膝关节弯曲到 80° 时，股四头肌的力线与胫骨的长轴大致平行（图 13-41B）。股四头肌产生的大部分力将胫骨上拉；没有分力将胫骨前移拉伸 ACL。如图 13-42 所示，股四头肌收缩引起的 ACL 张力在膝关节屈曲角度大于 70° 时接近于零。重要的是，股四头肌和腘绳肌的共同牵引理论上在膝关节屈曲角度大于 30° 时对 ACL 产生零张力。

腘绳肌激活通常会卸载 ACL 的负荷，尤其是在膝关节弯曲的时候。其原因在图 13-41B 所示的 80° 屈膝中非常明显。腘绳肌在膝关节屈曲 80° 时的力线与胫骨长轴成角 80°。在这种屈曲角度下，腘绳肌中 98% 的力将向后拉胫骨，非常有效地卸载（相对松弛）ACL 的张力。这种卸载可以有效地保护 ACL 或 ACL 移植材料的应变。

基于上述逻辑，在中等程度的膝关节屈曲时，股骨相对胫骨运动（闭链运动）的练习被认为对 ACL 施加的张力相对较低，通常在可以接受的应变水平。除了它们的功能和实用性外，这些类型的练习被很好地纳入到 ACL 康复方案中，因为它们可以在更大角度弯曲的膝关节位置激活股四头肌，同时激活腘绳肌（例如，腘绳肌是控制下蹲活动时髋部运动的关键）。如前所述，当股四头肌和腘绳肌在膝关节屈曲角度大于 30° 时收缩，ACL 的张力保持或接近零。要求股四头肌和腘绳肌同时和相对较强的激活练习通常被认为会导致 ACL 在相对较低水平且可接受的应变，特别是当在屈曲角度大于 20° 时。基于这一原则的具体练习和活动在文献中已经得到了详细的总结。

结论：这个临床联系描述了一种生物力学方法，以了解股四头肌激活如何影响 ACL 的应变和张力。总之，ACL 中的应变可以通过练习或活动最小化，即①在膝关节屈曲角度大于 20°~30° 的情况下共同激活股四头肌和腘绳肌；②无论膝关节角度如何，都要求股四头肌处于较低程度的收缩状态。虽然图 13-41 和图 13-42 所显示的要点和数据非常有用，但临床医生在为特定患者设计最合适的练习类型时必须考虑到其他变量。这些变量包括患者的具体特征（职业、年龄、健康、活动水平等），以及术后时间和重建的类型。在 ACL 重建后股四头肌强化练习的设计中，没有一个方法是最好的且适用于所有患者和所有临床场景。虽然这一章节的主题是了解如何限制 ACL 所受的张力，但它没有解决同样重要的问题，即何时和在多大程度上应该限制张力。在康复过程中的某个时刻，ACL（或移植肌腱）中的张力可能促进愈合，实际上也被认为是具有治疗性的。随着对 ACL 和移植材料的生物力学、手术和材料特性的新研究的不断出现，临床医生必须不断地调整 ACL 术后康复方案。

临床拓展 13-4

髋关节和膝关节单关节和双关节肌肉之间的协同作用

典型的运动组合：髋膝伸展或髋膝屈曲

下肢的许多动作都涉及髋膝关节伸展或髋膝关节屈曲的循环动作。这些运动模式是行走、跑步、跳跃和攀爬的基本组成部分。髋膝伸展推动身体向前或向上。相反，髋膝屈曲推进或摆动下肢，或用于缓慢地将身体贴近地面。这些运动在一定程度上是通过单关节和多关节肌肉之间的协同作用来控制的，其中许多肌肉跨越髋关节和膝关节。

图 13-43 显示在跑步时髋膝伸展阶段肌肉的相互作用。股中间肌和臀大肌（两个单关节肌）与跨越双关节的半腱肌和股直肌协同活动。股四头肌和半腱肌的肌群都是电活动的，但它们在膝关节处的净扭矩有利于伸展。这是因为收缩的股肌群强于半腱肌的收缩。因此，在膝关节中半腱肌因被迫延长而储存的张力被用来协助髋关节的主动伸展。因此，

在髋膝关节伸展的协同运动中，半腱肌（当被认为是一个整体时）伸展了髋关节，但实际上它的肌肉收缩相对距离较短。由于收缩距离较短，所以同等时间内收缩速度也较慢。

以上所描述的半腱肌的作用有利于同一水平的神经支配或收缩产生相对较高强度的力。这种有效肌肉动作的生理基础取决于肌肉的力-速度和长度-张力关系（见第 3 章）。首先考虑肌肉收缩速度对肌肉收缩力量产生的影响。随着收缩速度的降低，每一水平的肌肉力急剧增加。例如，肌肉收缩在 6.3% 的最大缩短速度产生大约 75% 的力。将收缩速度减慢到最大值的 2.2%（即非常接近等距），将力输出提高到最大值的 90%。在髋膝伸展运动中，广大肌肉通过伸展膝关节，通过降低半腱肌的收缩速度间接增强髋关节伸展力。

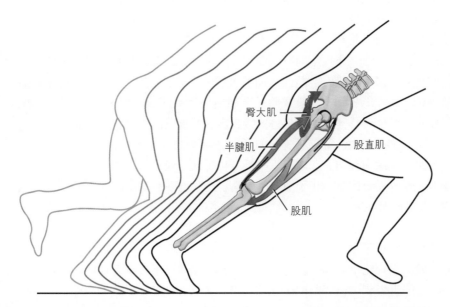

图 13-43　跑步时髋关节和膝关节伸展阶段，描述了几种单关节和双关节肌肉的动作。股直肌伸展膝关节，然后伸展半腱肌的远端。臀大肌伸展髋部。用细黑色箭头描绘伸展的双关节肌肉。活动的双关节肌肉上的拉伸降低了它们整体收缩的速度和数量（详情见正文）

图中标注：臀大肌、半腱肌、股直肌、股肌

接下来考虑肌肉长度对双关节肌肉产生的被动力的影响。基于肌肉的被动长度 - 张力关系，肌肉内部的阻力或力量，如半腱肌，随着它的拉伸而增加。在这个特殊的例子中，在伸展的半腱肌中产生的被动力被"回收"，并用于帮助伸展髋关节。以这种方式，半腱肌以及腘绳肌通过将最终由收缩的肌肉产生的力量转移到延伸的臀部而起着"换能器"的作用。

在活动的髋关节和膝关节伸展过程中，臀大肌和股直肌的关系类似于股中间肌和半腱肌之间的关系。实际上，单关节肌臀大肌通过其对髋关节伸展的主要影响来增强膝关节伸展力。这种优势，反过来伸展激活的股直肌。在这个例子中，股直肌是双关节换能器，将力量从臀大肌转移到膝关节伸展。表 13-8 列出了在髋膝屈曲过程中使用的这些和其他肌肉相互作用的要点。

在评估这些主动运动组合的功能活动时，应考虑到髋膝伸肌和髋膝屈肌之间的功能相互依存关系。例如，考虑从坐位站立所需的髋关节和膝关节伸展的联合运动，股中间肌的无力可能间接导致髋部伸展困难，而臀大肌的无力则间接导致膝关节伸展困难。通过设置阻力并结合这些肌肉之间的自然协同作用可用于练习增强肌力。也可应用于股四头肌主动收缩时髌股关节疼痛的患者。鼓励这类患者激活臀部伸肌以协助膝关节伸展，可能会减少对股四头肌的主动需求，从而可能降低对髌股关节的压力。

非典型运动组合：髋关节屈曲和膝关节伸展，或髋关节伸展和膝关节屈曲

考虑髋关节和膝关节的主动运动模式，这些模式与前面描述的典型的运动模式很不一致。髋关节屈曲可与膝关节伸展同时发生（图 13-44A），或髋关节伸展可发生膝关节屈曲同时发生（图 13-44B）。这些运动的生理后果与图 13-43 中描述的非常不同。在图 13-44A 中，双关节股直肌必须缩短

一个很大的距离，并以相对较高的速度，同时弯曲臀部和伸展膝关节。在这个行动中，即使股直肌付出最大的收缩，伸展膝关节通常是有限的。基于肌肉的长度 - 张力和力 - 速度关系，股直肌不能产生膝关节的最大伸肌力。双关节腘绳肌也能在髋部和膝关节上过度伸展，从而被动地抵抗膝关节的伸展。

图 13-44A 中描述的情况也适用于图 13-44B 中所示的运动。双关节腘绳肌必须收缩到很短的长度——一种经常伴随着抽筋的运动。此外，双关节股直肌在髋部和膝关节上都过度伸展，从而被动地抵抗膝关节屈曲。由于这两个原因，膝关节屈曲力和运动范围通常受到不同步运动的限制。

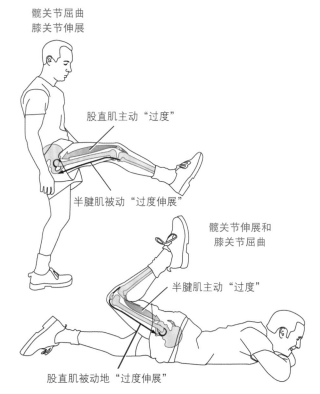

图 13-44　A. 髋关节屈曲和膝关节伸展的运动；B. 髋关节伸展和膝关节屈曲。对于这两种运动，双关节肌（红色）的收缩导致拮抗肌（黑色箭头）的伸展

表 13-8　髋关节和膝关节肌肉协同作用的例子				
	单关节肌肉	行动	双关节换能器	行动增强
主动的臀和膝关节伸展	股中间肌	膝关节伸展	腘绳肌	臀部伸展
	臀大肌	臀部伸展		膝关节伸展
主动的臀和膝关节屈曲	髂腰肌	髋关节屈曲	腘绳肌	膝关节屈曲
	股二头肌（短头），腘肌	膝关节屈曲	股直肌	髋关节屈曲

修改自 Leiber RL：Skeletal muscle：structure and function, Baltimore, 1992, Williams & Wilkins.

图 13-44 中描述的非典型运动可能在生活中是有用的，例如踢球的动作。股直肌的弹性能量是通过联合髋关节伸展和膝关节屈曲的预备性运动而储存在股直肌中的。踢球的动作包括股直肌的快速和接近完全收缩，以同时屈髋和伸展膝关节。这一行动的目标是尽快消除股直肌的所有力量。相反，诸如散步、慢跑或骑自行车之类的活动也使用双关节肌肉，其方式是力量释放得更慢，以重复或循环的方式发展。在这些例子中，在整个肌肉激活周期中，股直肌和半腱肌的长度变化相对较小（如 13-43 图所示）。这样，肌肉就避免了重复的能量储存循环，并立即释放出相对大量的能量。更适度的主动和被动力量在肌肉之间合作共享，从而优化运动的代谢效率。

℮ 学习中的问题

1. 如本章所述，膝关节内外旋转肌产生的最大作用力扭矩（当在 90° 屈曲状态下测试时）大约相等。考虑到内外旋肌数量的差异，这一事实如何能够被证明是合理的？

2. 严重的膝关节过伸如何会导致前交叉韧带和后交叉韧带损伤？

3. 解释为什么髌股关节的机械稳定性为什么在膝关节伸直的最后 20°～30° 最低。

4. 为什么大多数人的膝关节主动屈曲角度在髋关节完全屈曲时比完全伸直时稍微大一点？

5. 列出能够抵抗膝关节外旋的肌肉和韧带。为什么从股骨到胫骨（负重）的角度来看，这个功能特别重要？

6. 半月板降低膝关节表面压力的主要机制是什么？

7. 下列哪项活动会在髌股关节的关节面上产生更大的压缩应力（压力）：(a) 屈膝 10°～20° 的部分下蹲，或 (b) 屈膝 60°～90° 的深蹲？为什么？

8. 为什么内侧副韧带和内侧半月板经常受到类似损伤机制的损伤？

9. 描述股四头肌的收缩如何拉长（牵拉）前交叉韧带。韧带的张力是如何受到 (a) 膝关节角度和 (b) 股四头肌和腘绳肌共同活动的影响的？

10. 描述起步阶段早期股四头肌肌肉活动的时间和类型。

11. 股四头肌产生的最大内扭力大约是膝关节活动的哪个弧度？最有可能是什么因素造成的？

12. 证明 (a) 为什么腘肌被称为"膝关节的关键"和 (b) 腘肌如何为膝关节提供内侧和外侧稳定性。

13. 描述当一个人慢慢坐在椅子上时，发生在臀部和膝关节的股四头肌和腘绳肌激活（即偏心、同心等）的类型。

14. 脊髓灰质炎影响 L^2～L^4 脊神经根理论上会导致膝关节哪一肌肉群瘫痪？（提示：参考附录 IV A 部分）

15. 列出限制膝关节完全伸直（主动或被动）的因素。

16. 参考图 13-38，跳跃着地时躯干前倾增加如何改变股四头肌和腘绳肌的肌肉反应幅度？这种改变的临床意义是什么？

℮ 以上问题的答案可以在 Evolve 网站上找到。

℮ 附视频课程目录

- 下肢特定关节运动学的洞悉观察

- 尸体解剖显示髌股关节进行性关节炎，关节面过度磨损和结构改变

扫描右侧二维码可
获得相关视频

第 14 章

足与踝关节

原著者: Donald A. Neumann , PT, PhD, FAPTA

译者: 张 树 曲 峰 魏芳远 王 智 审校者: 张明珠 张建中

　　行走和跑步要求脚有足够的柔韧性来吸收冲击，并适应与地面接触时产生的各种形变。此外，行走和跑步还要求足部结构相对坚强，以传导足够大的推进力。健康足的关节、结缔组织和肌肉间有复杂的功能和结构间的相互作用，可满足对减震、柔韧性和力量的看似矛盾的要求。虽然在本章中未过多描述，但健康足部的生理性感觉在下肢肌肉的保护和反馈作用中也起到了非常重要的作用。

　　本章从基础理论方面进行阐述，有助于对足踝部疾病诊断和治疗的理解，许多是关于下肢活动的人体运动学。本章涉及的几个运动学问题都与行走和跑步有关，这部分在第 15、16 章中有详细介绍。图 15-10 或图 15-11 可作为第 14 章中描述步态周期不同阶段的术语参考。

骨学

基本术语和概念

关节和区域的命名

　　图 14-1 概括了描述足踝部区域的主要术语。"踝"主要指胫距关节：胫骨、腓骨和距骨之间的关节。"足"指的是所有的跗骨及踝远端的关节。足部有三个区域，每个区域由一组骨骼和一个或多个关节组成。后足由距骨、跟骨和距下关节组成；中足由其余的跗骨组成，包括跗横关节和远端较小的跗骨间关节；前足由跖骨和趾骨组成，包括跖趾关节及所有远端关节。表 14-1 以图 14-1 为背景，总结了足踝部的骨和关节结构。

表 14-1　足踝部骨关节结构

	踝	足
骨	胫骨 腓骨 距骨	后足：跟骨和距骨 * 中足：舟骨、骰骨、楔骨 前足：跖骨和趾骨
关节	踝关节 胫腓骨近端关节 胫腓骨远端关节	后足：距下关节 中足：跗横关节：距舟关节和跟骨关节；跗骨间关节远端：舟楔、骰舟、楔骨间、楔骰复合体 前足：跖骨、跖骨间、跖趾、趾间关节

*距骨既属于足部，也属于踝部

　　术语"前"和"后"的传统意义是与胫骨和腓骨（小腿）的相对位置。然而，当对足踝进行描述时，这些术语常可与远端和近端替换使用。术语背侧和跖侧分别表示足的上和下面。

小腿远端和前臂远端骨结构的相似性

　　足踝与手腕在结构上相似，前臂的桡骨和腿部的胫骨都与一些小骨头相关节，分别是腕骨和跗骨。当腕部的豆状骨被认为是一块籽骨（相比于其他腕骨）时，腕骨和跗关节各有 7 块骨头。跖骨和掌骨以及远端趾 / 指骨的大体解剖结构，都非常相似。但有一个显著的差异是，足部第一（蹬）趾的功能不如手的拇指发达。

　　如第 12 章所述，在胚胎发育期间，下肢长骨逐渐向内旋转。因此，大脚趾位于足的内侧，而足的顶部实际上是它的背侧面。这个方向与前臂旋前时手的方向相似（图 14-2）。足的跖屈对于行走和站立是必要的。前臂内旋时，腕部的屈和伸分别与踝部的跖屈和背伸相似。

独立的骨结构

腓骨

细长的腓骨位于胫骨外侧并与胫骨平行（图 14-3）。腓骨头可在胫骨外侧髁外侧触及。大部分

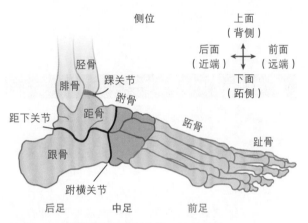

图 14-1　足踝部区域内所有骨、关节结构

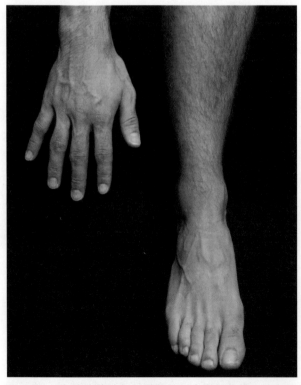

图 14-2　旋前的前臂与足踝部的形态学相似性。注意拇指和大脚趾都位于各自肢端的内侧

体重经粗大的胫骨传导，腓骨仅承受约10%的体重。腓骨向远端延伸，形成尖锐、容易被触及的外踝（lateral malleolus 来源于拉丁词根 malleus，锤子的意思）。外踝可起到腓骨长肌和短肌肌腱滑轮的作用。外踝内侧面与距骨相关节（图 14-11）。在踝关节中，这个关节面参与组成踝关节（图 14-3）。

胫骨远端

胫骨远端变宽，允许更大的接触面积来承受负荷。内侧是突出的内踝。内踝外侧面与距骨相关节（图 14-11）。在踝关节，这个关节面形成距小腿关节的一小部分。在胫骨远端外侧是腓骨切迹，这是一个三角形凹陷，容纳腓骨远端形成胫腓骨远端关节（图 14-11）。

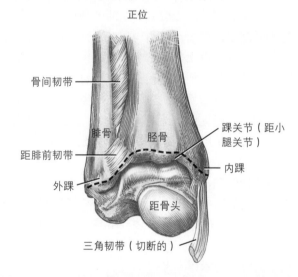

图 14-3　右侧胫腓骨及距骨远端正面观。这三块骨头的关节构成了踝（距小腿）关节。虚线表示踝关节囊的近端附着

腓骨和胫骨远端的骨学特征

腓骨
- 头
- 外踝
- 关节面（与距骨）

胫骨远端
- 内踝
- 关节面（与距骨）
- 腓骨切迹

成人胫骨远端绕长轴，相对于近端，存在约20°或30°外旋。这种下肢的自然扭转，在站立时表现为足的轻度外旋位。根据胫骨远端相对于近端的方向，小腿的这种扭转被称为胫骨外侧扭转。

跗骨

图 14-4～图 14-7 以四种不同的角度展示了 7 块跗骨。

跗骨的骨学特征

距骨
- 滑车关节面
- 头部
- 颈部
- 前、中、后关节面
- 距骨沟
- 外侧和内侧结节

跟骨
- 结节
- 外侧和内侧突
- 前、中、后关节面
- 跟骨沟
- 载距突

舟骨
- 近端凹面（关节面）
- 结节

内侧、中间和外侧楔骨
- 横弓

骰骨
- 沟（腓骨长肌腱沟）

距骨

距骨在足部骨骼中位置最高。它的背侧或滑车表面是一个圆形的穹顶：在前 - 后面上凸出，而内 - 外侧稍凹陷（图 14-4 和图 14-6）。软骨覆盖滑车表面及其侧面，为踝关节提供光滑的关节面。距骨头向前内侧的舟骨形成突出（图 14-3）。在成人中，距骨颈部的长轴于矢状面内侧成角约 30°。对于小孩子来说，距骨头向内侧倾斜 40°～50°，是足内旋的部分原因。

图 14-8 显示距骨跖侧（下）面的三个关节面。前、中关节面有轻微的弯曲，通常彼此相连。这些小关面的软骨与距骨头相连。最大的关节面为卵

圆形凹陷后关节面。作为一个功能单元，这三个小关节与跟骨背侧（上）面的三个关节面相对应，形成距下关节。距骨沟是位于前、中、后关节间的斜向沟槽。

外侧和内侧结节位于距骨后 - 内侧（图 14-4）。在结节之间形成的沟是跚长屈肌腱的滑车（图 14-12）。

跟骨

跟骨是跗骨中最大的一块，以适于在行走时承受足跟的冲击。粗大的跟骨结节与跟腱相连。结节的跖侧表面有内外侧突，是许多内在肌和足底深筋膜的止点（图 14-5）。

跟骨通过其前方、背侧的关节面与其他跗骨相连。跟骨的前面相对较小、弯曲，与骰骨形成跟骰关节（图 14-7）。背侧面积相对较大，包含三个关节面，与距骨相关节（图 14-8）。其中，前、中关节面相对较小，近乎平坦。后关节面较大而凸出，与距骨上同样凹陷的后关节面相匹配。在后关节面

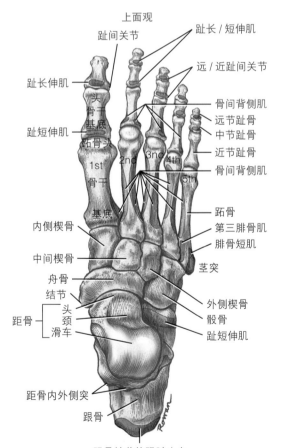

图 14-4　右足骨骼的上面（背侧）观，肌肉的近端止点为红色，远端止点为灰色

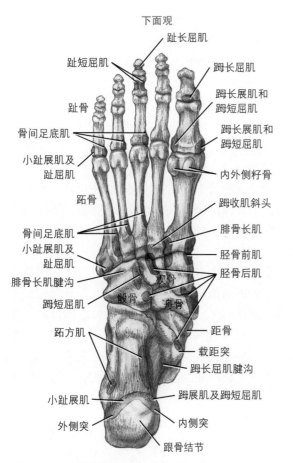

下面观

趾长屈肌
趾短屈肌
路长屈肌
趾骨
路长展肌和
路短屈肌
骨间足底肌
路长展肌和
路短屈肌
小趾展肌及
趾屈肌
内外侧籽骨
跖骨
路收肌斜头
骨间足底肌
腓骨长肌
小趾展肌及
趾屈肌
胫骨前肌
腓骨长肌腱沟
胫骨后肌
路短屈肌
骰骨 舟骨
跖方肌
距骨
载距突
路长屈肌腱沟
小趾展肌
路展肌及路短屈肌
外侧突
内侧突
跟骨结节

图 14-5 右足骨骼的下面（跖侧）观，肌肉的近端止点
为红色，远端止点为灰色

和中关节面之间是一个宽的斜行沟，称为跟骨沟。位于这个沟内的是连接距下关节的几条坚实的韧带。距下关节内，跟骨沟和距骨沟形成管状结构，称为跗骨窦（图 14-7）。

载距突是跟骨背内侧表面形成的一个水平搁架（图 14-6）。载距突支撑于距骨的中关节面下方（载距突的字面意思是"距骨的支架"）。

舟骨

舟骨因其形状像船而得名（词根指"海军"）。它的近端（凹面）在距舟关节处容纳距骨头（图 14-4）。舟骨远端表面存在三个相对平坦的关节面，分别与三块楔形骨相连。舟骨的内侧有一个突出的结节，在成年人内踝尖端的下端和远端（前方）约 2.5 cm 处可触及（图 14-6）。结节是胫骨后肌的远端止点之一。

内侧、中间和外侧楔骨

楔形骨（来自拉丁语词根，意思是"楔形"）间隔于舟骨和内侧三根跖骨之间（图 14-4）。楔骨在中足背侧横向拱形排列，是足部横弓的重要组成部分。

骰骨

顾名思义，骰骨是个六面体，其中三个面与邻近的跗骨相连（图 14-4、图 14-5 和图 14-7）。远端表面与第四和第五跖骨的基底部相连。因此，骰骨与腕部的钩状骨同源。

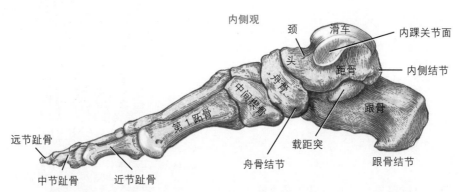

内侧观

颈
滑车
内踝关节面
头
舟骨
距骨
内侧结节
中间楔骨
跟骨
第 1 跖骨
载距突
远节趾骨
舟骨结节
跟骨结节
中节趾骨 近节趾骨

图 14-6 右足部骨骼内侧观

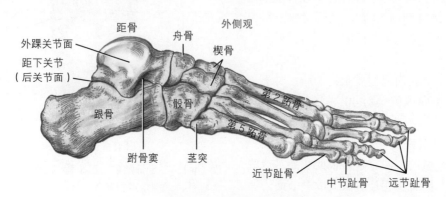

外侧观

距骨
舟骨
外踝关节面
楔骨
距下关节
（后关节面）
跟骨
骰骨
第 2 跖骨
跗骨窦
茎突
第 5 跖骨
近节趾骨
中节趾骨
远节趾骨

图 14-7 右足部骨骼外侧观

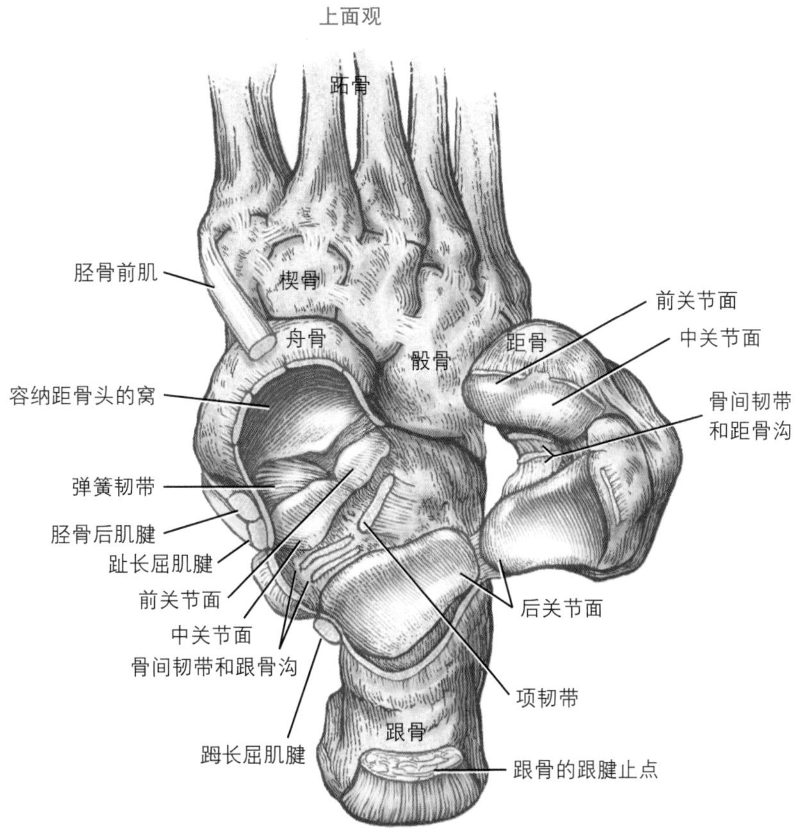

上面观

图 14-8　上面观，图中距骨向外侧翻转显露其跖侧面和跟骨的背侧面。翻开距骨后，显露出到距骨和跟骨上的三个关节面。还可以看到，由舟骨近端和弹簧韧带近侧所形成的平滑的凹面。这个窝状的凹面容纳距骨头，形成距舟关节（骨间、项韧带和肌腱已被切断）

骰骨的近端曲面与跟骨相关节（图 14-4）。其内侧有一个椭圆形面与外侧楔骨相连，还有一个较小的关节面与舟骨相连。在骰骨的跖侧有一条清晰的沟，是腓骨长肌腱的走行区（图 14-5）。

足的序列

在功能上前足的一个序列被定义为一根跖骨及其相关的趾骨。

跖骨

5 块跖骨将远端跗骨与趾骨相连（图 14-4）。跖骨从内侧开始被编号为 1～5。第一跖骨最短最粗，第二跖骨通常最长。通常是第二、第三跖骨与远端跗骨连接是最稳定的。这些跖骨的形态与步态中前足推进时承受的力量有关。每个跖骨包括近端基底部、骨干和远端突跖骨头（图 14-4，第一跖骨）。跖骨的基部有小的关节面，与相邻跖骨的基部相关节。

纵向上，跖骨的骨干在跖侧略有凹陷（图 14-

6）。这种拱形可增强跖骨负重时的支撑能力，并为肌肉和肌腱提供空间。第一跖骨头的跖侧面有两个小关节面，与踇短屈肌腱内的两个籽骨相关节（图 14-5）。第五跖骨基底部外侧有一个突出的茎突，为腓骨短肌的止点（图 14-7）。

跖骨的骨学特征
- 基底（包括与相邻跖骨相关节的关节面）
- 骨干
- 头
- 茎突（仅在第 5 跖骨上）

趾骨

和手一样，脚有 14 个趾骨。外侧 4 个脚趾各包含一个近节、中节和远节趾骨（图 14-4）。第一趾通常称为大脚趾或踇趾，有两个趾骨，分别为近节和远节。通常，每个趾骨近端基底凹陷，远端头部突出。

趾骨的骨学特征
- 基底
- 骨干
- 头

关节学

根据相关的名称进行查找，可能会发现多达 14 个关节或关节复合体在结构或功能上与足踝有关。虽然，所有这些关节都与该区域的运动功能相关，但本章重点描述三个主要关节的作用：胫距、距下和跗横关节（图 14-9）。正如我们将要描述的，距骨在结构上与这三个关节有关。距骨表面有多个关节面，致使其骨骼形态复杂，其表面近 70% 被关节软骨覆盖。了解距骨的形状对了解足踝部的运动机能学是至关重要的。

用来描述运动的术语

用于描述踝关节和足部活动的术语包括两种定义方式：基本方式和实用方式。基本方式根据足踝关节相对于三个标准旋转轴的成角进行定义（图 14-10A）。背屈（伸）和跖屈描述沿矢状面的活动，绕内 - 外侧轴旋转。外翻和内翻描述沿冠状面的活动，沿前 - 后轴旋转。外展和内收描述沿水平面（横截）面活动，绕垂直（上 - 下）轴旋转。对于足踝部的三个主要关节来说，这样的基本定义是不够的，因为这些关节的大部分活动是围绕一个斜轴进行的，而不是沿图 14-10A 所示的三个标准的正交旋

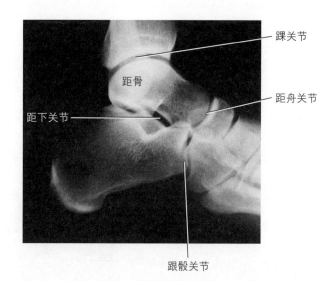

图 14-9 一个健康人的 X 线片，显示了足踝部的主要关节：踝、距下、距舟、跟骰。距舟关节和跟骰关节是跗横关节的主要部分。可以看到距骨位于中心位置

转轴进行的。

因此，第二种更为实用的定义方式描述了在垂直于足踝部旋转的斜轴的平面内的活动（图 14-10B）。旋前活动中包含有外翻、外展和背屈。相反，旋后活动中含有内翻、内收和跖屈。图 14-10B 中所示的斜轴旋转方向在各主要关节中各不相同，但通常倾斜方向与所示类似。每个主要关节旋转轴的准确倾斜角将在后面的章节中描述。

旋前和旋后被称为"三平面"活动。不幸的是，这种描述具有误导性。"三平面"这个术语仅仅意味着活动"穿过"三个基本面，而不是说这个关节可以在三平面内自由活动。旋前和旋后是在一个平面内进行的。表 14-2 总结了用于描述足踝部活动的术语，包括描述异常姿势或畸形的术语。

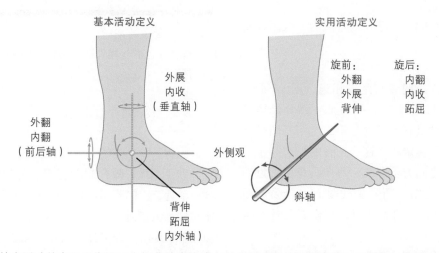

图 14-10 A. 基本活动的定义是指沿三个标准轴旋转并于垂直平面内的足踝活动：垂直的，前后下，内外；B. 实用活动定义的足踝活动是与旋转斜轴成角的。两个主要活动被定义为旋前或旋后

表 14-2　描述足踝部的活动和畸形的术语

活动	旋转轴	活动平面	固定畸形或异常姿势示例
跖屈 背伸	内外	矢状面	马蹄足 跟行足
内翻 外翻	前后	冠状面	内翻足 外翻足
外展 内收	垂直	水平面	外展足 内收足
旋后 旋前	斜向（根据关节变化）	含有内翻、内收、跖屈 含有外翻、外展、背伸	术语描述不一致，通过提示相关结构旋后 术语描述不一致，通过提示相关结构旋前

踝部相关关节的结构和功能

从解剖学角度看，踝关节含一个功能性关节：距小腿关节。该关节的一个重要结构组成部分是胫骨和腓骨之间形成的关节，这种关节由胫腓骨近端和远端关节以及骨间膜提供稳定（图 13-3）。由于这种功能联系，胫腓骨近端和远端关节被包括在"踝关节"的主题内。

近端胫腓关节

近端（或上）胫腓关节是位于膝关节外侧下方的滑膜关节。关节由腓骨头和胫骨外侧髁的后外侧面共同构成（图 13-4）。关节表面通常平坦或略呈椭圆形，被关节软骨所覆盖。尽管胫腓骨近端关节在功能上独立于膝关节（胫股关节），但两个关节囊之间存在解剖连接。

上胫腓关节关节囊由前后韧带和部分股二头肌腱加固（图 13-7 和图 13-9）。腘肌肌腱跨过关节后方，也有助于维持关节稳定。在尸体标本的模拟测量中发现，行走时产生的力和扭转的作用下，这个关节存在 1~3 mm 的前后移动。股二头肌和膝关节外侧副韧带经腓骨向胫骨传导的力量也有助于这个关节的相对稳定。创伤继发的上胫腓关节急性脱位罕见，但在文献中有报道。

胫腓远端关节

胫腓远端关节由远端腓骨内侧面与胫骨的腓切迹相关节构成（图 14-11）。解剖学家通常认为胫腓远端关节是一种通过骨间膜紧密连接的纤维性关节。如前面所述，胫腓远端关节存在微动，主要由踝关节的背伸导致。

骨间韧带在胫骨和腓骨远端之间提供了最牢固

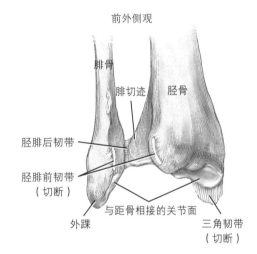

前外侧观

腓骨
腓切迹
胫骨
胫腓后韧带
胫腓前韧带
（切断）
与距骨相接的关节面
外踝
三角韧带
（切断）

图 14-11　右胫腓骨远端关节的前外侧观，腓骨翻开显露关节面

的连接（图 14-3）。该韧带是胫腓骨之间骨间膜的延伸。胫腓骨（远侧）前侧和后侧韧带也能稳定关节（图 14-11 和图 14-12）。而胫腓骨远端结构的稳定对踝关节的稳定和功能有至关重要的作用。

胫远端关节的韧带
- 骨间韧带（膜）
- 胫腓前韧带
- 胫腓后韧带

踝关节

关节结构

踝关节或距小腿关节，是由胫骨远端、双踝形成的踝穴与距骨的滑车（穹顶）和侧面的关节面组成的（图 14-3 和图 14-9）。踝关节因形态与木匠所做的榫卯相似，通常被称为"踝穴"（图 14-13）。踝穴近侧的凹形是由胫腓骨及周围韧带维持的。踝关节的形态是保证踝关节稳定性的重要前提。

踝穴必须足够稳定，以承受通过腿和足之间传导的力量。虽然可能存在差异，但一般站立时90%~95%的压力通过距骨和胫骨；剩下的5%~10%通过距骨的外侧和腓骨。踝关节内软骨厚度约3 mm，在生理负荷达到峰值时，关节软骨可被压缩30%~40%。这种负荷吸收机制可保护关节内软骨下骨避免受到应力损伤。

韧带

踝关节的关节囊经侧副韧带加固，可保持距骨在踝穴的矩形"窝"内的稳定性。除了增加踝穴的机械强度，韧带还拥有机械感受器（主要是游离神经和 Ruffini 末梢），这些感受器可增强肌肉在潜意识下调节稳定该部位的能力。

踝关节内侧副韧带因其呈三角形，被称为三角韧带。三角形韧带的顶端与内踝远端连接，其基部增厚并扩张，形成浅层的4条纤维带（图14-14）。图14-14所示为浅层纤维的远端附着点。此外还分出深层垂直走行的纤维，附着于距骨内侧和内踝之间。这些踝关节的前后纤维束分别于关节内侧（在图14-14中不可见）。深层的胫距后纤维止于距骨内侧结节上方和前方，是整个三角韧带中最大、最厚的纤维（图14-12）。

三角韧带的主要作用是稳定踝关节内侧。作为一个整体，这些纤维的方向是限制胫距、距下及胫舟关节过度的外翻活动。此外，还与外侧韧带一同为踝穴提供了多方向的旋转稳定性。由于三角韧带更坚强，同时外踝可作为骨性阻挡防止关节过度外翻，三角韧带的损伤是相对少见的。三角韧带损伤时常伴随其他结构的创伤，如下胫腓联合、外侧副韧带、弹簧韧带和骨骼（骨折和挫伤）。这一系列的相关损伤通常会比较严重，可发生在跳跃着地时

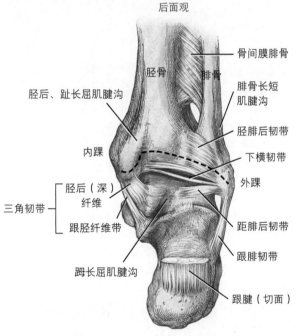

图14-12　右踝关节后方可见胫腓骨远端、踝和距下关节的韧带。虚线表示胫距（踝）关节囊的近端附着

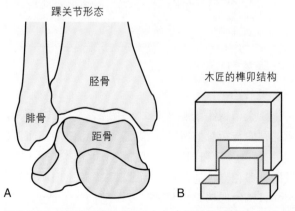

图14-13　证明了踝关节（A）与木匠的榫卯结构（B）在形状上相似。可见距骨表面大部分有关节软骨覆盖（蓝色）

> **构成三角韧带的纤维的远端附着点**
> **浅层**
> 胫舟纤维连接到舟骨，止于胫舟关节远端的结节之上
> 胫弹簧纤维与中足跖侧跟舟（"弹簧"）韧带混合
> 胫跟纤维止于跟骨载距突
> 胫距纤维止于距骨内侧结节的前方
> **深层**
> 胫距前、后纤维止于距骨内侧面，靠近踝关节边缘

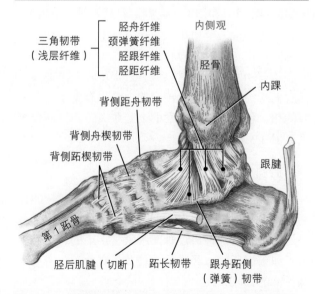

图14-14　右踝内侧观显露了三角韧带（内侧副韧带）。浅层四束纤维的远端止点用黑点表示

摔伤或负重的下肢承受扭转暴力时，多伴有患肢的极度外翻和外展（外旋）（文献中描述为踝关节外展和外旋。由于小腿相对于固定的距骨发生过度内旋，造成的踝关节的过度外展）。

踝关节外侧副韧带包括距腓前、后和跟腓韧带。与交织在一起的三角韧带不同，外侧韧带间在解剖结构上相互独立（图 14-15）。典型的"踝关节扭伤"的力学机制是过度翻转。因此，约 80% 的踝扭伤会导致一根或多根的外侧副韧带损伤。内翻扭伤的相对发生率较高，可能与行走中足跟着地瞬间跟骨存在轻度内翻，以及踝穴内侧的内踝无法形成足够的阻挡有关。

距腓前韧带连接到外踝的前方，并经前内侧止于距骨颈部（图 14-15）。这个韧带是外侧韧带中最常受伤的。损伤通常发生于踝关节过度内翻或水平方向内收（内旋），特别是合并跖屈时。例如，在跳跃着地中不慎踩进洞里或踩到别人的脚上。跟腓韧带起自外踝尖向下后方止于跟骨外侧面（图 14-15）。该韧带主要作用是阻止胫距、距下关节内翻（尤其是背伸时）。因此，在踝关节的大部分背伸、跖屈活动中，跟腓、距腓前韧带一同起着对抗内翻的作用。约 2/3 的外侧踝韧带损伤同时累及这两根韧带。

距腓后韧带起于外踝的后内侧，止于距骨的外侧结节（图 14-12 和图 14-15）。其纤维水平方向穿过踝关节后侧，由前外向后内侧走行（图 14-16）。距腓后韧带的主要功能是在踝穴内稳定距骨。特别是当踝

关节背伸时，它可限制距骨的过度外展（外旋）。

下横韧带是距腓后韧带分出的一束较厚的纤维（图 14-12）。这束纤维在内侧附着于内踝的后方，形成踝关节后壁的一部分。

综上所述，踝关节内侧副韧带和外侧副韧带分别限制了踝关节过度外翻和内翻。此外，由于大多数韧带在前后方向上存在不同程度的斜行，也限制了距骨在踝穴内的前后移动。正如关节运动学一节所述，跖屈和背伸活动分别与距骨的前后移动相关。由于这些原因，一些侧副韧带在踝关节极度背伸或跖屈时会受到牵拉。

穿过踝关节的许多韧带同时也经过足部的其他关节，如距下关节和距舟关节。因此，这些韧带为多个关节提供稳定性。表 14-3 总结了牵拉踝关节韧带的运动。这些信息有助于对临床实践情况的理

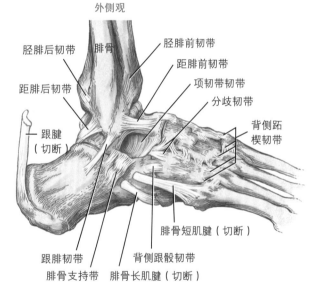

图 14-15　右踝外侧观显露了外侧副韧带

> **踝关节外侧副韧带的三个主要组成**
> * 距腓前韧带
> * 跟腓韧带
> * 距腓后韧带

表 14-3　牵拉踝关节韧带的所有活动*

韧　带	跨过的关节	牵拉韧带的动作
三角韧带（胫距纤维）	踝关节	外翻；背伸并距骨在踝穴内后移（后纤维）
三角韧带（胫舟纤维）	踝关节 胫舟关节	外翻，外展，跖屈并距骨在踝穴内前移 外翻、外展
三角韧带（胫跟纤维）	踝关节和距下关节	外翻
距腓前韧带	踝关节	内翻，内收，跖屈并距骨在踝穴内前移
跟腓韧带	踝关节 距下关节	内翻，背伸并距骨在踝穴内后移 内翻
距腓后韧带	踝关节	外展，内翻，背伸并距骨在踝穴内后移

*这些信息是基于非负重足相对于位置固定的腿部的移动

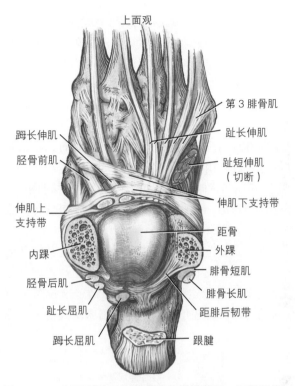

上面观

蹞长伸肌
胫骨前肌

伸肌上
支持带
内踝

胫骨后肌
趾长屈肌
蹞长屈肌

第3腓骨肌
趾长伸肌
趾短伸肌
（切断）
伸肌下支持带
距骨
外踝
腓骨短肌
腓骨长肌
距腓后韧带
跟腱

图 14-16 上面观显示右侧踝关节的横截面。保留距骨，但外踝、内踝和所有肌腱被切断

解，包括韧带受伤的机制、特定的应力试验是如何评估韧带完整性的，以及通过一些手法治疗增加活动范围的机制。

骨运动学

踝关节活动灵活。虽然现有生物力学研究中描述不同，本章假设踝关节的旋转主要围绕一个连接内外踝远端的旋转轴发生。由于外踝在内踝的后下方（触诊可证实），所以旋转轴与单纯的内侧 - 外侧轴稍有偏离。如图 14-17A-B 所示，当旋转轴（红色）从外侧向内侧通过距骨和双踝时，略向前上方倾斜。这个旋转轴与单纯的内外侧轴在冠状面上夹角约 10°（图 14-17A），在水平面上成角 6°（图 14-17B）。由于旋转轴的倾斜，背伸会伴轻度外展和外翻，跖屈伴轻度内收和内翻。因此，准确来说，踝关节会产生旋前和旋后活动。因为旋转轴仅与单纯的内侧 - 外侧轴有极小的偏差，所以踝关节大部分活动是背伸和跖屈（图 14-17D～E）。由于在水平面和冠状面上的旋前和旋后活动范围确实很小，在大多数临床情况下被忽略。

踝关节

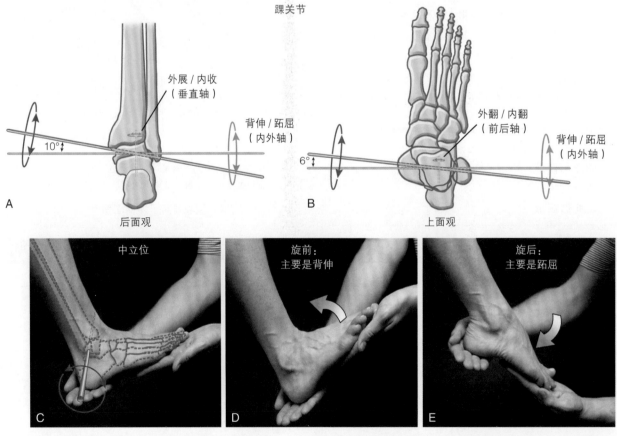

A 后面观

外展 / 内收（垂直轴）
背伸 / 跖屈（内外轴）
10°

B 上面观

外翻 / 内翻（前后轴）
背伸 / 跖屈（内外轴）
6°

C 中立位
D 旋前：主要是背伸
E 旋后：主要是跖屈

图 14-17 踝关节的旋转轴和骨动力学。从后面（A）和上面（B）可以看到稍微倾斜的旋转轴（红色）；C 中再次标出了这个轴。A 和 B 中也描述了相关的骨关节运动及其轴线。请注意，尽管 D 不明显，但背伸活动伴有轻度外翻和外展，属于旋前；跖屈（E）伴有轻度内收和内翻，属于旋后

当足与小腿成角 90° 是定义为踝关节 0°（中立）位。尽管不同测量方法的结果间存在差异，从中立位观察，踝关节背伸 15°~25°，跖屈 40°~55°。相关报道显示，在足的活动中，其他关节的活动可占总范围的 20%~30%。当足离开地面时可以自由旋转时，可见踝关节的屈伸活动，而当脚固定在地面时，例如在步态的站立期，腿向前旋转。

关节运动学

以下讨论是基于足为非负重，可以自由旋转的

假设。当背伸时，距骨相对于小腿向前滚动，同时向后滑动（图 14-18A）。向后滑动的同时允许距骨向前旋转，并限制前移。图 14-18A 可见距骨跟骨存在向后滑动趋势时，跟腓韧带变得紧绷。一般来说，任何在距骨后移时变紧的韧带，在背伸时也会越来越紧。除了图 14-18A 所示的跟腓韧带外，完全背屈时还可拉紧距腓骨后韧带和三角韧带的胫距后纤维。尽管上述韧带产生的阻力与跟腱等组织相比可能较小，但在某些临床情况下，侧副韧带张力

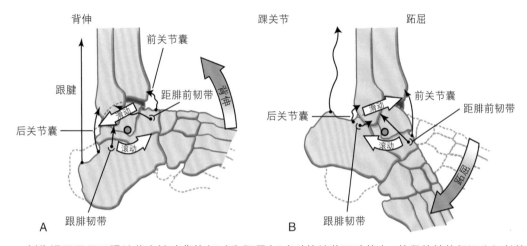

图 14-18　侧位视图显示了踝关节在被动背伸（A）和跖屈（B）时的关节运动状态。拉紧的结构标记为细长拉伸的箭头，松弛结构显示为波浪状箭头

特别关注 14-1

由极度背伸或跖屈引起的踝关节损伤

　　下胫腓韧带和骨间膜与踝关节近端结构有密切的关系。这种关系可见于踝部极度背伸受伤后，例如，起跳后着地或高处坠落后。极度暴力背伸踝关节会导致踝穴向外"爆开"，损伤多个组织。外伤致踝穴增宽及腓骨移位会损伤下胫腓韧带和骨间膜，即所谓的高位踝关节或下胫腓扭伤。除极度背伸外，许多高位踝关节扭伤的常见损伤机制中合并施加于距骨的过度外展（外旋）扭转力。从承重的角度来看，这种极端的活动可能发生在跳跃中右侧踝关节背伸着地时，身体和小腿同时向左侧快速旋转（此动作中，右胫骨和腓骨相对于固定的足部强力内旋）。通常，这种暴力的活动中也涉及踝穴的过度外翻。模拟上述高位踝关节扭伤的经典损伤机制的研究报道，胫腓前韧带是最常被拉伤的，随后是三角韧带的前纤维（纤维向前走行并穿过距舟关

节）。这些韧带的张力值（strains values）是 8%~9%——理论上可以造成伤害的拉伸。

　　据报道在踝关节损伤中约有 10% 存在高位踝关节或下胫腓扭伤，类似于相对少见的外翻性扭伤。由于存在多发组织损伤可能，相比于常见的内翻性扭伤，高位踝关节扭伤后的恢复时间往往较长。

　　跖屈 - 踝关节处于松弛位——许多踝关节侧副韧带和所有屈肌松弛。此外，跖屈使距骨较窄的部分进入踝穴，使踝穴放松。因此，完全跖屈导致远端胫骨和腓骨"放松对距骨的控制"。因此，在负重的踝关节完全跖屈时，踝关节处于相对不稳定的位置。穿高跟鞋或起跳后以跖屈（通常合并内翻）的姿势落地，会增加踝穴不稳定的可能，并可能损伤踝关节外侧韧带。

的异常增大，可能会限制关节背伸活动。例如，在韧带损伤或踝关节长时间制动后，背伸常受限。治疗目的是被动活动关节增加背伸活动范围。特别的是，临床医生会将距骨和足相对于小腿后移。适当后移可拉伸所有自然限制背伸的组织，包括许多侧副韧带。手法后移可模拟关节活动中的背伸。

在跖屈时，距骨向后滚动，同时距骨向前滑动（图 14-18B）。一般来说，任何在距骨前移时变紧的韧带，在跖屈时也会越来越紧。如图 14-18B 所示，距腓前韧带在跖屈时受到牵拉［尽管没有画出来，三角韧带的胫舟纤维在跖屈时也会紧张（回顾表 14-3）］。跖屈时也会拉紧伸肌和前关节囊。极度跖屈时可导致胫骨远端与距骨或跟骨后方的痛性撞击，尤其是在存在三角骨（位于距骨后外侧的较小且少见的副骨）的情况下。

在整个步态的站立阶段，踝关节逐渐稳定

在行走过程中，足跟刚接触地面时，踝关节迅速跖屈，以使足部着地（图 14-19；从步态周期的 0~5%）。进入步态的平足期，足上方的小腿开始向前转动（背屈）。背伸一直持续到跟骨离地期之后。在步态周期的这个阶段，由于许多韧带和屈肌受到牵拉、张力增加，踝部变得越来越稳定（图 14-20A）。当距骨前部稍宽的部分楔入胫腓骨构成的踝穴时，背伸的踝关节进一步稳定（图 14-20B）。楔形效应使远端胫骨和腓骨略分开。而这会受到下胫腓韧带及骨间膜的限制。在开始行走的推离阶段（大约步态周期的 40% 之后；如图 14-19）所示，完全

背伸的踝关节处于最稳定、匹配的位置。关节甚至可以承受高达体重 4 倍的压力。这种内在结构的匹配性可能是踝关节自然"磨损"（原发性）骨关节炎发生率较低的原因。髋关节或膝关节原发性骨关节炎的发病率是踝关节的 9 倍。创伤性踝关节骨关节炎是相对比较常见的。外伤后，踝穴内残留的不匹配会增加关节内的压力，损伤软骨，并可能发展为骨关节炎。

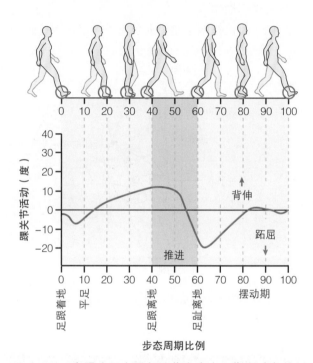

图 14-19　右踝（距小腿）关节在步态周期各阶段的活动范围。推离（推进）阶段（步态周期的 40%~60%）用深绿色表示

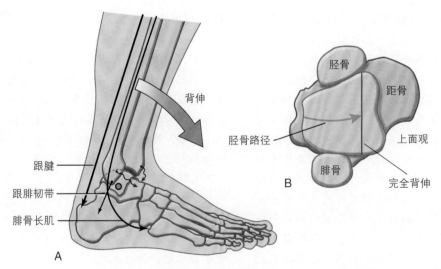

图 14-20　在踝关节完全背伸时，有助于增加其力学稳定性的因素。A. 周围结缔组织和肌肉的被动拉伸、张力增加。B. 距骨滑车前方较后方宽（见红线）。背伸时距骨前方较宽部位进入踝穴与胫腓骨接触，从而在踝关节内产生楔形嵌入的稳定效果

这个榫卯结构在最大背屈位置的轻微自然伸展会导致腓骨的轻微旋转和平移。尽管没有严格定义，但有研究发现这些运动可以发生在远侧和近端胫腓关节。腓骨运动可能是由拉紧的下胫腓前后韧带和骨间膜内的张力引起。

足部关节的结构和功能

距下关节

正如其名，距下关节位于距骨下方。为了解距下关节的活动范围，只需要紧紧握住其跟骨（足跟），然后左右旋转即可。活动过程中，距骨应该在张力稳定的距小腿关节内近乎保持静止。跟骨相对于固定的距骨运动时，可作非负重的旋前旋后运动，但在像站立行走这样的负重活动中，旋前旋后运动发生于腿和距骨（作为一个共同单位）围绕相对固定的（固定）跟骨旋转。这些基于负重距下关节的运动学是理解足部运动学的重要概念。这些运动允许足处于假定的位置，不依赖于叠加的足踝和小腿的方向的位置。这一功能对于活动来说是必不可少的，例如穿过陡峭的山地、双足分开站立、在行走或跑步时快速改变方向，以及在摇摆的船上保持平衡等。

关节结构

这个巨大复杂的距下关节由跟骨和距骨之间的后、中、前三个关节组成。这一关节在图 14-21 中用黄色显示。

距下关节突出的后关节约占关节面总面积的70%。距骨后凹面位于跟骨后凸面上，关节通过其相互交锁的形状、韧带、体重和活动的肌肉紧紧地固定在一起。而紧密排列的前关节和中关节由较小的、几乎平坦的关节面组成。尽管这三个关节都有助于维持距下关节的运动，但临床医生增加后足活动度时，通常会将注意力集中在更突出的后关节上。

韧带

距下关节内的后关节和前中关节各被一个单独的关节囊所包裹，巨大的后关节囊由各种细长的、不知名的韧带得以加强。表 14-4 中列出了为整个距下关节提供主要稳定来源的韧带。跟腓韧带限制过度内翻，三角肌韧带（胫跟韧带）限制过度外翻（这些韧带的解剖结构以前曾在距小腿关节描述过）。

骨间（跟距）韧带直接附着在距骨和跟骨之间，因此提供了距下关节最大的非肌肉强化作用。正如之前图 14-8 描述得那样，这些宽而平的韧带在跗

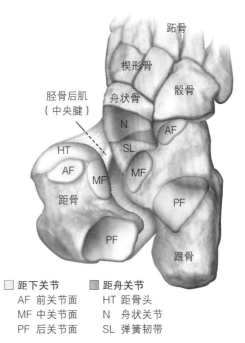

上面观

图 14-21 距骨内翻，露出大部足底区域的右足俯视图。距骨通过部分三角韧带悬挂于跟骨上。距下关节的关节面显示为黄色；距舟关节附近的关节面显示为浅紫色。将距骨复位，连接包括距下关节前关节面（AF）、中关节面（MF）和后关节面（PF）在内的三组关节面。置换距骨通过将距骨头（HT）与由舟状关节（N）和弹簧韧带（SL）形成的凹面连接起来，重新连接距舟关节。粗大的胫后中央腱很明显，它在三角韧带内侧向舟骨结节方向走行

表 14-4 距下关节重要韧带的主要功能

韧带	在距下关节的主要功能
跟腓韧带	限制过度内翻
三角韧带（胫跟韧带）	限制过度外翻
骨间韧带（距跟韧带）	把距骨和跟骨"捆绑"在一起；限制所有运动的过度运动，特别是内翻

骨窦处斜交叉，因此除非关节断开，否则很难看到。骨间（跟距）韧带有两条不同的、扁平的前韧带和后韧带。这些韧带起源于跟骨沟，并在距骨沟及邻近区域上附着。较大的项韧带具有与骨间韧带相似的斜纤维排列，但更多地附着在跟骨沟的侧面。从这个附着物来看，项韧带向上和内侧走行，主要附着在距骨颈部的下侧面（因此被称为"颈项部"，详见图 14-15）。骨间韧带限制所有运动的过度运动，特别是内翻。

虽然跗骨窦内的韧带被认为是维持距下关节稳定的主要装置，但对其功能的全面了解尚不清楚。这种认识的缺乏限制了我们发展符合临床标准的"应力试验"用来帮助诊断韧带损伤。尸体研究表明，施加在跟骨上的外侧到内侧的应力主要作用于骨间韧带，这一发现与骨间韧带在距下关节处抵抗内翻的功能是一致的。

运动学

距下关节的运动包括三组关节面之间的滑动运动，在跟骨和距骨之间产生一个弧形运动。尽管不同人之间存在着相当大的差异，旋转轴通常被描述为一条线，穿过外侧后足跟，在前方、内侧和上方穿过距下关节（图 14-22A～C，红色）。旋转轴与水平面成 42° 夹角（图 14-22A），与矢状面成 16° 夹角（图 14-22B）。

在垂直于旋转轴的弧中（参见图 14-22A～C 中的红色圆形箭头），距下关节的旋前和旋后运动发生在跟骨相对于距骨移动的时候（反之亦然）。

考虑到轴的总体倾斜度，旋前和旋后的三个主要组成动作中只有两个是非常明显的：内翻和外翻，外展和内收（图 14-22A-B）。因此，旋前具有外翻和外展的主要组成动作（图 14-22）；旋后具有内翻和内收的主要组成动作（图 14-22E）。跟骨相对于距骨有轻微的背屈和足底弯曲，但这种运动很小，临床上通常忽略。

简单起见，距下关节的运动学用图像演示（图 14-22），即跟骨相对于固定的距骨移动。然而，在行走时，由于跟骨在体重的作用下是相对固定的，距下关节内旋和外旋在很大一部分上是由距骨的水平面旋转引起的。由于榫卯结构固有的稳定性和良好匹配，距骨的水平面旋转与整个小腿的旋转相互耦合。距骨关节内轻微的水平面附属运动在整个旋转中所占的比例很小。

活动度

Grimston 和他的合作者报告了 120 名健康受试者（9～79 岁）距下关节内翻和外翻运动的主动

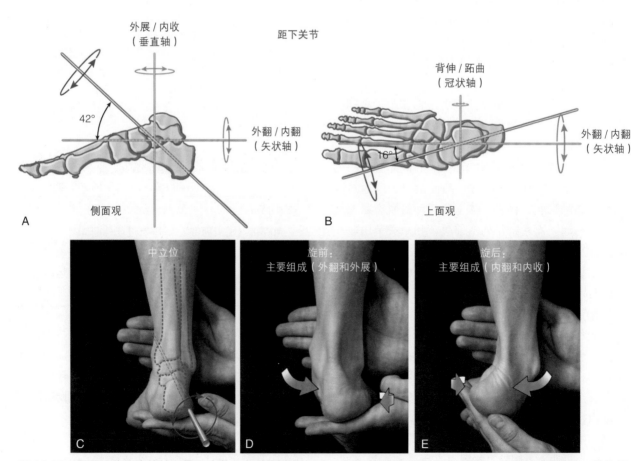

图 14-22　距下关节的旋转轴和骨运动学。分别从侧面（A）、上面（B）和后面（C）展示了旋转轴（红色），轴的组成和相关的骨运动学也在图 A 和 B 中描述。旋前运动是外翻和外展的主要组成部分，见图 D。旋后运动是内翻和内收的主要组成部分，见图 E。在图 D 和 E 中，蓝色箭头表示外展和内收，紫色箭头表示外翻和内翻

活动度。结果表明，内翻超过外翻近一倍：内翻22.6°，外翻12.5°。尽管这些数据包括距骨关节附近的附带旋转，但更大的内翻和外翻的比值主要报道于距下关节单独存在的情况。研究发现被动活动具有更大的运动幅度，内翻到外翻的比率接近3∶1。不管是主动或被动运动，外踝远端突出和较厚的三角肌韧带自然限制外翻。

跗横关节（距舟和跟骰关节）

跗横关节，也被称为中跗关节或 Chopart's 关节*，由两个解剖上不同的关节组成：距舟关节和跟骰关节。如图 14-23 所示，这些关节连接后足和中足。

在本章节，考虑跗横关节在足踝其他主要关节中的功能特征可能具有指导意义，如前所述，距骨（踝）关节主要在矢状面运动：背伸和跖屈。然而距下关节允许一个由两个主要运动组成的倾斜运动路径：内翻外翻和外展内收。这一节描述了跗横关节作为足部功能最多的关节，如何通过一个更为倾斜的运动路径在三个主平面运动。在其他重要功能中，跗横关节的旋前和旋后路径允许负重的足适应

各种不同的关节表面轮廓（图 14-24）。

跗横关节与距下关节关系密切，如前所述，这两个关节互相协作，控制全足大部分的旋前和旋后姿势。

关节结构与支持韧带
距舟关节

距舟关节（跗横关节的内侧室）类似于球窝型关节，为足部内侧（纵向）柱提供了重要的活动度。这种活动性主要表现为中足和前足相对于后足的扭转（内翻和外翻）和弯曲（内收和外展）。距舟关节包括距骨头和舟骨近侧和弹簧韧带形成的连续深凹关节（图 14-8），距舟关节的凹凸关系如图 14-21所示。弹簧韧带（图 14-21 中标记为 SL）是一条粗大的纤维软骨带，横跨跟骨载距突和舟骨的足底内侧面之间的间隙，三角韧带的胫弹簧纤维与弹簧韧带融合并加强。弹簧韧带通过直接支撑距骨头的

---

* 以 18 世纪末法国外科医生弗朗索瓦·肖巴特（Francois Chopart）的名字命名，他设计了一种在跗横关节的足部截骨术式

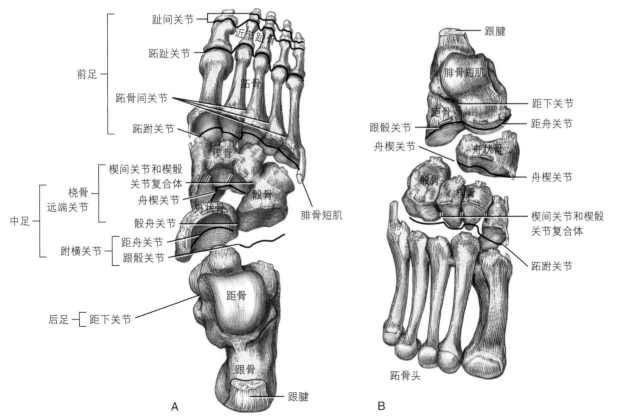

图 14-23　从两个角度显示右脚的骨头和断开的关节：上后部（A）和上前路（B）。关节的整体组织结构在图 A 中突出显示

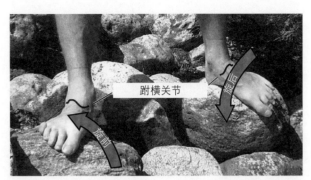

图 14-24　一个人站在不平坦的表面上时，跗横关节允许中足旋前和旋后

特别关注 14-2

距下关节运动的临床评价

用标准测角法很难准确测量距下关节的旋前和旋后程度。这一困难表现在一个标准的老式的测角仪无法跟随倾斜的旋前和旋后弧线，同时还要考虑周围关节的运动。作为解决问题的一种方法，临床医生通常仅通过后足（跟骨）的内翻和外翻量来测量距下关节的运动。只要认识到内翻和外翻的冠状面运动只是旋后和旋前的组成部分，而不是完全相同的替代物，这一临床捷径就是有效的。

"距下关节中立"一词通常在临床上用于建立一个基线或参考，以便在制作矫形装置之前对足部进行评估。距下关节的中立位是通过将受试者的跟骨放置在一个允许距骨的内外侧在踝穴内同等暴露以供触诊的位置来实现的。在这一"中立"位置，关节通常是距离完全外翻的 1/3 和完全内翻的 2/3。

内侧和足底凸面，形成了距舟关节结构的"底板和内侧壁。"足部这个区域需要相当大的支撑，因为站立时体重会在足底和内侧方向沿着距骨头，将压力传向地面。因此，弹簧韧带的撕裂或松弛会导致足部畸形（弹簧韧带更正式和准确的名称是跟舟足底韧带，"弹簧"这个词实际上是一个误称，因为它几乎没有弹性，如果有的话，它的纤维软骨提供了相当大的强度和抗伸展性。尽管如此，在临床和研究中，弹性这一词仍然被广泛应用）。

一个不规则形状的关节囊包绕着距舟关节，加强此关节囊的韧带详见框中内容。

跟骰关节

跟骰关节是跗横关节的外侧组成部分，由跟骨

的前（远）面和骰骨的近侧关节组成（图 14-23）。每个关节面都成弧面，接触面形成一个互相交锁的契合体，可防止滑动。与距舟关节相比，跟骰关节运动范围更小，特别是在冠状面和水平面上。跟骰关节的相对稳定性为足的外侧（纵向）柱提供了稳定性。

跟骰关节囊的背外侧部分被跟骰韧带加厚（图 14-15），另外三条韧带进一步维持了该关节的稳定。分歧韧带是一条 Y 形纤维带，其茎附着在跟骨上，就在跟骰关节背侧面的近端，韧带的茎部分叉形成外侧和内侧纤维束。其内侧（跟舟骨）纤维加强了距骨关节的外侧，外侧（跟骰）纤维穿过跟骰关节的背侧，在两骨之间形成主要连接。

> **支持或加强距舟关节的韧带总结**
> - 弹簧（跟舟足底）韧带为距骨头形成纤维软骨条索（图 14-8 和图 14-21）。
> - 距舟背侧韧带加强背侧关节囊（图 14-14）。
> - 分歧韧带（跟骨舟骨纤维）横向加强关节囊（图 14-15）。
> - 三角韧带的胫舟韧带和胫弹簧韧带加强关节囊的内侧（图 14-14）。

跖侧长韧带和短韧带加强跟骰关节的足底侧（图 14-25）。跖侧长韧带是足部最长的韧带，起源于跟骨的足底表面，走行于跟骨结节的前面，韧带嵌入外侧三个或者四个跖骨的足底面。跖短韧带，

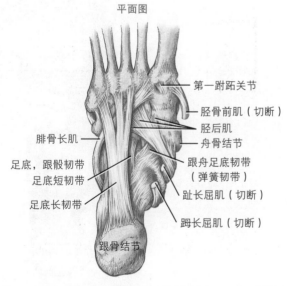

平面图

第一跗跖关节
胫骨前肌（切断）
胫后肌
腓骨长肌
舟骨结节
足底，跟骰韧带
足底短韧带
跟舟足底韧带（弹簧韧带）
趾长屈肌（切断）
足底长韧带
跗长屈肌（切断）
跟骨结节

图 14-25　右足足底深部的韧带和肌腱。注意腓骨长肌腱和胫后肌腱的走行方向

又称跟骰跖韧带，位于足底长韧带的正前下方，并嵌入到骰骨的足底表面。通过垂直于跟骰关节，跖韧带为足的外侧柱提供了良好的结构稳定性。

> **加强跟骰关节韧带的总结**
> - 背侧跟骰韧带加强背侧囊（图 14-15）。
> - 分歧韧带（跟骰纤维）在背侧加强跟骰关节（图 14-15）。
> - 跖长、短韧带（图 14-25）加强跟骰关节的足底侧。

运动学

跗横关节很少和附近关节，特别是距下关节，有互相的运动。为了解主要发生在跗横关节的活动，需要将跟骨固定，同时最大限度地旋前和旋后中足（图 14-26，分别为 A 和 C 部分）。在这些运动中，舟骨在距舟关节内旋转。距下关节和跗横关节的联合运动占整个足部内旋和外旋运动的大部分（分别见图 14-26，B 和 D 部分）。如图 14-26 所示，前足的活动性（尤其是第一序列）也有助于整个足部的旋前和旋后姿势。

足部旋前（背内侧视图）

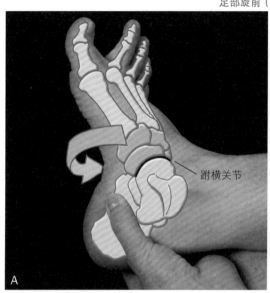
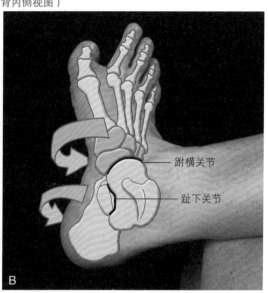

足部旋后（足底内侧视图）

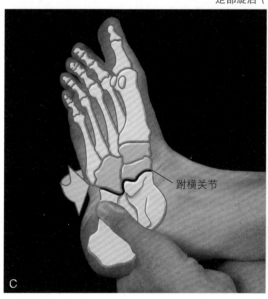
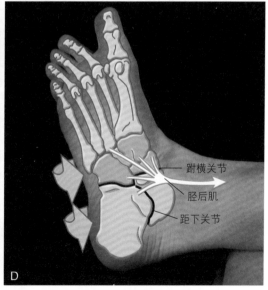

图 14-26　无负荷状态下右足的旋前和旋后显示距下关节和横跗关节的相互作用。跟骨固定后，旋前和旋后主要发生在中足（A 和 C）。当跟骨自由活动时，旋前和旋后为发生在后足和中足活动的总和（B 和 D）。后足运动用粉色箭头表示；中足运动用蓝色箭头表示。胫后肌的拉力如 D 所示，它引导后足和中足的主动旋后运动

在研究跗横关节运动学时，应特别注意三点。第一，确定两个独立的旋转轴；第二，负重时的运动幅度和方向与非负重时的运动幅度和方向不同；第三，跗横关节的运动受距下关节位置的影响。接下来的章节将这些因素逐一讨论。

旋转轴和相应的运动

Manter 最初描述了跗横关节运动的两个旋转轴：纵轴和斜轴。因此，关节处的运动自然地发生在两个独特的平面上，每个平面都垂直于特定的旋转轴。虽然这个概念近来还没有得到生物力学方面的验证，但它提供了一个功能性的方法来评估这个复杂关节的运动潜力。跗横关节的纵轴几乎与垂直的前后轴一致（图 14-27A~C），主要成分为外翻和内翻运动（图 14-27D~E）中。相比之下，斜轴与垂直轴有从内到外的明显偏离（图14-27F~H），因此，围绕该轴的运动是外展和背屈（图 14-27I）以及内收和足底外展（图 14-27J）的自由组合。

跗横关节拥有两个独立的旋转轴，每个轴产生一个独特的运动模式。虽然这在技术上可能是正确的，但与大多数负重活动相关的功能运动学是在两个轴上的运动混合而成的，这种混合产生了最纯粹的旋前和旋后形式（即最大限度地表达所有三个主平面的组成部分的运动）。在跗横关节的旋前和旋后运动使中足（最终是前足）能够适应许多不同的形状和轮廓。

跗横关节的活动度很难准确测量并与相邻的关节分开。然而，通过视觉和人工检查发现，中足的旋后量是旋前量的两倍。中足单纯的内翻和外翻的程度与在距下关节观察到的情况相似：内翻20°~25°，外翻10°~15°。

关节运动学

从功能的角度来看，描述跗横关节在穿越后足和中足的关节运动学可能是有用的。参见如图 14-26D 中无负荷状态下足部主动旋后。胫骨后肌及其多个附着体是足部的主要旋后肌。由于相对刚性的跟骰关节，一个内翻内收的跟骨从足的内侧柱之下拉向外侧柱，这个动作的重要支点是距舟关节。胫骨后部的牵拉有助于舟骨的旋转，并有助于提高内侧足弓（足背）。在这个运动中，舟骨近端凹面和弹簧韧带都围绕着距骨的凸面旋转。

无负荷状态下足部内旋的发生类似于反向运动学的描述，腓骨长肌的牵引有助于降低足的内侧，提高外侧。

特别关注 14-3

距下关节位置对跗横关节稳定性的影响

距下关节除了控制后足的位置外，还间接控制远端关节，特别是跗横关节的稳定性。虽然这一概念的相关性在本章后面会进行讨论，但距下关节的完全旋后限制了中足的整体活动性。一个非常松散的骨关节模型有助于证明这一原理，用一只手固定距骨，另一只手用力"旋动"跟骨（足跟）至完全倒转，注意到中足外侧相对于内侧"下降"。结果，距骨和跟骰关节（跗横关节的组成部分）发生纵向扭曲，从而增加了中足的相对刚度。相反，距下关节完全旋前时，增加了中足的整体活动度。再次回到起初松散的骨关节模型，跟骨的最大外翻解离了中足的内外侧，使它们处于几乎平行的位置。结果，距骨和跟骰关节在纵向上解离，从而增加了中足的活动度。当跟骨从完全内翻逐渐到完全外翻时，可努力去"感觉"中足（和前足）在多个平面上活动度的增加。如后文所述，在步态的站姿阶段，中足改变其柔韧性的能力具有重要的力学意义。

先前描述的旋后和旋前关节运动学假定足处于非负重或离地状态。更重要的是，要了解足在地面上负重时，特别是在行走过程中足的关节运动学。这个问题将在本章后面讨论。

足内侧纵弓

图 14-28 示出了内侧纵向足弓和横向足弓的位置。这两个足弓是提供负重足稳定性和弹性的关键因素。本节论述了内侧纵弓的结构和功能。横弓在后面的跗骨间关节的研究中论述。

内侧纵弓遵循足部内侧特征性的凹形"足背"。这个足弓是足的主要负重和减震结构。构成内侧纵弓的骨性结构包括跟骨、距骨、舟骨、楔状骨和相关的三个内侧跖骨。一些结缔组织有助于保持内侧弓的形状（在本章后面描述）。如果没有这种弓形结构，施加在足上的强大且迅速产生的力，例如跑步和行进过程中，可能会超过骨骼的生理承重能力。辅助足弓吸收负荷的附加结构是足底脂肪垫、位于足趾足底基部的籽骨和足底浅筋膜（主要附着在覆盖的真皮上，主要作用是减少剪切力）。内侧纵弓和相关结缔组织是在相对低的应力或接近静态条件下的足的机械支撑的主要来源，这将在后面描述。

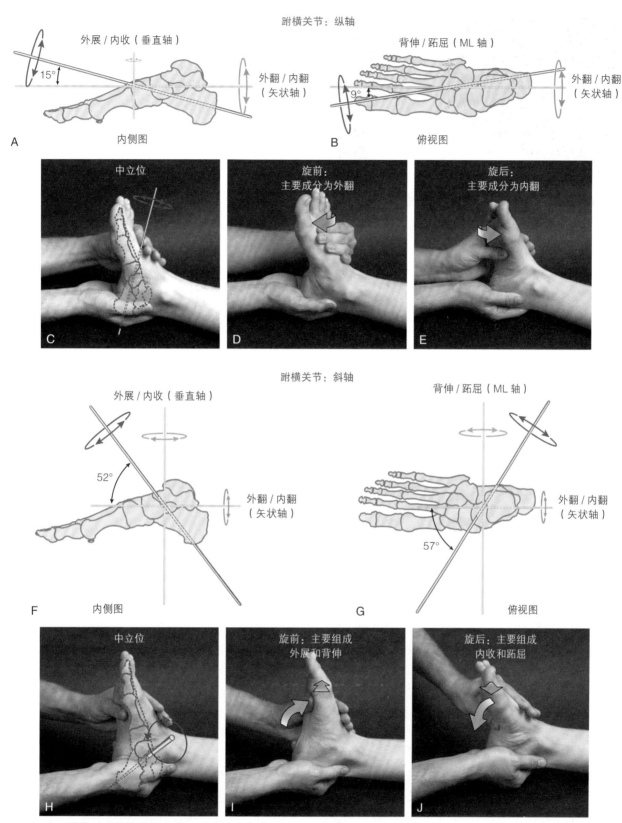

图 14-27　跗横关节的旋转轴和骨运动学。纵向旋转轴，从侧面（A 和 C）和上方（B）以红色显示（组成轴和相关的骨运动学也在图 A 和 B 中描述）。围绕纵轴发生的运动有旋前（D）（主要成分为外翻）和旋后（E）（主要成分为内翻）。斜旋转轴，从侧面（F 和 H）和上方（G）以红色显示。（组成轴和相关的骨运动学也在图 F 和 G 中描述）围绕斜轴发生的运动是旋前（I）（主要组成外展和背伸）和旋后（J）（主要组成内收和跖屈）。在 I 和 J 中，蓝色箭头表示外展和内收，绿色箭头表示背伸和跖屈

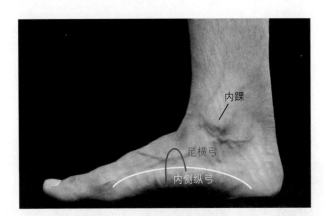

图 14-28 正常足内侧观显示内侧纵弓（白色）和足横弓（红色）

然而，即使经过几十年的研究，关于在放松站立的情况下保持健康的足弓形状需要多少肌肉支持，文献仍然结论不一。可以从文献中得出的两个结论是静止站立时保持正常足弓高度所需的肌肉活动是高度可变的，与结缔组织提供的支撑相比相对较小。此外，当足弓受到较大或动态负荷的情况下，如站立踮脚、行走、跳跃或跑步时，需要非常大的肌肉力量。接下来将描述内侧纵弓所提供的被动支撑机构。肌肉在提供主动支撑中的作用将在踝关节和足部肌肉的研究中描述。

内侧纵弓的被动支撑机制

距舟关节及相关结缔组织形成内侧纵弓的基石。负责保持足弓高度和一般形状的其他非肌肉结构有足底筋膜、弹簧韧带、第一跖跗关节。足底筋膜为内侧纵弓提供了主要的被动支撑。这种致密结缔组织覆盖足底和足侧，并组成浅表和深部纤维。前面介绍的浅表纤维主要与足底表面上覆的真皮混合。更广泛也更厚的足底深筋膜（或腱膜）附着在跟骨结节的内侧突（图 14-1）。此组织厚 2~2.5 mm，由一系列富含胶原组织的纵向和横向条带组成。这些筋膜非常强韧，能够在失效之前抵抗约 810 N（超过 180 Id）的张力。从组织与跟骨的牢固连接开始，外侧、内侧和中央的纤维束向前延伸，与足部固有肌肉的第一层相融合并覆盖其表面。主要的、较大的中心纤维集合延伸到跖骨头，在那里它们最终与跖趾关节的跖板（韧带）、指屈肌腱的纤维鞘和足趾跖侧的筋膜混合。伸趾动作拉伸了深筋膜的中间纤维，增加了内侧纵弓的张力。这种机制是有用的，因为它增加了一个人踮脚时，或步态推进后期足弓的张力。

当人正常站立时，身体的重量落在距舟关节区域附近的足部。此负荷分布在内侧纵弓的前侧和后侧，最终通过脂肪垫和厚厚的真皮落于足的跟部和球部（距骨头区）（图 14-29A）。一般来讲后足承受的压力大约是前足的两倍。而前足的平均压力通常在第二跖骨和第三跖骨的头部区域最大。

站立时，体重将距骨向下推，稍微降低内侧纵弓。临床上可通过地面与舟骨结节的距离来测量负重时足弓的凹陷程度，静态测量称为"舟骨落差试验"。足弓的下降（在健康成人男性中平均约 7 mm）增加跟骨和距骨头之间的距离。拉伸的结缔组织中的张力，尤其是足底深筋膜，在负重时，起到半弹性拉杆作用，使足弓中只轻微下降（参阅图 14-29A 中的拉伸弹簧）。拉杆就像一个桁架，支撑和吸收体重。尸体标本的实验表明，足底深筋膜是维持内侧纵弓高度的主要结构；若将筋膜切割，弓的刚性随之降低 25%。

当足弓塌陷时，后足通常内翻几度。从后视图看最明显，表现为跟骨相对胫骨轻微外翻。当足减负时，例如在行走过程中将重心移到另一条腿时，自然弹性和柔性将足弓返回到其预加载的升高高度。跟骨轻微内翻到其中立位置，从而允许该机制再次重复其减震功能。

如前所述，内侧纵弓的高度和形状主要由图 14-29A 中弹簧形状描述的结缔组织的被动约束来控制。安静站立时活动的肌肉支撑相对较小且可变，可被视为"第二支撑线"——例如，用于控制姿势摆动，从双下肢切换到单肢支撑，支撑相对重的负荷，或当足弓由于过度伸展或减弱的结缔组织而缺乏固有的支撑时。

扁平足——内侧纵弓异常塌陷

扁平足存在长期塌陷或不正常的内侧纵弓。这种情况常常是中足或前足近端区域关节松弛的结果，通常与过度伸展、撕裂或薄弱的足底筋膜、弹簧韧带和胫后肌腱一起出现。这样可导致距下关节过度旋前，后足展现夸张的外翻姿势（跟骨外翻远离中线）。另外，前足经常过度外展。常可见凹陷的距骨和舟骨摩擦鞋内侧，形成邻近皮肤上的胼胝。

图 14-29B 示人的扁平足。足印中明显异常的中足提示支持足弓的关节内部已过度松弛。一个中度或严重的扁平足患者通常可通过足部支撑降低负荷代偿的能力。这可能需要来自内在肌肉和外在肌肉有效的动力来补偿过度拉伸或减弱的结缔组织中产生的张力不足。即使在安静站立时，也可能需要有效的肌肉活动，这又可能会导致疲劳和各种过度

使用的症状，包括常见的足部和腿部疼痛、骨刺，以及增厚和发炎的足底筋膜。

扁平足常被分为僵硬性或柔软性变形，尽管许多情况并不像这些术语所表现得那样极端。僵硬性平足（如图 14-29B 所示）即使在非负重位置，也显示出下降的弓。这种畸形通常是先天性的，继发于骨性或关节畸形，例如跗骨联合（即跟骨和距骨固定于外翻位置的部分融合）。扁平足也可能发生痉挛性麻痹，并导致某些肌肉的过度拉伸。由于其固定的性质和产生痛苦症状的可能性，儿童的僵硬性扁平足可能需要手术矫正。

柔软性平足是一种较常见的扁平足弓形式。在减负时，内侧纵弓基本上是正常的，但在负重时过度下降。柔软性平足常与局部支撑的结缔组织松弛、

正常足弓

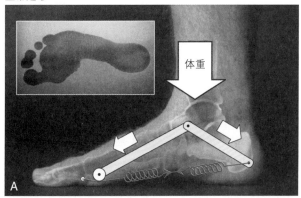

下降足弓

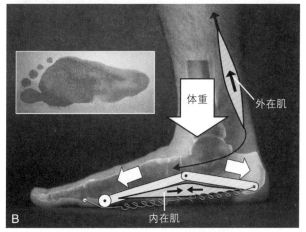

图 14-29　足部模型显示了站立时承受体重的机制。A. 拥有正常的内侧纵弓，承受的体重主要通过跖筋膜的伸长而分散，图中描述为红色弹簧。足印展示了正常足弓的弧度。B. 由于内侧纵弓的异常下降，足底筋膜过度拉伸和减弱，就像过度拉伸的红色弹簧，不能充分承受或分散体重。因此，各种外在和内在肌肉作为第二个支撑足弓的来源。足印可见下降的足弓，足背弓形隆起特征亦消失

支持足弓的肌肉无力或疼痛，或导致足部过度内翻的代偿机制有关。对于柔软性平足，较少采用手术治疗，通常是提供矫形器，使用专门的鞋，并加强足和整个下肢肌肉的运动能力。

最后，应该注意的是，尽管图 14-29B 所示的图像提供了与扁平足相关的整体病理机制的有用见解，但它提供的功能信息有限，因为受试者只是简单地站在轻松的位置——对足施加相对较低的压力。更详细和实际地了解扁平足如何影响足部力学需要整个步行站立阶段的动态、三维的足与地面相互作用分析。这个评估涉及一个相对复杂的测量系统，这需要受试者走过一个已经安装了力或压力敏感传感器的特殊垫子或地板，同时收集下肢三维运动学数据。这个系统可以收集受试者足底表面"压力中心"路径的数据（第 15 章）、整体地面反作用力、瞬时内侧纵弓的高度、后足内外翻运动学，以及下肢其他部位的数据。理论上，这类信息可以帮助确定平足可能对受试者的踝关节和足部局部组织的功能影响，以及间接对身体的其他部位产生影响。虽然这种更精细的测量系统在大多数临床环境中用不着，但在研究中得出的数据可能非常具有启发性。例如，即使足弓在站立时看起来是完全平的，步态过程中的某些肌肉或运动变化可能会补偿一些潜在的有害影响。这种自然补偿可以部分解释为什么一些符合平足标准的健康人在行走时没有疼痛症状。然而，这些补偿可能是例外而不是常规，因为当在一个非常大的人群中进行研究时，平足和走路时过度足内翻在统计学上与足、腰痛是相关的。

距下关节和跗横关节的联合作用

当足部不负重时，内旋使足底向外扭转，外旋使足底向内扭转。然而，当足部在步态周期的站立相下负重时，旋前和旋后允许腿和距骨相对于相对固定的跟骨在三个平面内旋转。这一重要机制主要通过距下关节、跗横关节和内侧纵向足弓之间的相互作用来协调。关于这个复杂的机制，仍有很多东西需要研究。

健康的足部，内侧足弓在整个步态周期内循环上升和下降。在大多数的站姿阶段，随着体重的逐渐增加，内侧足弓略微降低（图 14-31A）。当足被体重逐渐压缩时，足弓的结构吸收局部的压力。这种负荷衰减机制为足部和下肢提供了必要的保护，防止与压力相关的过度损伤。

特别关注 14-4

高弓足——内侧纵弓异常增高

在体重的负荷下，足弓的排列和相关高度可大致分类为扁平足、正常足（正常或力线合适）或高弓足。这种分类可以通过测量角度（例如，站立后足内翻）、内侧纵弓的高度和柔韧性，或行走时静态或动态足底负荷模式来确定。高弓足较扁平足更为少见，无症状健康人群的患病率约为 20%。其作为最基本的病理改变，弓形足指的是异常增高的内侧纵弓，这通常与过度后足内翻相关（图 14-30）。也可能存在过度前足外翻，它通常作为一种补偿机制来维持前足内侧与地面紧密接触。

高弓足可以是固定的或渐进的，可以在婴儿期、儿童期或以后的生活中表现出来。许多相对温和形式的高弓足被认为是特发性的，具有明显的遗传易感性，如图 14-30 所示。轻度或细微的高弓足可不导致任何功能限制，当然也可能引起明显的功能限制。在行走时长期抬高足弓会减少足底与地板的表面接触面积，并且还会造成足底压力中心侧向移动。如图 14-30 所示，异常抬高的足弓也使得跖骨与地面的角度更大。当足底接触面积减少时，足底压力通常会上升，压力中心在前足区域前移（与正常足和扁平足相比）。由于这个原因，有明显高弓足的人可能有疼痛（跖骨痛）和跖骨头区胼胝的形成。

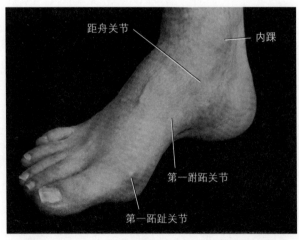

距舟关节　　内踝

第一跖跗关节

第一跖趾关节

图 14-30　一个患有特发性弓形足男子的右足照片

此外，理论上讲，长期抬高（相对僵硬）的足弓不能很好地承受步行和跑步的重复影响。因此，具有显著高弓足的人发生足和下肢应激相关损伤的风险更高。

临床上还存在更严重的病例——大多数存在明显诱因。高弓足可能是外伤后，例如由严重骨折、挤压伤或烧伤引起的。童年时期未解决的先天性"马蹄内翻足"可能会在以后的生活中继续存在。最可能累及并恶化高弓足的病例往往都有神经起源，如腓骨肌病、脊髓灰质炎、脑性瘫痪或周围神经损伤。尽管病因众多，这些神经性疾病通常会使足部肌肉力失衡，最终导致高弓足畸形。例如，胫后肌和腓骨长肌痉挛或过负荷与胫前肌无力或瘫痪相结合，最终促进后足内翻和前足外翻畸形的发展。胫骨前肌的无力也可使腓骨长肌将第一跖骨拉成过度跖屈。足背内翻、前足外翻和第一跖骨过度跖屈往往是神经源性高弓足的显著特征。基于力学的治疗方案因患者年龄、器质性病因和受累程度的不同而异，但都可以结合物理治疗、使用支具或肌腱移位手术。

PONSETI 法

非神经性、先天性高弓足（马蹄内翻足）的保守治疗包括物理疗法、伸展紧绷的肌肉（包括典型的腓肠肌和比目鱼肌），以及使用专门的鞋类或矫形器。在婴儿和儿童中，这些方法已与 PONSETI 方法结合使用，这种方法基于 Ignacio V. Ponseti 的原创工作，他是一个西班牙整形外科医生，在爱荷华大学完成了大部分工作。这种高度受欢迎的治疗方法通常需要 5~7 层石膏，适用于婴儿的相对可塑的马蹄内翻足，这里的每一层石膏将脚保持在接近正常的位置。石膏的应用和足部的温和（也是非常特殊）处理需要由训练有素的医生来完成，因为这个过程需要了解马蹄内翻足的解剖学和基本病理学。除此之外，还需要附加典型的经皮跟腱切断术。这种相对保守的治疗方法的成功取决于长期使用"外旋"（Denis Browne 型）支具来维持矫正。在更严重或更复杂的情况下，如果患者保守治疗不成功则可能需要更大的手术来矫形。

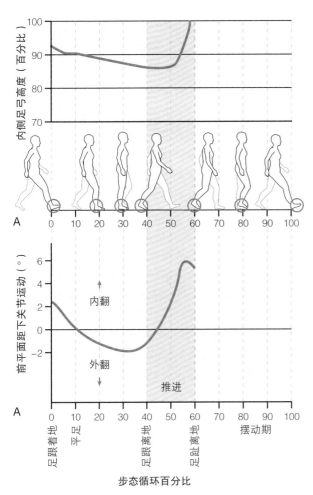

图 14-31 A. 在整个步态周期的站立相（0~60%）内侧足弓高度的百分比变化。在垂直轴上，100% 的数值代表在摆动相足部负重状态下的足弓高度。B. 整个站立相距下关节的前平面运动范围图（即跟骨的内翻和外翻）。额状面运动的 0° 被定义为受试者静止时跟骨的位置（后侧观察）。行走的启动阶段由深紫色的形状表示

在步态周期循环的前 30%~35% 中，距下关节内旋（外翻）增加了中足的活动性（图 14-31B）。在后期的站立相中，因为内翻位的距下关节增加了中足的刚度，足弓会急剧上升。刚度保证足部能够承受发动阶段所产生的巨大载荷峰值。在每一个步态周期中，足部能够反复从一个灵活的减震结构转换为一个更坚硬的杠杆，这是足部最重要的临床相关动作之一。如后文所述，距下关节是引导足部旋前和旋后运动的主要关节。

步态早期至中期：距下关节的旋前运动

在步态周期足跟接触地面的阶段，背屈的距骨关节和处于轻微内翻位的距下关节分别迅速地跖屈和旋前（参考图 14-19 和 14-31B）。尽管图 14-31B

中绘制的数据显示步态周期前 0°~30° 之间仅仅有大约 4° 的向外翻（旋前）的运动，但使用无症状受试者（内侧弓高度正常）的数据源表明运动范围在 5°~9° 之间。定义距下关节 0° 位置的差异、不同的样本大小和足型，以及不同的测量技术构成了文献中结构不一致的主要原因，因此，在行走过程中很难明确定义"异常"的外翻（旋前）。

站立时距下关节的旋前（外翻）主要由两种机制引起。第一，便于地面反作用力向上传递，跟骨尖端轻微外翻，并刚好侧向跟骨后部中点。在足跟接触地面的同时，产生的冲击力在水平面上和矢状面下的内部冲击距骨头。相对于跟骨，距骨的这种运动会外展并（轻微）背伸距下关节。这些动作与旋前的形式定义是一致的，一个松散的骨关节模型有助于将这种运动可视化。第二，在早期站姿阶段，胫骨和腓骨，以及股骨（较小程度的），均会在起初的足跟接触地面后产生旋前。由于距小腿关节的环抱结构，内旋的小腿引导距下关节进一步旋前。也有争议说，跟骨与地面接触时，距下关节旋前导致腿的内旋，而不是腿部的直接内旋，这两种观点都是有道理的。

在步态的早期到中期，距下关节的旋前振幅确实相对较小，在平均速度步行期间仅出现四分之一秒。旋前的数量和速度还影响下肢近端关节的运动学。在步态的初始加载阶段，通过额外加大或者显著减缓后足的旋前动作，可以很容易地理解这些效果。正如图 14-32 所示，足部负重和固定，用力但缓慢地内旋下肢，观察后足（距下关节）的相关旋前，同时降低内侧足弓。如果足够有力，这个动作也有内旋，稍微弯曲，并内收髋关节，并在膝关节上产生外翻应力的效果（表 14-5）。这些机械事件确实被夸大了，在正常速度行走的过程中，并不是所有的机械事件都会以这种程度和模式发生。然而，由于整个下肢的内在联系，后足过度或不受控制的旋前可能会夸大这些互相联系的关节中一个或多个的活动。临床工作中，在早期站立时足部过度旋前的人有时会主诉膝关节内侧疼痛，这可能是由于膝关节过度外翻和随后的内侧副韧带过度拉伸造成的。过度旋前是否会导致内侧副韧带过度劳损，证据尚不明显，反之亦然。

尽管经过了几十年的研究，在整个下肢的过度内旋和过度旋前的幅度和时间之间，还没有确定一个可预测的运动学关系。在明确因果关系之前，仍

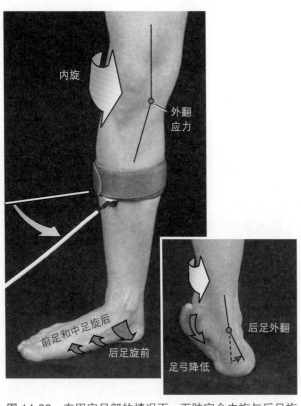

图 14-32　在固定足部的情况下，下肢完全内旋与后足旋前（外翻）、内侧纵弓降低和膝关节外翻应力有关。注意，当后足旋前时，地面将前足和中足"推"到一个相对旋后的位置

表 14-5	负重状态下可能与距下关节过度旋前有关的选定动作

关节或区域	运　动
髋关节	内旋、屈曲和内收
膝关节	外翻应力增加
后足	旋前（外翻）伴内侧足弓降低
中足和前足	旋后（内翻）

需要在这一领域进行更多的研究。这些关系十分重要，因为它们是许多运动的基础，也是使用矫形器治疗因过度或控制不佳的旋前运动导致下肢疼痛的基础。

在站立相控制旋前的生物力学益处

在步态的中间站立相，控制和限制距下关节的旋前量有几个有用的生物力学效应。距下关节的旋前运动允许距骨和整个下肢在跟骨接触地面后轻度内旋。处于持续水平方向的距下关节面肯定有助于维持这种作用。如果没有这样的关节机制，跟骨的足底表面就会随着腿部的内旋，像小孩的头颅一

特别关注 14-5

足部运动多样性的示例

在本章节之前，有人指出，无负荷状态下的足部旋前主要是在距下关节和跗横关节处旋前的总和（图 14-26B）。然而，在足部负重状态下，这种叠加式运动并不一定会发生。当足部负重或以其他方式固定于地面时，后足旋前可能会导致中足和前足区域（它们从地板上受到向上的有力反作用力）扭曲成相对的旋后状态（图 14-32）。后足和前足区域之间这种相互作用的运动学关系表明了足部的多功能性，既可以在无负荷状态下放大另一区域的动作（图 14-26B），也可以在负荷状态下抵消另一区域的动作（图 14-32）。

样"旋转"到行走面上。旋后肌（主要是胫后肌）的不对称激活有助于减缓旋前速度，抑制内侧足弓的下降。控制距下关节的旋前有利于增加中足的相对灵活性，使足部能够适应行走表面的各种形状和轮廓。

站立阶段过度旋前的生物力学后果

无数例子可以说明双足不对称是如何影响步行时运动学的。一种常见的情况是，由于在站姿阶段，距下关节（后足）旋前过度、延长或控制不良。因此，足底压力中心的路径与正常足或高弓足相比，在足底的内侧更容易下降。在重复步态周期后，累积的压力可能会在内侧足部受力的局部区域包括足底筋膜、距舟关节（内侧足弓的基石）和胫骨后肌腱积聚，最终导致局部炎症和疼痛。

扁平足的病理机制可能包括下肢肌肉无力，支持和控制内侧纵弓的机构松弛或无力，或跗骨的异常形状或活动等。距下关节过度旋前可能是对整个下肢过度或受限运动的补偿机制，特别是在冠状面和水平面上。

矛盾的是，过度旋前的足最常见的结构畸形之一是相对固定的后足内翻（内翻指的是脚部向中线方向翻转的部分）。作为对后足内翻的一种反应，距下关节经常在速度和（或）幅度上过度旋前，以确保在站姿阶段前足内侧与地面接触。类似的代偿也可能发生前足内翻畸形。前足内翻畸形是否由后足过度旋前引起的尚不完全清楚。

如前所述，后足过度旋前通常与行走时距骨和下肢的过度（水平面）内旋有关。这种运动可能是整个肢体产生运动干扰和补偿的"连锁反应"，如图 14-32 所示。例如，如第 13 章所述，胫骨和股骨之间的异常运动可能改变髌股关节的接触面积，从而可能增加该关节的应力。此外，后足过度外翻可能会增加膝盖内侧的外翻应力，这些情况可能会使人罹患髌股关节疼痛综合征或不稳定。由于上述原因，临床医生常常需要关注患者站立和行走时距下关节的位置，作为评估髌股关节疼痛或其他下肢过度使用综合征（包括髋关节和脊柱）力学原因的一部分。

过度旋前足的潜在病理机制是跑步和非跑步人群都关心的问题。对普通女性长跑运动员的研究表明，与对照组相比，有胫骨应力性骨折病史的长跑运动员在站立相表现出更明显的后足外翻。足跟接触地面时的过度外翻是否会增加应力性骨折的可能性，尚不能确定，但工作中需要考虑这一风险。

总之，过度旋前的病理机制可能涉及足内部各个关节，以及足部和下肢及后背部关节的许多动态运动学关系。初始的病理机制可能与髋关节和膝关节之间的相互作用有关（如第 13 章所述），并在远端表现为距下关节的损伤。即使病理机制主要位于足部，前足的异常运动也可以通过后足的异常运动来补偿，反之亦然。此外，外部因素，如鞋类、矫形器械、地形、步行和跑步的速度都可以改变足和下肢的运动学关系。了解整个下肢复杂的运动生理学是有效治疗足部疼痛或对位不良的前提。

步态中晚期站姿阶段：距下关节旋后运动学

在步态周期的 15%～20% 阶段，整个站姿肢体将从内到外旋转其水平面的运动。保持足部固定时，腿的外旋大致与对侧下肢摆动阶段的开始相吻合。随着足部逐渐着地，股骨外旋，然后胫骨外旋，逐渐在水平面上从内旋到外旋地扭转距骨。结果，在步态周期的 30%～35% 之间，旋前（外翻）的距下关节开始向旋后（内翻）急剧变化（图 14-31）。如图 14-33 所示，后足旋后时，中足和前足必须同时相对旋前，以便足底与地面保持完全接触。在步态周期的后期，旋后的距下关节和上升拉紧的内侧纵弓将中足（最终是前足）转化为一个更坚硬的杠杆。腓肠肌和比目鱼肌等肌肉利用这种稳定性，在步行或跑步的发动阶段，将应力从跟腱通过中足转移到跖骨头。

一个人无论什么原因，在站立后期还存在相对旋前的姿态，将很难同时稳定其中足结构，从而不能满足自然运动过程所需要的运动。最终，外在与内在的足部肌肉需要过度活动来加强内侧纵弓的稳定性。久而久之，过度活动可产生下肢和足部肌肉疲劳、疼痛等"劳损"综合征。

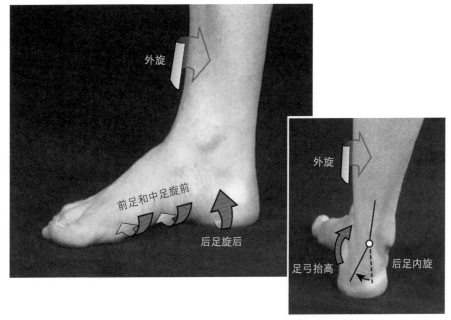

图 14-33　当足部固定在地面时，下肢的全部外旋活动在机械运动上与后足的旋后（内旋）以及内侧纵弓抬高相关。注意随着后足旋后，与中足会旋前活动以保证足部与地面的接触

特别关注 14-6

使用足部矫形支具控制过度旋前

有不同证据等级的文献支持足部矫形器的治疗价值，可以治疗平足以及其他疾病引起的走与跑过程中出现过度旋前。使用足部支具进行预防性治疗的证据更强，可减少因高强度体能训练，特别是新军训练引发的反复发作的下肢过劳损伤。一些过劳损伤与过度旋前相关，包括髂胫束炎、髌股关节疼痛综合征、跖腱膜炎、疲劳骨折及跟腱和髌腱的腱病。

支具的基本款式，是旋前控制型支具，在内侧相对足的特别部位加楔形垫（或塑形），然后进一步在鞋内塑形。简单来讲，支具的作用是"把地面抬高到脚底"。支具可以是预制塑形，或是高度个性化定制，以适应个体足部独特的形态、体重，以及足弓活动度，或是两者相结合制作。哪一类型的支具更有效无法进行明确的划分，因为其效果与众多的设计款式以及临床应用方式有关。每一种支具都有其特殊的优势和劣垫，造价与功能也各不相同。

一个特别贴合、设计优异的足部支具在站立、行走和跑步过程中，可以平均减少2度的后足最大旋前度。然而这一运动学改进，不能完全解释支具如何减少了已经存在的疼痛综合征，如何避免下肢劳损。可能原因包括，足部支具减少对相应肌肉力量的依赖（比如胫后肌）、优化骨与关节的力线，产生的作用改变了足部以近端的关节间微小运动关联，或是单纯地对足部跖内侧物理支撑产生作用。尽管没有彻底了解这些机制作用，但治疗的效果很有可能与这些机制联合作用有关，以及还有可能存在未能发现的作用因素。

与支具应用同时采取控制过度旋前的措施，在临床上特别会强调增加足部外在与内在肌肉的力量与控制性。更好的肌肉"离心力量"控制可以使旋前过程减速，控制与旋前相关联的机械运动过程，从而减少整个下肢的负荷（详见表14-5列出的项目）。这些外在肌肉包括足部旋后肌（特别是胫后肌）以及更为近端的髋部外旋肌和外展肌。

远端跗骨间关节

远端的跗骨间关节包含三个关节或关节复合体，每一个都是中足的一部分（见足部关节的组成；图14-23）。在图示14-34中展示了远端跗骨间关节关节表面，并进行彩色标记。

基本结构与功能

作为一个整体，远端跗间关节的作用有①协助跗横关节进行中足的旋前和旋后；②提供中足的稳定性，形成足部横弓。这些关节的活动度很小，通常在临床上不会专门进行测量。

舟楔关节（cuneonavicular Joint）

在舟骨的前方和三个楔骨的后方，形成三个关节（图14-34，紫色）。它们由跖侧与背侧的韧带包裹。在三个楔骨的第一个关节面形成一个小的凹面（外、中、内）并与舟骨前方的凸面相贴合。舟楔关节最主要的功能是帮助传导从距舟关节向前足的旋前和旋后运动。

骰舟关节

这是一个不动关节（纤维化），也会分泌滑液，位于舟骨外侧与骰骨的内侧近端（图14-34，绿色）。

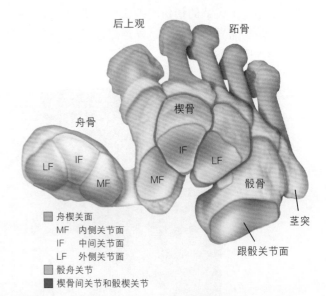

图 14-34　右足的后上方观，去除了距骨与跟骨。舟骨向内侧掀开，显露了前关节面，可见有多个关节面形成远端的跗间关节。关节面以不同的颜色标记：舟楔关节为淡紫色；较小的骰舟关节标记为绿色；楔骨间关节和骰楔关节复合体为蓝色。如果把图中的舟骨放回到正常的位置，可以形成楔骨与舟骨间的三个关节面——内侧关节面（MF）、中间关节面（IF）和外侧关节面（LF）。舟骨放回来之后还可复位绿色的骰舟关节（绿色）

这一关节提供了一个足部外侧与内侧纵弓间的平滑的接触点。尸体观察研究可见关节面在中足活动时相互挤压，内翻与外翻时出现最大活动。

楔骨间与骰楔关节复合体

楔骨间关节和骰楔关节复合体包括三个关节：两个楔骨间关节以及一个外侧楔骨与骰骨内侧形成的关节（图 14-34，蓝色）。关节面基本是平面，以平行于跖骨长轴的方向平行排列。跖侧、背侧与骨间韧带加强了这些关节间的连接。

楔骨间关节与骰楔关节复合体组成了足部的横弓（图 14-35A）。这一横弓为中足提供了稳定性。在体重负荷下，横弓下降幅度很少，从而体重可以分摊到五个跖骨头部。横弓其他支持结构还包含足内在肌，外在肌，如胫后肌，腓骨长肌；结缔组织；横弓的楔石（keystone）是中间楔骨（见图 14-34 中的 IF）。

跖跗关节

解剖学解读

跖跗关节通常还称为 Lisfranc 关节（Lisfranc's Joint），这是由一名法国医生（拿破仑军队中的一名军医）Jacques Lisfranc 提出的名称。他最早提出经此关节行截肢手术的术式。作为一组结构，五个跖跗关节把中足和前足分界（见关节的组成图 14-23）。关节包含的跖骨基底关节面与三个楔骨及骰骨的远端关节面。具体来看，有第一（最内侧）跖骨与内侧楔骨形成的关节、第二跖骨与中间楔骨形成的关节，以及第三跖骨与外侧楔骨形成的关节。第四、五跖骨基底部都和骰骨形成关节。

跖跗关节的关节面通常是平面，但是内侧的两个关节不规则，略微弯曲。背侧、跖侧与骨间韧带稳定这些关节结构，只有第一跖楔关节存在发育完整的关节囊。

运动学解读

跖跗关节是前足的基底关节。第二、三的跖跗关节活动度最小，一部分原因是由于韧带强大，它们为楔形结构，位于内侧与外侧楔骨中间（图 14-35B）。因此第二与第三跖列形成了足部整体纵向的稳定性，和手部的第二、第三序列类似。这一稳定性有助于站立后期的稳定性，因为前足此时进入推进期准备。

第一、第四、第五跖跗关节的活动度最大，特别是第一（最内侧）跖跗关节。在行走的站立中

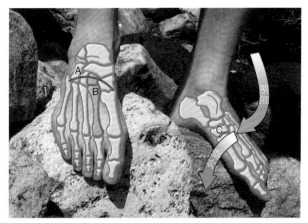

图 14-35 中足和前足的结构与功能特点。A. 横弓由楔骨间与骰楔关节复合体形成；B. 稳定的第二跖列由凹陷的第二跖楔关节进一步加强；C. 联合跖屈和外旋活动，左足前足第一跖列的跖楔关节可以更好地贴合岩石的表面

期，第一跖跗关节（或整个足内侧柱）背伸约 5°。这一运动包含体重力量向下作用于楔骨区，地面反作用推动第一序列远端向上活动。这一活动过程与内侧纵弓逐渐下降相联合——这一机制在前文介绍过，有助于吸收体重作用于足部的应力。然而，在步态站立后期（推进），第一跖跗关节会迅速出现 5°的跖屈。第一序列的跖屈，一部分由腓骨长肌的牵拉控制，有效地"缩短"足的内侧柱，从而在步态周期中，中足与前足受较高压力时，协助抬高足弓（足内侧柱）。

第一跖楔关节的功能性稳定整体上被认为是协助内侧纵弓运动的一个重要机制，它使得足纵弓在行走时安全承受并分布负荷。关节不稳定或是松弛（通常在临床上指矢状位）与很多足部疾病相关，包括踇外翻（踇囊炎）、局部骨关节炎和平足。其内在病理机制的联系仍不明确，也很难深入研究。

大多数文献描述第一跖楔关节存在一种自然的运动学反应机制：典型过程，跖屈时伴有轻度的外翻，背伸伴随轻度的内翻。这样的被动活动的确是自然发生，在非负重条件也存在（图 14-36）。尽管这样的运动组成不适用于标准的旋前与旋后的定义，也不产生有效的功能。跖屈与外翻相组合，举例来说，可以允许足的内侧更好地适应不平整的地面（图 14-35C）（第一跖骨的这一活动通常与第一掌骨在手旋前抓握一个大球时出现的运动相似）。对于这一非常规组合运动与足部行走时整体的运动学机制如何在功能上精确地解释，还不清楚。

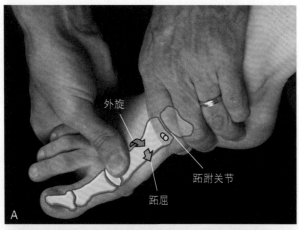

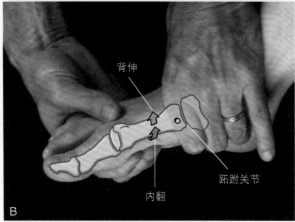

图 14-36 第一跖楔关节骨骼运动学。跖屈合并轻度的外旋（A），背伸时合并轻度的内旋（B）

跖骨间关节

结构与功能

跖侧、背侧与骨间韧带连接了外侧四个跖骨。这些连接点组成三个小的跖骨间滑膜关节。尽管由韧带相连，但真正的关节并不存在于第一和第二跖骨基底部。由于缺少关节结构，第一跖列的活动度增加，与手部结构类似。与手不同之处，深层跖横韧带连接全部五个跖骨的远端。跖骨间关节的轻微活动度增大了跖跗关节的灵活性。

跖趾关节

解剖学解读

五个跖趾关节由突出的跖骨头与凹陷的近节趾骨关节面组成（图 14-23）。这些关节位于足趾的趾蹼间隙（web spaces）近端 2.5 cm 处。当关节屈曲时，突出的跖骨头可以很容易在足背侧触摸到。

关节软骨包裹了跖骨远端头部（图 14-37）。一对侧副韧带间隔了各个跖趾关节，并与关节囊融合

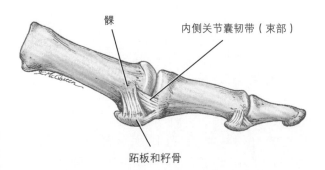

图 14-37 第一跖趾关节的内侧观，可见内侧关节囊（副）韧带的附属结构和韧带束。附属结构连接于跖板与籽骨（引自 Haines R, McDougall A: Anatomy of hallux valgus, *J Bone Joint Surg Br* 36: 272, 1954.）

相连。与手部相同，每一个侧副韧带是斜行走行，从背侧近端走向远端跖侧，形成一个粗大的束状结构，以及一个扇形的副结构。

这个副结构与厚实、致密的跖板相连，跖板位于关节的跖侧。跖板或称韧带，形成了屈肌腱通过的沟样结构。从深层跖筋膜发出的纤维连接于跖板上并形成屈肌腱的腱鞘。两个籽骨位于拇短屈肌腱的内部，在第一跖趾关节处与跖板相对（图 14-38）。结缔组织连接于籽骨与侧副韧带之间，以稳定籽骨相对于第一跖骨头的位置。在图 14-38 中没有画出，共四束深层跖横韧带与附近的五个跖板结构融合相连。通过与五个跖板结构的连接，跖横韧带可以有助于维持第一跖列相对于外侧跖骨的位置，从而使足部更加适合推进与负重，而不是持物。在手部，掌间横韧带只与手指相连，从而使拇趾可以解放出来实现对掌功能。

纤维关节囊包裹了每一个跖趾关节，并与侧副韧带以及跖板相混合。一个不太准确的概念称为趾背侧扩张部（dorsal digital expansion）覆盖了每一个跖趾关节的背侧。这一结构（名称与手部的伸肌装置相同）包含了薄层的结构组织，是分隔背侧关节囊与伸肌腱的关键结构。

运动学解读

跖趾关节的活动包含两个自由度。伸（背伸）和屈（跖屈），两个活动发生在近似矢状面的由内向外的活动轴上；水平面的内收与外展为垂直轴。第二趾通常作为参考以描述内收与外展的活动方向（用于描述外展和内收的手部参考指是第三指或中指）。所有跖趾关节的随意旋转的轴线都通过跖骨头的中心。

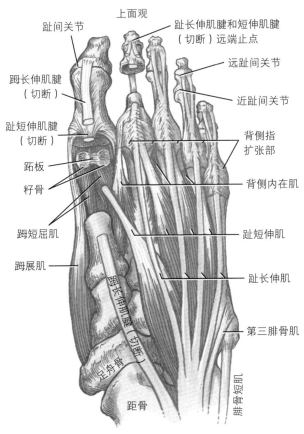

图 14-38　右足前足部分背侧的肌肉与关节。第一跖骨的远侧半在图中被去除，以显露凹陷的第一跖趾关节面。在第一跖趾关节的深面可见一对籽骨。二趾骨的近节趾骨被去除，以显露趾间关节的凹陷的关节面

大多数人认为跖趾关节的活动灵活度有限，特别是外展和内收。从中立位开始计算，足趾可以被动伸展约 65°，屈曲可达 30°～40°。跗趾通常有更大的伸展度，接近 85°。这一伸展活动度已经接近足尖站立时角度。

涉及第一跖趾关节的畸形或创伤

跗僵硬

跗僵硬，或僵直（其次严重的症状），主要由创伤引发，会逐渐出现活动度的丧失、关节退变、第一跖趾关节的疼痛。跗趾的任何创伤和扭伤都可以逐渐引发跗趾僵直，但是引发此类疾病的损伤机制通常是跖趾关节的强迫过伸损伤。更为严重的损伤机制包括完全或不完全的跖侧韧带、关节囊和相关肌腱损伤，以及籽骨的骨折。

造成跗趾的强迫过伸位损伤在临床上通常称为"草地趾"，最常见于美式橄榄球运动员。从历史名称来讲，草地趾（turf toe）发病增多源于运动场开始采用人工草皮替代自然草场，并开始使用轻

型运动鞋之后。不考虑最初的损伤机制，跗僵硬的诊断标准是关节疼痛伴有活动受限，通常活动小于55°。有时这一疾病进展为关节炎；大的骨赘形成会进一步减少关节各方向的活动度。

行走过程会因跗僵硬引发的功能障碍受到严重影响。正常行走时需要 45° 的第一跖趾关节背伸，这发生在跟骨抬起站立后期。在行走的站立后期，有跗僵硬的人会试图避免背伸疼痛的跗趾。常常这一过程完成是通过使用足的外侧行走躲避，或是行走时足部朝向外，以足弓内侧"滚动"行走。

通常建议有此问题的患者穿硬底的鞋（或是在鞋内放硬质鞋垫），以避免上抬与下沉改变。理疗法可以有效改善关节活动度，减轻疼痛。严重时推荐手术治疗。

跗外翻

跗外翻（hallux valgus）（跗囊炎 bunion）的最重要特点是进行性的跗趾相对于身体的中线向外侧偏斜。尽管畸形主要是跖趾关节处，但跗外翻的病理机制通常涉及整个第一跖列（图 14-39A、B）。从影像学表现中可见，跗外翻通常与第一跖骨在跖楔关节处过度内收有关（这时的内收以身体中线为参考线，而不是第二趾）。第一跖骨的内收姿势最终引发跖趾关节向外侧脱位，跖骨头在足内侧完全显露形成突出，或称为大脚骨（bunion）。跖趾关节的畸形通常引发炎症和疼痛，并有可能进展为关节炎。如果近节趾骨向外侧的偏斜大于 30°，那么近节趾骨会开始沿其长轴的外旋改变。大脚骨畸形因此又被称为"跗趾外展外翻"，以同时表达其在水平面与冠状面的偏离。

随着第一跖骨逐渐向内侧偏离（内收），畸形同时偶联跗趾近节向侧偏离并沿轴向旋转，这会引发跖趾关节周围肌肉力量不平衡。跗展肌（正常位于第一跖趾关节的内侧）会渐渐地移位至关节的跖侧。继而出现无法拮抗的跗收肌牵拉，此外跗短屈肌外侧头的力量渐渐增加，两者牵拉增加了近节趾骨向外侧的偏离。随着跗趾外偏进展，跗长屈肌与伸肌脱位至跖趾关节轴线外侧。这些肌腱的力量因此成为进一步加重外翻的力矩。随着时间推移，过度牵拉的内侧副韧带和关节囊变薄或是断裂，此时关节内侧的主要稳定结构被破坏。畸形同时还使籽骨位于跖趾关节的外侧（图 14-39B）。

有明显跗外翻的患者通常会避免让第一跖趾关节在行走时负重，造成外侧跖骨受到明显增大的负

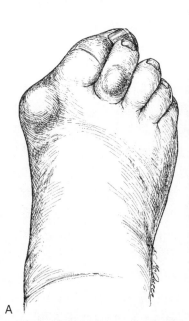
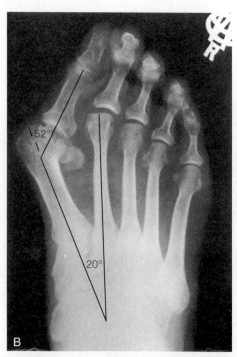

图 14-39 蹲外翻。A. 具有多种病理特点与畸形蹲外翻（蹲囊炎）。B. 影像学表现中以下的病理机制与蹲外翻相关：①第一跖骨内收（向身体中线部分），这可以通过测量第一与第二跖骨间角增大来确定（正常角为 11°）；②近节趾骨向外侧偏离（通常小于 15°），伴有第一跖趾关节的脱位和半脱位；③可见外侧籽骨位于第一和第二籽骨间；④外侧籽骨脱位；⑤蹲趾的趾骨旋转（外旋）；⑥第一跖骨头突出，形成所谓的"大脚骨"（A, 引自 Richardson EG: Disorders of the hallux. In Canale ST, Beaty JH: Campbell's operative orthopaedics, vol 4, ed 11, St Louis, 2008, Mosby; B, 引 自 Richardson EG: Disorders of the hallux. In Canale ST, Beaty JH: *Campbell's operative orthopaedics*, vol 4, ed 12, St Louis, 2012, Mosby）

荷。蹲外翻的病理机制包含了曲折的第一跖列畸形，这与手部的掌指关节在类风湿关节炎时出现"尺偏移"类似（第 8 章）。

蹲外翻的原因与内在的病理机制并不完全清楚，一些因素可能与之有关，它们可能引发或是加重这一畸形。这些因素包括基因、性别、穿鞋不当、下肢力线异常、后足过度外翻及第一跖列基底旋转轴线改变、跟腱挛缩，以及第一跖列基底部不稳定。严重蹲外翻的疾病表现包括跖趾关节脱位和关节炎、跖骨内收、蹲趾外翻（向外侧移位）、蹲囊（滑囊）在跖趾关节内侧突出、第二趾锤状趾畸形、胼胝形成、跖骨痛。Glasoe 和同事提倡足部旋前控制支具可以有助于减缓畸形的发展。手术指征针对的是有明显的畸形与功能不良的患者。

趾间关节

和手指相似，足趾有近趾间关节和远趾间关节。蹲趾或大脚趾与拇指相似，只有趾间关节。

所有的足部趾间关节都有同样的解剖特征。关节包括近节趾骨突出的头和相对远端凹陷的面。图 14-38 中第二趾近节趾骨被去除，以显露近趾间关节的凹陷面。趾间关节的结缔组织结构和功能基本类似于前述的跖趾关节。侧副韧带、跖板和关节囊也存在，只是较小，更不易辨认。

趾间关节的活动度有限，主要是屈伸活动。屈曲的活动幅度大于伸，活动幅度在近节要大于远节。伸直活动受限于足趾屈肌的被动张力与跖侧的韧带组织。

步态周期中站立后期前足关节的活动

前足关节包括每一跖列的关节，从跖跗关节到远端趾间关节。随着步态周期，这些关节成为前部灵活性或稳定性结构的一部分。

在站立后期，中足与前足必须呈现这相对稳定的结构以承受终末推进期应力。除了局部内在肌和外在肌（特别是胫后肌）被激活，内侧纵弓抬高进一步稳定了足部。足弓抬高的程度因人而异，在推进后期平均值为 6 mm。引发足弓抬高的主要机制之一是以前很早提出的"铰盘机制（windlass effect）"，这一机制可以足尖站立时呈现（图 14-40A）。由于深层的跖腱膜与足趾之间是间接相连，完全伸展跖趾关节可增加整体内侧纵弓的张力。在这一理论中，增加的张力会稳定足弓。随着足跟与足部抬起，体重向前方转移到内侧距骨头。局部的脂肪垫可以减少对骨具有破坏性的应力，籽骨保护了蹞趾的长屈肌腱。当伸展跖腱膜稳定足部后，出现了一个额外稳定的足弓，第二和第三跖列此时成为固定的杠杆，可承受巨大的由腓肠肌和比目鱼肌收缩产生的折弯力矩。伸展的跖腱膜，在站立最末期承受的牵张力量据估计达 100% 的体重。如果跖腱膜不能把这样的力量从跟骨传递到足趾基底，会降低铰盘机制引发足弓升高的效率。这一现象，有明显躲避与无效的推进姿态，其实经常可以见到，特别是因跖腱膜炎疼痛接受了跖腱膜切断手术的患者。

与健康的足部不同，不稳定的"平足"（pes planus）患者存在异常的病理反应，在抬足时会尝试做足尖行走的动作（图 14-40B）。有时即使患者没有神经肌肉疾病，在最大肌肉发力时，仍会明显丧失足跟抬高的力量。失去了一个有效的内侧纵弓，

不稳定的、不能锁定的中足与前足之间会因体重出现下垂（sag）。这一般会造成跖趾关节背伸活动（而不是正常时的跖屈）。这一运动学反馈可伸展外在的足趾屈肌，当有明显效应时，会限制足趾的背伸。如果不考虑特别的因‑果关系，减少的跖趾关节背伸活动度会减少铰盘机制，稳定足部效能。

在最后一个运动学章节的表 14-6 里，会总结行走时站立期踝与足部的重要功能。

肌肉和关节的相互作用

肌肉和关节的神经分布

肌肉的神经支配

踝与足的外在肌在近端止于小腿，有部分肌肉会延伸到更靠近端的股骨之上。内在肌与之不同，其近端与远端的止点都在足内。

外在肌分布于三个小腿筋膜室内：前筋膜室、外侧筋膜室和后筋膜室。不同的运动神经支配不同的筋膜室的肌肉（图 14-41 和图 14-42 的横断面）。每一个运动神经都是由 $L^4 \sim S^3$ 脊神经根形成的骶丛发出的坐骨神经的分支。

正常足

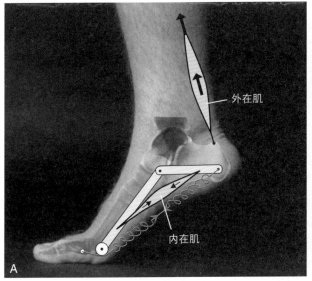

平足

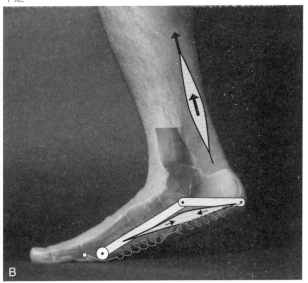

图 14-40　跖腱膜的"铰盘机制"图示，可见当人脚尖站立时引发（铰盘是一种吊起或悬挂装置，一条牵引绳绕过一个圆柱，然后成为一个吊车。绳子类似于跖腱膜，圆柱类似于跖趾关节）。A. 在正常足，外在跖屈肌收缩可以抬高跟骨，从而把体重传导到前方的跖骨头。引发跖趾关节的背伸（见图示中的白盘结构），在内侧纵弓（红色的螺旋线）处牵引（卷起）跖腱膜。牵引力抬高足弓增加引张力，增强了中足与前足的强度。内在肌的收缩可以为足弓提供更强的支撑力量。B. 平足的患者典型伴有很低的内侧纵弓。当尝试进行足尖站立时，前足会因体重出现下垂。而跖趾关节的背伸活动下降，限制了铰盘机制的效用。即使有强大内在肌的干预，足弓依然位于低平的位置，中足与前足仍处于不稳定的状态

表 14-6　踝与足部行走站立期各部分主要活动汇总

部位	关节	站立早期		站立中、后期	
		活动	期望的功能	活动	期望的功能
踝	胫距关节	跖屈	使足部迅速接触地面	跟随背伸然后快速跖屈	保持踝穴稳定（踝）以承受体重，之后准备完成推进
后足	距下关节	旋前和降低内侧纵弓	允许下肢内旋足部实现吸收震动的作用中足部改为柔韧性	跟随旋前改为旋后，然后内侧纵弓抬高	保证下肢的外旋改变中足作用在推进时成为坚强的杠杆作用
中足	跗横关节	相对内旋以应对地面的反作用力	实现距下关节全范围的旋前	相对外旋	允许中足与前足保持与地面的牢固接触
前足	跖趾关节	不显著	无	背伸	通过铰盘机制，抬高内侧纵弓并稳定推进期的中、前足结构

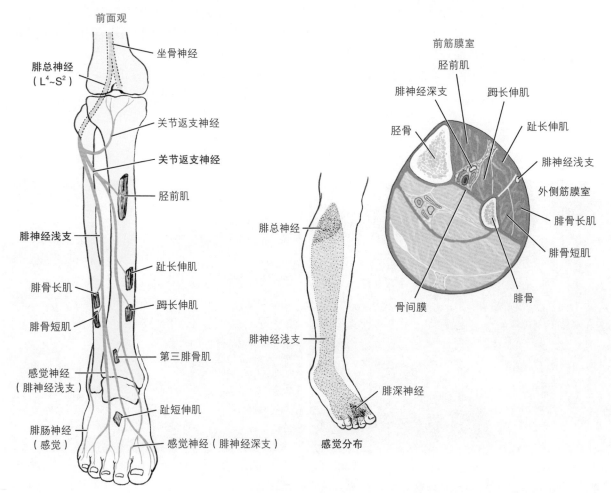

图 14-41　腓总神经的神经肌肉支配由近端向远端的图示，从深层到浅层。主要的脊神经根写在括号内。此感觉神经在小腿和足部的分布（以及分支）主要是位于背-外侧，图中高亮显示。足背"趾蹼"处单纯由腓神经的深支分布。横断面突出显示位于前筋膜室和外侧筋膜室的肌肉和神经（修改并得到作者授权：deGroot J: *Correlative neuroanatomy*, ed 21, Norwalk, Conn, 1991, Appleton & Lange.）

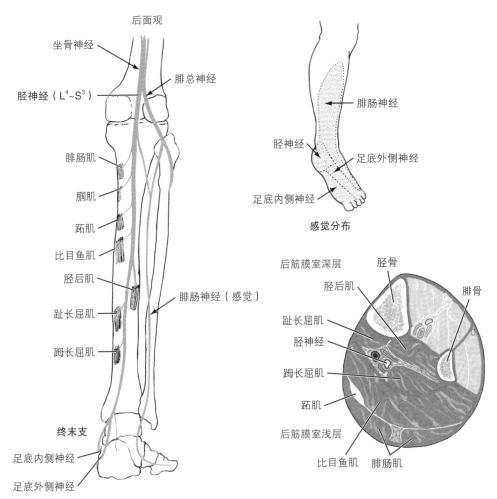

图 14-42　胫神经与分支的神经肌肉支配分布，从近端向远端。括号内是神经来源的脊神经根。这一神经的感觉分布高亮显示，主要分布于小腿和足的外侧和跖侧。横断面图示突出了位于后筋膜室内深层和浅层的肌肉和神经（修改并得到作者授权：deGroot J: Correlative neuroanatomy, ed 21, Norwalk, Conn, 1991, Appleton & Lange.）

腓骨头的外侧，腓总神经（$L^4 \sim S^2$，腓侧）分为深与浅两个分支（图 14-41）。腓神经深支支配前筋膜室的肌肉：胫前肌、趾长伸肌、蹈长伸肌和第三腓骨肌。深支向远端走行支配趾短伸肌（位于足背的内在肌）。它还有感觉神经分支分布于第一和第二趾间趾蹼间隙的三角区域。腓神经浅支支配位于外侧筋膜室的腓骨长肌和腓骨短肌。这一神经之后向远端走行为感觉神经，分布于大部分小腿与足的外侧和背侧。

胫神经（$L^4 \sim S^3$）与其终末分支支配腓总神经以外的其他足部与踝部的内在肌与外在肌（图 14-42）。在后筋膜室的肌肉分为浅层与深层两部分。浅层部分有小腿肌肉：腓肠肌和比目鱼肌（共同称为小腿三头肌），此外还包含较小的跖肌。深层部分包括胫后肌、蹈长屈肌和趾长屈肌。随着胫神经走行到踝内侧，分出跟部皮肤感觉支。

内踝后方紧紧相邻处，胫神经分为两束：足底内侧神经（$L^4 \sim S^2$）和足底外侧神经（$L^5 \sim S^3$）。足底神经分布于足跖侧大部分的皮肤感觉，支配所有的足内在肌，除了趾短伸肌。足部内在肌的神经分布与手部类似。足底内侧神经类似于正中神经，而足底外侧神经类似尺神经。

脊神经根支配的下肢肌肉，见附录Ⅳ的 A 部分；B 部分表中展示的是测试 $L^2 \sim S^3$ 脊神经功能状态的关键肌肉；C 部分是下肢的感觉皮节分布图。

关节的感觉神经分布

胫距关节的感觉神经分布源自腓神经的深支。总体来说，足部其他关节感觉分布依赖穿过相应部分的神经分支。每一个主要关节都有多个来源的感觉神经，这些神经主要由 $S^1 \sim S^2$ 脊神经根发出。

解剖与肌肉功能

足踝部分的肌肉不仅可以做特定的关节动作，还可以维持稳定性，推进、吸收震动，以完成行走前进必需的功能。内在肌与外在肌同时实现这些功能。此外，第 15 章和 16 章还要讨论肌肉在行走与奔跑时的相互作用。

由于所有的外在肌都穿过了多个关节，它们的活动具有多样性。肌肉运动的特性取决于肌腱穿过胫距关节轴和距下关节轴的位置（图 14-43）。尽管图 14-43 过于简单（缺少跗横关节，也没有足旋前和旋后的示意），但是它有助于理解大多数外在肌的作用效应。

本章以下部分会讨论附录Ⅳ，D 部分是足踝部肌肉止点的汇总与神经支配的汇总。为了有更好的参考效果，附录Ⅳ的 E 部分列出了各部分横断面特定肌肉的位置。

外在肌

前筋膜室肌肉

解剖

前筋膜室的四块肌肉在格子中列出。作为一组，这些"胫前"肌肉的近端附着于上半部分的胫骨前侧和外侧，与腓骨与骨间膜相邻（图 14-44）。这些肌肉的肌腱穿过踝关节的背侧，受到滑膜排列形成的上、下伸肌支持带的约束。最内侧是突出的胫前肌，它走行于远端后止于第一跖跗关节的内侧和跖侧（图 14-45）。伸踇长肌的肌腱部分就位于胫前肌腱的外侧，向远端走行到踇趾（图 14-44）。其他位于踝关节背外侧的肌腱是趾长伸肌和第三腓骨肌。趾长伸肌的四条肌腱止于中节和远节趾骨的背侧，通过指背侧扩张部与骨相连。第三腓骨肌是趾长伸

小腿前筋膜室的肌肉群（胫骨前方"背伸肌"）

肌肉

- 胫前肌
- 趾长伸肌
- 踇长伸肌
- 第三腓骨肌

支配

- 腓神经深支

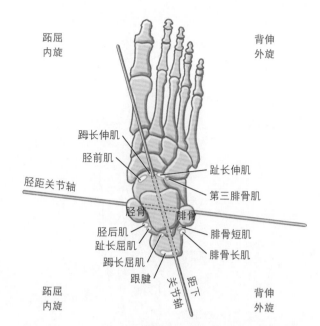

图 14-43 上面观：胫距关节和距下关节肌肉产生的多样的运动形式，每个肌肉的活动效果与其相对于关节旋转轴线的位置有关。注意肌肉存在多种方向运动效果

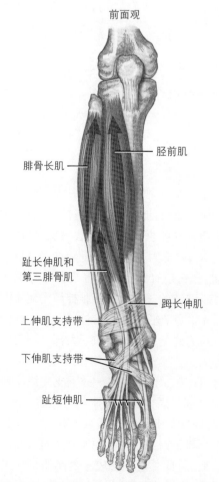

图 14-44 胫骨前方肌肉：胫前肌、伸趾长肌、踇长伸肌和第三腓骨肌。四块肌肉都位于踝关节的背伸

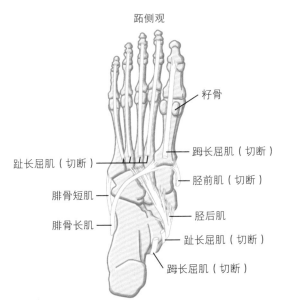

跖侧观

籽骨

蹈长屈肌（切断）

趾长屈肌（切断）

胫前肌（切断）

腓骨短肌

胫后肌

腓骨长肌

趾长屈肌（切断）

蹈长屈肌（切断）

图 14-45　右足的跖侧观，可见腓骨长肌腱向远端走行，还可见腓骨短肌腱和胫后肌。胫前肌的肌腱、趾长屈肌和蹈长屈肌

肌腹的一部分，有时可视为此肌肉的第五根肌腱。第三腓骨肌止于第五跖骨的基底部。

关节活动

四块胫骨前的肌肉都是背伸肌，因为它们穿过胫距关节活动旋转轴的前方（图 14-43）。从解剖位置讲，胫前肌还有内旋距下关节的作用，因为它经过其轴线的内侧。胫前肌内旋和内翻距舟关节，当运动需要时，还可以支撑内侧纵弓。

蹈长伸肌的主要功能是背伸胫距关节及伸蹈趾。它对于距下关节的内旋作用可以忽略不计，因为作用的力矩太小，从解剖位置分析也不足以考虑。趾长伸肌和第三腓骨肌除了外旋足部，还有背伸踝关节的作用。

前述的胫骨前方肌肉作用是根据肌肉位置并有活动能力时进行的估计，此时关节位于解剖、中立、固定位置。但是在现实中会有力矩明显改变（当运动时），因为关节的活动会超出解剖位置静止时的状态。这一改变可以有明显的功能效应。举例来说，胫前肌的内旋力矩可能在极度内旋时进一步增大（图 14-43 所示）。这一生物力学过程可能有时会引发负面的效应，典型的踝扭伤过程中，当外旋肌肉（比如腓骨长肌和腓骨短肌）需要对抗内旋为主的力量时，理论上内侧肌肉的内旋力矩却变得更大。

胫骨前方的肌肉通常在站立早期和之后整个步态的摆动期最活跃（图 15-29，胫前肌）。在站立早期，肌肉离心收缩，以控制跖屈的比率（即从跟骨触地到足放平的时长，图 14-19）。控制跖屈是足部软着陆的必要过程。经过类似的离心活动后，胫前肌可以减速内侧纵弓的下降，从而间接辅助后足部分（图 14-31）旋前控制（外旋）。在摆动期，胫骨前方肌肉活动以背伸踝关节，这样的力量延伸到背伸足趾，以保证足部完全从地面离开。

在接近矢状面的平面上有能力背伸足部，这依赖于很精细的胫骨前方背伸肌肉力量间的平衡。参与外旋和（或）外展活动的趾长伸肌腱和第三腓骨肌，它们必须对抗内旋与内收活动的胫前肌。如果单纯出现胫前肌的瘫痪，踝关节可以背伸，但是存在外旋 - 外展的趋势。

外侧筋膜室肌群

解剖

腓骨长肌和腓骨短肌（正式名称为 peroneus longus 和 peroneus brevis）位于小腿外侧间室（图 14-46），两个肌肉在近端起自腓骨的近端。腓骨长肌的肌腱，在两者中较浅，走行较远。在外踝后方包绕并下行之后，肌腱进入足的跖侧，进入骰骨的肌腱沟内。肌腱再走行于足底长、短韧带之间，止于最终的止点——第一跖跗关节的跖外侧（图 14-45）。值得一提的是腓骨长肌和胫前肌都止于第一跖跗关节的跖侧，一个在外侧一个在内侧。这一对肌肉提供了第一跖列的动态平衡。

腓骨短肌的肌腱部分走行于外踝的后方，紧贴腓骨长肌腱。两个肌腱位于同一个滑膜鞘之中，在腓骨支持带内走行（图 14-46）。在支持带远方，腓骨短肌和腓骨长肌分开，向远走行止于第五跖骨基底部的茎突。通常在舞蹈者，茎突可能因腓骨短肌的强大收缩力量引发撕脱骨折，这一过程常见于突然出现的踝与足极度内翻时。

小腿外侧筋膜室（"外旋肌"）

肌肉

• 腓骨长肌
• 腓骨短肌

支配

• 腓神经浅支

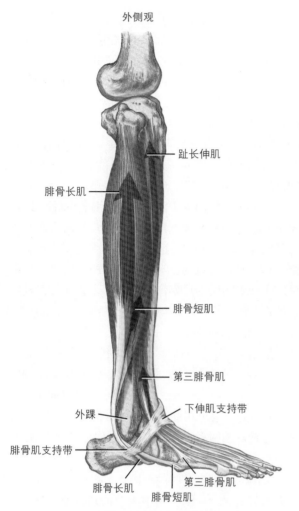

外侧观

趾长伸肌

腓骨长肌

腓骨短肌

第三腓骨肌

下伸肌支持带

外踝

腓骨肌支持带

腓骨长肌

第三腓骨肌

腓骨短肌

图 14-46　小腿肌肉的外侧观。注意腓骨长肌和腓骨短肌（主要的外旋肌）利用外踝做为滑轮改变走行方向，然后绕过了踝关节

关节运动

　　腓骨长肌与腓骨短肌是足部主要的外翻力量（图 14-43）。这组肌肉是踝关节外侧主动稳定性的主要来源。这些肌肉力量下降是发生持续性慢性踝关节（内翻）不稳定的原因。因此，加强训练以及协调这些肌肉的力量通常针对性地用于治疗容易出现内翻损伤的人，比如打篮球和排球的人。有趣的是，尽管外翻肌肉可以有效对抗内翻，但完全依赖反射性肌肉收缩对抗意外出现的内翻损伤常常太慢，不足以对抗。此外，这一保护机制还依赖于更为复杂的全身整体的神经肌肉反射机制，类似于那些包括内翻损伤的前反馈或是非自主反射。

　　腓骨长肌与短肌是距下关节的主要外旋力矩——大于 2 cm。外踝类似于固定的滑轮，控制腓

骨肌腱于胫距关节旋转轴的后方。两个肌肉还有跖屈胫距关节的作用。图 14-43 没有画出腓骨长肌与短肌还有外展距下关节和跗横关节的作用。

　　腓骨长肌远端的止点可以形成一个达到前足部的外旋力矩。这个力矩在第一跖列非负重最大旋前位，外翻和轻度下降（跖屈）时最为明显。此外，腓骨长肌还稳定了第一跖跗关节，可对抗胫前肌强大的内侧牵拉力量。如果失去这个稳定作用，第一跖列会向内侧移位，存在踇外翻畸形的潜在风险。

　　腓骨长肌腱和短肌腱在行走的整个站立期都处于活动状态（图 15-29）。尽管腓骨长肌在跟骨触地后即刻向心活动力量小，但是也可能有助于控制后足的旋前，同时胫后肌与胫前肌的离心活动也同时控制着后足旋前活动。腓骨肌在站立中期和推进期保持最大的活跃度，此时距下关节正在旋后（内旋），而胫距关节在背伸并正要改变活动方向，转为跖屈（回顾图 14-19 和图 14-31）。在这一步态周期中，腓骨肌的一个重要功能是减速，并要控制距下关节旋后活动的比率与程度。此外，腓骨长肌的活动有助于固定第一跖列完全触地，这一活动可在前足图 14-33 中见到。如果腓骨长肌无力、瘫痪或是被抑制，强大的胫后肌产生的旋后力量作用于前足不能被对抗。这时前足会跟随后足旋后，结果在行走时足外侧触地，从而增加了内翻扭伤的风险。

　　在行走后期，推进过程时，腓骨长肌和短肌协助其他肌肉进行胫距关节跖屈。由于腓骨肌位于外侧，会有助于中和强大的跖屈肌残留的内旋（旋后）力量倾向，这些肌肉包括胫后肌、腓肠肌和比目鱼肌。这些肌肉在活动时必须能达到平衡，如图 14-47 中一名足尖站立的人所示。在跟骨抬高时，腓骨长肌和胫后肌被最大程度激活，并相互平衡以形成一个"悬吊"功能结构，支持足的横弓和纵弓。一般来说，这些肌肉活动的净力量表现为非负重足部出现轻度的旋后改变，这一改变进一步稳定了内侧纵弓以及更远端的足部区域。这一稳定性保证了完成足尖站立时需要的有效跖屈的力矩（或推动身体向前向上活动）可以向远处传递到足部距骨头方向。

　　此外，随着行走步态中跟骨于推进时抬高，腓骨肌的收缩，特别是腓骨长肌，将体重从外侧向足内侧转移。这一过程中体重向对侧足转移，对侧足开始进入步态的站立早期。

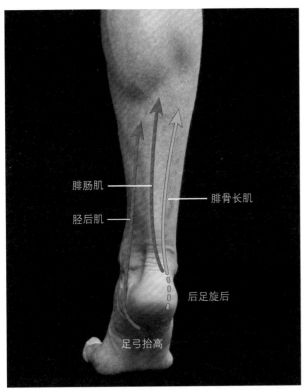

图 14-47　图示患者足尖站立时几个跖屈肌的力量方向走行。注意腓骨长肌和胫后肌组成了一个吊索，支持足的横弓和内侧纵弓。腓肠肌与胫后肌的力量形成了后足轻度的旋后，这进一步增加了足的稳定性（内翻肌肉用红线，外翻肌肉用绿线标出）

后筋膜室

解剖

后筋膜室的肌肉分为两组。浅层包括腓肠肌和比目鱼肌（它们一同被称为小腿三头肌），及跖肌（图 14-48）。深层包括胫后肌、趾长屈肌和𧿹长屈肌（图 14-49）。

小腿后筋膜室的肌肉

浅层（"跖屈肌"）

• 腓肠肌
• 比目鱼肌
• 跖肌

深层（"内旋肌"）

• 胫前肌
• 趾长屈肌
• 𧿹长屈肌

支配

• 胫神经

浅层。腓肠肌是小腿肌腹的主要组成部分。这是一个两头肌肉，两头分别起于股骨内外侧髁的后面。较大的内侧头和外侧头在小腿中段交汇，混合入跟腱。相对宽大的比目鱼肌位于腓肠肌的深处，主要从腓骨近端的后面以及胫骨中部起源。类似腓肠肌，比目鱼肌混入跟腱中，在远端止于跟骨结节。要认识到，腓肠肌虽然越过了膝关节，但是比目鱼肌没有。因此在拉伸腓肠肌的时候，应当结合膝关节伸直，并背伸踝关节。

比目鱼肌是非常厚的肌肉，大约在横断面上是其浅层腓肠肌的两倍。研究发现有些肌肉纤维在两个肌肉近端相互在筋膜处交叉。这些交叉连接允许两肌肉间存在少量的力量传递。

跖肌是起自股骨外侧髁上线的肌肉。这是一个梭形的肌肉，长度为 7~10 cm，这个体积与此区域的其他肌肉相比不寻常的小。它细小的肌腱走行于腓肠肌和比目鱼肌之间，最终在跟腱的内侧边缘与之融合。

深部肌群。胫后肌、𧿹长屈肌及趾长屈肌均位于比目鱼肌的深面（图 14-49），作为一组肌群，这些肌肉起源自胫骨后方、腓骨，以及骨间膜。胫后肌位于中间，𧿹长屈肌位于外侧，趾长屈肌位于内侧。在它们远端肌肉与肌腱交汇处，三束肌肉均从内侧进入足的跖侧（图 14-45）。这些肌腱通过踝关节的位置决定了它们均为足旋后（内翻）的重要组成部分，其中胫后肌腱最为重要（图 14-43）。胫后肌、趾长屈肌腱，及胫后血管神经束共同通过跗骨管，位于屈肌支持带的深面（图 14-50）。跗骨管的作用与腕管相似。"跗骨管综合征"（与腕管综合征相似）的特征是胫神经于屈肌支持带下方受到卡压，继之出现足底皮肤感觉异常。

𧿹长屈肌腱向踝关节远端走行时，通过一条由距骨结节及载距突下缘共同组成的沟（图 14-12）。其表面覆盖的纤维束与沟形成了滑膜鞘结构，肌腱于其中穿行而过。𧿹长屈肌腱位于胫后肌腱及趾长屈肌腱的深面（外侧），这解释了𧿹长屈肌腱并不位于跗骨管中。𧿹长伸肌腱在足底走行，行经第一跖趾关节下方两枚籽骨之间，最终止于𧿹趾远节趾骨基底跖侧（图 14-45）。

趾长屈肌腱远端经过踝关节后方至内踝，于距骨基底水平，趾长屈肌腱主干分出四束较小的肌腱，分别止于外侧足趾远节趾骨基底（图 14-45）。

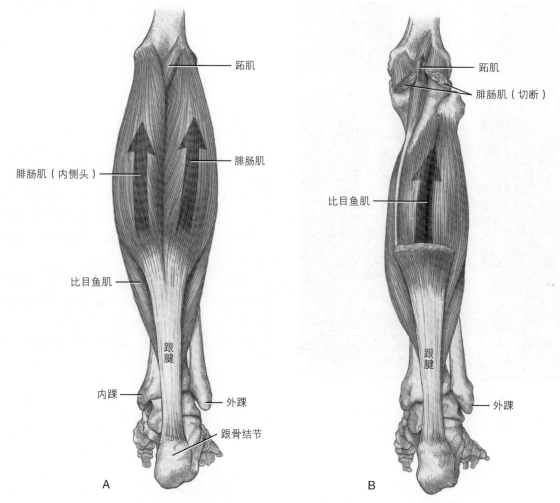

图 14-48 右小腿后筋膜室的浅层肌肉：A. 腓肠肌；B. 比目鱼肌和跖肌

胫后肌腱位于趾长屈肌腱前方，它们一起穿过内踝后方的沟（图 14-50）。胫后肌腱继续向远端走行，经过屈肌支持带深面，越过三角韧带及弹簧韧带浅层，在此处分为浅束和深束，连接除距骨之外的所有跗骨，止于靠近中央的多个跖骨基底（图 14-45）。胫后肌腱远端最重要部分附着于舟骨结节。在足抗阻力内收及内翻时，可于舟骨结节近端几厘米处触摸到此肌腱。胫后肌腱远端呈网状广泛分布，组成了一个动力性悬吊网，支撑住邻近的弹簧韧带及内侧纵弓。该支持结构缺失将导致平足。

胫后肌腱与趾长屈肌腱皆用内踝作为固定滑车，其力量作用于胫距关节旋转轴的后方。在腓骨长肌腱与腓骨短肌经行外踝后方时，也存在着与之类似的滑车结构（图 14-46）。胫后肌腱与趾长屈肌腱由屈肌支持带固定于内踝后方。蹬长屈肌腱有一个不同的距屈滑车结构，其近端由距骨内外侧突组

成，远端由跟骨载距突组成。

关节作用

与腓骨长肌及腓骨短肌作用不同，所有能跖屈胫距关节的肌肉都能旋后（内翻）距下关节或跗横关节。引起内翻的原因是所有这些肌肉都位于小腿后方筋膜室、距下关节的内侧（图 14-43）。从解剖位置看，小腿三头肌也有轻度内翻距下关节作用，因为跟腱的收缩力量经行距下关节旋转轴的内侧。

胫后肌、蹬长屈肌和趾长屈肌是内翻足的主要肌肉。胫后肌经距下关节及跗横关节产生最大的旋后扭矩（尤其在足内收时）。该肌肉的远端附着于舟骨部分能有效内翻中足（图 14-26D）。趾长屈肌与蹬长屈肌除了跖屈和旋后作用外，其远端附着于跖趾关节及趾间关节的部分还有更多作用，能在行走时激活跖屈肌和旋后肌。跖屈肌与旋后肌在步态支撑期的大部分时间都是活跃的，尤其活跃于全足

着地期与足趾离地期之间（见激活腓肠肌与比目鱼肌，例如，图 15-29）。这些肌肉在背伸肌松弛时立即激活。从全足着地至足跟离地，跖屈肌（主要是比目鱼肌）离心收缩，减慢小腿相对于固定距骨的向前旋转运动。从足跟离地至足趾离地期之间，这些肌肉转为向心收缩，于前足推进期和早期摆动期起辅助推进作用。另外，激活的踇长屈肌、趾长屈肌，以及足内在肌（蚓状肌与骨间肌）可以支撑各足趾跖侧以对抗地面。这些肌肉能增大足趾负重面，减少接触应力。

　　胫后肌、踇长屈肌，以及趾长屈肌都能在行走支撑期时拮抗旋前并辅助旋后。三束肌肉中，胫后肌的作用最为显著。肌电图研究表明，胫后肌在大部分支撑期内都很活跃，作用时间比其他旋后肌肉都长。当整只足接触地面，胫后肌减速正在旋前的后足，让内侧足弓缓慢而可控地放平（图 14-31）。通过这种离心作用，胫后肌有助于吸收一部分负重时的冲击力。人在行走支撑期或跑动期时足部过度或快速旋前运动，将使胫后肌承受过度减速应力，这可导致肌腱病变、肌肉疲劳，或应力相关性小腿前方疼痛（俗称胫前疼痛综合征）。目前尚不清楚是否足部过度旋前会引起胫后肌功能不全，或是由于胫后肌功能不全导致了足部过度旋前。无论是哪种情形，胫后肌功能不全都将限制足部应力吸收机制。

　　从支撑中期至支撑后期，胫后肌收缩有助于引导后足旋后。这一肌肉力量同时可辅助小腿和距骨外旋活动，以及重新建立内侧纵弓高度。同时激活的腓骨肌群有助于控制足旋后的速度及程度，增加了踝穴内外侧稳定性。

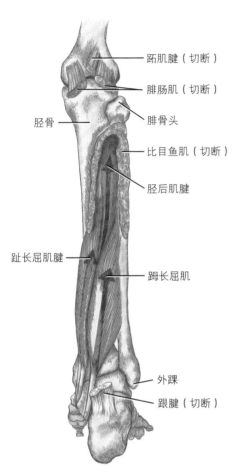

图 14-49　右小腿后筋膜室的深层肌肉：胫后肌、趾长屈肌、踇长屈肌

（图中标注：跖肌腱（切断）、腓肠肌（切断）、腓骨头、胫骨、比目鱼肌（切断）、胫后肌腱、趾长屈肌腱、踇长屈肌、外踝、跟腱（切断））

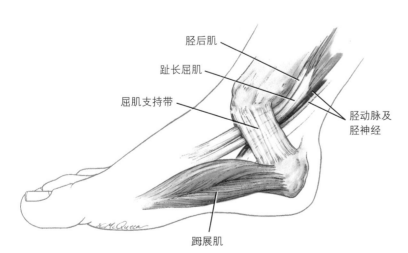

图 14-50　屈肌支持带内侧观：屈肌支持带覆盖胫后肌、踇长屈肌及胫神经血管束（来源于 Richardson EG: Neurogenic disorders. In Canale ST, Beaty JH, editors: *Campbell's operative orthopaedics*, vol 4, ed 12, St Louis, 2012, Mosby.）

（图中标注：胫后肌、趾长屈肌、屈肌支持带、胫动脉及胫神经、踇展肌）

为推进而产生的跖屈扭矩。在每个支撑期末期，小腿后方筋膜室的肌群收缩以跖屈胫距关节。腓骨长短肌肌腱位于小腿外侧筋膜室中，也能跖屈胫距关节。推进时跖屈肌肉收缩的力量主要取决于行走的速度及活力。虽然这些跖屈肌肉提供了行走时主要推进力量，同侧大腿伸肌（支撑初期产生）及同侧大腿屈肌（支撑末期产生）也辅助行走推进。

对于健康人，屈肌最大等长收缩扭矩超过了其余足踝部运动时产生的扭矩之和（图14-51）。在跑步、跳跃及爬山时，需要大量的跖屈扭矩以加速身体向上或向下运动。当踝关节达到最大背伸位（即，当跖屈肌被拉长）时，跖屈扭矩达到最大值；而当踝关节达最大跖屈位时，跖屈扭矩达最小值。当准备短跑或弹跳时，踝关节通常是背伸的。有趣的是，在起跑前踝关节快速跖屈，由于股四头肌伸膝作用，收缩的腓肠肌被同时拉长了。这种双关节作用阻止腓肠肌被过度短缩，允许在踝关节活动的较大范围内产生跖屈扭矩。由于比目鱼肌没有跨越膝关节，它的长度–张力关系不受膝关节位置的影响。有可

能比目鱼肌的相对慢收缩肌特性有利于在站立时控制距骨上方下肢（及身体）的轻微摆动姿态。另一方面，腓肠肌的快收缩肌特性可能更有利于提供跖屈推进扭矩，方便进行伸膝时跖屈踝关节活动，如弹跳及短跑。

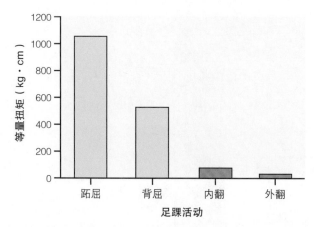

图 14-51　足踝四个活动的最大等量扭矩（*N*=86 健康男性和女性）

 特别关注 14-7

成人获得性平足畸形：失去胫后肌腱支持的后果

在行走支撑期的大部分时间里，胫后肌都非常活跃。有可能它所承受的大量离心及向心活动，自然导致肌腱容易发生过度应力相关性损伤。创伤、慢性炎症或肌腱及腱鞘退变都能导致肌腱磨损或断裂，从而导致内侧纵弓塌陷。这种发生于成人的进行性病变常被称为成人获得性平足畸形（adult acquired flatfoot deformity，AAFD）。胫后肌腱结构性病变通常伴随有舟骨下沉，以及典型的后足外翻、前足外展。除了肌腱断裂以外，其紧邻的弹簧韧带（跟舟跖侧韧带）也可发生过度磨损，导致距骨高度下沉，以及合并距舟关节半脱位。

AAFD 分为四期。第一期最为轻微，仅有胫后肌腱炎而不伴有畸形；第四期最严重，合并有胫后肌腱完全断裂或严重磨损，伴有后足固定外翻畸形，以及三角韧带过度拉长或撕裂。没有内踝的足够支撑，距骨在踝穴中外翻倾斜。距骨的过度倾斜会导致踝关节承受过高的"点应力"，最终导致骨性关节炎。踝关节的过度外翻及踝穴外侧不稳定，可同

时让跗骨管中的胫神经承受应力，可能导致神经病变及在相应感觉支配区的内在肌肌力减退。

胫后肌断裂或疼痛将造成一系列改变，导致后足持续外翻畸形。后足失去主要的内翻肌力后，腓骨长短肌产生的外翻力量将不受拮抗，将后足拉至外翻位置。接下来，显著外翻的跟骨将腓肠肌–比目鱼肌（跟腱）的作用力线外移至距下关节旋转轴的外侧（图14-43）。虽然外翻的杠杆作用较为有限，但跟腱内储备的巨大力量将产生（持续的）显著的外翻扭矩。潜在的跟腱紧张更增加了后足外翻畸形的发生可能。

AAFD 能导致疼痛和功能障碍。不同程度的 AAFD 在老年女性中的发生率可高达 10%。在支撑末期时，慢性的严重旋前的足不能锁定，这导致足推进时失去稳定。治疗一直有争议。在 AAFD 早期，物理治疗及矫正鞋垫有效。到了后期，往往需要手术治疗。通常需要转位踇长屈肌腱或趾长屈肌腱以增强对内侧纵弓和距舟关节的支撑。

特别关注 14-8

踮足尖的生物力学

通常让受试者反复踮起脚尖来评估跖屈肌的功能。正如图 14-52 所示，要想将身体抬高至最大程度，需要有两个跖屈扭矩共同作用：一个位于胫距关节，另一个位于跖趾关节。以腓肠肌为代表的跖屈肌通过旋转跟骨，以及在踝穴内旋转距骨以跖屈胫距关节。然而，抬高身体的主要扭矩发生于背伸跖趾关节时。通过足趾的内 - 外侧旋转轴，腓肠肌内在力臂超过了身体重量的外在力臂（比较图 14-53 中的 B 和 C）。这样的生物力学优势在骨骼肌肉系统是罕见的。腓肠肌作为第二杠杆，以跖趾关节为轴心抬起身体的生物力学过程类似于人们从手推车里抬起物体。如果腓肠肌作用时，生物力学占优比例为 3 : 1（即，内至外力臂之比，或图 14-52 中 B/C），肌肉支撑跖屈足需要产生的向上拉力仅为身体体重的 1/3 或 33%。身体肌肉产生的力量小于其支撑的应力是罕见的。要平衡生物力学，从理论上讲，腓肠肌需要较体重中心上下移位距离缩短至 1/3（见第 1 章）（需要了解所有跖屈肌的平均旋前角度以精确评估上下移位距离）。这种生物力学的平衡状态能让人们踮脚尖时相对容易。

图 14-52 显示跖趾关节有足够背伸范围的重要性。不但跖屈肌通过这些关节加强内在力臂，正如之前描述的，这些关键充分背伸通过绞盘机制拉紧了跖筋膜。这有助于内在肌肉支撑内侧纵弓并维持前足坚硬，从而让足能承受身体重量施加的应力。

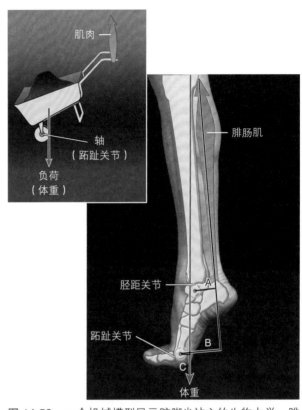

图 14-52 一个机械模型显示踮脚尖站立的生物力学。腓肠肌收缩时，与发自胫距关节的向内较小力臂（A），以及发自跖趾关节的向内较大力臂共同作用（B）。当踮脚尖时，身体重心力线移向跖趾关节旋转轴的后方，这样，体重作用于发自跖趾关节的向外相对较小力臂（C）

在所有跖屈肌中，腓肠肌和比目鱼肌力量最强，理论上能提供大约 80% 的踝关节跖屈扭矩。这些肌肉的扭转势能部分由于肌肉较大的横截面积，及相对较长的力臂而产生。突出的跟骨结节将小腿三头肌的力臂从胫距关节延长了大约 5 cm，较其他跖屈肌的平均力臂增加了两倍。

研究表明，正常人行走推进期需要腓肠肌及比目鱼肌提供约 70% 的最大（跖屈）扭矩。对于完成行走这样相对容易而常见的活动而言，这么高的扭矩需求令人惊讶。正常行走时较低的跖屈肌扭力储备就可以解释，为何腓肠肌 - 比目鱼肌肌力仅有中度减弱，就能明显影响人的步态或运动模式。这也可以解释一些健康的老年人身上发生的运动学自然变化。他们的行走过程中，踝关节跖屈力量随着年龄增长逐渐减弱。

跟腱是人体最强大的肌腱，常规在激活的小腿肌肉与跟骨结节间传递肌肉力量。在跑步、跳跃或着地的时候，踝关节做快速、爆发性的加速或减速运动时，跟腱传递的力量可以相当大。虽然跟腱很强壮，跟腱断裂却并不鲜见。在美国，75% 的跟腱断裂发生于年龄低于 55 岁的患者。跟腱断裂与患者参与篮球、橄榄球，及网球运动有密切关系。虽然具体损伤的机制各不相同，但跟腱最终断裂是由于跟腱无法再承受局部巨大的机械张力。

和关节周围的其他结缔组织一样，跟腱具有相对的顺应性及弹性。在行走和跑步过程中，例如，跟腱承受的拉力（即相对拉长）为 5%~6%。跟腱这种相对的顺应性和弹性有其生物力学意义。例如，在步态支撑期的大部分时间里跟腱拉长，跟腱能储存较大的机械能量；而在推进期时，这些储备的能量仅用于增强跖屈力量。虽然在运动过程中跟腱的自然顺应性有许多积极作用，但一些特定运动方式对跟腱施加重复的应力，可能导致跟腱末端病。

腓神经或胫神经损伤后肌肉瘫痪

腓总神经及其分支损伤

腓总神经缠绕于腓骨头，位于腓骨长肌的深面。腓骨近端骨折时由于创伤所致的该神经损伤相对常见。腓神经深支损伤后可致所有背伸肌肉瘫痪（胫骨前方）（图 14-41）。背伸肌肉瘫痪后，在行走时后足触地期，足部发生快速而不可控的跖屈。在行走摆动期，膝髋都需要过度屈曲以确保足趾能离开地面。

背伸肌肉瘫痪能显著增加胫距关节发生跖屈挛缩的概率。这种畸形又称为足下垂或马蹄足。在很短的时间内，这种跖屈状态可导致跟腱发生适应性短缩及紧张，踝关节周围其他韧带也会发生相应变化。持续的身体重力牵拉将加重跖屈挛缩，在行走时常需要足踝支具以维持踝关节适当背伸。

腓神经浅支损伤将导致腓骨长肌及腓骨短肌瘫痪（图 14-41）。随着时间推移，腓骨肌瘫痪将导致足出现旋后或内翻畸形，这种状态又称为内翻足。腓总神经损伤可能同时损伤浅支和深支，这将导致所有背伸肌及外翻肌瘫痪，患者将出现踝关节跖屈和足旋后畸形，又称为马蹄内翻足。

胫神经及其分支损伤

胫神经损伤能导致后筋膜室内肌肉不痛程度肌力减退或瘫痪（图 14-42）。胫神经损伤后单纯发生腓肠肌及比目鱼肌瘫痪罕见。然而，无论损伤机制如何，这些肌肉瘫痪将导致跖屈扭矩严重缺失。随着时间推移，胫距关节将发生固定背伸畸形，又称为跟型足。叫跟型足是因为当步态支撑期开始时，踝关节过度背伸，足跟经常猛击地面，导致后跟脂肪垫明显增厚。

瘫痪主要累及足旋后肌时，将导致固定旋前畸形，原因是此时腓骨长短肌力量不受拮抗。外翻足这一名称通常指旋前畸形时同时合并外翻和外展。如果瘫痪累及后筋膜室内所有肌肉，这将导致一种固定畸形出现，又称跟型外翻足。

小腿胫神经损伤通常包括更远端的内侧和外侧跖神经损伤（图 14-42）。足内在肌瘫痪常导致爪形趾：跖趾关节过度背伸而趾间关节屈曲。这种畸形常因为足趾外在伸肌在跖趾关节水平不受拮抗所致。由足内在肌肌力减退所致爪形趾过程类似于合并尺神经和正中神经损伤所致的爪形指过程（见第 8 章）。

根据不同神经损伤所导致的足踝及足趾固定畸形或异常姿态总结于表 14-7。

表 14-7　神经损伤及其所导致的常见踝、足[*]及足趾畸形或姿态异常

神经损伤及相关肌肉瘫痪	可能出现的畸形或姿态异常	常见临床名称	可能出现的组织结构适应性短缩或肌肉挛缩
腓神经深支损伤，胫前肌瘫痪	胫距关节跖屈	足下垂或高弓足	跟腱，胫距关节后关节囊
腓神经浅支损伤，腓骨长短肌瘫痪	足内翻	内翻足	胫后肌，三角韧带胫跟束及邻近距下关节囊
腓总神经损伤，所有背伸及外翻肌瘫痪	胫距关节跖屈，足内翻	高弓内翻足	跟腱，胫后肌
胫神经近端损伤，所有跖屈及旋后肌瘫痪	胫距关节背伸，足外翻[+]	后足外翻	背伸肌和外翻肌，距腓前韧带及邻近距下关节囊
胫神经中部损伤，旋后肌瘫痪	足外翻	外翻足	腓骨肌
内外侧跖神经损伤	跖趾关节过度背伸，趾间关节跖屈	爪形趾	伸趾长肌腱和短肌腱

[*] 此处的足通常包括距下关节及跗横关节
[+] 畸形严重性常与重力影响有关

内在肌

解剖及功能考虑

足内在肌起止点均在足内。后续讨论主要围绕内在肌主要附着点及其功能展开。更为详尽的内容参见附录IV的D部分。

足背侧只有一条内在肌——伸趾短肌，由腓神经深支支配。伸趾短肌起源于跟骨背外侧，跟骰关节近端。由肌腹发出四根肌腱：一根止于踇趾背侧（又叫伸踇短肌腱），另外三根分别和相应趾长伸肌腱一起分布于第二至第四趾（图 14-44）。伸趾短肌辅助伸踇长肌及伸趾长肌背伸足趾。

其余的内在肌起止点均在足的跖侧。这些肌肉可分为四层（图 14-53）。跖筋膜位于第一层肌肉的浅面。

第一层

足跖侧第一层内在肌是屈趾短肌、踇收肌，以及小趾展肌（图 14-53A）。作为一组肌肉，这些肌肉起源于跟骨结节的内外侧突及邻近结缔组织。屈趾短肌附着于外侧四个足趾中节跖底两侧，在每根屈趾短肌远端分支的近端，有屈趾长肌穿行（注意手掌的屈指浅深肌也有类似结构）。屈趾短肌辅助屈趾长肌屈趾。踇展肌组成了足的内侧边缘，保护神经进入足的跖侧。踇展肌远端止于踇趾近节趾骨的内侧边缘，与屈踇短肌内侧头汇合（图 14-

53C）。小趾展肌辅助构成足的跖外侧边缘，远端止于第五趾近节基底的外缘。该肌肉辅助外展及跖屈小趾。

足内在肌，第一层
- 屈趾短肌
- 踇展肌
- 小趾展肌

第二层

第二层内在肌包括跖方肌及蚓状肌（图 14-53B）。两块肌肉解剖上均与屈趾长肌腱相关。跖方肌（屈趾副肌）的两个头连接跟骨跖侧。两个头远端与屈趾长肌总腱的外侧缘相连。跖方肌作用是稳定屈趾长肌腱，防止它们向内侧移位。四条蚓状肌近端与屈趾长肌腱相连。这些小肌肉穿过外侧趾的内侧汇入伸趾肌延展部分。蚓状肌帮助跖屈跖趾关节并伸直趾间关节——作用与手的蚓状肌相似。

足内在肌，第二层
- 跖方肌
- 蚓状肌

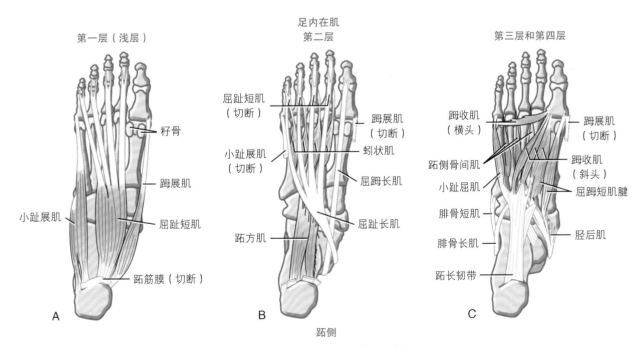

图 14-53　足底内在肌分为四层

第三层

第三层内在肌包括蹈收肌、屈蹈短肌及小趾屈肌（图14-53C）。作为一组肌肉，这些肌肉起于骰骨、楔骨、中间跖骨基底，及局部结缔组织。与手部蹈内收肌相似，蹈收肌有两个头，分别为斜头与横头。两个头都止于蹈趾近节外侧基底及相邻的外侧籽骨。该肌肉内收及辅助跖屈第一跖趾关节。屈蹈短肌有两个头，分别止于蹈趾近节基底内外侧。内侧及外侧籽骨分别位于这两个头内，为屈趾力矩提供较大的杠杆。小趾屈肌附着于第五趾近节外侧基底，汇入小趾展肌。这两种小屈肌都屈曲相应足趾的跖趾关节。

足内在肌，第三层
- 蹈收肌
- 屈蹈短肌
- 小趾屈肌

第四层

第四层内在肌包括三块跖侧及四块背侧骨间肌。跖侧骨间肌见于图14-53C，与第三层内在肌相邻。背侧骨间肌可见于图14-38。足部骨间肌排列及功能与手部相似，仅有一点不同。足趾外展及内收的参照趾是第二趾，而手指外展及内收的参照指是第三指。

足内在肌，第四层
- 跖侧骨间肌（3块）
- 背侧骨间肌（4块）

背侧骨间肌是双头羽状肌。第二趾有两块背侧骨间肌，而第三及第四趾分别有一块背侧骨间肌。所有背侧骨间肌均止于近节趾骨基底；第一及第二骨间肌分别止于第二趾内外侧。第三及第四背侧骨间肌止于第三及第四趾外侧（图14-4）。每块背侧骨间肌均与跖趾关节相邻。第三、第四及第五趾均有一块跖侧骨间肌。每块肌肉有一个头，并止于相应的趾骨近节基底内侧（图14-5）。这些肌肉内收其相应的跖趾关节。

每块内在肌的作用是基于假定足不负重而足趾可以自由活动而言。虽然了解了内在肌的具体作用

便于医生测试这些肌肉的力量及灵活性，但这并没有多少功能相关性。足部内在肌的灵活性不及手部内在肌，主要作用是辅助内侧纵弓维持站立平衡。最为重要的是，在行走推进期，足底内在肌为足弓提供动态稳定性。这些功能解释了为何大部分内在肌都在站立支撑末期最为活跃，此时后跟刚刚离开地面。

大部分足底内在肌在解剖上都与手部内在肌相似。有一点例外，足部没有让第一趾和第五趾做对趾活动的肌肉。理解这些相似之处，有助于我们理解足部内在肌的解剖、神经支配及肌肉活动。表14-8总结了足部内在肌的相关信息。

总结

足踝作为一个功能复合体，提供了下肢与地面的动态作用平台。这个平台具有极强的适应性：足够柔韧以吸收重复性冲击力，足够坚固以支撑身体重量及承受行走和跑步时的肌肉爆发力。

28块肌肉作用于32个关节或关节复合体，控制着足踝的姿态及活动。从解剖学上，足踝常规被分成三个区域：后足、中足及前足。虽然每个区域的活动可以独立发生，但在许多时候不是这样的，尤其在行走支撑期时。在大多数时候，每个区域的活动都在加强或协同下肢或足踝其他区域发生的活动，最典型的是应对肌肉激活及地面反作用力。

总结足踝运动学最为有效的方法是从足跟接触地面开始，跟踪行走支撑期的主要事件。在支撑早期，当后足旋前（外翻）时踝关节快速跖屈。在步态负荷承载期，背伸及旋后（内翻）肌肉离心收缩，减速踝关节跖屈活动，同时吸收足拍击地面时的冲击力。

作为负荷承载及冲击吸收机制的一部分，在身体重力作用下，足内侧纵弓缓慢下沉。一些软组织帮助支撑足弓并减速足弓下沉，包括弹簧韧带、距舟关节囊、跖筋膜，以及在需要时胫后肌也参加作用。软组织减慢足弓降低速度并吸收能量，有助于保护足。如果不能控制后足旋前及内侧纵弓降低的程度及速度，随着时间推移，将导致局部组织出现应力损伤及疼痛。治疗包括应用矫正鞋垫或特制鞋子、医用胶贴、改变活动方式，以及选择性的拉伸，加强及重塑可以直接或间接控制足踝活动的下肢肌肉。

表 14-8 足内在肌的相关信息

内在肌	位置	单独功能	神经支配	手部类似肌肉
伸趾短肌	足背	背伸足趾	腓神经深支	无
屈趾短肌	第一层	屈曲外侧趾近节趾间关节及跖趾关节	足底内侧神经	屈指浅肌
踇展肌	第一层	外展（及辅助）跖屈第一跖趾关节	足底内侧神经	踇短展肌
小趾展肌	第一层	外展及（辅助）跖屈第五跖趾关节	足底外侧神经	小指展肌
跖方肌	第二层	为屈趾长肌总腱提供内侧稳定性	足底外侧神经	无
蚓状肌	第二层	跖屈外侧足趾跖趾关节，背伸趾间关节	第二趾：足底内侧神经 第三至五趾：足底外侧神经	蚓状肌
踇收肌	第三层	内收（及辅助）跖屈第一跖趾关节	足底外侧神经	踇收肌
屈踇短肌	第三层	屈曲第一跖趾关节	足底内侧神经	屈踇短肌
屈小趾肌	第三层	跖屈第五跖趾关节	足底外侧神经	屈小指肌
跖侧骨间肌	第四层	内收第三、四、五趾跖趾关节 （相对于第二趾中线）	足底外侧神经	掌侧骨间肌
背侧骨间肌	第四层	外展第二、三、四趾跖趾关节 （相对于第二趾中线）	足底外侧神经	背侧骨间肌

在步态支撑中期及末期，整个下肢（先前内旋活动）极速改变其旋转方向。下肢开始外旋，虽然这种活动比较轻微并很难感知到，但可帮助后足从外翻状态逐渐转为内翻状态；同时内侧纵弓即将抬高。在理想情况下，足将变得越来越坚硬，这有助于稳定足，在行走推进期同时提供纵向与横向的稳定。在支撑末期足弓抬高主要由内翻肌收缩（主要是胫后肌）及内在肌收缩实现。当后足提起，恰在脚趾离地期之前，身体重量向距骨头方向前移。随后的内在肌外在肌收缩，并与通过伸展跖趾关节的绞盘机制协同，为足部推进提供最重要的稳定性。

足踝损伤有很多原因，包括结缔组织、肌肉、外周神经，以及中枢神经系统病变。足踝也易于受到直接机械创伤。急性创伤可能是由于单一事件产生的相对巨大的损伤暴力所致，如内翻性扭伤、第五跖骨基底骨折，或严重的踇趾过伸性损伤。慢性损伤可能由于长期的低强度应力积聚，导致跖筋膜炎、腓骨长肌腱相对于腓骨移位、胫后肌腱病变、"后跟骨刺"，或跖骨痛。微创伤导致的应力经常合并足关节或下肢近端的力线异常，力线异常可能导致过度运动代偿，从而增加肌肉及支撑结缔组织负荷或导致疲劳。由于经常需要频繁使用足部，可发生许多过度负荷相关性疾患，包括炎症及疼痛。

熟悉足踝解剖及动力学是理解合并疾患发生原因之前提。要理解足不承受应力或足固定于地面时肌肉与关节之间的相互作用。另外，临床医生必须熟悉足与踝及下肢近端区域动力学之间的相关生物力学联系。

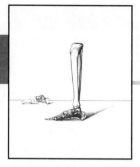

临床拓展

慢性踝关节不稳定：外踝扭伤及潜在慢性踝关节不稳定

外踝或"内翻性"扭伤在运动中最为常见，占骨科损伤人群的很大一部分。大部分这种损伤与踝或足的过度内翻有关系。当一个健康运动员进行一项急转身活动试验时，当出现意外踝关节内翻扭伤时，应收集肌电图及运动学数据。踝关节扭伤包括了一系列典型运动组合：过度内翻、跖屈及内收（内旋）。最大45°内翻发生于足跟着地后60 ms。峰值角速度达到1290°每秒。胫前肌及腓骨长肌发生的增强及延长的肌电图反应，提示这些肌肉可能通过反射性减速并限制一些极限损伤性活动，从而保护踝关节。然而，虽然激发胫前肌可以限制跖屈的极限，但它却可能加重过度内翻。

严重的内翻损伤可能导致许多组织的显著损伤，最常累及距腓前韧带与跟腓韧带。此外，内翻性损伤也经常包括三角韧带损伤，以及在距骨与内踝间发生挤压或剪切性骨损伤。这种同时发生于内踝的损伤可能可以解释，为何一些严重"内翻性"扭伤发生外踝及内踝的瘀血肿胀。过度内翻可能导致部分三角韧带撞击或挤压。此外，内翻扭伤时发生的过度跖屈及踝穴内的其他旋转和移位，理论上能过度拉伸及损伤三角韧带不同纤维束。

有30%～70%的需要医疗干预的单纯内翻性踝关节扭伤患者，后期将发生同侧踝关节多次扭伤、慢性疼痛，以及关节不稳定。慢性踝关节扭伤患者（chronic ankle instability，CAI）通常诉说在运动时，甚至在一些相对不太激烈的活动中，踝关节频繁"打软腿"。除了踝关节功能丢失外，CAI患者有更多发生踝关节骨性关节炎的风险。

见诸于报道的CAI发生率有较大差异，这说明大家对CAI所包括的内容尚有争议。总的来说，CAI包括机械性和功能性的特征。机械性特征包括：相对于踝穴而言，距骨前方过度松弛（可能意味着距腓前韧带撕裂或松弛），距骨后移受限及胫距关节背伸受限，踝关节内退行性变。功能性特征包括：慢性疼痛，无力，主观感觉踝关节"打软腿"，平衡能力减退，踝关节位置觉及本体感觉改变。为何一些人发生CAI而另一些人不发生的原因尚不清楚。有许多证据表明CAI的病理发生机制与位于踝关节囊及韧带中的机械受体损伤，从而导致的感觉减退有关。传入感觉神经障碍将降低身体产生及时而有效的肌肉保护性反应的能力，尤其当一次意外的内翻性踝关节扭伤后。研究表明，CAI患者的踝关节本体感觉异常（位置感知），增加姿态不稳定或降低了平衡能力（特别是单腿站立时），局部肌肉反应时间延长（主要为腓骨长短肌），改变了整个下肢肌肉群的动员模式。步态分析发现CAI患者在进入支撑期时，距下关节内翻程度较正常对照组大6°～7°。行走时内翻肌肉活动增强可能提示患者不能正确感知踝关节位置，或腓骨肌延迟激活，或是两种情形同时存在。这些异常情形都与踝关节韧带中的机械感受器破坏有关。从生物力学角度来看，后跟着地时内翻程度增加，这可能导致后跟着地时的地面向上方的反冲力产生出乎意料的巨大内翻扭矩。

Hubbard及同事们报道CAI患者平均都有远端腓骨异常前移。腓骨位置异常可能与距腓前韧带过度拉伸，或踝关节周围肿胀有关。作者还提示可能由于伽马运动神经系统活跃度增加，导致腓骨肌张力增高，进而出现腓骨位置异常。这种神经活动增强可能与损伤的踝关节外侧韧带中被破坏的机械受体发出的异常传入冲动有关。无论原因如何，过度前移的腓骨可能改变踝关节动力学，并可能增加胫距关节内的负荷。

总而言之，CAI 的具体病理机制尚不明确，有可能是多因素共同作用的结果。研究证实踝关节的本体感觉减退，从而降低了关节姿态稳定性，以及身体对避免踝关节损伤而做出的动态反应。现在尚不清楚，是否 CAI 患者关节姿态不稳定或肌肉控制力减弱是由于反复踝关节扭伤所致。

对 CAI 患者治疗不只是应该改善踝关节稳定性 [通过应用护具，医用胶贴，以及增强腓骨肌（外翻肌）力量]，还应该有整体观念，平衡及加强身体功能缺陷，尤其是当患者单足站立或从双足支撑向单足支撑期切换时。有研究表明，在直立时应用"平衡板"或其他动态训练方法对治疗 CAI 合并的多种问题都很有效。然而，通过本体感觉训练以减少踝关节发生率是否有效尚有争议。

临床拓展 14-2
足踝部解剖触诊

通过触诊识别身体的骨骼及关节是一种基本临床技能，通常被用于评估及治疗骨骼肌肉疾患。这种技巧为临床医生提供了一扇通往身体局部应用解剖（最终熟悉运动学）的窗户。触诊技巧①有助于临床沟通及病历书写；②提高识别特定关键问题的能力，通常为了诊断或检测患者状态；③提高所有基于手工治疗的有效性；④帮助评估正常和异常的活动及姿态。以下部分提供了通过常规触诊骨性区域以评估或治疗足踝常见骨骼肌肉疾患的案例。一位 23 岁健康男性的足踝内侧及外侧拍摄 X 光片及相片后，将骨性区域及关节分别标注出来（图 14-54 及图 14-55）。每一幅图都和一个表格相关联。表格描述了①触诊结构的方法；②为何临床医生对该区域感兴趣的案例。

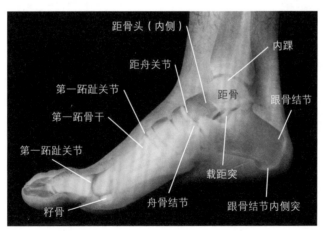

足内侧观

结　构	何处触诊	触诊可能的原因
内踝	胫骨远端顶点	• 评估三角韧带近端疼痛 • 评估下肢长度 • 估计胫距关节内外侧旋转轴 • 跗骨窦内结构的解剖标志，例如： 　◦ 胫后肌腱 　◦ 屈趾长肌腱 　◦ 胫神经及远端分支（足底内外侧神经）

图 14-54　对一位 23 岁健康男性足的内侧拍照及拍 X 线片获取的信息

跟骨结节	后跟跖侧区域	• 评估跟腱炎 • 检查异常骨生成（可能与跟腱受到过度应力有关）
跟骨结节内侧突	后跟跖内侧区域	• 评估跖筋膜炎，后跟骨刺，或足部许多内在肌近端炎症
载距突	内踝尖端下方 2~3 cm	• 距下关节内侧关节面解剖标志 • 评估（a）三角韧带远端胫跟束疼痛（b）弹簧韧带近端疼痛
舟骨结节	形状相对突出，位于内踝尖前下方约 4 cm 处	• 舟骨解剖标记点，触诊包括邻近的距舟关节和第一舟楔关节 • 评估内侧纵弓高度 • 评估胫后肌腱炎
籽骨	踇趾跖趾关节跖侧（通常难以与经过关节的屈踇肌腱鉴别）	• 评估因籽骨炎或骨折引起的疼痛（常好发于跳舞者）
第一跖趾关节	背侧或内侧，紧贴第一跖骨头远端触诊	• 评估踇外翻的严重性（"踇囊炎"），或踇僵硬（"草坪趾"）
第一跖骨干	前足背内侧	• 评估力线（即外翻或内翻）和前足柔韧性 • 评估第一跖骨跖屈，常伴有内翻足，或腓骨长肌张力增加
跖楔关节	紧贴跖骨基底的近端	• 评估第一跖楔关节的力线及松弛程度 • 评估 Lisfranc 脱位（通常累及第二趾）
距舟关节	紧贴舟骨结节后方（稍上方）	• 评估扭伤、疼痛、及跗横关节内侧结构的活动度 • 检查内侧纵弓拱顶石的稳定性
距骨头	从内侧触摸，位于内踝前方远端边缘与舟骨结节之间的中点	• 评估内侧纵弓高度

图 14-54（续）

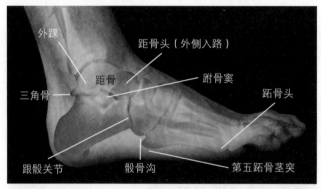

足外侧观

结　构	何处触诊	触诊可能的原因
外踝	腓骨远端	• 估计胫距关节内外旋转轴 • 定位腓骨长短肌腱（及腱鞘）的解剖标志点 • 检查下胫腓关节稳定性及力线
跗骨窦	是一个轻微凹下去的部位，位于外踝远端的前方。跗骨窦（或管）斜行穿过距下关节	• 评估距腓前韧带疼痛 • 评估局部肿胀，可能为跗骨窦内颈韧带（距跟韧带）损伤所致
距骨头	从外侧触摸：紧贴跗骨窦上方	• 与内侧触诊相结合，用于确定"距下关节中立位"
跖骨头	跖骨远端的跖侧	• 评估跖痛症严重程度（常发生于第二、三趾）
第五跖骨茎突	是一个明显的骨性突起，位于足外侧近中点处	• 评估可能的撕脱性骨折和腓骨短肌腱撕裂
骰骨沟	紧邻第五跖骨茎突近端	• 评估腓骨长肌腱疼痛
跟骰关节	第五跖骨茎突近端约 2 cm 处	• 评估关节半脱位或其他累及骰骨的创伤
三角骨（罕见的籽骨，常位于距骨后外侧）	踝关节后侧，外踝后方，根据大小不同，这个结构可能不一定能被触摸到	• 评估胫距关节内的三角骨撞击，通常发生于过度跖屈时

图 14-55　对一位 23 岁健康男性足的外侧拍照及拍 X 线片获取的信息

跖屈肌肉间接伸直膝关节

跖屈肌的一个重要功能就是在伸膝时稳定膝关节。观察一个跖屈肌力减退的患者步态，就能理解这种功能。在步态支撑中期和末期，正常情况下跖屈肌会减速踝关节背伸（小腿相对于足前移）。如果此时踝关节过度背伸，就可能与膝关节不稳定有关。图 14-56A 演示比目鱼肌力量减弱，无法控制小腿向前旋转。过度背伸踝关节将身体重心向膝关节内外侧旋转轴的后方移位。这种身体重心移位能产生突然而无法预料的膝关节跖屈扭矩（实际上，患者跖屈肌力减弱，常描述膝关节在支撑中期时"打软腿"）。这个患者背伸踝关节时促使屈膝。正常情况下比目鱼肌收缩能对抗小腿过度向前旋转，由此维持身体重心靠近膝关节内外侧旋转轴。

当足固定于地面，跖屈肌主动收缩能辅助伸膝（图 14-56B）。这个例子里，比目鱼肌收缩，小腿向后方旋转，靠近胫距关节旋转轴。理论上虽然任何跖屈肌都有这种功能，但比目鱼肌更适合稳定伸

膝。作为主要的慢缩肌，比目鱼肌能在肌肉疲劳前提供相对较长时间而低能量的收缩。比目鱼肌痉挛能导致潜在而慢性的膝关节过度伸直，可能引起膝关节反屈畸形。

跖屈肌间接辅助伸膝是重要临床现象。大腿伸肌间接辅助伸膝也同样重要。当足固定于地面，大腿伸肌激活（参加图 14-56B 描述）可牵引股骨后移。如果股骨被拉至髋关节完全伸直，身体重力将有助于将膝关节机械锁定与伸直位。髋关节或膝关节屈曲收缩可减少这种机械锁定效能。

至今为止，最直接而有效的伸膝肌肉是股四头肌。当股四头肌无力，有利于临床判断其他肌肉如何协助伸膝（尽管可能这种作用较小）。对于股四头肌发达的人，也能从激发直接伸膝肌与间接伸膝肌（跖屈肌）中获益。降低股四头肌作用能减少作用于髌股关节的力量，这经常作为临床策略用于治疗膝关节疼痛、关节不稳定，或关节炎患者。

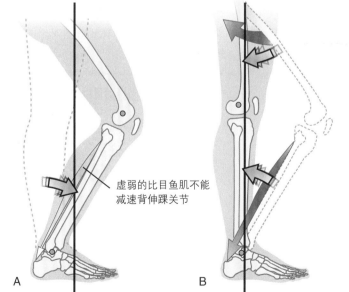

跖屈肌（比目鱼肌）及
伸髋肌伸直膝关节

背伸踝关节导致屈膝

虚弱的比目鱼肌不能
减速背伸踝关节

A　　体重　　B　　体重

图 14-56　在站立时踝关节影响膝关节位置及稳定性的两个例子。A. 虚弱的比目鱼肌不能减速踝关节背伸。当足固定于地面，小腿向距骨前方旋转，发生踝关节背伸。向前移位的小腿将身体重心向膝关节后方移动，导致其"锁扣"于屈曲位。B. 正常情况下比目鱼肌能导致踝关节跖屈。当足固定于地面，跖屈踝关节将小腿向后旋转，将伸直膝关节。伸髋肌（如臀大肌）也同时向后牵拉股骨，帮助伸直膝关节（注意：朝向下方的身体重力矢量可被看成是作用朝向上方的地面反作用力，反过来的假设也成立）

⊖ 学习中的问题

1. 列出组成（a）踝与（b）后足的骨头。哪些骨骼通常会同时在两个区域出现？

2. 解释一下为何胫骨过高的扭转力矩会掩盖股骨过度前倾引发的功能表现。

3. 描述蹞长伸肌腱从肌腹部至蹞趾的止点的走行。

4. 描述距舟关节的主要内翻和外翻的主要关节运动。

5. 描述为何第一跖趾关节常常会涉及蹞外翻畸形的发展（蹞囊炎）。

6. 利用图 14-43，对比胫前肌和蹞长伸肌的内旋力矩势能（针对距下关节）。

7. 解释当一个人小腿肌肉比较弱时，为何会诉膝盖在行走推进时有"膨胀"的感觉。

8. 比较腓骨短肌与第三腓骨肌的远端止点。引证为何这两个肌肉在矢状面的活动不同，而在水平面的活动相同。

9. 哪一个结构（关节和结缔组织）连接了腓骨与胫骨？

10. 描述当足部放松（图 14-18A）以及足固定时（图 14-20A），胫距关节背伸时旋转-滑动关节运动。

11. 步态周期中哪一部分需要胫距关节最大的背伸活动：站立期还是摆动期？

12. 当胫距关节最大背伸时，哪些因素作用于关节的稳定性？

13. 思考一下在第一跖趾关节，哪个肌肉是腓骨长肌的最直接拮抗肌？

14. 提出一个机制来解释一下，为何踝关节主动跖屈力矩在膝关节屈时较膝关节伸要高 20%~30%。

15. 当内旋肌肉无力时，哪一种畸形最有可能进展出现？你会考虑进行哪些肌肉的拉伸活动？哪些肌肉的力量训练？

16. 长期的腓骨长肌腱无力可能引发的结果是什么，请描述两种可能的结果。

⊖ 以上问题的答案可以在 Evolve 网站上找到。

⊖ 附视频课程目录

- 上下肢特定关节运动学的洞悉观察
- 踝关节和足部旋前和旋后运动的定义和演示
- 距骨、距下和横跗关节的运动学和旋转演示

扫描右侧二维码可
获得相关视频

第 15 章

步行运动功能学

原著者：Guy G. Simoneau, PT, PhD, FAPTA • Bryan C. Heiderscheit, PT, PhD

译者：任　爽　时会娟　张　思　魏芳远　王　智　审校者：宋纯理　黄红拾

步行是个体从一个地方移到另一个地方的基本需要，也是人们日常生活中最常进行的活动之一。理想情况下，步行既应有效——最大程度地减少疲劳，又要安全——防止跌倒和相关损伤。多年的练习使得健康的人能够很好地控制步行，使他们可以在步行走路的同时进行对话、往不同方向看，甚至能轻松地处理障碍物和其他破坏力。

尽管对于健康人而言，行走看似毫不费力，但步行的挑战性可以通过观察个体生命的两端来认识（图 15-1）。生命初期，幼儿需要 11~15 个月的时间来学习如何站立和行走。一旦站起来，儿童就会调整他们的步态，使其在 4~5 岁时就能够具有看似成人的行走模式，经过更多的修正，几年后可能会展现出成人的成熟步态。在生命后期，行走往往成为越来越大的挑战。由于力量、平衡能力的下降或疾病，老年人可能需要拐杖或助行器才能安全行走。Patla 强调了行走对于我们生活的重要性："没有什么比依靠我们自己的能力从一个地方到另一个地方独立旅行的能力更能体现我们的独立性和生活质量。儿童这项能力不断发展，而且在一生中努力培养和维持这种能力。"

本章介绍了步行的基本运动学特征。除非另有说明，否则本章所提供的信息是指拥有正常成熟步态的个体，以稳定的平均速度在水平地面上行走。尽管本章提供了足够的详细信息以使读者可以独立阅读，但若同时阅读第 12 章至第 14 章将有助于更好地理解步行。第 16 章进一步基于本章提供的信息来描述跑步的运动学特征。

对步行的观察是本章的重点，它提供了有关感觉和运动功能之间复杂的"幕后"相互作用结果的信息。一个人要行走，中枢神经系统必须通过视觉、本体感觉和前庭感觉的输入整合来产生适当的动作。尽管本章涵盖了步行过程中肢体和肌肉活动的复杂关系，但并未涵盖动作控制的概念。为了更好地理解步行时动作控制的复杂性，建议读者查阅有关该主题的其他资料。

主要主题
- 空间与时间的描述
- 关节运动学
- 身体质心的控制
- 能量消耗
- 肌肉活动
- 行走动力学
- 步态功能障碍

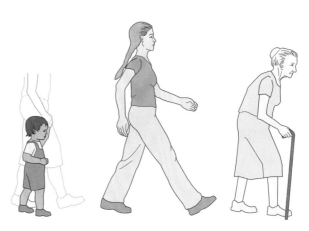

图 15-1　人生各个时期的步行

步态分析的历史观点

"如果一个人要沿着墙壁行走，且头上连着一支蘸墨的芦苇，那么芦苇所画的轨迹将不会是直的，而是曲折的，因为当他屈曲时轨迹会较低，而站直时会较高。"由亚里斯多德的早期（公元前384-322年）观察步行的书面记录以及许多早期的绘画和雕塑作品可以证明，在历史上大家对步行的随意或详细的观察一直都感兴趣。

尽管早先大家对此有兴趣，但直到1836年，韦伯兄弟才发表了关于步态的第一项著名的科学著作，他们受益于前人对科学进步的贡献，如Galileo Galilei（1564-1642年）、Giovanni Borelli（1608-1679年）和Isaac Newton（1642-1727年）等。物理学家和电工Willhelm以及解剖学家和生理学家Eduard使用秒表和卷尺之类的仪器描述并测量了步行的要素，例如步长、步频、足地距离和身体的垂直位移。他们还定义了步态周期的基本元素，例如摆动相、支撑相和双支撑相。他们提出的许多术语一直沿用至今。韦伯兄弟假设，步行的基本原理是它是肌肉做功最少的运动之一，尽管如今人们仍在研究身体能量消耗最小化的确切方法，但这一概念在当今仍是正确的。关于韦伯兄弟著作的详尽论述于1894年出版，并于1992年进行了翻译。

在19世纪，其他研究人员，如Marey、Carlet和Vierordt等，利用巧妙的技术扩展了我们的步态知识。在Marey和Carlet的许多新颖的测量方法中，最常被引用的是采用具有气囊和连接记录器的鞋子，来指示步态的摆动相和支撑相（图15-2）。另外一个由Vierordt提出的更巧妙方法是在鞋和肢体连接装有墨水的小喷嘴。当人行走时，墨水会喷在地板和墙壁上，提供了永久的运动记录。

同时，电影摄影领域的发展为研究和记录人类与动物行走的运动学模式创造了一种强大的媒介。或许Muybridge最为人知的是当时使用电影摄影来记录动作序列。Muybridge最著名事迹是澄清了关于快马的古老争议。在1872年，他使用的连续摄影显示，一匹奔跑的马的四只脚确实在很短的时间内同时离开了地面。Muybridge创造了令人印象深刻的人和动物步态照片集，该作品最初于1887年发表，并于1979年装订和复制。

最初对步态的描述仅限于平面分析；动作通常

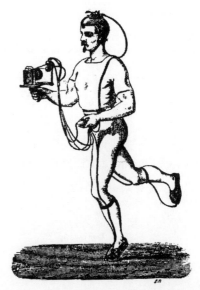

图 15-2　Marey用以测量步态的工具鞋（引自Marey EJ: *La machine animal*, Paris, 1873, Librairie Germer Baillière.）

被记录在矢状面，而较少在冠状面。自1895年至1904年，Braune和Fisher首次对步行者进行全面的三维分析。通过使用四台摄像机（两对摄像机分别记录身体每一侧的运动）和连接到各个身体部位的多个灯管，他们记录了三维运动学。他们也是首次使用力学原理来测量动态量，例如节段加速度、节段惯性属性和节段间负荷（如关节力矩和力）。他们对步态摆动相的关节力矩的分析驳斥了韦伯兄弟在1836年提出的早期概念——步态摆动相的下肢运动只能由被动钟摆理论来解释。

在整个20世纪，科学进步大大增强了人们对步行的理解。用于记录运动学的仪器已从简单的摄像机（需要通过标尺和量角器进行细致分析）发展到提供实时肢体坐标数据的高度复杂的计算机化系统。该技术发展的下一阶段是开发高度可靠的"无标记点"运动分析系统。使用多种成像技术来描述步态运动学的著名研究人员包括Eberhart、Murray、Inman、Winter和Perry。值得注意的是一名物理治疗师兼研究员——Murray的著作，他在1960年、1970年和1980年代发表了一些论文，描述了正常和异常步态许多方面的运动学（图15-3）。在她的其他成就中，来自她的研究数据（关于残疾人行走的运动学）对关节和下肢假肢的设计产生了重要影响。

同样，通过开发用于测量足－地界面作用力的设备，可以对步态动力学有更深入的理解。Amar、

Elftman、Bresler 和 Frankel、Cunningham 和 Brown 都对该领域做出了重要贡献。随着足与地面之间力能被测量，出现了计算在步态支撑阶段下肢关节所承受的力和力矩的方法。

　　表面电极和肌内电极的发展使得步行期间的肌肉电活动情况有机会被记录下来。当此信息与步行运动学结合在一起时，可以更好地理解和更客观地描述每块肌肉在步态中所起的作用。许多研究人员，包括 Sutherland、Perry、Inman 和 Winter，为步行过程中的肌电图（electromyography，EMG）研究做出了杰出贡献。

如今，步态分析通常在专业的生物力学实验室中进行（图 15-4）。通过使用两个或多个同步高速相机获得三维运动数据。地面反作用力是使用嵌入地板的测力台测量的。肌肉活动模式通常是用遥测的多通道肌电图系统记录的。最后结合运动学数据、地面反作用力和个体的人体测量学特征来计算下肢的关节力、力矩和功率（图 15-5）。然后将这些数据用于描述和研究正常和异常步态。

　　具有各种病理状态的个体可以从仪器化步态分析中受益。目前这项技术的主要受益者是脑瘫患儿。在该人群中，经常在手术前使用仪器化步态分析，以帮助确定适当的干预措施，手术后再次使用来客观评估干预效果。在其他资源中可以找到关于步态分析的历史、工具和方法的更全面描述。

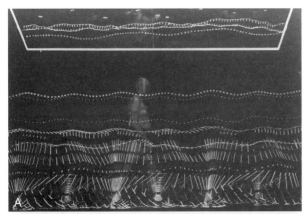
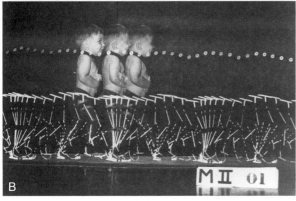

图 15-3　Murray 用来记录步态基本运动学的技术实例。一名老人（A）和一个年轻的男孩（B）穿着反光标志点在半暗黑的走廊里行走。打开相机的快门，并以每秒 20 次的速度来跟踪标记物的位置。另一束更亮的荧光被用来拍摄这个老人或男孩步行的样子。这种早期的技术可以用一张照片来显示完整的步态周期。利用安装在天花板上的镜子来观察水平面的运动（A, 引自 Murray MP, Gore DR: Gait of patients with hip pain or loss of hip joint motion. In Black J, Dumbleton JH, editors: Clinical biomechanics: a case history approach, New York, 1981, Churchill Livingstone. B, 引自 Stratham L, Murray MP: Early walking patterns of normal children, Clin Orthop Relat Res 79: 8, 1971.）

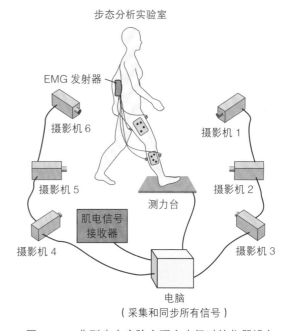

图 15-4　典型步态实验室研究步行时的仪器设备

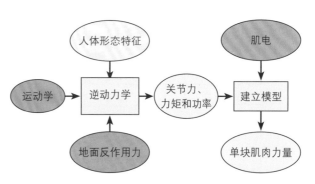

图 15-5　用于分析人体运动的典型方法。彩色椭圆形中的变量可以被精确测量。矩形中的计算方法用于计算绿色圆圈中的变量

如上所述的尖端技术，提供了可以增强描述和理解步行能力的详细信息。由于这种技术很少能应用于典型的临床环境中，因此临床医生必须常规地依靠直接的目测来评估患者的步行特征。这种观察分析需要对正常步态有充分的认识和理解。如果将本章的研究与临床环境中亲戚、朋友、邻居和患者的步态模式相结合，则学习这里介绍的步行将是一种更加动态且有所受益的体验。

空间与时间的描述

本节介绍与步行有关的距离和时间的测量。

步态周期

步行是一系列周期性运动的结果。因此，可以通过对其最基本的单位——步态周期来描述其特性（图 15-6）。步态周期开始于足触地时刻。由于足部着地通常为足跟触地，所以 0% 点或步态周期开始时刻通常为足跟着地或足跟触地时刻。当同一侧脚再次着地时，就是 100% 的时刻或步态周期的完成。当一个人用足跟以外的其他部位首次触地时，初次触地通常被用作足跟触地的替代术语，但本章主要讲述正常行走，所以将会使用"足跟触地"的名词。

一个跨步（和步态周期同义）是同一只足的连续足跟着地之间发生的一系列事件。相比之下，一步是指发生在一只足与另一只足依次足跟着地间的一系列事件（例如，在右足跟和左足跟着地之间）。因此，步态周期包含两个单步，一个左单步和一个右单步。

步态最基本的空间描述包括跨步长和步长（图 15-7）。跨步长是同一只足的两个连续足跟着地之间的距离。相比之下，步长是两个不同足依次足跟着地之间的距离。将双侧步长进行比较可以帮助评估下肢步态的对称性（图 15-8）。步宽是两个连续的足跟着地时足跟中心的横向距离，其平均值为 8~10 cm（图 15-7）。足偏角，即"外八字"的大

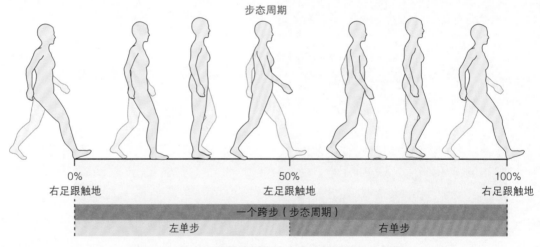

图 15-6　从右足跟触地到再次右足跟触地的步态周期

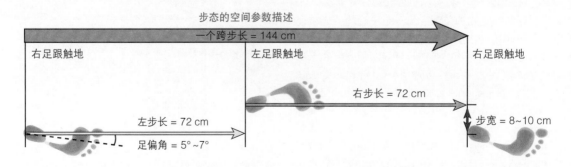

图 15-7　右侧步态周期的步态空间参数描述及其常规值

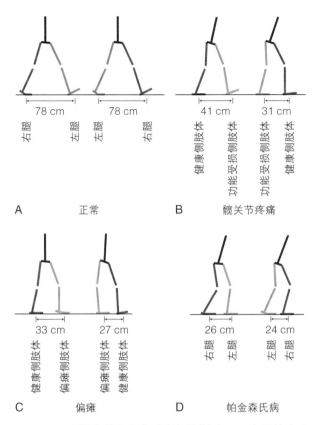

图 15-8　功能障碍和疾病对步长的影响。A. 表示健康人左右两侧的对称步长。B 和 C 是步长不对称的示例，通常出现在会影响单侧下肢的损伤或疾病的患者。注意在这两个例子中，双侧的步长均缩短，表明步行时两侧下肢的相互依存关系。D. 表示帕金森病（一种影响双侧下肢的疾病）患者的步长相对对称，但双侧步长均减少了（Modified with permission from Murray MP: Gait as a total pattern of movement, *Am J Phys Med* 46: 290, 1967）

小，是身体的前进方向与足长轴之间的夹角，平均值 5°~7°。尽管上述规范适用于成年人，但另一篇著作收集了 360 名 7~12 岁儿童的数据，其正常步宽和足偏角分别为 8~10 cm 和 2.5°~6°，与那些健康的年轻成年人类似。

步态最基本的时间描述术语是步行的节奏，即每分钟的步数，也被称为步频。步态的其他时间描述词是跨步时间（一次完整步态周期的时间）和单

步长时间（完成右单步或左单步的时间）。注意，在步态对称的情况下，单步的时间可以从步频推测得到（即单步长时间是步频的倒数）。

步行速度的获取需要结合空间和时间测量，提供了给定时间内特定的距离信息。度量单位通常为米每秒（m/s）或每小时英里（mph）。速度可以通过测量走过特定距离下所需的时间或在给定时间内走过的距离来计算，也可以通过将步频乘以步长来计算。基于年龄和身体特征（例如身高和体重）等因素，步行速度会有很大的个体差异。关于步态的所有空间和时间测量中，速度可能是衡量个人步行能力最好和最实用的功能评估参数。

步态的时间参数描述术语
- 步频
- 跨步长时间
- 单步长时间

步态的时空参数描述术语
- 步速

对于健康的成年人，一个步态周期（即两个连续的单步）时间略大于 1 s，行走距离约 1.44 m（4.5 ft），因此步行速度为 1.37 m/s。表 15-1 中的数据表明，在自由选择的步行速度下女性比男性的步行速度更慢、步长更短、步频更快。这些差异可能部分反映了男女之间的人体测量学差异。但即使找到一个在人体测量学上与男性相匹配的女性，当以相同速度行走时，女性仍然比男性表现出更高的步频和更短的步长。

表 15-1 中的经典数据来自大城市中超过 2300 名在户外行走的行人，这些参数是在他们不知情的情况下测得的。表 15-2 提供的数据是来自少数的受试者，这些人在室内装有测量仪器的人行道上行走，用于精确地测量步态的空间和时间特征。与表 15-1 中的行人不同，这些受试者知道他们的步行特征正在被测量，这可以部分解释两表中数据的小差异。根据年龄和性别分层的 23 111 名健康人在短距离内行走的大数据集显示，年龄在 30~60 岁之间的男性平均行走速度为 1.43 m/s，同一年龄段的女性平均行走速度在 1.31~1.39 m/s。对于男性和女性，步行速度都在 60 岁以后逐渐降低。

步态的空间描述词
- 跨步长
- 步长
- 步宽
- 足偏角

表 15-1 步速、步频和步长的常规数据

	Drillis（1961）（纽约市）	Molen（1973）（阿姆斯特丹）	Finley and Cody（1970）（费城）	3 个城市性别之间平均值
步速（米 / 秒）	1.46*	1.39（男性） 1.27（女性）	1.37（男） 1.24（女）	1.37
步频（步 / 分钟）	1.9*	1.79（男） 1.88（女）	1.84（男） 1.94（女）	1.87
步长（米）	0.76*	0.77（男） 0.67（女）	0.74（男） 0.63（女）	0.72

该数据是从 2300 多名行人获得的，他们并没有察觉到有人观测记录他们步行时的情况。
*这些数据是男性和女性的平均值

表 15-2 时空步态参数，这些数据来自在实验室环境中在步道上行走的受试者*

	步速（米 / 秒）	步频[†]（步 / 分钟）	步长[‡]（米）	步宽（厘米）	足偏角（度）
Marchetti 等（2008）	1.43 （1.35~1.51）	119.1 （115.1~123.1）	0.707（0.678~0.742） 0.726（0.691~0.761）	8.1 （7.0~9.2）	
Hollman 等（2007）	1.48±0.15				
Youdas 等（2006）	1.40±0.13	119.6±7.6	1.42±0.13		
Menz 等（2004）	1.43±0.14	110.8±6.9	0.77±0.06	8.6±3.2	6.7±5.0
Bilney 等（2003）	1.46±0.16	114.7±6.4	1.53±0.14		
Grabiner 等（2001）[§]				10.8±2.7 8.7±2.3	

*数据为均值 ± 标准差，除 Marchetti 等外，数据为均值和 95% 置信区间。所有数据均是针对健康成人，所有群体均包括男性和女性。
[†] 步频除以 60 得到以每秒几步为单位的步频
[‡] 左、右步长的数据来自 Marchetti 和同事，步长数据来自 Menz 和同事
[§] 两种不同组人群的数据结果

 特别关注 15-1

在临床上步行的简单测量

步道和足底转化器等精密仪器可以在行走时进行空间和时间参数测量。然而，对于大多数临床应用，这些参数可以通过现成的工具和推理逻辑评估。平均步行速度可以通过秒表和已知距离来测量。步长和步宽可以使用沾有墨水的鞋或足留下的墨迹来测量。这项技术特别适用于记录步长不对称等不正常的步态模式。

在临床上，简单地测量步行速度和距离有助于监测功能进展或记录功能障碍。从患者身上获得的结果可与表 15-1 和表 15-2 所提供的正常值进行比较，或与执行特定任务所需的最低标准进行比较，例如在红绿灯所允许的时间内过马路。以下是根据社区生活活动提出的两项最低标准：在 11.5 min 内步行 300 m（1000 ft）的能力（步行速度为 0.45 m/s 或 1 mile/h）；能够以 1.3 m/s（3 mile/h）的速度步行 13~27 m（42~85 ft）安全地横过马路。

> 表 15-1 中的步态正常参数
> * 步速：1.37 m/s（3 mile/h）
> * 步频：1.87 步/s（110 步/min）
> * 步长：72 cm（28 in）

　　表 15-1 和表 15-2 中的数据来自自行选择步速的行人，因此这些速度可能没那么快，无法在要求的时间内到达目的地。当需要提高步行速度时，可以采用两种策略：增加步幅（或步长）和增加步频（图 15-9）。通常，一个人会结合两种策略，直到达到最长的合理步长时，进一步增加步行速度只与增加步频有关。因此，必须再次强调，从步行中测量的所有值（空间、时间、运动学和动力学参数）都将根据步行速度而变化。为了能正确地引用及解释这些参数，在报告这些步态特征时需要提供收集数据时的步行速度。

支撑相与摆动相

　　为了帮助描述步态周期中发生的事件，通常将步态周期细分为 0~100%。如前所述，足跟触地或足地接触被视为步态周期的开始（0），同一只足的下一次足跟触地被视为步态周期的结束（100%）。在本章中，以右下肢为参考来描述步态。右下肢的一个完整步态周期可以分为两个主要阶段：支撑相和摆动相（图 15-10）。支撑相（从右足跟触地到右足趾离地）是发生在右足着地支撑体重的过程。摆动相（从右足趾离地到下一次右足跟触地）是发生在右足在空中向前迈进以进行下一次触地的过程。在正常的步行速度下支撑相约占据步态周期的60%，而摆动相则占据剩下的 40%。

> 步态周期
> * 支撑相 = 60% 的步态周期
> * 摆动相 = 40% 的步态周期

　　在一个步态周期内，身体会经历两次双足支撑相（双足同时与地面接触）和两次单足支撑相（只有一只足与地面接触）（图 15-10）。我们可以观察到步态周期的 0~10% 是第一次双足支撑相。在这段时间里，体重会从左下肢转移到右下肢。接着右下肢处于单足支撑状态，直到步态周期达到 50%。在此期间，左下肢处于摆动状态，向前推进。 第二次双足支撑相发生在步态周期的 50%~60%，其目的是将身体的重量从右下肢转移到左下肢。最后，在步态周期的 60%~100% 时，身体再次处于单足支撑状态，这次发生在左下肢。左下肢单侧支撑的这段时间对应于右下肢的摆动相。

　　随着步速的增加，双支撑相所占的步态周期百分比会变得更短（图 15-9）。竞走者需要在始终保

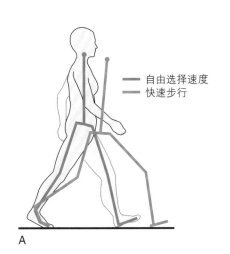

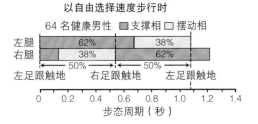

图 15-9　提高步行速度的方法。A. 表示使用增加步长的方法增加步行速度；B. 表示使用缩短步态周期（增加步频）的方法增加步行速度。此图还表明，在更快的步行速度下，双支撑阶段在步态周期的百分比较小（快速步行时为 16%，以自由选择速度步行时为 24%）（数据来自 Murray MP, Kory RC, Clarkson BH, et al: Comparison of free and fast speed walking patterns of normal men, *Am J Phys Med* 45: 8, 1966）

持一只足与地面接触的情况下，尽可能快地行走。这些运动员为了达到更高的速度，会增加步频和步幅长度以及将双支撑相的时间最小化到支撑和摆动相时间大致相等。20~50 岁的成年人最大步行速度为 2.4~2.5 m/s（5.5~5.7 mph），而竞走的步行速度可能超过 3.3 m/s（7.5 mph）。

跑步期间，双支撑相完全消失，取而代之的是双足同时离开地面的时期。从步行到跑步的转换速度通常为大约 180 步 /min 的步频或 2.1~2.2 m/s（4.8~5.0 mph）的速度。高于该速度时，跑步会比步行更省能量。

相反，在较慢的行走速度下，双足支撑阶段在步态周期中所占的百分比会增加。较慢的行走速度可提供身体较高的稳定性，因为双足同时在地面上的时间所占整个步态周期的百分比增加了。实际上，在担心跌倒或力量不足的老年人中，降低速度、步长和步频有助于改善步态稳定性并防止跌倒。

支撑相和摆动相的细分

支撑相通常具有五个特定时刻：足跟触地、全足支撑，支撑中间时刻、足跟离地（或足跟上抬）和足趾离地（图 15-11 和表 15-3）。足跟触地是指足跟与地面接触的瞬间，定义为步态周期的 0%。全足支撑是指整个足底表面与地面接触的瞬间，大约发生在步态周期的 8%。支撑中间时刻通常被定义为体重直接经过支撑侧下肢的时刻，它还被定义

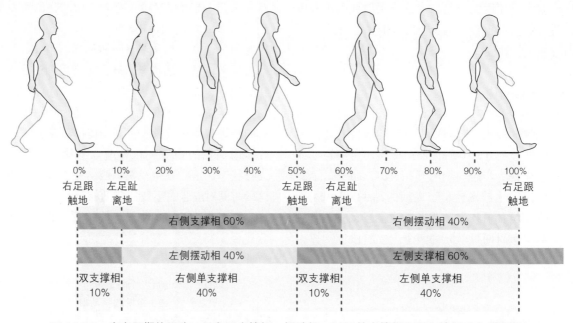

图 15-10　步态周期的细分，示意了支撑相、摆动相，以及单支撑相和双支撑相对应的阶段

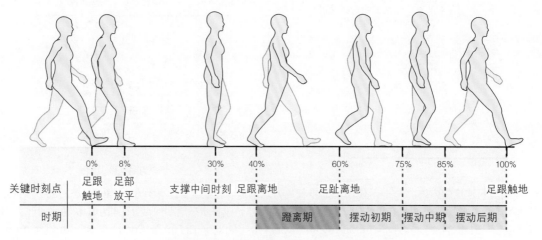

图 15-11　步态周期的传统细分方式

相	关键时刻点	步态周期 百分比（%）	对侧腿的 关键时刻点
支撑	足跟触地	0	
	全足支撑	8	
		10	足趾离地
	支撑中间时刻	30	摆动中期 （25%～35%）
	足跟离地	30～40	
		50	足跟触地
	足趾离地	60	
摆动	摆动初期	60～75	
	摆动中期	75～85	支撑中间时刻（80%）
	摆动后期	85～100	
		90	
			足跟离地
	足跟触地	100	（80%～90%）

表 15-3　定义步态周期各个分期的常用术语

特别关注 15-2

花点时间来培养你的观察能力

　　步态周期的关键时刻可以通过观察人们在正常环境（街道、商场、机场）中行走得到。像任何临床技能一样，观察步态分析的能力可以通过不断练习而得到改善。重复观察正常步态模式可以提高识别正常步态变化和异常步态的能力。与一个已经接受过观察步态分析训练的人一起练习这项技能，可以进一步提高这些技能。

　　为摆动侧下肢的足经过支撑侧下肢的时候（即两足并在一起的时候）。支撑中间时刻的第三个定义是股骨大转子在矢状面位于支撑足的垂直上方的时刻。实际上，这三种定义都大约对应于步态周期的 30% 或支撑相的 50%。足跟离地的时间因人而异，发生在步态周期的 30%～40% 之间。它对应于足跟离开地面的瞬间。足趾离地发生在步态周期的60%，被定义为足趾离开地面的瞬间。

　　蹬离阶段的概念也常被使用。这个时期大致对应于步态周期的 40%～60%，此时踝关节做跖屈运动。

　　尽管对步态的摆动相有很多不同的描述，但传统上将这一阶段分为三个部分：摆动初期、摆动中期和摆动后期（图 15-11）。摆动初期是指从足趾离开到摆动中期的时间段（步态周期的 60%～75%）。摆动中期对应于对侧下肢的支撑中间时刻稍前到稍后的时间，此时摆动侧的足经过支撑侧的足（步态周期的 75%～85%）。摆动后期是指从摆动中期结束到足跟与地面接触的时间段（步态周期的 85%～100%）。

　　由 Perry 和 Burnfield 提出的另一种命名方法由八个阶段组成，将步态周期分为三个任务（图 15-12）。支撑相包括的五个时间段是初始着地、承重反应期、支撑中期、支撑末期和预摆期。摆动相包括三个时间段：摆动初期、摆动中期和摆动后期。Perry 和 Burnfield 根据承重（包括初始着地

和承重反应期）、单足支撑（包括支撑中期、支撑末期）及摆动侧下肢迈进（包括摆动前期以及摆动初期、摆动中期和摆动后期），进一步划分了步态周期。

　　不同命名方式很容易造成混淆，尤其是当许多人互换使用这些命名时。在本章中，为消除混淆，以步态中各个关键时刻所占步态周期的百分比来描述步态。

关节运动学

　　人在行走时，由于下肢关节的旋转而使身体向前移动，这与汽车由于轮胎的旋转而向前移动没有什么不同。因此，将下肢关节处的运动描述为角度旋转的函数。尽管关节角度的旋转主要发生在矢状面中，但一些重要的运动（尽管幅度较小）也发生在冠状面和水平面中。有趣的是，即使对于未经训练的观察者，通常微小的非矢状面内运动学也提供了区分男女之间的行走方式的最佳线索。最近的数据表明，在冠状面中，女性步行时骨盆以及相关髋关节外展／内收运动幅度更大，且同时保持躯干和头部更稳定。此外，在水平面中，女性在前半个支撑相中表现出更大的髋关节内旋、更大的总体骨盆和躯干旋转以及手臂摆动的幅度。

　　在本章中，最经常描述的是在关节本身发生的角度旋转（即某一个骨骼与另一个骨骼的相对运动）。在某些情况下（如骨盆的矢状面运动），在描述骨骼在空间的运动时，并不会考虑到关节处的运动。因此，读者必须谨慎识别在什么时候涉及关节运动学以及何时涉及骨骼运动学。

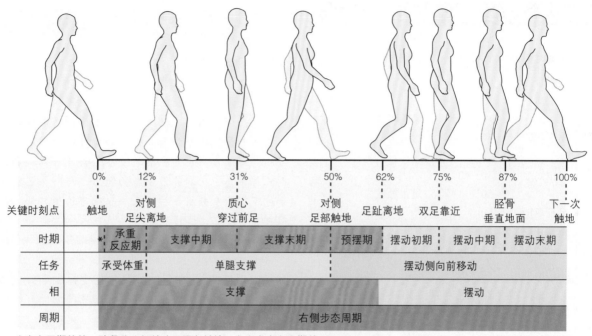

*步态周期的第一阶段称为初始（足跟）触地，发生在步态周期的0%~2%之间

图15-12　Perry和Burnfield提出的用来描述步态的术语。步态周期分为八个周期。+初始（足跟）触地（从步态周期的0%~2%），承重反应期［从步态周期的2%~12%（对侧足尖离地）］，支撑中期［从步态周期的12%~31%（足跟离地）］，支撑末期［从步态周期的31%~50%（对侧足跟触地）］，预摆期［从步态周期的50%~62%（足趾离地）］，摆动初期［从步态周期的62%~75%（当摆动侧的足靠近支撑侧的足）］，摆动中期［从步态周期的75%~87%（摆动侧的胫骨垂直于地面）］和摆动末期［从步态周期的87%~100%（在下一次足跟触地时刻）］。步态周期的前12%对应于承受体重的任务——在双支撑相阶段体重从一侧下肢转移到另侧。在步态周期的12%~50%的单支撑阶段主要是在该侧支撑体重时，对侧肢体向前摆动。在支撑相的最后12%时期，对应于第二次双支撑阶段。整个摆动阶段的目的是使肢体向前移动至新的位置。最后，需要注意的是图中所示的支撑相占步态周期的62%，而摆动相则占其余的38%（+图15-12中的术语和文本通过切换术语"时期"和"阶段"对原文进行了修改）

最后，尽管以下各节中介绍的数据通常表示为单个数值（图中的单个运动轨迹），但应认识到，这些值反映的是多个人的平均数。尽管可能并不总是被报告，但应该明确个体之间存在较大的个体差异。同一个体连续步态周期之间也会有正常变化，每个步态周期与之前的步态周期都不完全相同，在运动的时间和（或）幅度上连续发生小的变化。跨步与跨步之间的差异变化量反映了神经肌肉系统的质量，也受认知的影响。越来越多的文献记录了各种健康状况下年轻人和老年人的步态变异性，以试图确定最相关的步态参数，这些参数可能具有治疗价值或可以识别有较大的跌倒和功能丧失风险的个体。

矢状面运动学

骨盆的矢状面运动幅度很小，在这里被描述为骨结构本身的运动。相反，髋关节、膝关节、踝关节、距跗关节和第一跖趾关节在矢状面的运动学幅度较大，因此被称为关节运动。本节和整章中所述一样，步态周期是指从右足跟着地到下一次右足跟着地的阶段。

骨盆

骨盆在矢状面内的运动被描述为绕着髋关节的内外侧轴做前后方向的短弧形旋转（请参阅第12章）（骨盆倾斜的方向取决于髂嵴的运动）。将骨盆的中立位置（骨盆倾斜0°）定义为放松站姿时的骨盆方向。由于骨盆是相对刚性的结构，因此左右两侧的髂嵴均被视为同步移动。在以正常速度行走时，骨盆的前后倾斜量很小（总共2°~4°）。尽管骨盆的运动被描述为一个独立的"分离"结构的运动，但是运动学实际上主要发生在髋关节（通过骨盆在股骨上的做屈伸动作），以及较小程度地发生于腰骶关节上（通过骨盆在腰椎上屈伸）。

整个步态周期中骨盆的运动方式类似于两个完整周期的正弦波（图 15-13A）。在右足跟触地时，骨盆处于接近中立的位置。从步态周期的 0～10%（第一次双足支撑期），会出现少量的骨盆后倾。接着在单足支撑期间，骨盆开始向前倾斜，刚好在支撑中间时刻（步态周期的 30%）后到达骨盆的轻微前倾位置。在支撑相的后半部分，骨盆向后倾斜，直到足趾离地。在摆动初期和中期（步态周期

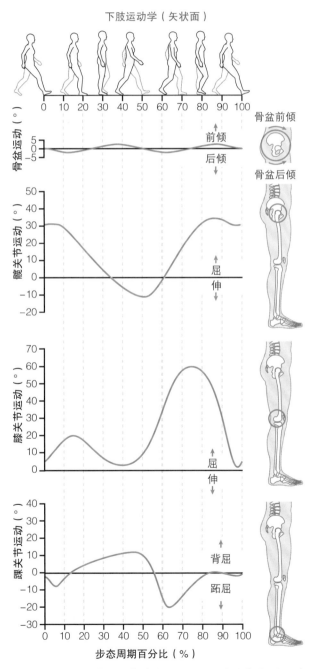

下肢运动学（矢状面）

骨盆运动（°）
前倾
后倾
骨盆前倾
骨盆后倾

髋关节运动（°）
屈
伸

膝关节运动（°）
屈
伸

踝关节运动（°）
背屈
跖屈

步态周期百分比（%）

图 15-13　一个步态周期中骨盆（A）、髋关节（B）、膝关节（C）和踝关节（D）的矢状面旋转角度

的 60%～85%）期间，骨盆再次向前倾斜，直到摆动后期才开始向后倾斜。

通常，骨盆倾斜幅度随着步行速度增加而增加。但倾斜大小、时机和方向会随步行速度和不同个体而存在显著差异。一般可发现较大的骨盆倾斜度和更快的步行速度可增加下肢功能性肢体的长度，进而增加步长。

步行过程中骨盆在矢状面倾斜是由髋关节囊、髋关节屈肌和伸肌产生的被动和主动力的总和引起的。在病理情况下，髋关节挛缩明显的患者在支撑相的后半段（即步态周期的 30%～60%）会出现骨盆过度前倾的现象。这归因于缩短的前侧髋关节结构中被动张力的增加，在骨盆尝试做完全伸髋时会产生骨盆前倾。以过大的骨盆前倾来代偿伸髋不足，通常与腰椎前凸增加有关。

髋关节

在一般的步行速度下，髋关节在足跟触地时会屈曲大约 30°（图 15-13B）。当身体向前移动至超越支撑足时，臀关节开始伸展。足趾离地之前，髋关节最大伸展角度约为 10°。髋关节屈曲是在蹬离过程中开始的，并且在足趾离地时刻（步态周期的 60%）髋关节大约为 0°。在摆动相，髋关节进一步向前屈曲，以使下肢向前移动准备下一个着地。足跟触地之前达到最大髋关节屈曲角度（略大于 30°）。但要注意，在足跟触地时，髋关节已经开始伸展以准备承重。总体而言，正常步行时髋关节需要大约 30° 的前屈和 10° 的伸展（相对于解剖学上的中立位置）。与所有下肢关节一样，髋关节运动的幅度与步行速度成正比。

当矢状面的髋关节活动受限时，刚开始可能不容易从步态上发现异常，因为髋关节的活动受限可以通过骨盆和腰椎的运动来代偿。通过较好的目测技巧可以发现，明显的髋关节伸展是通过骨盆前倾和腰椎前凸的增加来实现。相反，骨盆后倾伴有腰椎曲度变平可达到明显的髋关节屈曲。为了进行步行，髋关节融合（即强直）的人通过较大的骨盆后倾和骨盆前倾作为一种矢状面髋关节活动度受限的代偿方式（图 15-14）。由于骨盆运动与腰椎运动与骶髂关节有力学联系，因此步行过程中骨盆过度倾斜可能会增加腰椎的压力。在步行过程中反复出现的这些压力最终可能会刺激该区域内的结构，从而导致腰痛。

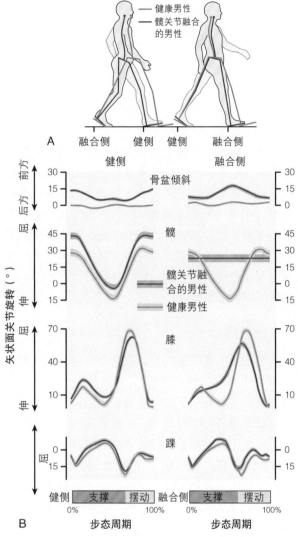

图 15-14　与健康男性的髋关节运动（绿线）相比，单侧髋关节融合的男性（红线）的身体示意图（A）和平均矢状面运动学模式（B）。一侧髋关节活动度丧失会严重影响骨盆、同侧髋关节和对侧髋关节的运动，而对侧膝关节和两侧踝关节的影响较小。该图说明了单一关节功能的损伤（即髋关节活动度受限）将如何影响其他关节的运动（改编自 Gore DR, Murray MP, Sepic SB, et al: Walking patterns of men with unilateral surgical hip fusion, *J Bone Joint Surg Am* 57: 759, 1975. ）

膝关节

　　膝关节的运动学模式比髋关节的运动学模式稍复杂一些（图 15-13C）。足跟触地时膝关节屈曲大约 5°，接着在步态周期的最初 15% 期间，膝关节继续屈曲 10°~15°。这种轻微的膝关节屈曲被股四头肌的离心收缩控制，其目的是在体重逐渐转移到下肢过程中，起到承重并吸收压力的作用。在初期膝关节屈曲后，足跟离地时（发生在步态周期的

30%~40%）膝关节接近完全伸直。此时膝关节开始屈曲，到足趾离地时（步态周期的 60%）屈膝达到大约 35°。摆动相中期（步态周期的 75%）时，膝关节达到约为 60° 的最大屈膝。摆动相初期屈膝可缩短下肢的长度，促进足趾离地。在摆动相的中后期，膝关节开始伸直至完全伸直位，但保持微屈以准备足跟触地。

　　在平地上步行时，膝关节的正常功能需具备其运动范围从几乎完全伸直到屈曲大约 60° 的能力。膝关节伸直受限（即膝关节屈曲挛缩）会导致肢体功能性短腿，从而影响支撑侧和摆动侧肢体的运动学。具有完全伸膝受限的支撑侧肢体会采取"蹲扶"姿势，涉及髋、膝和踝关节，而且正常侧肢体摆动需要更大的屈膝和屈髋以促进足趾离开地面。功能性肢体长度不等还会导致躯干过度运动，从而增加步行对新陈代谢的需求。步行时屈膝姿势也会增加对膝关节伸肌的需求，从而造成更多的能量消耗。

　　在摆动相足向前跨步时，若充分屈膝不足会影响足趾离开地面。为了代偿此现象，必须过度屈曲髋关节。如果用矫形器或石膏将膝关节完全伸直位固定，则需要更明显的代偿，例如提髋和画圈步态。

踝关节

　　在足跟着地时，踝关节会出现微跖屈的姿势（0°~5° 之间）（图 15-13D）。足跟触地后不久（步态周期的第一个 8%），通过踝关节背屈肌群的离心控制踝关节跖屈运动，将足平放到地面上。然后，在支撑相随着胫骨向前移动，踝关节会产生最多 10° 的背屈，此时足部依然紧贴地面（步态周期的 8%~45%）。足跟离地后不久（发生在步态周期的 30%~40%），踝关节开始跖屈，足趾刚离开地面时跖屈最大，达到 15°~20°。在摆动相，踝关节再次背屈至中立位置，以使足趾离开地面。

　　以平均步速步行时，需要大约 10° 的背屈和 20° 跖屈。值得注意的是，支撑相比摆动相需要更大的踝背屈角度。与膝关节和髋关节一样，踝关节的运动受限会导致步态异常。例如，踝关节跖屈受限可能会导致蹬离力减小，并可能导致步长变短。

　　相反，在支撑相若缺乏足够的背屈角度，例如跟腱过紧，可能会导致足跟过早地离地，造成"跳跃步态"。另一种现象是以外八字的方式来代偿部分踝关节背屈受限。足部出现过多外八字姿势时，

人体会在支撑相后期在足内侧滚动。踝背屈轻度不足的另一种公认代偿方式是增加足旋前。不管有没有出现外八字，过度的足旋前会导致支撑足底的软组织结构受到过大的压力。

明显的踝背屈受限也可能影响膝关节运动，从而导致支撑相屈膝角度减小。在严重的踝背屈受限情况下，膝关节可能会被迫伸直或过度伸直，特别是在支撑相的后半段。如马蹄足等畸形（即固定性的踝跖屈），患者会用足趾伸直、前足（跖骨头）着地的方式步行，而在整个步行支撑相足跟从未触地、保持过度屈膝。这种情况最常在脑瘫患者中观察到，并且是某一个关节的损伤影响同侧下肢的其他关节的典型病例。

受限的踝背屈在摆动相也会干扰足趾离地。为了代偿，需要增加摆动肢体的膝和（或）髋关节屈曲角度。摆动相的背屈受限可能由于跖屈肌过紧、小腿肌痉挛或踝背屈肌无力。

特别关注 15-3

矢状面运动学的总结

有一些控制下肢关节矢状面运动的基本原理。在足跟触地时，为了把足部放在地面上，下肢的关节会被对齐"向前伸展"或使下肢延长。足跟触地后不久，控制屈膝和踝背屈以缓冲下肢承重时的冲击力。然后支撑侧下肢所有的关节都会伸直将体重支撑在必要的高度，以便对侧摆动肢体的足可以离开地面。进入摆动相后，所有摆动侧的关节都会参与缩短下肢，使足向前移动而不会绊到地面。在摆动后期，下肢再次向前跨越到下一次足跟触地。

在步行时，下肢离地面的高度控制非常好。摆动过程中，根据测量技术的不同，典型的足趾距离（足趾与地面之间的最小距离）平均在 1.2~1.9 cm 之间。此最小距离发生在摆动中期，此时足具有最大的水平线性速度（4.5 m/s）。从摆动相到支撑相的转换也得到了很好的控制。为了能提供与地面的平稳接触，足跟在垂直方向的速度会在足跟触地之前减慢到仅 0.05 m/s。正是有如此好的控制水平，所以有人反对用足跟"击地"一词来描述通常控制精巧的足跟触地动作。在下楼梯时，足部与楼梯边缘只存在很小的间隙，这进一步说明了步行是经过精巧控制的。

第一跖跗关节

第一跖跗关节（其功能在第 14 章中进行了介绍）有较小的跖屈和背屈运动，有助于调节步行时足内侧纵弓的灵活性和稳定性。

第一跖趾关节

大拇趾的跖趾关节对正常步态至关重要。足跟触地时，跖趾关节会略微伸展。从足跟触地后不久到足跟离地，跖趾关节处于相对中立的位置。从足跟离地到足趾离地之间，跖趾关节伸展至超出中立位置约 45°（这是第一跖骨长轴与拇趾近端指骨之间的夹角）。在支撑相的后期和摆动初期，第一跖趾关节又屈曲至中立位置。

由于软组织损伤，如关节扭伤（草皮趾）或关节退化（拇趾僵硬），导致跖趾关节伸直受限，通常会导致过度的外八字步态。这种异常步态模式会造成蹬离效率下降。如前所述，外八字姿势也会给膝和足的内侧结构（包括拇趾）增加压力。

冠状面的运动学

与矢状面相比，发生在冠状面内的关节旋转幅度较小。但是，这些旋转很重要，特别是在髋关节和距下关节。

骨盆

观察步行时骨盆冠状面运动的最好位置是从前面或后面观察，注意髂嵴在水平面内的运动。由于骨盆相对于支撑侧股骨的内收和外展，骨盆整个旋转 10°~15°。在右下肢承重时（即步态周期的 15%~20%），左侧髂嵴略低于右侧髂嵴（图 15-15A）；左侧髂嵴的下降反映了在右侧支撑期，骨盆相对于股骨做内收的动作（图 15-15B）。这种左侧骨盆的下降是重力作用在躯干上的结果，并在很大程度上由右髋关节外展肌的离心收缩加以控制。从步态周期的 20%~60%，通过右侧髋外展肌的向心收缩，辅以躯干向右侧的轻微移动，可以使左侧髂嵴升高。这种质心的转移可以帮助减少对右髋外展肌的力矩要求。左侧髂嵴（摆动侧）的抬高实际上是右侧支撑侧骨盆相对于股骨外展引起的结果。在右侧的整个摆动相（左侧的支撑相）中，会再次出现类似的模式，即开始出现右侧髂嵴降低，然后右侧髂嵴升高。

图 15-15　从右足跟触地开始，整个步态周期内冠状面的骨盆和髋关节运动。A. 示意左右髂前上嵴的相对高度的骨盆自身的力线。在右侧支撑阶段，在开始逐渐向上移动之前，左髂前上嵴先逐渐下降。在支撑相早期，对侧骨盆的这种小幅下降是正常的。在步态周期的后半部分，在右侧摆动初期，左髂前上嵴相对较高，反映了当人体左侧刚开始进入支撑阶段时，左侧髋外展肌控制右髂前上嵴下降。B. 表示了冠状面内髋关节的运动。考虑到骨盆相对于股骨的运动（如前所述）时，在右侧支撑相的早期，左髂前上嵴的下降造成了右侧髋关节内收的动作。在右侧支撑阶段的后期左髂前上嵴升高，而在右侧摆动阶段的早期，右髂前上嵴降低时，会产生右髋关节外展动作（数据来自 Ounpuu S: Clinical gait analysis. In Spivack BS, editor: *Evaluation and management of gait disorders*, New York, 1995, Marcel Dekker.）

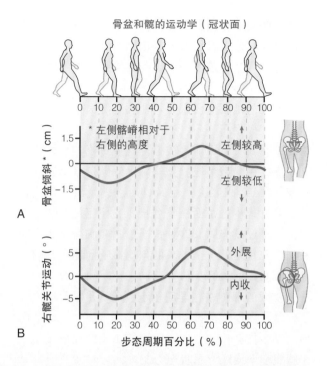

骨盆和髋的运动学（冠状面）

特别关注 15-4

步行过程中可能引起髋关节在冠状面内活动幅度过大的原因

　　在支撑相，髋关节在冠状面内过度活动是很常见的，此现象会导致质心在内 - 外侧方向的位移变化过大。至少有三个原因会导致骨盆和髋关节在冠状面内的过度运动，分别为髋外展肌无力、摆动侧肢体"缩短"不足，以及双侧下肢长度不等。

　　在支撑相初期至中期，对侧髂嵴的下降（即髋内收）通常是通过支撑侧髋外展肌的离心收缩来控制。在支撑相，髋外展肌外展力矩不足通常会导致冠状面过度运动。当单足站立时，如果某人有中度程度的髋外展肌无力，会表现出对侧（提起侧）骨盆过度下降（图 15-16）。该动作被称为 Trendelenburg 征阳性。而如果一个人有严重的髋外展肌力不足，在进行有单侧支撑动作的活动中（无论是单足站立还是步行），其躯干都将倾斜到肌力较弱的那侧来进行代偿。在步行过程中，这被称为"代偿性的"Trendelenburg 步态或臀中肌跛行步态。躯干倾斜到肌力较弱一侧能最大程度地减少在支撑期对髋外展肌的外展力矩需求。

　　另外一种可在冠状面上观察到的骨盆异常运动称为提髋步态。摆动侧髋关节上提是为了代偿下肢的膝关节和（或）踝关节无法充分缩短肢体以提供足部与地面足够的空间。最典型的例子是在

佩戴膝关节支具步行时，膝关节维持在完全伸直位。髋上提更准确的描述是，摆动侧的髂嵴过度抬高。而抬高是由于支撑侧骨盆在股骨上做外展动作被所致。参与该运动的肌肉包括支撑侧的髋外展肌、摆动侧的腰方肌，可能还有摆动侧的腹肌和背肌。

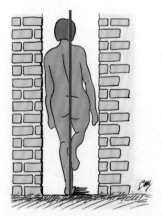

图 15-16　由于承重侧的臀中肌无力导致的右侧（非承重侧）髂嵴过度下降（修改自 Calvé J, Galland M, De Cagny R: Pathogenesis of the limp due to coxalgia: the antalgic gait, *J Bone Joint Surg Am* 21: 12, 1939.）

明显的双侧肢体不等长也会影响骨盆在冠状面内的运动。严重肢体长度差异可能继发于股骨骨折或单侧髋内翻或外翻；轻微的长短腿现象（<5 mm）可能是自然差异。在双足支撑期间，下肢较长的一侧髂嵴高于下肢较短的一侧。每个步态周期都会发生这种骨盆倾斜，会导致腰椎的周期性侧弯。

髋关节

髂嵴的升高和降低的模式反映了髋关节在冠状面内的运动（图 15-15B）。在支撑相，该冠状面运动主要来自骨盆在股骨上的运动（请参阅第 12 章）。在支撑相来自于股骨在骨盆上的运动非常小且变异较大，这是通过视觉观察膝关节的内外侧的运动得到的。在摆动相，骨盆的运动（关于支撑侧肢体）结合股骨的运动，使髋关节回到冠状面的中立位。

膝关节

由于膝关节的几何形态和强大的侧副韧带，膝关节在冠状面内相对稳定，仅允许极少量的角度活动。Benoit 等通过记录附着在股骨和胫骨皮质骨上的针上的反光标记点的运动，研究了六个健康受试者的胫股关节的运动学。受试者以自选速度步行，通过使用四个红外摄像头在三个维度上测量了膝关节的运动。总体而言，作者发现在支撑相的前 80%，膝关节外展 - 内收运动（小于 3°）微小的、不一致的模式。在支撑相最后 20%，就在足趾离地之前，大多数受试者都发生了大约 5° 的膝关节内收。Benoit 等的数据通常与 Lafortune 等在早期发表的研究结果一致，他们对五个以 1.2 m/s 步行的人使用了类似的侵入式测量方法。Lafortune 等的结果指出，足跟触地时膝关节平均外展角度(外翻)为1.2°（图 15-17）。这种力线在整个支撑相保持不变。

Lafortune 等还报道了摆动相的数据，表明膝关节在摆动初期通常会再外展 5°。当膝关节接近最大屈曲角度时发生最大外展。在下一次足跟触地之前，膝关节恢复到稍稍外展的位置。两项研究的数据在文献上都有独特的贡献。关于这些运动学的大多数其他研究都是使用皮肤表面标记物的方式进行研究，这种表面标记物的方法通常会有更大的误差。

踝部（踝关节）

踝关节的主要运动是背屈 - 跖屈。如第 14 章所述，虽然踝关节在背屈时会合并微量外翻和外展的动作，而跖屈时会合并微量内翻与内收的动作，但这些次要的冠状面和水平面的运动幅度很小，本

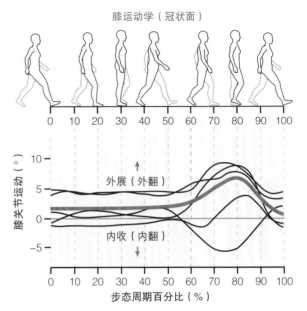

图 15-17　表示膝关节的冠状面内运动。紫色线是 5 名受试者中 4 名的平均值。较细的黑线是每个受试者的个人数据（数据来自 Lafortune MA, Cavanagh PR, Sommer HJ III, et al: Three-dimensional kinematics of the human knee during walking, *J Biomech* 25: 347, 1992.）

章不对此进行讨论。

足部和距下关节

足部的旋前和旋后是三个平面的复合运动，此动作是在距下关节和跗横关节的交互作用下产生的。旋前动作包含外翻、外展和背屈的动作；旋后动作包含内翻、内收和跖屈的动作。本章会将距下关节的外翻和内翻动作视为冠状面的运动，分别代表更全面运动的足旋前和旋后。距下关节运动通常以跟骨后侧和小腿后侧之间的夹角来测量（图 15-18）。

足跟触地时，距下关节会内翻 2°~3°（图 15-19）。随后跟骨会立即做外翻的动作，直至到达支撑中间时刻（步态周期的 30%~35%），此时距下关节的外翻角度约 2°。接着距下关节改变运动方向，再次做内翻的动作。通常，足跟离地时跟骨会达到一个相对中立的位置，为步态周期的 40%~45%。在足跟离地和足趾离地期间，跟骨

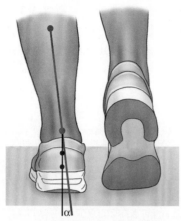

α = 冠状面内距下关节角度

图 15-18　测量后足（距下关节）运动的方法。将小腿的中线（紫色线）和跟骨的中线（黑线）形成的内翻或外翻角度作为足旋前或旋后的简化指标。也可应用此方法分析应用视频拍摄整个步态周期的某一单幅画面

距下关节运动学（冠状面）

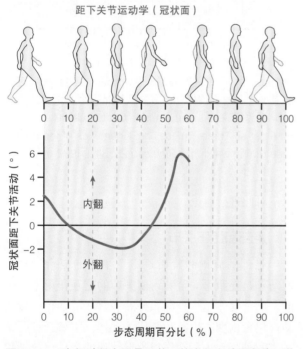

图 15-19　步行过程中跟骨冠状面的内翻和外翻角度可作为距下关节运动的指标（数据来自 Cornwall MW, McPoil TG: Three-dimensional movement of the foot during the stance phase of walking, *J Am Podiatr Med Assoc* 89: 56, 1999. ）

会持续进行内翻动作，直至达到大约 6° 的内翻角度。在摆动期，跟骨返回到稍微内翻的位置，以准备下一次足跟触地。这种运动方式在文献中已被普遍认可；但是，文献报道的步行时足旋前角度的数值会因测量技术和测量偏好而有所不同。

　特别关注 15-5

冠状面运动学的总结

　　观察下肢关节的冠状面运动学的最佳位置是人体后面。髋关节运动对减少人体质心（CoM）的垂直方向位移起着重要作用。在足跟触地后，足部的快速旋前（跟骨外翻）参与了承重过程，并提供了一种灵活、适应性强的足部结构使其与地面接触。接着在支撑相的后期，在足跟离地和足趾离地期间，与足旋后相关的跟骨内翻提供了更坚固的足部结构，有助于推动身体向前。

Reischl 等使用足部三维模型得到的结果显示，足部平均旋前峰值为 10.5° ± 3.4°，发生在步态周期的 26.8% ± 8.7%。

　　步行过程中足的旋前或旋后动作会伴随足部内侧纵弓高度的变化。如第 14 章所述，足弓扁平（扁平足）的人步行时通常表现出较大的后足旋前。第 14 章详细介绍了这种相关的运动学描述。

水平面运动学

　　目前只有少数研究报道了步行过程中水平面下肢运动学的信息。为了提高测量的准确性，一些研究人员把坚硬的金属针固定在受试者的骨盆、股骨和胫骨上，再把一些标记点放置在金属针上，应用摄像机捕捉标记点以跟踪骨骼运动。在某些研究中，只观察到了骨骼结构在空间中的运动；而另外一些研究描述了关节本身的相对运动。

　　接下来的章节将引用有关骨骼运动以及关节运动的数据。尽管近年来描述水平面运动学的研究数量有所增加，但是尝试测量这种相对较小的运动幅度的技术难度仍然存在，并且这可能是该运动平面不同受试者之间较大变异性的原因。

骨盆

　　在步行过程中，骨盆在水平面内绕支撑侧髋关节的垂直轴旋转。接下来关于骨盆旋转都是基于右侧步态周期的俯视角度进行描述的。在右足跟触地时，右髂前上嵴比左髂前上嵴更靠前。从步态周期的最初 15%~20%，骨盆会做内旋（逆时针旋转）

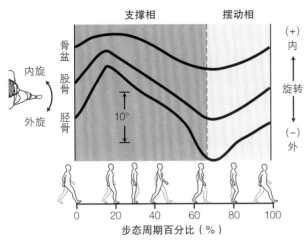

图 15-20 俯视角度下观察骨盆、股骨和胫骨的水平面运动模式。这三个骨结构的运动模式相似，越靠近身体远端，运动幅度越大。从上方看，右下肢骨盆、股骨和胫骨的内旋和逆时针运动相对应（引自 Mann RA：Biomechanics of the foot. In American Academy of Orthopedic Surgeons, editors: *Atlas of orthotics: biomechanical principles and application*, St Louis, 1975, Mosby.）

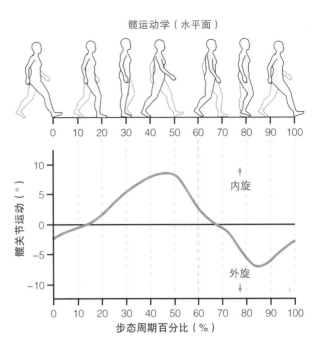

图 15-21 髋关节的水平面运动（数据来自 Sutherland DH, Kaufman KR, Moitoza JR: Kinematics of normal human walking. In Rose J, Gamble JG, editors: Human walking, ed 2, Philadelphia, 1994, Williams & Wilkins）

动作，如图 15-20 所示。在右足支撑的其他时间内，随着左髂前上嵴与向前摆动的左侧下肢一起逐渐向前移动，骨盆会做外旋（顺时针旋转）动作。在右足趾离地时，右侧的髂前上嵴位于左侧髂前上嵴的后面。在右下肢摆动期间，右髂前上嵴逐渐向前移动。在整个步态周期中，骨盆会向每个方向旋转 3°～4°。随着步行速度的增加，骨盆旋转角度会增加以增加步长。

股骨

足跟触地后，股骨在步态周期的前 15%～20% 会做内旋的动作（图 15-20）。在步态周期的大约 20% 时，股骨开始做反方向运动，做外旋动作持续到足趾离地。在摆动相的大部分时间内，股骨以内旋为主。总体而言，在整个步态周期内，股骨内旋和外旋的角度为 6°～7°。

胫骨

胫骨的运动模式与股骨非常相似（图 15-20）。胫骨内旋和外旋的幅度为 8°～9°。

髋关节

股骨和骨盆的旋转是同时发生的。在右足跟触地时，基于左侧髂前上嵴位置相对靠后，右髋关节处于一个轻微外旋的位置（图 15-21）。在右侧下肢的大部分支撑相，随着左侧髂前上嵴的前移，右髋关节产生净内旋运动。在步态周期的大约 50% 可以达到最大的髋内旋角度。从步态周期的 50% 一直持续到摆动中期，由于右下肢向前移动，右髋关节会做外旋动作。从摆动中期到右足跟再次触地，右髋关节会发生少量内旋动作。

膝关节

在现有的文献中，有两项特别令人感兴趣的研究是使用骨皮质内钉插入股骨和胫骨的方法来精确记录行走过程中膝关节水平面内的运动特征。

图 15-22 展示了 Lafortune 和他的同事们试验中每个受试者的研究结果以及小组平均值。很显然，这与 Benoit 和他的同事们的数据是一致的，膝关节在水平面上的旋转角度和方向有着很高的差异度。但就像图 15-22 和许多描述性研究报告中所显示得那样，这种差异度在很大程度上会被包含个体数据的平均值所掩盖。事实上，虽然图 15-22 显示了膝关节在支撑相向内旋转的总体趋势，但 Benoit 和同事的数据则显示了其向外旋转运动的平均模

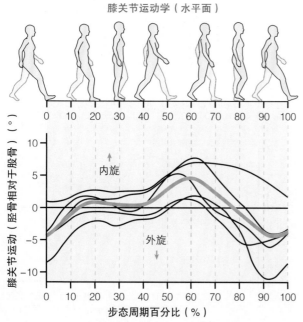

膝关节运动学（水平面）

图 15-22 膝关节水平面的角运动。蓝线是 5 位受试者的平均值，较细的黑线则为每位受试者的个人数据（数据来自 Lafortune MA, Cavanagh PR, Sommer HJ III, et al: Three-dimensional kinematics of the human knee during walking, *J Biomech* 25: 347, 1992）

式。这种研究结果的差异就使得许多研究提出的，在步行和跑步时，膝关节疼痛和异常的水平面运动学之间的生物力学联系变得难以解释。

踝关节和足部

踝关节在水平面上旋转活动较少，在本章就不做过多赘述。距下关节的主要活动（内翻和外翻）在冠状面，在本章前面已经描述过。

躯干和上肢运动学

躯干和上肢在保持步态平衡和减少能量消耗方面起着重要作用。此外，细小复杂的脊柱运动和躯干肌肉的运动可以抑制由下肢运动产生的步态相关的振动和加速度。因此，头部的加速度比躯干以下小 10%～40%。这种抑制作用，使得头部保持更加稳定，从而在步行时可以维持良好的视觉和前庭功能。

躯干

在步行的过程中，头部和躯干的平移将遵循本章下一节讨论和说明的身体质心平移的一般模式。

此外，躯干围绕其垂直轴在水平面上旋转，肩带与骨盆的旋转方向相反。肩带的平均总旋转角度为 7°～9°。躯干的这种运动模式对步态的整体效率贡献较小。躯干运动受限则会增加步行过程中多达 10% 的能量消耗。

虽然上文简要描述了躯干的水平运动，但 Rozumalski 团队在 2008 年发表了关于步行过程中整个腰椎节段性运动的数据。本研究的独特之处在于数据收集的方法，其中包括使用外科手术插入克氏针，固定在所有腰椎节段棘突上的标记物的三维视频分析。数据显示，在所有三个平面上每个方向的复杂腰椎椎间运动可达 3°～5°。运动范围虽然不大，但使得在躯干保持一个相对直立的姿势时，也可以产生先前描述的小的三维平面骨盆运动。

肩关节

在矢状面，肩关节呈现出与髋关节屈伸不一致的正弦运动模式。当髋关节（股骨）伸展时，同侧肩关节（肱骨）则会屈曲，反之亦然。在足跟触地时，肩关节是在其最大的伸展位置约离中立位 25°。然后肩关节逐步向前旋转，在步态周期的 50% 时达到最大的 10° 屈曲。在步态周期的后半部分，当同侧髋关节向屈曲方向移动时，肩关节开始伸展，并且在下一次足跟触地时恢复伸展位 25°。

尽管运动的幅度差别很大，但肩关节的运动模式在每个人身上都是一致的。一般来说，肩关节运动的幅度随着速度的增加而增加。手臂摆动部分是主动的，而不是完全被动的，尤其是低水平（小于 5% 的最大自主等长收缩）时三角肌前部和后部的周期性激活。手臂摆动的主要功能是平衡躯干的旋转力，稳定身体在垂直轴上的运动，并减少能量消耗。最近的研究表明，手臂活动导致了质心垂直位移的增加，这一发现与早期的研究结果一致，即当手臂活动受限时，步行的能量消耗略有增加。

肘关节

正常情况下，肘关节在足跟触地时的屈曲角度约为 20°。当肩关节在步态周期的前 50% 屈曲时，肘关节也会屈曲到最大大约 45°。在步态周期的后半部分，随着肩关节的伸展，肘关节伸展回到屈曲 20° 的位置。

特别关注 15-6

水平面运动学概述

图 15-23 利用不同组的数据，总结了下肢主要骨骼和距下关节步行过程中在水平面上的旋转方向。骨盆、股骨和胫骨在足跟触地后会内旋（即经过 15%～20% 的步态周期）。这些大量的内旋活动同时还伴随着距下关节外翻。如第 14 章所述，外翻的距下关节可增加中足区域（包括跗横关节）的柔韧性。柔韧的中足可以用来缓冲四肢负重的冲击力。15%～20% 的步态周期后，骨盆、股骨和胫骨开始向外旋转，直到足尖离地。与骨盆、股骨和胫骨外旋的同时，距下关节开始内翻运动，这将增加足中区域的稳定性。这种稳定性使中足在支撑末期（蹬离）能成为一个刚性杠杆，允许趾屈肌抬起跟骨，而不至于中足在体重下塌陷。现在尚需进一步开展类似 Reischl 团队的研究，以便清楚地阐明足旋前、胫骨和股骨旋转的幅度和时间之间的确切关系。

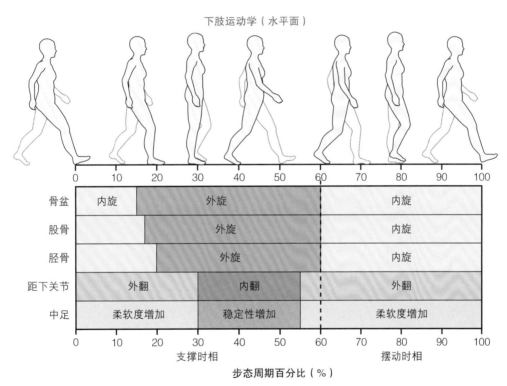

图 15-23 行走时下肢主要骨骼和距下关节的水平旋转。从上往下看，对于右下肢，骨盆、股骨和胫骨的内旋均为逆时针方向运动。图中显示的旋转方向不一定与绝对关节位置相同

身体质心的位移和控制

步行可以被定义为一系列的失去和恢复平衡。行走是通过身体向前倾斜开始的。为了防止跌倒，人可以通过将足向前移动到一个新的位置来实现平衡的瞬间恢复。一旦步态开始，身体的前进动量携带身体的质心（CoM）超过足的新位置时，迫使另一只足也向前一步。然后通过连续交替的双足移动来实现前进。只要身体需要向前移动，平衡的损失和恢复之间的平稳可控的过渡就会继续。当足的位置停止了身体前进的动力，静态支撑的平衡恢复，行走停止。虽然这种描述方式提供了一个有用和相对准确的对行走的解释，但仍须指出来的是，步行也需要下肢肌肉组织的积极参与和能量消耗。

质心的位移

　　身体的质心位于第二骶椎的前面，但是质心运动的最佳可视化的方法是通过跟踪头部或躯干的位移。显然，在步态中，身体最显著的位移是在前行方向（图15-24）。然而，叠加在这个前向位移上是两个正弦波运动模式，它们与质心在垂直和左右方向上的运动相对应。

　　在垂直方向上，质心通过上下振动来描绘每个步态周期的两个完整的正弦波（图15-24A）。质心的这种运动最好是通过从侧面观察个体来理解。质心的最低高度出现在两个双足支撑相的中点（步态周期的5%和55%）。质心的最大高度则出现在两个单足支撑相的中点（步态周期的30%和80%）。在成年男性的平均步行速度下，总垂直位移约为5 cm。

　　在步行过程中，质心也交替地在右下肢和左下肢之间移动，在每个步态周期中均形成一个从一侧到另一侧（从右到左）的正弦图形（图15-24B）。质心向右的最大位移发生在右足支撑相中点（步态周期的30%），而质心向左的最大位移发生在左足支撑相中点（步态周期的80%）。在正常步行过程中，总侧向位移约为4 cm。当步态支撑相有较宽步态时（即步行时双足分开的幅度更大），位移量会增加，并且随着支撑点的靠近而减小（即步行时双足靠得更近）。

质心的位移
- 总垂直位移：5 cm
- 总左右位移：4 cm

　　接下来考虑整个步态周期中质心（CoM）运动的总体模式（图15-24）。在右足跟触地后，质心很快开始向前、向上、向右足移动。这种运动的一般在步态周期的前30%中一直在持续——本质上是身体在下肢的支撑下"爬升和移动"。在右足支撑中间时刻，质心到达它的最高和最右侧。在右腿支撑中间时刻后，质心继续向前但开始向下，并朝身体的左侧移动——身体本质上从支撑的下肢"下降"。这是步态周期的关键时刻。左下肢处于摆动相，然后身体依靠左下肢与地面安全接触来接受重量传递，防止跌倒。在左足触地后不久，在双足支撑相，

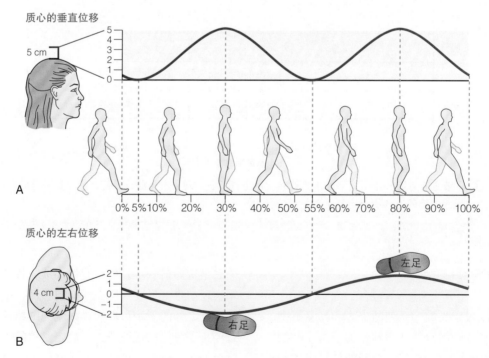

图15-24　完整步态周期的质心垂直位移和左右位移。在双足支撑相（步态周期的5%和55%）——双足着地相对稳定的位置，质心处于最低和最中心。相反，在支撑中期时（步态周期的30%和80%），质心处于最高和最外侧——一个相对不稳定的位置。在单腿支撑相过程中，质心的运动轨迹永远不会直接越过支撑基面。这一事实在图B中说明，质心的垂直投影总是位于两个脚印之间

质心位于两足之间，并达到其最低位置，直到它继续向前，并向左下肢移动。从右足趾离地到左足支撑中间时刻时（步态周期的 80%），质心向前、向上和向正在提供支撑的左下肢移动。在步态周期的 80% 处，质心再次处于最高点，但在最左侧。在左足支撑中间时刻后不久，质心的运动继续向下并向身体的右侧移动。当右足跟触地时，完成步态周期并且重复这个过程。

值得注意的是，在单足支撑相时，身体的质心并不是直接位于身体的支撑侧之上（图 15-24B）。这一事实说明了在步态中身体的相对不平衡，特别是在单足支撑相时，足必须位于身体质心垂直投影的稍外侧，从而以控制它的左右移动。考虑到距下关节肌肉控制质心左右运动的能力有限，通过髋关节冠状面运动（即髋外展和内收）正确定位足的位置至关重要。

关于动能和势能的思考

虽然步行似乎是以稳定的前进速度进行的，但每走一步，身体实际上都在轻微的加速和减速。当支撑的下肢位于身体的质心前面时，身体就会减速。相反，当支撑的下肢在身体的质心后面时，身体加速。因此，一旦质心已经"爬"上支撑的下肢，身体在支撑中间时刻时达到最低速度，一旦质心已经从支撑的下肢"滑下"和在"爬"上对侧肢体之前，它则在双足支撑时达到最高速度。因为行走时身体的动能是其速度的正向函数（方程式 15-1），所以在支撑中间时刻存在最小动能（步态周期的 30% 和 80%），而在双足支撑时达到最大动能（步态周期的

5% 和 55%）（图 15-25）。

$$动能 = 0.5\, mv^2 \qquad （方程式 15\text{-}1）$$

其中 m 是物体的质量，v 是物体质心的速度。

动能与势能互为补充（图 15-25）。势能是物体质量、作用于物体上的引力场和物体高度的函数（方程式 15-2）。在步态中，最大势能是在质心达到其最高点（步态周期的 30% 和 80%）时获得的。身体的最小势能发生在双足支撑（5% 和 55% 的步态周期），这时身体的质心处于其最低点。

$$势能 = mgh \qquad （方程式 15\text{-}2）$$

其中 m 为物体的质量，g 为重力作用下物体潜在向下的加速度，h 为物体质心的高度。

在步态动能和势能变化的图示中，很容易观察到曲线之间的关系（图 15-25）。最大势能的次数对应着最小动能的次数，反之亦然。当从支撑中间时刻到双足支撑（质心从最高点到最低点）的势能下降时，动能就会增加（身体质心从最小速度到最高速度）。相反，从双足支撑到支撑中间时刻的过程中，动能下降，势能增加。因此，身体在很大程度上起倒立钟摆的作用，利用垂直摆动的最佳幅度，最有效地在势能和动能之间传递机械能。如果偏离了这个最佳垂直摆动幅度，采用"弹性"或"平坦"的步态都已被证明会增加能量的消耗。

最后，必须指出的是，虽然动能和势能之间的循环转移使步行的代谢成本最小化，但仅靠这一过程还不足以维持稳定的步行速度。因此，与完美的

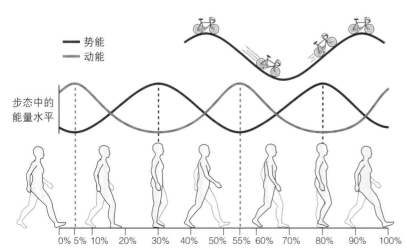

图 15-25　步态中势能和动能的传递。当质心处于其最低点（步态周期的 5% 和 55%）时，势能最小。最大的势能出现在质心在最高点时（步态周期的 30% 和 80%）。动能正好相反。势能和动能之间的这种转换类似于骑自行车，下山时速度加快，而爬上另一座山时速度变慢

钟摆运动不同的是，步行依赖于肌肉产生的能量。下肢肌肉必须产生力量，以协助身体在支撑相的向前推进，并帮助下肢在摆动相前进。

能量消耗

步态中的能量消耗是通过每米每公斤体重所消耗的能量来衡量。通常，能量消耗是通过量化氧气消耗间接测量的。步行时，身体会努力将能量消耗降到最低。能量守恒是通过优化质心的漂移、控制身体的动量、利用能量的节段间转移来实现的。

步行的代谢效率在步行速度约为 1.33 m/s（3 mile/h）时最高。毫不奇怪，这个步行速度大致相当于在街上自由行走的人的步行速度（表 15-1）。比最佳速度快或慢的步行都会增加步行的能量消耗（图 15-26）。

步行速度等于步长和步频的乘积。步行的最大能量效率是通过身体的固有能力来实现步长和步频的理想结合。这个结合在所有步行速度下都得到了证明。虽然步行的能量消耗随步行速度的增加而增加，但在所有的步行速度下，男性保持 0.0072 m/步 /min 和女性保持 0.0064 m/步 /min 的步长—步频比值相比时，步行的效率最大。在任何给定的步行速度下，施加不同的步长或步频都会增加能量消耗。

步态异常时，步行的能量消耗增加（表 15-4）。因此，步态不正常的人往往走得更慢，以保持能源消

耗率在一个舒适的有氧水平。在 Perry 和 Burnfield 的教科书中，以及 Gonzalez 和 Corcoran、Waters 和 Mulroy 的文献综述中，可以找到关于患有病理性步态个体步行能量学的进一步讨论。

步行的节能策略

在步态中，有五种运动策略被用于减少质心位移，降低能源成本。通过前四种策略的联合作用，减小了质心的垂直位移。第五种策略减少质心的左右位移（表 15-5）。本章详细介绍的步态策略是基于 Saunders 团队在 1953 年首次描述的步态的六个决定因素。关于这些决定因素的详细论述见于 Inman 团队的更经典的著作中，并在最近的著作中得到重新讨论。

为了了解用来优化质心垂直位移四种运动策略的效果，因此设想步态没有这样的策略机制，这可以通过使用在橡皮擦末端连接的两支铅笔来实现（图 15-27A）。在步行过程中，铅笔的橡皮擦头（代表骨盆和身体的质心）的垂直振动很容易被观察到。

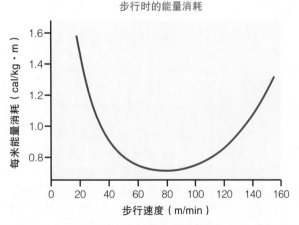

步行时的能量消耗

图 15-26　能量消耗作为步行速度的函数。每米步行的最低能量消耗在速度约为 1.33 m/s（80 m/min）（数据来源：Ralston HJ: Effects of immobilization of various body segments on energy cost of human locomotion, *Ergon Suppl* 53, 1965. ）

表 15-4	在特定情况下增加的步行能量消耗
情　况	增加的能量消耗（%）*
单侧踝关节固定	3～6
单侧膝关节完全伸直固定	23～33
单侧膝关节固定于屈膝 45°	37
单侧髋关节固定、关节固定术	32
单侧经胫骨截肢，戴假肢行走	20～38
单侧经股骨截肢，戴假肢行走	20～60
脑血管意外，中重度残障	55

* 基于正常步态能量消耗的百分比增加

表 15-5	优化步态能量消耗的运动学策略	
运动方向	适应策略	效　果
垂直	骨盆旋转	减少质心向下的位移
垂直	踝关节矢状面旋转	减少质心向下的位移
垂直	膝关节屈曲	减少质心向上的位移
垂直	骨盆冠状面旋转	减少质心向上的位移
左右	髋关节冠状面旋转	减少质心左右偏移（步宽）

当铅笔在垂直方向上并排摆放时（即支撑中间时刻），橡皮擦头是最高的。相反，当铅笔的夹角成最大角度时（双足支撑），橡皮擦的位置最低。

Saunders 团队在他们的经典文章中提出，这些策略的目标是减少质心的位移，从而减少与周期性地提升身体所需的肌肉力量有关的能量消耗。从那以后，这一观点反而受到了挑战，人们转而支持这样一种模型：利用势能和动能之间的传递，物体的垂直位移更像一个倒立钟摆。最近的数据表明，质心存在一个最佳的垂直振荡量，既不太"平坦"也不太"轻快"，从而使能量消耗最小化。这些数据提供了一个新的角度来解释原始步态的决定因素，可能从质心位移的"最小化"到"优化"。为了更好地理解下肢运动学、运动偏移和步行能量消耗之间的关系，仍需要做更多的工作。

质心的垂直位移

通过水平面骨盆旋转和矢状面踝关节旋转减少质心向下移位。骨盆的水平面旋转可以推动整个下肢向前摆动，从而使固定步长所需的髋关节屈伸范围最小化（图 15-27A 和图 15-27B 比较）。由于在整个步态周期中，下肢始终保持接近垂直方向，所以质心轨迹的最低点被抬高，从而减少了质心向下的位移。踝关节矢状面的旋转利用了足踝复合体的结构（图 5-27C）。在足跟触地时，踝关节的结构使突出的大跟骨与地面接触，在功能上延长了下肢。在支撑相接近尾声时，随着髋关节的伸展和膝关节开始屈曲，下肢被踝关节跖屈延长（即足跟上升）。下肢在支撑相两端的功能性延长进一步减小了质心

的向下位移（图 15-27B 与图 15-27C 对比）。

当下肢处于最垂直的方向时，通过支撑相屈膝部分实现限制质心的上移（图 15-27D）。冠状面的骨盆旋转进一步帮助减少质心的上移（图 15-27E）。在支撑相，对侧髂嵴下降而同侧髂嵴上升。因此，在整个步态周期中髂嵴交替起落，就像跷跷板的两端一样，但在第二骶椎前方的点（即代表人体 CoM 质心的点）保持相对稳定，就像跷跷板的枢轴点一样。

如图 15-28 所示，综合上述四种策略可以减小质心总的净垂直位移。水平面骨盆旋转和矢状面踝关节旋转减少了质心的下移。通过支撑相的屈膝和冠状面骨盆旋转等方法减少质心的上移。Della Croce 团队的工作表明，矢状面踝关节旋转对质心垂直位移的影响最大，其次是骨盆倾斜、支撑相屈膝和水平面骨盆旋转。并非所有的研究都认同步态决定因素在功能上的重要性或相关性。例如，Lin 团队最近的研究表明，骨盆矢状面或水平面旋转在减少质心垂直位移方面的作用有限。Saunders 团队发表了关于步态决定因素的第一篇论文的 60 年后，尽管那时技术已经进步，但是目前对于这些决定因素的生物力学作用还没有完全达成一致。然而，这些决定因素在步态的正式研究中具有重要的历史基础。

质心的侧向位移

当一个人步行时，他或她的质心在两侧移动，并保持在双足所提供的动态支撑范围内（图 15-24）。这种由步宽来部分反映的侧移幅度，在很大

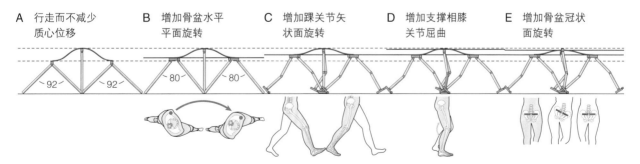

图 15-27　这个系列说明了四种运动策略在减少垂直质心漂移方面的单独和附加效应。A. 说明了当一个人在没有策略的情况下行走时，质心的巨大垂直振动位移；B. 说明骨盆在水平面上的旋转在功能上延长了下肢，减少了固定步长所需的髋部屈伸角度的大小，从而减少了质心的向下位移；C. 说明通过踝关节矢状面旋转进一步减少质心的向下位移；D. 说明支撑相中出现的小范围屈膝减少了下肢的功能长度，从而减少了质心的向上位移；E. 表明支撑相的对侧骨盆下降也降低了质心的整体净高度。A 及 B 中的角度值仅供说明之用，并不代表步行时实际的髋关节角度

A 行走而不减少质心位移　　　　　　　　　B 行走并且减少质心位移

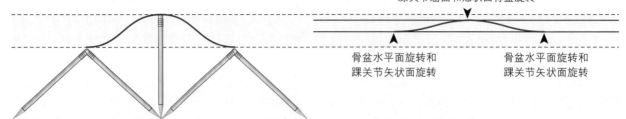

图 15-28 四种运动策略的联合作用以减少质心垂直偏移。如果没有这些策略，身体的质心（红色）会在行走时发生较大的垂直位移（A）。B 说明了水平面骨盆旋转和矢状面踝关节旋转在双腿支撑相时减少质心向下移位的联合作用。同时也显示了支撑相膝关节屈曲和冠状面骨盆旋转的作用，以减少支撑相中段的质心向上位移

程度上是冠状面上的髋运动（即髋外展和内收）的功能之一。在行走过程中，通常采用 8～10 cm 的步宽来减少身体的侧向位移，主要是为了减少能量消耗。然而，因为这种步宽也降低了动态支持面的潜在水平，所以它可能代表了能量守恒和身体整体稳定性之间的机械性折中。理论上，一个大于 8～10 cm 的步宽提供了更大的稳定性，代价是增加了能量消耗。例如，有平衡障碍的人通常会选择有更较大支持面的步行方式。虽然这种策略增加了步行的能量消耗，但考虑到跌倒的负面后果，这种权衡可能值得。

但是，正如前面所讨论的关于质心的垂直位移，通常采用的 8～10 cm 的步宽似乎反映了身体自然地使用运动学策略的内在能力，对尽量减少能量消耗来说是最优步宽。研究表明，步宽较小或较大都会增加年轻健康个体步行的能量消耗。

肌肉活动

在一个步态周期中，几乎所有下肢肌肉都表现出 1～2 次短暂的电活动，持续时间一般为 100～400 ms（为步态周期的 10%～40%）。像步态的所有其他元素一样，这种阶段性的肌肉激活在每一步中重复进行。了解肌肉在步态周期中什么时候是活跃的，可以深入了解肌肉的具体运动功能。这一知识使步态偏差更容易理解和处理。

用肌电图对下肢和躯干肌肉组织的活动已经进行了广泛的研究。最简单的解释是，肌肉活动可以在时间的基础上确定；肌肉被简单地认为是"开"或"关"的。当肌电信号的振幅达到高于静息水平的预定值时，肌肉被认为是"开"的。否则，肌肉被认为是"关闭的"或静电。以图 15-29 中的红色横杠为例，说明在步态周期中，选定的肌肉何时处于"开启"状态。

另一种报告步行过程中肌肉活动的方法是表示与参考标准相比的肌电信号的相对数量（回顾第 3 章肌电图的主题）。在许多研究中，参照的是同一块肌肉在步态周期中记录的最大信号，这就解释了为什么图 15-29 中 Y 轴上没有单位以及充分利用了图形的垂直维度来表示每个肌肉的肌电图信号。这种类型的分析提供了在整个步态周期中对肌肉激活的相对水平（即肌肉用力指数）的理解。

最后，需要注意的是：在步态中，肌肉激活的时机，特别是肌肉的相对激活，取决于步行速度、外加负荷和步行表面的倾斜度等参数。除非另有说明，本章所述和讨论的肌电图数据均基于约 1.37 m/s 的平均步行速度。

躯干

这里只讨论竖脊肌和腹直肌的动作。值得注意的是，这些在身体的左右两侧的肌肉几乎同时出现活动。

竖脊肌

在腰段水平的竖脊肌有两个清晰的活动时期。第一个时期是从足跟触地前的一小段到步态周期的 20%。第二个时期是步态周期的 45%～70%，对应的是对侧足后跟着地。左右双侧竖脊肌这两个时期的活动，是在每一步的足跟着地（制动力）之后控制躯干相对于髋关节的向前角动量。

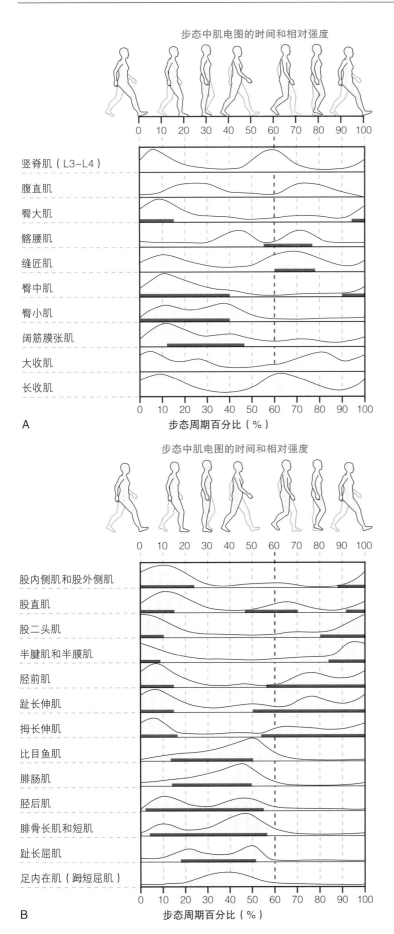

图 15-29　A、B 显示步行过程中肌肉激活的时间（暗红色条）和相对强度（浅棕色阴影）的肌电图（肌肉计时数据来自 Knutson and Soderberg，1995；肌肉激活数据的相对强度来自几个来源的汇编；肌肉活动的一般模式与其他几项研究报告的数据一致）。Y 轴表示的是每一块肌肉在步态周期中所获得的肌肉最大激活强度的比例。基于这个比例，所有的肌肉几乎填满了它们各自图表的垂直维度，因此排除了肌肉之间的肌肉激活程度的直接比较。有些肌肉，比如腹直肌，在步态中只会有最低程度的活动；而其他肌肉，比如臀中肌，其激活的峰值代表了更大的用力

腹直肌

这块肌肉在整个步态周期中只有非常低的活动。在步态周期的 20%～40% 及 70%～90% 之间，腹直肌活动增加。这种轻微的活动增加与髋屈肌主动屈髋的时间相吻合。因此，增强双侧腹直肌的活动可能有助于稳定骨盆和腰椎，并为髋屈肌（主要是髂腰肌和股直肌）提供更稳定的固定点。

髋关节

在正常行走过程中，已经广泛研究了髋部的三个肌肉群：髋伸肌，如臀大肌和腘绳肌；髋屈肌，如髂肌和腰肌；还有髋外展肌，如臀中肌和小肌。髋内收肌和旋转肌的作用文献记载较少。

髋伸肌

臀大肌的活动开始于摆动末期，有两个目的：开始伸髋和肌肉系统准备在支撑初期时承重（图 15-13）。因此，在足跟触地时，臀大肌已经被激活来伸髋，防止股骨出现向前"弯折"或不受控制的躯干屈曲。如果躯干以一个稳定的速度持续向前移动，而骨盆的向前移动通常很小，足跟在触地时突然变慢，就会发生这种"弯折"。臀大肌从足跟触地到支撑中间时刻保持活跃（即步态周期的前 30%）来支撑身体的重量并产生伸髋。当足牢固地固定时，臀大肌的强烈活动也间接地帮助了伸膝。在摆动相，臀大肌大部分是不活动的，直到摆动末期出现一个适当的激活来减速屈髋，然后开始伸髋。

腘绳肌在步态周期的前 10% 是活跃的，可能与臀大肌伸髋和支撑身体重量的原因类似（图 15-29B）。

髋屈肌

文献中关于髋屈肌的肌电图数据相对较少，这可能反映了需要使用肌内电极收集数据。现有数据表明，髂腰肌在足趾离地时就开始活动，并在摆动初期保持活跃。在步态周期的 30%～50% 之间的激活最初可能是离心的，因为髋关节在那个时候正在伸展。然后在足趾离地之前以向心收缩的方式开始屈髋。尽管屈髋持续到摆动末期，髋屈肌仅在摆动相的前 50% 是活跃的。在摆动相的后半段，屈髋是由于大腿在摆动初期获得的前进动力而产生。股直肌也起着屈髋的作用，因此协助上述动作。髋屈肌的关键作用是在摆动时向前推进下肢，为下一步做好准备，并在摆动时抬起下肢使足趾离地。

缝匠肌是另一块髋关节前侧的髋屈肌，它从足趾离地到摆动中期都是活跃的。如图 15-29A 所示，支撑早期的激活在其他研究中没有得到一致的报道，尤其是那些使用肌内肌电图电极的研究。对支撑早期的研究报告通常使用表面肌电电极，这就带来了一种可能，肌电信号的增加是"串扰"的结果（见 EMG 在第 3 章的讨论），肌电信号可能来自下面的股四头肌。

髋外展肌

髋屈肌和髋伸肌在矢状面起主要作用，而髋外展肌（臀中肌、臀小肌和阔筋膜张肌）在冠状面稳定骨盆。臀中肌在摆动末期活跃，为足跟触地做准备。臀中肌和臀小肌是两个主要的髋关节外展肌，在步态周期的前 40% 最活跃，特别是在单足支撑相。外展肌的主要功能是控制对侧摆动肢体骨盆的轻微下降（图 15-15）。在这个离心收缩的动作之后，这些髋外展肌肉向心收缩，在支撑末期开始髋关节的相对外展。如本章前面所述和第 12 章中详细描述得一样，来自髋外展肌的足够的冠状面旋转力矩对于步态中的冠状面稳定性至关重要。在髋外展肌弱的对侧使用拐杖是减少对弱化髋外展肌需求的有效方法，从而减少由体重引起的骨盆在冠状面的过度运动（见第 12 章）。

髋外展肌还控制着股骨在冠状面的力线。其激活不足可能导致股骨过度内收、下肢力线不良和支撑相膝外翻力矩过大。臀中肌和臀小肌的其他辅助功能，包括使用前部肌纤维协助髋部屈曲和内旋以及使用后部肌纤维协助髋部伸展和外旋。因此有证据表明，这两块肌肉的不同部分在步态中所起的作用略有不同，前部肌纤维比相应的后部肌纤维在支撑相更活跃。这种选择性的前部肌纤维激活可能有助于（水平面）骨盆向前对侧旋转。

髋内收肌和髋旋转肌

髋内收肌在步态中有两次活动。第一次活动发生在足跟触地时，第二次活动发生在足趾离地后。第一次活动很可能是通过与髋伸肌和髋外展肌的协同活动来稳定髋关节。这也可能是在这个时候大收肌和其他内收肌协助伸髋。第二次活动在足趾离地后，可能有助于开始屈髋。如第 12 章所述，当髋关节屈曲时，内收肌有一个力臂可以伸髋（即足跟触地时髋部位置）；当髋关节伸展时，内收肌有一个力臂屈髋（即足趾离地时髋部位置）。

髋内旋肌（阔筋膜张肌、臀小肌和臀中肌前部肌纤维）在整个支撑相的大部分时间都活跃。在此期间，这些内旋转肌使骨盆的对侧在水平面上向前移动，从而协助摆动侧的肢体前进（图 12-36）。

髋外旋肌，包括六个短的外旋肌、臀中肌后部肌纤维和臀大肌，在支撑早期时最活跃。这些肌肉与髋内旋肌一起，控制髋关节在水平面上的力线。尤其是当下肢固定于地面时，它们控制骨盆旋转。思考这些旋转肌在步行或跑步过程中快速改变方向的重要作用。

外旋肌的离心收缩可能对支撑相早期时下肢内旋的控制尤为重要（图 15-23）。外旋肌的力量不足或控制不足可能导致股骨过度内旋，常与过度足旋前同时出现。

膝关节

在移动过程中，膝关节的两个肌群起着关键作用：膝伸肌和膝屈肌。

膝伸肌

作为一个肌群，股四头肌在摆动相末期处于活动状态，主要是为足跟触地做准备（图 15-29B）。然而，强烈的活动却是在足跟触地后不久发生的。此时股四头肌的功能是控制在步态周期的前 10% 发生的膝关节屈曲。离心收缩可缓冲下肢的加载率（即震荡吸收）并防止过度屈膝。然后在支撑期股四头肌向心收缩伸膝，并支撑体重。

Nene 团队仔细比较了步行过程中股直肌和其他股四头肌的肌肉激活情况。他们证实，股直肌在足跟触地时并不像传统认为的那样活跃，而只是在足趾离地前后活跃。在足趾离地时股直肌的功能可能是为了控制屈膝程度。Nene 团队通过使用表面电极和肌内电极得出结论，在足跟触地时通常被报告的股直肌肌电信号活动（如图 15-29B 所示）其实是其下面的股中间肌串扰的结果。

综上所述，股四头肌的肌肉成分在步态中似乎具有不同的功能，至少在正常步行速度下是这样的。股四头肌在足跟触地时活跃，主要起减震器的作用。根据 Andersson 团队的研究，股直肌在超过 2 m/s 的速度步行和跑步时可能会协助这个动作。股直肌在步态中的主要功能发生在从支撑相到摆动相的过渡阶段，主要是协助开始屈髋和控制屈膝。

膝屈肌

从足跟触地前到足跟触地后，腘绳肌最活跃。在足跟触地之前，腘绳肌减慢伸膝，为足跟触地做好准备。在支撑期的前 10%，腘绳肌活跃，以协助伸髋，并通过协同活动提供稳定的膝关节。股二头肌的短头也可以协助在摆动相屈膝。足趾离地之前和步态摆动期之间的大部分屈膝均是被动的，这是屈髋和少量腓肠肌激活的结果。

踝关节与足

在踝关节和足部，有些肌肉在正常的步态中起着关键作用：胫前肌、趾伸肌、拇长伸肌、腓肠肌、比目鱼肌、胫后肌、腓骨长肌和腓骨短肌。

胫前肌

胫前肌有两个活动时期。在足跟触地时，由于身体的重量压在跟骨的最后面部分，出现了一种强烈的离心收缩，使被动的跖屈减慢。如果没有受到胫前肌和其他踝背屈肌的离心收缩，这种巨大、被动的跖屈旋转力矩会导致被称为"足拍击"的步态偏差。这个术语来源于足跟刚接触地面时发出的特殊声音。从足跟触地到全足支撑，胫前肌也可能通过离心收缩来辅助减缓足旋前。然而，胫前肌在内翻足部的力学优势较少，这使人们对胫前肌在强烈控制足旋前的有效性产生了怀疑。

第二个胫前肌活动时期发生在摆动相。这种活动的目的是产生足量的踝背屈，使足趾从地面上抬起。胫前肌和其他踝背屈肌的极度力弱通常会导致在摆动相出现"足下垂"。作为一种补偿机制，个体在摆动相时通常会过度曲膝和屈髋。其他的代偿动作，如跳跃、髋环转和髋上提（本章后面会有说明），也可以用来使足趾离开地面。一种常见的治疗足下垂的方法是后侧足踝矫形器，它可以在摆动相被动地保持踝背屈。

趾长伸肌和拇长伸肌

与胫前肌相似，趾长伸肌和拇长伸肌在足跟触地时减缓踝跖屈。然而，这些肌肉在支撑相早期缺乏力量来减缓足旋前。在摆动相，足趾伸展肌协助踝关节背屈并伸展足趾，以确保足趾离开地面。在蹬离阶段，趾长伸肌和拇长伸肌的少量活动可能通过与踝关节跖屈肌的协同作用，为踝关节提供稳定性。

踝跖屈肌

比目鱼肌和腓肠肌（小腿三头肌）在支撑相的大部分时间都活跃，除了步态周期的前10%。在此期间，跖屈是由踝关节的离心收缩控制的。从大约步态周期的10%到足跟离地（步态周期的30%~40%），踝跖屈肌离心收缩，以控制胫骨和腓骨相对于距骨向前运动（即踝背屈）。小腿的过度或不受控制的向前运动导致过度的踝背屈，可能还会导致不受控制的屈膝。

踝跖屈肌的主要活动发生在足趾离地时左右，并在足趾离地时迅速减少到接近零。在这短暂的时间内，肌肉的收缩产生了一个参与身体向前推进的踝跖屈力矩。这个动作被称为蹬离。

腓肠肌在摆动期早期也会产生低水平的肌肉活动，可能是为了帮助屈膝。因为股直肌在摆动早期也是活跃的，所以有少量的膝屈肌和伸肌的协同活动。

特别关注 15-7

小腿三头肌的作用

Stewart团队的工作提供了一些有趣的额外见解，让我们了解到小腿三头肌在步行支撑相的功能作用。在一组健康的受试者中，在支撑相对比目鱼肌的电刺激导致屈膝程度减少。相比之下，在支撑相电刺激双关节肌的腓肠肌产生大于正常的屈膝以及踝关节背屈增加。这些结果表明，在支撑相，膝和踝关节的矢状面控制之间存在复杂生物力学联系。对这两个关节的控制紊乱经常出现在某些神经肌肉疾病患者身上。

踝关节的其他跖屈肌（胫后肌、拇长屈肌、趾长屈肌、腓骨长短肌）协助腓肠肌－比目鱼肌完成上述动作。这些肌肉的一些附加活动是值得注意的。

胫后肌

胫后肌是一块强有力的足旋后肌，在整个支撑相几乎都是活跃的。从足跟触地到步态周期的35%，胫后肌减速足旋前；从步态周期的35%~55%（支撑中间时刻到足趾离地），胫后肌将足旋后。

胫后肌在整个支撑相同时作用于足部和胫骨。根据力线，缩短这块肌肉可以使后足旋后（并抬高足弓），并同时使小腿相对于足进行外旋。事实上，这两个耦合运动都是在胫后肌活动时发生的。尽管只是推测，但仍然有趣的是考虑，当胫后肌在其对小腿和足部耦合的外旋－旋后活动时（发生在步态周期的50%），距小腿关节的背屈是如何牵伸这块肌肉的。此时在这块肌肉中保持足够的长度（和张力）可以帮助提升内侧纵弓，增加足部必要的刚度，为即将到来的蹬离做好准备。几乎同时和联合的发生在跨越多个关节的胫后肌的向心和离心收缩，可能部分解释疼痛性肌腱病变或退化的相对脆弱性。考虑到在一生中无数次的步态周期中施加在肌肉、弹簧韧带和内侧纵弓的巨大负荷，这种因果关系得到加强。

文献中有证据表明，过度旋前（扁平足）的个体表现出更大的旋后肌激活，如胫后肌、胫前肌和拇长屈肌。当它们试图在支撑相早期控制足部过度的旋前，过度旋前的足可能会导致这些旋后肌过度使用和劳损。

胫后肌在脑瘫患者的治疗中受到特别关注。经常过度活跃的胫后肌和比目鱼肌，可能导致足踝的马蹄足畸形，导致患者足部跖屈和旋后。

腓骨肌

腓骨肌（腓骨长肌和腓骨短肌）在整个步态周期的5%到足趾离地前都活跃。除了其作为足底屈肌的功能外，这些旋前肌（外翻肌）有助于抵消由激活胫后肌和其他深层后肌引起的强烈内翻效应。腓骨长肌也通过将第一跖列结实地固定在地面来协助足部运动，为足部在步态支撑期的后半阶段做刚性杠杆的动作提供了坚实的支持基础。

特别关注 15-8

支撑相早期时下肢整体"旋前"的"自下而上"或"自上而下"控制

正如前面章节和教科书中所描述的，步态周期的承重反应期一个重要的运动学组成部分是下肢的整体内旋和足的旋前。这种运动在临床上常被笼统地描述为整个下肢的整体"旋前"。这样的有控制运动提供了至少两个有用的生物力学功能。第一，距下关节的旋前（尤其是其水平分力）允许足跟触地后下肢的残余内旋消散。第二，距下关节的旋前与内侧纵弓的控制下降相协调——这两种运动都是为了帮助吸收一些负荷的影响。为了达到最有效的效果，下肢的整体"旋前反应"必须在有限的幅度和规定的持续时间内进行。在最糟糕的情况下，过度的下肢旋前，尤其是在参与跑步和跳跃运动时，可能导致膝"内侧塌陷"，从而导致各种下肢疾病，包括髌股关节疼痛和前交叉韧带的非接触性损伤。

一个基本的临床相关问题与步行和跑步的支撑相早期下肢整体旋前的源头和控制的来源相关。由于支撑相的负重特性，长期以来人们一直认为下肢的内旋是对足部整体旋前模式的反应。足的旋前导致胫骨内旋，进而导致股骨的内旋。这一观点建议对下肢整体旋前进行"自下而上"的运动生理学控制，并为那些表现出整个下肢整体过度翻前（和产生疼痛）的人提供专门的鞋和足部矫形器。

相反，最近提出了一种主张"自上而下"控制下肢整体旋前的观点。基于这一观点，整个下肢在整个支撑相尤其在支撑相早期时的过度旋前主要是由于股骨过多的内旋和内收，其次是髋外旋肌和外展肌的激活或力量不足。这种控制不当的股骨运动将导致胫骨过度内旋，最终导致足部过度旋前。这种自上而下的观点的支持者推测，通过改善髋部肌肉组织的控制和力量，可以最好地纠正下肢过度旋前和相关的膝"内侧塌陷"。

可能自下而上和自上而下的运动机能学观点是互补的，而不是排斥的。需要继续进行临床和生物力学研究，以进一步改进与下肢过度或控制不当的整体下肢旋前有关的下肢疾病的诊断和治疗方法。

足内在肌群

足内在肌肉通常从支撑中间时刻到足趾离地时（步态周期的 30%~60%）都活跃。这些肌肉可以稳定前足并抬高内侧纵弓，从而在支撑相的下半段为踝关节的跖屈提供一个刚性杠杆。它们也可能有助于控制在足跟离地和足趾离地时的足趾伸展。

动力学

了解影响步态运动的受力对于了解正常和病理运动起着至关重要的作用。虽然步行的动力学（力的研究）不是肉眼可见的，但它们最终体现在能观察到的运动学上。

地面反作用力

在步行过程中，每当一个人迈步时，都会在足底下施加力量。足作用于地面的力称为足作用力。相反，地面作用于足上的力称为地面（或地板）反作用力。这些力大小相等，但方向相反（牛顿第三定律——作用力和反作用力定律——表明作用力总是成对存在，大小相等，方向相反）。本章主要关注地面反作用力，因为它们对身体有潜在的影响。

地面反作用力的描述遵循笛卡尔坐标系，力沿着三个正交轴表示：垂直轴、前后轴和内外轴。这三个力的矢量合成给出了一个足部和地面之间的合力矢量。这样对地面反作用力的垂直分量和前后分量进行矢量求和，得到了单步地面反作用力经典的"蝴蝶"表现形式（图 15-30）。

垂直力

垂直力是那些垂直于支撑面的力。这些垂直地面反作用力在给定的步态周期内达到两次峰值。在承重和支撑末期时，力量略大于体重（图 15-31A，C）。在支撑中间时刻，地面反作用力略小于身体重量。这种力的波动是由于物体的垂直加速度引起的（力是质量和加速度的函数：$F = m \times a$）。在支撑相早期，身体的中心向下移动（图 15-24）。

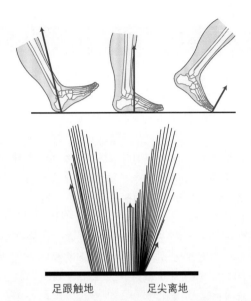

图 15-30　图的底部部分说明了经典的"蝴蝶"表示的每一步的地面反作用力。每条线表示垂直力和前后力按一定时间间隔（在本例中为每 10 ms）的垂直力和前后力矢量相加的合力。图的顶部代表了"蝴蝶"的连续线条如何反映了从足跟触地到足尖离地的力量应用的顺序。红色的向量表示足跟着地、支撑中期和足尖离地（数据来源：Gait analysis: an introduction, ed 4, Oxford, 2007, Butterworth-Heinemann. ）

因此，首先需要一个大于体重的垂直地面反作用力来减慢身体向下的运动，然后加速向上的运动（这类似于在体重秤上跳跃，暂时地读出比静态体重高的体重）。在支撑中间时刻，由于在支撑相早期身体获得的向上动量所造成的相对"失重"，垂直地面反作用力小于体重。蹬离阶段较高的地面反作用力反映了由跖屈肌提供的联合推动力，以及在支撑相末期逆转身体向下运动的需要。

> 地面反作用力峰值（占体重的百分比）
> - 垂直：体重的 120%
> - 前后：体重的 20%
> - 左右：体重的 5%

前后方向的力

　　在前后方向，剪切力平行于支撑面施加。在足跟触地时，地面反作用力方向朝后（即足部对地面施加一个前向力）（图 15-31D）。在那个时候，足地之间需要有足够的摩擦力来防止足向前滑动（想像一个人被香蕉皮滑倒在地的经典卡通形象）。地面

图 15-31　步态中的地面反作用力（GRFs）。A 图示步态周期 10% 时的垂直方向（橙色箭头）、前后方向的地面反作用力（红色箭头）和足部力量（黑色箭头）；B. 显示在步态周期的 10% 处的内侧侧向力；C~E. 显示步态周期的地面反作用力。虚线是左侧支撑相的数据

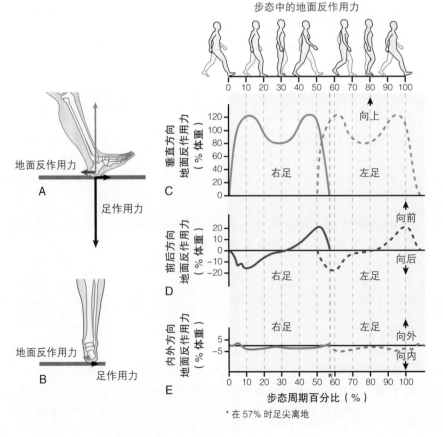

反作用力在水平方向上的大小随着步幅增大和步行速度加快而增大，对足部与地面之间的摩擦力的要求也随之增加，以防止足部打滑。因此，行走所需的摩擦系数等于合成剪切力（即前后和内外侧联合水平力的矢量相加）除以足下施加的垂直力后所得比值。防止打滑的策略是尽量减少足部位置与身体质心之间的距离。这就是为什么当人们在结冰的地面上步行时，通常会采取更短更窄的步伐——通过保持双足在质心正下方来减少对摩擦力的需求。

在支撑相的后半阶段，地面反作用力是向前的，足向地面施加一个后向力来推动身体向前。推进力的大小取决于步行速度，尤其是试图加速，在这个时候，足地之间的摩擦力不足，常常会导致足部向后滑动而不能推动身体向前。这就解释了在湿滑的路面上加速的困难。

前 - 后地面反作用力峰值一般约为体重的20%。这些剪切力在很大程度上是由于身体的质心在足后侧（足跟触地时）或前侧（支撑相末期）。步长越大，下肢与地面之间的夹角越大，剪切力越大。动量等身体惯性特性也会产生前 - 后地面反作用力。

足跟触地时的后向地面反作用力瞬间减慢了身体前进速度。相反，由于前向的地面反作用力，身体在足趾离地时瞬间向前加速。注意在双足支撑时，一侧下肢的推进力与另一侧下肢的制动力同时作用（图 15-31D）。当一个人以恒定的速度步行时，后期产生的推进力平衡了早期产生的制动力。因为这些力的大小相等但方向相反，所以当双足支撑时重量从一侧下肢转移到另一侧下肢时，这些力为身体提供平衡。减速需要比推进力更大的制动力，而加速需要的则相反。

内外方向力

地面反作用力在内外方向上的力相对较小（图15-31B、E）。与前后剪切力一样，这种剪切力的大小和方向主要取决于人体质心的位置和足的位置之间的关系。在最初的 5% 左右的步态周期，产生一个小的向外侧的地面反作用力，以阻止出现在足跟触地的时候足的外侧到内侧的速度。然而，在其余的支撑相，身体的质心位于足内侧（图 15-24），导致足对地施加外向作用力，因此产生了向内的地面反作用力。这些向内的地面反作用力在整个支撑相最初的时候减慢质心的向外移动。然后，这些地面

反作用力使质心向内和向对侧下肢加速，后者向前摆动并准备使另一只足与地面接触。

虽然在正常的步态中不大容易感觉到内外方向的地面反作用力的作用，但是在采用非常大的步伐步行或者从一边跳到另一边的时候，很容易感觉到内外方向的地面反作用力。事实上，内 - 外向地面反作用力更大的峰值往往出现在步宽较大者。通过观察在冰上步行的人，我们可以再次认识到摩擦的必要性。在冰面上步行的人步宽会减小，就像在走钢索一样。这种学习适应的目的是保持身体的质心在足正上方，以减少内 - 外向地面反作用力，因此降低对摩擦的需求。滑冰者利用这些内 - 外向地面反作用力来推动他们的身体前进。通过冰刀插入冰，为蹬离提供足够的阻力。

压力中心轨迹

整个支撑相的压力中心轨迹遵循一个相对可重复的模式（图 15-32）（压力一词用来描述施加在特定面积上相关的地面反作用力）。在足跟触地时，压力中心刚好位于足跟中点的外侧。然后在支撑中期时位置逐渐移动到中足的外侧，在足跟离地到足趾离地的过程中逐渐移动到前足内侧（在第一或第二跖骨头下）。压力中心的位置有助于解释在足跟触地时，足踝跖屈和外翻的趋势（图 15-33）。这两种倾向都部分由踝关节肌肉的离心收缩控制，即包括胫前肌在内的踝关节背屈肌。

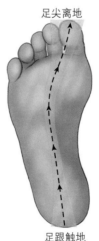

压力中心在足底的轨迹

足尖离地

足跟触地

图 15-32　足底压力中心从足跟触地到足尖离地的轨迹。阴影部分代表压力中心路径的个体差异

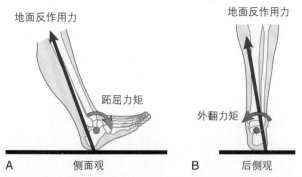

足跟触地反作用力产生的力矩

地面反作用力

跖屈力矩

A　侧面观

地面反作用力

外翻力矩

B　后侧观

图 15-33　在足跟触地时，跟骨上的地面反作用力的施加点和方向落在距小腿关节的旋转轴（绿色圆圈）后方，从而在踝关节处产生跖屈力矩（A）。这个外源性力矩需要由踝背屈肌产生一个相反的背屈内旋力矩。B. 跟骨上的地面反作用力的外侧位置（相对于其近中点，用紫色圆圈表示）在距下关节处产生一个外翻力矩。这种趋势是由胫前肌的活动来控制

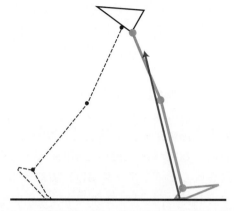

图 15-34　在支撑相早期，地面反作用力（踝后、膝后、髋前）的作用线促进了踝跖屈、屈膝和屈髋（修改来源于 Whittle M：*Gait analysis: an introduction*, ed 4, Oxford, 2007, Butterworth-Heinemann. ）

关节力矩和功率

在步态中，地面反作用力施加在足下对下肢关节产生一个外旋力矩。图 15-34 说明了这一事实。在右肢体的承重反应过程中，地面反作用力的作用线位于踝和膝关节后面、髋关节前面。因此，地面反作用力在足跟触地时产生踝跖屈、屈膝和屈髋。为了防止下肢瘫软，这些外源性力矩被激活的踝背屈肌、伸膝肌和伸髋肌产生的内源性力矩所抵消。

可以从类似于图 15-34 的示意图中看出，为静态平衡条件对内源性（肌肉）力矩大小进行简化分析。然而，需要使用逆动力学方法进行更精确的计算，该方法考虑了动作的动态特性。这种方法需要个体的人体测量特征，包括节段质量、节段质心的位置、节段质心惯性矩阵、体位和运动的精确大小（每个节段的线性和角速度），以及在步态周期中的地面反作用力（复习图 15-5）。在本章中，许多关于步行过程中内源性力矩的数据都是基于逆动力学方法。

如前所述，肌肉的激活产生了大部分关节控制运动，特别是在中间范围位置上的内源性力矩。当关节沿着肌肉活动的方向运动时，这种内源性力矩与肌肉的向心激活有关；相反，当关节运动方向与肌肉活动相反时，内源性力矩与肌肉的离心激活有关。在这两种情况下，内源性力矩的大小与本章前面提供的肌肉激活的描述相匹配。

内源性力矩也可以由结缔组织（如关节囊、肌腱和韧带）的变形和反冲所产生的被动力产生。不可能总能确定地说出主动力和被动力对关节内主要的内源性力矩的相对贡献。然而，在某些情况下，如在运动范围的中间，确定负责的结构（可能是激活的肌肉）可能是一个相当简单的推断过程，但是在其他情况下，比如接近运动范围终端时，主动和被动结构的贡献可能需要思考。许多与肌肉力相关的步态偏差很大程度上依赖于在关节位置的末端产生的被动张力，以满足行走所需的内源性力矩。

文献中经常使用净内源性关节力矩这一术语来解释主动 - 拮抗肌群的协同激活。例如，髋屈肌在摆动相产生的屈曲力矩可能与伸髋肌肉的轻微（离心）激活有关。理论上，这个伸髋力矩从屈髋力矩中减去，从而产生净屈髋力矩。虽然在步行过程中，这种拮抗力矩可能很小，但这是值得考虑的，特别是在病理学中，如脑卒中或帕金森病。在此章中不会一直使用"净"这个修饰语，但它是隐含存在的。内源性力矩的概念提供了一个重要的观念，在步行中，特定的肌肉和结缔组织控制关节。然而，内源性力矩并不能描述肌肉或结缔组织被动变形的功率；这需要功率的知识。关节功率是关节内源性净力矩和关节角速度的乘积。关节功率反映了所有肌肉和其他结缔组织通过关节产生或吸收能量的净速率。正值表示功率的产生，反映了肌肉的向心性激活和之前被拉伸的结缔组织释放的能量。相反，负值表示功率吸收，反映的是肌肉的离心激活和被动结缔组织的牵伸。通过跳跃的例子可以更

好地理解功率的产生和吸收的概念。在起跳前的最初蹲起动作中，下肢的大部分肌肉会离心收缩，吸收能量。在身体向上运动的过程中，这种能量通过肌肉向心激活和从被拉伸的结缔组织释放能量来释放。这一概念在力量训练领域的应用被称为增强式训练。

必须再次强调的是，功率的产生和吸收是基于角速度和内源性力矩的乘积。例如，如果角速度非常低，即使一个大的内源性力矩也可能只产生少量的功率。但如果角速度很大，同样的力矩会产生非常大的功率。在解释图 15-35、图 15-36、图 15-38 和图 15-42 中提供的数据时，这个概念是很重要的。

以下部分重点介绍了在步行过程中产生的主要力矩和功率。这些部分还提供了髋、膝和踝关节在矢状面和髋在冠状面的运动学和动力学的总结图。仔细研究这些数字，应该可以增进对关节运动、力矩、功率和步态中肌肉活动之间关系的理解。文献中对于行走过程中矢状面的力矩和功率数据的模式和大小总体上一致。但与运动学数据一样，由于力矩和功率部分来源于运动学数据，因此对于冠状面力矩和功率数据，尤其是水平面的力矩和功率数据，文献中有较多的变化。

对关节力矩和功率的分析使我们对步态的生物力学有了更全面的了解。这些变量有助于确定各种关节和肌肉群对提供支持和推进身体的相对贡献。对病理性步态的理解得益于这类信息。

髋关节

在支撑相早期，在矢状面，髋部肌肉组织产生伸髋力矩，用于承担体重、控制躯干的前进动量和伸髋（图 15-35A、B）。在支撑相的后半部分，产生一个屈髋力矩，开始减缓伸髋，然后在足趾离地前开始屈髋。屈髋力矩是髋关节前的结构（包括关节囊）和髋屈肌活动共同作用的结果。在摆动早期，一个小的屈髋力矩，对应于髋屈肌的向心收缩，进一步协助屈髋。在摆动的第二部分（步态周期的80% 左右），首先需要一个伸髋力矩来减缓屈髋，然后开始伸髋。

图 15-35C 为髋矢状面的功率曲线。在步态周期的前 35%，产生的功率来支持身体、提高质心、控制躯干，并推动身体前进。然后功率被吸收直到步态周期的大约 50%，反映了由于髋前结构提供的阻力和髋屈肌的离心收缩引起的伸髋减速。在支撑

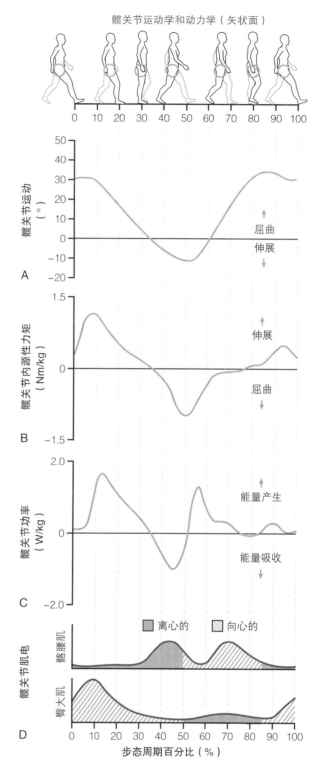

图 15-35　一个步态周期的矢状面髋运动（A）、内源性力矩（B）、功率（C）和肌电信号（D）。肌电图曲线代表了步态周期中肌肉激活的相对强度（Winter 及其同事将力矩和功率用体重来标准化，1996；以及 Winter，1991 和 Bechtol，1975. 的肌电图数据）。如图 15-29 所示，注意肌电信号振幅的图示，其在步态周期中的最大值填满了图形的垂直维度。因此，肌电信号和步态周期中得到最大值，而不是其产生的最大力，来进行标准化

髋运动学和动力学（冠状面）

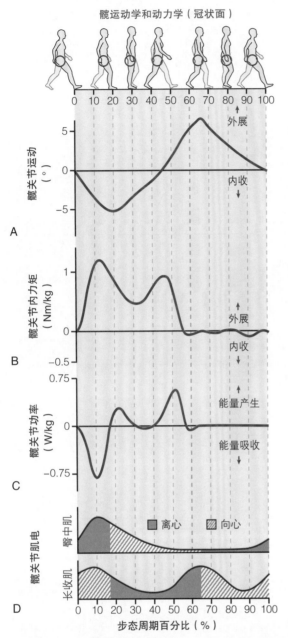

图 15-36　冠状面髋运动（A）、内力矩（B）、功率（C）和肌电信号（D）。肌电图曲线代表了步态周期中肌肉激活的相对强度（力矩和功率数据通过体重标准化，数据来自 Winter 及其同事们，1996 和肌电图数据来自 Winter，1991）。关于肌电图数据标准化的补充意见见图 15-35 中的图例

髋动力学（水平面）

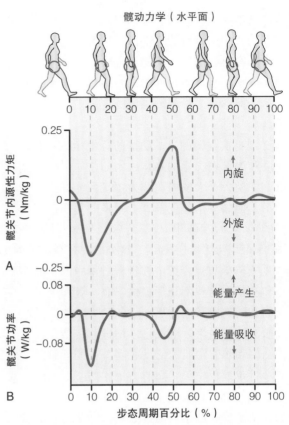

图 15-37　水平面髋关节内源性力矩（A）和功率（B）（通过体重将数据标准化，来自 Winter DA, Eng JJ, Ishac M: Three-dimensional moments, powers and work in normal gait: implications for clinical assessments. In Harris GF, Smith PA, editors: *Human motion analysis: current applications and future directions*, New York, 1996, IEEE Press）

对强度和肌肉激活类型。根据髋关节角运动的方向，肌电图曲线的区域用编码来表示肌肉的离心激活（阴影区域）和向心激活（阴影线区域）。一般来说，肌肉激活与功率吸收（离心作用）和功率产生（向心作用）相关。

在冠状面内，一个较大的髋外展力矩发生在整个支撑相，以支持位于髋关节内侧的身体重量（图 15-36A、B）。功率吸收发生在支撑相早期（图 15-36C），此时骨盆的对侧开始下降（图 15-36A）。这些运动学特征是通过髋外展肌的离心收缩来控制的（图 15-36D）。在步态周期的大约 20% 和 50% 时，随着对侧骨盆的抬高，可以看到产生两次功率高峰（图 15-36C）。

在水平面上，髋外旋力矩在步态周期的前 20% 减速股骨内旋（图 15-37A）。这个髋外旋力矩之后是一个髋内旋力矩，使骨盆的对侧在支撑相的其余

相后期和摆动相早期时，产生功率来屈髋。少量的能量波动发生在摆动相的下半段，反映了髋关节角速度和力矩变化的组合，需要先减速屈髋，然后开始伸髋。

为了完成对步行过程中髋关节矢状面运动的描述，图 15-35D 显示了髋关节两个主要拮抗肌的相

时间向前推进。注意这些力矩的大小，大约是矢状面和冠状面力矩的 15%。在步态周期的最初 20%，髋外旋肌的离心收缩解释了当时在图 15-37B 中的功率吸收。然而，如前所述，这些髋关节水平面数据存在差异性，部分原因是它们的幅度较小、难以在水平面中准确测量其运动学，以及数据处理方法的差异。

膝关节

在矢状面内，足跟着地时会出现一个非常短暂的屈膝力矩（步态周期的前 4%），以确保屈膝提供适当的力线来缓冲冲击力（图 15-38A、B）。在这个短暂的屈曲力矩之后，会紧跟着出现承重反应期需要的较大的伸膝力矩。此伸膝力矩持续到步态的 20%：首先控制屈膝，然后伸膝。尽管在步态周期的 20%～40% 内均处于伸膝状态，但在步态周期的 20%～50%，出现内源性屈膝力矩。由于此时腘绳肌几乎没有活动，内源性的屈膝力矩很可能来自于膝关节后方结构的被动张力，包括被拉长的膝关节囊。为摆动相做准备，膝关节从步态周期的 40% 开始屈曲，这与步态周期的 40%～50% 时内源性屈膝力矩的方向相匹配。然而，就在足趾离地之前，产生一个小的内源性伸膝力矩来控制屈膝。在摆动后期，产生一个内源性的屈膝力矩来减速伸膝。

矢状面的功率曲线反映了膝关节周围肌肉组织的活动（图 15-38C、D）。在支撑相早期短时间内产生的功率表明了屈膝力矩产生屈膝。然后瞬间发生功率吸收，反映出股四头肌在步态周期的 5%～15% 的离心作用。然后另一个短暂的功率产生，表明伸膝开始产生了持续的伸膝力矩。在足趾离地之前（在步态周期的 50%～60%），功率是由伸膝肌吸收，控制屈膝。在摆动相的后半段，当摆动侧肢体减速时，腘绳肌吸收能量（图 15-38C、D），直到触发了下一次足跟触地之前的屈膝。

在支撑相，冠状面内（图 15-39A）除了足跟着地时有一个短暂的外源性膝外展力矩，均为内源性膝外展力矩，对抗由地面反作用力引起的作用于膝关节内侧的外源性膝内收（内翻）力矩（图 15-40），内源性膝外展力矩由主动和被动结构同时产生，包括股四头肌、腓肠肌、腘绳肌，也可能有阔筋膜张肌和膝后外侧韧带。尽管力矩较大（图 15-39A），但由于膝关节在冠状面的运动幅度很小，因此在支撑相的角速度较低，冠状面的功率值也非常小（图 15-39B）。然而，最初能量产生后能量吸收

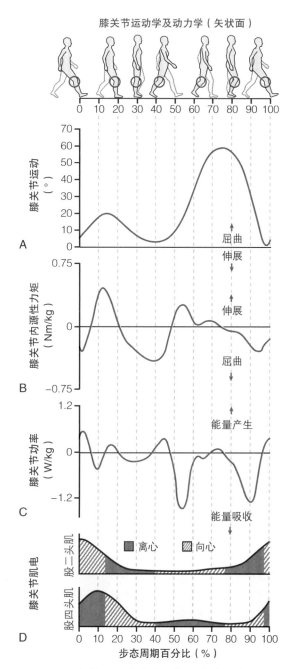

图 15-38　矢状面一个步态周期内的膝运动（A）、内源性力矩（B）、功率（C）和肌电信号（D）。肌电图曲线代表了步态周期中肌肉激活的相对强度（力矩和功率数据通过体重标准化，数据来自 Winter 及其同事们，1996，和肌电图数据来自 Winter，1991）。关于肌电图数据标准化的补充意见见图 15-35 中的图例

的模式表明，最初膝关节小角度外展（外翻），然后膝关节小角度内收（内翻）。

在水平面上，膝的关节力矩与髋相似，在支撑相的前半部分是外旋力矩，而后半部分是内旋力矩（图 15-41A）。这些力矩很可能是被动地由膝关节

膝关节动力学（冠状面）

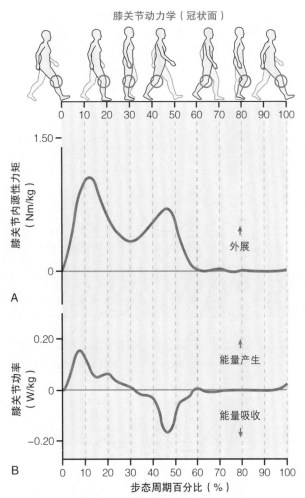

图 15-39　冠状面膝内源性力矩（A）和功率（B）（通过体重将数据标准化，来自 Winter DA, Eng JJ, Ishac M: Three-dimensional moments, powers and work in normal gait: implications for clinical assessments. In Harris GF, Smith PA, editors: *Human motion analysis: current applications and future directions*, New York, 1996, IEEE Press）

膝关节动力学（水平面）

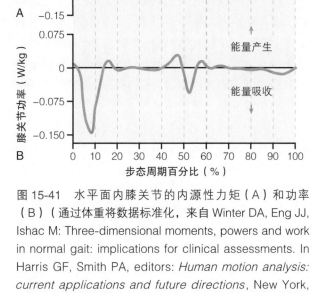

图 15-41　水平面内膝关节的内源性力矩（A）和功率（B）（通过体重将数据标准化，来自 Winter DA, Eng JJ, Ishac M: Three-dimensional moments, powers and work in normal gait: implications for clinical assessments. In Harris GF, Smith PA, editors: *Human motion analysis: current applications and future directions*, New York, 1996, IEEE Press）

图 15-40　在绝大部分支撑相，地面反作用力（红色箭头）在膝产生内翻力矩

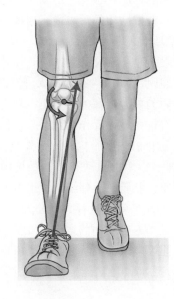

韧带产生，以响应在水平面上产生的主动髋关节力矩。在承重反应期，由于膝关节囊和韧带结构抵抗了股骨相对于胫骨的内旋运动（或膝关节外旋），因此会吸收少量的能量（图 15-41B）。同样，与矢状面和冠状面的力矩和功率相比，这些力矩和功率值较小。

足踝部

在矢状面，足跟触地后立即在踝关节处产生一个小的背屈力矩（图 15-42A、B）。这个力矩用于控制体重在跟骨产生的跖屈（图 15-33）。在支撑相的其他时间，踝关节主要呈现为跖屈力矩，最初是控制胫骨在足上方前移，然后在蹬离阶段使踝关节跖屈。在摆动相会有一个非常小的踝背屈力矩，以保持踝背屈使足趾离开地面。

在矢状面，由于踝关节肌肉对踝跖屈的减速作用，足跟着地后的能量就被吸收（图 15-42C）。接着持续发生少量能量吸收直到蹬离，这反映了在步态周期的 10%～40% 时（图 15-42D），随着胫骨缓慢地向足部前进，踝关节跖屈肌群进行离心收缩，此时所产生的相对缓慢角位移解释了为何只产生了微小的功率值（图 15-42C）。在蹬离阶段（40%～60% 的步态周期）产生较大的功率，这主要是由于踝关节跖屈肌的向心收缩，但也有一些能量（10%～15% 的能量）来自于足跟离地前的过程中，踝跖屈肌群被牵拉所吸收的能量被释放出来的。很多（尽管不是全部）学者认为这个蹬离阶段的能量是在正常步态中推动人体向前的主要来源，另外重力和髋伸肌群也可能有重要作用。

踝关节在冠状面和水平面的力矩和功率都非常小，且在个体间有很大的差异（图 15-43 和图 15-44）。在冠状面，支撑相的特点是先出现一个外翻力矩（步态周期的 0～20%），接着是一个内翻力矩（步态周期的 20%～45%），接着在足趾离地前出现一个更小的外翻力矩。在水平面，在支撑相出现踝外旋力矩，而根据 14 章对踝关节和足部运动的描述，此踝外旋力矩实际上应该被称作踝外展力矩。

关节和肌腱受力

关节表面、韧带和肌腱在步行过程中都会受到很大的压缩、拉伸或剪切力。了解这些力量的大小很重要，特别是对临床医生、骨科医生和生物工程师。外科关节植入物的设计尤其需要这些类型的数据。这些受力的直接测量显然不容易获得。因此，这些力通常通过生物力学分析间接计算，包括建模和优化技术。

在运动过程中作用于下肢各种结构的力如表 15-6 所示。这些力量可能大得惊人。以髋关节为例，

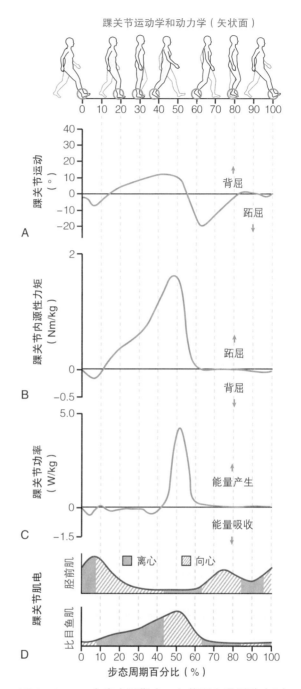

图 15-42　一个步态周期内，矢状面内踝运动（A）、内源性力矩（B）、功率（C）和肌电信号（D）。肌电图曲线代表了步态周期中肌肉激活的相对强度（力矩和功率数据通过体重标准化，数据来自 Winter 及其同事们，1996，和肌电图数据来自 Winter，1991）。关于肌电数据标准化的补充意见见图 15-35 中的图例

以 1.4 m/s 的速度步行时，髋部所受的压力为体重的 3～6.4 倍。值得再次考虑的是（参见第 12 章关于髋关节压力的讨论），肌肉收缩（无论是跨过关节还是没有跨过关节的肌肉活动）产生的力是步行

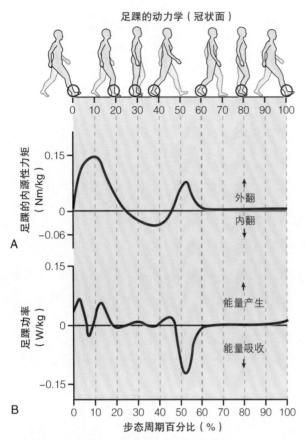

图 15-43 冠状面内源性力矩（A）和功率（B）（根据体重进行数据标准化从 Winter DA, Eng JJ, Ishac M: Three-dimensional moments, powers and work in normal gait: implications for clinical assessments. In Harris GF, Smith PA, editors: *Human motion analysis: current applications and future directions,* New York, 1996, IEEE Press）

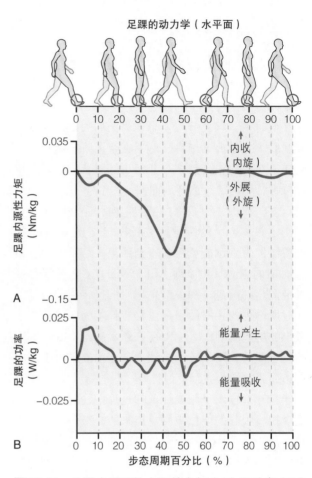

图 15-44 足踝水平面的内源性力矩（A）和功率（B）（数据通过体重标准化，来自 Winter DA, Eng JJ, Ishac M: Three-dimensional moments, powers and work in normal gait: implications for clinical assessments. In Harris GF, Smith PA, editors: *Human motion analysis: current applications and future directions*, New York, 1996, IEEE Press.）

时下肢关节压力的最大贡献者，而不是体重。因此，减少这些肌肉活动的有效策略（例如对侧手使用拐杖或降低步行速度）可能是减轻与晚期骨关节炎相关的疼痛性髋关节受力的关键。同样，在制定预防和（或）干预策略时，应适当考虑这些受力在病理性步态受到何种影响。

异常步态

大多数人都认为我们走路的能力是理所当然的。事实上，除非我们亲身经历过受伤或身体损伤，否则我们不会认为走路是一项困难的任务。然而，本章到目前为止所提供的内容提醒我们步行的复杂性。许多动作必须同时发生在步态周期的每个部分，才能以最高效率行走。

正常步态需要每个参与关节有足够的运动范围和力量。步行还需要通过中枢神经系统对运动进行精细控制。步行的复杂性为正常的步态模式受损创造了许多机会。然而，该系统的适应性使得即使在严重损伤的情况下，也创造了许多机会来改变步态模式以保持"步行"。在这些情况下，为了从一个位置独立移动到另一个位置，必须牺牲正常的步态模式。我们都曾使用这种能力来适应步态，即使只是为了脚下疼痛的水泡或在海边的热沙滩上行走。从本质上讲，一种不正常或病理性的步态模式通过适应来努力保持行走。步态偏差的代价通常是增加能量消耗和对身体施加异常压力。

表 15-6　不同速度下行走时下肢结构的受力大小（以体重计）

结构（力的类型）	体重的倍数	速度 *
踝		
距小腿关节（峰值压力）	5.18	1.1 m/s
距小腿关节（峰值压力）	4.2	1.4 m/s
距小腿关节（峰值压力）	4.8	114 步 /min
距小腿关节（峰值压力）	12.0	4.2 m/s（跑步）
距小腿关节（前向剪切峰值 †）	0.6	116 步 / 分
距小腿关节（后向剪切峰值 †）	0.3	116 步 / 分
跟腱（峰值张力）	2.0	1.5 m/s
跟腱（峰值张力）	4.0	1.7 m/s
跟腱（峰值张力）	7.0	4.2 m/s（跑步）
踝关节背屈（峰值张力）	1.0	114 步 /min
足底筋膜（峰值张力）	2.1	4.2 m/s（跑步）
膝		
胫股关节（峰值压力）	4.09	1.1 m/s
胫股关节（峰值压力）	4.6	1.4 m/s
胫股关节（峰值压力）	3.0	未报告
髌股关节（峰值压力）	0.3	1.0 m/s
髌股关节（峰值压力）	0.8	1.0 m/s
髌股关节（峰值压力）	0.86	1.1 m/s
髌股关节（峰值压力 ‡）	0.53	1.4 m/s
髌股关节（峰值压力）	9.0	4.2 m/s（跑步）
前交叉韧带（峰值张力）	1.5	114 步 /min
后交叉韧带（峰值张力）	0.4	114 步 /min
髌腱（峰值张力）	3.0	1.7 m/s
髌腱（峰值张力）	5.8	4.2 m/s（跑步）
腘绳肌（峰值张力）	1.1	114 步 /min
髋		
髋关节（峰值压力）	3.1	0.9 m/s
髋关节（峰值压力）	3.77	1.1 m/s
髋关节（峰值压力）	6.4	1.14 m/s
髋关节（峰值压力）	3.05	未报告
大收肌（峰值张力）	0.3	0.9 m/s
臀中肌（峰值张力）	0.5	0.9 m/s

* m/s，每秒行走的距离（m）

† 胫骨在距骨上的剪切方向

‡ 这些数值适用于鞋跟高度为 1.27 cm 的鞋子。穿着鞋跟高度为 6.35 cm 的鞋子行走时，力增加到 0.85 倍体重；穿着鞋跟高度为 9.53 cm 的鞋子行走时，力增加到 1.29 倍体重

下面框中列出了病理步态模式的三个常见原因。每一种都包括许多具体的和一般的病理。所观察到的偏差可能是特定损伤的直接反应，也可能是对损伤的某些方面的生物力学补偿。因此，病理性步态的特征取决于损伤的性质以及个人对损伤的补偿能力。

病理步态模式的原因
- 疼痛
- 中枢神经系统的异常
- 骨骼肌肉系统损伤

疼痛可以导致一种异常的步态模式，通常被称为减痛步态。此步态的模式是在疼痛的肢体上避免负重。主要特征是步长变短，同时疼痛侧的支撑时间减少。如果疼痛与髋外展肌激活导致的髋关节压迫有关，则会发生头部和躯干向外侧移动到疼痛的承重侧（见第 12 章）。如果疼痛来源不是髋关节，躯干可能会稍微向摆动侧的肢体倾斜，试图缓解体重对受伤侧在支撑时的压力。

许多神经系统疾病，如脑血管意外、帕金森病和脑瘫，都会导致步态异常。肌肉痉挛，定义为肌张力增加和抗拉能力增强，导致肌肉活动不灵活和僵硬。它通常会影响脑瘫和 CVA 患者的伸肌组织，从而导致步态模式僵硬，伴有画圈步态和拖脚的趋势。髋内收肌亢进可能会导致剪刀步态。帕金森病与手臂摆动不足、躯干弯曲和步伐加快有关，也被称为慌张步态。小脑损伤与共济失调的步态模式有关，特点是步伐不稳、不协调和比较宽的底部支撑面积。失用症，定义为一种随意运动障碍，发生在一些影响老年人的疾病过程中。步态失用症，即主动动作失调，发生在年长的患者身上，步态失用症的特点是可能会有较宽的底部支撑面积、短步幅和拖着脚走。有感觉功能损伤和平衡受损的个体可能表现出不稳定的步态模式。患有神经系统疾病的人，步态障碍的主要原因是不能产生和控制适当的肌力水平。

肌肉骨骼系统中的障碍，例如关节活动范围过大或受限和（或）肌力受限，可能导致多种步态偏差。关节运动范围异常可能继发于结缔组织和肌肉受伤、过紧或挛缩；关节结构异常；关节不稳定；或先天性结缔组织松弛。在大多数情况下，一个关节的运动范围异常会导致一个或多个邻近关节的某种形式代偿。肌肉力弱可能是由于受伤或周围神经损伤后继发的神经驱动受限而导致失用性萎缩所致。不管是什么原因，肌无力最终都会导致步态模式的改变。van der Krogt 等进行了一项有趣的模拟研究，旨在探究在各种肌肉群的进行性减弱的情况下步态的鲁棒性，从而突出了运动系统的适应性。他们的研究表明，在保持相对正常步态的同时，可以耐受高达 40% 的整体肌力减弱。当仅有单个肌群无力时，发现步行对踝跖屈肌、髋外展肌和屈髋肌无力的耐受性最低。相反，也许令人惊讶的是，步态对伸髋和伸膝肌无力的适应性很强（或功能上可以耐受）。这些发现仅适用于正常步态，不适用于可能存在不同肌力要求的病理性步态，这一结果给康复训练特定肌群提供应用价值。

表 15-7～表 15-12 和图 15-45～图 15-50 呈现了在一般人群中观察到的一些较常见的步态偏差。

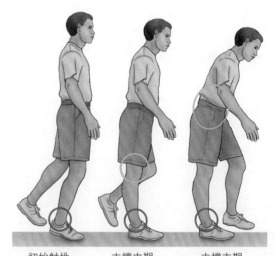

初始触地　　支撑中期　　支撑末期

◯ 障碍：踝跖屈挛缩
◎ 代偿：膝过伸（支撑中期）；躯干前倾（支撑末期）

图 15-45　踝跖屈挛缩患者用前足区域初始触地。在支撑中期，足跟着地会导致膝过伸。在支撑末期，躯干前倾作为推动身体质心前进的一种策略

表 15-7　继发于踝和足部障碍的步态偏差 *

踝或足的步态异常	可能的障碍	可能的病理	力学原理和（或）相关代偿策略
"足拍击"足跟触地后快速的跖屈 †。这个名字来源于前足敲击地面的噪音	踝背屈肌轻度力弱	腓总神经麻痹和远端周围神经病变	踝背屈肌有足够的力量在摆动相使踝背屈，但不足以控制足跟触地后的踝跖屈。没有其他步态偏差
"全足支撑"：在初始触地的时候整个足底接触地面 ‡，紧接着在剩余的支撑相是正常的、被动的踝背屈	踝背屈肌明显力弱	腓总神经麻痹和远端周围神经病变	在摆动相有足够的力量的踝背屈肌力进行部分（但不能完全）背屈踝关节。只要踝关节有正常的活动范围，支撑相就会有正常的背屈。没有其他步态偏差
初始触地时先用前足，接着是后跟区域。支撑相有正常的被动踝背屈	严重的踝关节背屈肌力弱	腓总神经麻痹和远端周围神经病变	在摆动相没有主动的踝背屈。只要踝关节有正常的活动范围，支撑相就有正常的踝背屈。可能需要摆动相过度的屈膝和屈踝曲来避免脚尖着地
用前足初始触地，后足在支撑相从不着地	足跟痛 踝跖屈挛缩（马蹄足畸形）或踝跖屈肌痉挛	跟骨骨折，足底筋膜炎 上运动神经元损伤、脑瘫、脑血管意外（CVA）	避免足跟负重的有目的的策略 为了保持前足承重，在整个支撑相屈膝和屈髋，形成"蹲伏步态"。需要小步
用前足初始触地，在支撑中期通过胫骨后移将足跟触地（图 15-45）	踝跖屈挛缩（马蹄足畸形）或踝跖屈肌痉挛	上运动神经元损伤（脑瘫、脑血管意外） 踝关节融合在跖屈位	由于胫骨不能在足上方前移，在支撑相出现膝关节过伸。在支撑末期，屈髋和躯干过度前倾，使体重在足的上方转移
在支撑中期和末期过早抬高足跟	踝背屈不足	先天性或后天性的踝跖屈肌紧张	特征性跳跃步态模式
足跟在支撑末期依然保持和地面接触	跖屈肌力弱或弛缓性麻痹，伴或不伴踝关节固定在踝背屈位置（足跟骨畸形）	周围或中枢神经系统紊乱跟腱过度延长	过度的踝关节背屈导致足跟触地阶段延长、蹬离阶段缩短、步长缩短
在支撑相，足旋后位和用足外侧承重	高弓足畸形	先天性结构畸形	在整个摆动相和支撑相，中足灵活性明显降低，内侧纵弓较高
在支撑相发生过多的足旋前，在支撑中期，足不能旋后 摆动相可见正常的内侧纵弓	后足内翻和（或）前足内翻	先天性或活动性结构畸形	过度的足旋前和内侧纵弓扁平可能伴随着支撑相下肢的整体内旋
在支撑相，足过度旋前，足内侧承重。在摆动相，内侧纵弓依然缺失	踝内翻肌力弱（瘫痪）足扁平畸形	上运动神经元损伤 先天性结构畸形	在支撑相下肢整体的过度内旋

表 15-7（续）　继发于踝和足部障碍的步态偏差 *

踝或足的步态异常	可能的障碍	可能的病理	力学原理和（或）相关代偿策略
在**摆动相和初始触地**时，足跟过度的内翻和跖屈	踝跖屈肌群及内翻肌群的痉挛而造成马蹄内翻足畸形	上运动神经元损伤（脑瘫、脑血管意外）	前足的外侧边界与地面的接触，在支撑相足的外侧承重
在**摆动相**，踝关节持续跖屈，并可能出现足趾拖拽的情形，常被称作足下垂，见图 15-46	踝背屈肌力弱和／或马蹄足畸形	腓总神经麻痹	在摆动侧，髋上提、髋环转步态或髋及膝的过度屈曲，支撑脚跳跃以便将足趾抬离地面，并在摆动相避免足趾拖拽

* 在这种情况下，障碍是一种生理或解剖结构或功能上的损失或异常
† 加粗的术语表示步态偏差出现在步态周期中的时期
‡ 初始接触常被用来代替足跟触地，以反映这样一个事实，即在许多步态偏差中，足跟并不是足与地面进行初始接触的部分。因此，在这个表中，图 15-12 的术语被使用，因为它适合于描述步态偏差

表 15-8　为了代偿同侧膝、髋和对侧下肢的障碍，踝和足出现的步态偏差

观察到的足和踝的步态偏差	可能的障碍	力学的基本原理
跳跃步：在**支撑中期**，出现过度踝跖屈的代偿机制 *，会导致身体在垂直方向过度的位移（图 15-47）	造成对侧下肢在摆动相屈髋、屈膝或踝背屈减少的任何障碍	为了让功能上延长的对侧下肢能在摆动相顺利离开地面的一种策略
支撑相出现足部的夹角过大，又被称为外八字站姿	股骨头后倾或髋外旋肌过紧	因为下肢的过度外旋，足趾过度向外
支撑相足部夹角变小，又被称为内八字站姿	股骨过度前倾或髋内收肌和（或）髋内旋肌痉挛	下肢的整体内旋

* 加粗的术语表示步态偏差出现在步态周期中的时期。在这个表中，图 15-12 中的术语被使用，因为它适合于描述步态偏差

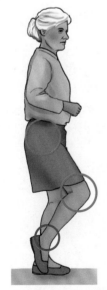

○ 障碍：足下垂
○ 代偿策略：髋和膝过度屈曲

图 15-46　踝关节背屈肌力弱可能会导致在摆动相的足下垂，需要更多的髋和膝屈曲动作，使得下肢在摆动相向前的时候，足趾可以离开地面

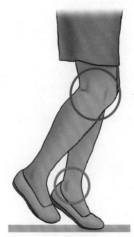

○ 障碍：屈膝减少
○ 代偿：跳跃

图 15-47　为了代偿患侧在摆动相的功能性短缩受限，未伤侧在支撑相过度的踝跖屈而形成跳跃

表 15-9　继发于特定的膝关节障碍的步态偏差

观察到的膝关节步态偏差	可能的障碍	可能的病理特征	力学原理和相关的代偿
初始触地后的快速伸膝（伸膝肌冲力）*	股四头肌痉挛	上运动神经元损伤	根据膝关节后侧结构的状况，伴或不伴有膝关节过伸
在**承重反应期**，膝关节保持伸展，但没有伸肌冲力	股四头肌力弱	股神经麻痹，$L^3 \sim L^4$ 受压性神经疾病	膝关节在整个支撑相保持完全伸直。在支撑相早期，相关的躯干前倾使躯干的重心线移动到膝关节旋转轴的稍前侧（图 15-48）。这可以使膝关节在没有伸肌活动的情况下保持伸直。这种步态偏差可能导致膝关节后关节囊过度拉伸，并最终导致支撑相膝关节过伸（膝反屈）
	膝关节疼痛	关节炎	膝关节保持伸直，以减少对股四头肌活动和相关的压力的需要。它可能伴随着一种避免疼痛的步态模式，其特征是支撑时间和步长减少
支撑相的膝反屈	伸膝肌力弱	脊髓灰质炎	继发于膝关节后侧关节囊的进行性牵伸
支撑相的内翻冲力	膝关节后侧和外侧韧带结构的松弛	创伤性损伤或进行性松弛	在支撑中期膝关节快速内翻，通常伴有膝过伸
支撑相屈膝（图 15-49），**摆动末期**伸膝不足	屈膝挛缩 >10°（膝屈曲），腘绳肌过度活跃（痉挛）膝关节疼痛和关节积液	上运动神经元损伤 创伤或关节炎	在支撑相屈髋和踝背屈的相关增加 膝关节保持屈曲位，因为这是关节内压力最低的位置
在**摆动相**屈膝减少或丧失	膝伸肌痉挛 伸膝挛缩	上运动神经元损伤 固定或手术融合	应该注意到代偿性的髋上提和(或)髋环转

* 加粗的术语表示步态偏差出现在步态周期中的时期。在这个表中，图 15-12 中的术语被使用，因为它适合于描述步态偏差

表 15-10　膝关节的步态偏差——作为同侧踝关节、同侧髋关节或对侧下肢的一种代偿

膝关节的步态偏差	可能的障碍	力学原理
在**支撑相**保持屈膝*，尽管在检查中膝关节有正常活动范围	踝或者髋关节的障碍，包括跟骨畸形、踝跖屈肌力弱、屈髋肌挛缩	支撑相过度的踝背屈或屈髋迫使膝关节保持在屈曲位置。由于支撑侧的功能性短缩，对侧（健康）的摆动腿表现为髋和膝关节过度屈曲以便足趾离开地面
从**初始触地**到**摆动前期**，膝关节过伸（膝反屈）	踝跖屈挛缩（马蹄足畸形）或者踝跖屈肌痉挛	必须过度伸膝，以弥补支撑中期时胫骨前移不足（图 15-45）
减痛步态	支撑腿疼痛	其特点是疼痛侧的步长和支撑时间较短；可能伴有同侧躯干倾斜伴髋关节疼痛，或对侧躯干倾斜伴膝、足部疼痛
摆动相的过度屈膝	摆动腿的踝背屈不足或支撑腿的缩短	促进摆动腿足趾离地，通常伴随屈髋增加

* 加粗的术语表示步态偏差出现在步态周期中的时期。在这个表中，图 15-12 中的术语被使用，因为它适合于描述步态偏差

表 15-11　继发于特定的髋关节、骨盆、躯干损伤的髋关节、骨盆躯干的步态偏差

观察到的髋关节、骨盆、躯干的步态偏差	可能的障碍	可能的病理特征	力学原理和相关的代偿
承重反应期，躯干后倾 [*]	髋伸肌无力	脊髓灰质炎	这个动作将躯干的力线移动到髋关节后方，来减少对伸髋力矩的需要
躯干向**支撑侧**侧倾；因为这种运动是代偿肌力弱，也叫做代偿性 Trendelenburg 步态，如果是双侧代偿叫鸭步态	显著的髋外展肌力弱	Guillain-Barré 综合征或脊髓灰质炎	将躯干移动到支撑侧上方，来降低对髋外展肌的需要
	髋关节疼痛	关节炎	在支撑侧上方移动躯干，来降低和髋外展肌活动相关的关节压力（图 15-16）
支撑侧对侧骨盆的过度下降（如果在单足站立时出现，称作 Trendelenburg 征阳性）	支撑侧臀中肌的轻度力弱	Guillain-Barré 综合征或脊髓灰质炎	尽管 Trendelenburg 体征在单足站立时出现，代偿的 Trendelenburg 步态也在严重的髋外展肌力弱时出现
支撑中期和末期的躯干前倾，髋关节在足的上方移动	髋关节屈曲挛缩	髋骨关节炎	躯干前倾代偿伸髋不足，另一个可能的代偿是腰椎过度前凸
	髋关节疼痛	髋骨关节炎	保持屈髋 30°，来最小化关节内压力
支撑末期腰椎的过度前凸	髋关节屈曲挛缩	关节炎	支撑末期伸髋不足通过增加前凸来代偿
从足跟离地到**摆动中期**，躯干突然向后和向未伤侧的支撑侧倾斜	髋屈肌力弱	$L^2 \sim L^3$ 神经受压	屈髋是通过躯干后移而被动产生的
摆动初期骨盆后倾	髋屈肌力弱	$L^2 \sim L^3$ 神经受压	摆动初期，腹肌被用来推动摆动侧的下肢
髋部环转：**摆动相**髋关节半圆形运动（图 15-50）	髋屈肌力弱	$L^2 \sim L^3$ 神经受压	结合髋屈曲、外展，以及骨盆前旋完成的半圆运动

[*] 加粗的术语表示步态偏差出现在步态周期中的时期。在这个表中，图 15-12 中的术语被使用，因为它适合于描述步态偏差

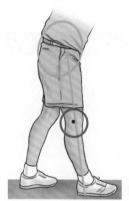

○ 障碍：股四头肌力弱
○ 代偿策略：躯干前倾

图 15-48　股四头肌力弱导致躯干前倾，使身体质心向膝关节的旋转轴之前移动

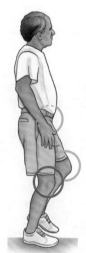

○ 障碍：屈膝挛缩
○ 代偿策略：膝和髋过度屈曲

图 15-49　屈膝挛缩导致的支撑腿的蹲伏步态。为了在摆动相使足趾离开地面，未伤的对侧必须通过过度的屈膝和屈髋来代偿

表 15-12　髋关节、骨盆、躯干的步态偏差——代偿同侧踝、膝关节和对侧下肢的损伤

髋关节、骨盆、躯干的步态偏差	可能的损伤	力学原理
承重反应期躯干向前弯曲*	股四头肌无力	为了移动重力线到膝关节旋转轴的前方，躯干向前移动，从而降低对伸膝肌的需要(图 15-48)
支撑中期和末期躯干向前弯曲	马蹄足畸形	支撑相踝关节背屈不足导致支撑中期膝关节过伸，支撑末期躯干向前倾斜，将身体的重量移动到支撑足上（图 15-45）
摆动相髋和膝关节的过度屈曲（图 15-46）	通常由于摆动侧的踝背屈不足引起；也可能由对侧下肢支撑相的功能性或解剖性短缩引起	使摆动侧的足趾离地
摆动相髋关节环转运动（图 15-50）	继发于髋、膝关节屈曲减少和（或）踝关节背屈不足，摆动侧下肢无法缩短	使摆动侧下肢足抬离地面以及提供足地间距
髋上提（在**摆动相**同侧骨盆上提）	继发于髋、膝关节屈曲减少和（或）踝背屈不足，摆动侧下肢无法缩短 支撑侧功能性或解剖性短缩	使摆动侧的足抬离地面以及提供足地间距
在**支撑相末期**，支撑腿同侧的骨盆在水平面的过度向后旋转	踝跖屈肌无力	踝关节跖屈肌无力导致的足跟着地阶段延长及蹬离不足。增加骨盆水平面旋转来延长肢体和保持足够的步长

* 加粗的术语表示步态偏差出现在步态周期中的时期。在这个表中，图 15-12 中的术语被使用，因为它适合于描述步态偏差

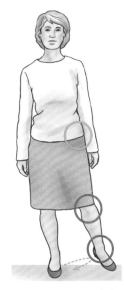

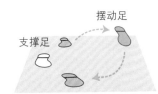

摆动足

支撑足

○ 障碍：屈膝和（或）踝背屈不足
◎ 代偿策略：髋环转

图 15-50　在摆动相采取髋环转来代偿不能充分屈膝或踝背屈导致的不能缩短摆动腿

总结

行走整合了下肢各部位的功能。为了充分理解人体的运动学，读者必须考虑到在多个关节和平面之间几乎同时发生且相对快速的肌肉骨骼间的相互作用，这种相互作用跨越双下肢，并在某种程度上跨越躯干和上肢。此外，当下肢自由运动以及固定在地面时，必须考虑到作用于每侧下肢的内力和外力。

为了研究这种对日常生活非常必要的复杂人类活动的基础，必须首先定义术语和约定。首先，本章讨论的第一个约定是，对步行的描述是基于单一步态周期。步态周期包括发生在同一肢体的连续足跟触地之间的所有时刻；以稳定的步行速度行走只是重复那个步态周期。步态周期最简单地分为约占前60%的支撑相（足跟触地到足趾离地）和其余的摆动相（足趾离地到下一个足跟触地）。

在整个步态周期中，下肢的主要关节通过旋转作为身体前进的一种方式，同时也提供支撑来对抗重力施加的外部力矩。当身体被向前推进时，身体质心也在内外和垂直方向上有轻微的位移。身体的自然周期性位移使行走具有倒立钟摆的性质，从而使周期性地平稳传递势能和动能。这种机制有利于将能量消耗降到最低。

在本章中，与身体作为一个整体前向平移相关的生物力学主要关注下肢关节的旋转，尤其是髋、膝、踝关节及足部。关节运动的最大范围发生在矢状面，矢状面反映了身体向前运动的主要方向。下肢关节在水平面和冠状面的旋转虽然幅度较小，但同样重要。这些矢状面运动除了对身体的前进进程有适当贡献，还有助于优化身体的垂直和内外方向的位移。

在行走过程中，任何一个关节的运动受限都会对整个身体的运动质量和效率产生深远影响。例如，思考单纯丧失伸膝的最后15°，行走模式会被打乱。步行仍然是可能的，但需要其他关节做出显著的运动代偿，也会增加能量消耗。

每侧下肢大约有50块肌肉。每块肌肉都有不同的功能活动，所有的肌肉在步态周期中某个时间均有不同程度的活跃。许多肌肉以多种方式表达其特定动作：离心、向心或等长收缩；跨越一个或多个关节；向关节的远端或近端，或上述方式的结合。以胫后肌为例，在支撑中间时刻之前，胫后肌控制内侧纵弓下降时是离心收缩。支撑中间时刻过后，胫后肌向心收缩来抬起足弓和协助胫骨外旋。在蹬离期这种向心作用继续进行，因为它有助于产生踝关节跖屈力矩。由于肌无力或肌腱病变而抑制这种肌肉活动，可能会严重干扰足部从承重反应期的柔韧性到蹬离期更刚性的自然转换。这种详细的理解每块肌肉活动对于识别和处理相关的潜在病理机制至关重要。

如果一个肌肉或肌肉群不能在适当的时间和强度上激活，可能会导致明显的步态偏差。通常可以通过个体自然学习的生物力学补偿来使偏差最小化。但是，临床医生通常会设计策略来弥补或消除步态偏差。这些策略通常包括旨在增强目标肌肉的控制、力量或灵活性的锻炼。此外，治疗策略通常包括患者教育、耐力和步态再训练，以及使用支具、矫形器、电刺激器、生物反馈或其他辅助设备（如手杖）。

步行可能被认为是下半身神经肌肉和肌肉骨骼相互作用的最终运动表现。虽然步行的运动学复杂，但对这一学科的深入理解是评估和治疗大多数下肢相关疾病的直接或间接基础。这些疾病差异很大，包括局部肌肉损伤或过度使用、关节疼痛或关节置换、神经创伤或疾病、卧床休息或手术后耐力下降、截肢、瘫痪或下肢失去控制。本章介绍的运动学只是一个持续终生研究的起点。

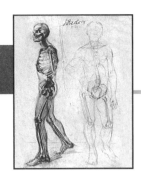

临床拓展

临床拓展 15-1
离心收缩、等长收缩、向心收缩：真的总能确定吗？

在本章中，我们重点关注了在步态周期的不同部分中肌肉或肌肉群的激活类型。从广义上讲，当被激活的肌肉不改变长度时，就会产生等长收缩。当被激活的肌肉收缩变短时，就会发生向心收缩，而当被激活的肌肉被其他更主要的力量拉长时，就会发生离心收缩。如第 3 章所述，力量恒定时，肌肉力的输出取决于其收缩的类型。因此，这个问题与步态研究非常相关。

在大多数临床或实验室环境中，只能通过比较其已建立的动作与肌肉交叉关节的旋转方向来估计肌肉收缩的具体类型。例如，足跟触地后，踝关节跖屈，而此时踝背屈肌激活，因此推断胫前肌此时发生离心收缩。这种临床例子考虑了可能会干扰这种实际分析方法的逻辑的变量。

首先，考虑下肢被激活的多关节肌。这种肌肉在某一关节处收缩，同时在一个更近端或远端关节被拉伸，这并不罕见。图 15-13 所示的矢状面的关节运动学刚好可以解释这个情况。例如，在髋伸直时股四头肌是被拉长的，同时在步态周期的 15%~40% 膝伸直会缩短股四头肌，因此股四头肌的净长度改变很难被确切得知。同样，当考虑步态中踝和膝关节的运动组合时，确定腓肠肌长度的实际净变化很有挑战性。

步行时，肌肉净长度的改变与肌纤维长度的改变以及其相关肌腱被牵拉的情形相关，这增加估计肌肉在行走过程中所经历的收缩类型的过程的复杂度。根据肌腱的刚度，肌腱在承载时可能会显著延长。例如，在最大限度地收缩小腿肌肉后，跟腱可延长其静息长度的 8%。延长的幅度不仅取决于肌肉 - 肌腱单元的特殊结构，而且也取决于施加力的数量和速度。肌腱的这种生理特性可能会掩盖整个

肌肉 - 肌腱单元在激活过程中的实际长度变化。在某些运动条件下，根据肌肉的不同，肌纤维的整体收缩可能会被类似的肌腱延长所抵消。在这个例子中，先前被认为是整个肌肉肌腱单元的等长收缩（基于没有关节角度改变），实际上可能在肌肉纤维的水平上有轻微的向心收缩。

现在的实时超声成像可提供在动态运动中直接测量肌肉纤维长度的功能。该技术用于研究步态中足跟触地后不久时股外侧肌的特殊功能，此时已知股外侧肌处于强烈激活的离心收缩。尽管膝关节向外移动，但肌纤维的长度实际上保持相对恒定，施加于肌肉上的负荷使股外侧肌腱明显延长。该研究的作者在分析足跟触地后的胫前肌纤维时也观察到类似的结果，这一时刻踝发生跖屈运动，且胫前肌被强烈激活。在这两种情况下，先前被认为是整个肌肉肌腱单元离心激活，实际本质上在肌肉纤维的水平上是等长的。肌腱的延长可能是用来减弱对整个肌肉的影响，并储存弹性能量。

这些数据揭示了仅基于肌电和运动学数据来解释肌肉运动模式的过度简化。在某些肌肉中，特别是像前面所描述的短弧运动中，肌腱（和其他结缔组织）的顺应性可能导致关节运动的部分或全部变化。有趣的是，考虑到在这个临床问题中突出的两个因素——多关节肌肉和肌腱顺应性，可能会最大程度地减少运动过程中肌肉纤维长度的变化，从而协助肌肉保持在一个比较理想的长度 - 张力曲线的最佳位置。

这种临床联系并不是要否定标准的经验方法来推断肌肉是否处于等长、向心或离心收缩状态，而是强调了这种方法评估所有肌肉的广泛功能范围的潜在局限性。

临床拓展 15-2

步行和跑步——运动统一体

正如我们将在第 16 章中描述的，跑步是加速双足运动的自然过程，与步行有许多相同的基本运动学原理。然而，需要考虑到显著的差异，为那些寻求与跑步相关的损伤护理的人提供最佳的评估和干预措施，因为下肢有缺陷的人在跑步时疼痛而步行不疼痛并不罕见。

与步行类似，跑步是一种周期性运动，可以通过描述一个完整的周期来描述——从一侧肢体的足部触地到同一侧肢体的下一个足部触地。和步行一样，跑步也可以用运动模式、关节运动学和动力学、肌肉激活的强度和时间来描述。此外，就像步行一样，这些变量在不同的跑步速度范围内存在显著差异，从慢跑到快跑。这种速度依赖性的运动学经常与跑步相关的损伤有关，因为跑得更快通常需要更大的运动幅度、运动速度和力的产生。对肌肉骨骼系统的这些更大的需求缺乏循序渐进的适应，有可能导致损伤，如腱病和应力性骨折。

一个人从步行过渡到跑步，通常不是因为不能走得更快，而是因为当达到 2.1~2.2 m/s 的速度时，

跑步比步行具有更高的能量效率。根据定义，当步行时的两个双支撑相被两个腾空相（即双脚同时离地）所代替时，跑步就发生了。当从步行过渡到跑步时，每侧肢体的支撑相的持续时间从步态周期的 60% 突然下降到 40%。跑步速度越快，跑步周期持续时间越短，支撑相占总跑步周期的百分比越低（图 15-51）。

从机械方面来看，从步行到跑步，身体已经从一种类似倒立摆的运动模式过渡到一种类似"弹簧"的运动模式。能量转换的方式也会被跑步所取代，在步行时，支撑侧下肢相对伸直，以势能与动能循环的方式作能量转换，而在跑步时，支撑侧下肢相对屈曲，会以弹性势能的方式来储存能量，并在肌肉、肌腱和其他结缔组织里释放出来（图 15-52）。

通过目测，应该很明显地看到，在跑步时下肢关节的运动要比步行时快得多。这主要是由于跑步步态周期的持续时间较短，而且用于跑步的关节运动幅度更大，尽管程度较小。第 16 章详细描述了跑步过程中的关节运动学。

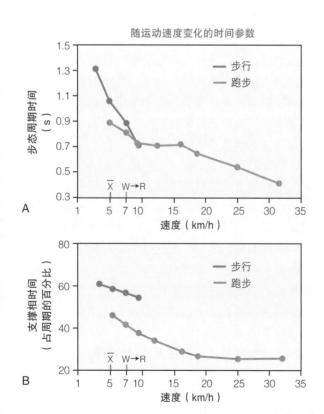

图 15-51 在一定的步行和跑步速度范围内，步态和跑步周期的持续时间（A）。在一定的步行和跑步速度范围内，步态和跑步支撑相所占整个步态周期的百分比（B）。注意：5 km/h（1.3 m/s）是平均的行走速度（用 x̄ 表示），而 7 km/h（2 m/s）是个体从行走转变为跑步的速度（W→R）（数据来自 Cappellini G, Ivanenko YP, Poppele RE, et al: Motor patterns in human walking and running, J Neurophysiol 95: 3426, 2006; Swanson SC, Caldwell GE: An integrated biomechanical analysis of high speed incline and level treadmill running, Med Sci Sports Exerc 32: 1146, 2000; Dorn TW, Schache AG, Pandy MG: Muscular strategy shift in human running: dependence of running speed on hip and ankle muscle performance, J Exp Biol 215: 1944, 2012.）

如图 15-53 所示，跑步时的垂直地面反作用力大于步行时的垂直地面反作用力。在这个例子中，曲线的平滑的单峰形状是跑步者前足着地的特征。如果跑者是后足着地，那么在支撑相的前 10%，地面反作用力会表现出一个额外的非常有特征的初始冲击峰值（见第 16 章）。跑步中的垂直地面反作用力是体重的三到四倍，并随着跑步速度的增加逐渐加大。

跑步的过程中，较大的地面反作用力与通常较大的关节角度运动相结合，从而产生较大的关节内力矩。如本章所述，关节的功率是力矩和角速度的乘积。因此跑步过程中下肢能量的产生和吸收是步行时的数

倍就不足为奇了（图 15-54）。与步行相比，在跑步过程中测量到的肌肉激活显著增加，这表明跑步出现更大的功率和力矩（Cappellini 和同事对 32 块肌肉在不同步行和跑步速度下的激活曲线进行了研究）。

从损伤和预防的角度来看，步行和跑步之间最重要的区别之一是应用于肌肉骨骼系统的力大小（表 15-6）。这些力量的大小和重复的性质需要下肢肌肉有足够的力量和耐力以及组织随着时间逐渐适应。此外，跑步速度和地面倾斜度这些影响因素也是很重要的，这些因素会改变跑步的运动学和动力学以及对系统的需求，进而可能导致损伤。临床上，通过更好的理解步行和跑步这个连续过程的运动学和动力学知识，可以更容易地发现和理解导致跑步损伤的"训练错误"。更多的关于跑步损伤的人体运动学知识可参考第 16 章。

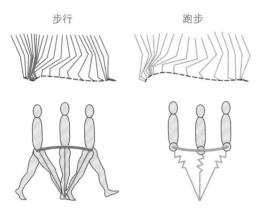

图 15-52　上面的图片描述了代表步行和跑步周期的棍状图，表明跑步在支撑相和摆动相下肢屈曲幅度略微增加；下面的图片表明步行和跑步的质心轨迹。步行过程中质心轨迹类似倒立钟摆，说明"异相"势能与动能之间的转换（与图 15-25 相比）。而跑步不同，跑步利用的是身体的"同相"势能和动能以及下肢肌肉、肌腱和其他结缔组织的弹性能量之间的传递（数据来自 Cappellini G, Ivanenko YP, Poppele RE, et al: Motor patterns in human walking and running, *J Neurophysiol* 95: 3426, 2006.）

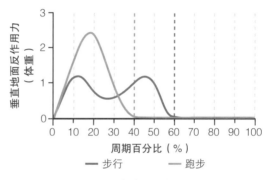

图 15-53　一个受试者在步行（5.4 km/h）和跑步（9.4 km/h）时的垂直地面反作用力。蓝色和黄色的垂直虚线代表支撑相和摆动相的转换（数据来自 Cappellini G, Ivanenko YP, Poppele RE, et al: Motor patterns in human walking and running, *J Neurophysiol* 95: 3426, 2006.）

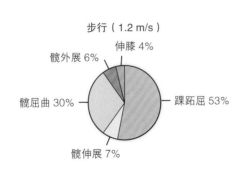

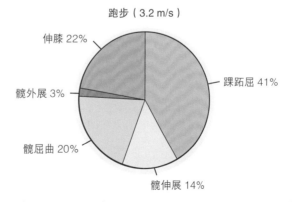

图 15-54　在步行（1.2 m/s）和跑步（3.2 m/s）时测得的下肢关节产生的功率。每个饼图的表面积对应于产生的总功率，而饼图每个部分的大小对应于每个关节的贡献百分比（数据来自 Novacheck TF: The biomechanics of running, Gait Posture 7: 77, 1998.）

⊜ 学习中的问题

1. 在步态(行走)周期的哪些点上,势能(A)最大,(B)最小?

2. 在步态周期 10% 位置,描述髋、膝和踝在矢状面上旋转的位置和方向。

3. (A)描述踝关节在矢状面上步态周期的 5%~40% 位置之间的旋转。(B)以第一部分描述的运动学为背景,描述踝关节柘屈肌和背屈肌的肌肉激活类型(偏心、等距、同心)。

4. 在 30% 到 50% 的步态周期位置,脚后跟(跟腱)紧绷或短的的人经常在足和踝关节进行运动学代偿,以满足腿相对于地面持续向前旋转。描述可能存在这种情况的运动代偿,包括可能发生的特定关节。

5. 在步态(行走)周期的哪些位置,垂直地面反作用力(A)最大,(B)最小?

6. (A)对于步态周期的 0~50%,描述髋关节在水平面上的运动学。(B)图 15-29A 所示,讨论臀小肌和臀中肌在这些运动学过程中的可能作用。

7. 描述行走过程中通常用于维持身体重心垂直和内侧-外侧位移的运动学方法。

8. 在 5%~20% 的步态周期位置,将站立位髋关节的冠状面运动学与臀中肌的肌肉激活类型相关联。

9. 用来提高行走速度的两种基本运动学机制是什么?

10. (A)从 30%~50% 的步态周期位置,描述距下关节在冠状面可能的位置和运动方向。用(跟骨)内翻和外翻的冠状面吧运动作为描述参考。

(B)图 15-29B 所示,解释胫后肌在控制这些运动中最可能的作用。

11. 在步态周期的 60%~75% 位置,内收肌的可能作用是什么?

12. 描述老年人步态的典型变化。这些变化可能提供什么样的本能保护?

13. 在步态(行走)周期的哪一位置,(A)半腱肌和(B)腓肠肌最有可能处于最大长度?

14. 图 15-40 显示了在大部分站立过程与膝关节内翻力矩产生相关主要力学。膝关节哪些组织能够限制这种扭矩?

15. 用图 15-35A、B、D,解释从站立到摆动阶段(步态周期的 35%~60%),髋关节矢状面运动的机械能交换(图 15-35C)。

16. 踝背屈外肌无力与一些非常典型的步态偏差有关。对比以下三种背屈无力程度的人可能出现的踝和足部步态偏差:(a)轻度(根据标准手动肌肉测试量表,力量下降 30% 或 4/5),(b)中度(力量下降大于 50% 或 3/5),或(c)重度(力量下降 80%~90% 或 2/5)。

17. 参考图 15-42,解释在步态周期的 10%~30% 位置,尽管存在增加的柘屈输出扭矩,产生或吸收的能量实际缺少。作为解释的一部分,将 10% 和 30% 周期之间的能量交换的实际能量缺乏与(a)在步态周期 0~8% 观察到的小能量吸收和(b)在步态周期的 45%~60% 出现的显著能量产生进行对比。

⊜ 以上问题的答案可以在 Evolve 网站上找到。

⊜ 附视频课程目录

- 行走和跑步的运动学和肌电图分析:一个人在跑步机上行走和跑步,表面肌电图驱动的灯泡提示特定肌肉激活
- 步行的视觉临床评估——矢状面:提供系统步态评

估的要素
- 行走的视觉临床评估——冠状面:提供了系统步态评估的要素

扫描右侧二维码可获得相关视频

第 16 章

跑步运动功能学

原著者：Bryan C. Heiderscheit, PT, PhD · Guy G. Simoneau, PT, PhD, FAPTA
译者：曾　峥　邢　欣　韩伟峰　费　凯　审校者：刘宝戈

本章描述跑步的基本运动学特征。介绍正确跑步方式，以均衡速度用脚后跟着地的方式在平坦地面上跑步。尽管本章已提供足够细节，第 12 章至第 15 章仍可帮助读者更好地理解跑步知识。

时空描述

步幅周期

跑步的基本单位是步幅周期，它是指同一只脚连续两次接触地面之间发生的所有活动和运动。在步行过程中，是脚后跟先与地面接触。在跑步过程中，根据跑步模式不同，最先触地的可能是脚后跟、全脚掌或前脚掌。

跑步的时空描述	
	• 步幅频率
• 步幅周期	• 步频
• 步幅长度	• 步宽
• 步幅时间	• 足底角度
• 步长	• 跑步速度
• 步长时间	• 跑步配速

用与步行相同的方式定义跑步步幅周期的空间和时间描述。例如，同一只脚连续着地之间的距离和时间分别称为步幅和步幅时间。步长和步长时间是指不同脚连续着地之间的距离和时间。步幅和步幅时间随跑步速度而变化，例如步幅将随着步速的加快而增加，而步幅时间将减少。另一个变量，步

幅频率，与步幅时间相反，指的是每秒的步幅数。大多数跑步者会每分钟报告一次该值，并使用术语"步频"（指的是每分钟的步数）。尽管身高较高、腿长或更重的人在恒定的跑步速度下可能倾向于选择更长的步幅，但研究始终表明，这些人体测量学变量与步幅的相关性较弱（$r<0.40$）。

步宽是指与地面接触时脚部位置之间的内外侧的距离。随着跑者从走路过渡到跑步再到冲刺，步宽逐渐减小，最终变得小于零，并出现了交叉步模式（即脚越过身体中线）。相关度量单位（足部角度或足趾外展角）是相对于行进线的足外展程度。测量结果表明，足的外展角在不同的个体和速度时是不一样的，跑步的平均值在 4°~9° 之间，而步行的平均值在 5°~7° 之间。

跑步速度是衡量运动表现的常用指标，通常以米每秒（m/s）或英里每小时（mph）为单位。跑步配速是跑步速度的倒数，通常以分钟每英里（min/mile）或分钟每公里（min/km）来衡量。跑者和教练更青睐跑步配速。步行速度通常小于 2.5 m/s，但跑步速度差异很大，从 2.5 m/s 到大于 10 m/s。毫不奇怪，跑步的运动学和动力学会因为速度及其他因素（例如年龄和性别）而有很大变化。

站立期和摆动期

跑步步幅周期由两个阶段组成：站立（当基准脚与地面接触时）和摆动（当基准脚在空中时）。跑步的站立期通常被认为占步幅的 40%，而摆动期指剩余的时间。但随着速度的增加，站立期逐渐

减小。例如，以 2.25 m/s（8.1 km/h）的速度跑步，站立期约占步幅周期的37%，而当速度提高到 4.50 m/s（16.2 km/h）时，站立期仅占步幅周期的约28%。世界级短跑运动员极速奔跑时，站立期可能仅占步幅周期的22%。第 15 章图 15-51 阐明了站立期时长与奔跑速度的关系。

与步行不同，跑步步幅周期没有双足站立时期。在跑步过程中的任何时刻，最多只有一只脚与地面接触。与步行相反，在跑步运动周期中有两个阶段，双足都不与地面接触。这段滞空（或飞跃）时间发生在一只脚离开地面之后，而另一只脚首次接触地面之前，是跑步的运动特征。摆动期持续时间延长与跑步速度增加有关，主要由于滞空时间增加。

站立期和摆动期的细分

跑步步幅周期包括首次触地期、站立中期、足跟离地、足趾离地和摆动中期（图 16-1 和表 16-1）。首次触地期是脚接触地面的瞬间，定义为0%的步幅周期。站立中期出现在身体的质心（位于骶骨前方）直接位于站立肢体上方时，或者当膝盖并排时。这两种情况都发生在步幅周期的20%左右或站立期的50%处。足跟离地和足趾离地分别发生在步幅周期的22%~27%和30%~40%，并且随跑步速度而有很大变化。摆动中期发生在摆动期的中间，大约是步幅周期的70%，此时摆动肢体的膝关节超过对侧站立肢体。

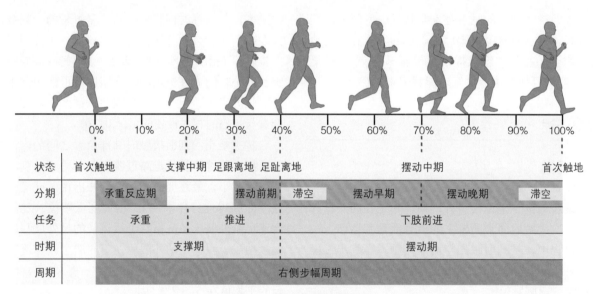

图 16-1　跑步步幅周期术语

时期	事件	步幅周期百分比	对侧肢体状态	对侧肢体时期
表 16-1　跑步步幅分期常用术语				
支撑期	首次触地	0		摆动期
		10		
	支撑中期	20	摆动中期	
	足跟离地	30		
摆动期	足趾离地	40		
		50	首次触地	支撑期
		60		
	摆动中期	70	支撑中期	
		80	足跟离地	
		90	足趾离地	摆动期
支撑期	首次触地	100		

跑步步幅周期还包括负载响应期、预摆动期、摆动前期和摆动晚期（图 16-1）。在首次触地和膝关节屈曲到最大角度之间，负载响应期占据了步幅的前 15%。在此期间，肢体必须逐渐接受并吸收身体的重量。在负载响应期结束时，身体质心降到最低的位置。预摆动期是从足跟离地到足趾离地，下肢的肌肉产生用于推进的机械能。摆动前期是摆动期的前半部分，即从足趾离地开始到摆动中期。摆动晚期是摆动期的其余部分，从摆动中期到随后的首次触地。

跑步步幅周期
- 负载响应期
- 预摆动期
- 摆动前期
- 摆动晚期

关节运动学

步行和跑步的关节运动有很多相似之处。总体运动学模式是相同的，但运动的幅度和时间不同。从缓速慢跑到全力冲刺，差异随着运动速度的提高而增大。用于客观测量跑步运动学的复杂运动分析技术与步行类似（见第 15 章）。在缺乏这种技术的情况下，例如大多数临床情况，临床医生通常依靠对其患者进行直接视觉观察来评估跑步特征。由于下肢关节角度变化很快，且通常是关键的研究热点，因此需要借助录像机记录视频后，通过慢速播放来观察关节运动。

在步行中，绝大多数人都用足跟最先接触地面，而跑步则在这方面有更多的可变性。最先与地面接触的足部来定义脚着地方式，一共有三种方式：脚后跟着地，全脚掌着地，前脚掌着地。脚或鞋子上的压力中心位置来描述脚着地方式。在没有压力中心数据的情况下，可以通过观察高速视频来确定脚着地方式。有趣的是，许多跑步者都无法准确评估自己的脚着地方式，尤其是那些错误地认为自己首先用全脚掌着地或者前脚掌着地的人。

脚着地的方式会在跑步过程中影响下肢的关节运动学。例如，与足跟着地相比，使用前脚掌先着地的跑步者在初次触地时脚踝屈曲和膝盖弯曲更大。88%~95% 的长跑运动员都是脚后跟先着地，除非另有说明，以下关节运动学将描述这种着地方式。

矢状面运动学

躯干

在跑步过程中，尽管通常假设的内外侧旋转轴是穿过腰骶联合处，其实矢状面角运动发生在整个躯干中。躯干屈伸的描述：中立位置（0°）与垂直方向重合，躯干屈的是向前弯曲，躯干伸的是向后伸展。

在整个步幅周期中，躯干屈伸范围 5°~10°，平均 2°~13° 的弯曲。躯干屈曲度在首次触地期时最小，在站立中期时最大。随着跑步速度的增加，躯干在首次触地期时会处于更大的屈曲位置，但整个步幅周期的屈伸范围不会增加。

骨盆

矢状面的骨盆旋转通常称为倾斜，发生在前后方向（图 16-2A）。髂嵴顶点的旋转方向定义倾斜的方向。类似于躯干，骨盆的角度是相对于垂直平面定义的。在一个跑步步幅周期中会发生两次摆动，总运动幅度约为 5°。在整个跑步周期中，骨盆的平均前倾角为 15°~20°，大于站立时的 11° 前倾。首次触地期后，骨盆向后倾斜，直至达到步幅周期的 10%，随后骨盆开始向前倾斜，在足趾离地时达到最大前倾值。摆动期重复这个模式，以匹配对侧站立期肢体在骨盆的位置。

髋

髋关节在首次触地期时屈曲约 35°，在最初的 10% 步幅周期中，这种屈曲会保持或略有增加（图 16-2B）。在最初屈曲期后，髋部在整个剩余站立期都是伸展的，在足趾离地接近最大伸展度为 0°~5°。髋关节在预摆动期过程中会屈曲，以使下肢向前，然后在下一次首次触地期之前向后伸展，以降低对速度的影响。在慢跑时，髋关节屈曲峰值会随着跑步速度的增加而增加，但超过最大冲刺速度的 80% 以后，髋关节屈曲峰值并不会随着速度增加而增加。

根据视觉初步观察，通过大腿的位置评估可能得出更大的髋关节伸展，但这是不准确的评估。髋关节的矢状面旋转由大腿相对于骨盆的位置定义。这样，骨盆前后倾斜的位置将影响髋关节角度。例如：当足趾即将离地时，骨盆处于最大的前倾位置时，从大腿角度来评估却是 0°，比实际髋关节后

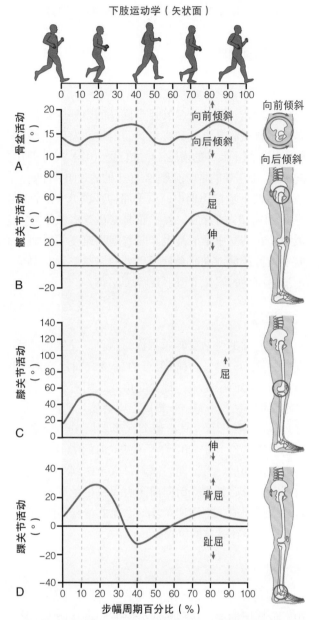

下肢运动学（矢状面）

向前倾斜

向前倾斜
向后倾斜

图 16-2　跑步步幅周期中骨盆、髋、膝和踝的矢状面成角旋转。骨盆成角不是与邻近节段的成角，而是与垂直面的夹角。各关节成角是指与邻近节段的成角（数据来源于文献）

伸度数小很多。

膝

膝关节在步幅周期中有两种运动模式，一种在站立期，另一种在摆动期（图 16-2C）。膝关节在首次触地期时屈曲度数在 10°～20°，在站立中期时达到 45°～50° 的最大屈曲角度。在负载响应期过程中，膝关节屈曲在减缓身体质心下降方面起着重要作用。膝关节在站立期后半部分伸直，在足趾离

地前稍稍屈曲达到 20°。这种运动模式在摆动期会重复，但会在摆动中期（步态周期的 70%）最大屈曲角度达到 100°～120°。通过降低腿的质心，使脚更靠近髋关节的旋转轴，摆动期的膝关节屈曲会减少下肢的惯性。进而减少摆动肢体前进所需能量。

踝

为了与足跟着地的模式保持一致，在首次触地期时，踝关节（距小腿关节）位于背屈的 0°～5°（图 16-2D）（按照惯例，躯干和足成 90° 被认为是 0° 背屈）。踝关节在站立中期最多背屈 30°。在摆动前期，足趾刚离地后，踝关节跖屈最大达到 10°～20° 以推动前进。在整个预摆动期过程中，踝背屈以缓慢的角度变化，逐渐到踝跖屈，从而在随后的首次触地期时将足重新置于轻微背屈。

第一跖趾关节

因为跑步的运动观察主要是通过鞋的数据，所以跑步过程中第一跖趾关节（metatarsophalangeal，MTP）的运动很难测量。尽管如此，已有量化跑步过程中该关节处的运动研究。首次触地期时，第一跖趾关节（MTP）会伸展 10°，但会回到中立位置，直到足跟离地。在足跟离地时，第一跖趾关节（MTP）在足趾离地之前会伸展到最大 30° 的位置，随着速度的加快会有更大的伸展。在整个摆动期中，第一跖趾关节（MTP）均处于中立位置。

尽管跑步的步幅比步行的步幅长，但第一跖趾关节（MTP）在足趾离地时的伸展角度更小。这跟直觉相反，可能是因为膝关节和脚踝的相对应位置不同。与跑步（20°～25°）相比，步行（35°）足趾离地时膝关节的屈曲角度更大，髋关节伸展角度和踝关节跖屈角度也是相似。与步行相比，跑步过程中足趾离开地面时膝关节屈曲较小，同时需要较少的第一跖趾关节（MTP）伸展角度。

冠状面运动学

躯干

躯干在冠状面中的旋转（通常称为侧屈）是围绕腰骶骨交界处的前后轴。通过参考一个垂直面来测量，跑步时冠状面躯干运动的幅度约为 10°，每个方向均为 5°。最大的侧屈出现于同侧的最初足部触地时。

骨盆

当左右髂嵴处于同一水平位置时，定义为骨盆0°。在步幅周期中，骨盆在冠状面的旋转角度约10°（图 16-3A）。首次触地时，着地的肢体的髂嵴比对侧髂嵴略高，该位置通常称为向对侧倾斜，即骨盆朝向对侧（摆动）侧倾斜。在负载响应过程中，对侧倾斜增加，在站立中期之前到达最大位置，此后旋转方向反向。骨盆朝着站立肢体侧向倾斜（同侧倾斜），在足趾离地时达到最大位置。这一运动模式在摆动期会重复，以匹配对侧站立期肢体在骨盆的位置。

髋

首次触地时，髋部处于轻微内收状态，然后继续内收，在站立中期之前达到最大值（8°~10°）（图 16-3B）。女性最大髋关节内收比男性多 3°，并随着跑步速度的增加而增加。在其余的站立期中、预摆动期髋关节保持外展，在摆动晚期及随后的触地过程中回到内收位置。

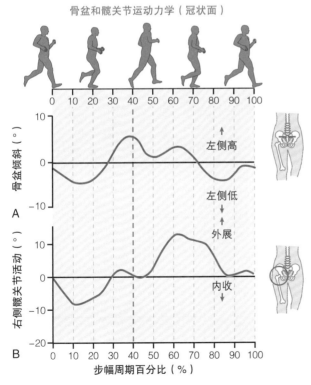

骨盆和髋关节运动力学（冠状面）

图 16-3　跑步步幅周期中骨盆和髋的冠状面成角旋转。右下肢承重期，骨盆左侧比右侧低，形成一条斜线，称为对侧倾斜。由于髋关节旋转是根据骨盆活动来定义的，对侧倾斜会导致站立肢体髋关节的内收（数据来源于文献）

在跑步过程中，骨盆的运动很大程度上影响了髋关节部在冠状面的运动，并且在运动高峰时很明显。例如，在站立中期，髋关节内收高峰和骨盆的对侧倾斜同步发生。同样，在摆动期发生的髋关节冠状面旋转与骨盆相对于对侧肢体的旋转一致。尽管存在相似的运动模式和运动时机，但髋关节运动幅度较大，表明在跑步过程中股骨也存在冠状面的运动。

由于与下肢跑步损伤有关，人们关注了站立期髋关节冠状面的运动学。例如在跑步的站立期，过度的髋关节内收（约 12°）发生髋股关节疼痛的风险更大。有趣的是，患有髋股关节疼痛的跑步者往往会减少跑步过程中髋关节的过度内收，从而减轻他们的症状。

膝

跑步过程中膝关节在额平面中的运动极少。通过在股骨和胫骨上插入定位装置，得出膝关节的运动学特征。在站立期，整个冠状面运动约为 5°。部分研究通过在皮肤上安装反光标记物来记录膝关节的冠状面运动。但是在解释这些数据时应慎重，因为皮肤和骨骼标记物记录的膝关节冠状面上的运动一致性差。

距下关节

距下关节在冠状面的外翻和内翻分别代表着足的旋前和旋后运动。首次触地时，距下关节的位置因人而异，从内翻 5°到外翻 10°不等。尽管在首次触地时位置不同，但是在整个站立相仍存在一个普遍的运动模式（图 16-4）。距下关节在初始期时外翻，在步幅的 16%（站立期的 40%）时达到高峰。外翻峰值可以在 5°~20°的范围内，这与首次触地时距下关节的位置有很大相关性，从首次触地到外翻峰值的总度数约为 10°。在其余的站立期，距下关节会内翻。足趾离地时的位置与首次触地几乎相同。

水平面运动学

躯干

在测量跑步过程中的矢状面和冠状面运动时，可以将躯干视为一个单一的刚性运动单元，但这不适用于水平面运动。躯干下部的水平面运动幅度远小于躯干上部。这是因为腰椎和胸椎的椎间关节的

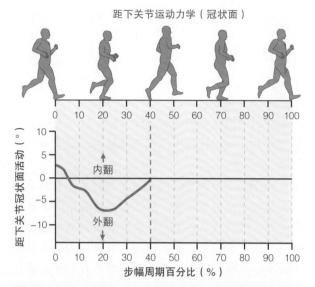

距下关节运动力学（冠状面）

图 16-4 站立期距下关节活动是指在冠状面跟骨相对下肢的朝向。后足外翻一般由距下关节旋前来替代（数据来源于文献）

不同限制（第 9 章）。另外，下躯干的水平面运动更受骨盆和下肢的限制。骨盆和下肢的运动方向与躯干和上肢的运动方向相反。因此，经常分开测量躯干下部和上部的水平运动。

下躯干（腰椎）在每一个步幅周期呈现一个正弦振动，向左右均匀地旋转。向右最大旋转发生在右下肢刚好首次触地期之前，在整个站立期向左连续旋转。右下肢足趾离地后立即向左最大旋转，在整个摆动期都向右旋转。运动的总幅度约为 20°，每个方向约 10°。但是使用皮肤标记物测得的运动幅度可能过高。通过外科手术固定到骨骼的定位针获得的运动幅度值约为 5°。因此，下躯干在跑步过程中所需的水平面旋转完全在腰椎的生理范围之内。上躯干（胸椎）的水平面运动模式与下躯干相同，但总运动幅度大 3 倍。

骨盆

骨盆的水平面旋转与躯干的大不相同。右下肢首次触地时，左髂前上棘在右髂前上棘的前方，并继续向前旋转，直至刚好在站立中期之前达到最大值。以右下肢为参考，从上方看，骨盆是沿顺时针方向旋转，通常称为骨盆外旋（图 16-5A）。在其余的站立相骨盆内旋，在足趾离地时回到中立位。最大内旋（即左髂前上棘相对于右髂前上棘向后移动）发生在摆动中期，这对应于对侧肢体的站立中期。骨盆在水平面内旋转 10°～15°，内外旋幅度相同。

特别关注 16-1

跑步机跑步与地面跑步不同吗？

无论是在跑步机还是在地面跑步，都使用摄像机或其他技术来评估跑步的运动机制。临床通常根据实用性和可行性来选择。进行地面分析的主要优势是生态有效性。因为大多数跑步者都是在地面上而不是在跑步机上跑步，这使得地面上的跑步测试更加符合自然状态。这是一个重要参考因素，因为需要捕获跑步者的典型跑步机制，以确定是否可能造成损伤。但一些逻辑问题使地面跑步对于运行学分析具有一定困难，包括保持恒定的运行速度；跑步者相对于相机固定的位置，以防止视觉误差；捕获足够数量的步幅周期以代表跑步者的典型机制。尽管使用跑步机可以解决所有这些问题，但仍需要考虑其他因素，例如跑者在跑步机上的舒适程度；跑步机平面具有足够的刚度以模仿地面跑步；足够的发动机功率以确保跑步机皮带保持恒定速度。尽管通常认为跑步机上的生物力学与地面上的生物力学有很大不同，但是如果解决了以上列出的问题，这些差异通常很小。

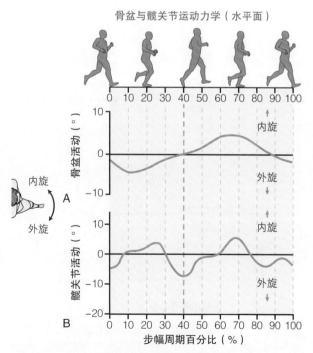

骨盆与髋关节运动力学（水平面）

图 16-5 跑步步幅周期中骨盆（A）和髋（B）的水平面成角旋转（数据来源于文献）

跑步首次触地时的骨盆位置与走路有很大不同。由于步行过程中有双脚支撑，骨盆在脚部触地时会内旋（对侧髂前上棘位于首次触地肢体髂前上棘的后方），以有效地产生更长的步长。但是在跑步过程中，不需要骨盆作为延长步长的旋转点，因为对侧肢体没有固定在地面上。取而代之的是，在跑步首次触地时，骨盆外旋（对侧髂前上棘位于与首次触地肢体髂前上棘的前方）以最小化减少跑步速度，并帮助摆动肢体的前进。

髋

髋关节水平面旋转值，在各个研究之间以及不同个体之间，往往有所不同。但还是可以得出一些共性的结论。第一，每个步幅周期的髋关节总运动幅度约为 10°（图 16-5B）。第二，小幅度的几个方向变化主要发生在摆动相，其功能性尚未知。最后尽管有频繁的振动，但整个步幅周期中的平均髋关节旋转角度接近 0 度或处于中立位。

在负载响应过程中，髋部的水平面旋转似乎变化最大。一些研究表明，髋关节在首次触地期时会向外旋，并在整个负载响应期中内旋，而其他研究则观察到髋部在首次触地期时会内旋，从而减少负载响应期发生的后续旋转。

膝

与冠状面中的膝关节运动类似，跑步时膝关节在水平面运动的精确测量需要将标记固定在骨骼上。测量表明，在站立期前半段，膝关节内旋 5°~10°，在站立期后半段，膝盖的外旋幅度相似。尽管整个模式通常一致，但是运动的幅度可能会有很大个体变化，有些跑者膝关节没有明显的水平运动。

上肢

跑步过程中，上肢摆动提供了重要的代谢和生物力学帮助。例如，没有手臂摆动的跑步与手臂摆动的跑步相比，代谢能量消耗的速度至少增加了 3%。在没有手臂摆动的情况下，骨盆的水平面旋转需要增加将近 100%，以抵消下肢的动量。控制骨盆旋转增加需要更多的躯干肌肉活动，会需要更多的新陈代谢。

肩

与步行相似，跑步时在矢状面中的肩部运动为正弦曲线，并且与髋关节不同相。因此，在整个站立期，肩关节屈曲，同侧髋关节伸展，而在摆动期则产生相反的运动。首次触地时，肩膀伸展约 40°，然后在站立相逐渐屈曲，直至足趾离地弯曲约 10°。在摆动期，肩膀恢复到 40° 伸展，为随后的首次触地做准备。肩运动的幅度在各个人之间变化很大，并且受步幅的影响。即步幅越长，肩关节运动就越大。

肘

在整个步幅周期中，肘关节保持接近 90° 的屈曲度。某些运动可能有明显屈肘，但通常小于 30°。通过保持肘关节屈曲，上肢的质心位于更靠近肩关节的内外侧轴的位置，从而减少了肢体的惯性。

身体质心

身体质心的位移

与步行类似，跑步时身体质心（center of mass；CoM）沿垂直方向和两侧方向移动，但是移动的时间和幅度完全不同。在垂直方向上，CoM 在站立中期最低，而在摆动前期的滞空中间时最高。这与步行完全不同，步行时 CoM 在站立中期时最高，而在双脚站立的中点时最低。跑步过程中 CoM 的总垂直位移范围为 5~10 cm，随跑步速度、步速、经验和代谢而有很大变化。

CoM 的侧方移动在很大程度上反映了步宽（即大的左右移动对应大的步宽）。在跑步过程中，步宽接近零，从而使 CoM 的左右移动最小。与步行不同，跑步过程中主动控制横向平衡的需求较小。

身体质心的位移
- 总垂直位移：5~10 cm
- 总侧方位移：接近 0 cm

势能和动能注意事项

与步行相比，跑步过程中人体 CoM 的垂直位移变化会导致明显不同的机械能波动。跑步时，在站立中期时势能（反映人体 CoM 的垂直位置）最小，在摆动前期的滞空中间最大。同样，跑步过程中的动能（人体垂直速度的功能指数）在站立相中期时最小，其最大能量出现在摆动前期的滞空中间。因此，势能和动能在跑步过程中是同步的：这种组合在提高和加速质心所需的机械能方面仅占比 5%。而跑步者更多依靠弹性组织（例如肌腱）中能量的存储和释放有效节省机械能。

能量消耗

跑步与步行之间的代谢能量（通过相对于体重的氧气消耗量来衡量）与速度之间的关系是截然不同的。当用 ml/kg/m 表述相对行进距离时，步行速度和能量消耗之间呈 U 形关系，从而可以确定最佳行走速度。但是在跑步过程中，无论速度如何，固定距离跑步所消耗的能源成本都非常相似，这表明维持了经济的移动效率。尽管已经提出了几个因素，包括步幅或步频的调整以及机械动力的来源，但确切的实现方式尚不清楚。

跑步经济性，指固定次最大速度下的代谢能量需求（通过稳定状态氧气消耗率来衡量），在个体之间差异很大。即使在有氧健身相似水平的训练有素跑步者中，以相同速度跑步时，跑步经济性也会变化约 20%。尽管年龄、性别和环境等因素可能会导致这种变化，但人们认为主要是身体结构和跑步机能差异的结果。例如，较重的个体可能比较轻的个体具有更高的单位体重跑步经济性（ml/kg/min）。同样，因为需要较少的肌肉工作来驱动下肢，所以下肢质量较小的人可能具有更大的跑步经济性。

与降低跑步经济性相关的跑步力学包括，身体 CoM 的垂直位移过大、手臂的过度运动，以及在站立期的前半部分增加向后的地面反作用力。尽管跑步者在训练过程中通常会考虑这些因素，但他们与跑步经济性的相关性至多是中等程度，并且在各个研究中并未得到一致结论。此外，在站立周期中，髋、膝和踝的矢状面运动与跑步运行性没有明确的关系。个体之间跑步经济性的差异似乎不能仅仅由一小部分生物力学因素来解释，可能涉及许多相互作用因素。同样重要的是要记住，调查跑步能量消耗的大多数研究都是来源于训练有素的精英跑步者，他们仅代表同一人群。因此，这些发现对广泛的休闲跑者具有一定的局限性。

肌肉活动

在跑步步幅周期的各个部分，下肢和躯干的所有肌肉都处于活动状态。用肌电图（EMG）测量肌肉的活动可反映肌肉在控制相应运动学中的作用。放置在皮肤表面的肌电图电极通常用于记录浅层大肌肉的活动，而肌内（细针）电极则用于评估深层肌肉的活动。后一种方法在技术上具有一定困难，所以文献中深部肌肉（例如髋关节深部外旋肌群）的肌电图数据很少，但是这不应该认为它们对跑步就不重要。相反，这些深层肌肉可能与浅层大肌肉起着重要的协同作用，有助于稳定和控制躯干及下肢关节的运动。

肌电图检查可以记录步幅周期的肌肉活动模式。EMG 会显示肌肉在整个步幅周期中何时"打开"和"关闭"（持续时间）及其相对激活水平（神经驱动）。与步行相似，定义肌肉相对激活水平是参考其最大 EMG 信号强度。尽管可以确定肌肉活动强度，但这不一定等于肌肉力量。在跑步等运动中，需要复杂的神经肌肉骨骼计算机模型来评估肌肉力量，其中 EMG 只是输入到这些模型中的常用测量值之一。

在大部分运动过程中，肌肉的激活期几乎完全与特定的关节运动相对应。但跑步时，肌肉通常在其预期功能之前就已经活跃起来。例如，在负载响应期间拮抗活动的肌肉通常在摆动晚期间（步幅周期的 80%~100%）就激活。在首次触地期给予巨大的负荷量和负荷率，先前的肌肉活动可使肌肉对即将发生的需求更加敏感。肌肉在首次触地之前的活动增强使其产生的力（以及相应的关节扭矩和功率吸收），比在首次触地之前没有激活的情况下，更快地达到更高的水平。这是神经肌肉系统适应任务要求的特殊模式的一个很好范例。图 16-6A 和图 16-6B 显示运动时各肌肉活动肌电图变化。

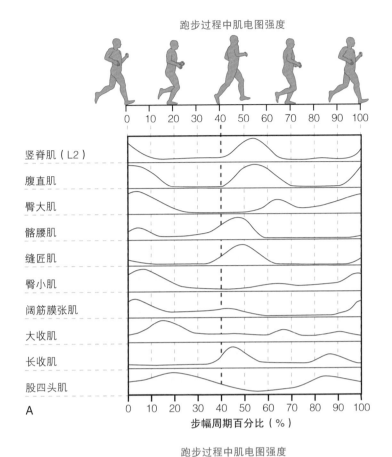

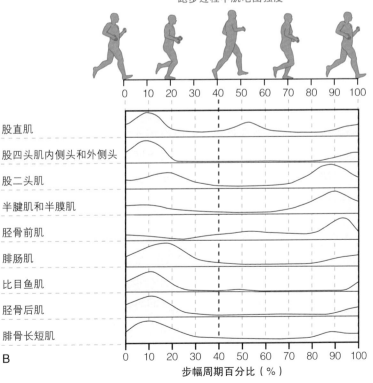

图 16-6　A,B 肌电图所示跑步过程中肌肉收缩的相对强度。肌电图数据由多篇研究汇总获得，包括 Cappellini 等，2006；Chumanov 等，2012；Semciw 等，2015；Gazendam 和 Hof，2007；Reber 等，1993；和 Andersson 等，1997．肌肉收缩的一般模式与其他研究报道的结果一致。研究过程使用了不同的跑步速度（2.9 m/s 到 4.62 m/s），这可能会影响收缩总量，但对收缩模式的影响最小。如图示，Y 轴描述了步幅周期过程中每块肌肉收缩的相对强度与最大强度的比例。根据此标准，所有肌肉都能达到最高值，尽管例如腹直肌的一些肌肉事实上仅发生最小程度收缩。由于此标准，不能比较跑步步幅过程中不同肌肉的实际收缩强度

躯干

在跑步过程中,躯干的肌肉与步行过程中类似,但是更高的角速度、更大的地面反作用力,及更大的呼吸速率和深度,需要更高的肌肉活动强度。

竖脊肌

横穿下胸部和上腰部区域的竖脊肌有双相激活模式,每次爆发对应于一侧肢体的首次触地期(图16-6A)。当脚接触坚硬的地面时,这两个活动爆发控制躯干相对于骨盆的向前角动量。左右两侧竖脊肌呈同步活动。

腹直肌

腹直肌表现出两个不同的活动时期,两者的幅度均相对较低。第一阶段在首次触地之前,一直持续到步幅周期的20%。第二阶段发生在步幅周期的40%~70%之间,这对应于对侧肢体站立期的初始一半。考虑到躯干的激活水平和向前动量低,腹直肌不太可能造成此时躯干屈曲的姿势。相反,腹直肌活动被认为与更深的腹肌(例如腹内斜肌和腹横肌)协同作用,以控制和稳定水平面内的躯干运动,并为腹腔内脏提供支持。

髋

伸髋肌群

臀大肌在首次触地期之前是活跃的,使髋关节后伸并为负载响应期做准备(图16-2B)。在负载响应期间,肌肉表现出其最大的EMG信号,在步幅周期的5%~10%之间达到峰值。臀大肌在首次触地后短暂地拮抗活动,以降低身体的向下速度。肌肉一直处于同心状态,直到站立中期(步幅周期的20%)支撑身体并产生髋关节后伸。在其余的站立期间和摆动前期过程中,它一直处于非活动状态,但在摆动晚期,它再次变为拮抗活动,以在髋关节后伸之前使髋关节屈曲减速。

臀大肌活动的幅度随跑步速度而显著增加,这是为了适应肌肉增加拮抗需求以使前进的肢体减速。特别是当跑步速度从3.5 m/s增加到7.0 m/s时,摆动期臀大肌所需的峰值力估计增加了3倍,速度增加到9.0 m/s时增加了6倍。因此,臀大肌的作用与跑步速度密切相关,短跑时比长跑时更明显。

跑步期间臀大肌活动的改变通常与常见的跑步损伤有关,尤其是髌股关节疼痛(临床拓展16-1)。但目前EMG文献未能揭示出哪个肌肉活动模式与个体跑步损伤与否相符合。

大收肌在接近站立中期时表现出峰值活性。考虑其良好的生物力学在髋屈曲时产生后伸扭矩,大收肌很可能主动增加髋后伸扭矩。

腘绳肌(即股二头肌,半膜肌和半腱肌)在首次触地之前也处于活动状态,并持续至占步幅周期约30%。然而在步幅周期这些部分中,这些肌肉对整个髋关节后伸的相对贡献约为臀大肌的一半。腘绳肌几乎处于不激活状态,直到步幅周期的70%,在步幅周期的85%~90%时达到峰值活动。在首次触地之前激发髋关节后伸,这种突然的拮抗活动是导致髋关节屈曲减速的主要因素。

屈髋肌群

髂腰肌主要在足趾离地前后激活,相当于步幅周期的30%~60%。从足趾离地开始,髂腰肌拮抗活动,在足趾离地并进入摆动前期后立即进行协同活动。这种在协同收缩之前的拮抗激活模式被称为"拉伸缩短"循环,并导致收缩力增强,这归因于肌腱拉伸反射和弹性能量存储的联合作用。髂腰肌的活动高峰刚好在足趾离地后,与肌肉评估的峰值力量相对应,从而开始髋关节屈曲并加速下肢向前运动。随着跑步速度的提高,髂腰肌的活动度和相关的力输出在此期间也会增加。

股直肌和缝匠肌在摆动前期过程中有助于髋关节屈曲。但由于这些肌肉横跨多个关节,因此它们对跑步的作用可能会更复杂。

髋外展肌群

跑步过程中的臀中肌激活模式与臀大肌非常相似。在首次触地之前,肌肉就处于活跃状态以准备负载响应期,并且在大部分站立期间处于活跃状态。在控制髋关节内收的负载响应期过程中,肌肉是拮抗活动的(图16-3),在步幅周期的10%时达到峰值活动,此后,臀中肌在其余的活动期间保持协同活动,以产生髋关节外展。站立期这段活动时间主要是臀中肌产生的力量,据评估超过其他任何横跨髋关节的肌肉。在站立期的最后阶段和整个摆动相过程中,肌肉处于不活跃状态,直到步幅周期的 80%，随后肌肉活动逐渐增加，为随后的足部触地做准备。

尽管跑步过程中臀小肌的肌电图尚未公开发表，但步行过程中获得的肌电图模式与臀中肌类似。通过肌内电极获得的跑步过程中阔肌膜张肌的活动模式表明，从步幅周期的 0%~60%，肌肉的活动水平较低。作为髋关节的主要外展肌（第 12 章），阔肌膜张肌很可能会帮助臀中肌和臀小肌控制支持肢体的冠状面力学。

髋内收肌群和旋转肌群

跑步时髋关节的收肌群和旋转肌群 EMG 信息很有限。大收肌和长收肌在整个步幅周期中通常表现出低水平的活动。大收肌在站立中期时显示出主要的峰值活动，可能有助于髋关节后伸。相反，长收肌在摆动前期过程中表现出其峰值活动，很有可能帮助髋关节屈曲。

股四头肌（深部的外旋肌）在步幅周期中通常处于活跃状态，但是在站立期和摆动晚期中表现出两个明显的爆发。作为重要的髋关节外旋肌，它可能在负载响应期间拮抗活动，控制髋关节内旋，并在整个站立期保持股骨头在髋臼内。在摆动晚期，股四头肌的作用是提供关节稳定性，而髋关节伸肌群（例如，腘绳肌）则产生大量的后伸扭矩。

膝关节

伸膝肌群

股四头肌的所有四个头（即股直肌，股外肌，股内侧肌和股中间肌）显示出一连串的活动，该活动在首次触地期之前一直持续到步幅周期的 20%（图 16-6B）。但是，在对拮抗控制膝屈曲并支持人体质心的负载响应期间，这些肌肉最活跃（图 16-2C）。股直肌的第二个活动高峰，从步幅周期的 40%~60%，有助于髋关节屈曲。在步幅周期的 80% 时，股四头肌的四个部分都激活，准备足部接触地面。

屈膝肌群

在跑步步幅周期中，腘绳肌均显示出相似的激活模式。腘绳肌在整个站立期都表现出低至中等水平的活动，这有助于髋关节后伸。在摆动前期，肌肉基本上处于不活动状态，其第二次和更大的爆发

是在步幅周期的 70% 处开始，并在 90% 步幅周期达到峰值。第二阶段活动的主要目的是减缓膝关节的伸直，从而适当地放置肢体，以使即将发生的足部与地面接触。正是在步幅周期的这一部分，腘绳肌最容易受到拉伤，尤其是快速奔跑时。由于肌肉的高负荷，加上处于被拉伸的状态，髋关节屈曲和膝关节伸直时，是造成这种损伤风险增加的原因。

足踝

胫骨前肌

足与地面接触后，胫骨前肌立刻出现明显的低水平活动，以控制前足向地面降低。后足着地的跑者由于足与地面相对角度更大，胫骨前肌活动强度更大。胫骨前肌在摆动期最活跃，在摆动早期会有一小段协同活动，在脚趾离地后使踝关节背屈，当肢体摆动向前时使足部离开地面。尽管踝关节运动很少，但在摆动后期仍存在胫骨前肌的峰值活动。该活动与踝跖屈同时进行，并在随后的初次触地时紧张踝关节。

腓肠肌和比目鱼肌

腓肠肌和比目鱼肌显示了近乎一致的活动模式。两个肌肉都是在触地之前开始激活，站立中期达到峰值。比目鱼肌似乎比腓肠肌稍早到达峰值。步幅周期的 10%~20%，胫骨在固定于地面的足部上方旋转时，这些肌肉起到拮抗作用以控制踝关节背屈。站立中期到足趾离地，腓肠肌和比目鱼肌起到协同作用以在摆动前期迅速跖屈踝关节，推动身体前进。两块肌肉在整个摆动期都不会激活，直到足部触地。

如果跑步者使用前足触地，则上述活动方式基本相同，不同之处在于，在触地之前和之后，两块肌肉的活动水平都更高。前足触地，来自地面的作用力会使踝关节迅速背屈。因此踝关节跖屈肌肉在触地时自然起到拮抗作用，导致每一次触地时这些肌肉都会受到更大载荷，增加了它们和跟腱受伤的潜在风险。

胫骨后肌

考虑到该肌肉的解剖位置和深度，需要使用肌内电极来准确评估其 EMG 信号强度。少数关于胫骨后肌在跑步过程中活动的研究表明，它在整个站

立阶段都保持活动状态。和其他许多小腿和踝关节的肌肉类似，胫骨后肌在触地前开始激活。这个时间安排确保该肌肉在步幅周期的10%~20%中有足够的时间到达峰值活动。该活动时段与距下关节外翻恰好一致，表明站立时期前半段，胫骨后肌起到拮抗作用以控制足外翻。从站立中期到足趾离地，胫骨后肌转换为协同作用，和第一跖趾关节背屈产生的绞盘机制一起使距下关节内翻（图14-40A）。胫骨后肌在整个摆动期直到接触地面之前都没有活动。

腓骨肌

和胫骨后肌相似，腓骨长短肌在摆动后期和整个站立期活动。峰值活动发生在步幅周期的近15%时，接近距下关节外翻顶峰的时间。由于腓骨肌是主要的足外翻肌肉，应该对距下关节外翻起到协同作用。但由于在步幅周期中这一时刻的地面反作用力在距下关节处产生外部外翻扭矩，因此是否需要额外的由肌肉引起的外翻扭矩是值得怀疑的。所以在站立阶段早期，腓骨肌肉与胫骨后肌协同作用，以为距骨下关节提供内侧-外侧稳定性，同时降低踝背屈的速度，这似乎是合理的。

动力学

地面反作用力

站立时期，地面通过跑者的脚施加作用力。这些地面反作用力（ground reaction forces, GRFs）与很多跑步相关的损伤有关，是跑鞋设计时的首要考虑因素。这些作用力直接指向并作用于身体质心。按照惯例，地面反作用力沿着三条正交轴线表达：垂直，前后，内外侧。

垂直作用力

垂直方向的地面反作用力是最大的，在步幅周期接近20%的时候会达到整体的顶峰，约为体重的2.5倍（图16-7C）。这个整体峰值称为活动峰值，与负载响应的末期相关联。活动峰值的数值超过体重是因为地面对身体下降进行减速。在活动峰值之前通常还有另一个较小的约1.5倍体重的峰值，常被称为撞击峰值，通常达到活动峰值的60%，大约在步幅周期的5%出现。

撞击峰值立即施加一个由腿至头，由远及近的挤压应力。这种撞击力的特点是它的大小及加载速度。以较慢节奏和后足触地方式跑步下坡时撞击力会增高。高冲击力通常与跑者的过劳损伤相关，例如胫骨和跖骨的疲劳骨折。然而，仔细研究文献会发现也许撞击加载速度（垂直作用力的陡峭程度）比撞击力绝对数值更具有危害性。事实上典型的撞击力可以刺激骨与软骨生长，为跑者提供有益的生理效应。这些作用力只有在合并不正常的跑步方式、过长的跑步时间，以及不充分的休息等额外因素时才会导致损伤。

> 垂直地面反作用力
> - 撞击峰值：发生在步幅周期5%时的初始垂直应力峰值
> - 活动峰值：发生在步幅周期20%的整体垂直应力峰值

前后方向的作用力

地面反作用力在前后方向明显小于垂直方向（图16-7D）。在站立阶段的前半部分，它是向后的，在作用力-时间曲线下的区域称为制动力。这个向后的作用力及产生的推动，减缓质心移动速度使向前移动减慢。向后作用力峰值及制动力，很大程度上受跑步速度及触地时足部与质心的水平距离影响。前足距离质心越远，制动力越大。因此很多跑者在触地时前足与质心距离较近，以减少制动力，减少步幅就是一种有效方式。

内外侧作用力

地面反作用力内外侧方向的数值是最小的（小于体重的10%），且个体差异最大（图16-7E）。足部相对身体质心的内外侧位置，很大程度上决定内外侧作用力的方向及大小。跑步时足部几乎直接置于质心下方，部分原因是缺乏双足支撑。与步行相似，在步幅开始的5%期间会出现向外的地面反作用力，以抵抗脚在触地时的向内的作用力，此后，在站立阶段的其余部分，脚位于身体质心外侧时，通常会出现向内的反作用力。但不同于步行，个别人跑步时双足宽度更窄，因此足部直接位于身体质心下方，甚至可以越至另一侧。这种较窄的双足宽度经常出现于快速奔跑及冲刺中。足部位于身体

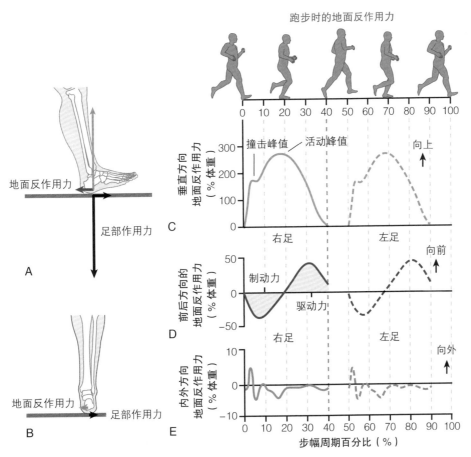

图 16-7　跑步时的地面反作用力（GRFs）。A. 阐述步幅周期 5% 时垂直方向的地面反作用力（橙色箭头）、前后方向的地面反作用力（红色箭头）及相对应的足部作用力（黑色箭头）；B. 阐述步幅周期 5% 时内外方向的作用力；C~E. 展示一个步幅周期中对应的地面反作用力，虚线代表站立阶段左足应力情况

质心正下方时，站立阶段的地面反作用力的方向会在内外侧摇摆。质心微小的两侧摇摆提示主动控制侧方平衡的必要性有限。跑步时较窄的双足宽度使前后方向产生的力矩最小化，因此减少应对外在力矩所需的肌肉力量。

压力中心路径

不同的足部触地方式，影响了站立阶段的压力中心路径。后足着地的跑者，压力中心路径与行走时类似（图 15-32）。触地时即步幅周期 5% 时，该路径起始于足跟下方后外侧，迅速沿着足部中线向前到达距骨区域。站立阶段的剩余时间，后半程直到足趾离地，该路径以较慢的速度继续向前并轻度移向前足内侧。

中足和前足着地时压力中心路径会有所不同，此时路径会起始于第五距骨外侧底部，迅速向可以更好掌控不断增加的地面反作用力的足部中线结构

（骨骼、韧带）前进。毫不奇怪，在站立阶段其余时间里，该路径很大程度上遵循与后脚触地所描述的相同的路径。

关节扭矩和功率

在第 15 章描述过的关于行走时关节内在扭矩和功率的基本原则同样适用于跑步。简而言之，内部扭矩主要是由肌肉产生的力产生的，并且可以明确这些肌肉在跑步过程中控制关节的作用。关节功率（关节内扭矩和关节角速度的乘积）反映肌肉穿过关节的能量产生或吸收的速率，并指示肌肉激活的类型（即协同、拮抗）。功率曲线下的区域反映了在指定时间段内在关节处施加的机械功的数值，负值代表拮抗运动，而正值表示协同活动。同样请注意，尽管本节中描述和说明的扭矩被认为是"内部"扭矩（即由肌肉和结缔组织产生的扭矩），但内部这个修饰词将不会始终使用。

特别关注 16-2

什么是适合我的跑鞋？

传统上是基于个体的静态足部姿态选择跑鞋。足内侧纵弓中等或偏高的人建议选择缓冲或中性跑鞋；相对足弓较低的建议选择稳定型跑鞋；足弓特别低的建议选择活动控制型跑鞋。然而这种挑选逻辑的临床实用性，由于缺乏科学依据而受到挑战。实际上一项随机对照试验已指出现行挑选跑鞋的方法并不合适。确切地说，这项研究发现中等高度足弓的跑者使用稳定型跑鞋受益更大，而不是中性跑鞋，稳定型跑鞋使这些跑者训练相关疼痛减少，训练日增多。而且这项研究并不支持高度旋前（足弓过低）跑者使用活动控制型跑鞋。

涉及美国军事部门的大规模研究，提供了质疑现行挑选跑鞋方法的进一步证据。研究中，新兵被随机分配穿上匹配自己足部静止形态的鞋（缓冲／中性鞋匹配高足弓；稳定型匹配中等高度足弓；运动控制型匹配低足弓）或者不管足部形态，一律穿稳定型的鞋。在后续 12 周基础训练中，两组人员受伤率无差异。

这些前瞻性研究给出强烈提示：根据足部形态选择跑鞋的方法对受伤风险的影响很小。因此，如果目的是预防跑步损伤，这种极为普遍的选择策略是有瑕疵的。当没有一个确定有效，可以保持或提高运动表现并减少损伤风险的选择逻辑存在时，跑者舒适度或许就成为了决定性因素。个人穿着舒适的跑鞋，应该拥有与自己相关的生物力学特征。目前没有强力的证据证明，临床普遍使用的基于足部形态选择跑鞋的方法，是否对跑步相关的损伤有影响，因此这种方法还需要斟酌。

关节扭矩和功率使我们对跑步的生物力学有了深刻认识，尤其是与关节运动学和肌电图联合使用。值得提醒的是，关节扭矩和功率反映的并不是单独某块肌肉的作用，而是目标关节周围所有肌肉和结缔组织。要确定单独肌肉贡献，就需要复杂的神经肌肉骨骼模型，该模型通常涉及有关肌肉刺激、激活动力学、肌腱收缩机制和节段加速度的数据。

髋关节

矢状面上，髋关节伸直扭矩出现在步幅周期的前 30%，主要是对身体质心提供垂直支撑以及伸直髋关节（图 16-8）。该扭矩初始部分（步幅周期的 0%~10%）与能量吸收相关，提示伸髋肌肉起到拮抗作用，对抗触地后立刻出现的短暂髋关节屈曲。伸髋扭矩的剩余部分（步幅周期的 10%~30%）涉及能量产生，对髋关节伸直起到协同作用，推动身体前进。

预摆动及摆动早期，屈髋扭矩出现，同样，在能量生成之前现有能量吸收。预摆动期出现的能量吸收反映出屈髋肌肉起到拮抗作用，使伸髋速度减缓，同时髋关节周围结缔组织也主动紧张。足趾离地至摆动早期，屈髋肌肉的协同作用与促使肢体向前移动的能量生成相关。在摆动后期，需要伸髋力矩减缓髋关节屈曲并开始伸髋以应对即将发生的触地。

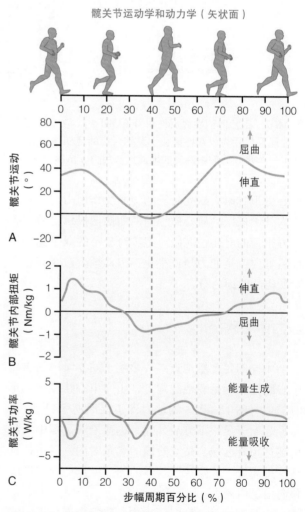

图 16-8 A. 矢状面髋关节运动；B. 髋关节内部扭矩；C. 髋关节功率。扭矩和功率数值已针对体重进行标准化（数据来源于文献和原始资料的汇编）

在冠状面，整个站立阶段都存在较大的髋关节外展扭矩，在站立中期附近达到一个峰值（图 16-9）。在此扭矩的初始阶段存在功率吸收，表明髋关节外展肌的拮抗活动以减速和控制髋关节内收以及相应的对侧骨盆下降。其余扭矩涉及与髋关节外展肌肉的协同活动，以抬高对侧骨盆并外展髋关节。整个摆动阶段，冠状面髋关节的扭矩及功率基本为零。

在水平面，步幅周期的前 30%，髋关节会出现内旋扭矩（图 16-10）。内旋扭矩的峰值相对较小，不到矢状面和冠状面产生扭矩的 30%。存在功率生成，表明髋关节内旋肌肉起到协同作用以使对侧骨盆向前推进。和冠状面类似，水平面髋关节的扭矩和功率在整个预摆动及摆动阶段几乎为零。应该指出，各类出版物报道的髋关节水平面数据变化较大，主要原因是相关数值较小，精确测量运动学数据及数据处理都比较困难。

膝关节

在矢状面，步幅周期的前 5% 出现一个非常短的膝关节屈曲扭矩，且与功率生成相关（图 16-11）。这表明膝关节屈曲肌肉在触地时起到协同作用，以确保膝关节屈曲并吸收冲击。步幅周期的 5%~30%，站立阶段的大部分时间里，膝关节出现一个更大的伸直扭矩。负载响应期间，该伸直扭矩与相当大的能量吸收相关，用以控制膝关节屈曲，也被认为是长跑者慢性膝关节疼痛及髌股关节疼痛的原因之一。膝关节伸直扭矩决定髌股关节负荷大小：伸直扭矩增加，髌股关节的接触力及应力也增加。慢性膝关节疼痛的患者已经被建议重新训练跑步方式，通过改变相关的运动学因素以减小膝关节伸直扭矩。尤其是缩短步幅，减小站立阶段膝关节屈曲角度，或增加平均躯干屈曲角度都分别被建议用以降

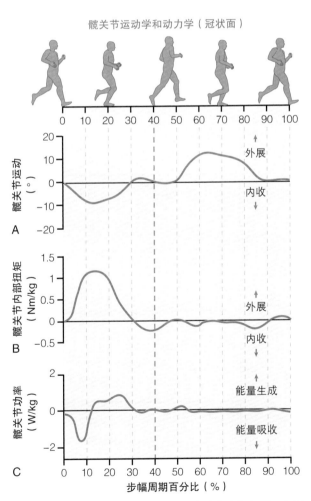

图 16-9　A.冠状面髋关节运动；B.髋关节内部扭矩；C.髋关节功率。扭矩和功率数值已针对体重进行标准化（数据来源于文献和原始资料的汇编）

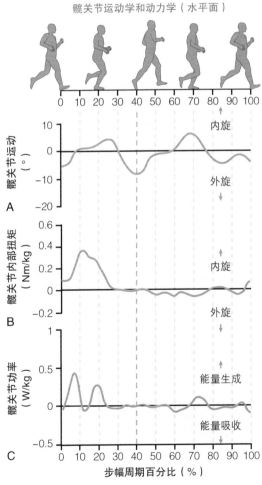

图 16-10　A.水平面髋关节运动；B.髋关节内部扭矩；C.髋关节功率。扭矩和功率数值已针对体重进行标准化（数据是来自文献和原始资料的汇编）

低股四头肌需求及因而产生的髌股关节应力。

　　负载响应末期到预摆动阶段开始，伸膝肌肉协同活动以伸膝并垂直支撑质心。在摆动阶段，早期摆动时膝关节会出现较小的伸展扭矩，以减慢膝关节的屈曲，而在摆动后期会出现较大的屈曲扭矩，主要是为了减慢和控制膝关节的伸展量。在摆动末期，同样是这个屈曲扭矩产生力量将膝关节调整到合适位置，以应对后续的足部触地。

　　在冠状面，膝关节的（内在）外展扭矩普遍存在于站立阶段。该扭矩需要平衡由地面反作用力经内侧传导至膝部产生的（外在）内收扭矩。整个站立阶段，能量曲线都在变化，在生成与吸收之间摆动，并且变化数值很小，这是由于膝关节在冠状面只能微动。尽管膝关节外展扭矩的峰值只有矢状面扭矩峰值的30%，但它仍与跑者的髌股关节疼痛相关。少量增加跑步时双足间宽度，能够减少膝关节外展扭矩，因而可能减轻髌股关节疼痛跑者的症状。在摆动阶段，冠状面扭矩和功率仍然接近为零。

　　在水平面，膝关节扭矩和功率很小且多变。通常整个站立阶段都存在一个外旋扭矩，该扭矩与仍然近乎为零的能量曲线相关。

足踝

　　在矢状面，跑步的整个站立阶段都存在一个跖屈扭矩（图16-12）。直到站立中期，跖屈肌肉拮抗活动以控制胫骨在足部上方前进。站立阶段后半程，跖屈肌肉起协同作用且是向前推动力的主要来源。站立阶段后半程，所有动力生成，55%来自踝关节，35%来自膝关节，10%来自髋关节。在摆动早期，存在一个小的背屈力矩，在足趾离地后发起踝关节背屈，肢体向前摆动时使足部抬离地面。摆动阶段的剩余时间里，踝关节扭矩和功率仍然近乎为零。

　　尽管图16-12B显示在负载响应期间通常不会发生背屈扭矩，但有些人会在刚开始接触后立即出

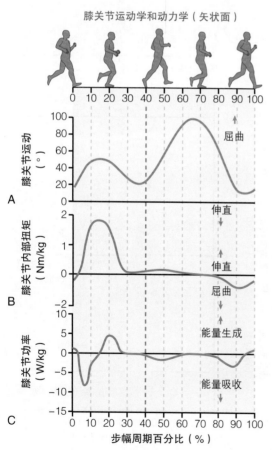

图16-11　A. 矢状面膝关节运动；B. 膝关节内部扭矩；C. 膝关节功率。扭矩和功率数值已针对体重进行标准化（数据来源于文献和原始资料的汇编）

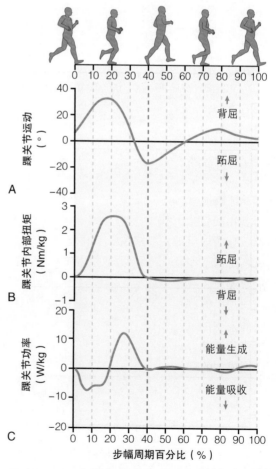

图16-12　A. 矢状面膝关节运动；B. 踝关节内部扭矩；C. 踝关节功率。扭矩和功率数值已针对体重进行标准化（数据来源于文献和原始资料的汇编）

现一个小的背屈扭矩，以控制前足落到地面。这种相当不典型的动力学反应往往发生在使用后脚触地的跑步者中，最初接触发生在脚的最后侧。尽管该力矩相对数值较小，但与跑者的劳累性前室综合征相关。转为前足触地可以去除这个背屈扭矩，以减轻具有这种情况跑者的症状。

在冠状面和水平面，足踝区域的扭矩和功率在跑步时很小且多变。这种可变性可能与定义扭矩并由此计算扭矩的方法有关。但是，在站立阶段的前半程通常会出现很小的内翻扭矩，距下关节内翻肌肉拮抗活动以控制距下关节外翻。几乎没有报道过踝关节和足部的水平面的动力学。

影响跑步力学的因素

年龄

年老和年青的跑者在跑步力学上表现出一致的差异。最常见的差异是降低首选跑步速度。但当要求二者以相同速度跑步时，仍然存在一些生物力学差异。例如，55~65 岁年老男性跑者，相对20~35 岁年轻跑者，会选择更小的步幅及更高的步频。在 60~69 岁的跑者中观察到了相同的差异，而且该较大年龄组中减少了漂浮时间和身体质心的垂直位移。尽管时空特性存在这些差异，但年长的跑步者仍显示出更大的垂直地面反作用力撞击峰值和加载速度，以及更大的活动峰值，这表明减震能力的丧失及下肢损伤的易感性增加。

尽管各年龄组膝关节扭矩峰值大体上相似，但年老跑者一直表现出踝关节跖屈峰值和能量生成的降低。毫不奇怪，涉及小腿和跟腱的损伤，在年老跑者中更普遍。还观察到老年女跑者的膝关节（外部）内收扭矩大幅度增加，这提示内侧膝骨关节病或类似疾病发生的风险增加。这些与年龄有关的影响的原因尚不清楚，但可能与组织性质、神经肌肉容量或代谢成本的变化有关。

性别

通常女性在跑步过程中表现出比男性更大的冠状面和水平面运动。具体而言，女性表现出更大的髋关节内旋及内收峰值，以及更大的膝关节外展峰值。女性同样表现出相较男性更大的髋关节冠状面

及水平面能量吸收。这种非矢状面运动及能量吸收提升，提示对于女性的髌股关节疼痛及髂胫束综合征风险的增高。

当以相同速度跑步时，女性臀大肌肌电信号强度（以步幅周期的平均肌肉活动为标准）约为男性的两倍。此外，随着跑步速度或表面倾斜度的增加，女性的臀中肌和股外侧肌活动比男性大。这些肌肉对速度和坡度变化的性别特异性反应与随着任务难度的增加，男性和女性采用不同的神经肌肉策略的概念一致。性别相关的神经肌肉活动差异可能会影响运动表现和受伤风险，并仍是研究的活跃领域。

速度

速度对跑步的运动学和动力学均有很大影响。速度增加时，步幅和步频均随之增加。长跑时（2~5 m/s）步幅变化更明显，快速奔跑和冲刺时（7~9 m/s）步频变化更显著。跑步速度增加时足部与地面接触时间缩短，反映整个下肢肌肉源性的紧张度增加。

地面反作用力随着速度的增加而增大，最大的增幅常出现在次最大速度。例如，速度由最大速度40% 增加到60% 期间，垂直方向的地面反作用力增加 15%，而由最大速度 60% 增加到 100% 期间，该反作用力仅增加 3%。矢状面关节扭矩和跑步速度也是类似关系：站立阶段膝、踝关节扭矩在次最大速度（最大速度的 40%~60%）增幅最大。肌肉骨骼模型表明，慢速至中速奔跑时，腓肠肌和比目鱼肌负责大部分垂直地面反作用力和几乎全部的前后方向的地面反作用力的前向推动力。然而随着跑步速度逐渐接近最大速度，摆动阶段的关节扭力持续显著增加，尤其是摆动早期的屈髋和摆动末期的屈膝和伸髋扭矩。因此，冲刺时需要相当大的来源于髂腰肌、臀大肌和腘绳肌的力量。

表面倾斜度

相较于在水平地面跑步，垂直方向的地面反作用力的撞击峰值和加载速率，在下坡时增加，上坡时减少。例如，跑在 6° 下坡时，撞击峰值增加32%，6° 上坡时减小 22%。这部分归因于足部触地方式的变化，在倾斜超过 3° 的地面上跑步时，中足着地的可能性更高。但是，垂直方向地面反作用力的活动峰值，在整个表面倾斜度上似乎保持恒定，

至少直到 9° 的上坡／下坡。

地面反作用力产生的平行于跑步地面的力，尤其是前后方向的，更易受倾斜角度影响。正如预期，制动力随着下坡增加，而驱动力随着上坡增加。跑在 9° 的下坡，制动力会较在平地上增加一倍以上，而在 9° 的上坡跑步时需要增加 65% 的驱动力才能维持恒定速度。下坡跑步时，增加的制动力要大于相应减少的驱动力。然而上坡跑步时，增加的驱动力与相应减少的制动力几乎相等。

下坡跑步时增加的垂直方向地面反作用力峰值和加载速率以及制动力，提示受伤风险升高。因此通常建议伤后（例如胫骨应力骨折）恢复跑步的人几周内避免在下坡跑步。

表面硬度

通常假设在更柔软的表面（例如草地）上跑步时，垂直地面反作用力撞击峰值会减小。然而，在不同力学特性的表面上跑步会产生基本相同的撞击峰值。这主要是由于对关节力学进行了相应的调整以补偿表面硬度。通常在坚硬的表面上跑步时，会使用较松弛的下肢姿态触地。例如跑者在坚硬表面（柏油路）跑步时会采用更大屈膝角度以放松下肢。另一种常见运动学调整是由后足触地改为前足或中足。尽管关节角度和扭矩适应表面硬度的方式非常个性化，但质心活动和地面接触时间保持不变。快速调整下肢紧张程度的能力，使跑者可以在不同硬度表面以相似方式奔跑。

总结

跑步是一种复杂而协调的运动，需要整个身体的神经肌肉功能的精细整合。为了更快前进这一相当简单的目的，成功的跑步只需要产生足够的肌肉活动，以在三个平面上产生并控制关节运动，但又不要代谢过剩。本章跑步的运动学，尝试提供给读者相关细节及见解，使其理解上述目标是如何实现的。

跑步期间各肢体在空中的时间多于在地面，摆动节段占据步幅周期 60% 或以上的时间。随着跑步速度增加，摆动阶段同样增加，主要是因为滞空时间延长。摆动阶段的这个时期（滞空），所有肢体都离开地面，是跑步区别于快走的关键。

触地时以后足、中足或前足不同部位接触地面，对后续下肢关节运动学影响极大，尤其是膝、踝关节。简而言之，前足着地相较后足触地，会产生更大的膝关节屈曲及踝关节跖屈。本章强调后足着地是因为这是最普遍触地方式，章节里还描述了整个步幅周期髋、膝、踝关节在三个平面的运动关系。相对应的躯干、骨盆和上肢的运动学也有描述。

协调的关节关系有助于控制身体质心位移。跑步期间，质心位置在站立中期最低，摆动早期滞空时最高。这导致势能和动能同相。因此，机械能的节约更多地取决于组织（如跟腱）的弹力特性。与行走不同，无论速度如何，给定距离跑步的代谢能量消耗都非常相似。尽管这种运动的经济性的原因尚不清楚，但关节运动学的调整、机械力的来源，以及肌肉活动的改变都是潜在原因。

在步幅周期的整个负载响应时期，一些肌肉做拮抗活动以对质心及相关关节运动减速。例如臀大肌、股四头肌内侧头、股四头肌外侧头、腓肠肌和比目鱼肌就是如此。踝关节跖屈肌肉的拮抗活动及相关的跟腱延长产生的能量储存，会在后续的站立阶段后半程相同肌肉的协同动作中释放。这种先拮抗后协同，或先能量吸收后能量生成的模式，常见于跑步过程，且可使协同活动及力量表现提升。例如髂腰肌先是在足趾离地之前起拮抗作用使伸髋减速，在摆动早期起协同作用发起屈髋使肢体向前移动。同样，腘绳肌在摆动晚期的初始部分（步幅周期的 75%～90%）拮抗活动以使屈膝减速，在剩余摆动阶段协同活动以使肢体摆动至即将触地位置。了解这些细节对于有效诊断和治疗运动损伤及理解其相关的病理机制至关重要。

跑步是全世界最普遍的训练活动之一，且被整合在很多运动之中。尽管跑步对全身多系统大有益处，但与其相关的肌肉骨骼损伤年发生率在 26%～92% 之间，是临床医生和研究人员持续研究的领域。能够增加受伤风险，延迟甚至阻止康复的一个因素是个人跑步力学。因此，理解跑步力学对于成功管理个人跑步相关损伤是至关重要的。了解典型的地面反作用力、关节运动学和动力学，及肌肉活动模式，使临床医生能够推断组织负荷的类型和程度，以及这些因素如何与损伤风险和恢复相关。这也为开展个人跑步力学临床分析提供了一个对照基础。

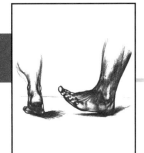

临床拓展

为什么髌股关节疼痛在长跑者中如此常见？

大约 50% 的跑步相关损伤发生在膝关节，而其中的一半涉及髌股关节。虽然已提出髌股关节疼痛的几个危险因素，但负载响应期间下肢关节不能充分控制施加的负荷还是最可能的因素。

对髌股关节疼痛患者进行跑步力学评估表明，过大的步幅和动态膝关节外翻力线（源于过度髋关节内收和内旋）与关节负荷增加相关。因为静态膝关节力线测量，如 Q 角，不能与动态膝关节外翻产生强烈的相关性，主要影响因素似乎是改变的神经肌肉控制。例如对比无症状跑者，髌股关节疼痛患者跑步期间臀中肌发动延迟且动作时程缩短；肌肉活动幅度无差异。这些发现支持了临床观点，即髋关节外展肌肉活动减少，与髋关节及膝关节活动控制力下降具有生物力学关联（第 13 章）。

髌股关节疼痛患者的保守治疗方案聚焦于髋关节肌肉系统抗阻训练，尤其是外展肌群。相较没有进行这些练习的患者，该训练大幅减少疼痛患者疼痛并提高关节功能。运动控制训练以促进合适的关节运动学也是整体恢复的一个方面，因为单纯力量训练不足以改变异常的跑步力学。

利用生物反馈进行跑步力学再训练，是一种新兴的治疗跑步者髌股关节疼痛的干预方法。髋部运动的实时反馈改善了跑步生物力学，更重要的是近乎解决了症状。例如观察跑步引起髌股关节疼痛患者的冠状面髋关节运动学，减少站立阶段的髋关节内收峰值，有望使他们的运动控制模式做出更持久的改变。另外的再训练策略聚焦于其他可以减小负载响应期髌股关节应力的方式。步频增加 10%，可以有效地将髌股关节在站立阶段承受应力降低 14%。这些减少的关节应力和相应的膝关节力量吸收主要是由于肌肉协调的改变，减少了膝关节在站立中期的屈曲量。轻度增加躯干屈曲可以产生类似的效果，因为在膝盖处的地面反作用力的力臂减少了。

近几十年来，跑步者髌股关节疼痛的临床治疗有所进展，这在很大程度上归功于我们对跑步运动学的更深入了解。将这些知识整合到临床实践中，有助于制订更有效的策略来解决症状。

⊖ 学习中的问题

1. 使用图 16-1、图 16-6 和图 16-8，描述在步幅周期的预摆动期和摆动前期之间髋屈肌产生或吸收的机械能（具体来说，为步幅周期的 30%～50%）。

2. 描述跑步速度增加时，垂直方向的地面反作用力如何变化？

3. 与年轻的跑步者相比，55 岁以上的跑步者的空间和时间描述词有什么共同的变化？

4. 男性和女性跑步时的关节运动学有何差异？

5. 定义并比较跑步时的制动力和驱动力。

6. 怎样区别跑步与快走？

7. 考虑到三种不同触地方式的压力中心传导路径的不同，哪种／哪些有更大的跖骨损伤的风险？

8. 根据图 16-8、图 16-11 和图 16-12，哪个关节（髋、膝、踝）在跑步站立阶段在矢状面产生的能量最大？

9. 根据图 16-6A，负载响应期臀中肌出现峰值活动。使用图 16-9，描述该肌肉在跑步步幅周期的这一部分的功能作用。

10. 使用图 16-7，比较垂直地面反作用力的活动峰值和撞击峰值。

11. 在跑步步幅周期中，身体的质心什么时候最低，什么时候最高？将其与各自在步行中的值进行比较。

12. 解释在跑步步幅周期的 40%～70% 期间，矢状面上联合的髋膝关节运动学如何影响代谢效率。

13. 跑步时摆动晚期，半腱肌和半膜肌（腘绳肌内侧肌肉）在膝关节起到何种作用？

14. 哪些关于跑步的时空描述词与跑步速度增加最直接相关？

15. 以图 16-6B 和图 16-11 为参考，在 0%～35% 的跑步步幅周期中，你能推断出股直肌在膝关节处是何种激活类型（拮抗、协同等）和功能？

⊖ 以上问题的答案可以在 Evolve 网站上找到。

⊖ 附视频课程目录

- 跑步的视觉临床评估——矢状面：提供系统步态评估的要素

- 跑步的视觉临床评估——冠状面：提供了系统步态评估的要素

扫描右侧二维码可获得相关视频

下肢肌肉附着和神经支配，以及肌肉横截面积和皮节

译者：蒋艳芳　审校者：蒋艳芳

A 部分：下肢肌肉的脊神经根神经支配

肌肉	1 脊髓神经根							
	腰神经					骶神经		
	L^1	L^2	L^3	L^4	L^5	S^1	S^2	S^3
腰小肌	X							
腰大肌	X	X	X	X				
髂肌		X	X	X				
耻骨肌		X	X	X				
缝匠肌		X	X					
股四头肌		X	X	X				
短收肌		X	X	X				
长收肌		X	X	X				
股薄肌		X	X	X				
闭孔外肌			X	X				
大收肌	X	X	X	X	X	X		
臀中肌				X	X	X		
臀小肌				X	X	X		
阔筋膜张肌				X	X	X		
臀大肌					X	X	X	
梨状肌						X	X	
上孖肌					X	X	X	
闭孔内肌					X	X	X	
下孖肌				X	X	X		
股方肌				X	X	X		
股二头肌（长头）					X	X	X	
半腱肌			X	X	X	X		
半膜肌			X	X	X	X		

（续表）

肌肉	1 脊髓神经根							
	腰神经					骶神经		
	L¹	L²	L³	L⁴	L⁵	S¹	S²	S³
股二头肌（短头）					X	X	X	
胫前肌				X	X			
踇长伸肌				X	X	X		
趾长伸肌				X	X	X		
第三腓骨肌				X	X	X		
趾短伸肌				X	X	X		
腓骨长肌				X	X	X		
腓骨短肌				X	X	X		
跖肌				X	X			
腓肠肌						X	X	
腘肌				X	X			
比目鱼肌					X	X	X	
胫后肌				X	X	X		
趾长屈肌					X	X	X	
踇长屈肌					X	X	X	
趾短屈肌					X	X	X	
踇展肌					X	X	X	
踇短屈肌					X	X	X	
蚓状肌 1					X	X	X	
小趾展肌						X	X	X
跖方肌						X	X	X
小趾屈肌						X	X	X
小趾展肌						X	X	X
踇趾展肌						X	X	X
骨间足底肌							X	X
背侧骨间肌							X	X
蚓状肌 2~4						X	X	X

主要参考文献：Standring S: Gray's anatomy: the anatomical basis of clinical practice, ed 41, St Louis, 2015, Elsevier; Kendall FP, McCreary EK, Provance PG, et al: Muscles: testing and function with posture and pain, ed 5, Philadelphia, 2005, Lippincott Williams & Wilkins.

　　X，轻中度分布；X，主要分布

B 部分：检测脊神经根功能的关键肌肉 (L² ~ S³)

下表显示了用于检查腰骶神经丛（L² ~ S³）各个脊神经根功能的关键肌肉。某一关键肌肉的肌力下降可能提示相关脊神经根出现损伤或病理过程。肌肉神经支配存在明显的交叉。

关键肌肉	主要神经根	检查动作
髂肌	L²	屈髋
长收肌	L²	髋关节内收
股四头肌	L³	伸膝
胫前肌	L⁴	踝关节背屈
踇长伸肌	L⁵	伸趾
臀中肌	L⁵	髋关节外展
臀大肌	S¹	屈膝同时伸髋
半腱肌	S¹	膝关节屈曲内旋
腓肠肌	S¹	踝关节跖屈
踇长屈肌	S²	踇趾屈曲
背侧和足底骨间肌	S³	脚趾外展和内收

C 部分：下肢皮节

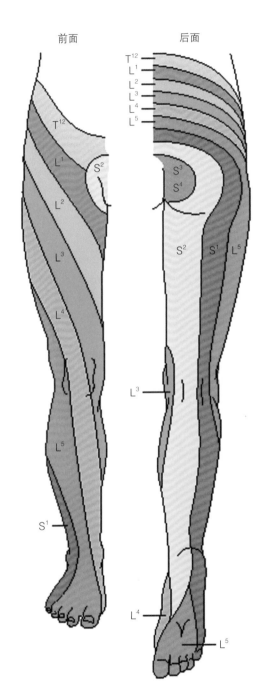

图 IV-1 下肢皮节。A. 前面观；B. 后面观（L¹，腰 1 神经根；S¹，骶 1 神经根；以此类推）（来自 Harmon D, Barrett J, Loughnane F, at al: Peripheral nerve blocks and peri-operative pain relief, ed 2, Edinburgh, 2011, Saunders Ltd. ）

D 部分：下肢肌肉的附着点和神经支配

髋关节和膝关节肌肉组织

短收肌

起点：耻骨下支外面

止点：股骨粗线上部 1/3

神经支配：闭孔神经

长收肌

起点：耻骨上支外面

止点：股骨粗线内侧唇中部

神经支配：闭孔神经

大收肌

前方

起点：坐骨支

止点（水平肌束）：股骨粗线极近端

止点（斜行肌束）：股骨粗线全长

神经支配：闭孔神经

后方（伸肌）

起点：坐骨结节

止点：股骨内收结节

神经支配：坐骨神经的胫骨部分

关节肌

起点：股骨干远端前表面

止点：膝关节近端关节囊和滑膜

神经支配：股神经

股二头肌

长头

起点：与半腱肌共同起自坐骨结节后表面的内侧凹陷以及骶结节韧带的一部分

止点：腓骨头；次附着包括外侧副韧带、近端胫腓关节囊和胫骨外侧结节

神经支配：坐骨神经的胫骨部分

短头

起点：股骨粗线外侧唇下半部

止点：腓骨头

神经支配：坐骨神经腓总部

下孖肌

起点：坐骨结节上部

止点：与闭孔内肌腱融合

神经支配：股方肌和下孖肌的支配神经

上孖肌

起点：坐骨棘的背侧表面

止点：与闭孔内肌腱融合

神经支配：闭孔内肌和上孖肌的支配神经

臀大肌

起点：髂骨翼外面、臀后线、胸腰筋膜、骶骨和尾骨后侧、骶结节和骶髂后韧带的一部分

止点：臀肌粗隆和髂胫束

神经支配：臀下神经

臀中肌

起点：髂骨翼外面，在臀前线上方

止点：股骨大转子的上后方和外侧面

神经支配：臀上神经

臀小肌

起点：髂骨的外表面，位于臀前线和下线之间，坐骨大切迹边缘

止点：股骨大转子前面和部分髋关节囊

神经支配：臀上神经

股薄肌

起点：耻骨下体和耻骨下支前面

止点：紧靠缝匠肌起点上方，胫骨近端内表面

神经支配：闭孔神经

髂腰肌

腰大肌

起点：第 12 胸椎体以及全部腰椎（包括椎间盘）横突和外侧体

止点：股骨小转子

髂肌

起点：髂窝上 2/3，髂嵴内唇，以及穿过骶髂关节的一小块骶骨区域

止点：借腰大肌腱外侧止于股骨小粗隆

神经支配：股神经（腰大肌同时受腰丛 L^1 分支支配）

髂囊肌

起点：髋关节前内侧囊和髂前下棘的一部分

止点：股骨小转子

神经支配：股神经分支

闭孔外肌

起点：闭孔膜外表面及其周围耻骨下支和坐骨支的外表面

止点：转子窝内表面

神经支配：闭孔神经

闭孔内肌

起点：闭孔膜的内侧面及其周围骨面；肌束沿坐骨（骨盆内）向上向后延伸至坐骨大切迹

止点：股骨大转子的内表面，转子窝前上方

神经支配：支配闭孔内肌和上孖肌的神经

耻骨肌

起点：骨上支的耻骨线

止点：股骨后表面的耻骨（螺旋）线

神经支配：股神经，偶有闭孔神经的分支

梨状肌

起点：骶骨前部（骶孔之间）；与骶髂关节囊部分融合

止点：股骨大转子的顶端

神经支配：支配梨状肌的神经

腘肌

起点：股骨外侧髁外侧面上缘；次要附着包括外侧半月板和经腘腓韧带的腓骨头

止点：胫骨近端比目肌线以上的后表面

神经支配：胫骨神经

腰小肌

起点：第 12 胸椎体以及第 1 腰椎（包括椎间盘）横突和外侧体

止点：骨盆附着：骨盆内缘，髂臼和髂耻隆起内侧；筋膜附着：肌腱与覆盖髂腰肌的髂筋膜；部分腱纤维附着在闭孔内肌的筋膜上

神经支配：腰丛 L^1

股四头肌

起点：坐骨粗隆的外侧表面，在半膜肌起点的前方

止点：方形结节（转子间嵴中部）

神经支配：股方肌和下孖肌的神经

股直肌

起点：直头：髂前下棘；反折头：髂臼上缘，进入髋关节前囊

止点：髌骨底部，借髌腱止于胫骨粗隆

神经支配：股神经

缝匠肌

起点：髂前上棘

止点：胫骨近端内侧面

神经支配：股神经

半膜肌

起点：坐骨结节后表面的外侧凹陷

止点：胫骨内侧髁的后表面；次要附着包括内侧副韧带、腘斜韧带、外侧和内侧半月板

神经支配：坐骨神经的胫骨部分

半腱肌

起点：与股二头肌长头共同起自坐骨结节后表面的

内侧凹陷，以及骶结节韧带的一部分

止点：胫骨近端内侧表面，位于缝匠肌止点的下方

神经支配：坐骨神经的胫骨部分

阔筋膜张肌

起点：髂嵴的外表面，髂前上棘的后方

止点：阔筋膜髂胫束近端 1/3

神经支配：臀上神经

股中间肌

起点：股骨干上 2/3 的前外侧

止点：髌骨的外侧基部、借髌腱止于胫骨粗隆

神经支配：股神经

股外侧肌

起点：转子间线上部，大转子前下缘，臀粗隆外侧区，股骨粗线外侧唇

止点：膝关节的外侧关节囊，髌骨基部，借髌腱止于胫骨粗隆

神经支配：股神经

股内侧肌

起点：转子间线下部，股骨粗线内侧唇，股骨内上髁近端，来自大收肌的肌束

止点：膝关节的内侧关节囊，髌骨基部，借髌腱止于胫骨粗隆

神经支配：股神经

足踝肌肉

趾长伸肌

起点：胫骨外侧髁，腓骨近端 2/3 内表面及其周围骨间膜

止点：肌腱分为四束，借趾背腱膜止于中节和远节趾骨底的背面

在中、远端指骨背表面近端基部的四根肌腱

神经支配：腓骨（腓）神经的深支

踇长伸肌

起点：腓骨内表面的中部及其周围骨间膜

止点：踇趾远节基部的背面

神经支配：腓骨神经的深支

腓骨（腓）短肌

起点：腓骨外表面的远端 2/3

止点：第五跖骨的茎突

神经支配：腓骨神经的浅支

腓骨（腓）长肌

起点：胫骨外侧髁；腓骨头和腓骨外表面的近端 2/3

止点：内侧楔形骨的外表面和第一跖骨基部的外侧

神经支配：腓骨神经的浅支

第三腓骨（腓）肌

起点：腓骨内表面的远端 1/3 及其周围骨间膜

止点：第五跖骨基部的背面

神经支配：腓骨神经的深支

趾长屈肌

起点：胫骨中部 1/3 的后表面，在胫后肌起点的
　　内侧

止点：肌腱分为四束，止于四个小趾远节趾骨的
　　基部

神经支配：胫骨神经

蹬长屈肌

起点：腓骨后表面的远端 2/3

止点：蹬趾远节趾骨基部的足底面

神经支配：胫骨神经

腓肠肌

起点：分为两头，分别起自股骨外侧髁和内侧髁的
　　后表面

止点：借跟腱止于跟骨粗隆

神经支配：胫骨神经

跖肌

起点：股骨外上髁和膝关节腘斜韧带的最下方

止点：与跟腱内侧融合，止于跟骨粗隆

神经支配：胫骨神经

比目鱼肌

起点：腓骨头的后表面和腓骨体近端 1/3，以及胫
　　骨近比目鱼线的后表面

止点：借跟腱止于跟骨粗隆

神经支配：胫骨神经

胫前肌

起点：外侧髁，胫骨外侧面的近端 2/3 及其周围骨
　　间膜

止点：内侧楔形骨的内侧和足底面以及第一跖骨的
　　基部

神经支配：腓骨神经的深支

胫后肌

起点：胫骨和腓骨后表面的近端 2/3 及其周围骨
　　间膜

止点：肌腱附着于距骨以外的每一块跗骨上，以及
　　第二至第四跖骨的基部，主要止于舟状粗隆和内
　　侧楔形骨

神经支配：胫骨神经

足内在肌

趾短伸肌

起点：跟骨外侧的远端，近跟骰关节

止点：肌腱通常分为四束：一束止于蹬趾的背面，
　　另外三束与第二趾的蹬长伸肌的肌腱共同止于第
　　四趾

神经支配：腓骨神经的深支

第一层

小趾展肌

起点：跟骨粗隆的外侧突和内侧突的外侧边缘，足
　　底腱膜，并与小趾屈肌共同起于第五跖骨底部的
　　足底面

止点：与小趾屈肌共同止于第五趾近节趾骨的外侧

神经支配：外侧足底神经

蹬趾展肌

起点：屈肌支持带、跟骨内侧突和足底筋膜

止点：与蹬短屈肌共同止于蹬趾近节趾骨基部的
　　内侧

神经支配：内侧足底神经

趾短屈肌

起点：跟骨粗隆的内侧突和足底筋膜的中部

止点：肌腱分为四束，每束分别止于小趾近节趾骨
　　基部的足底侧

神经支配：内侧足底神经

第二层

蚓状肌

起点：趾长屈肌肌腱

止点：每条肌束穿过每个跖趾关节的内侧，分别止
　　于四个脚趾的趾背腱膜

神经支配：第二趾：内侧足底神经；第三到第五趾：
　　外侧内侧足底神经

跖方肌

起点：分为两头，分别起自跟骨足底面的内侧和外
　　侧，跟骨粗隆的远端

止点：趾长屈肌腱的外侧缘

神经支配：外侧足底神经

第三层

蹬趾收肌

起点

斜头起点：第二至第四跖骨基部的跖面，以及腓骨
　　长肌腱的纤维鞘

横头起点：第三到第五跖趾关节韧带的足底面

止点：两头于止点处融合，与蹬短屈肌肌腱外束共同止于蹬趾近节趾骨基底部外侧

神经支配：外侧足底神经

屈小趾短肌

起点：第五跖骨基部的足底面，以及腓长肌腱的纤维鞘

止点：第五趾近节趾骨基部的外侧面，与小趾展肌肌腱融合

神经支配：外侧足底神经

屈蹬短肌

起点：骰骨和外侧楔形骨的足底面，以及部分胫后肌腱

止点：肌腱分为两束。外束与蹬趾内收肌共同止于蹬趾近节趾骨基底部外侧；内束与蹬趾展肌共同止于蹬趾近节趾骨基底部内侧。屈蹬短肌肌腱中有一对籽骨

神经支配：内侧足底神经

第四层

背侧骨间肌

起点

第一块：第一和第二跖骨毗邻的两侧骨面

第二块：第二和第三跖骨毗邻的两侧骨面

第三块：第三和第四跖骨毗邻的两侧骨面

第四块：第四和第五跖骨毗邻的两侧骨面

止点 *

第一块：第二趾近节趾骨的内侧

第二块：第二趾近节趾骨的外侧

第三块：第三趾近节趾骨的外侧

第四块：第四趾近节趾骨的外侧

神经支配：外侧足底神经

足底骨间肌

起点

第一块：第三跖骨的内侧

第二块：第四跖骨的内侧

第三块：第五跖骨的内侧

止点 *

第一块：第三趾近节趾骨的内侧

第二块：第四趾近节趾骨的内侧

第三块：第五趾近节趾骨的内侧

神经支配：外侧足底神经

---

* 连接到脚趾的背腱膜

E 部分：下肢特定肌肉的生理横截面积

成年人部分下肢肌肉生理横截面积*			
肌肉	生理横截面积 (cm²)(x̄±S)	肌肉	生理横截面积 (cm²)(x̄±S)
髋关节和膝关节肌肉组织		足踝肌肉组织	
腰大肌	7.7 ± 2.3^{1}	胫前肌	10.9 ± 3.0^{1}
腰小肌	0.5 ± 0.3^{2}	踇长伸肌	2.7 ± 1.5^{1}
髂肌	9.9 ± 3.4^{1}	趾长伸肌	5.6 ± 1.7^{1}
缝匠肌	1.9 ± 0.7^{1}	腓骨长肌	10.4 ± 3.8^{1}
股直肌	13.5 ± 5.0^{1}	腓骨短肌	4.9 ± 2.0^{1}
股中间肌	16.7 ± 6.9^{1}	腓肠肌（外侧头）	9.7 ± 3.3^{1}
股外侧肌	35.1 ± 16.1^{1}	腓肠肌（内侧头）	21.1 ± 5.7^{1}
股内侧肌	20.6 ± 7.2^{1}	比目鱼肌	51.8 ± 14.9^{1}
短收肌	5.0 ± 2.1^{1}	胫后肌	14.4 ± 4.9^{1}
长收肌	6.5 ± 2.2^{1}	趾长屈肌	4.4 ± 2.0^{1}
股薄肌	2.2 ± 0.8^{1}	踇长屈肌	1.9 ± 2.7^{1}
大收肌	20.5 ± 7.8^{1}		
臀中肌	33.8 ± 14.4^{1}		
臀大肌	33.4 ± 8.8^{1}		
股二头肌（长头）	11.3 ± 4.8^{1}		
股二头肌（短头）	5.1 ± 1.7^{1}		
半腱肌	4.8 ± 2.0^{1}		
半膜肌	18.4 ± 7.5^{1}		

* 肌肉按照近端到远端的顺序列举。数据由 Jonathon Senefeld 协助汇总，摘自以下文献：

1. Ward SR, Eng CM, Smallwood LH, et al: Are current measurements of lower extremity muscle architecture accurate? Clin Orthop Relat Res 467: 1074–1082, 2009.

2. Neumann DA, Garceau LR: A proposed novel function of the psoas minor revealed through cadaver dissection, Clin Anat 28: 243–252, 2015.

F 部分：盆底肌肉的附着点、神经支配和作用

起自"真"骨盆（即位于骶岬和耻骨上支下方的骨盆）的肌肉分为两组：①构成小骨盆壁的下肢肌肉（包括梨状肌和闭孔内肌）；②盆底肌。盆底肌也称骨盆膈肌，包括提肛肌中的耻骨尾骨肌、耻骨直肠肌、髂尾骨肌，以及坐骨尾骨肌（也称为尾骨肌）（图Ⅳ-2）。

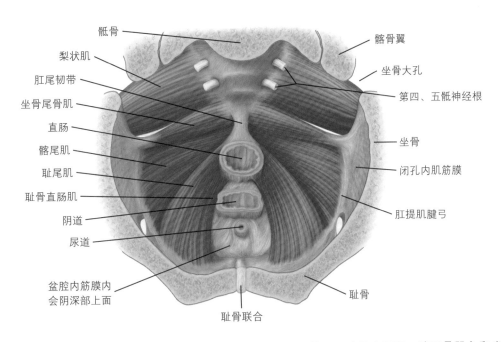

图Ⅳ-2　盆底（骨盆膈）肌肉；女性，上面观。注意提肛肌（耻骨尾骨肌、耻骨直肠肌、髂尾骨肌）和坐骨尾骨肌如何形成一条连续的悬带以支撑骨盆内的器官。还要注意闭孔内肌上的筋膜，它是大部分提肛肌的外侧附着点（摘自 Standring S: British Gray's anatomy: the anatomical basis of clinical practice, ed 41, 2016, Elsevier, Ltd. [Fig. 63.3]. ）

盆底肌的附着点、神经支配和动作功能 *

肌　肉	外侧附着点	内侧附着点	神经支配	功　能
提肛肌 耻骨尾骨肌 耻骨直肠肌 髂尾骨肌	起自耻骨后表面、闭孔内肌、提肛肌腱弓和坐骨棘的连线	向前止于会阴膜上表面（位于左右坐骨支之间的水平筋膜）；向后止于对侧提肛肌、直肠或肛管的远端、肛门尾骨韧带	腹侧支 S^4，阴部神经直肠下支（$S^2 \sim S^4$）	参与骨盆底的形成，支撑骨盆脏器。保持肛门直肠角，作为排便的"夹管阀" 肌肉放松排尿、排便 强化肛门外括约肌和阴道括约肌 与腹部肌肉和膈一起激活时，增加腹内压力
坐骨尾骨肌（尾骨肌）：包括肌肉和韧带	起自坐骨棘和骶棘韧带骨盆侧	止于尾骨外侧缘及其周围的骶尾部	腹侧支的 $S^3 \sim S^4$	参与骨盆底的形成 协助提肛肌排尿和排便功能

* 该表总结了这些肌肉的主要附着点、神经支配和动作。获取更多相关内容以及会阴部肌肉的信息，读者可阅读：Standring S: Gray's anatomy: the anatomical basis of clinical practice, ed 41, St Louis, 2015, Elsevier; Drake RL, Vogl W, Mitchell AWM: Gray's anatomy for students, St Louis, 2005, Churchill Livingstone. Acknowledgments to Brenda L. Neumann for reviewing this material.